Torsten Schlote · Jens Martin Rohrbach

Sekundärglaukome
Komplizierte Glaukome in Theorie und Praxis

Sekundärglaukome
Komplizierte Glaukome in Theorie und Praxis

Herausgegeben von **Torsten Schlote**
Jens Martin Rohrbach

Mit Beiträgen von Hansjürgen Agostini, Karl Ulrich Bartz-Schmidt, Dorothea Besch, P. Oliver Denk, Christoph M. E. Deuter, Ulrike Ernemann, Nora Freudenthaler, Jens Funk, Matthias Grüb, Arnd Heiligenhaus, Jörg Mielke, Gottfried O. H. Naumann, Aristidis Psichias, Jens Martin Rohrbach, Ulrich Schiefer, Ursula Schlötzer-Schrehardt, Torsten Schlote, Markus Schulze Schwering, Oliver Schwenn, Jens Michael Selbach, Peter Szurman, Thomas-Michael Wohlrab und Manfred Zierhut

Mit einem Geleitwort von
Elke Lütjen-Drecoll

Mit 168 Abbildungen
und 55 Tabellen

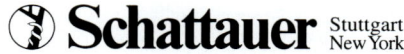

Schattauer Stuttgart New York

Priv.-Doz. Dr. med. Torsten Schlote
Abteilung 1
Augenklinik des Universitäts-Klinikums
Schleichstraße 12
72076 Tübingen
E-Mail: torsten.schlote@med.uni-tuebingen.de

Prof. Dr. med. Jens Martin Rohrbach
Abteilung 1
Augenklinik des Universitäts-Klinikums
Schleichstraße 12
72076 Tübingen
E-Mail: jmrohrba@med.uni-tuebingen.de

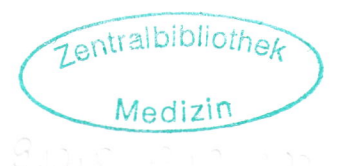

Bibliografische Information der Deutschen Bibliothek
Die Deutsche Bibliothek verzeichnet diese Publikation in der Deutschen Nationalbibliografie; detaillierte bibliografische Daten sind im Internet über <http://dnb.ddb.de> abrufbar.

Besonderer Hinweis:
Die Medizin unterliegt einem fortwährenden Entwicklungsprozess, sodass alle Angaben, insbesondere zu diagnostischen und therapeutischen Verfahren, immer nur dem Wissensstand zum Zeitpunkt der Drucklegung des Buches entsprechen können. Hinsichtlich der angegebenen Empfehlungen zur Therapie und der Auswahl sowie Dosierung von Medikamenten wurde die größtmögliche Sorgfalt beachtet. Gleichwohl werden die Benutzer aufgefordert, die Beipackzettel und Fachinformationen der Hersteller zur Kontrolle heranzuziehen und im Zweifelsfall einen Spezialisten zu konsultieren. Fragliche Unstimmigkeiten sollten bitte im allgemeinen Interesse dem Verlag mitgeteilt werden. Der Benutzer selbst bleibt verantwortlich für jede diagnostische oder therapeutische Applikation, Medikation und Dosierung.
In diesem Buch sind eingetragene Warenzeichen (geschützte Warennamen) nicht besonders kenntlich gemacht. Es kann also aus dem Fehlen eines entsprechenden Hinweises nicht geschlossen werden, dass es sich um einen freien Warennamen handelt.
Das Werk mit allen seinen Teilen ist urheberrechtlich geschützt. Jede Verwertung außerhalb der Bestimmungen des Urheberrechtsgesetzes ist ohne schriftliche Zustimmung des Verlages unzulässig und strafbar. Kein Teil des Werkes darf in irgendeiner Form ohne schriftliche Genehmigung des Verlages reproduziert werden. Das gilt insbesondere für Vervielfältigungen, Übersetzungen, Mikroverfilmungen und die Einspeicherung, Nutzung und Verwertung in elektronischen Systemen, dem Intranet und dem Internet.

© 2004 by Schattauer GmbH, Hölderlinstraße 3, 70174 Stuttgart, Germany
E-Mail: info@schattauer.de
Internet: http://www.schattauer.de
Printed in Germany

Lektorat: Dipl.-Chem. Claudia Ganter, Stuttgart
Satz: Mediendesign Joachim Letsch,
Radeweg 5, 73733 Esslingen
Druck und Einband: Mayr Miesbach, Druckerei und Verlag GmbH, Am Windfeld 15, 83714 Miesbach
Gedruckt auf chlor- und säurefrei gebleichtem Papier.

ISBN 3-7945-2266-4

Geleitwort

Glaukome gehören auch heute noch zu den häufigsten Erblindungsursachen der westlichen Welt. Die Pathogenese der meisten Formen der Glaukomerkrankungen konnte trotz intensiver wissenschaftlicher Bemühungen in den letzten Jahrzehnten immer noch nicht geklärt werden. Selbst die Abgrenzung der primär chronischen Offenwinkelglaukome ist gegenüber den so genannten Sekundärglaukomen nicht eindeutig möglich. Es ist daher sehr verdienstvoll, dass die Autoren des vorliegenden Buches die Problematik der sekundären Glaukomerkrankungen einmal im Zusammenhang und unter den verschiedensten Aspekten zur Darstellung gebracht haben. Obwohl Sekundärglaukome seltener vorkommen als die primären Offenwinkelglaukome, spielen sie in der Klinik doch eine relativ große Rolle, vor allem wegen des durchschnittlich schnelleren Fortschreitens und des meist schwereren Verlaufs. Es ist daher sehr zu begrüßen, dass die Autoren in diesem Buch den Versuch gemacht haben, alle Formen der Sekundärglaukome einschließlich ihrer diagnostischen und therapeutischen Möglichkeiten zur Darstellung zu bringen und durch hervorragende Abbildungen (und zwar nicht nur durch Makrophotos, sondern auch durch licht- und elektronenmikroskopische Aufnahmen) zu illustrieren. Als besonders verdienstvoll sollte hervorgehoben werden, dass nicht nur die traumatischen, die dysgenetischen, die entzündlichen neovaskulären und Pseudoexfoliationsglaukome, sondern auch die iatrogenen Glaukomformen behandelt worden sind und Therapievorschläge gemacht wurden.

Obwohl an der Darstellung der unterschiedlichen Formen der Sekundärglaukome verschiedene Autoren beteiligt waren, ist es den Herausgebern gelungen, durch klare Gliederungen der Kapitel ein einheitliches Konzept zu verwirklichen, das dem Leser hilft, schnell auf gezielte Fragestellungen eine Antwort zu finden. Die neueste Literatur ist eingehend bearbeitet und zitiert worden. Die wesentlichsten Ergebnisse der jeweiligen Kapitel sowie auch die Aussichten auf die zukünftig zu erwartenden Entwicklungen bei den einzelnen Formen der Sekundärglaukome wurden jeweils am Ende der Kapitel noch einmal zusammenfassend dargestellt.

Das Buch bietet einen umfassenden Überblick über den heutigen Wissensstand zu den verschiedenen Formen der Sekundärglaukome. Es stellt sowohl für den niedergelassenen Ophthalmologen als auch für den wissenschaftlich tätigen Spezialisten ein wichtiges Nachschlagewerk dar, in dem man eine schnelle und umfassende Antwort auf die jeweiligen Fragestellungen finden kann.

Prof. Dr. med. Elke Lütjen-Drecoll
Erlangen

Vorwort

Ein Buch mit dem Thema Sekundärglaukome zu veröffentlichen, mag auf den ersten Blick etwas erstaunen, lässt es doch die häufigste und bestimmende Glaukomform, das primär chronische Offenwinkelglaukom, außer Acht. Auf der anderen Seite bieten die Sekundärglaukome eine außerordentliche Vielfalt klinisch unterschiedlicher Bilder, die ein entsprechend subtiles und differenziertes diagnostisches und therapeutisches Vorgehen voraussetzen. Der Definition eines Sekundärglaukoms gemäß finden sich zahlreiche Berührungspunkte zu anderen okulären und Systemerkrankungen, die ein breites ophthalmologisches und allgemeinärztliches Wissen des behandelnden Ophthalmologen notwendig machen, also auch die Kenntnis neuer diagnostischer und therapeutischer Methoden aus anderen Fachdisziplinen (z. B. der Neuroradiologie) erfordern. Unter diesem Gesichtspunkt möchte das vorliegende Werk Hilfestellung leisten und den Sekundärglaukomen einen geeigneten Rahmen für eine umfassende Aufarbeitung dieses großen Themenbereichs liefern.

Dabei sollte nicht vergessen werden, dass gerade die Sekundärglaukome, obwohl sie an der Prävalenz des Glaukoms insgesamt nur einen kleinen Anteil haben (lässt man das Pseudoexfoliationsglaukom außer Betracht), einen sehr viel größeren Teil der eigentlichen Problemfälle im Bereich der Glaukomerkrankungen ausmachen. Die derzeit zur Verfügung stehenden Therapieoptionen zur Behandlung von Sekundärglaukomen sind in vielen Aspekten unbefriedigend und unzureichend hinsichtlich ihrer Effektivität evaluiert, umso mehr scheint eine intensive Auseinandersetzung angebracht. Im Gegensatz zu den primären Glaukomen führen Sekundärglaukome auch heute noch weit häufiger zur Erblindung oder Enukleation eines schmerzhaften Auges. Zu bedenken ist, dass nicht wenige Sekundärglaukome direkte Folge ärztlichen Handelns sind (z. B. medikamentös induzierte Glaukome).

Die Unterscheidung zwischen primären und sekundären Glaukomen hat eine lange Tradition. Bereits Prof. Dr. Paul Römer definierte im Jahr 1919 in seinem Lehrbuch für Augenheilkunde (Urban & Schwarzenberg) den Begriff der Sekundärglaukome folgendermaßen: „Beim sekundären Glaukom ... ist die Drucksteigerung die Folge einer offensichtlichen anderweitigen Erkrankung des Auges." An dieser Definition der Sekundärglaukome hat sich trotz aller Fortschritte prinzipiell nichts geändert, auch wenn heute die Optikusneuropathie und nicht mehr die Druckerhöhung für die Diagnose „Glaukom" entscheidend ist. Ohne Zweifel zeigt diese Form der Definition, obwohl sie im Bewusstsein von uns Augenärzten tief verankert ist, zahlreiche fließende Grenzen, die auch in den verschiedenen Möglichkeiten der Klassifikation von Glaukomen zu finden sind. Tatsächlich besteht bis heute kein allgemeiner Konsens darüber, ob einzelne Glaukomformen wie z. B. das Pseudoexfoliationsglaukom oder Pigmentdispersionsglaukom den primären oder sekundären Glaukomen zuzuordnen sind. Dies mag zunächst theoretisch anmuten, hat aber z. B. in der epidemiologischen Forschung praktische Relevanz, was die ermittelte Prävalenz von Glaukomen angeht. Diese Unklarheiten decken eine Unzulänglichkeit der gegenwärtigen Definition und Klassifikation von Glaukomen auf, die uns bei der Bearbeitung dieses Themenkomplexes zunehmend bewusst geworden ist. Die Frage mag deshalb nicht unberechtigt sein, ob eine moderne Definition und Klassifikation von Glaukomen unter Lösung von Begriffen wie primär und sekundär dem aktuellen Wissensstand in stärkerem Maße Rechnung tragen und eine moderne Basis für die weitere Erforschung von Glaukomerkrankungen bieten kann. Unser Buch mag auch hierzu ein Diskussionsbeitrag sein.

Dieses Buch wurde als praxisnahes Nachschlagewerk konzipiert, ohne Aspekte der Ätiopathogenese zu vernachlässigen. Neben zahlreichen farbigen Abbildungen sind deshalb an vielen Stellen übersichtliche Tabellen und Flussdiagramme zu Diagnostik- und Therapieentscheidungen eingebracht worden, die eine schnellere Orientierung erlauben sollen. Wie bereits erwähnt, sind viele Therapieoptionen bei weitem nicht ausreichend auf ihre Effektivität hin evaluiert, sodass wir uns um eine ausreichende Diskussion dieser bemüht haben ohne immer generelle Therapierichtlinien aufstellen zu können. Die persönliche

Erfahrung jedes Einzelnen ist bei der Auswahl einer Therapieoption zur Behandlung sekundärer Glaukome in vielen Fällen unverzichtbar. Wir hoffen auf diese Art und Weise, dem praktisch tätigen Augenarzt und Assistenzarzt in der Ausbildung zum Facharzt einen fundierten und aktuellen Ratgeber zur Seite zu stellen.

Die Idee zu diesem Buchprojekt entstand in Vorbereitung des 1. Tübinger Glaukom-Workshops, den wir im Oktober 2002 unter dem Thema der Sekundärglaukome veranstaltet haben. Der Workshop hat uns dann aufgrund des großen Interesses an weiterführender Literatur in der Umsetzung unseres Projektes bestärkt. In einer Zeit, in der der ärztliche Beruf mehr denn je unter dem Einfluss ökonomischer Zwänge und sicher auch notwendiger struktureller Veränderungen des Gesundheitswesens insgesamt steht, ist es für die meisten Kollegen nicht mehr ohne weiteres möglich, Zeit für einen Buchbeitrag zu erübrigen, der auf der Rangliste „Impact Factor" geprägter Beurteilung wissenschaftlicher Leistungen naturgemäß an zweiter Stelle rangiert. Wir sind deshalb umso mehr erfreut, eine große Zahl erfahrener Kollegen und Experten auf dem Gebiet der Sekundärglaukome für unser Buchprojekt gewonnen zu haben. Die Herausgeber möchten sich an dieser Stelle deshalb bei allen Mitautoren für die hervorragende Zusammenarbeit und das große Engagement beim Verfassen dieses Buches bedanken. Unser besonderer Dank für die gelungenen grafischen Darstellungen gilt wieder einmal Frau Regina Hofer, Grafikerin an der Universitäts-Augenklinik Tübingen. Das Zusammenwirken mit dem Schattauer Verlag hat sich erneut als konstruktiv, zuverlässig und wie wir gemeinsam glauben, auch lohnenswert erwiesen. Wir dürfen uns bei allen an der Entstehung dieses Buches beteiligten Mitarbeitern des Verlages herzlich bedanken.

Tübingen, im August 2004

Torsten Schlote
Jens Martin Rohrbach

Anschriften der Autoren

Dr. med. Hansjürgen Agostini
Augenklinik des Universitäts-Klinikums
Killianstraße 5
79106 Freiburg
E-Mail: agostini@aug.ukl.uni-freiburg.de

Prof. Dr. med. Karl Ulrich Bartz-Schmidt
Abteilung 1
Augenklinik des Universitäts-Klinikums
Schleichstraße 12
72076 Tübingen
E-Mail: u.bartz-schmidt@med.uni-tuebingen.de

Dr. med. Dorothea Besch
Abteilung 1
Augenklinik des Universitäts-Klinikums
Schleichstraße 12
72076 Tübingen
E-Mail: dorothea.besch@med.uni-tuebingen.de

Priv.-Doz. Dr. med. P. Oliver Denk
Sta. Magdalena Sofia Barat 323
Las Condes
Santiago
Chile

Dr. med. Christoph M. E. Deuter
Abteilung 1
Augenklinik des Universitäts-Klinikums
Schleichstraße 12
72076 Tübingen
E-Mail: christoph.deuter@med.uni-tuebingen.de

Priv.-Doz. Dr. med. Ulrike Ernemann
Abteilung für Neuroradiologie
des Universitäts-Klinikums
Hoppe-Seyler-Straße 3
72076 Tübingen
E-Mail: ulrike.ernemann@med.uni-tuebingen.de

Dr. med. Nora Freudenthaler
Abteilung 1
Augenklinik des Universitäts-Klinikums
Schleichstraße 12
72076 Tübingen

Prof. Dr. med. Dr. rer. nat. Jens Funk
Augenklinik des Universitäts-Klinikums
Killianstraße 5
79106 Freiburg
E-Mail: funk@aug.ukl.uni-freiburg.de

Dr. med. Matthias Grüb
Abteilung 1
Augenklinik des Universitäts-Klinikums
Schleichstraße 12
72076 Tübingen
E-Mail: matthias.grueb@med.uni-tuebingen.de

Prof. Dr. med. Arnd Heiligenhaus
Augenabteilung am St. Franziskus Hospital
Hohenzollernring 72–74
48155 Münster
E-Mail: arnd.heiligenhaus@uveitis-zentrum.de

Dr. med. Jörg Mielke
Abteilung 2
Augenklinik des Universitäts-Klinikums
Schleichstraße 12
72076 Tübingen
E-Mail: joerg.mielke@med.uni-tuebingen.de

Prof. Dr. med. Dr. h. c. mult.
Gottfried O. H. Naumann
Universitäts-Augenklinik
Schwabachanlage 6
91054 Erlangen
E-Mail: gottfried.naumann@augen.imed.uni-erlangen.de

Dr. med. Aristidis Psichias
Saliveron Straße 14
15123 N. Filodhe – Athen
Griechenland

Prof. Dr. med. Jens Martin Rohrbach
Abteilung 1
Augenklinik des Universitäts-Klinikums
Schleichstraße 12
72076 Tübingen
E-Mail: jmrohrba@med.uni-tuebingen.de

Prof. Dr. med. Ulrich Schiefer
Abteilung 2
Augenklinik des Universitäts-Klinikums
Schleichstraße 12
72076 Tübingen
E-Mail: ulrich.schiefer@uni-tuebingen.de

Priv.-Doz. Dr. rer. nat. Ursula Schlötzer-Schrehardt
Universitäts-Augenklinik
Schwabachanlage 6
91054 Erlangen
E-Mail: ursula.schloetzer@augen.imed.uni-erlangen.de

Priv.-Doz. Dr. med. Torsten Schlote
Abteilung 1
Augenklinik des Universitäts-Klinikums
Schleichstraße 12
72076 Tübingen
E-Mail: torsten.schlote@med.uni-tuebingen.de

Dr. med. Markus Schulze Schwering
Abteilung 1
Augenklinik des Universitäts-Klinikums
Schleichstraße 12
72076 Tübingen
E-Mail: mssoculas@hotmail.com

Priv.-Doz. Dr. med. Oliver Schwenn
Augenklinik Bürgerhospital
Nibelungenallee 37–41
60318 Frankfurt am Main
E-Mail: o.schwenn@buergerhospital-ffm.de

Dr. med. Jens Michael Selbach
Zentrum für Augenheilkunde
Universitätsklinikum Essen
Hufelandstraße 55
45122 Essen

Dr. med. Peter Szurman
Abteilung 1
Augenklinik des Universitäts-Klinikums
Schleichstraße 12
72076 Tübingen
E-Mail: peter.szurman@med.uni-tuebingen.de

Priv.-Doz. Dr. med. Thomas-Michael Wohlrab
Neustifterstraße 37B
94036 Passau
E-Mail: pmam.wo@gmx.de

Prof. Dr. med. Manfred Zierhut
Abteilung 1
Augenklinik des Universitäts-Klinikums
Schleichstraße 12
72076 Tübingen
E-Mail: manfred.zierhut@med.uni-tuebingen.de

Inhalt

1 Definition, Klassifikation und Epidemiologie _____ 1
Torsten Schlote

2 Diagnostik _____ 9
Jens Martin Rohrbach und Thomas-Michael Wohlrab

3 Iatrogene Glaukome _____ 19

   3.1 Glaukom bei Aphakie und Pseudophakie _____ 19
   Jens Martin Rohrbach und Peter Szurman

   3.2 Glaukom und Keratoplastik _____ 40
   P. Oliver Denk

   3.3 Glaukome nach vitreoretinaler Chirurgie _____ 47
   Peter Szurman

   3.4 Malignes Glaukom _____ 59
   Nora Freudenthaler

   3.5 Medikamentös induzierte Glaukome _____ 68
   Jörg Mielke

4 Traumatische Glaukome _____ 97

   4.1 Glaukome nach stumpfen Bulbustraumen _____ 97
   Torsten Schlote

   4.2 Glaukome nach bulbuseröffnenden Traumen _____ 111
   Torsten Schlote

   4.3 Okuläre Hypertension nach Traumen durch elektrischen Strom _____ 117
   Torsten Schlote

   4.4 Glaukome nach strahleninduzierten Traumen _____ 118
   Torsten Schlote

   4.5 Glaukom nach Verätzung oder Verbrennung _____ 119
   P. Oliver Denk

5 Entzündungsbedingte Glaukome _____ 125

   5.1 Glaukome bei Episkleritis, Skleritis und Keratitis _____ 125
   Arnd Heiligenhaus und Jens Michael Selbach

   5.2 Glaukome bei intraokulären Entzündungen _____ 135
   Manfred Zierhut und Christoph M. E. Deuter

6 Glaukome bei Linsenerkrankungen _____ 145
Torsten Schlote

   6.1 Glaukome bei Ectopia lentis _____ 145

   6.2 Glaukome durch Katarakt _____ 151

7 Glaukome bei primären Erkrankungen des Hornhautendothels _____ 159
Matthias Grüb

   7.1 Das iridokorneale endotheliale Syndrom _____ 159

   7.2 Die posteriore polymorphe Dystrophie _____ 164

8 Pigmentdispersionsglaukom _____ 169
Oliver Schwenn

9 Pseudoexfoliationsglaukom _____ 177
Ursula Schlötzer-Schrehardt und
Gottfried O. H. Naumann

10 Tumorinduzierte Glaukome _____ 191
Jens Martin Rohrbach

**11 Glaukom bei vitreoretinalen
     Erkrankungen** _____ 227
Peter Szurman

12 Neovaskuläres Glaukom _____ 237
Hansjürgen Agostini und Jens Funk

**13 Vitreoretinale Behandlungskonzepte
     des therapierefraktären
     neovaskulären Glaukoms** _____ 249
Karl Ulrich Bartz-Schmidt und
Aristidis Psichias

**14 Glaukome ohne Hochdruck
     bei Minderperfusion, Hypoxie oder
     Kompression des N. opticus** _____ 255
Torsten Schlote

**15 Glaukome bei erhöhtem
     episkleralem Venendruck** _____ 263
Ulrich Schiefer, Ulrike Ernemann und
Torsten Schlote

16 Dysgenetische Glaukome _____ 277
Dorothea Besch

**17 Das schmerzhafte, blinde
     Glaukomauge** _____ 301
Torsten Schlote

**18 Sekundärglaukome in Entwicklungs-
     ländern** _____ 309
Markus Schulze Schwering

Sachverzeichnis _____ 315

1 Definition, Klassifikation und Epidemiologie

Torsten Schlote

1.1 Definition des Begriffs Glaukom

Über Jahrzehnte ist der Begriff „Glaukom" primär im Sinne einer Störung der Kammerwasserdynamik mit der Konsequenz eines erhöhten Augeninnendrucks (Intraokulardruck, intraokulärer Druck) definiert worden. Dies ist vor allem das Resultat historischer Entwicklungen, zu denen die Erstbeschreibung eines Zusammenhangs zwischen erhöhtem Augeninnendruck und glaukomatösen Augen um 1830 durch Mackenzie und die der glaukomatösen Optikusneuropathie durch von Graefe 1857 gehören. Von Graefe selbst ging davon aus, dass der erhöhte Augeninnendruck zu einer Schädigung des N. opticus führt. Er stellte folgende drei Formen des Glaukoms vor:
- entzündungsbedingtes Glaukom
- chronisches Glaukom
- Amaurose

Dieser Mechanismus, der zur Glaukomerkrankung führen soll, behielt später als so genannte „druckabhängige Hypothese" sehr lange uneingeschränkte Gültigkeit und prägt auch heute noch wesentlich unser Verständnis von der Entstehung dieser Erkrankungen. Dementsprechend dienen praktisch alle relevanten Therapiemöglichkeiten einer Senkung des Augeninnendrucks.

Neuere Erkenntnisse innerhalb der letzten 20 Jahre haben die alleinige Bedeutung des Augeninnendrucks als pathogenetischen Faktor bei der Glaukomentstehung relativiert, gleichzeitig dessen überragende Rolle aber auch immer wieder bestätigt. Immerhin bis zu 50% der Patienten mit primär chronischem Offenwinkelglaukom (veraltete Bezeichnung: „Glaucoma chronicum simplex") zeigen zum Zeitpunkt der Diagnosestellung keinen über dem statistisch definierten Normbereich (15,5 ± 5,5 mm Hg) liegenden Augeninnendruck (Sommer et al. 1991). Die Definition des Glaukoms unterliegt somit einem Wandel, da das Glaukom als Erkrankung verstanden wird, bei der der intraokuläre Druck ein jeweils individuell vom N. opticus toleriertes Niveau überschreitet. Diese den Realitäten angepasstere Definitionsform bleibt aber primär augendruckbezogen und wird der sich zunehmend durchsetzenden Ansicht einer multifaktoriell bedingten Glaukomentstehung nicht ausreichend gerecht.

Die Problematik einer bislang nicht vorliegenden, allgemein gültigen Glaukomdefinition verdeutlicht insbesondere eine Arbeit von Bathija et al. (1998), in der die jeweils verwendete Definition des Offenwinkelglaukoms in wissenschaftlichen Publikationen im Zeitraum von 1980 bis 1995 untersucht wurde. Nur in 66% der Arbeiten wurde überhaupt eine Definition des Glaukoms angegeben, die bei 36% der Arbeiten auf der Basis von Sehnerv- und Gesichtsfeldbefunden, bei 13% anhand von Sehnerv- oder Gesichtsfeldbefunden, bei 26% nur auf der Basis von Gesichtsfeldbefunden, bei 20% nur anhand des Augeninnendrucks und bei 5% nur anhand des Sehnervenbefundes erfolgte. Ein vergleichbarer Prozentsatz an Arbeiten verwendete in den 80er-Jahren (20,4%) wie auch in den 90er-Jahren (19,7%) den Augeninnendruck als alleiniges Kriterium bei der Definition eines Glaukoms. Das Fehlen einer allgemein akzeptierten, dem Kenntnisstand Rechnung tragenden Definition scheint damit zu weit reichenden Unterschieden in gegenwärtig in Praxis und Forschung genutzten Glaukomdefinitionen zu führen.

Es erscheint sinnvoll, einer Definition des Glaukoms das allen Glaukompatienten gemeinsame Kriterium zu Grunde zu legen, nämlich das der **glaukomatösen Optikusneuropathie** (van Buskirk und Cioffi 1992). Die glaukomatöse Optikusneuropathie wird klinisch anhand ihres charakteristischen ophthalmoskopischen Bildes (Papillenbefund) und Veränderungen des Gesichtsfeldes diagnostiziert und kann durch verschiedene Risikofaktoren (genetische Prädisposition, Durchblutungsstörungen) – einschließlich eines erhöhten Augeninnendrucks – hervorgerufen werden.

1.2 Klassifikation

Eine Klassifikation der Glaukome kann unter verschiedenen Gesichtspunkten erfolgen, wobei dies zumeist auf der Basis von einem der folgenden zwei Aspekte vorgenommen wird (Shields 1998):
- der **Ätiologie**, in Bezug auf die zu Grunde liegende Erkrankung, die zu einer Beeinträchtigung der Kammerwasserdynamik führt
- dem **Mechanismus**, in Bezug auf die spezifische, zur Drucksteigerung führende Veränderung ausgehend von der Kammerwinkelsituation

In Praxis und Wissenschaft haben sich Klassifikationen durchgesetzt, die beide Aspekte bei der Bezeichnung bestimmter Glaukomformen und -gruppen berücksichtigen, sie werden zumeist durch ihren charakteristischen Verlauf (akut versus chronisch) zusätzlich erweitert. Eine Zuordnung der meisten Glaukomformen kann so ohne weiteres erfolgen, sollte aber die Frage zulassen, ob diese Form der Klassifikation dem modernen Wissensstand und Verständnis der Glaukomerkrankungen noch hinreichend entspricht.

Nach der Ätiologie

Der ätiologischen Klassifikation (**Tab. 1-1**) zufolge werden die **primären Glaukome** als Erkrankungen eingestuft, bei denen primäre Veränderungen des Kammerwinkels und der konventionellen Abflusswege zu einer Abflussbehinderung des Kammerwassers und damit zur Steigerung des Augeninnendrucks führen. Als typisch gelten dabei die beidseitige Manifestation und eine wahrscheinlich oder bereits nachgewiesene genetische Basis. Diese Definition des primären Glaukoms setzt damit eine Steigerung des Augeninnendrucks voraus und geht damit ausschließlich von der Hypothese einer druckbedingten Glaukomentstehung aus. Neuere Tendenzen in der druckunabhängigen Definition des Begriffs Glaukom sowie der aktuelle Erkenntnisstand zu druckunabhängigen Risikofaktoren werden hier im engeren Sinne nicht reflektiert, wenngleich das so genannte Glaukom ohne Hochdruck als Normaldruckglaukom inzwischen Eingang in diese Klassifikationsform gefunden hat.

Alle anderen Glaukome werden als **Sekundärglaukome** bezeichnet, wobei sie durch eine zumindest teilweise Kenntnis zu Grunde liegender okulärer oder systemischer Erkrankungen, die in ihrem Verlauf mit der Entstehung eines Glaukoms einhergehen können, gekennzeichnet sind. Die Grenzen zwischen primärem und sekundärem Glaukom sind fließend und werden sich mit zunehmendem Kenntnisstand auch ständig verändern. Nach wie vor bestehen z. B. unterschiedliche Ansichten über die Zuordnung des Pigmentdispersions- und Pseudoexfoliationsglaukoms, die je nach Standpunkt als Varianten des primären Offenwinkelglaukoms oder als eigenständige Sekundärglaukome betrachtet werden (Quigley 1996). Diese Form der Klassifikation ist deshalb eher als Spiegelbild unseres derzeitigen Wissensstandes zur Ätiologie der Glaukome zu verstehen. In Konsequenz der oben genannten Definition einer glaukomatösen Optikusneuropathie sollten sekundäre Steigerungen des Intraokulardrucks ohne Papillenpathologie oder Gesichtsfeldausfälle analog zur primären okulären Hypertension als **sekundäre okuläre Hypertension** bezeichnet werden (Foster et al. 2002).

Für die Sekundärglaukome selbst gibt es keine einheitliche Form der weiteren Unterteilung. Diese wird unter verschiedenen Aspekten durchgeführt. Während z. B. das Pigmentdispersionsglaukom in der Abgrenzung zu anderen Krankheitsbildern keine Schwierigkeiten bereitet, kann das neovaskuläre Glaukom sowohl als eigener Begriff mit zahlreichen dahinter verborgenen Ätiologien (z. B. nach vitreoretinalen Erkrankungen, intraokulären Entzündungen oder Tumoren) aufgeführt werden, ist aber unter Begriffen wie traumatische Glaukome, tumorbedingte Glaukome oder Glaukome nach intraokulären Entzündungen ebenfalls vertreten. Insofern wird jede Subklassifikation der Sekundärglaukome nach der Ätiologie fließende Übergänge haben. Eine Zuordnung des Pseudoexfoliationsglaukoms zu den linsenassoziierten Glaukomen sollte nicht mehr erfolgen, da neuere Arbeiten zur Ätiologie auf eine systemische Basalmembranerkrankung hinweisen, wobei innerhalb des Auges das Pseudoexfoliationsmaterial von verschiedenen Strukturen erzeugt wird (s. Kap. 9, S. 177).

Nach dem Mechanismus

Die zweite Möglichkeit, Glaukome einzuteilen, orientiert sich primär an der vorliegenden Abflussstörung ausgehend von der **Kammerwinkelsituation** (**Tab. 1-2**). Unterschieden werden danach Offenwinkelglaukome, Engwinkelglaukome und Glaukome mit Entwicklungsanomalien des Kammerwinkels, die weiter nach der jeweils im Einzelnen vorliegenden Abflussstörung unterteilt werden (Shields 1998). Diese pathogenetisch orientierte Einteilung ist gegenüber der ätiologischen Klassifikation aus folgenden Gründen von Vorteil:

Tab. 1-1 Klassifikation der Glaukome nach der Ätiologie

Primäre Offenwinkelglaukome

- primär chronisches Offenwinkelglaukom/Glaukom mit Hochdruck
- primär chronisches Offenwinkelglaukom/Glaukom ohne Hochdruck (Normaldruckglaukom)
- primär juveniles Offenwinkelglaukom
- okuläre Hypertension oder Glaukomverdacht

Primäre Engwinkelglaukome

- Pupillarblockglaukom
- Plateau-Irissyndrom

Glaukome mit Entwicklungsanomalien des Kammerwinkels

- primär kongenitales Glaukom ohne bekannte okuläre oder systemische Grunderkrankung
- kongenitale oder juvenile Glaukome bei kongenitalen okulären Fehlbildungssyndromen
    - Glaukom bei kongenitaler Aniridie oder Irishypoplasie
    - Glaukom bei Peters-Anomalie
    - Glaukom bei Axenfeld- und Rieger-Anomalie
    - Glaukome bei anderen okulären Fehlbildungen (z. B. persistierender hyperplastischer primärer Glaskörper [PHPV])
- kongenitale oder juvenile Glaukome bei kongenitalen Systemerkrankungen und extraokulären Organerkrankungen mit okulärer Beteiligung
    - Axenfeld-Rieger-Syndrom
    - Phakomatosen (Sturge-Weber-Syndrom, Neurofibromatose)
    - Marfan-Syndrom
    - Pierre-Robin-Komplex
    - rötelnbedingte Embryopathie (Embryopathia rubeolica)
    - Glaukome bei Chromosomenanomalien (z. B. Trisomie 21, Trisomie 18, Turner-Syndrom)
    - Stoffwechselerkrankungen (Homocystinurie, Lowe-Syndrom)
    - Glaukome bei anderen seltenen Erkrankungen

Glaukome als Folge okulärer und systemischer Erkrankungen

- Glaukome ohne Hochdruck bei Minderperfusion, Hypoxie oder Kompression des N. opticus
- iatrogene Glaukome
    - Glaukome nach Kataraktoperation
    - Glaukome nach chirurgischen Eingriffen der Hornhaut
    - Glaukome nach vitreoretinaler Chirurgie (einschließlich panretinaler Photokoagulation)
    - malignes Glaukom
    - medikamentös induzierte Glaukome
    - strahleninduzierte Glaukome
- traumatische Glaukome
    - Glaukome nach Kontusionsverletzung
    - Glaukome nach bulbuseröffnenden Verletzungen
    - Glaukom nach Verätzung oder Verbrennung
    - okuläre Hypertension nach Verletzungen durch elektrischen Strom
- entzündungsbedingte Glaukome
    - Glaukome bei primär extraokulären Entzündungen
    - Glaukome bei intraokulären Entzündungen
- Glaukome bei Linsenerkrankungen
    - Glaukome bei Katarakt
    - Glaukome bei Linsendislokationen
- Glaukom bei primären Erkrankungen des Hornhautendothels
- Pigmentdispersionsglaukom
- Pseudoexfoliationsglaukom
- tumorinduzierte Glaukome
- Glaukome bei vitreoretinalen Erkrankungen
    - Glaukome nach Glaskörperblutung
    - neovaskuläres Glaukom
- Glaukome bei erhöhtem episkleralem Venendruck

Tab. 1-2 Klassifikation der Glaukome nach der Anatomie, ausgehend von Lokalisation und Art der Kammerwasserabflussstörung

Abflussstörung bei offenem Kammerwinkel

- Glaukome mit prätrabekulärer Kammerwasserabflussstörung
  - neovaskuläres Glaukom (fibrovaskuläre Membran)
  - Glaukom bei primären Erkrankungen des Hornhautendothels
  - Glaukome nach intraokulärer Entzündung
  - traumatische Glaukome
- Glaukome mit trabekulär bedingter Abflussstörung
  - idiopathisch
    - primär chronische Offenwinkelglaukome mit oder ohne Hochdruck
  - Überfrachtungsglaukome
    - Pigmentdispersionsglaukom
    - Pseudoexfoliationsglaukom
    - Glaukome nach intraokulärer Blutung
      (Glaukom bei Hyphäma, „ghost cell glaucoma", hämolytisches Glaukom)
    - kataraktassoziierte Glaukome
      (phakolytisches Glaukom, Linsenteilchenglaukom, phakoanaphylaktisches Glaukom)
    - Glaukome bei intraokulärer Entzündung
    - Glaukome bei intraokulären Tumoren (malignes Melanom, Metastasen)
    - Glaukome nach intraokulären Eingriffen (Viskoelastika, Silikonöl)
  - Glaukome mit struktureller Alteration des Trabekelmaschenwerks
    - Glaukome nach primär intra- und extraokulärer Entzündung
      (Uveitis, Episkleritis, Skleritis, endokrine Orbitopathie)
    - Glaukome nach primär intra- und extraokulären Tumoren
    - traumatische Glaukome
      (Kontusionsverletzungen, nach bulbuseröffnenden Verletzungen mit oder ohne Fremdkörper, Verätzungen und Verbrennungen)
    - neovaskuläres Glaukom
    - steroidinduziertes Glaukom
  - Glaukome mit posttrabekulärer Abflussstörung
    - traumatische Glaukome (Destruktion des Schlemm-Kanals)
    - Glaukome nach extraokulärer Entzündung
    - Glaukome bei erhöhtem episkleralem Venendruck

Abflussstörung bei engem oder verschlossenem Kammerwinkel

- anteriore Mechanismen (periphere vordere Synechierung, „pulling")
  - neovaskuläres Glaukom
  - Glaukome nach intraokulärer Entzündung
  - Glaukome bei primären Erkrankungen des Hornhautendothels
  - traumatische Glaukome
- posteriore Mechanismen mit Pupillarblock („pushing")
  - primäres Engwinkelglaukom
  - linsenassoziierte Glaukome (Glaukom bei Ectopia lentis, phakomorphes Glaukom)
  - Iris-Glaskörper-(Silikonöl-)Block bei Aphakie
  - medikamentös induzierte Glaukome
- posteriore Mechanismen ohne Pupillarblock
  - Plateau-Irissyndrom
  - linsenassoziierte Glaukome
    (Ectopia lentis, Zunahme der Linsendicke bei präexistent engem Kammerwinkel)
  - Glaukome nach retinaler Chirurgie (Plombenchirurgie, Gas- und Silikonöl-Instillation, panretinale Photokoagulation)
  - Glaukome nach vitreoretinalen und chorioidalen Blutungen
  - Glaukome bei Tumoren des Ziliarkörpers, der Netzhaut und der Aderhaut
  - Glaukome bei vitreoretinalen Erkrankungen (retrolentale Fibroplasie, persistierender hyperplastischer primärer Glaskörper [PHPV])
  - medikamentös induzierte Glaukome

Tab. 1-2 (Fortsetzung)

Abflussstörung bei Entwicklungsanomalien des Kammerwinkels
- isolierte Trabekulodysgenesie (posteriore, anteriore oder konkave Irisinsertion)
  - primär kongenitales Glaukom
  - Glaukome in Verbindung mit anderen extraokulären Entwicklungsanomalien
- Iridotrabekulodysgenesie
  - Glaukome mit Defekten des Irisstromas (Irishypoplasie)
  - Glaukome mit anomalen Irisgefäßen
  - Glaukome mit Defekten der gesamten Iris (Löcher, Kolobome, Aniridie)
- Iridokorneotrabekulodysgenesie
  - Glaukom bei Axenfeld- und bei Rieger-Anomalie
  - Glaukom bei Axenfeld-Rieger-Syndrom
  - Glaukom bei Peters-Anomalie

- Es liegen wesentlich mehr Erkenntnisse zur Pathologie als zur Ätiologie der Glaukome vor, die Präzision dieser Einteilung ist damit derzeit genauer.
- Sie ist bislang besser geeignet als Ausgangspunkt für die Entwicklung von Therapieansätzen.

Auch bei dieser Klassifikation sind die Grenzen fließend. Berücksichtigt werden muss, dass zumeist mehrere Mechanismen an der Blockade des Kammerwasserabflusses gleichzeitig oder nacheinander beteiligt sind.

1.3 Epidemiologie

Die meisten populationsbezogenen, epidemiologischen Arbeiten haben sich bis jetzt mit der Prävalenz des Glaukoms beschäftigt. Vorrangig wurden dabei Daten zur Prävalenz des primären Offenwinkelglaukoms ermittelt. Danach liegt die Prävalenz des primär chronischen Offenwinkelglaukoms bei Menschen weißer Hautfarbe über 40 Jahre zwischen 0,8 und 2,1 % (Bonomi et al. 1998, Dielemans et al. 1994, Klein et al. 1992, Leske et al. 1994, Wolfs et al. 2000). Die der Rotterdam-Studie zu Grunde liegenden Daten lieferten eine Prävalenz des primären Offenwinkelglaukoms von 0,8 %. Diese Daten wurden zusätzlich unter anderen, häufig in epidemiologischen Studien gewählten Diagnosekriterien ausgewertet, wobei je nach Diagnosekriterien eine um den Faktor 12 variierende Prävalenz herauskam (Wolfs et al. 2000). Die Autoren der Rotterdam-Studie verdeutlichen damit die Nachteile einer bislang nicht einheitlichen Definition des Glaukoms in populationsbezogenen, epidemiologischen Untersuchungen.

Die Bemühungen um eine einheitliche Definition des Glaukoms auf der Basis struktureller (Papillenexkavation oder Seitendifferenz in der Papillenexkavation > 97,5. Perzentile innerhalb der Studienpopulation) und funktioneller Veränderungen (glaukomadäquate Gesichtsfeldausfälle bei fehlender anderer Ursache) werden in Bezug auf die Sekundärglaukome zusätzlich erschwert, da bei diesen nicht selten die Möglichkeit einer Papillenbeurteilung oder wegen des fortgeschrittenen Befundes die Erhebung einer Gesichtsfelduntersuchung nicht gegeben sind (Foster et al. 2002). Die Entwicklung einheitlicher, den praktischen Umständen Rechnung tragender Diagnosekriterien ist insofern erforderlich.

Abseits dieser grundsätzlichen Überlegungen liegen aber im Vergleich zum primär chronischen Offenwinkelglaukom überhaupt nur sehr lückenhafte Erkenntnisse zur Prävalenz von Sekundärglaukomen in der Allgemeinbevölkerung vor (**Tab. 1-3**). Die durchgeführten populationsbezogenen Untersuchungen unterscheiden sich wesentlich in ihren Diagnosekriterien, in geografischen, sozioökonomischen, ethnischen und medizinischen Gesichtspunkten sowie dem Zeitpunkt der Erhebung. Nur wenn all dies nicht berücksichtigt wird, lässt sich ein Anteil der Sekundärglaukome an allen Glaukomformen von etwa 18 % und eine Prävalenz des Sekundärglaukoms in der Bevölkerung über 40 Jahre um 0,3 bis 0,5 % vermuten. Untersuchungen haben gezeigt, dass das Pseudoexfoliationsglaukom wesentlich häufiger vorkommt als lange Zeit angenommen wurde und abseits regionaler Unterschiede weltweit bis zu 25 % aller Glaukome ausmachen könnte (Ritch und Schlötzer-Schrehardt 2001). Dies würde natürlich den Anteil der Sekundärglaukome an allen Glaukomformen wesentlich erhöhen. Sinnvoller scheint es aber, derzeit von einem nicht ausreichend gesicherten Wissensstand zur Prävalenz der Sekundärglaukome

Tab. 1-3 Prävalenz von Sekundärglaukomen in populationsbezogenen Untersuchungen

Rotchford und Johnson (2002)

Population	n = 1 005, Alter > 40 Jahre, Südafrika (ländliche Bevölkerung der Zulu)
Diagnosekriterien	Gesichtsfelddefekte (Schwellenperimetrie) und Zeichen einer glaukomatösen ONP
Prävalenz	POWG 2,7 %, Sekundärglaukome 1,7 % (41,2 % aller Glaukome)

Egna-Neumarkt Study (Bonomi et al. 1998)

Population	n = 4 297, Alter > 40 Jahre, Italien
Diagnosekriterien	IOD > 22 mm Hg, Gesichtsfelddefekte (Schwellenperimetrie), Zeichen einer glaukomatösen ONP
Prävalenz	POWG (einschließlich PEX) 1,4 %, NDG 0,6 %, PEWG 0,6 %, Sekundärglaukome 0,3 % (Glaukom bei Aphakie 0,2 %, andere 0,1 %, insgesamt 10 % aller Glaukome)

Melbourne Visual Impairment Project (Wensor et al. 1998)

Population	n = 3 271, Alter > 40 Jahre, Australien
Diagnosekriterien	IOD, Gesichtsfeld, Zeichen einer glaukomatösen OPN, Glaukomanamnese
Prävalenz	POWG 1,7 %, PEWG 0,1 %, Sekundärglaukome 0,2 % (10 % aller Glaukome)

Shiose et al. (1991)

Population	n = 8 126, Alter > 40 Jahre, Japan
Diagnosekriterien	Screening mit IOD > 21 mm Hg und Papillenmorphologie, bei Auffälligkeiten zusätzlich Gesichtsfeld
Prävalenz	POWG 0,58 %, NDG 2,04 %, PEWG 0,34 %, Sekundärglaukome 0,48 % (13,4 % aller Glaukome)

Hyams et al. (1977)

Population	n = 4 639, Alter > 40 Jahre, Israel
Diagnosekriterien	Schiötz-Tonometrie als Screening-Instrument, ophthalmologische Untersuchung bei erhöhtem IOD
Prävalenz	Gesamtprävalenz 1,57 %, POWG 0,9 %, PEWG 0,7 %, Sekundärglaukome 0,09 % (5,5 % aller Glaukome)

Wallace und Lovell (1969)

Population	n = 574, Alter 35–74 Jahre, Jamaika
Diagnosekriterien:	für POWG: IOD > 21 mm Hg, Gesichtsfelddefekte, glaukomatöse ONP für Sekundärglaukome: IOD > 21 mm Hg und morphologische Veränderungen
Prävalenz	OWG + NDG 1,4 %, Sekundärglaukome 0,35 % (20 % aller Glaukome)

Hollows und Graham (1966)

Population	n = 4 231, Alter 40–75 Jahre, Großbritannien
Diagnosekriterien	für POWG: IOD > 21 mm Hg, Gesichtsfelddefekte, glaukomatöse ONP für Sekundärglaukome: IOD > 21 mm Hg und morphologische Veränderungen
Prävalenz	Gesamtprävalenz 0,84 %, POWG 0,28 %, PEWG 0,09 %, Sekundärglaukome 0,26 % (20,3 % aller Glaukome)

Neumann und Zauberman (1965)

Population	n = 2 048, Alter > 30 Jahre, Liberia
Diagnosekriterien	Schiötz-Tonometrie, bei > 22 mm Hg Funduskopie, Glaukom bei IOD > 25,8 mm Hg oder bei IOD zwischen 21,9 und 25,8 mm Hg und glaukomatöser Optikusneuropathie
Prävalenz	primäres Glaukom 2,25 %, Sekundärglaukome 0,78 % (25,8 % aller Glaukome)

IOD = Intraokulardruck; NDG = Glaukom ohne Hochdruck; ONP = Optikusneuropathie; PEWG = primäres Engwinkelglaukom; PEX = Pseudoexfoliationsglaukom; POWG = primäres Offenwinkelglaukom

Tab. 1-4 Häufigkeit von Sekundärglaukomen als unmittelbarer Enukleationsanlass in histopathologischen Studien

Autoren	Ort	Zeitraum	Zahl der Augen	Anteil Sekundärglaukome (%)
Sigurdsson et al. (1998)	Island	1963–1992	200	15
Gaßler und Lommatzsch (1995)	Deutschland	1980–1989	817	31,6
Erie et al. (1992)	USA	1956–1988	99	29
de Gottrau et al. (1994)	Deutschland	1980–1990	1 146	34,9
Naumann und Portwich (1976)	Deutschland	1969–1974	1 000	41,6

auszugehen und jüngeren, methodisch besser definierten und dem heutigen Wissensstand angepassten Untersuchungen Vorrang einzuräumen. Die zudem vorliegenden erheblichen Unterschiede hinsichtlich der regionalen Bedeutung einzelner Sekundärglaukomformen (z. B. traumatisches, kataraktbedingtes Sekundärglaukom oder Sekundärglaukom bei Pseudophakie in Industrie- versus Entwicklungsländern) erfordert eine geografisch und sozioökonomisch orientierte Betrachtungsweise.

In Bezug auf die europäische Bevölkerung sind dabei die Ergebnisse der 1998 publizierten Egna-Neumarkt-Studie am aussagekräftigsten, die allerdings das Pseudoexfoliationsglaukom den primären Offenwinkelglaukomen zuordnete (Bonomi et al. 1998). Die in Italien bei einer Bevölkerung über 40 Jahre erhobenen Daten ergaben eine Prävalenz der Sekundärglaukome ohne Pseudoexfoliationsglaukom von 0,3 % (10 % aller Glaukome). Dies deckt sich im Wesentlichen mit der unter vergleichbaren Bedingungen in Melbourne (Australien) 1998 ermittelten Prävalenz der Sekundärglaukome von 0,2 % (ebenfalls 10 % aller Glaukome) (Wensor et al. 1998).

Wegen der Heterogenität der Sekundärglaukome sind allgemeine Aussagen zur Geschlechterverteilung und Alter wenig sinnvoll. So sind Patienten mit Sekundärglaukomen im Mittel zwar jünger als Patienten mit primär chronischem Offenwinkelglaukom, die einzelne Glaukomform betreffend kann dies aber gegensätzlich sein (z. B. Pseudoexfoliationsglaukom). Hinsichtlich epidemiologischer Daten zu einzelnen Glaukomformen sei hier auf die entsprechenden Kapitel verwiesen.

Die niedrige Prävalenz der Sekundärglaukome spiegelt nicht ihre Bedeutung und ihren Anteil in der klinischen Betreuung von Patienten mit Glaukom wider. Durchschnittlich neigen Patienten mit Sekundärglaukomen zu schwereren und schnelleren Verläufen als Patienten mit primär chronischem Offenwinkelglaukom. In Kliniken wird deshalb der Anteil an betreuten Patienten mit Sekundärglaukomen wesentlich höher sein (Teikari und O'Donnel 1989).

Histopathologische Untersuchungen enukleierter Augen haben zudem immer wieder die Grenzen therapeutischer Möglichkeiten bei der Betreuung von Patienten mit Sekundärglaukomen aufgezeigt (**Tab. 1-4**). Festzustellen ist, dass das schmerzhafte, therapierefraktäre Sekundärglaukom nach wie vor einer der häufigsten, unmittelbaren Anlässe zur Durchführung einer Enukleation darstellt. Überwiegend handelt es sich dabei um sekundäre Winkelblockglaukome, unter denen das neovaskuläre Glaukom gefolgt von traumatischen Sekundärglaukomen eine überragende Rolle spielen (de Gottrau et al. 1994, Naumann und Portwich 1977).

1.4 Zusammenfassung und Zukunftsperspektiven

Die Definition des Begriffs „Glaukom" erfolgt in zunehmenden Maße unter Loslösung der überwiegend historisch gewachsenen Interpretation des Risikofaktors „erhöhter Augeninnendruck" im Sinne einer multifaktoriell bedingten, glaukomatösen Optikusneuropathie, die durch das Auftreten glaukomtypischer struktureller (Papillenmorphologie) und funktioneller (Gesichtsfeldveränderungen) Veränderungen charakterisiert ist. Eine allgemein gültige Definition des Glaukoms für die wissenschaftliche und klinisch-praktische Tätigkeit liegt noch nicht vor und bedarf deshalb gemeinsamer Anstrengungen glaukominteressierter Ophthalmologen. Analog zur primären okulären Hypertension sollten sekundäre Steigerungen des Augeninnendrucks ohne Papillenpathologie oder Gesichtsfeldausfälle als sekundäre okuläre Hypertension bezeichnet werden.

Die ebenfalls historisch gewachsene Klassifikation der Glaukome erfolgt auf der Basis einer Kombination aus ätiologischen und anatomischen Gesichtspunkten und unterliegt im Einzelnen zahlreichen fließenden Übergängen. Sie ist als Spiegel unseres derzeitigen Wissensstandes zu interpretieren. Als Folge dessen besteht in der Zuordnung einzelner Glaukomformen wie dem Pseudoexfoliations- und Pigmentdispersionsglaukom in der wissenschaftlichen Literatur keine Einigkeit. Eine kritische Überprüfung dieser Klassifikationsform scheint in näherer Zukunft sinnvoll.

Schwierigkeiten mit der Definition und Klassifikation der Glaukome sind aus der unterschiedlichen Interpretation in wissenschaftlichen Veröffentlichungen ersichtlich. Hinsichtlich der Epidemiologie der Sekundärglaukome ist derzeit von einem über weite Strecken nicht gesicherten Erkenntnisstand auszugehen. Neuere Arbeiten gehen in den Industrieländern bei Menschen mit weißer Hautfarbe, die über 40 Jahre sind, derzeit von einer Prävalenz der Sekundärglaukome ohne Pseudoexfoliationsglaukom zwischen 0,2 und 0,3 % aus (rund 10 % aller Glaukome). Das Pseudoexfoliationssyndrom selbst scheint bei bis zu 25 % aller Patienten mit Glaukom weltweit vorzukommen. Eine Intensivierung epidemiologischer Forschung zu den Sekundärglaukomen scheint dringend erforderlich. Sie sollte als Basis aller schwerpunktorientierten Glaukomforschung eine allgemein akzeptierte, im Sinne der Sekundärglaukome auch stadienbezogene Definition und vereinheitlichte Klassifikation einschließen. Die am primär chronischen Offenwinkelglaukom orientierten Altersgrenzen sollten hierbei wegfallen.

Im Gegensatz zur eher niedrigen Prävalenz der Sekundärglaukome in der Allgemeinbevölkerung kommt ihnen im klinischen Alltag aufgrund des durchschnittlich schnelleren Fortschreitens und der Schwere des Verlaufs eine ungleich höhere Bedeutung zu. Sekundärglaukome sind nach wie vor (in bis zu 40 %) einer der Hauptgründe, die zu einer Enukleation des entsprechenden Auges führen. Daraus wird besonders in Hinblick auf die Entwicklung neuer Therapiestrategien die dringende Notwendigkeit einer noch intensiveren Auseinandersetzung mit diesem Themenkomplex ersichtlich.

Literatur

Bathija R, Gupta N, Zangwill L, Weinreb RN. Changing definition of glaucoma. J Glaucoma 1998; 7: 165–9.

Bonomi L, Marchini G, Marraffa M, Bernardi P, De Franco I, Perfetti S, Varotto A, Tenna V. Prevalence of glaucoma and intraocular pressure distribution in a defined population. The Egna-Neumarkt Study. Ophthalmology 1998; 105: 209–15.

van Buskirk EM, Cioffi GA. Glaucomatous optic neuropathy. Am J Ophthalmol 1992; 113: 447–52.

Dielemans I, Vingerling JR, Wolfs RCW, Hofman A, Grobee DE, de Jong PTCM. The prevalence of primary open angle glaucoma in a population-based study in the Netherlands. The Rotterdam Study. Ophthalmology 1994; 101: 1851–5.

Erie JC, Nevitt MP, Hodge D, Ballard DJ. Incidence of enucleation in a defined population. Am J Ophthalmol 1992; 113: 138–44.

Foster PJ, Buhrmann R, Quigley HA, Johnson GJ. The definition and classification of glaucoma in prevalence surveys. Br J Ophthalmol 2002; 86: 238–42.

Gaßler N, Lommatzsch PK. Klinisch-pathologische Studie an 817 Enukleationen. Klin Monatsbl Augenheilkd 1995; 207: 295–301.

de Gottrau P, Holbach LM, Naumann GOH. Clinicopathological review of 1 146 enucleations (1980–90). Br J Ophthalmol 1994; 78: 260–5.

von Graefe A. Ueber die Wirkung der Iridectomie beim Glaukom und glaukomatösen Process. Albrecht v Graefes Arch Ophthalmol 1857; 3: 456–555.

Hollows FC, Graham PA. Intra-ocular pressure, glaucoma, and glaucoma suspects in a defined population. Br J Ophthalmol 1966; 50: 570–86.

Hyams SW, Keroub C, Pokotilo E. The computer in clinical research. Prevalence of glaucoma. Doc Ophthalmol 1977; 43: 17–21.

Klein BEK, Klein R, Sponsel WE, Franke T, Cantor LB, Martone J, Menge MJ. Prevalence of glaucoma. The Beaver Dam Eye Study. Ophthalmology 1992; 99: 1499–504.

Leske MC, Connell AMS, Schachat AP, Hyman L. The Barbados Eye Study. Prevalence of open angle glaucoma. Arch Ophthalmol 1994; 112: 821–9.

Naumann GOH, Portwich E. Ätiologie und Anlaß zu 1 000 Enukleationen. Eine klinisch-ophthalmologische Studie. Klin Monatsbl Augenheilkd 1976; 168: 622–30.

Neumann E, Zauberman H. Glaucoma survey in Liberia. Am J Ophthalmol 1965; 59: 8–12.

Quigley HA. Number of people with glaucoma worldwide. Br J Ophthalmol 1996; 80: 389–93.

Ritch R, Schlötzer-Schrehardt. Exfoliation syndrome. Surv Ophthalmol 2001; 45: 265–315.

Rotchford AP, Johnson GJ. Glaucoma in Zulus. A population-based cross-sectional survey in a rural district in South Africa. Arch Ophthalmol 2002; 120: 471–8.

Shields MB. Classification of the glaucomas. In: Shields MB (ed) Textbook of Glaucoma. Baltimore: Williams & Wilkins 1998; 145–52.

Shiose Y, Kitazawa Y, Tsukahara S, Akamatsu T, Mizikami K, Futa R, Katsushima H, Kosaki H. Epidemiology of glaucoma in Japan – a nationwide glaucoma survey. Jpn J Ophthalmol 1991; 35: 133–55.

Sigurdsson H, Thorisdottir S, Björnsson JK. Enucleation and evisceration in Iceland 1964–1992. Study in a defined population. Acta Ophthalmol Scand 1998; 76: 103–7.

Sommer A, Tielsch JM, Katz J, Quigley HA, Gottsch JD, Javitt J, Singh K. Relationship between intraocular pressure and primary open angle glaucoma among white and black Americans. The Baltimore Eye Survey. Arch Ophthalmol 1991; 109: 1090–5.

Teikari JM, O'Donnell JO. Epidemiologic data on adult glaucoma. Data from the hospital discharge registry and the registry of right to free medication. Acta Ophthalmol Scand 1989; 67: 184–91.

Wallace J, Lovell HG. Glaucoma and intraocular pressure in Jamaica. Am J Ophthalmol 1969; 67: 93–100.

Wensor MD, McCarthy LA, Stanilawsky YL, Livingston PM, Taylor HR. The prevalence of glaucoma in the Melbourne visual impairment project. Ophthalmology 1998; 105: 733–9.

Wolfs RCW, Borger PH, Ramrattan RS, Klaver CCW, Hulsman CAA, Hofman A, Vingerling JR, Hitchings RA, de Jong PTVM. Changing views on open-angle glaucoma: definitions and prevalences – The Rotterdam Study. Invest Ophthalmol Vis Sci 2000; 41: 3309–21.

2 Diagnostik

Jens Martin Rohrbach und Thomas-Michael Wohlrab

2.1 Einleitung

Die Diagnostik der Sekundärglaukome lehnt sich prinzipiell an die beim primären Offenwinkelglaukom an, ist aber aufgrund erheblicher Abweichungen der okulären Morphologie von der Norm sehr oft mit weitaus größeren Problemen und daher mit einem deutlich höheren Risiko von Fehlinterpretationen behaftet (**Abb. 2-1**). Typisch für die Sekundärglaukome ist darüber hinaus, dass oft mehrere druckerhöhende Mechanismen in Betracht kommen. „Die Ursache" lässt sich daher mitunter nur unsicher oder gar nicht eindeutig festlegen, was dann unter Umständen zu einer Therapie „ex juvantibus" führt. Relativ häufig sind Kinder (z. B. bei Uveitis oder nach Extraktion einer kongenitalen Katarakt) betroffen, die sich nur eingeschränkt oder überhaupt nicht untersuchen lassen und dann einer Untersuchung in Narkose bedürfen. Hinsichtlich der Diagnostik bei den einzelnen Sekundärglaukomen sei auch auf die speziellen Kapitel verwiesen.

> Hinter jedem „Sekundärglaukom" kann sich ein bisher nicht erkanntes primäres Offenwinkelglaukom verbergen!

Auch bei den Sekundärglaukomen beginnt die Diagnostik mit der genauen Anamnese (**Tab. 2-1**). Bei der anschließenden Spaltlampenuntersuchung und Funduskopie ist auf Befunde zu achten, die unter Umständen diagnostisch auf ein Glaukom hinweisen können. Dabei kann fast jede okuläre oder periokuläre Struktur Hinweise auf die Art des Sekundärglaukoms geben (**Tab. 2-2**).

Tab. 2-1 Anamnestische Parameter zur Abklärung eines Sekundärglaukoms

- familiäre Glaukombelastung
- bekanntes primäres Offenwinkelglaukom
- vorausgegangene okuläre Entzündung
- vorausgegangene okuläre Verletzung
- vorausgegangene okuläre Operation
- Art und Dauer der subjektiven Symptomatik
- Medikamente (insbesondere Glucocorticosteroide)
- Allgemeinerkrankungen (z. B. Diabetes mellitus, Stenose der A. carotis)

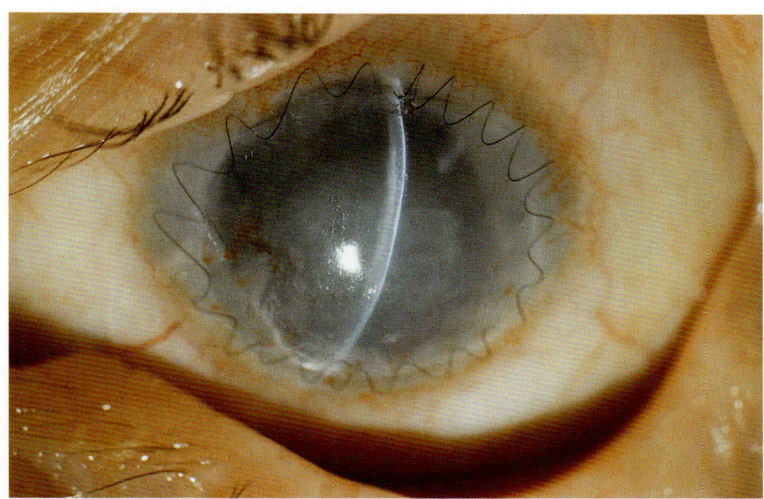

Abb. 2-1 Sekundärglaukom mit bullöser Keratopathie bei Zustand nach Verätzung, Kataraktextraktion (ohne Intraokularlinse), perforierender Keratoplastik, mehrfacher Zyklodestruktion und Amnionmembranaufnähung. Die Situation charakterisiert gut die diagnostischen Schwierigkeiten bei nicht wenigen Augen mit Sekundärglaukom: unsichere Tonometrie (bei Ödem des Hornhautepithels) und Perimetrie (bei auf Lichtscheinwahrnehmung herabgesetzter Funktion), keine Beurteilbarkeit von Kammerwinkel und Papillenexkavation unter Sicht wegen der fortgeschrittenen Hornhauttrübung. Das bestehende Glaukom könnte im vorliegenden Fall durch vordere (entzündliche) Synechien, eine toxische Schädigung des Trabekelmaschenwerks, die Aphakie, die Keratoplastik oder die längerfristig applizierten Glucocorticosteroide bedingt oder mitverursacht sein. Der Anteil jedes dieser Mechanismen an der Druckerhöhung ist nicht bestimmbar! (Universitäts-Augenklinik Tübingen)

Tab. 2-2 Okuläre und periokuläre Strukturen, die Hinweise auf die Genese eines Sekundärglaukoms geben können (in Klammern mögliche druckerhöhende Ursachen)

Lider

- Naevus flammeus (Sturge-Weber-Syndrom)

Bindehaut und Episklera

- Erweiterung der Gefäße (erhöhter episkleraler Venendruck)
- episklerale Melanose (Nävus Ota)
- Schrumpfung mit Obstruktion der Kammerwasservenen (okuläres Pemphigoid)

Hornhaut

- Beschläge der Rückfläche (Entzündung, Pigmentdispersion)
- Veränderungen des Hornhautendothels (iridokorneales endotheliales [ICE] Syndrom, Epithelinvasion)
- Risse in der Descemet-Membran (kongenitales Glaukom)
- vordere Synechien (Entzündung, Verletzung, Operation, vorausgegangenes Winkelblockglaukom, Tumor)
- Narben (Entzündung, Verletzung, Operation)
- Vergrößerung des Durchmessers (kongenitales oder infantiles Glaukom)
- Ödem (starke Druckerhöhung, ICE Syndrom)

Vorderkammer

- Zellen und Tyndall-Effekt (Entzündung, Pseudoexfoliations-[PEX-]Syndrom, Tumor)
- Blut (Verletzung, neovaskulärer Prozess, Tumor)
- Pigmentgranula (Pigmentdispersion)
- Glaskörper (Verletzung, Operation)
- Linsenflocken (Phakolyse)
- Abflachung (malignes Glaukom, Tumor)

Iris

- Ablagerungen (PEX-Syndrom)
- hintere Synechien (Entzündung, Operation, Verletzung)
- diffuse oder sektorielle Atrophie (Zustand nach akutem Winkelblockglaukom, Zoster ophthalmicus, ICE Syndrom)
- Lochbildung (ICE Syndrom)
- Durchleuchtbarkeit („Kirchenfenster"-Phänomen bei Pigmentdispersion, Herpes-simplex-Virus-Infektion)
- Abriss der Wurzel (Verletzung)
- chirurgische Iridektomie (vorausgegangenes Winkelblockglaukom, Tumorexzision)
- Tumor (z. B. Melanom, juveniles Xanthogranulom, intraokuläres Epithelwachstum, Medulloepitheliom)
- Vorwölbung (Iris bombata bei Pupillarblock unterschiedlicher Genese)
- Rubeosis iridis (neovaskulärer Prozess)

Pupille

- Entrundung (Entzündung, Verletzung, Operation, Tumor)

Linse

- Auflagerungen (PEX-Syndrom)
- Aphakie bzw. Kunstlinse
- (Sub-)Luxation (PEX-Syndrom, Verletzung, Marfan-Syndrom, Weill-Marchesani-Syndrom, Homocystinurie)
- fokale Trübung (Verletzung)
- Verfärbung (Siderosis und Chalkosis)

Ziliarkörper und Fundus

- Blutungen und Gefäßproliferationen (neovaskulärer Prozess)
- Infiltrate und Periphlebitis (Entzündung)
- Makulaödem (Entzündung)
- Tumor
- Fremdkörper, Oradialyse und Aderhautruptur (Verletzung)

Orbita

- Exophthalmus (Bulbuskompression, venöse Abflussstörung)

2.2 Basisdiagnostik

Die Säulen der Basisdiagnostik der Sekundärglaukome in der augenärztlichen Praxis stellen die Beurteilung der Papillenmorphologie und der Nervenfaserdicke, die Gonioskopie, die Perimetrie und die Tonometrie dar.

Beurteilung der Papillenmorphologie und der Nervenfaserdicke

Die Beurteilung des Sehnervenkopfs und der retinalen Nervenfasern weist bei den Sekundärglaukomen gegenüber den primären Glaukomen keine Besonderheiten auf. Sie erfolgt in üblicher Weise mittels indirekter Ophthalmoskopie, besser mit direktem Augenspiegel, Kontaktglas oder 90- bzw. 78D-Lupe an der Spaltlampe (**Abb. 2-2a**). Mehrere Kriterien sind zu berücksichtigen (**Tab. 2-3**).

Tab. 2-3 Diagnostische Parameter an der Papille

Papille
- Farbe (Vitalität)
- Begrenzung (Randschärfe)
- Form (schräger Sehnerveneintritt? Anomalie?)
- Größe

Exkavation
- Ausdehnung (gemessen am Papillendurchmesser [C/D-Ratio] in der Vertikalen)
- Tiefe (Lamina cribrosa sichtbar?)
- Seitendifferenz

Neuroretinaler Randsaum
- Farbe
- Breite (ISNT-Regel)
- Einkerbung
- Randblutung

Gefäße
- Verlauf (Randständigkeit, Bajonettgefäße?)
- Kaliber
- Neovaskularisation

Retinale Nervenfasern
- sektorielle Atrophie (Untersuchung im rotfreien Licht)

Peripapilläre Chorioidea
- Atrophie in Zone α oder β

Auch bei Augen mit Sekundärglaukom empfiehlt sich eine genaue Dokumentation der Papillenmorphologie zur Beurteilung des Verlaufs. Die zeichnerische Darstellung ist zeitaufwändig und relativ ungenau. Kostspielige „Hightech-Geräte" wie z. B. der auf dem Prinzip der Laser-Scanning-Tomographie beruhende Heidelberg-Retina-Tomograph (HRT) (**Abb. 2-2b**) und die Polarimetrie der Nervenfasern mit dem GDx-Gerät liefern keineswegs immer bessere Informationen, sind aber (wahrscheinlich) für die Verlaufskontrolle von Vorteil. Den besten Kompromiss zwischen Nutzen und Aufwand stellt deshalb nach wie vor eine gute Fotografie der Papillen dar (**Abb. 2-2a**) (Funk 2001, Jonas 2003).

Bei einigen Sekundärglaukomen ist eine funduskopische Papillenbeurteilung nicht mehr möglich (**Abb. 2-1**). Eine große Papillenexkavation lässt sich dann unter Umständen echographisch (10-MHz-Schallkopf) nachweisen.

Zumeist unterscheidet sich die Papillenexkavation bei einem Sekundärglaukom nicht von derjenigen bei einem primären Offenwinkelglaukom (POWG). Vorausgesetzt, dass ein vergleichbares Druckniveau besteht, scheint sich auch die Progredienz der Exkavation nicht zwischen primärem und sekundärem Glaukom zu unterscheiden. Die glaukomatöse Papillenschädigung schreitet beim Pseudoexfoliations-(PEX-)Glaukom üblicherweise schneller voran als beim POWG, da das Druckniveau beim PEX-Glaukom in der Regel deutlich höher liegt und möglicherweise eine Mikroangiopathie im Sehnervenkopf vorliegt (Schlötzer-Schrehardt et al. 2002).

Je höher der Augendruck ist, umso seltener treten Papillenrandblutungen auf. Diese sind deshalb bei den Sekundärglaukomen deutlich weniger zu beobachten als beim primären Offenwinkelglaukom oder gar dem Glaukom ohne Hochdruck (Jonas 2003).

Gonioskopie

Die Untersuchung des Kammerwinkels mit einem Spiegelglas unterscheidet sich bei primären und sekundären Glaukomen prinzipiell nicht (Becker 1976). Die diagnostischen Kriterien sind in **Tabelle 2-4** zusammengefasst. Bezüglich der Kammerwinkeltiefe sind mehrere Klassifizierungen (nach Scheie, Shaffer und Becker) vorgeschlagen worden (Becker 1976). Durch Verkippung des Kontaktglases kann Druck auf den Kammerwinkel ausgeübt und eventuell festgestellt werden, ob eine vorhandene Synechie noch frisch (lösbar) ist oder nicht (Indentationsgonioskopie nach Forbes) (Forbes 1966).

Bei trüber Hornhaut ist die Gonioskopie nur teilweise oder gar nicht möglich (**Abb. 2-1**). In diesen

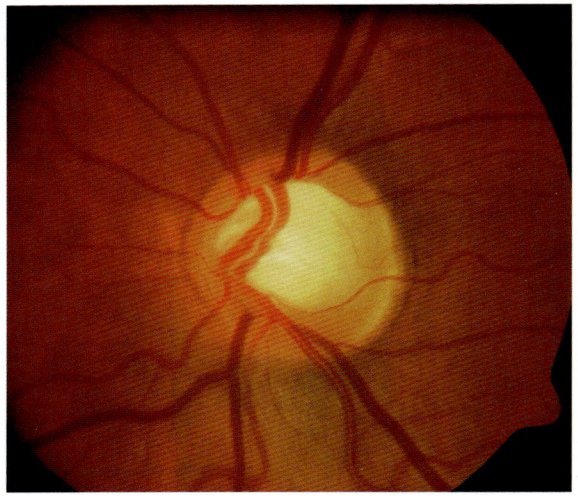

Abb. 2-2 Patient mit fortgeschrittener glaukomatöser Optikusatrophie (Universitäts-Augenklinik Tübingen)
a Funduskopisch (bzw. auf der Fotoaufnahme der Papille) erkennbar: ausgeprägte Exkavation mit Verlust des Randsaums und Abknickung der Gefäße. C/D-Ratio etwa 0,9.
b Bei der Untersuchung am Heidelberg Retina Tomographen (HRT) II: Randsaum in allen Sektoren außerhalb normaler Grenzen

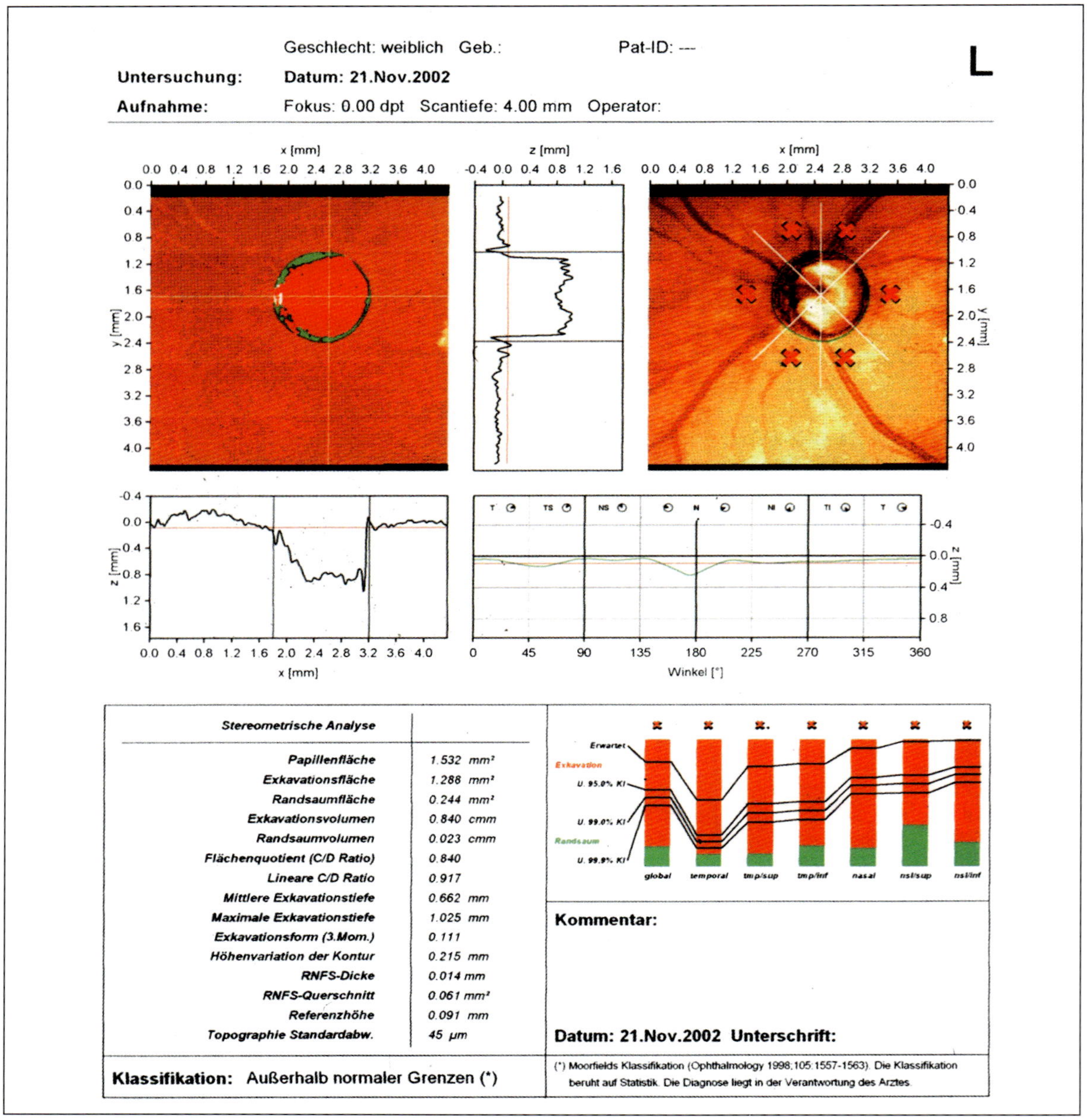

Tab. 2-4 Diagnostische Parameter am Kammerwinkel und Trabekelmaschenwerk

- Tiefe des Kammerwinkels in der Zirkumferenz
- umschriebene oder ausgedehntere Synechierungen
- umschriebene Vertiefungen (Rezessus)
- neu gebildete Gefäße (Rubeosis iridis)
- Pigmentierungsgrad des Trabekelmaschenwerks
- Ablagerungen von Pseudoexfoliations-(PEX-)Material
- Tumor oder Tumorzelldispersion
- kleines Hypopyon oder Hyphäma (bei 6 Uhr)
- Blut im Schlemm-Kanal
- Fremdkörper

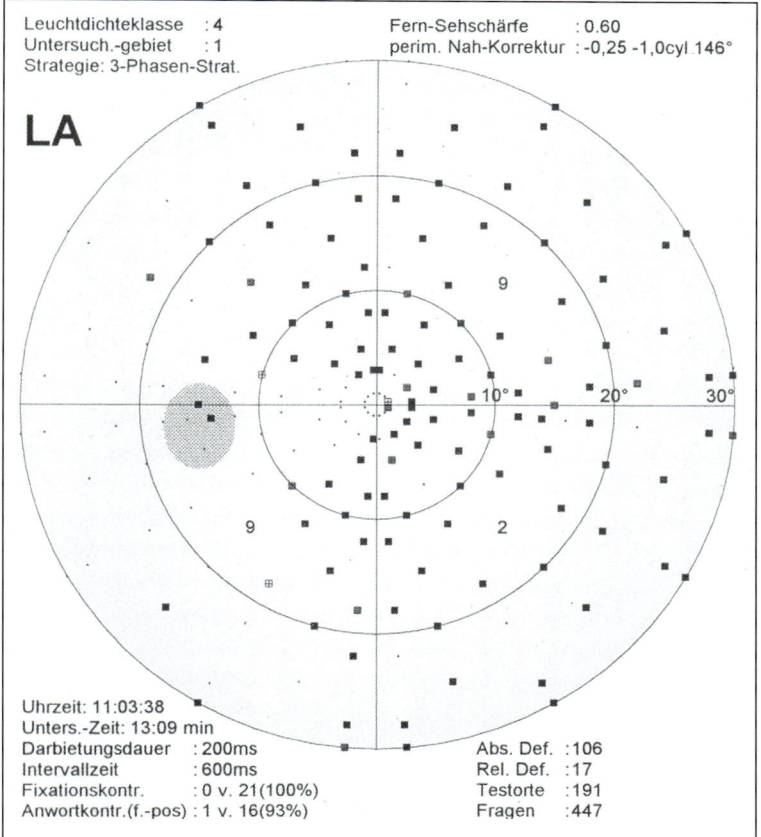

Abb. 2-2c Das 30°-Gesichtsfeld desselben Auges zeigt am Tübinger Automatik Perimeter (TAP) – korrespondierend zum oberen und unteren temporalen Randsaumverlust – ein fortgeschrittenes, bogenförmiges Skotom in der oberen und unteren Gesichtsfeldhälfte.

Fällen kann die Ultraschallbiomikroskopie (UBM) mit dem 20- oder 50-MHz-Schallkopf Aufschlüsse über die Kammerwinkelsituation geben (Engels et al. 1999, Roters und Krieglstein 2001).

Perimetrie und sonstige Funktionsdiagnostik

Die Perimetrie wird auch bei den Sekundärglaukomen mit den herkömmlichen statischen und kinetischen Verfahren durchgeführt (**Abb. 2-2c**). Grundsätzliche Unterschiede bezüglich der Skotome gibt es, soweit bekannt, zwischen primären und sekundären Glaukomen nicht. Eine qualifizierte, vor allem in Bezug auf den Verlauf aussagekräftige Gesichtsfelduntersuchung ist bei den Sekundärglaukomen allerdings oft durch erhebliche Medientrübungen erschwert, wenn nicht gar unmöglich (**Abb. 2-1**). Im Zweifelsfall können visuell evozierte Potenziale Aufschluss über die verbliebene, ungefähre Leistungsfähigkeit des Sehnervs geben (z. B. vor einer eventuellen Kataraktextraktion). Prüfungen des Farbsinns sind nach bisherigem Kenntnisstand nicht geeignet, primäre von sekundären Glaukomen und Sekundärglaukome untereinander zu differenzieren.

Tonometrie

Die Messung des intraokulären Drucks (IOD) ist selbst mit dem „Goldstandard", dem Applanationstonometer nach Goldmann, keineswegs so zuverlässig wie man vermuten könnte. Erhebliche Abweichungen des gemessenen Drucks vom tatsächlichen sind in beide Richtungen durch zahlreiche Fehlerquellen möglich (Whitacre und Stein 1993). Im Extremfall kann durch die Applanation eines Hornhautödems bei einem steinharten Bulbus ein fast normaler Druck gemessen werden. Andererseits kann die Tonometrie bei einem „matschweichen" Bulbus einen erhöhten Druck ergeben, wenn sich unmittelbar hinter der Hornhaut eine Kunstlinse befindet, die mit applaniert wird. Durch die häufig vorhandenen Veränderungen der Hornhaut und die tendenziell höheren Druckwerte ist die Gefahr einer Fehlmessung bei den sekundären Glaukomen in der Regel deutlich höher als bei den primären.

Auch Schiötz-Tonometer, TonoPen und Pneumotonometer messen nicht selten ungenau. Im Zweifelsfall empfiehlt es sich daher, den Augeninnendruck mit zwei unterschiedlichen Messverfahren (z. B. Applanations- und Schiötz-Tonometer) zu bestimmen.

Der Erfahrene kann den Augeninnendruck durch Palpation abschätzen. Dabei wird der Bulbus durch die geschlossenen Lider mit den Zeigefingern im Seitenvergleich getastet oder es wird Hornhaut oder Sklera nach Betäubung der Augenoberfläche unter direkter Sicht an der Spaltlampe mit einem Wattestäbchen indentiert. Zwar ist eine ganz genaue Bestimmung des IOD so nicht möglich, es kann aber zumindest eine Aussage darüber getroffen werden, ob der Druck stark erniedrigt, erniedrigt, annähernd normal, erhöht oder stark erhöht ist.

Einen Ausweg aus der tonometrischen Messungenauigkeit bei vielen Augen mit Sekundärglaukom bieten intraokuläre Manometer oder Drucksensoren. Die intraokulären Manometer werden über eine Parazentese in die Vorderkammer eingebracht, wo der IOD direkt gemessen werden kann. Vergleiche mit der Applanationstonometrie nach Goldmann haben ergeben, dass bei Augen mit normaler Hornhaut intra- und extraokulär bestimmte Werte praktisch identisch sind, während der IOD bei Augen mit ödematöser Hornhaut bei intraokulär manometrischer Messung deutlich über den Werten bei applanatorischer Messung liegt (Marx et al. 1999). Die direkte IOD-Bestimmung mittels Manometrie ist ein intraokulärer Eingriff mit entsprechenden, wenngleich sehr geringen Risiken. Ihre Anwendung ist deshalb bisher auf wenige Kliniken und Indikationen beschränkt.

Intraokuläre Drucksensoren scheinen kurz vor der klinischen Anwendungsreife zu stehen (Hille et al. 2001, Walter et al. 2000). Diese Mikrosensoren werden extern mit Energie „gespeist" und senden intraokuläre Druckwerte telemetrisch an ein extraokuläres Empfangsteil. Im Tierversuch wurde eine hohe Übereinstimmung mit der Applanations- und Indentationstonometrie (Schiötz-Tonometer) festgestellt (Walter et al. 2000). Beim Menschen ist der Drucksensor in eine Silikon- oder Polymethylmethacrylat-(PMMA-)Intraokularlinse, die in den Kapselsack implantiert werden kann, und das Empfangsteil z. B. in eine Brille integrierbar (Hille et al. 2001, Walter et al. 2000). Vorteile dieses Prinzips der intraokulären Druckmessung mittels Sensoren sind die Messgenauigkeit und die Möglichkeit einer arztunabhängigen, sehr häufigen oder sogar kontinuierlichen Druckmessung, die eine stationäre Druckanalyse entbehrlich machen würde. Nachteilig sind die Invasivität und der Linsenverlust, sodass dieses Messverfahren zunächst nur auf sehr wenige, ausgewählte Patienten mit Katarakt beschränkt bleiben dürfte. Möglicherweise wird man die Sensoren zukünftig soweit miniaturisieren können, dass sie mit einer Naht oder einem Clip an der Iris fixiert werden können, ohne dass die Linse extrahiert werden muss.

2.3 Spezielle Diagnostik

Apparative Diagnostik

Auf die Bedeutung echographischer Untersuchungen wurde oben bereits hingewiesen. Einige Sekundärglaukome wie das entzündungsbedingte, das tumorinduzierte Glaukom oder das PEX-Glaukom gehen oft mit einer Kompromittierung der Blut-Kammerwasser-Schranke und so mit einem verstärkten Tyndall-Effekt oder vermehrten Zellen in der Vorderkammer einher. Beides ist mit dem Laser Flare-Cell Meter quantifizierbar. Eine eindeutige Korrelation zwischen gemessenem Reizzustand und Höhe des IOD konnte bisher aber nicht gesichert werden. Beim Pigmentdispersionsglaukom scheint die mit dem Gerät im Kammerwasser messbare Pigmentdispersion mit der Höhe des Augeninnendrucks zu korrelieren (Mardin et al. 2000). Nach Neodym:Yttrium-Aluminium-Granat-(Nd:YAG-)Laser-Iridotomie nimmt die Zahl der Pigmentgranula im Kammerwasser ab, sodass der Laser Flare-Cell Meter auch für die Überprüfung therapeutischer Maßnahmen hilfreich sein kann (Küchle et al. 2001). Trotz allem hat diese Untersuchungsmethode im praktischen Alltag bisher keine große Bedeutung erlangt, sie dient primär Forschungszwecken.

Für die Diagnostik der Glaukome im Rahmen eines iridokornealen endothelialen (ICE) Syndroms (vgl. Kap. 7, S. 159) ist die Spekularmikroskopie des Hornhautendothels von großer Bedeutung. Sie kann zwar auch an der Spaltlampe durchgeführt werden, spezielle für die Untersuchung des Hornhautendothels entwickelte Mikroskope liefern aber meist bessere Informationen über Dichte und Morphologie (Polymorphie) der innersten Hornhautschicht.

Die Messung der papillären und chorioidalen Hämodynamik bei (Sekundär-)Glaukome mittels Scanning-Laser-Doppler-Flowmetrie ist aufwändig und deshalb bisher nur wenigen Zentren vorbehalten (Grunwald et al. 1998, Pillunat et al. 2001).

Bei Verdacht auf ein Glaukom verursacht durch Minderperfusion sollte eine Karotisstenose mittels Dopplersonographie der hirnversorgenden Gefäße ausgeschlossen werden. Neuroradiologische Untersuchungen (CT, NMR, NMR-Angiographie, konventionelle Angiographie) sind meist erforderlich bei Glaukomen, die auf einem erhöhten episkleralen bzw. orbitalen Venendruck beruhen (vgl. Kap. 15, S. 263).

Die Kapillaroskopie (Kapillarmikroskopie) am Nagelfalz ist bereits einige Jahrzehnte alt (Tóth und Mészáros 1933). Obwohl ihre Relevanz nicht ganz unumstritten ist, kommt sie heutzutage gelegentlich bei Glaukomen mit vasospastischer Komponente zum Einsatz.

Laboruntersuchungen

Laborchemische Untersuchungen des Kammerwassers bei Patienten mit Glaukom sind oft aufwändig. Die Entnahme des Kammerwassers entspricht zudem prinzipiell einem intraokulären Eingriff mit sehr seltenen, aber möglichen Komplikationen. Diese Untersuchungen werden deshalb klinisch meist nicht routinemäßig durchgeführt; sie dienen bisher vorwiegend der Beantwortung wissenschaftlicher Fragestellungen.

Besteht der Verdacht auf eine Druckerhöhung im Rahmen einer viralen Keratouveitis kann eine Kammerwasserpunktion über eine Parazentese vorgenommen werden. Der positive Virusnachweis mittels Polymerasekettenreaktion („polymerase chain reaction" [PCR]) begründet dann eine kausale, virustatische Therapie.

Endothelin ist ein vasoaktives Peptid, dem bei der Glaukomentstehung pathophysiologisch sowohl positive wie auch negative Eigenschaften zugeschrieben werden. Im Bereich des vorderen Augensegments führt es über die Kontraktion glatter Muskelfasern zu einem verbesserten Kammerwasserabfluss, außerdem zu einer Verminderung der Kammerwasserproduktion und damit insgesamt zu einer (positiven) Erniedrigung des Augeninnendrucks. Im Bereich von Retina und Papille dominieren die schädlichen Effekte. Hier bewirkt Endothelin eine Minderperfusion, Veränderungen im axonalen Transport und eine Proliferation von Astrozyten im Sehnervenkopf, was letztendlich zum Untergang retinaler Ganglienzellen und damit zur Optikusneuropathie führt. Erhöhte Konzentrationen von Endothelin im Kammerwasser, im Glaskörper und im peripheren Blut sind bei primären Offenwinkelglaukomen sowie vor allem bei Glaukomen mit vasospastischer Komponente und Glaukomen ohne Hochdruck nachgewiesen worden (Haefliger et al. 1999, Tezel et al. 1997, Yorio et al. 2002).

„Transforming growth factor"-(TGF-)β ist ein wachstumsförderndes Zytokin, das in die Proliferation, Differenzierung, Adhäsion und Migration von Zellen eingreift. TGF-β wird eine besondere Bedeutung bei der Wundheilung nach fistulierender Glaukomchirurgie zugeschrieben. Die Kammerwasserkonzentration von aktivem TGF-$β_1$ ist bei Pseudoexfoliation (PEX) und insbesondere beim PEX-Glaukom, jene von aktivem TGF-$β_2$ beim primären Offenwinkelglaukom und beim juvenilen Glaukom erhöht (Schlötzer-Schrehardt et al. 2002, Wimmer und Grehn 2002). Erhöhte Konzentrationen von „tissue inhibitors of metalloproteinases"-(TIMP-)1 und -2 (= Hemmer proteolytischer Enzyme) finden sich im Kammerwasser von Patienten mit PEX und vor allem mit PEX-Glaukom (Schlötzer-Schrehardt et al. 2002). Der Ascorbinsäurespiegel im Kammerwasser ist bei PEX erniedrigt, was auf einen erhöhten oxidativen Stress und eine Reduktion protektiver, antioxidativer Mechanismen hindeuten könnte (Schlötzer-Schrehardt et al. 2002).

Morphologische Diagnostik

Trotz großer Fortschritte in der medikamentösen und operativen Glaukombehandlung erweisen sich nicht wenige Sekundärglaukome als therapierefraktär und zwingen wegen Schmerzen zur Entfernung des Auges. Mit einem Anteil von 20 bis 40% ist die Diagnose „Sekundärglaukom" eine der häufigsten, wenn nicht die häufigste Ursache einer Enukleation (Becker et al. 2002). Am histologischen Schnitt können die zum Glaukom führenden Veränderungen wie z.B. Rubeosis iridis, sekundärer Winkelblock (**Abb. 2-3**) oder Infiltration des Trabekelmaschenwerks in der Regel gut nachvollzogen werden. Liegt eine glaukomatöse Papillenexkavation vor, kann ein Glaukom histologisch nachgewiesen werden. Andernfalls ist das Glaukom allein morphologisch nicht diagnostizierbar, da der intraokuläre Druck histologisch nicht fassbar ist und potenziell glaukomverursachende Kammerwinkelveränderungen nicht zwangsläufig zur Druckerhöhung führen müssen, solange eine ausreichende Restfiltration besteht oder die Kammerwassersekretion herabgesetzt ist. Etwa 50% aller enukleierten Augen mit Retinoblastom (Yoshizumi et al. 1978) und etwa 35% der Augen, die wegen eines malignen Aderhautmelanoms (Rohrbach et al. 1988) entfernt wurden, wiesen eine „glaukomatöse Morphologie des vorderen Augenabschnitts" auf. Von diesen hatten aber jeweils nur ungefähr die Hälfte tatsächlich einen erhöhten Augeninnendruck.

Wird eine fistulierende Operation (Goniotrepanation oder Trabekulektomie) durchgeführt, könnte, was üblicherweise nur zu wissenschaftlichen Zwecken erfolgt, das Exzisat elektronenmikroskopisch untersucht werden. Das primäre Offenwinkelglaukom („Glaucoma chronicum simplex") ist ultrastrukturell durch „Plaques" gekennzeichnet, die insbesondere im cribriformen (juxtakanalikulären) Bereich des Trabekelmaschenwerks lokalisiert sind. Die Plaques entsprechen Verdickungen der zum Trabekelmaschenwerk ziehenden Ziliarmuskelsehnen. Dieses „Plaque-Material" findet sich, wenngleich in quantitativ geringerer Ausprägung, auch in normalen, nichtglauko-

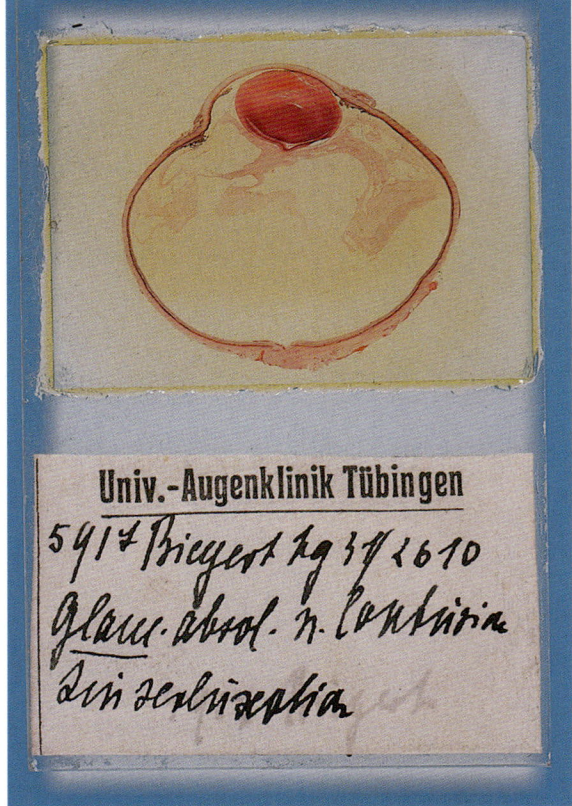

Abb. 2-3 Histologischer Schnitt eines Auges, das wegen eines Sekundärglaukoms nach Contusio bulbi enukleiert werden musste. Dislokation der verdickten Linse nach vorn mit Aufhebung der Vorderkammer, Iris an der Hornhautrückfläche adhärent. (Universitäts-Augenklinik Tübingen, Sammlung Stock, 1931)

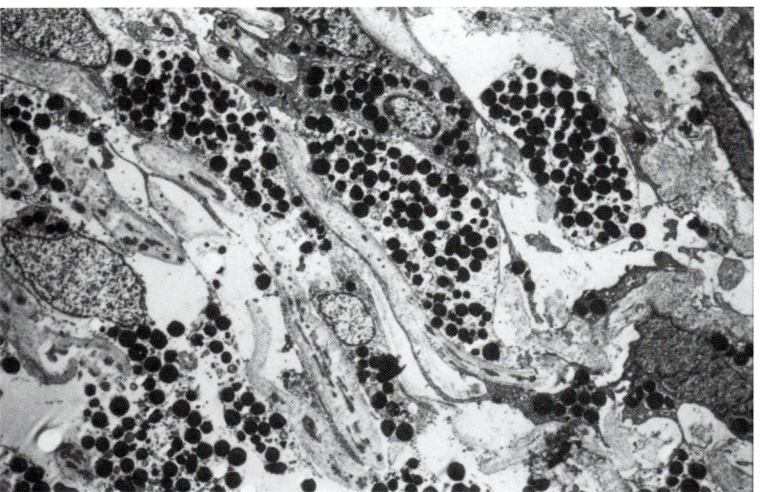

Abb. 2-4 Elektronenmikroskopische Aufnahme des Trabekelmaschenwerks bei Pigmentdispersionsglaukom. Extrazellulär sowie vor allem im Zytoplasma der Trabekelendothelzellen kommen reichlich Pigmentgranula vor. (Universitäts-Augenklinik Tübingen)

matösen Augen sowie unter anderem in Augen mit PEX-Glaukom, ist also unspezifisch (Lütjen-Drecoll et al. 1986, Rohen 1983, Rohen und Jikihara 1988). Demgegenüber bietet das durch Goniotrepanation oder Trabekulektomie gewonnene Trabekelmaschenwerk bei folgenden Glaukomformen ein oft charakteristisches elektronenmikroskopisches Bild:

- **PEX-Glaukom:** fibrilläres, extrazelluläres Material vor allem im juxtakanalikulären Maschenwerk mit Dysfunktion des Trabekelendothels (Rohen und Jikihara 1988, Schlötzer-Schrehardt und Naumann 1995, Schlötzer-Schrehardt et al. 2002; vgl. hierzu auch Kap. 9, S. 177).
- **Pigmentdispersionsglaukom:** Pigmentgranula extrazellulär in den Poren des Maschenwerks, vor allem aber intrazellulär innerhalb der zum Teil degenerativ veränderten Trabekelendothelzellen (**Abb. 2-4**) (Richardson et al. 1977; vgl. hierzu auch Kap. 8, S. 169).
- **steroidinduziertes Glaukom:** granuläres oder fibrilläres, relativ homogenes, von PEX differenzierbares Material im juxtakanalikulären Maschenwerk mit Aktivierung und Degeneration der Trabekelendothelzellen (Rohen et al. 1973; vgl. hierzu auch Kap. 3.5, S. 68).
- **Glaukom bei Mucopolysaccharidose:** starke Vakuolisierung der Trabekelendothelzellen (Rohen und Jikihara 1988)

Konsiliarische Untersuchungen

Bestimmte gefäß-, syndrom-, stoffwechsel- oder medikamentös induzierte Glaukome erfordern die Zusammenarbeit mit dem Internisten, Neurologen oder Pädiater.

2.4 Zusammenfassung und Zukunftsperspektiven

Die Diagnose (und damit die Therapie) der Sekundärglaukome ist weit häufiger als die der primären Glaukome mit Schwierigkeiten verbunden. Die „Grundpfeiler" der Glaukomdiagnostik Tonometrie, Biomikroskopie der Papille, Gonioskopie und Perimetrie sind oft nur eingeschränkt oder gar nicht durchführbar und bedürfen dann unter Umständen anderer Hilfsmittel, die allerdings nicht überall zur Verfügung stehen und nicht immer zu einem Ergebnis führen. Oft ist auch die Festlegung des „Anteils an der Verursachung" bei mehreren infrage kommenden glaukomatogenen Mechanismen problematisch, was das Verständnis mancher Sekundärglaukome ungemein erschwert.

Zukünftig wird es darauf ankommen, die Pathomechanismen, die zur Entstehung der Sekundärglaukome führen, durch eine noch subtilere biomikroskopische, biochemische, molekulargenetische, immunologische, morphologische und apparative Diagnostik weiter aufzuklären. Nur so lassen sich das häufige Dilemma der „Pathomechanismus-Mischung" beseitigen und vielleicht Risikofaktoren erkennen, die einen Ansatz für eine kausalere Therapie oder gar eine Prävention bieten können. Dieses wird dauern, nicht wenig Geld kosten und von Rückschlägen begleitet sein. Mit zunehmend verbesserten, bildgebenden Geräten (z. B. UBM, HRT III), der intraokulären manometrischen Druckmessung und insbesondere den intraokulär implantierbaren Drucksensoren – vorstellbar sind auch immunologische oder biochemische Sensoren – sind immerhin Entwicklungen am Horizont sichtbar oder schon im Einsatz, welche die Diagnostik auch der Sekundärglaukome weiter voranbringen können.

Literatur

Becker SC. Gonioskopie. Stuttgart, New York: Schattauer 1976.
Becker H, Bialasiewicz AA, Schaudig U, Schäfer H, von Domarus D. Letzter klinischer Anlass und Ätiologie bei 1023 Enukleationen. Ophthalmologe 2002; 99: 367–74.
Engels BF, Dietlein TS, Jacobi PC, Krieglstein GK. Ultraschallbiomikroskopische Diagnostik beim kongenitalen Glaukom. Klin Monatsbl Augenheilkd 1999; 215: 338–41.
Forbes M. Gonioscopy with corneal indentation. Arch Ophthalmol 1966; 76: 488–92.
Funk J. Brauchen wir die konventionelle Fotografie der Papille überhaupt noch? Klin Monatsbl Augenheilkd 2001; 218: 695–6.
Grunwald JE, Piltz J, Hariprasad SM, DuPont J. Optic nerve and choroidal circulation in glaucoma. Invest Ophthalmol Vis Sci 1998; 39: 2329–36.
Haefliger IO, Dettmann E, Liu R, Meyer P, Prünte C, Messerli J, Flammer J. Potential role of nitric oxide and endothelin in the pathogenesis of glaucoma. Surv Ophthalmol 1999; 43 (Suppl 1): 51–8.
Hille K, Draeger J, Eggers T, Stegmaier P. Technischer Aufbau, Kalibrierung und Ergebnisse mit einem neuen intraokularen Drucksensor mit telemetrischer Übertragung. Klin Monatsbl Augenheilkd 2001; 218: 376–80.
Jonas JB. Glaukompapillendiagnostik mittels der Papillenfotografie und -planimetrie. Ophthalmologe 2003; 100: 13–20.
Küchle M, Nguyen NX, Mardin CY, Naumann GOH. Effect of neodymium:YAG laser iridotomy on number of aqueous melanin granules in primary pigment dispersion syndrome. Graefes Arch Clin Exp Ophthalmol 2001; 239: 411–5.
Lütjen-Drecoll E, Shimizu T, Rohrbach M, Rohen JW. Quantitative analysis of „plaque material" in the inner- and outer wall of Schlemm's canal in normal and glaucomatous eyes. Exp Eye Res 1986; 42: 443–55.
Mardin CY, Küchle M, Nguyen NX, Martus P, Naumann GOH. Quantification of aqueous melanin granules, intraocular pressure and glaucomatous damage in primary pigment dispersion syndrome. Ophthalmology 2000; 107: 435–40.
Marx W, Madjlessi F, Reinhard T, Althaus C, Sundmacher R. Mehr als 4 Jahre Erfahrung mit der elektronischen intraokularen Nadel-Druckmessung bei irregulären Hornhäuten. Ophthalmologe 1999; 96: 498–502.
Pillunat LE, Böhm AG, Bernd AS, Köller AU, Müller MF. Papilläre Hämodynamik bei Patienten mit Normaldruckglaukom und Papillenrandblutungen. Ophthalmologe 2001; 98: 446–50.
Richardson TM, Hutchinson BT, Grant WM. The outflow tract in pigmentary glaucoma. Arch Ophthalmol 1977; 95: 1015–25.
Rohen JW. Why is intraocular pressure elevated in chronic simple glaucoma? Anatomical considerations. Ophthalmology 1983; 90: 758–65.
Rohen JW, Jikihara S. Morphologie des Kammerwasserabflußsystems bei verschiedenen Glaukomformen. Fortschr Ophthalmol 1988; 85: 15–24.
Rohen JW, Linnér E, Witmer R. Electron microscopic studies on the trabecular meshwork in two cases of corticosteroid-glaucoma. Exp Eye Res 1973; 17: 19–31.
Rohrbach JM, Steuhl K-P, Thiel H-J. Das Aderhautmelanom-induzierte Sekundärglaukom unter besonderer Berücksichtigung histologischer Befunde. Fortschr Ophthalmol 1988; 85: 723–5.
Roters S, Krieglstein GK. Atlas der Ultraschall-Biomikroskopie. Berlin, Heidelberg, New York: Springer 2001.
Schlötzer-Schrehardt U, Naumann GOH. Trabecular meshwork in pseudoexfoliation syndrome with and without open-angle glaucoma. Invest Ophthalmol Vis Sci 1995; 36: 1750–64.
Schlötzer-Schrehardt U, Küchle M, Jünemann A, Naumann GOH. Bedeutung des Pseudoexfoliationssyndroms für die Glaukome. Ophthalmologe 2002; 99: 683–90.
Tezel G, Kass MA, Kolker AE, Becker B, Wax MB. Plasma and aqueous humor endothelin levels in primary open-angle glaucoma. J Glaucoma 1997; 6: 83–9.
Tóth Z, Mészáros K. Sehnervenatrophie auf angiospastischer Grundlage. Klin Monatsbl Augenheilkd 1933; 91: 815–9.
Walter P, Schnakenberg U, vom Bögel G, Ruokonen P, Krüger C, Dinslage S, Handjery HCL, Richter H, Mokwa W, Diestelhorst M, Krieglstein GK. Development of a completely encapsulated intraocular pressure sensor. Ophthalmic Res 2000; 32: 278–84.
Whitacre MM, Stein R. Sources of error with use of Goldmann-type tonometers. Surv Ophthalmol 1993; 38: 1–30.
Wimmer I, Grehn F. Steuerung der Wundheilung nach Glaukomchirurgie. Ophthalmologe 2002; 99: 678–82.
Yorio T, Krishnamoorthy R, Prasanna G. Endothelin: is it a contributor to glaucoma pathophysiology? J Glaucoma 2002; 11: 259–70.
Yoshizumi MO, Thomas JV, Smith TR. Glaucoma-inducing mechanisms in eyes with retinoblastoma. Arch Ophthalmol 1978; 96: 105–10.

3 Iatrogene Glaukome

Drucksteigerungen, die sich als Folge von ärztlichen Behandlungsmaßnahmen entwickeln, können als iatrogene Glaukome bezeichnet werden, selbst wenn die Behandlung in der großen Mehrzahl der Fälle völlig lege artis erfolgt. Sowohl medikamentöse (z. B. Applikation von Glucocorticosteroiden) wie auch operative Therapien (z. B. Extraktion einer kongenitalen Katarakt, Keratoplastik, vitreoretinale Chirurgie) sind geeignet, eine unter Umständen massive, die Funktion gefährdende Druckentgleisung herbeizuführen. Dabei kann die Drucksteigerung sowohl auf einem Offenwinkel- (z. B. steroidinduziertes Glaukom und Glaukom bei Aphakie) wie auch auf einem Pupillarblock- bzw. Winkelblockmechanismus (z. B. vitreopupillärer Block bei Aphakie, malignes Glaukom, Glaukom nach Cerclage) beruhen. Entsprechend den unterschiedlichen Entstehungsmechanismen liegt der Verlauf zwischen hoch akut und chronisch, selbstlimitierend und persistierend. Die Latenz zwischen der auslösenden Behandlung und der Erhöhung des Augeninnendrucks variiert zwischen wenigen Stunden und vielen Jahren, ja, wie z. B. beim Aphakieglaukom, sogar Jahrzehnten. Aus dem Gesagten ergibt sich, dass die iatrogenen Glaukome ausgesprochen heterogen sind und deshalb einer sehr differenzierten Diagnostik und Therapie bedürfen. Erschwerend kommt hinzu, dass die drucksteigernde Behandlung oft zur Therapie einer Erkrankung des Auges erfolgt, die selbst potenziell ein Glaukom hervorrufen kann (z. B. Therapie mit Glucocorticosteroiden bei Uveitis, vitreoretinale Chirurgie bei fortgeschrittener diabetischer Retinopathie), sodass sich nicht selten verschiedene Pathomechanismen der Drucksteigerung überlagern.

3.1 Glaukom bei Aphakie und Pseudophakie

Jens Martin Rohrbach und Peter Szurman

Einleitung und Definition

Die Bezeichnungen „Aphakieglaukom" und „Pseudophakieglaukom" implizieren, dass Aphakie oder Pseudophakie allein Auslöser der Druckerhöhung sind. Dies ist häufig, aber keineswegs immer der Fall. Es soll deshalb in diesem Kapitel, dem Vorschlag verschiedener Autoren (Bellows und Johnstone 1983, David et al. 1990, Shields und Krieglstein 1993, Tomey und Traverso 1991) folgend, allgemeiner von „Glaukom bei Aphakie" und „Glaukom bei Pseudophakie" gesprochen werden.

Die mit Aphakie und Pseudophakie assoziierten Glaukome können nach unterschiedlichen Gesichtspunkten klassifiziert werden (**Tab. 3-1**). Bei den folgenden Ausführungen wurde versucht, die Ordnung unter besonderer Berücksichtigung der Kammerwinkelsituation soweit wie möglich nach pathogenetischen Gesichtspunkten vorzunehmen (**Abb. 3-1**). Aufgrund der Vielzahl der infrage kommenden Ursachen wird allerdings bereits an dieser Stelle deutlich, dass es „den Pathomechanismus" sehr oft nicht gibt, wir es vielmehr mit der Überlagerung ganz unterschiedlicher Phänomene, deren Bedeutung im Einzelfall kaum sicher zu ermitteln ist, zu tun haben. Jede Klassifizierung muss insofern ein Stück weit willkürlich sein.

Der Vergleich der in der Literatur beschriebenen Studien ist nicht unproblematisch, da Zusammensetzung der Patienten, Operationstechniken und Nachbehandlung, Nachbeobachtungszeit und Erfolgskriterien mitunter erheblich voneinander abweichen. Es ist darüber hinaus zu berücksichtigen, dass die Kataraktchirurgie in den letzten zehn bis 15 Jahren hinsichtlich der Operationstechniken und der Implantate eine stürmische Entwicklung genommen hat, die

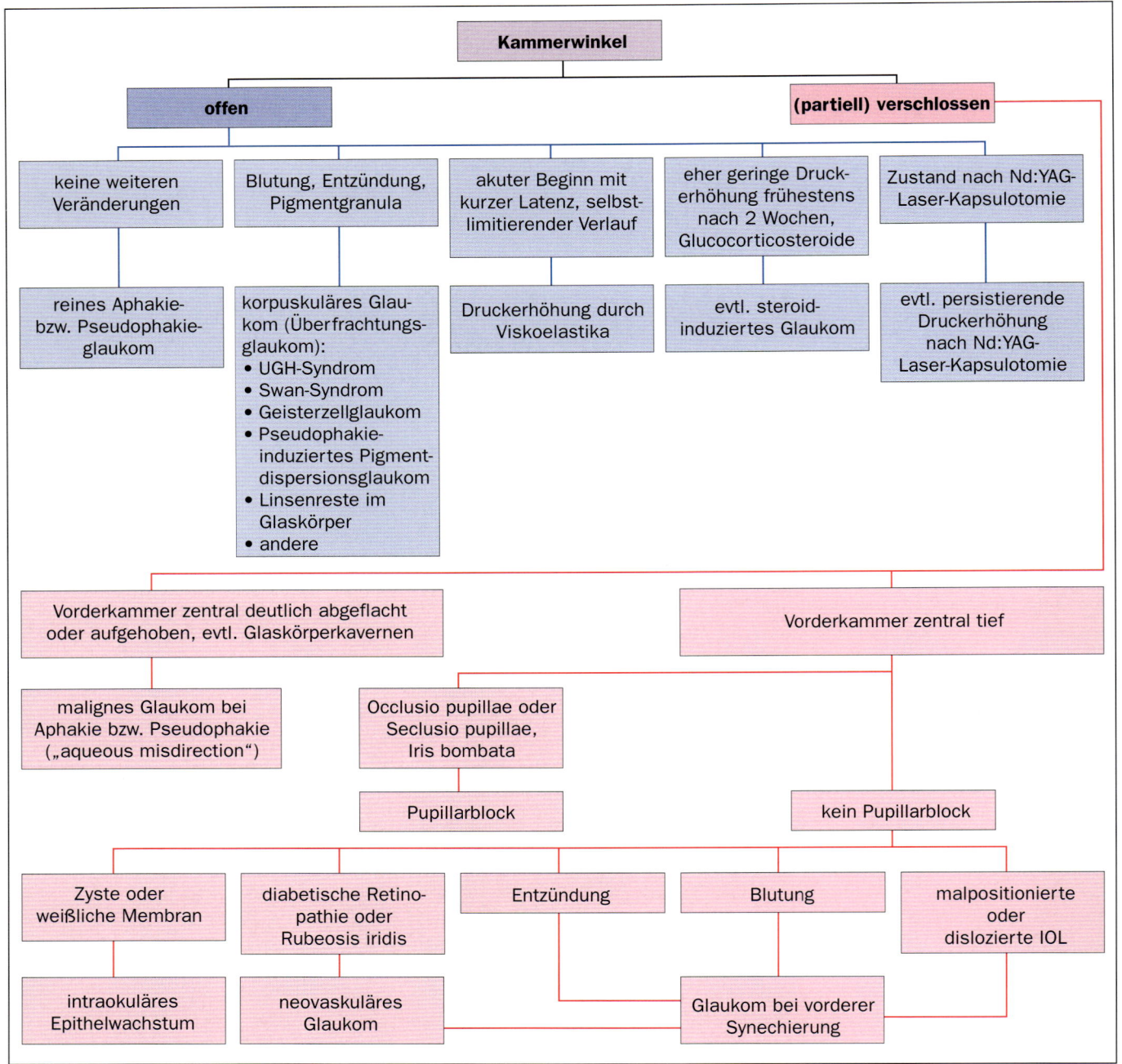

Abb. 3-1 Flussdiagramm zur Diagnose des Sekundärglaukoms bzw. der okulären Hypertension bei Aphakie bzw. Pseudophakie nach pathogenetischen Gesichtspunkten unter primärer Orientierung an der Kammerwinkelkonfiguration. UGH-Syndrom = Uveitis-Glaukom-Hyphäma-Syndrom; Nd:YAG-Laser = Neodym:Yttrium-Aluminium-Granat-Laser.

Art und Häufigkeit des Glaukoms bei Pseudophakie in heute teilweise noch unbekannter Weise beeinflussen dürfte. Auch wenn Langzeituntersuchungen noch nicht vorliegen, wird das Entstehungsrisiko des Glaukoms bei Pseudophakie nach extrakapsulärer Kernexpression mit großem Schnitt, Canopener-Eröffnung der vorderen Linsenkapsel und Implantation einer Polymethylmethacrylat-Intraokularlinse (PMMA-IOL) sehr wahrscheinlich ein anderes (deutlich höheres) sein als nach der heute standardmäßigen Phakoemulsifikation mit Kleinschnitttechnik, linearer Kapsulorhexis und (Falt-)Linsenimplantation. Dieses schränkt den Wert älterer Untersuchungen zum Glaukom bei Pseudophakie sicher etwas ein.

Tab. 3-1 Möglichkeiten der Klassifikation von Glaukomen bei Aphakie und Pseudophakie

Konfiguration des Kammerwinkels	offen	oder	(z. T.) verschlossen
Zentrale bzw. periphere Vorderkammer	tief	oder	flach
Pupillarblock	vorhanden	oder	nicht vorhanden
Intervall zwischen Linsenextraktion und Auftreten der Druckerhöhung	kurz	oder	lang
Verlauf der Druckerhöhung	passager selbstlimitierend	oder	persistierend
Art und Weise der Manifestation der Druckerhöhung	akut	oder	schleichend
Ursache	• idiopathisch (reines bzw. klassisches Aphakie- bzw. Pseudophakieglaukom) • mechanisch (z. B. Pupillarblock bzw. malignes Glaukom) • medikamentös (z. B. Glucocorticosteroide, Viskoelastika) • Freisetzung zellulärer Elemente (korpuskuläres Glaukom, z. B. Uveitis-Glaukom-Hyphäma-Syndrom) • zelluläre Proliferation (z. B. intraokuläres Epithelwachstum)		

Das Glaukom wird heutzutage vor allem über den Papillenschaden definiert. Reversible und intermittierende Druckerhöhungen ohne Optikusneuropathie, wie sie z. B. durch Viskoelastika, eine Neodym:Yttrium-Aluminium-Granat-(Nd:YAG-)Laser-Kapsulotomie, ein Uveitis-Glaukom-Hyphäma-(UGH-)Syndrom oder selbst durch maligne „Glaukome" hervorgerufen werden, fallen deshalb eher unter den Begriff der „okulären Hypertension" und stellen keine Glaukome im strengen Sinne dar. Dennoch sollen reversible und intermittierende Druckerhöhungen ohne Optikusneuropathie nachfolgend berücksichtigt werden, da diese in die Differenzialdiagnose der Sekundärglaukome nach Kataraktextraktion einbezogen werden müssen und sie ausnahmsweise – insbesondere bei Vorschädigung der Papille – eine glaukomatöse Optikusatrophie verursachen können, sie sich also im Einzelfall als echtes Glaukom präsentieren können. Die Literatur unterscheidet im Übrigen leider sehr oft nur unscharf oder gar nicht zwischen „Glaukom" und „okulärer Hypertension".

Reines (klassisches) Aphakie- und Pseudophakieglaukom

■ Vorbemerkungen

Grundsätzlich führt eine extrakapsuläre Kataraktextraktion mit Kunstlinsenimplantation, egal ob als Phakoemulsifikation oder Kernexpression durchgeführt, sowohl bei normalen wie auch bei glaukomatösen Augen deutlich häufiger zu einer Senkung des intraokulären Drucks als zu einer Erhöhung (Jahn 1995, Jahn und Emke 1996, Radius et al. 1984, Steuhl et al. 1992). Gründe für die postoperative Verminderung des Augeninnendrucks, die meist langfristig anhält, sind vermutlich:
• die deutliche Vertiefung der Vorderkammer und die Erweiterung des Kammerwinkels, die wahrscheinlich zu einer Entfaltung des Trabekelma-

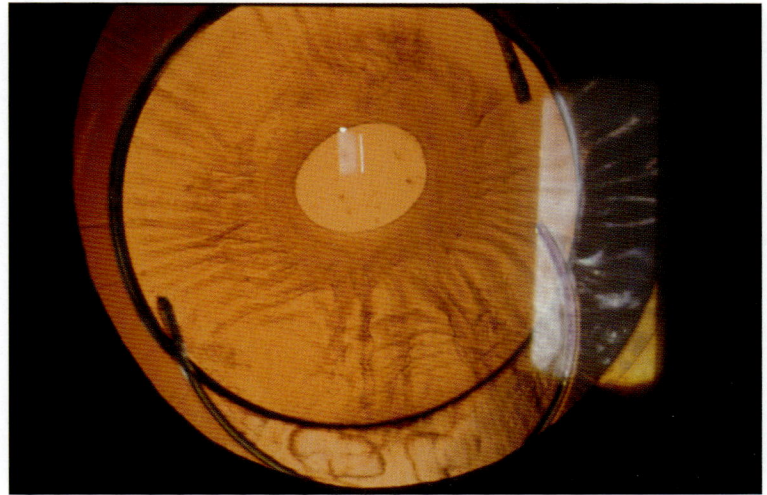

Abb. 3-2 Typische Fibrose der vorderen Linsenkapsel („Kapselphimose") nach Phakoemulsifikation mit Hinterkammerlinsenimplantation. Durch die Schrumpfung des Kapselsacks könnte es über die Zonulafasern zu einer Traktion auf den Ziliarkörper mit konsekutiver Verminderung der Kammerwassersekretion und damit (leichter) Senkung des Augeninnendrucks kommen. (Universitäts-Augenklinik Tübingen)

schenwerks und damit zu einer Verbesserung des trabekulären Abflusses führt
- über das Zonulasystem vermittelte Zugwirkungen auf den Ziliarkörper als Folge einer postoperativen Kapselsackkontraktion, wodurch es zur Hyposekretion von Kammerwasser kommt (**Abb. 3-2**)
- Verbesserung des uveoskleralen Abflusses durch Freisetzung endogener Prostaglandine (Jahn 1995, Steuhl et al. 1992)

Bei präoperativ bekanntem Offenwinkelglaukom scheint das Risiko der postoperativen Druckdekompensation im Vergleich zu Augen mit normalem Augeninnendruck etwas erhöht zu sein (Tomey und Traverso 1991). Die intrakapsuläre Kataraktextraktion scheint den Augeninnendruck eher leicht zu erhöhen als zu vermindern (Radius et al. 1984).

■ Epidemiologie

Die Häufigkeit des Glaukoms nach Kataraktextraktion wurde unter Berücksichtigung aller druckerhöhenden Mechanismen mit 1 bis 23 % angegeben (David et al. 1990, Kooner et al. 1988b, Shields und Krieglstein 1993, Tomey und Traverso 1991). Eine intrakapsuläre Kataraktextraktion (ICCE) ist wenn überhaupt nur geringfügig häufiger von einer sekundären Erhöhung des Augeninnendrucks gefolgt als eine extrakapsuläre Kataraktextraktion (ECCE). Nach Implantation einer Vorderkammerlinse ist das Risiko für die Entstehung eines Sekundärglaukoms ungefähr zwei- bis viermal so groß wie nach Implantation einer Hinterkammerlinse (David et al. 1990, Tomey und Traverso 1991). Die Sekundärimplantation einer Vorderkammerlinse ruft bei etwa 11 % aller Patienten eine längerfristige Erhöhung des Augeninnendrucks hervor (Kooner et al. 1988a).

Verschiedenen Untersuchungen zufolge haben Patienten mit kongenitaler oder infantiler Katarakt nach der Linsenextraktion weitgehend unabhängig von der angewendeten Technik ein Risiko von etwa 5 bis 30 % im Laufe ihres Lebens ein (besonders schwer zu therapierendes) Sekundärglaukom zu entwickeln (Chrousos et al. 1984, François 1979, Johnson und Keech 1996, Keech et al. 1989, Mills und Robb 1994, Parks et al. 1993, Simon et al. 1991, Wallace et al. 1998). Dieses gegenüber der Kataraktextraktion im fortgeschrittenen Lebensalter erhöhte Risiko beruht neben möglicherweise assoziierten Veränderungen des Trabekelmaschenwerks eventuell auch auf der bei jungen Menschen bekanntermaßen stärkeren postoperativen Entzündungsreaktion. Mit zunehmender Nachbeobachtungszeit steigt die Häufigkeit des Sekundärglaukoms stark an (Johnson und Keech 1996, Mills und Robb 1994, Simon et al. 1991). Einzelne Autoren haben die Prävalenz für ein Glaukom 13 Jahre nach Extraktion einer kongenitalen Katarakt mit 14 bis 46 % hochgerechnet (Mills und Robb 1994), andere fanden eine Glaukomhäufigkeit nach Kataraktextraktion im Kindesalter von über 40 %, wenn die Nachbeobachtungszeit fünf Jahre und mehr betrug (Simon et al. 1991).

Eine mature kongenitale Katarakt ist häufiger mit anderen okulären Veränderungen assoziiert als eine Linse mit subtotaler Trübung und wahrscheinlich deshalb mit einem tendenziell größeren Risiko einer Druckerhöhung nach Lentektomie vergesellschaftet (François 1979). Augen mit bilateraler kongenitaler Katarakt, die häufiger als die unilaterale Katarakt eine genetische Ursache haben dürfte, leiden nach Linsenentfernung öfter an einem Sekundärglaukom als die Augen mit einseitiger angeborener Linsentrübung (Parks et al. 1993). Ein persistierender hyperplastischer primärer Glaskörper (PHPV), eine Röteln-Genese und eine Mikrokornea erhöhen die Gefahr der Sekundärglaukomentstehung nach Lentektomie (Chrousos et al. 1984, François 1979, Mills und Robb 1994, Parks et al. 1993). Allerdings wiesen die Ergebnisse einer Studie keinen Unterschied auf hinsichtlich der postoperativen Sekundärglaukomhäufigkeit zwischen Augen mit infantiler Katarakt ohne PHPV und solchen mit PHPV (Johnson und Keech 1996). Wird eine kongenitale Katarakt während des ersten Lebensjahres entfernt, resultiert wahrscheinlich fast doppelt so häufig ein Sekundärglaukom als wenn die Lentektomie zu einem späteren Zeitpunkt erfolgt. Dieses kann aber daran liegen, dass Augen, die früh operiert werden (müssen), häufiger okuläre Begleitveränderungen aufweisen (Mills und Robb 1994). Andere Autoren sehen in den ersten beiden Lebensmonaten die kritische Phase, in der eine Kataraktextraktion gehäuft mit einem postoperativen Sekundärglaukom (und anderen Komplikationen) einhergeht (Keech et al. 1989). Der Verbleib von Linsenmaterial bei Extraktion einer kindlichen Katarakt erhöht wahrscheinlich das Risiko, dass später ein Sekundärglaukom entsteht (Chrousos et al. 1984). Nicht zuletzt aufgrund dieser oft unterschätzten, gravierenden Glaukomproblematik bedarf die Entscheidung zur Extraktion einer Linse im Säuglings- und Kleinkindesalter einer besonders kritischen Abwägung.

Nach Extraktion einer durch eine spitze Verletzung getrübten Linse mit oder ohne Kunstlinsenimplantation scheint die Sekundärglaukomhäufigkeit bei weitgehend unverletztem Kammerwinkel nicht nennenswert höher zu liegen als nach Entfernung einer „normalen" Katarakt (Parks et al. 1993).

Nach älteren Untersuchungen war ein Sekundärglaukom in 30 bis 40 % der Fälle Ursache für eine

Enukleation nach komplizierter Kataraktchirurgie (Tomey und Traverso 1991).

■ Ätiopathogenese

Ein **reines** Aphakie- bzw. Pseudophakieglaukom ist dann anzunehmen, wenn alle anderen bekannten und erkennbaren Ursachen auszuschließen sind.

Ein relativ **akutes**, oft vorübergehendes Glaukom bei Aphakie bzw. Pseudophakie kann auch ohne Anwendung von Viskoelastika beobachtet werden. Es beruht wahrscheinlich auf einer operationsbedingten, gonioskopisch nicht fassbaren, reversiblen Schwellung des Trabekelmaschenwerks (Tomey und Traverso 1991). Demgegenüber sind die Ursachen des sich eher schleichend einstellenden, **chronisch** persistierenden, klassischen Aphakie- bzw. Pseudophakieglaukoms bisher großenteils hypothetisch. Zumindest für das Glaukom bei Aphakie erscheint es möglich (und plausibel), dass mit dem Kammerwasser degradierte Anteile des Glaskörpers in das Trabekelmaschenwerk geschwemmt werden und dort zur Obstruktion führen (Johnson und Keech 1996). Hierfür könnte auch sprechen, dass ein Glaskörperprolaps in die Vorderkammer auch ohne vitreopupillären Block mitunter zu einer Druckerhöhung führt und die intraoperative Kapselruptur bei ECCE mit Kernexpression postoperativ häufiger mit einer Druckerhöhung einhergeht (David et al. 1990). Eindeutige morphologische oder biochemische Befunde, welche die trabekuläre Obstruktion durch Glaskörperbestandteile nachweisen würden, sind bisher aber nicht bekannt (Johnson und Keech 1996).

Alternative pathogenetische Vorstellungen gehen von einer schleichenden, subklinischen Entzündung oder einer Kompression des Trabekelmaschenwerks durch den mit einer Naht versorgten Kataraktschnitt aus (Shields und Krieglstein 1993, Tomey und Traverso 1991). Letzteres dürfte in heutigen Zeiten der weitgehend nahtfreien Kleinschnittchirurgie allerdings keine wesentliche Rolle mehr spielen. Nach einer älteren Studie wiesen Augen, bei denen eine intrakapsuläre Kataraktextraktion ohne Kunstlinsenimplantation über einen korneoskleralen Zugang vorgenommen wurde, postoperativ sehr viel häufiger eine Druckerhöhung auf, als wenn die gleiche Operation über einen kornealen Schnitt erfolgte. Möglicherweise führt der korneosklerale Schnitt also deutlich häufiger zu einer Alteration des Trabekelmaschenwerks als der korneale (Rothkoff et al. 1978).

Bei Augen mit kongenitaler oder infantiler Katarakt ist, insbesondere wenn eine zusätzliche Fehlbildung wie PHPV oder Mikrophthalmus vorliegt, eine unter Umständen subklinische, assoziierte Dysgenesie des Kammerwinkels bzw. Trabekelmaschenwerks in Betracht zu ziehen. Mitunter deckt die Gonioskopie entsprechende Veränderungen am Trabekelmaschenwerk auf (Phelps und Arafat 1977). Gelegentlich weisen Augen mit angeborener Linsentrübung bereits vor der Lentektomie eine erhöhte Drucklage bei offenem Kammerwinkel auf (Keech et al. 1989).

Schließlich ist auch an die Möglichkeit eines bereits vor der Kataraktextraktion bestehenden oder sich durch die Kataraktextraktion vorzeitig entwickelnden „normalen" primären Offenwinkelglaukoms („POWG bei Aphakie bzw. Pseudophakie") zu denken (Hentsch 1969, Layden 1982).

■ Diagnose

Die Latenz zwischen Kataraktextraktion und Entstehung eines „reinen" Aphakie- bzw. Pseudophakieglaukoms ist sehr variabel. Sie kann wenige Tage bis mehrere Jahre betragen. Nach Extraktion einer kongenitalen Katarakt beträgt die Latenz meist etwa fünf bis acht Jahre (Parks et al. 1993, Simon et al. 1991, Wallace et al. 1998). Es wurde hierbei aber auch wiederholt eine Latenz von mehreren Jahrzehnten mit einem Maximum von 56 Jahren beobachtet (Phelps und Arafat 1977). Das Sekundärglaukom nach bilateraler Lentektomie wegen kongenitaler oder infantiler Katarakt ist üblicherweise ebenfalls bilateral, wobei aber Druckunterschiede zwischen beiden Seiten bestehen können (Simon et al. 1991). Bei einseitiger Aphakie wegen kongenitaler oder infantiler Katarakt mit Sekundärglaukom weist das nicht operierte Auge in aller Regel einen normalen Druck auf (Simon et al. 1991).

Die Vorderkammer des Auges ist bei Patienten mit reinem Aphakie- und Pseudophakieglaukom tief und reizfrei. Der Kammerwinkel ist zirkulär weit offen, und das Trabekelmaschenwerk weist gonioskopisch meist keine wesentlichen Veränderungen auf. Die Kunstlinse ist üblicherweise regelrecht positioniert bzw. es liegen „saubere" Aphakieverhältnisse vor.

Das reine Aphakie- und Pseudophakieglaukom entwickelt sich normalerweise schleichend und asymptomatisch. Die Druckwerte entsprechen überwiegend denen, die beim primären Offenwinkelglaukom üblich sind, können aber auch deutlich über 35 mm Hg liegen.

■ Therapie

Die Behandlung dieser Glaukomformen ist schwierig. Da die chirurgischen Therapiemöglichkeiten generell weniger Erfolg versprechend sind als beim primären

Offenwinkelglaukom werden Patienten mit „reinem" Aphakie- und Pseudophakieglaukom zunächst bevorzugt medikamentös behandelt, wobei im Prinzip alle Substanzklassen zulässig sind.

> Parasympathomimetika führen zur Kontraktion des Ziliarmuskels und damit zu Traktionen auf die periphere Netzhaut mit der Gefahr der Rissbildung und der konsekutiven Ablatio retinae. Insbesondere bei Aphakie kann durch (heutzutage weniger gebräuchliche) Adrenergika ein zystoides Makulaödem provoziert werden.

Latanoprost 0,005% scheint dagegen nur sehr selten ein Makulaödem hervorzurufen, sodass es bei Patienten mit Aphakie- bzw. Pseudophakieglaukom genauso wie β-Rezeptoren-Blocker und topische Carboanhydrasehemmer primär angewendet werden kann (Schlote 2002). Vorübergehend und in seltenen Fällen dauerhaft kann eine Therapie mit systemischen Carboanhydrasehemmern indiziert sein.

Extrem selten dürfte die Überempfindlichkeit des Ziliarkörpers gegenüber drucksenkenden Medikamenten sein, wie sie kasuistisch mehrere Jahre nach intrakapsulärer Kataraktextraktion und sekundärer Implantation einer Vorderkammerlinse beschrieben wurde. Bei der beobachteten Patientin, die ein Sekundärglaukom entwickelt hatte, führte sowohl ein topischer β-Rezeptoren-Blocker wie auch ein topischer Carboanhydrasehemmer zu einer erheblichen Bulbushypotonie mit Makulopathie (Goela et al. 1999).

Führt die medikamentöse Therapie nicht zu einer ausreichenden Drucksenkung stehen folgende Laserverfahren und chirurgischen Verfahren zur Verbesserung des Kammerwasserabflusses oder zur Verminderung des Kammerwasserzuflusses zur Verfügung.

Argonlaser-Trabekuloplastik. Die Argonlaser-Trabekuloplastik (ALT) hat heutzutage nicht mehr den Stellenwert wie noch vor einigen Jahren. Obwohl sie bei pseudophaken und insbesondere bei aphaken Augen weniger gut zu wirken scheint als bei phaken Augen, stellt sie bei Aphakie bzw. Pseudophakie und offenem Kammerwinkel immer noch eine Möglichkeit dar, die bei 50 bis 100% der behandelten Augen mit offenem Kammerwinkel zumindest anfangs zu einer Verminderung des intraokulären Drucks führt (Bellows und Johnstone 1983, Heuer et al. 1984, Schwartz et al. 1997, Tomey und Traverso 1991). Teilweise besteht auch noch drei Jahre nach einer ALT eine Drucksenkung gegenüber dem Ausgangsniveau. Der drucksenkende Effekt lässt allerdings bei vielen Augen innerhalb der ersten zwei Jahre nach der Behandlung deutlich nach, sodass operative Maßnahmen sehr oft nur hinausgeschoben, nicht aber vermieden werden (Gross et al. 1988, Schwartz et al. 1997).

Nichtfistulierende Operationen. Nichtfistulierende Trabekulektomie, Trabekulotomie, tiefe Sklerektomie und Viskokanalostomie kommen auch bei Aphakie und Pseudophakie in Betracht, wenngleich, soweit bisher bekannt, ebenfalls mit schlechterer Prognose als bei linsenhaltigem Auge. Sie stellen für viele Operateure die erste Wahl bei Kindern mit Glaukom bei Aphakie dar. Für die neueren Operationsverfahren tiefe Sklerektomie und Viskokanalostomie stehen Langzeituntersuchungen noch aus. Die Trabekelaspiration besitzt bei Aphakie und Pseudophakie keine theoretische Grundlage. Über die Wirksamkeit der Excimerlaser-Trabekulotomie (ELT) ab interno bei Patienten mit Aphakie- und Pseudophakieglaukom existieren noch keine schlüssigen Daten.

Fistulierende Operationen. Jede fistulierende Operation (Goniotrepanation oder Trabekulektomie), die am phaken Auge durchgeführt werden kann, ist prinzipiell auch am aphaken und pseudophaken Auge anwendbar. Die Ergebnisse hinsichtlich einer ausreichenden und vor allem dauerhaften Drucksenkung sind gegenüber der phaken Situation allerdings eindeutig schlechter (Bellows und Johnstone 1983, Gross et al. 1988, Koller et al. 1998, Mistlberger et al. 1999, Tomey und Traverso 1991, Veldman und Greve 1987). Möglicherweise liegt dies an den veränderten Eigenschaften des Kammerwassers, z. B. durch Freisetzung von Wachstumsfaktoren bei chronisch kompromittierter Blut-Kammerwasser-Schranke (Herschler et al. 1980), oder an dem „Gedächtnis" der Fibroblasten der Tenon-Kapsel. Außerdem reagieren aphake Augen häufiger mit Komplikationen auf die Fistel als phake (Bellows und Johnstone 1983, Tomey und Traverso 1991). Je schneller nach einem Eingriff, bei dem die Bindehaut eröffnet wurde, eine fistulierende Operation durchgeführt wird, umso geringer sind die Aussichten auf ein funktionierendes Sickerkissen. Es wird deshalb empfohlen, eine fistulierende Trabekelektomie erst drei Monate nach bindehauteröffnender Kataraktextraktion (über korneoskleralen Schnitt) durchzuführen (Schultz et al. 2001).

Die angegebenen Erfolgsraten für einen fistulierenden Eingriff bei Aphakie bzw. Pseudophakie sind sehr inhomogen und stark abhängig von der Nachbeobachtungszeit. Sie reichen von 25 bis 90% (Bellows und Johnstone 1983, Gross et al. 1988, Koller et al. 1998, Tomey und Traverso 1991, Veldman und Greve 1987). Realistisch dürfte eine Erfolgsquote (Druck unter 21 mm Hg ohne drucksenkende Lokaltherapie) um 50% sein (Heuer et al. 1984). Nach einer Clear-

Cornea-Phakoemulsifikation dürften die Ergebnisse besser sein (Schultz et al. 2001). Langzeituntersuchungen hierzu stehen aber noch aus. Auch für aphake Augen gilt, dass die Erfolgsaussichten einer fistulierenden Operation bei jungen Patienten deutlich schlechter sind als bei älteren (Heuer et al. 1984). Dennoch fanden Autoren nach primär fistulierender Trabekelektomie mit adjuvanter Applikation von Mitomycin C beim kindlichen Aphakieglaukom, dass der Augeninnendruck nach durchschnittlich vier Jahren immerhin noch bei gut 60 % der operierten Augen reguliert war. Sie plädierten daher für diesen Eingriff als operative Erstmaßnahme beim kindlichen Aphakieglaukom (Wallace et al. 1998).

Die additive Verwendung proliferationshemmender Medikamente (Mitomycin C intraoperativ und 5-Fluorouracil intra- oder postoperativ) erhöht zwar die Chance auf ein gut funktionierendes Sickerkissen deutlich, aber auch die Häufigkeit von postoperativen Komplikationen wie Sickerkisseninfektion, Wundfistulation, chronische Hypotonie oder Makulopathie (Schultz et al. 2001, Tomey und Traverso 1991). Die Autoren und andere Arbeitsgruppen bevorzugen bei Aphakie und Pseudophakie die intraoperative Applikation von Mitomycin C 0,02 % im Rahmen einer fistulierenden Trabekulektomie oder Goniotrepanation.

Eine totale Pars-plana-Vitrektomie verbesserte nach einer Studie die Erfolgschance einer fistulierenden Operation bei Aphakie. Als Grund vermutete der Autor die Elimination von im Glaskörper befindlichen und an das Kammerwasser abgegebenen Mediatoren, welche die Sickerkissenvernarbung, das heißt die Proliferation der Fibroblasten der Tenon-Kapsel, stimulieren könnten (Herschler 1981).

Kasuistisch wurde über ein mehrjährig funktionierendes Sickerkissen bei einem aphaken und einem pseudophaken Auge berichtet, das bei beiden Patienten dadurch erzeugt wurde, dass an der Spaltlampe mit einer Nadel durch die Konjunktiva und durch den korneoskleralen Kataraktschnitt in die Vorderkammer eingegangen wurde (Mistlberger et al. 1999).

Implantate: Bei den Implantatoperationen handelt es sich im Prinzip um modifizierte fistulierende Operationen, bei denen der Fistulationserfolg durch einen intraokulär platzierten Schlauch und ein externes Kammerwasserreservoir gesichert werden soll. Der Schlauch kann translimbal in die Vorderkammer oder, insbesondere wenn stärkere Kammerwinkelsynechierungen und Aphakie bzw. Pseudophakie vorliegen, nach vollständiger Vitrektomie transskleral in die Hinterkammer eingeführt werden (Mills et al. 1996, Varma et al. 1995). Grundsätzlich gibt es zwei Implantattypen, nämlich solche ohne Ventilmechanismus, bei denen zur Verhinderung einer Hypotonie die Operation häufiger zweizeitig durchgeführt und üblicherweise eine zeitweilige Ligatur des Silikonschläuchleins angelegt wird (z. B. das prototypische Molteno-Implantat [Heuer et al. 1992, Mills et al. 1996, Molteno et al. 1984], das Baerveldt-Implantat [Hodkin et al. 1995, Lloyd et al. 1994, Varma et al. 1995] oder das Schocket-Implantat), und Implantate mit einem Ventilmechanismus, der einen Abfluss von Kammerwasser erst ab einem bestimmten intraokulären Druck (meist 8–12 mm Hg) zulässt (z. B. Krupin-Implantat [The Krupin Eye Valve Filtering Surgery Study Group 1994] oder Ahmed-Implantat [Coleman et al. 1995, Hille und Ruprecht 1999, Hille et al. 2002]).

> Je größer die Fläche des externen Reservoirs ist, umso größer sind in der Regel Fistulationseffekt und Drucksenkung, umso höher ist aber auch das Komplikationsrisiko (Heuer et al. 1992, Schultz et al. 2001).

Die mitgeteilten Ergebnisse über die verschiedenen Implantate zusammen sind nicht nur bei älteren Patienten mit Aphakie bzw. Pseudophakie, sondern auch bei jungen Patienten durchaus beachtlich, wenngleich etwas inhomogen. Eine ausreichende Drucksenkung bei aphaken und pseudophaken Augen findet sich nach einem Jahr in etwa 75 bis 90 % der Fälle, und selbst nach mehr als drei Jahren sind noch etwa 50 bis 60 % der mit einem Implantat versorgten Augen druckreguliert (Coleman et al. 1995, Hille und Ruprecht 1999, Hille et al. 2002, Hodkin et al. 1995, Lloyd et al. 1994, Mills et al. 1996, Molteno et al. 1984, The Krupin Eye Valve Filtering Surgery Study Group 1994, Tomey und Traverso 1991, Varma et al. 1995). Dennoch werden die Implantate vor allem in Europa, weniger in den USA, noch sehr zurückhaltend und meist erst dann verwendet, wenn die übrigen Operationsmöglichkeiten (fistulierende und nichtfistulierende sowie zyklodestruktive Verfahren) erschöpft sind. Diese Zurückhaltung gründet sich vor allem aus dem relativ breiten Komplikationsspektrum der Implantate (Coleman et al. 1995, Heuer et al. 1992, Hille und Ruprecht 1999, Hille et al. 2002, Hodkin et al. 1995, Lloyd et al. 1994, Mills et al. 1996, Molteno et al. 1984, The Krupin Eye Valve Filtering Surgery Study Group 1994, Varma et al. 1995):
- chronische Hypotoniezustände
- Aderhautschwellungen
- Verschluss des Drainage-Schlauchs
- Hornhauttrübungen (vor allem Transplantateintrübungen)
- Ablatio retinae
- Bildung epiretinaler Membranen

- intraokuläre Blutungen und Infektionen
- Lockerung und Austreibung des Silikonschläuchleins oder Austritt des externen Kammerwasserreservoirs
- bleibender Funktionsverlust des Implantats
- Strabismus, insbesondere bei großen oder mehrfachen Reservoirs

In bestimmten Situationen wird von manchen Autoren eine Implantatoperation einer fistulierenden Operation mit Antimetaboliten als Ersteingriff vorgezogen (Schultz et al. 2001), und zumindest in den USA werden Implantatoperationen vereinzelt auch bei Kindern mit Aphakieglaukom vorgenommen (Wallace et al. 1998). Hinsichtlich der Drucksenkung scheinen Implantate ohne und solche mit einem Ventil vergleichbar zu sein. Letztere sind unmittelbar postoperativ wahrscheinlich mit geringeren Komplikationsraten behaftet, insbesondere einer deutlich selteneren Hypotonie (Coleman et al. 1995, Hille und Ruprecht 1999, Hille et al. 2002). Da Operationen mit Einsatz eines Implantats nur bei einer ausreichenden Kammerwasserproduktion nicht in einer Hypotonie enden, sollte die Indikation nach mehrfacher, vorausgegangener Zyklodestruktion besonders zurückhaltend gestellt werden.

Zyklodestruktion. Relativ gute Ergebnisse hinsichtlich der Drucksenkung bei geringer Komplikationsrate werden mit der transskleralen **Nd:YAG-** oder, heutzutage gebräuchlicher, der **Diodenlaser-Zyklophotokoagulation (ZPK)** erzielt, die deshalb bei medikamentös nicht einstellbarem Intraokulardruck bei Patienten mit Aphakie- und Pseudophakieglaukom oft die Therapie der ersten Wahl ist. Bei etwa 50 bis 70 % aller apaken oder pseudophaken Augen kann der erhöhte Druck durch ZPK ausreichend gesenkt werden. Allerdings sind nicht selten zwei oder mehr Behandlungen erforderlich (Hampton et al. 1990, Schlote et al. 2001). Bei einigen Augen mit kindlichem Aphakieglaukom lässt sich mit der ZPK eine gute Drucksenkung herbeiführen (Wallace et al. 1998). Insgesamt sind die Resultate aber vor allem bei jungen Patienten und hohem Ausgangsdruckniveau weniger günstig (Hampton et al. 1990, Schlote et al. 2001, Tomey und Traverso 1991).

> Da durch die Laseranwendung eine thermische Beschädigung der Haptiken hervorgerufen werden kann, ist die ZPK bei Pseudophakie mit entsprechender Vorsicht durchzuführen.

Die **Zyklokryokoagulation (ZKK)** wird im Vergleich mit der ZPK von den meisten Patienten als unangenehmer empfunden. Sie ist darüber hinaus mit mehr Komplikationen, insbesondere auch visuellen Funktionsverlusten, als die ZPK behaftet. Sie wirkt aber bei etwa 40 bis 75 %, nach einzelnen Autoren sogar bei mehr als 90 % der Augen mit Aphakie- und Pseudophakieglaukom druckmindernd (Bellows und Johnstone 1983, Gross et al. 1988, Nicaeus et al. 1999, Tomey und Traverso 1991). Auch beim kindlichen Aphakieglaukom ist mit der Zyklokryokoagulation bei nicht wenigen Augen eine gute Drucksenkung erzielbar, die allerdings oft nicht von Dauer ist (Wallace et al. 1998).

> Je mehr zyklodestruktive Eingriffe vorausgingen, umso vorsichtiger muss die Zyklokryokoagulation dosiert werden, damit es nicht zur irreversiblen Hypotonie kommt.

Eine direkte **Argonlaser-Photokoagulation** der Ziliarkörperzotten wird selten durchgeführt, ist aber möglich, wenn das Auge stark indentiert werden kann oder ein großes Irissektorkolobom vorliegt. Im Rahmen einer Pars-plana-Vitrektomie kann auch eine Endophotokoagulation des Ziliarkörpers vorgenommen werden.

Die **Zyklodialyse** hat eine relativ schlechte visuelle Prognose, ist besonders mäßig dosierbar und birgt deshalb die Gefahr einer stärkeren postoperativen Hypotonie in sich. Außerdem kommt es nicht selten zum spontanen Verschluss des Zyklodialysespalts mit Anstieg des Augeninnendrucks. Die operative Zyklodialyse bleibt deshalb Ausnahmesituationen vorbehalten. Die angegebenen Erfolgsraten der Zyklodialyse beim Aphakie- und Pseudophakieglaukom liegen zwischen 15 und 75 % (Bellows und Johnstone 1983, Gross et al. 1988, Heuer et al. 1984, Miller und Nisbet 1981, Tomey und Traverso 1991).

Sonstige Eingriffe. Besteht ein Aphakieglaukom mit Glaskörperprolaps, kommt unter Umständen eine vordere Vitrektomie in Betracht (Tomey und Traverso 1991). Darüber, ob und inwieweit hierdurch tatsächlich eine Drucksenkung erzielbar ist, liegen allerdings keine schlüssigen Daten vor.

> Aufgrund der Symptomlosigkeit der allermeisten Aphakie- und Pseudophakieglaukome sind zumindest jährliche, nach Extraktion einer Katarakt im Säuglings- und Kindesalter im Prinzip lebenslange Druckkontrollen empfehlenswert (Phelps und Arafat 1977, Simon et al. 1991).

Glaukom durch vordere Synechien

■ Epidemiologie

Die Druckerhöhung durch vordere Synechien ist insgesamt nicht selten, vor allem nach Linsenextraktion im Säuglings- oder Kindesalter (Keech et al. 1989, Mills und Robb 1994). Die vordere Synechierung soll den häufigsten Mechanismus für ein chronisches Glaukom bei Aphakie darstellen (Shields und Krieglstein 1993, Tomey und Traverso 1991).

■ Ätiopathogenese

Vordere Synechien entstehen häufig als Folge eines Pupillarblocks (s. unten). Daneben können eine chronische Entzündung, eine Irisinkarzeration in den Wundspalt, eine für einige Tage bestehende Vorderkammerabflachung bei Wundundichtigkeit, Vorderkammerlinsen oder die Dislokation einer Hinterkammerlinse zu einem sekundären Winkelblock führen. Bei Diabetikern können vordere Synechien nach Kataraktextraktion auf einer neu entstandenen oder progredienten Rubeosis iridis beruhen, da postoperativ bei etwa 25 bis 45 % dieser Patienten mit der Entwicklung oder Verschlechterung einer diabetischen Retinopathie gerechnet werden muss (Henricsson et al. 1996, Mittra et al. 2000, Pollack et al. 1991).

Vordere Synechien können noch Monate nach unkomplizierter Kataraktextraktion mit Implantation einer Hinterkammerlinse und zunächst offenem Kammerwinkel neu auftreten, an Ausdehnung zunehmen und unter Umständen ein Sekundärglaukom hervorrufen. Diese vorderen Synechien liegen dabei über den Enden der Haptiken (Evans 1990, van Buskirk 1987). Die haptikinduzierte vordere Synechierung tritt vor allem dann auf, wenn die Bügel der Kunstlinse nach vorn abgewinkelt sind (Evans 1990). Ursächlich ist anzunehmen, dass die Haptiken bei der Kunstlinsenimplantation, wie oft im Zeitalter der ECCE geschehen, unabsichtlich nicht im Kapselsack, sondern im Sulcus ciliaris zu liegen kamen oder dass sie sekundär nach vorne in den Sulcus ciliaris dislozierten, wodurch die periphere Iris an die Hornhautrückfläche gedrängt wurde (van Buskirk 1987, Evans 1990, McDonnell et al. 1987). „Stumme" vordere Synechien wurden in bis zu 47 % der Augen nach unkomplizierter (intrakapsulärer) Kataraktchirurgie und bei 23 % von postmortal untersuchten, pseudophaken Augen festgestellt (Evans 1990, Rácz et al. 1974, Tomey und Traverso 1991). Obwohl entsprechende Studien noch nicht bekannt sind, ist davon auszugehen, dass kunstlinseninduzierte vordere Synechien bei den heutigen Operationstechniken mit z. B. Kapsulorhexis erheblich seltener geworden sind.

Zur Druckerhöhung kommt es dann, wenn die vorderen Synechien ein Ausmaß erreichen, bei dem die Restfiltrationsfläche für einen ausreichenden Kammerabfluss zu gering ist. Erfahrungsgemäß ist dieses dann der Fall, wenn mehr als 50 % des Trabekelmaschenwerks verlegt sind. Andere Autoren sehen die „kritische Grenze" für die Glaukomentstehung bei einer 25%igen Synechierung des Kammerwinkels (Rácz et al. 1974). Bei kompromittiertem Trabekelmaschenwerk genügen unter Umständen schon geringere Synechierungen, um einen Druckanstieg zu provozieren.

■ Diagnose

Vordere Synechien sind gonioskopisch erkennbar. Bei trüber Hornhaut lassen sie sich mittels Ultraschallbiomikroskopie (UBM) darstellen (Roters und Krieglstein 2001). Eine Rubeosis iridis deutet auf einen neovaskulären Kammerwinkelverschluss hin.

Sofern kein Pupillarblock vorliegt, ist die Vorderkammer zumindest zentral tief und es besteht keine „Napfkuchen"-Iris (Iris bombata). Im Falle eines Pupillarblocks ist die Vorderkammer üblicherweise deutlich abgeflacht (**Abb. 3-4**).

Das durch vordere Synechien bedingte, in der Regel persistierende Sekundärglaukom entwickelt sich akut oder schleichend. Sehr hohe Druckwerte sind, wenn kein Pupillarblock vorliegt, eher die Ausnahme. Das Sekundärglaukom nach Extraktion einer kongenitalen Katarakt entsteht deutlich schneller, wenn vordere Synechien vorliegen, als wenn der Kammerwinkel offen ist (Mills und Robb 1994).

■ Therapie

Beruht die vordere Synechierung auf einem Pupillarblock, so ist primär letzterer durch geeignete Maßnahmen anzugehen: Hierzu reicht oft eine chirurgische Iridektomie oder eine Nd:YAG-Laser-Iridotomie aus (s. unten). Bei Vorwärtsverlagerung der peripheren Iris durch eine dislozierte Kunstlinse ist eine Kunstlinsenreposition oder -explantation in Betracht zu ziehen.

Bei inflammatorischer Synechierung sollte eine antientzündliche Behandlung mit lokalen, gegebenenfalls auch systemischen steroidalen oder nichtsteroidalen Antiphlogistika durchgeführt werden, um einer progredienten Kammerwinkelverlötung entgegenzuwirken. Neovaskuläre Kammerwinkelverschlüsse erfordern eine Therapie der ischämischen Retinopathie, meist durch panretinale Photokoagulation.

Frische, Tage bis wenige Wochen bestehende vordere Synechierungen können operativ gelöst werden. Hierdurch wird das bisher verlegte Trabekelmaschenwerk wieder für das Kammerwasser zugänglich, sodass sich öfter, wenngleich keineswegs immer ein günstiger Effekt auf das intraokuläre Druckniveau ergibt. Das Sekundärglaukom, das durch eine chronische Kammerwinkelsynechierung entstanden ist, wird medikamentös oder operativ durch fistulierende, nichtfistulierende oder zyklodestruktive Eingriffe behandelt.

> Da Vorderkammerlinsen Verwachsungen der peripheren Iris mit dem Kammerwinkel verursachen können, sollten sie bei vorhandener vorderer Synechierung eher zurückhaltend oder gar nicht implantiert werden (Tomey und Traverso 1991).

Glaukom durch Behinderung der Kammerwasserpassage von der Hinter- zur Vorderkammer

(Pupillarblock und „aqueous misdirection" [Fehlleitung des Kammerwassers])

■ Epidemiologie

Pupillarblockglaukome nach Kataraktextraktion sind keine Seltenheit. Vitreopupillärer Block und malignes Glaukom bei Pseudophakie sind insgesamt relativ selten, erfordern aufgrund ihres meist dramatischen Erscheinungsbilds aber eine zügige Diagnose und Behandlung. Die Häufigkeit des malignen Glaukoms bei Pseudophakie wurde in einer Studie mit 0,25 pro 1 000 Operationen angegeben (Wollensak et al. 1995).

■ Ätiopathogenese

Beim Pupillarblock ist die Kammerwasserpassage von der Hinter- zur Vorderkammer blockiert. Konsekutiv entwickelt sich ein Überdruck in der hinteren Augenkammer, der vor allem die periphere Iris vorwölbt, damit den Kammerwinkel verlegt (sekundärer Winkelblock) und so die Drucklage weiter verschlechtert. Ursächlich sind bei Pseudophakie vor allem zirkuläre hintere Synechien (Seclusio pupillae) oder eine komplette Pupillarmembran (Occlusio pupillae), wie sie hauptsächlich nach stärkerer postoperativer Entzündungsreaktion oder Blutung auftreten können.

Als Sonderform eines Pupillarblocks nach Kataraktextraktion können der maligne vitreopupilläre Block und das maligne Glaukom bei Pseudophakie aufgefasst werden (s. hierzu Kap. 3.4, S. 59). Beiden ist gemein, dass Kammerwasser über die hintere Augenkammer in den Glaskörper fließen kann („aqueous misdirection"), wodurch der Glaskörperdruck und damit schließlich der Augeninnendruck massiv erhöht werden. Der notwendige Pupillarblock wird beim vitreopupillären Block durch eine Verlegung der Pupille durch das Corpus vitreum erzeugt, wobei in aller Regel eine hintere Glaskörperabhebung vorausgeht (**Abb. 3-3**) (Shaffer 1954). Der vitreopu-

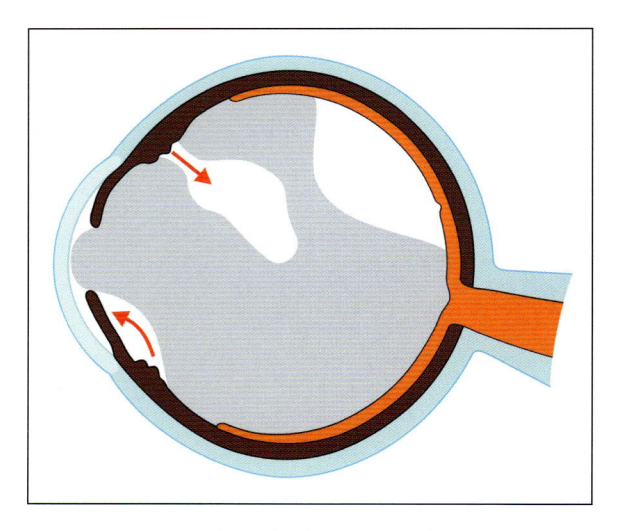

Abb. 3-3 Schema des Glaukoms bei Aphakie mit vitreopupillärem Block. Die Pupille ist durch einen Glaskörperprolaps tamponiert, der sehr wahrscheinlich eine hintere Glaskörperabhebung voraussetzt. Das Kammerwasser erreicht nur noch teilweise oder gar nicht mehr die Vorderkammer, wodurch der Druck in der hinteren Augenkammer ansteigt und die periphere Iris vorgewölbt wird, sodass es letztendlich zu einem sekundären Winkelblock kommt. Ist der retroiridale Raum frei von Glaskörper (unten), kann eine Iridektomie den Pupillarblock und damit den sekundären Winkelblock durchbrechen. Wird das Kammerwasser hingegen wie bei der malignen Variante nach hinten in den Glaskörper hinein sezerniert („aqueous misdirection" mit intravitrealen Kavernen) und der vordere Glaskörper dadurch nach vorn gegen den Ziliarkörper und die Irisrückfläche gedrängt (oben), kann eine Iridektomie den Druckausgleich zwischen hinterer und vorderer Augenkammer nicht herstellen und deshalb nicht wirksam sein. Es ist dann eine Vitrektomie erforderlich. In einzelnen Fällen kann es gelingen, durch eine Eröffnung der vorderen Glaskörpergrenzmembran und damit einer Kaverne mit dem Nd:YAG-Laser einen Kammerwasserfluss in die Vorderkammer herzustellen und dadurch den Pupillarblock zu beseitigen. (Grafik: Regina Hofer, Universitäts-Augenklinik Tübingen)

pilläre Block findet sich vorwiegend bei Aphakie ohne Iridektomie (Shaffer 1954), kann aber auch bei Pseudophakie mit Glaskörpervorfall und nach Nd:YAG-Laser-Kapsulotomie vorkommen (Nirankari und Richards 1985). Beim malignen Glaukom bei Pseudophakie, das sich noch Wochen bis Monate nach der Kataraktextraktion einstellen kann, besteht eine Tamponade der Pupille durch Hinterkammerlinse und Kapselsack. Risikofaktoren sind ein Kurzbau des Auges sowie ein Vorderkammerverlust durch Wundundichtigkeit (Tello et al. 1993, Tomey und Traverso 1991, Wollensak et al. 1995).

Ein Pupillarblock ist ebenfalls bei irisfixierten Kunstlinsen und Vorderkammerlinsen ohne erhaltene hintere Linsenkapsel möglich. Prinzipiell kann die Pupille bei ec-Situation ohne Kunstlinse sogar durch die intakte hintere Linsenkapsel allein verlegt werden („vitreo-capsulo-pupillärer Block") (Tomey und Traverso 1991).

■ Diagnose

Bedingt durch den fehlenden Druckausgleich ist bei allen Pupillarblockglaukomen der Druck in der hinteren Augenkammer deutlich höher als in der vorderen. Dieses führt zu einer Vorwärtsverlagerung der Iris (bei Aphakie) bzw. des Iris-Kapselsack-Kunstlinsendiaphragmas (**Abb. 3-4a**) und so zu einer Abflachung, unter Umständen auch Aufhebung der Vorderkammer insbesondere in der Peripherie. Der Kammerwinkel ist gonioskopisch nicht mehr einsehbar (sekundärer Winkelblock). Bei Seclusio bzw. Occlusio pupillae nimmt die Iris häufig eine „Napfkuchen"-Form an (Iris bombata). Im Falle von großflächigen Verwachsungen der Iris mit der Kunstlinse bzw. dem Kapselsack kann die Iris bombata mitunter aber auch ausbleiben. Die „aqueous misdirection" findet durch große intravitreale Flüssigkeitshöhlen unter Umständen ein echographisches Korrelat (Buschmann und Linnert 1976). Beim malignen Glaukom bei Pseudophakie ist die Topographie von eingeengtem Kammerwinkel, Iris, nach anterior rotiertem Ziliarkörper und vorwärts verlagerter Kunstlinse mittels Ultraschallbiomikroskopie (UBM) gut darstellbar (Roters und Krieglstein 2001, Tello et al. 1993).

Pupillarblockglaukome entwickeln sich akut oder chronisch, wobei die Drucklage leicht bis – häufiger – stark erhöht ist. Die durch „aqueous misdirection" hervorgerufenen Glaukome sind in der Regel durch einen raschen Anstieg des Augeninnendrucks auf sehr hohe bis extrem hohe Werte gekennzeichnet (meist 40–70 mm Hg).

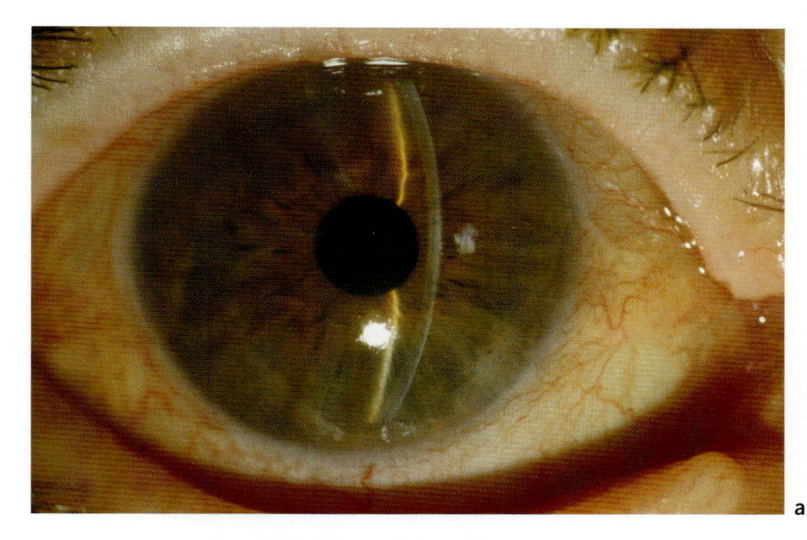

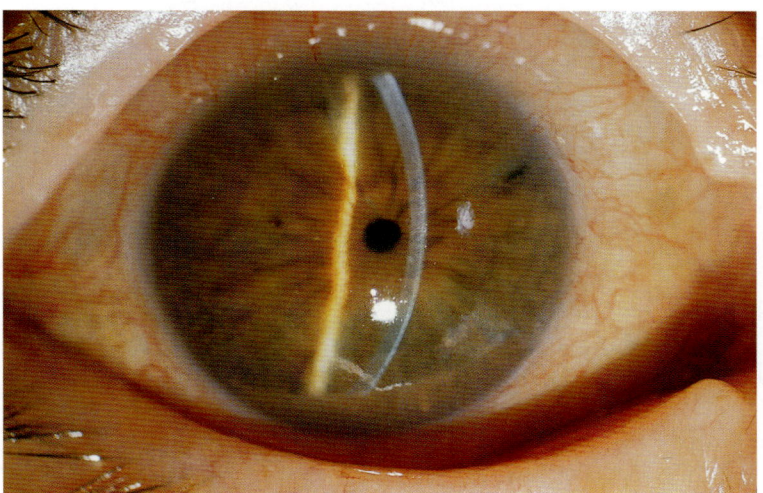

Abb. 3-4 Vitreopupillärer Block. Wegen einer erheblichen Zonulalockerung wurde die Linse intrakapsulär (ohne Kunstlinsenimplantation) extrahiert. Bei erhaltener vorderer Glaskörpergrenzmembran und fehlender peripherer Iridektomie kam es nach wenigen Wochen zu einer Tamponade der Pupille durch den Glaskörper. Die konsekutive Druckerhöhung in der hinteren Augenkammer bewirkte eine Abflachung der Vorderkammer sowohl peripher wie auch zentral. Druck: 40 mm Hg (**a**). Nachdem durch eine medikamentöse Mydriasis keine Besserung der Drucklage herbeigeführt werden konnte, wurde eine Nd:YAG-Laser-Iridotomie bei 2 Uhr angelegt. Diese führte zu einer Umgehung des vitreopupillären Blocks, einer deutlichen Vertiefung der vorderen Augenkammer zentral und peripher sowie einer Normalisierung des Augeninnendrucks (**b**). Allerdings kam es nach drei weiteren Wochen zu einem Rezidiv des vitreopupillären Blocks, sodass eine Pars-plana-Vitrektomie vorgenommen wurde, welche die Drucksituation dauerhaft besserte. (Universitäts-Augenklinik Tübingen)

■ Therapie

Primäres Ziel bei den Pupillarblockglaukomen ist die Herstellung eines Druckausgleichs zwischen hinterer und vorderer Augenkammer. Bleibt eine einfache medikamentöse Mydriasis erfolglos, besteht der nächste Schritt zumeist in einer chirurgischen Iridektomie oder einer Nd:YAG-Iridotomie, deren Durchgängigkeit und Wirkung in der Regel unmittelbar durch einen Einstrom von Pigment in die Vorderkammer und eine Vertiefung derselben erkannt werden kann (**Abb. 3-4b**). Iridektomie und Iridotomie beheben einen Pupillarblock dann nicht, wenn auch die periphere Irisrückfläche durch Glaskörper oder Kapselsack-Kunstlinsen-Anteile verlegt ist, wie dieses nicht selten bei vitreopupillärem Block und malignem Glaukom bei Pseudophakie, also „aqueous misdirection", der Fall ist (**Abb. 3-3**). In diesen Fällen besteht die kausale Therapie in einer Pars-plana-Vitrektomie, um den Glaskörperdruck zu vermindern und tamponierende Glaskörperanteile zu beseitigen. Eine alleinige Aspiration von Flüssigkeit aus dem Glaskörperraum über die Pars plana mit Wiederherstellung der vorderen Augenkammer scheint eher wenig geeignet, das maligne Glaukom dauerhaft zu bessern. In bestimmten Fällen kann versucht werden, einen vitreopupillären Block durch Eröffnung der vorderen Glaskörpergrenzmembran mit dem Nd:YAG-Laser zu beheben (**Abb. 3-3**) (Epstein et al. 1984, Tello et al. 1993, Tomey und Traverso 1991). Ausnahmsweise ist es auch möglich, ein malignes Glaukom bei Pseudophakie durch eine hintere Nd:YAG-Laser-Kapsulotomie zu beseitigen, wenn hierdurch ein Abfluss des Kammerwassers zwischen Kapselsack und Kunstlinse in die Vorderkammer geschaffen werden kann (Tomey und Traverso 1991, Wollensak et al. 1995). Bei vitreo-capsulo-pupillärem Block ist die Nd:YAG-Laser-Kapsulotomie meist ausreichend.

Bei Pseudophakie mit Seclusio oder Occlusio pupillae kann eine Membranentfernung oder die Lösung hinterer Synechien (mit einer stumpfen Kanüle oder einem Spatel) den Pupillarblock aufheben. Zur Rezidivprophylaxe empfiehlt sich meist die simultane Anlage einer peripheren Iridektomie. Als Ultima Ratio verbleibt die Kunstlinsenexplantation, die heutzutage aber nur noch selten angewendet wird.

Der eher seltene, durch eine Gasblase verursachte Pupillarblock lässt sich gelegentlich gut durch Bauchlagerung des Patienten aufheben. Eventuell muss die Gasblase durch Aspiration verkleinert oder entfernt werden.

Die Prognose der Pupillarblockglaukome nach Kataraktextraktion und selbst der schlimmsten Variante in Form des malignen Glaukoms bei Pseudophakie ist bei adäquater Therapie nicht ungünstig. Gelingt es, den Pupillarblock dauerhaft zu durchbrechen und das Trabekelmaschenwerk dadurch (rechtzeitig) wieder für den Kammerwasserabfluss nutzbar zu machen, ist eine dauerhafte Drucknormalisierung eher die Regel als die Ausnahme.

Zur Vermeidung eines vitreopupillären Blocks sollte bei Aphakie, selbst wenn eine vordere Vitrektomie durchgeführt wurde, stets eine periphere Iridektomie angelegt werden (Tomey und Traverso 1991). Bei nur partieller Vitrektomie kann es durch Vorfall verbliebenen Glaskörpers zum Rezidiv eines malignen Glaukoms bei Pseudophakie kommen (Wollensak et al. 1995).

Glaukom durch Zellen oder zelluläre Bestandteile

(korpuskuläres Glaukom bzw. Überfrachtungsglaukom)

■ Epidemiologie

Genaue Zahlen existieren nicht. Es dürfte sich aber um einen der häufigsten glaukomatogenen Mechanismen nach Kataraktextraktion handeln. Das kunstlinseninduzierte Pigmentdispersionsglaukom ist in der heutigen Zeit, in der die sichere Kapselsackfixation der Intraokularlinse zur Regel geworden ist, kaum noch zu beobachten (Woodhams und Lester 1984).

■ Ätiopathogenese

Das Trabekelmaschenwerk kann postoperativ durch Entzündungszellen, Erythrozyten, Pigment, zellulären Debris oder verbliebenes Linsenmaterial überfrachtet werden. Dadurch verstopfen die filtrierenden Poren, was dann zur Drucksteigerung führen kann (Caplan et al. 1988, Shields und Krieglstein 1993, Tomey und Traverso 1991). Letztendlich sind auch das UGH- und das Swan-Syndrom durch diesen Pathomechanismus bedingt.

In das Trabekelmaschenwerk eingeschwemmte Zellen dürften überwiegend extrazellulär liegen bleiben, wo sie dann mit dem Kammerwasserstrom „ausgewaschen" werden können. Zellbestandteile wie z. B. Pigmentgranula werden zumindest teilweise vom Trabekelendothel phagozytiert, das heißt in das Zytoplasma aufgenommen, und dort werden sie dann unter Umständen abgebaut (Rohen und van der Zypen 1968).

Patienten mit chronischer Uveitis neigen nach einer Kataraktextraktion in besonderem Maße zur

Druckentgleisung. Nicht zuletzt um eine postoperative Erhöhung (aber auch Erniedrigung) des Augeninnendrucks zu vermeiden, sollte das Auge drei Monate vor der Operation möglichst reizfrei sein. Unter Umständen muss hierzu eine systemische Immunsuppression eingeleitet werden (Rohrbach et al. 1995). Perioperativ hat sich bei Patienten mit Uveitis eine systemische Therapie mit Glucocorticosteroiden bewährt.

Bei einer stärkeren Glaskörperblutung nach Kataraktextraktion kann es durch degenerierte Erythrozyten zu einem Geisterzellglaukom kommen. Die Geisterzellen sind weniger gut verformbar als normale Erythrozyten, sodass diese das Trabekelmaschenwerk schlechter passieren und dadurch leichter zu einem Abflusshindernis für das Kammerwasser werden (van Oye und Gelisken 1985, Summers und Lindstrom 1983).

Gerinnungshemmende Medikamente erhöhen das Risiko für eine intraokuläre Blutung und ein Geisterzellglaukom (Summers und Lindstrom 1983).

■ Diagnose

Der Kammerwinkel ist zumeist offen. Längerfristige und stärkere Entzündungszustände können aber zu sekundären vorderen Synechien führen. Die vordere Augenkammer ist üblicherweise tief und lässt Zellen (Leukozyten oder Erythrozyten), Zellbestandteile, oft auch einen deutlichen Tyndall-Effekt erkennen.

Das korpuskuläre Glaukom entwickelt sich relativ schnell nach der Linsenextraktion, wobei der Augeninnendruck unter Umständen Werte bis über 50 mm Hg annimmt.

Das Pseudophakie-induzierte Pigmentdispersionsglaukom, dem in der Regel ein Abrieb von Irispigment durch eine Malposition oder Dislokation der Kunstlinse zu Grunde liegt, tritt üblicherweise erst mit einer Latenz von mindestens einigen Monaten nach der Kataraktextraktion auf. Es besitzt die typischen Charakteristika des „normalen" Pigmentdispersionsglaukoms mit Krukenberg-Pigmentspindel, Pigmentgranula im Kammerwasser und extrem pigmentiertem Kammerwinkel. Die Iris ist allerdings nicht „Kirchenfenster"-artig, sondern eher sektoriell vor allem über den Haptiken durchleuchtbar. Drucksteigerungen von bis zu 60 mm Hg wurden beobachtet (Caplan et al. 1988, Woodhams und Lester 1984).

Auch das Geisterzellglaukom kann noch Wochen oder Monate nach einer Kataraktextraktion manifest werden. Der Augeninnendruck kann 60 mm Hg übersteigen (Summers und Lindstrom 1983).

■ Therapie

Das korpuskuläre Glaukom ist in der Mehrzahl selbstlimitierend, da die korpuskulären Elemente aus dem Trabekelmaschenwerk herausgewaschen werden können. Daher genügt im Allgemeinen eine medikamentöse, drucksenkende Therapie. Bei stärkerer Entzündung ist eine antiinflammatorische Behandlung mit Glucocorticosteroiden (**Cave:** steroidinduziertes Glaukom!) oder nichtsteroidalen Antiphlogistika indiziert. Bei prolongiertem Druckanstieg kommt eine Vorderkammerspülung oder eine Trabekelaspiration in Betracht. Das Pseudophakie-induzierte Pigmentdispersionsglaukom ist meist gut medikamentös therapierbar. Nur gelegentlich erfordert es eine drucksenkende (fistulierende) Operation (Caplan et al. 1988, Woodhams und Lester 1984). Unter Umständen sollte eine Reposition der Kunstlinse erwogen werden, um einen weiteren Abrieb des Irispigments zu verhindern.

Bei Patienten mit chronischer Uveitis ist nach Kataraktextraktion zusätzlich zur lokalen Therapie eine systemische Behandlung mit Glucocorticosteroiden sinnvoll. Wurde präoperativ eine systemische Immunsuppression durchgeführt, ist diese nach der Linsenextraktion zumindest für einige Wochen beizubehalten, um das Auge „ruhig" zu halten (Rohrbach et al. 1995). Ohne dass genaue Daten vorliegen würden, kann angenommen werden, dass die Beherrschung des prä- und postoperativen Reizzustandes bei Patienten mit Uveitis sich günstig auf die Drucklage auswirkt.

Bei Patienten mit Geisterzellglaukom muss in der Regel eine Vitrektomie durchgeführt werden, um das Reservoir an degradierten roten Blutzellen zu beseitigen (Summers und Lindstrom 1983, Tomey und Traverso 1991).

Medikamentös (chemisch) induziertes Glaukom

Druckerhöhung durch Viskoelastika

■ Epidemiologie

Der Verbleib von Viskoelastika im Auge stellt die häufigste Ursache überhaupt für eine Steigerung des Augeninnendrucks nach Kataraktextraktion dar. Das Risiko der postoperativen Drucksteigerung erhöht sich, wenn bereits präoperativ eine Beeinträchtigung des Kammerwasserabflusses besteht (Tomey und Traverso 1991).

■ Ätiopathogenese

Heutzutage wird in westlichen Industrieländern kaum noch eine Kataraktextraktion ohne Viskoelastika durchgeführt, welche die Kapsulorhexis und die Kunstlinsenimplantation erst ermöglicht haben oder zumindest sehr erleichtern (vgl. auch Kap. 3.5, S. 77). Hauptkomplikation bei der Anwendung von Viskoelastika ist die postoperative Drucksteigerung, die dann zu Stande kommt, wenn das Viskoelastikum am Operationsende im Auge verbleibt und das Trabekelmaschenwerk okkludiert.

Die verschiedenen Viskoelastika unterscheiden sich bezüglich Viskosität, molekularer Rigidität, molekularer Ladung sowie Kettenlänge. Die druckerhöhende Potenz steigt im Allgemeinen mit zunehmender Viskosität an (Dick und Schwenn 1998).

■ Diagnose

Die durch das Viskoelastikum induzierte Erhöhung des Augeninnendrucks entwickelt sich wenige Stunden nach der Operation, wobei das Maximum mit Werten bis unter Umständen über 40 mm Hg meist nach vier bis acht Stunden erreicht wird (Dick und Schwenn 1998). Als Folge der Druckerhöhung kann es zum Hornhautödem kommen. Die Vorderkammer ist tief, der Kammerwinkel offen. Ein Pupillarblock besteht in der Regel nicht. Bei genauem Hinsehen ist das Viskoelastikum in der Vorderkammer spaltlampenmikroskopisch sichtbar. Oft erkennt man Zellen, die als Folge der eingeschränkten Kammerwasserkonvektion unbeweglich sind. Mit der Resorption des Viskoelastikums kommt es zur zunehmenden Zirkulation dieser Zellen.

■ Therapie

Zur Vermeidung einer postoperativen Drucksteigerung sollte das Viskoelastikum am Ende des Eingriffs möglichst vollständig abgesaugt werden. Die durch das Viskoelastikum induzierte Druckerhöhung ist in aller Regel selbstlimitierend, da die Substanzen in Abhängigkeit von ihrer Viskosität mehr oder weniger schnell (ein Tag bis mehrere Tage) durch das Trabekelmaschenwerk aus dem Auge abtransportiert, eventuell auch im Auge abgebaut werden. Leichtere Drucksteigerungen können medikamentös abgefangen werden, wobei sich zunächst Hemmer der Kammerwassersekretion anbieten. Bei stärkerer und länger andauernder Druckerhöhung ist, insbesondere bei glaukomatöser Vorschädigung des Sehnervs, eine operative Absaugung des Viskoelastikums zu überlegen, die gut über zwei Parazentesen vorgenommen werden kann.

Die durch das Viskoelastikum induzierte Druckerhöhung nach Kataraktextraktion ist zwar sehr häufig, klinisch aber in der Regel unproblematisch. Funktionelle Schäden (Gesichtsfeldausfälle) sind selten, aber prinzipiell möglich. Die prophylaktische drucksenkende Therapie mit lokal angewandten Medikamenten oder systemischen Carboanhydrasehemmern wird heute in zunehmendem Maße verlassen, hat aber insbesondere bei glaukomatös geschädigter Papille weiterhin ihre Berechtigung (Dick und Schwenn 1998).

Druckerhöhung durch sonstige Medikamente und Hilfsmittel

Etwa 20 bis 35 % aller gesunden Menschen und etwa 45 bis 90 % aller Patienten mit primärem Offenwinkelglaukom sind „Steroid-Responder", das heißt, sie reagieren auf Glucocorticosteroide mit einer Erhöhung des Augeninnendrucks. Das Risiko der Augeninnendruckerhöhung ist bei topischen und periokulär injizierten Präparaten größer als bei systemisch angewandten. Die okuläre Hypertension stellt sich frühestens nach zwei Wochen, mitunter erst nach Jahren der Glucocorticosteroid-Therapie ein und ist nach Absetzen der Medikamente zumeist reversibel. Der Augeninnendruck wird durch Glucocorticosteroide meist nur leicht, um bis zu 10 mm Hg, gegenüber der Ausgangslage angehoben (Mielke und Schlote 2001). Das cortisonbedingte Glaukom beruht auf relativ typischen, nur elektronenmikroskopisch fassbaren Veränderungen im Trabekelmaschenwerk (Rohen et al. 1973). Der Kammerwinkel ist offen, die Vorderkammer tief.

Aufgrund der heutzutage sehr schonenden, mit nur geringem postoperativem Reizzustand einhergehenden Operationsverfahren ist eine längerfristige Behandlung des kataraktextrahierten Auges mit Glucocorticosteroiden anders als im Zeitalter der extrakapsulären Kataraktextraktion nicht mehr notwendig. Ein postoperatives cortisonbedingtes Glaukom ist daher selten geworden. Es ist jedoch insbesondere dann noch möglich, wenn erschwerte Ausgangsbedingungen (z. B. Uveitis, Diabetes mellitus, vorausgegangene Operationen) nach Kataraktextraktion eine Therapie mit Glucocorticosteroiden für längere Zeit erfordern. Ausführlicher ist das cortisonbedingte Glaukom in Kapitel 3.5 (S. 70) beschrieben.

Im Zeitalter der intrakapsulären Kataraktextraktion wurde häufig α-Chymotrypsin in die Vorderkammer injiziert, um die Zonulafasern zu zerstören und dadurch die Linsenextraktion zu erleichtern. In bis zu 70 % der Fälle kam es bei offenem Kammerwinkel postoperativ zum „enzymbedingten Glaukom", das sich meist innerhalb von zwei Tagen akut entwickelte und für einige Tage bis mehrere Wochen anhielt, um sich dann zurückzubilden (Shields und Krieglstein 1993, Tomey und Traverso 1991). Da α-Chymotrypsin heute nicht mehr angewendet wird, tritt diese Glaukomform nicht mehr auf. Sie beruhte höchstwahrscheinlich auf einer Okklusion des Trabekelmaschenwerks durch fragmentierte Zonulafasern.

Glaukom als Folge sonstiger intra- und postoperativer Komplikationen

Uveitis-Glaukom-Hyphäma- und Swan-Syndrom

■ **Epidemiologie**

Das erstmals 1977 von Ellingson (Ellingson 1978) beschriebene Uveitis-Glaukom-Hyphäma-(UGH-)Syndrom ist in Zeiten der zirkulären Kapsulorhexis und der sicheren intrakapsulären Kunstlinsenimplantation deutlich seltener geworden. Es kann aber insbesondere nach komplizierter Kataraktchirurgie noch beobachtet werden. Das Swan-Syndrom scheint heutzutage vor allem aufgrund der Kleinschnitttechniken und der Bevorzugung eines kornealen Zugangs zur Rarität geworden zu sein.

■ **Ätiopathogenese**

Das UGH-Syndrom hat seine Ursache in einer Arrosion von Iris oder Ziliarkörper durch malpositionierte Haptiken von Kunstlinsen, die vor allem im Zeitalter der extrakapsulären Kataraktextraktion (unbeabsichtigterweise) sehr häufig waren (McDonnell et al. 1987, Piette et al. 2002). Diese Gewebsarrosion führt zu einer Beeinträchtigung der Blut-Kammerwasser-Schranke und so zu einem Übertritt von Erythrozyten und Leukozyten in das Kammerwasser, die dann das Trabekelmaschenwerk im Sinne eines korpuskulären Glaukoms (Überfrachtungsglaukoms) verstopfen.

Die Gefahr der Gewebsarrosion steigt, wenn beide, insbesondere aber wenn nur eine Haptik extrakapsulär zu liegen kommt. Auch eine Kunstlinsendislokation im Kapselsack sowie eine gemessen am vorderen Augensegment zu große Kunstlinse können ausnahmsweise ein UGH-Syndrom auslösen. Vorderkammerlinsen und insbesondere die heutzutage kaum noch gebräuchlichen alten irisfixierten Kunstlinsen prädisponieren in besonderer Weise zum UGH-Syndrom (Ellingson 1978, Magargal et al. 1983, Piette et al. 2002, Shields und Krieglstein 1993).

Dem Formenkreis des UGH-Syndroms lässt sich das Swan-Syndrom zuordnen, das durch eine Blutung aus einem vaskularisierten Kataraktschnitt charakterisiert ist. Diese Blutung erfolgt oft in den Glaskörperraum hinein. Das Swan-Syndrom wurde vor allem nach intrakapsulärer Kataraktextraktion beschrieben. Es kann auch ohne Kunstlinsenimplantation auftreten (Bene et al. 1989).

■ **Diagnose**

Die Latenz zwischen Kunstlinsenimplantation und Manifestation des UGH-Syndroms kann zwischen einer Woche und mehreren Jahren liegen (Piette et al. 2002). Uveitis, Glaukom und Hyphäma sind unterschiedlich stark ausgeprägt, sodass mitunter nur ein Vorderkammerreizzustand (Uveitis) oder ein Hyphäma ohne Druckerhöhung zu finden sind. Manchmal zirkulieren Pigmentgranula im Kammerwasser, gelegentlich kommt es im Rahmen des UGH-Syndroms zu einem zystoiden Makulaödem. Der verursachende, das Gewebe arrodierende Bügel der Kunstlinse kann normalerweise gut mittels UBM dargestellt werden (Piette et al. 2002, Roters und Krieglstein 2001). Meist bemerken die Patienten eine leichte, mitunter auch eine starke Visusminderung, die sich oft schnell bessert.

In den USA beträgt die Prävalenz der Sichelzellanämie in der schwarzen Bevölkerung 7 bis 10 %. Aufgrund ihrer geringen Verformbarkeit verlassen die Sichelzellen die Vorderkammer via Trabekelmaschenwerk langsamer als normale Erythrozyten, sodass das UGH-Syndrom unter Umständen protrahierter verläuft. Es wurde deshalb vorgeschlagen, dass insbesondere bei farbigen Menschen die im Rahmen einer notwendigen Vorderkammerspülung bei UGH-Syndrom aspirierten Erythrozyten mittels eines Ausstrichpräparates untersucht werden sollten (Sharma et al. 2003).

Das Swan-Syndrom tritt Monate bis Jahre nach der (primär unkomplizierten) Kataraktextraktion auf. Der vaskularisierte Kataraktschnitt ist meist gonioskopisch sichtbar, und manchmal lässt sich eine Blutung durch Manipulation mit dem Kontaktglas provozieren (Bene et al. 1989).

Therapie

Milde Formen des UGH-Syndroms werden zunächst konservativ antiinflammatorisch (Glucocorticosteroide), gegebenenfalls zusätzlich drucksenkend behandelt. Unter Umständen hilft eine Immobilisation der Iris durch Mydriatika weiter (Shields und Krieglstein 1993). Bei wiederholten und stärkeren Schüben ist die operative Intervention zu überlegen. Meist verschwindet das UGH-Syndrom nach Explantation, Austausch oder Reposition (Rotation) der verursachenden Kunstlinse, sofern nicht schon ausgeprägtere Synechien des Kammerwinkels vorliegen (Ellingson 1978, Layden 1982, van Oye und Geliskens 1985, Piette et al. 2002, Tomey und Traverso 1991). Sind bei irisfixierten Kunstlinsen mittels Angiographie Leckagen an der Regenbogenhaut nachweisbar, können diese mit gutem Erfolg durch Argonlaser-Photokoagulation verschlossen werden (Magargal et al. 1983).

Bei UGH-Syndrom im Rahmen einer Sichelzellanämie sind systemische Carboanhydrasehemmer relativ kontraindiziert, da sie über eine Azidose die Sichelzellbildung verstärken können (Sharma et al. 2003).

Beim Swan-Syndrom wurde die Koagulation der Gefäße im Kataraktschnitt mittels Argonlaser empfohlen (Bene et al. 1989).

Okuläre Hypertension und Glaukom nach Nd:YAG-Laser-Kapsulotomie

Epidemiologie

Nach älteren Studien reagierten etwa 60 bis 95 % aller Augen auf die Nd:YAG-Laser-Kapsulotomie mit einem Druckanstieg (Flohr et al. 1985, Kurata et al. 1984, Richter et al. 1985, Tomey und Traverso 1991). Bei der heutzutage üblichen Kapselsackimplantation scheint die Häufigkeit der postoperativen Druckerhöhung mit etwa 10 % allerdings deutlich geringer zu sein (Gimbel et al. 1990). Ist der Augeninnendruck bereits vor der Kapsulotomie erhöht, ist postoperativ verstärkt mit einer Druckentgleisung zu rechnen (Flohr et al. 1985, Ge et al. 2000, Kurata et al. 1984, Tomey und Traverso 1991).

Ätiopathogenese

Die Druckerhöhung nach Nd:YAG-Laser-Kapsulotomie ist letztendlich eine mittelbare Folge der Kataraktextraktion und soll deshalb in diesem Rahmen mit abgehandelt werden. Ursächlich wird eine Obstruktion des Trabekelmaschenwerks durch Bruchstücke der hinteren Linsenkapsel, Linsenreste oder Entzündungszellen vermutet (Channell und Beckman 1984, Gimbel et al. 1990, Jahn und Emke 1996, Leys et al. 1985, Pham Duy et al. 1987, Richter et al. 1985, Vine 1984). Für diesen Mechanismus spricht, dass die Druckerhöhung nach Kapsulotomie bei extrakapsulärer Kataraktextraktion (ECCE) ohne Intraokularlinse (IOL) häufiger ist als bei ECCE mit IOL (Richter et al. 1985) und bei sulcusfixierten Hinterkammerlinsen deutlich häufiger als bei Kapselsackfixation (Gimbel et al. 1990); beides Situationen, in denen mehr Fragmente der hinteren Linsenkapsel in die Vorderkammer gelangen. Vereinzelt wurde auch eine neurohumorale Stimulation des Ziliarkörpers mit Hypersekretion von Kammerwasser oder eine reversible Beeinträchtigung des Trabekelmaschenwerks durch Laserschockwellen angenommen (Channell und Beckman 1984, Gimbel et al. 1990, Richter et al. 1985). Auf der anderen Seite scheinen die benötigte Laserenergie und die Größe der erzielten Kapsellücke trotz vereinzelter, gegenteiliger Ansichten (Channell und Beckman 1984, Richter et al. 1985) keine wesentliche Bedeutung für die Drucksteigerung nach Nd:YAG-Laser-Kapsulotomie zu haben (Flohr et al. 1985, Steinert et al. 1991, Tomey und Traverso 1991). Bei etwa 10 % der Patienten kommt es bei der Kapsulotomie zu wahrscheinlich schockwellenbedingten, leichten Blutungen aus der Iris, die ebenfalls druckerhöhend wirken könnten (Flohr et al. 1985). Ausnahmsweise findet sich ein Pupillarblockmechanismus durch prolabierenden Glaskörper (Nirankari und Richards 1985, Tomey und Traverso 1991).

Diagnose

Die Druckerhöhung nach Nd:YAG-Laser-Kapsulotomie tritt meist sehr schnell auf. Der Druck kann Werte bis über 50 mm Hg erreichen, im Einzelfall sogar bis über 80 mm Hg (Vine 1984). Gewöhnlich steigt der Druck um 5 bis 10 mm Hg gegenüber dem Ausgangsniveau an. Das Druckmaximum findet sich üblicherweise 1,5 bis vier Stunden nach dem Eingriff (Channell und Beckman 1984, Flohr et al. 1985, Gartaganis et al. 1999, Ge et al. 2000, Gimbel et al. 1990, Leys et al. 1985, Nirankari und Richards 1985, Pham Duy et al. 1987, Richter et al. 1985, Tomey und Traverso 1991, Vine 1984). Aphake Augen erreichen das Druckmaximum etwas früher als pseudophake (Richter et al. 1985).

Bei 60 % der Patienten kommt es zur Drucknormalisierung innerhalb eines Tages, bei 90 % innerhalb einer Woche (Pham Duy et al. 1987, Richter et al.

1985, Tomey und Traverso 1991). Ein oft nur leichter, dauerhafter Anstieg des Druckniveaus nach Nd:YAG-Laser-Kapsulotomie ist möglich und mit 0,2 bis 6% Häufigkeit durchaus nicht zu vernachlässigen (Channell und Beckman 1984, Ge et al. 2000, Jahn und Emke 1996, Pham Duy et al. 1987, Steinert et al. 1991, Tomey und Traverso 1991).

> Die Gefahr der permanenten Erhöhung der Drucklage scheint umso größer, je ausgeprägter der unmittelbar postoperative Druckanstieg ist (Ge et al. 2000).

Auf der anderen Seite wurde auch über eine leichte Senkung des Druckniveaus zwei Monate nach Nd:YAG-Laser-Kapsulotomie berichtet (Leys et al. 1985).

Der Kammerwinkel ist offen, die Vorderkammer tief. Das Kammerwasser ist häufiger von mehr oder weniger zahlreichen Zellen durchsetzt, die zumeist nach kurzer Zeit verschwunden sind. Bei der Kapselsackfixation der Kunstlinse fällt die Vorderkammerreaktion nach Nd:YAG-Laser-Kapsulotomie in der Regel geringer aus als bei Sulcusfixation (Gimbel et al. 1990).

■ Therapie

Die Nd:YAG-Laser-assoziierte Drucksteigerung kann trotz ihres in der Regel passageren Charakters zur Progredienz bereits bestehender Gesichtsfeldausfälle führen, wenngleich dieses eher die Ausnahme darstellt (Kurata et al. 1984, Pham Duy et al. 1987, Tomey und Traverso 1991). Bei fortgeschrittener glaukomatöser Papillenschädigung empfiehlt sich daher vor und/oder unmittelbar nach Durchführung der Nd:YAG-Laser-Kapsulotomie eine prophylaktische lokale Medikation, z.B. in Form eines β-Rezeptoren-Blockers, eines Carboanhydrasehemmers oder eines $α_2$-Rezeptor-Agonisten (Gartaganis et al. 1999, Seong et al. 2000), oder auch die systemische Hemmung der Carboanhydrase. Aufgrund des selbstlimitierenden Verlaufs ist die Prognose der Drucksteigerung nach Nd:YAG-Laser-Kapsulotomie im Allgemeinen sehr günstig.

Kasuistisch wurde über den Verlust der Lichtscheinwahrnehmung als Folge einer extremen Drucksteigerung nach Nd:YAG-Laser-Kapsulotomie berichtet. Die Funktion kehrte nach einer unverzüglich durchgeführten Parazentese zurück (Vine 1984).

Besteht nach der Nd:YAG-Laser-Kapsulotomie ein vitreo-(pseudophako-)pupillärer Block ist unter Umständen eine Vitrektomie durchzuführen.

Okuläre Hypertension und Glaukom durch Verlagerung von Linsenmaterial

■ Epidemiologie

Mit einer akzidentellen intraoperativen Verlagerung von Linsenmaterial in den Glaskörperraum im Rahmen einer Kataraktextraktion ist vor allem bei schwierigen Ausgangsbedingungen und während der „Lernkurve" zu rechnen (Hutton et al. 1978). Nach einer größeren schwedischen Studie lag die Häufigkeit dieses Ereignisses bei 0,16% (Stenkula et al. 1998).

Verbleiben Linsenreste im Glaskörperraum kommt es sehr häufig – nach einzelnen Untersuchungen bei etwa 80% der Patienten (Stenkula et al. 1998, Yeo et al. 1999) – zu einer Erhöhung des Augeninnendrucks.

> Je länger sich die Linsenreste im Glaskörper befinden, umso eher muss mit einer Drucksteigerung gerechnet werden (Yeo et al. 1999).

■ Ätiopathogenese

Die Drucksteigerung ist wahrscheinlich in erster Linie bedingt durch in den Kammerwinkel freigesetzte Linsenproteine. Daneben dürften entzündliche, nichtinfektiöse Begleitphänomene von großer Bedeutung sein (Shields und Krieglstein 1993, Yeo et al. 1999). Manchmal ist der „Absturz" von Linsenmaterial mit einer zumeist durch Koagulase-negative Staphylokokken hervorgerufenen, bakteriellen Endophthalmitis vergesellschaftet (Kim et al. 1996), die ihrerseits zur Druckerhöhung führen könnte.

Dislozierte Kern- und Rindenanteile der Linse scheinen in gleicher Weise und Häufigkeit zur Druckentgleisung zu führen (Stenkula et al. 1998, Yeo et al. 1999). Vereinzelt wurde vermutet, dass verbliebene Kernanteile aufgrund der langsameren Zersetzung weniger problematisch sind als kortikale Reste (Hutton et al. 1978).

■ Diagnose

Die Diagnose ergibt sich aus dem intraoperativen Verlauf. Sollten die Linsenreste z.B. aufgrund einer Hornhauttrübung nicht sichtbar sein, können sie in der Regel gut echographisch nachgewiesen werden. Der Augeninnendruck kann bis über 70 mm Hg ansteigen (Stenkula et al. 1998).

■ Therapie

Selbst wenn auch die innerhalb von einigen Wochen nach der Kataraktextraktion durchgeführte „Spät-Vitrektomie" meist immer noch gute funktionelle Ergebnisse liefert, sollten „abgestürzte" Linsenmassen möglichst frühzeitig durch Pars-plana-Vitrektomie beseitigt werden (Yeo et al. 1999). Manche Autoren führen die Vitrektomie bevorzugt ein bis zwei Wochen nach der Kataraktextraktion durch, wenn die Hornhaut wieder klar und der Augeninnendruck (medikamentös) reguliert ist, die entzündlichen Phänomene abgeklungen sind und die hintere Glaskörperabhebung eingesetzt hat (Stenkula et al. 1998).

Bei nur diskreten Linsenresten im Glaskörper und geringer Symptomatik kann die Spontanresorption unter konservativer Therapie abgewartet werden (Hutton et al. 1978, Stenkula et al. 1998, Yeo et al. 1999).

Die Normalisierung des Augeninnendrucks nach Entfernung eines von Linsenanteilen durchsetzten Glaskörpers ist allerdings keineswegs obligat. Knapp 50% der vitrektomierten Augen behalten, zumindest anfänglich, einen erhöhten Augeninnendruck (Yeo et al. 1999).

Intraokuläres Epithelwachstum und bindegewebige Proliferation

Beim intraokulären Epithelwachstum handelt es sich um eine heutzutage sehr seltene Komplikation nach Kataraktextraktion, die in 43 bis 55% der Fälle ein Sekundärglaukom vor allem durch epitheliale Auskleidung des Kammerwinkels hervorruft. Eine ausführliche Beschreibung erfolgt im Kapitel 10 (S. 217).

Die bindegewebige intraokuläre Proliferation („fibrous ingrowth") ist nach penetrierendem Trauma häufiger als die epitheliale intraokuläre Proliferation, spielt aber für die Druckerhöhung nach Kataraktextraktion praktisch keine Rolle.

Varia

Bei Augen mit Silikonöl-Füllung kann es im Rahmen einer Kataraktextraktion zu einer teilweisen Ausschwemmung der Tamponade in den (oberen) Kammerwinkel und dadurch zu einem Silikonöl-induzierten Sekundärglaukom kommen. Näheres hierzu ist in Kapitel 3.3 (S. 54) ausgeführt.

Als absolute Seltenheit wurde die Proliferation von Melanozyten der Iris über das Trabekelmaschenwerk hinweg auf die Hornhautrückfläche beschrieben, die einige Jahre nach einer komplizierten intrakapsulären Kataraktextraktion (mit Glaskörperinkarzeration) ein Sekundärglaukom hervorrief (Ueno et al. 1979).

Zusammenfassung und Zukunftsperspektiven

Die Erhöhung des Augeninnendrucks nach Kataraktextraktion mit oder ohne Kunstlinsenimplantation ist ein häufiges, aber insbesondere bei Lentektomie im Säuglings- und Kindesalter auch ein oft stark unterschätztes Ereignis. Sie hat vielfältige Ursachen und ist sehr häufig nicht unmittelbar, sondern nur mittelbar durch die Linsenentfernung bedingt. Die Begriffe „Aphakieglaukom" und „Pseudophakieglaukom" sollten deshalb auf die reinen, idiopathischen Formen beschränkt werden, bei denen der Kammerwinkel offen ist und andere druckerhöhende Mechanismen fehlen.

Die Druckerhöhung nach Kataraktextraktion kann früh oder noch nach vielen Jahren akut oder schleichend auftreten und selbstlimitierend oder chronisch persistierend sein (**Tab. 3-2**). Die Therapie muss sich am Befund orientieren, ist aber in der Mehrzahl zunächst konservativer Natur. Fistulierende Operationen sind beim reinen, klassischen Aphakie- bzw. Pseudophakieglaukom grundsätzlich weniger

Tab. 3-2 Manifestation und Verlauf der Sekundärglaukome bzw. der okulären Hypertensionen bei Aphakie bzw. Pseudophakie

Art des Sekundärglaukoms bzw. der okulären Hypertension	Häufigkeit	Latenz zwischen Kataraktextraktion und Druckerhöhung	Manifestation der Druckerhöhung	Drucklage	Verlauf
Reines Aphakie- bzw. Pseudophakieglaukom	häufig, sehr häufig nach Extraktion einer kongenitalen Katarakt	Monate bis Jahre, u. U. nur Tage; nach Extraktion einer kongenitalen Katarakt meist 5 bis 8 Jahre, u. U. Jahrzehnte	meist schleichend	meist 25 bis 35 mm Hg, u. U. darüber	chronisch persistierend

Tab. 3-2 (Fortsetzung)

Art des Sekundärglaukoms bzw. der okulären Hypertension	Häufigkeit	Latenz zwischen Kataraktextraktion und Druckerhöhung	Manifestation der Druckerhöhung	Drucklage	Verlauf
Entzündungsbedingtes bzw. hämorrhagisches Glaukom	häufig	meist wenige Tage oder wenige Wochen, selten später	oft akut	oft > 35 mm Hg	meist selbstlimitierend
Uveitis-Glaukom-Hyphäma-(UGH-) und Swan-Syndrom	selten	wenige Wochen bis Jahre	variabel	variabel	chronisch rezidivierend
Pseudophakie-induziertes Pigmentdispersionsglaukom	selten	mindestens einige Monate	meist schleichend	meist bis 35 mm Hg. u. U. bis 50 mm Hg	chronisch persistierend
Glaukom bei vorderen Synechien (ohne Pupillarblock)	häufig	früher als beim „reinen" Aphakie- bzw. Pseudophakieglaukom, meist wenige Wochen bis Monate, u. U. länger	überwiegend schleichend	variabel, meist keine extrem hohen Werte	chronisch persistierend
Glaukom bei Pupillarblock	nicht ganz selten	meist Tage bis Wochen, u. U. länger	schleichend oder akut	variabel, oft stark erhöht	reversibel bei adäquater Therapie
Malignes Glaukom bei Aphakie bzw. Pseudophakie	selten	variabel, u. U. noch nach Monaten oder Jahren	akut	meist sehr stark erhöht, u. U. > 50 mm Hg	reversibel bei adäquater Therapie
Glaukom durch intravitreale Linsenreste	nicht selten	in der Regel Tage bis wenige Wochen	akut, mitunter schleichend	variabel, oft stark erhöht	nach Parsplana-Vitrektomie oft, aber nicht immer reversibel
Glaukom durch intraokuläres Epithelwachstum	sehr selten	30 bis 50 % bis 1 Jahr, u. U. sehr viele Jahre	meist eher schleichend	oft sehr stark erhöht	ohne Therapie sehr oft chronisch progredient
Steroidinduziertes Glaukom	nicht selten	frühestens zwei Wochen nach Therapiebeginn, u. U. noch nach Jahren	schleichend	meist nur Erhöhung um 5 bis 10 mm Hg	nach Absetzen des Cortisons meist reversibel
Druckerhöhung nach Nd:YAG-Laser-Kapsulotomie	sehr häufig, heute ca. 10 %, früher 75 bis 95 %	meist 1 bis 4 Stunden	akut	meist Druckerhöhung um 5 bis 10 mm Hg, Druck u. U. > 50 mm Hg	meist selbstlimitierend innerhalb eines Tages bis zu einer Woche, 0,2 bis 6 % persistierende Druckerhöhung
Druckerhöhung durch Viskoelastika	sehr häufig	wenige Stunden	akut	Druck oft > 40 mm Hg	selbstlimitierend

Erfolg versprechend als beim primären Offenwinkelglaukom, sodass Patienten mit Sekundärglaukom nach Kataraktextraktion von Neuentwicklungen in der Glaukomchirurgie (z. B. Implantate oder postoperative Fibrosehemmung durch Medikamente oder Antikörper) oder der medikamentösen Drucksenkung zukünftig in besonderer Weise profitieren dürften.

Es darf angenommen werden, dass sich der heutzutage sehr hohe Standard der Kataraktchirurgie mit Kleinschnitttechnik, Kapsulorhexis, stabil sitzenden, hochwertigen Kunstlinsen und nur geringen entzündlichen Begleitphänomenen günstig auf die postoperative Glaukomhäufigkeit ausgewirkt hat. Potenziell druckerhöhende Situationen wie z. B. haptikbedingte vordere Synechierungen, UGH- und Swan-Syndrom oder der kunstlinseninduzierte Abrieb des Irispigments sind heute sehr selten geworden. Dennoch werden sich die in immer kürzerem Abstand auf uns zukommenden operationstechnischen Neuentwicklungen (wie z. B. akkommodationsfähige Linsen und phake Intraokularlinsen) immer auch daran messen lassen müssen, wie häufig und in welcher Weise sie den Augeninnendruck negativ beeinflussen.

Literatur

Bellows AR, Johnstone MA. Surgical management of chronic glaucoma in aphakia. Ophthalmology 1983; 90: 807–13.

Bene C, Hutchins R, Kranias G. Cataract wound neovascularization. An often overlooked cause of vitreous hemorrhage. Ophthalmology 1989; 96: 50–3.

Buschmann W, Linnert D. Glaskörperechographie bei Aphakie und malignem Aphakieglaukom. Klin Monatsbl Augenheilkd 1976; 168: 453–61.

van Buskirk EM. Late onset, progressive, peripheral anterior synechiae with posterior chamber intraocular lenses. Ophthalmic Surg 1987; 18: 115–7.

Caplan MB, Brown RH, Love LL. Pseudophakic pigmentary glaucoma. Am J Ophthalmol 1988; 105: 320–1.

Channell MM, Beckman H. Intraocular pressure changes after Neodymium-YAG laser posterior capsulotomy. Arch Ophthalmol 1984; 102: 1024–6.

Chrousos GA, Parks MM, O'Neill JF. Incidence of chronic glaucoma, retinal detachment and secondary membrane surgery in pediatric aphakic patients. Ophthalmology 1984; 91: 1238–41.

Coleman AL, Hill R, Wilson MR, Choplin N, Kotas-Neumann R, Tam M, Bacharach J, Panek WC. Initial experience with the Ahmed glaucoma valve. Am J Ophthalmol 1995; 120: 23–31.

David R, Tessler Z, Yagev R, Briscoe D, Biedner BZ, Gilad E, Yassur Y. Persistently raised intraocular pressure following extracapsular cataract extraction. Br J Ophthalmol 1990; 74: 272–4.

Dick B, Schwenn O. Komplikationen durch Anwendung der Viskoelastika. In: Dick B, Schwenn O (Hrsg). Viskoelastika – Eine Übersicht. Berlin, Heidelberg, New York: Springer 1998; 73–7.

Ellingson FT. The uveitis-glaucoma-hyphema syndrome associated with the Mark VIII anterior chamber lens implant. Am Intraocular Implant Soc J 1978; 4: 50–3.

Epstein DL, Steinert RF, Puliafito CA. Neodymium-YAG laser therapy to the anterior hyaloid in aphakic malignant (ciliovitreal block) glaucoma. Am J Ophthalmol 1984; 98: 137–43.

Evans RB. Peripheral anterior synechia overlying the haptics of posterior chamber lenses. Ophthalmology 1990; 97: 415–23.

Flohr MJ, Robin AL, Kelley JS. Early complications following Q-switched Neodymium:YAG laser posterior capsulotomy. Ophthalmology 1985; 92: 360–3.

François J. Late results of congenital cataract surgery. Ophthalmology 1979; 86: 1586–98.

Gartaganis SP, Mela EK, Katsimpris JM, Petropoulos JK, Karamanos NK, Koliopoulos JX. Use of topical brimonidine to prevent intraocular pressure elevations following Nd:YAG-laser posterior capsulotomy. Ophthalmic Surg Lasers 1999; 30: 647–52.

Ge J, Wand M, Chiang R, Paranhos A, Shields MB. Long-term effect of Nd:YAG laser posterior capsulotomy on intraocular pressure. Arch Ophthalmol 2000; 118: 1334–7.

Gimbel HV, van Westenbrugge JA, Sanders DR, Raanan MG. Effect of sulcus vs capsular fixation on YAG-induced pressure rises following posterior capsulotomy. Arch Ophthalmol 1990; 108; 1126–9.

Goela A, Damji KF, Daneshvar H, Gilberg SM. Delayed, recurrent hypotonous maculopathy following aqueous suppressant therapy in pseudophakia. Can J Ophthalmol 1999; 34: 395–7.

Gross RL, Feldman RM, Spaeth GL, Steinmann WC, Spiegel D, Katz LJ, Wilson RP, Varma R, Moster MR, Marks S. Surgical therapy of chronic glaucoma in aphakia and pseudophakia. Ophthalmology 1988; 95: 1195–201.

Hampton C, Shields MB, Miller KN, Blasini M. Evaluation of a protocol for transscleral Neodymium:YAG cyclophotocoagulation in one hundred patients. Ophthalmology 1990; 97: 910–7.

Henricsson M, Heijl A, Janzon L. Diabetic retinopathy before and after cataract surgery. Br J Ophthalmol 1996; 80: 789–93.

Hentsch R. Zur klinischen Problematik des Aphakieglaukoms. Ber Zusammenk DOG 1969; 69: 387–91.

Herschler J. The effect of total vitrectomy on filtration surgery in the aphakic eye. Ophthalmology 1981; 88: 229–32.

Herschler J, Claflin AJ, Fiorentino G. The effect of aqueous humor on the growth of subconjunctival fibroblasts in tissue culture and its implications for glaucoma surgery. Am J Ophthalmol 1980; 89: 245–9.

Heuer DK, Gressel MG, Parrish RK 2nd, Anderson DR, Hodapp E, Palmberg PF. Trabeculectomy in aphakic eyes. Ophthalmology 1984; 91: 1045–51.

Heuer DK, Lloyd MA, Abrams DA, Baerveldt G, Minckler DS, Lee MB, Martone JF. Which is better? One or two? A randomized clinical trial of single-plate versus double-plate Molteno implantation for glaucomas in aphakia and pseudophakia. Ophthalmology 1992; 99: 1512–9.

Hille K, Ruprecht KW. Die Ahmed Glaucoma Valve. Ein neues Implantat zur operativen Drucksenkung. Ophthalmologe 1999; 96: 653–7.

Hille K, Hille A, Ruprecht KW. Drainagesysteme in der Glaukomchirurgie. Ophthalmologe 2002; 99: 902–16.

Hodkin MJ, Goldblatt WS, Burgoyne CF, Ball SF, Insler MS. Early clinical experience with the Baerveldt implant in complicated glaucomas. Am J Ophthalmol 1995; 120: 32–40.

Hutton WL, Snyder WB, Vaiser A. Management of surgically dislocated intravitreal lens fragments by pars plana vitrectomy. Ophthalmology 1978; 85: 176–89.

Jahn CE. Senkung des intraokularen Drucks durch Phakoemulsifikation und Hinterkammerlinsenimplantation. Ophthalmologe 1995; 92: 560–3.

Jahn CE, Emke M. Long-term elevation of intraocular pressure after Neodymium:YAG laser posterior capsulotomy. Ophthalmologica 1996; 210: 85–9.

Johnson CP, Keech RV. Prevalence of glaucoma after surgery for PHPV and infantile cataracts. J Pediatr Ophthalmol Strabismus 1996; 33: 14–7.

Keech RV, Tongue AC, Scott WE. Complications after surgery for congenital and infantile cataracts. Am J Ophthalmol 1989; 108: 136–41.

Kim JE, Flynn HW jr., Rubsamen PE, Murray TG, Davis JL, Smiddy WE. Endophthalmitis in patients with retained lens fragments after phacoemulsification. Ophthalmology 1996; 103: 575–8.

Koller TLF, Stürmer J, Gloor B. Risikofaktoren für das Versagen einer Trabekulektomie. Klin Monatsbl Augenheilkd 1998; 213: 1–8.

Kooner KS, Dulaney DD, Zimmerman TJ. Intraocular pressure following secondary anterior chamber lens implantation. Ophthalmic Surg 1988a; 19: 274–6.

Kooner KS, Dulaney DD, Zimmerman TJ. Intraocular pressure following extracapsular cataract extraction and posterior chamber intraocular lens implantation. Ophthalmic Surg 1988b; 19: 471–4.

Kurata F, Krupin T, Sinclair S, Karp L. Progressive glaucomatous visual field loss after Neodymium-YAG laser capsulotomy. Am J Ophthalmol 1984; 98: 632–4.

Layden WE. Pseudophakia and glaucoma. Ophthalmology 1982; 89: 875–9.

Leys MJJ, Pameijer JH, de Jong PTVM. Intermediate-term changes in intraocular pressure after Neodymium-YAG laser posterior capsulotomy. Am J Ophthalmol 1985; 100: 332–3.

Lloyd MAE, Baerveldt G, Heuer DK, Minckler DS, Martone JF. Initial clinical experience with the Baerveldt implant in complicated glaucomas. Ophthalmology 1994; 101: 640–50.

Magargal LE, Goldberg RE, Uram M, Gonder JR, Brown GC. Recurrent microhyphema in the pseudophakic eye. Ophthalmology 1983; 90: 1231–4.

McDonnell PJ, Champion R, Green WR. Location and composition of haptics of posterior chamber intraocular lenses. Histopathologic study of postmortem eyes. Ophthalmology 1987; 94: 136–42.

Mielke J, Schlote T. Intraokularer Druck. In: Schlote T, Freudenthaler SM, Stübiger N, Zierhut M (Hrsg). Medikamentöse Nebenwirkungen am Auge. Stuttgart, New York: Thieme 2001; 49–57.

Miller RD, Nisbet RM. Cyclodialysis with air injection in black patients. Ophthalmic Surg 1981; 12: 92–4.

Mills MD, Robb RM. Glaucoma following childhood cataract surgery. J Pediatr Ophthalmol Strabismus 1994; 31: 355–60.

Mills RP, Reynolds A, Emond MJ, Barlow WE, Leen MM. Long-term survival of Molteno glaucoma drainage devices. Ophthalmology 1996; 103: 299–305.

Mistlberger A, Esaki K, Liebmann JM, Ritch R. A slit-lamp needling filtration procedure for uncontrolled glaucoma in pseudophakic and aphakic eyes. Ophthalmic Surg Lasers 1999; 30: 237–40.

Mittra RA, Borillo JL, Dev S, Mieler WF, Koenig SB. Retinopathy progression and visual outcomes after phacoemulsification in patients with diabetes mellitus. Arch Ophthalmol 2000; 118: 912–7.

Molteno ACB, Ancker E, van Biljon G. Surgical technique for advanced juvenile glaucoma. Arch Ophthalmol 1984; 102: 51–7.

Nicaeus T, Derse M, Schlote T, Erb C, Rohrbach JM, Thiel H-J. Die Zyklokryokoagulation in der Behandlung therapierefraktärer Glaukome: Eine retrospektive Analyse von 185 Zyklokryokoagulationen. Klin Monatsbl Augenheilkd 1999; 214: 224–30.

Nirankari VS, Richards RD. Complications associated with the use of the Neodymium:YAG laser. Ophthalmology 1985; 92: 1371–5.

van Oye R, Gelisken O. Pseudophakic glaucoma. Int Ophthalmol 1985; 8: 183–6.

Parks MM, Johnson DA, Reed GW. Long-term visual results and complications in children with aphakia. Ophthalmology 1993; 100: 826–41.

Pham Duy T, Wollensak J, Becker U. Intraokulare Drucksteigerung nach Nd-YAG Laser Kapsulotomie. Pathogenese und prophylaktische Therapie. Klin Monatsbl Augenheilkd 1987; 191: 270–4.

Phelps CD, Arafat NI. Open-angle glaucoma following surgery for congenital cataracts. Arch Ophthalmol 1977; 95: 1985–7.

Piette S, Canlas OAQ, Tran HV, Ishikawa H, Liebmann JM, Ritch R. Ultrasound biomicroscopy in uveitis-glaucoma-hyphema syndrome. Am J Ophthalmol 2002; 133: 839–41.

Pollack A, Dotan S, Oliver M. Progression of diabetic retinopathy after cataract extraction. Br J Ophthalmol 1991; 75: 547–51.

Rácz P, Szilvássy I, Pintér E. Kammerwinkelbefunde nach komplikationslosen Starextraktionen. Klin Monatsbl Augenheilkd 1974; 164: 218–20.

Radius RL, Schultz K, Sobocinski K, Schultz RO, Easom H. Pseudophakia and intraocular pressure. Am J Ophthalmol 1984; 97: 738–42.

Richter CU, Arzeno G, Pappas HR, Steinert RF, Puliafito C, Epstein DL. Intraocular pressure elevation following Nd:YAG laser posterior capsulotomy. Ophthalmology 1985; 92: 636–40.

Rohen JW, van der Zypen E. The phagocytic activity of the trabecular meshwork endothelium. Graefes Arch Clin Exp Ophthalmol 1968; 175: 143–60.

Rohen JW, Linnér E, Witmer R. Electron microscopic studies on the trabecular meshwork in two cases of corticosteroid-glaucoma. Exp Eye Res 1973; 17: 19–31.

Rohrbach JM, Zierhut M, Thiel H-J. Cataract extraction in uveitis. Eur J Implant Ref Surg 1995; 7: 342–6.

Roters S, Krieglstein GK. Atlas der Ultraschall-Biomikroskopie. Berlin, Heidelberg, New York: Springer 2001.

Rothkoff L, Biedner B, Blumenthal M. The effect of corneal section on early increased intraocular pressure after cataract extraction. Am J Ophthalmol 1978; 85: 337–8.

Schlote T. Nebenwirkungen und Risikoprofil bei Anwendung von Latanoprost 0,005% (Xalatan®). Ophthalmologe 2002; 99: 724–30.

Schlote T, Derse M, Rassmann K, Nicaeus T, Dietz K, Thiel H-J. Efficacy and safety of contact transscleral diode laser cyclophotocoagulation for advanced glaucoma. J Glaucoma 2001; 10: 294–301.

Schultz JS, Slamovits TL, Rockwood EJ, Coleman AL. Surgical management of glaucoma associated with pseudophakia. Surv Ophthalmol 2001; 46: 275–82.

Schwartz AL, Wilson MC, Schwartz LW. Efficacy of argon laser trabeculoplasty in aphakic and pseudophakic eyes. Ophthalmic Surg Lasers 1997; 28: 215–8.

Seong GJ, Lee YG, Lee JH, Lim SJ, Lee SC, Hong YJ, Kwon OW, Kim HB. Effect of 0,2% brimonidine in preventing intraocular pressure elevation after Nd:YAG laser posterior capsulotomy. Ophthalmic Surg Lasers 2000; 31: 308–14.

Shaffer RN. The role of vitreous detachment in aphakic and malignant glaucoma. Trans Am Acad Ophthalmol Otolaryngol 1954; 58: 217–31.

Sharma A, Ibarra MS, Piltz-Seymour JR, Syed NA. An unusual case of uveitis-glaucoma-hyphema syndrome. Am J Ophthalmol 2003; 135: 561–3.

Shields MB, Krieglstein GK. Glaukom nach Augenoperationen. In: Shields MB, Krieglstein GK (Hrsg). Glaukom. Berlin, Heidelberg, New York: Springer 1993; 384–411.

Simon JW, Mehta N, Simmons ST, Catalano RA, Lininger LL. Glaucoma after pediatric lensectomy/vitrectomy. Ophthalmology 1991; 98: 670–4.

Steinert RF, Puliafito CA, Kumar SR, Dudak SD, Patel S. Cystoid macular edema, retinal detachment, and glaucoma after Nd:YAG laser posterior capsulotomy. Am J Ophthalmol 1991; 112: 373–80.

Stenkula S, Byhr E, Crafoord S, Carlsson JO, Jemt M, Shanks G, Stenevi U. Tackling the „dropped nucleus". Acta Ophthalmol Scand 1998; 76: 220–3.

Steuhl KP, Marahrens P, Frohn C, Frohn A. Intraocular pressure and anterior chamber depth before and after extracapsular cataract extraction with posterior chamber lens implantation. Ophthalmic Surg 1992; 23: 233–7.

Summers CG, Lindstrom RL. Ghost cell glaucoma following lens implantation. Am Intraocular Implant Soc J 1983; 9: 429–33.

Tello C, Chi T, Shepps G, Liebmann J, Ritch R. Ultrasound biomicroscopy in pseudophakic malignant glaucoma. Ophthalmology 1993; 100: 1330–4.

The Krupin Eye Valve Filtering Surgery Study Group. Krupin eye valve with disk for filtrating surgery. Ophthalmology 1994; 101: 651–8.

Tomey KF, Traverso CE. The glaucomas in aphakia and pseudophakia. Surv Ophthalmol 1991; 36: 79–112.

Ueno H, Green WR, Kenyon KR, Hoover RE. Trabecular and retrocorneal proliferation of melanocytes and secondary glaucoma. Am J Ophthalmol 1979; 88: 592–7.

Varma R, Heuer DK, Lundy DC, Baerveldt G, Lee PP, Minckler DS. Pars plana Baerveldt tube insertion with vitrectomy in glaucomas associated with pseudophakia and aphakia. Am J Ophthalmol 1995; 119: 401–7.

Veldman E, Greve EL. Glaucoma filtering surgery, a retrospective study of 300 operations. Doc Ophthalmol 1987; 67: 151–70.

Vine AK. Ocular hypertension following Nd:YAG laser capsulotomy: a potentially blinding complication. Ophthalmic Surg 1984; 15: 283–4.

Wallace DK, Plager DA, Snyder SK, Raiesdana A, Helveston EM, Ellis FD. Surgical results of secondary glaucomas in childhood. Ophthalmology 1998; 105: 101–11.

Wollensak J, Pham DT, Anders N. Ziliolentikulärer Block als Spätkomplikation bei Pseudophakie. Ophthalmologe 1995; 92: 280–3.

Woodhams JT, Lester JC. Pigmentary dispersion glaucoma secondary to posterior chamber intra-ocular lenses. Ann Ophthalmol 1984; 16: 852–5.

Yeo LMW, Charteris DG, Bunce C, Luthert PJ, Gregor ZJ. Retained intravitreal lens fragments after phacoemulsification: a clinicopathological correlation. Br J Ophthalmol 1999; 83: 1135–8.

3.2 Glaukom und Keratoplastik

P. Oliver Denk

■ Einleitung und Definition

Das Auftreten eines erhöhten Augeninnendrucks (IOD) oder eines Glaukoms bei Patienten mit geplanter oder bereits erfolgter Keratoplastik stellt immer wieder eine therapeutische Herausforderung dar. Zum einen kann die Durchführung einer Keratoplastik sich negativ auf ein vorbestehendes Glaukom auswirken, da es postoperativ über verschiedene Pathomechanismen zu einer weiteren Verschlechterung des Kammerwasserabflusses und somit zur Druckentgleisung kommen kann. Zum anderen kann der erhöhte Augeninnendruck Endothelzellen des Transplantats schädigen und schließlich zum Transplantatversagen (**Abb. 3-5**) führen.

■ Epidemiologie

Das Auftreten eines Glaukoms bei Patienten nach Keratoplastik ist keine seltene Komplikation, die Häufigkeit hängt ab von der jeweiligen Hornhauterkrankung. Bei Patienten mit aphaker oder pseudophaker Ausgangssituation tritt ein Sekundärglaukom in bis zu 50% der Fälle auf (**Abb. 3-6**) (Schanzlin et al. 1984).

Eine Reihe weiterer Risikofaktoren für das Auftreten eines Sekundärglaukoms sind in der Literatur beschrieben. Bei aphaken Patienten scheint es häufiger zum Glaukom zu kommen, wenn die Spenderhornhaut mit dem gleichen Durchmesser trepaniert wird wie die Empfängerhornhaut. Wird die Spenderhornhaut mindestens 0,5 mm größer trepaniert, lässt sich die Glaukominzidenz verringern (Olson und Kaufman 1978). Ursache hierfür scheint ein Kollaps des Trabekelmaschenwerks bei zu kleinem Durchmesser des Spendersegments zu sein.

Andere Augenerkrankungen wie das primäre Offenwinkelglaukom, ein okuläres Trauma, eine Uveitis oder eine Herpes-simplex-Virus-bedingte Keratitis gelten ebenso als Risikofaktoren (Foulks 1987, Franca et al. 2002, Kirkness und Moshegov 1988) wie die Kombination aus perforierender Keratoplastik mit anderen ophthalmochirurgischen Eingriffen wie z. B. aufwändiger Vorderabschnittsrekonstruktionen, Entfernung der Intraokularlinse oder eine vordere Vitrektomie (Simmons et al. 1989).

■ Ätiopathogenese

Verschiedene pathogenetische Mechanismen können zur Entstehung des Sekundärglaukoms nach Keratoplastik beitragen. Neben dem Kollaps des Trabekelmaschenwerks bei kleinen Spendersegmenten und Aphakie führen in erster Linie entzündliche Veränderungen in der Vorderkammer zum postoperativen Druckanstieg. Sowohl zelluläre Elemente wie auch Fibrin können die Poren des Trabekelmaschenwerks verstopfen und so zu einer Steigerung des Abflusswiderstands beitragen. Längerfristig wird das ent-

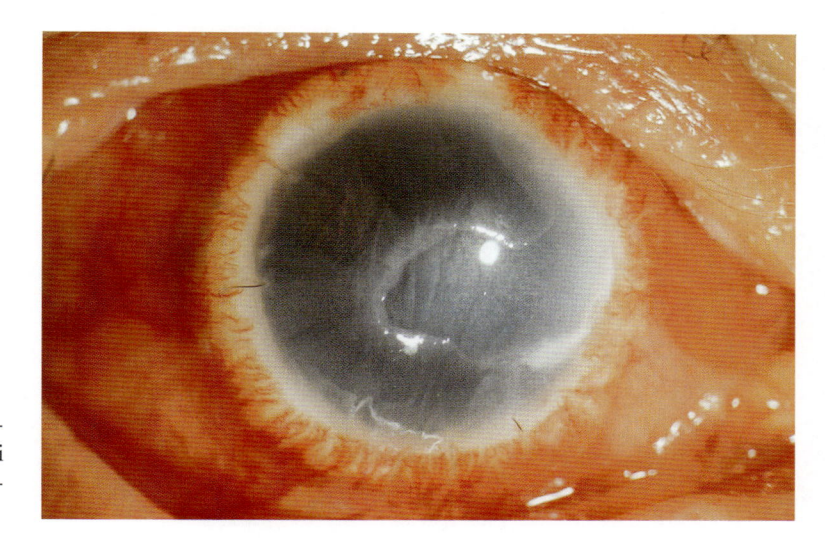

Abb. 3-5 Postoperatives Transplantatversagen nach Keratoplastik mit großem Transplantatdurchmesser bei gleichzeitig bestehendem, schwer einstellbarem Sekundärglaukom (Universitäts-Augenklinik Tübingen)

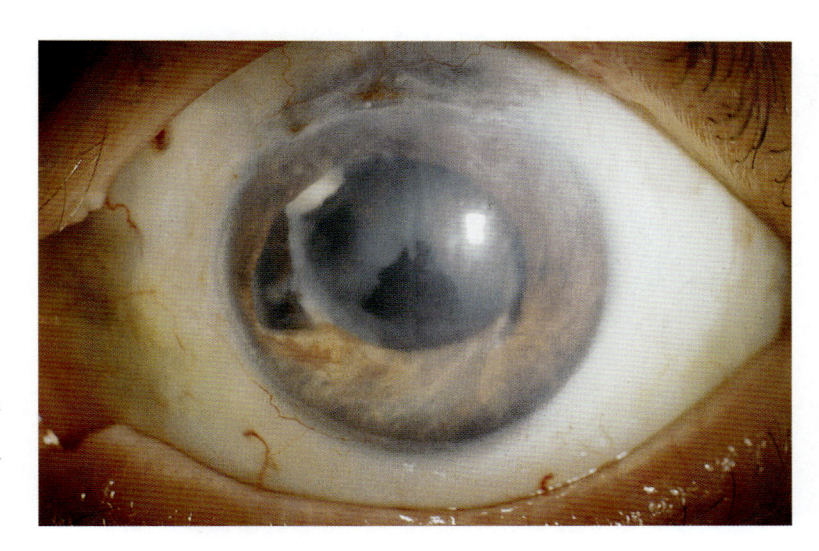

Abb. 3-6 Präoperatives spaltlampenmikroskopisches Bild einer Patientin mit bullöser Keratopathie bei Pseudophakie mit Iris-Capture. Hier besteht ein hohes Risiko für die postoperative Entstehung eines Sekundärglaukoms. (Universitäts-Augenklinik Tübingen)

zündliche Infiltrat von Fibroblasten umgebaut, es resultiert eine fibrovaskuläre Narbe, die sich kontrahiert und die Ausbildung vorderer Synechien begünstigt. Hintere Synechien können darüber hinaus durch Ausbildung einer Occlusio pupillae einen Pupillarblock verursachen.

Schließlich kann eine postoperativ eingesetzte Therapie mit Steroiden zu einer Druckentgleisung bei bis zu 25% aller Patienten nach Keratoplastik beitragen.

■ Diagnose

Eine besondere Problematik stellt die Messung des Augeninnendrucks nach Keratoplastik dar. Die Messung mit einem Applanationstonometer gestaltet sich nicht selten ausgesprochen schwierig, da die Transplantate häufig eine abgeflachte und unregelmäßige Oberfläche haben. Ferner führt die Quellung der Transplantate in den ersten Tagen dazu, dass bei größerer Stromadicke die Messungen zu hoch ausfallen. Auch mit dem Schiötz-Tonometer lassen sich wegen der Instabilität des Bulbus häufig keine exakten Messungen durchführen. Wünschenswert wäre die Weiterentwicklung der intraokulären Druckmessung an diesen Augen, die derzeit aber als Routinediagnostik nicht durchführbar ist (Redbrake und Arend 2000).

■ Therapie

Prävention. Die sorgfältige Analyse des Risikoprofils von Patienten nach Keratoplastik ist der erste Schritt zur erfolgreichen Behandlung einer möglichen Druckentgleisung. Diese Patienten werden in der Regel besser auf die Notwendigkeit engmaschiger Kontrollen hingewiesen. Eine Druckentgleisung wird somit rechtzeitig erkannt und behandelt, bevor Komplikationen auftreten.

Darüber hinaus kann die Anwendung moderner operativer Techniken von vornherein die intraokulären Verhältnisse so gestalten, dass es gar nicht erst zu einem Glaukom kommt. Glaskörper, der bei aphaken Patienten in die Vorderkammer prolabiert ist, sollte möglichst vollständig im Rahmen der Keratoplastik entfernt werden. Vordere Synechien sollten unter Zuhilfenahme von Viskoelastika gelöst werden, ohne jedoch zusätzliche iatrogene Traumen zu verursachen.

Medikamentöse Therapie. Gelingt es nicht, das Auftreten einer Druckentgleisung durch präventive Maßnahmen zu verhindern, so stehen eine Reihe medikamentöser und operativer Maßnahmen für die Therapie des Sekundärglaukoms zur Verfügung. Die Auswahl des geeigneten Verfahrens muss auf der Basis einer sorgfältigen Risiko-Nutzen-Abwägung erfolgen. Vergleicht man die Vor- und Nachteile der verschiedenen Behandlungsverfahren, so müssen diese an einer Vielzahl von Qualitätskriterien gemessen werden. Das optimale Therapieverfahren senkt effektiv den Druck und hat ein hohes Maß an Sicherheit im Hinblick auf den Erhalt der Transplantattransparenz, das Ausbleiben von visusbedrohenden Komplikationen und den Erhalt von Visus und Gesichtsfeld. Problematisch ist in diesem Zusammenhang, dass die Qualitätskriterien, die einem Therapieerfolg bzw. einem Versagen bei den verschiedenen publizierten Untersuchungen zu Grunde gelegt werden, sehr unterschiedlich bemessen wurden. Ein Vergleich der Ergebnisse ist somit nur bedingt möglich.

Die medikamentöse Therapie der Druckentgleisung ist bei Sekundärglaukomen nach Keratoplastik häufig unzureichend. Prinzipiell stehen alle derzeit erhältlichen topischen und systemischen Medikamente zur Verfügung. Problematisch erscheinen eventuell **Prostaglandinderivate**, da sie bisweilen eine Iritis verursachen oder verstärken und sich somit negativ auf die Druckentgleisung auswirken könnten (Warwar und Bullock 1999). Ferner können konservierungsmittelhaltige **Antiglaukomatosa** problematisch sein, die sich negativ auf die Homöostase des Epithelverbands auf dem Transplantat auswirken und Benetzungsstörungen der Hornhaut verschlimmern können. Darüber hinaus kann die Gabe von β-**Rezeptoren-Blockern** nach erfolgter Re-Innervation in einer Hypästhesie der Hornhaut resultieren und auf diese Weise die Stabilität der Augenoberfläche gefährden.

Operative Behandlungsverfahren. An operativen Möglichkeiten stehen derzeit sowohl zyklodestruktive Operationen als auch filtrierende Glaukomoperationen (Trabekulektomie) und Drainage-Implantate zur Auswahl. Über die Anwendung von nichtpenetrierenden Glaukomoperationen und die der Retinektomie bei Glaukompatienten nach Keratoplastik liegen noch keine hinreichenden Untersuchungen vor, sodass diese Verfahren allenfalls in der Zukunft mögliche Alternativen für die Behandlung dieser Patienten darstellen könnten.

Zyklodestruktive Operationen: Zyklodestruktive Verfahren werden seit vielen Jahren zur Behandlung refraktärer Glaukomformen verwendet. Insbesondere die **Zyklokryokoagulation** (ZKK) ist jedoch mit erheblichen Nachteilen behaftet, was dazu geführt hat, dass sie im Zusammenhang mit einer Keratoplastik praktisch nicht mehr durchgeführt wird. Sie kann nicht nur zu erheblichen postoperativen Schmerzen und intraokulären Entzündungen führen, sondern belastet durch ihre unspezifische Wirkung auf verschiedene Augengewebe die limbalen Stammzellen und unter Umständen das Hornhautendothel. Ferner ist die Zyklokryokoagulation schwierig zu dosieren, muss häufig wiederholt werden, resultiert vergleichsweise häufig in einem Transplantatversagen und führt in bis zu 24 % der Fälle schließlich zur Phthisis bulbi (Binder et al. 1975, West et al. 1973).

Die Entwicklung der **Zyklophotokoagulation** (ZPK) und insbesondere die Verwendung des Diodenlasers für diesen Eingriff hat eine Reihe von Nachteilen beseitigt, da der zyklodestruktive Effekt sich besser auf den Ziliarkörperbereich begrenzen lässt und die Dosierung einfacher zu kontrollieren ist, wodurch die Vorteile dieser Methode besser zum Tragen kommen.

Zahlreiche retrospektive Studien haben die Effektivität der Zyklophotokoagulation zur Behandlung des Sekundärglaukoms bei Patienten nach Keratoplastik untersucht. Die in der Literatur beschriebenen Erfolgsraten schwanken im Hinblick auf die Regulation des Augeninnendrucks zwischen 63 und 85 % (Ayyala et al. 1998, Cohen et al. 1989, Shah et al. 2001, Threlkeld und Shields 1995). Die Häufigkeit des Transplantatversagens wird sehr unterschiedlich bewertet und liegt zwischen 11 und 65 % (Cohen et al. 1989, Hennis und Stewart 1992, Immonen et al. 1994, Levy und Bonney 1989, Noureddin et al. 1992, Shah et al. 2001, Shields und Shields 1994, Wheatcroft et al. 1992). So fanden Cohen et al. eine erfolgreiche Senkung des IOD unter 22 mm Hg bei 64 % der operierten Augen nach drei Monaten, bei 74 % nach sechs Monaten und bei 67 % nach einem Jahr. Von 14 der präoperativ klaren Transplantate trübten sechs

(43%) im Rahmen der postoperativen Verlaufsbeobachtung ein (Cohen et al. 1989). Ähnliche Ergebnisse fanden Threlkeld und Shields mit einer erfolgreichen Senkung des Augeninnendrucks bei 77% (IOD zwischen 7 und 21 mm Hg) und einem Transplantatversagen bei 44% der operierten Augen nach einer mittleren Verlaufsbeobachtungszeit von 27 Monaten (Threlkeld und Shields 1995). Shah et al. beobachteten bei 22 Patienten (79%) eine erfolgreiche Regulation des Augeninnendrucks (IOD zwischen 6 und 21 mm Hg). Während der durchschnittlichen Verlaufsbeobachtungszeit von 30 Monaten traten bei 16% der Patienten nach der ZPK ein Transplantatversagen ein, wobei allerdings bereits vor der Zyklophotokoagulation bei 32% der Patienten das Transplantat eingetrübt war (Shah et al. 2001).

Ein bedeutender Vorteil der ZPK liegt in ihrer Wiederholbarkeit. Bei Shah et al. bekamen 57% zwei, 11% drei und 7% vier ZPKs. Es ist allerdings bekannt, dass die Gefahr einer Phthisis bulbi, die sich bei dieser Studie bei 4% der Patienten entwickelte, mit der Zahl zyklodestruktiver Operationen ebenso steigt wie die Rate der Transplantatversagen (Shah et al. 2001).

Die Komplikationsrate der Zyklophotokoagulation ist im Vergleich zur Zyklokryokoagulation bei Glaukompatienten nach Keratoplastik ausgesprochen gering. Shah et al. fanden neben der Phthisis bulbi bei 27% der Patienten eine Entzündung der Regenbogenhaut und bei 7% konjunktivale Verbrennungen. Die Phthisis-Rate lag mit 4% deutlich unter der Phthisis-Rate nach Zyklokryokoagulation, wobei allerdings das Risiko der Hypotonie mit der Zahl der zyklodestruktiven Eingriffe zu steigen scheint (Shah et al. 2001).

Es darf in diesem Zusammenhang nicht unerwähnt bleiben, dass trotz der guten Drucksenkung offensichtlich bei bis zu 57% der zyklodestruktiv behandelten Patienten im Langzeitverlauf nach zwei Jahren mit einen Visusverlust zu rechnen ist (Simmons et al. 1989).

Trabekulektomie: Im Vergleich zu den zyklodestruktiven Eingriffen bietet die Trabekulektomie bei Patienten nach Keratoplastik eine Reihe potenzieller Vorteile, insbesondere, wenn sie mit einer adjuvanten Antimetaboliten-Therapie kombiniert wird.

Die Effektivität einer Trabekulektomie scheint insbesondere im Langzeitverlauf deutlich besser zu sein als die von zyklodestruktiven Eingriffen. Ferner ist bekannt, dass der Erhalt der Sehfunktion und insbesondere des Gesichtsfelds durch eine Trabekulektomie besser gewährleistet werden kann als durch medikamentöse Therapiemaßnahmen (Collaborative Normal-Tension Glaucoma Study Group 1998, Migdal et al. 1994), was allerdings im Zusammenhang mit einer Keratoplastik bisher nicht kontrolliert untersucht wurde. Eine mögliche Erklärung für diese Überlegenheit ist die Erkenntnis, dass es nicht selten nach der Trabekulektomie zu einer Abflachung der Augeninnendruck-Amplitude kommt, wobei die Amplitude durch zyklodestruktive Verfahren meist nur unwesentlich beeinflusst wird. Da hohe Amplituden in Zusammenhang gebracht werden mit einem Fortschreiten der glaukomatösen Sehnervenschädigung liegt in der Glättung der Augeninnendruck-Amplitude ein möglicher neuroprotektiver Effekt begründet. Ferner ist die Senkung des Augeninnendrucks insbesondere nach intraoperativer Gabe von Mitomycin C nachhaltiger und bietet einen echten Langzeiteffekt, während die Senkung des Augeninnendrucks nach zyklodestruktiven Eingriffen häufig etwa durch regenerative Vorgänge im Ziliarkörperepithel nach einiger Zeit wieder nachlässt.

Während in älteren Studien ohne Gabe von Mitomycin C in nur 40 bis 50% der Patienten eine erfolgreiche Senkung des Augeninnendrucks beschrieben wurde (Foulks 1987, Gilvarry et al. 1989, Insler et al. 1985), finden sich nach Trabekulektomie mit intraoperativer Gabe von Mitomycin C Erfolgsquoten von 50 bis 77% (Ayyala et al. 1998, Figueiredo et al. 1996, WuDunn et al. 1999). Die in der Literatur gefundene Häufigkeit eines Transplantatversagens belief sich auf 4 bis 34% nach herkömmlicher Trabekulektomie sowie 12 bis 40% nach Trabekulektomie mit adjuvanter Gabe von Mitomycin C (Ayyala et al. 1998, Figueiredo et al. 1996, Foulks 1987, Gilvarry et al. 1989, Insler et al. 1985, WuDunn et al. 1999). Im Rahmen der bislang umfangreichsten retrospektiven Untersuchung von WuDunn et al. fand sich eine erfolgreiche Senkung des Augeninnendrucks bei 67% nach drei Monaten, bei 55% nach zwölf Monaten und bei 50% der Fälle nach 24 Monaten, wobei in allen Fällen eine kombinierte Keratoplastik mit Trabekulektomie durchgeführt und Mitomycin C verabreicht wurde. Die Anzahl der Transplantatversager belief sich auf 85% nach einem Jahr und auf 60% nach zwei Jahren (WuDunn et al. 1999). Die progressive Zunahme der Therapieversager spiegelt die Tatsache wider, dass bei vielen dieser häufig bereits voroperierten Patienten ein nicht unerhebliches Vernarbungsrisiko besteht. Die Ursachen hierfür sind vielfältig: Zum einen können bereits vorbestehende Bindehautnarben die Operation technisch erschweren, intra- oder postoperative Blutungen im Sickerkissenbereich begünstigen und durch erhöhte Aktivität der Fibroblasten der Tenon-Kapsel im Narbenbereich eine stärkere postoperative Fibrogenese nach sich ziehen. Zum anderen ist bekannt, dass pseudophake, aphake oder anderweitig voroperierte Patienten nicht selten eine Störung der

Blut-Kammerwasser-Schranke aufweisen, die den Einstrom von Zytokinen in das Sickerkissen begünstigt, wodurch wiederum die Proliferation und Matrixproduktion durch die Fibroblasten der Tenon-Kapsel stimuliert wird. Dies unterstreicht die Bedeutung der adjuvanten pharmakologischen Beeinflussung der Wundheilung durch Substanzen wie 5-Fluorouracil oder Mitomycin C, die jedoch bei weitem nicht bei allen Patienten die Vernarbung verhindern können. Ferner geht die Gabe von zytotoxischen Substanzen zur pharmakologischen Hemmung der Wundheilung im Bereich der Fistel einher mit einer höheren Komplikationsrate und es muss bei jeweils 1% der Patienten mit einer postoperativen Endophthalmitis bzw. einer hypotoniebedingten Makulopathie gerechnet werden, was in den meisten Fällen zu einem deutlichen Funktionsverlust des Auges führt (Palmberg 1999).

Ungeklärt ist bislang, in welcher Abfolge Keratoplastik und Trabekulektomie durchgeführt werden sollten. Es muss ins Kalkül gezogen werden, dass bei Patienten nach Keratoplastik eine besondere Notwendigkeit besteht, möglichst unmittelbar nach der Hornhauttransplantation bereits eine gute Augeninnendrucklage zu erreichen, da jeder Druckanstieg im postoperativen Verlauf zu einer Schädigung des Hornhautendothels führen kann (Ficker et al. 1990, Palmberg 1999). Dies spricht dafür, den drucksenkenden Eingriff vor oder in Kombination mit der Keratoplastik durchzuführen. Allerdings muss berücksichtigt werden, dass die akute Entzündung, die eine Keratoplastik mit sich bringt, sich negativ auf die Wundheilungsreaktion im Sickerkissenbereich auswirkt. Aus theoretischen Überlegungen sollte somit der Kombinationseingriff die bessere Wahl im Hinblick auf das Transplantatüberleben sein, während die Senkung des Augeninnendrucks am besten zu erreichen sein sollte, wenn die Trabekulektomie nach der Keratoplastik durchgeführt wird.

Implantate. Neben der Trabekulektomie finden Implantate insbesondere für Patienten nach Keratoplastik mit hohem Vernarbungsrisiko zunehmend Verwendung. Eine Reihe von Untersuchungen haben die Effektivität von Implantaten bei Patienten nach Keratoplastik im Hinblick auf die postoperative Senkung des Augeninnendrucks sowie auf den Erhalt der Sehschärfe und Gesichtsfeld nachgewiesen. Die beschriebenen Erfolgsraten im Hinblick auf die Senkung des Augeninnendrucks schwanken zwischen 65 und 96% (Ayyala et al. 1998, Beebe et al. 1990, Coleman et al. 1997, Kirkness et al. 1989, Kirkness et al. 1992, McDonnell et al. 1988, Rapuano et al. 1995, Sherwood et al. 1993). Die Rate der Transplantateintrübung hingegen liegt mit 10 bis 60% der Fälle tendenziell höher als bei anderen drucksenkenden Operationsverfahren (Coleman et al. 1997, Hodkin et al. 1995, Johnston et al. 1999, Kirkness et al. 1992, McDonnell et al. 1988, Rapuano et al. 1995, Sherwood et al. 1993). McDonnell et al. fanden einen gut regulierten Augeninnendruck (IOD zwischen 5 und 21 mm Hg) bei zwölf (72%) Patienten während einer durchschnittlichen Verlaufsbeobachtung von 13 Monaten, bei 41% trübte das Hornhauttransplantat im Verlauf ein (McDonnell et al. 1988). Coleman et al. wiederum berichteten über eine erfolgreiche Senkung des Augeninnendrucks bei 52% der Patienten nach 20 Monaten mit einem Transplantatversagen von 38% (Coleman et al. 1997). Auch Beebe et al. beobachteten ein Transplantatversagen bei 21 (51%) Augen während einer Verlaufsbeobachtungszeit von sechs bis 58 Monaten (Beebe et al. 1990). Hodkin et al. berichteten über das Transplantatversagen als häufigste postoperative Komplikation bei neun von 20 Patienten (46%) (Hodkin et al. 1995), Sherwood et al. fanden ein Transplantatversagen bei elf von 26 Patienten nach durchschnittlich 22 Monaten (Sherwood et al. 1993).

Für die relativ hohe Zahl an Transplantatversagen gibt es sowohl immunologische wie auch mechanische Ursachen. Eine erhöhte Inzidenz immunologischer Reaktionen wird unter anderem damit erklärt, dass es durch den Schlauch zu einem retrograden Fluss immunkompetenter Entzündungszellen aus dem episkleralen Raum in die Vorderkammer kommen kann (Kirkness et al. 1989). Ebenso ist davon auszugehen, dass die Anwesenheit eines Plastikfremdkörpers in der Vorder- oder Hinterkammer eine chronische Störung der Blut-Kammerwasser-Schranke begünstigt. Neben den Abstoßungsreaktionen spielen mechanisch bedingte Endothelschäden eine wesentliche Rolle. Bei bis zu 13% der Patienten findet sich ein Kontakt zwischen dem Schlauchende und dem Hornhautendothel. Ferner dürften intraoperative Manipulationen sowie Bewegungen des Schlauchendes bei der Augenbewegung, beim Blinzeln und beim Reiben der Augen zusätzliche Endothelschäden verursachen.

Auch im Zusammenhang mit Implantaten wird der optimale Zeitpunkt der Glaukomchirurgie nach wie vor kontrovers beurteilt. Rapuano et al. beobachteten eine höhere Inzidenz von Transplantatversagen, wenn das Implantat nach der Keratoplastik eingesetzt wurde (44%) als bei kombinierter Operation (29%) oder bei Patienten, bei denen das Implantat vor der Keratoplastik eingesetzt wurde (31%) (Rapuano et al. 1995). Eine ähnliche Tendenz fanden Beebe et al. (1990): 60% Transplantatversagen traten beim Einsetzen des Implantats nach der Keratoplastik, 50% bei kombinierter Operation und 43% beim Einbringen des Implantats vor der Keratoplastik auf. Die höhere Versagerquote bei bereits erfolgter Keratoplastik wird erklärt durch ein mögliches Trauma des Transplantatendothels während des Einsetzens des Implantats.

Um die Gefahr der mechanischen Endothelzellschädigung durch das Schlauchende in der Vorderkammer zu umgehen, wurde in den letzten Jahren von mehreren Autoren ein modifiziertes Operationsverfahren entwickelt, bei der das Schlauchende im hinteren Augenabschnitt über einen Pars-plana-Zugang positioniert wird. Dies setzt allerdings voraus, dass die Patienten zumindest pseudophak oder aber aphak sind und dass zuvor eine Vitrektomie durchgeführt wurde, da ansonsten der Schlauch durch Glaskörperinkarzeration verlegt werden würde und somit seine Funktion der Kammerwasserabführung nicht erfüllen könnte. Das Einbringen eines Implantats über die Pars plana wurde erstmalig von Lloyd et al. bei Patienten mit neovaskulärem Glaukom beschrieben (Lloyd et al. 1991). Arroyave et al. (2001) fanden bei Positionierung des Implantats über die Pars plana ein Transplantatversagen bei 17 % der Fälle, während 52 % der Transplantate bei Positionierung des Schlauchendes über die Vorderkammer im Verlauf von einem Jahr eintrübten. Bei Sidoti et al. (2001) fällt die Inzidenz des Transplantatversagens mit 36 bzw. 59 % nach einem Jahr bzw. zwei Jahren allerdings deutlich höher aus. Ferner ist davon auszugehen, dass die Rate der Netzhautkomplikationen beim Pars-plana-Zugang höher ist als bei der Positionierung des Schlauchendes über die Vorderkammer (**Tab. 3-3**).

■ Zusammenfassung und Zukunftsperspektiven

Es muss festgehalten werden, dass ein direkter Vergleich der verfügbaren operativen drucksenkenden Verfahren derzeit nur bedingt möglich ist, da prospektive, randomisierte Vergleichsstudien fehlen und die verfügbaren retrospektiven Studien zum Teil sehr unterschiedliche Erfolgskriterien definieren sowie in den meisten Fällen nur wenige Patienten eingeschlossen haben. Im Rahmen der bislang einzigen retrospektiven Studie, die drei operative Verfahren (Zyklophotokoagulation, Trabekulektomie mit intraoperativer Gabe von Mitomycin C und Implantat) miteinander verglich, fanden sich keine statistisch signifikanten Unterschiede im Hinblick auf die Senkung des Augeninnendrucks und die Rate des Transplantatversagens. Weitere Studien müssen folgen, um den Stellenwert der einzelnen Verfahren besser zu definieren. Zyklodestruktive Verfahren bieten sich als Primäreingriff an, da sie mit einer niedrigen Komplikationsrate behaftet sind und prinzipiell wiederholt werden können. Die Senkung des Augeninnendrucks ist aber häufig nur von kurzfristiger Dauer. Hingegen lässt sich durch die Trabekulektomie bei adjuvanter Gabe von Mitomycin C ein nachhaltiger drucksenkender Effekt erzielen, allerdings nehmen die Komplikationen zu. Bei Patienten mit großflächigen Bindehautnarben und vorangegangener vitreoretinaler Chirurgie stellen Implantate eine gute Alternative dar, die in vielen Fällen eine erfolgreiche Senkung des Augeninnendrucks und einen Erhalt der Transplantattransparenz gewährleisten kann.

Tab. 3-3 Postoperative Komplikationen nach Keratoplastik und nach Einbringen eines Implantats in die Vorder- bzw. Hinterkammer des Auges (Ayyala et al. 1998, Beebe et al. 1990, Coleman et al. 1997, Hodkin et al. 1995, Johnston et al. 1999, Kirkness et al. 1989, Kirkness et al. 1992, McDonnell et al. 1988, Rapuano et al. 1995, Sherwood et al. 1993)

Komplikationen	Implantation in die Vorderkammer	Implantation in den Glaskörperraum
Transplantatversagen	10–60 %	17–59 %
Tube-corneal-Touch	10–17 %	
Makulaödem	2–3 %	3–6 %
Netzhautablösung (Ablatio retinae)	2 %	0–6 %
Aderhautamotio	4–10 %	6–12 %
Glaskörperblutung	0–2 %	0–6 %
Ptosis		2 %
Motilitätsstörungen	2 %	6 %
Externe Fistulation		2–3 %
Chronische Hypotonie	0–4 %	0–3 %
Suprachorioidale Blutung	0–8 %	0–6 %

Literatur

Arroyave CP, Scott IU, Fantes FE, Feuer WJ, Murray TG. Corneal graft survival and intraocular pressure control after penetrating keratoplasty and glaucoma drainage device implantation. Ophthalmology 2001; 108: 1978–85.

Ayyala RS, Pieroth L, Vinals AF, Goldstein MH, Schuman JS, Netland PA, Dreyer EB, Cooper ML, Mattox C, Frangie JP, Wu HK, Zurakowski D. Comparison of mitomycin C trabeculectomy, glaucoma drainage device implantation, and laser neodymium:YAG cyclophotocoagulation in the management of intractable glaucoma after penetrating keratoplasty. Ophthalmology 1998; 105: 1550–6.

Beebe WE, Starita RJ, Fellman RL, Lynn JR, Gelender H. The use of Molteno implant and anterior chamber tube shut to encircling band for the treatment of glaucoma in keratoplasty patients. Ophthalmology 1990; 97: 1414–22.

Binder PS, Abel R jr., Kaufman HE. Cyclocryotherapy for glaucoma after penetrating keratoplasty. Am J Ophthalmol 1975; 79: 489–92.

Cohen EJ, Schwartz LW, Luskind RD, Parker AV, Spaeth GL, Katz LJ, Arentsen JJ, Wilson RP, Moster MD, Laibson PR. Neodymium:YAG laser transscleral cyclophotocoagulation for glaucoma after penetrating keratoplasty. Ophthalmic Surg 1989; 20: 713–6.

Coleman AL, Mondino BJ, Wilson MR, Casey R. Clinical experience with the Ahmed glaucoma valve implant in eyes with prior or concurrent penetrating keratoplasties. Am J Ophthalmol 1997; 123: 54–61.

Collaborative Normal-Tension Glaucoma Study Group. Comparison of glaucomatous progression between untreated patients with normal-tension glaucoma and patients with therapeutically reduced intraocular pressure. Am J Ophthalmol 1998; 126: 487–97.

Ficker LA, Kirkness CM, Steele AD, Rice NS, Gilvarry AM. Intraocular surgery following penetrating keratoplasty: the risks and advantages. Eye 1990; 4: 693–7.

Figueiredo RS, Araujo SV, Cohen EJ, Rapuano CJ, Katz LJ, Wilson RP. Management of preexisting corneal disease and glaucoma by combined penetrating keratoplasty and trabeculectomy with mitomycin-C. Ophthalmic Surg Lasers 1996; 27: 903–9.

Foulks GN. Glaucoma associated with penetrating keratoplasty. Ophthalmology 1987; 94: 871–4.

Franca ET, Arcieri ES, Arcieri RS, Rocha FJ. A study of glaucoma after penetrating keratoplasty. Cornea 2002; 21: 284–8.

Gilvarry AM, Kirkness CM, Steele AD, Rice NS, Ficker LA. The management of post-keratoplasty glaucoma by trabeculectomy. Eye 1989; 3: 713–8.

Hennis HL, Stewart WC. Semiconductor diode laser transscleral cyclophotocoagulation in patients with glaucoma. Am J Ophthalmol 1992; 113: 81–5.

Hodkin MJ, Goldblatt WS, Burgoyne CF, Ball SF, Insler MS. Early clinical experience with the Baerveldt implant in complicated glaucomas. Am J Ophthalmol 1995; 120: 32–40.

Immonen IJ, Puska P, Raitta C. Transscleral contact krypton laser cyclophotocoagulation for treatment of glaucoma. Ophthalmology 1994; 101: 876–82.

Insler MS, Cooper HD, Kastl PR, Caldwell DR. Penetrating keratoplasty with trabeculectomy. Am J Ophthalmol 1985; 100: 593–5.

Johnston RH, Nguyen R, Jongsareejit A, Lee BR, Patel S, Chong LP. Clinical study of combined penetrating keratoplasty, pars plana vitrectomy with temporary keratoprothesis, and pars plana seton implant. Retina 1999; 19: 116–21.

Kirkness CM, Moshegov C. Postkeratoplasty glaucoma. Eye 1988; 2 Suppl: 19–26.

Kirkness CM, Ling Y, Rice NS. The use of silicone drainage tubing to control post-keratoplasty glaucoma. Eye 1989; 2: 583–90.

Kirkness CM, Steele ADMcG, Ficker LA, Rice NSC. Coexistent corneal disease and glaucoma managed by either drainage surgery and subsequent keratoplasty or combined drainage surgery and penetrating keratoplasty. Br J Ophthalmol 1992; 76: 146–52.

Levy NS, Bonney RC. Transscleral YAG cyclophotocoagulation of the ciliary body for persistently high intraocular pressure following penetrating keratoplasty. Cornea 1989; 8: 178–81.

Lloyd MA, Heuer DK, Baerveldt G, Minckler DS, Martone JF, Lean JS, Liggett PE. Combined Molteno implantation and pars plana vitrectomy for neovascular glaucomas. Ophthalmology 1991; 98: 1401–5.

McDonnell PJ, Robin JB, Schanzlin DJ, Minckler D, Baerveldt G, Smith RE, Heuer D. Molteno Implant for control of glaucoma in eyes after penetrating keratoplasty. Ophthalmology 1988; 95: 364–9.

Migdal C, Gregory W, Hitchings R. Long-term functional outcome after early surgery compared with laser and medicine in open-angle glaucoma. Ophthalmology 1994; 101: 1651–6.

Noureddin BN, Wilson-Holt N, Lavin M, Jeffrey M, Hitchings RA. Advanced uncontrolled glaucoma. Nd:YAG cyclophotocoagulation or tube surgery. Ophthalmology 1992; 99: 430–6.

Olson RJ, Kaufman HE. Prognostic factors of intraocular pressure after aphakic keratoplasty. Am J Ophthalmol 1978; 86; 510–5.

Palmberg P. Surgery for complications. In: Albert DM (ed). Ophthalmic Surgery: Principles and Techniques. Oxford, Boston: Blackwell Science 1999; 476–90.

Rapuano CJ, Schmidt CM, Cohen EJ, Rajpal RK, Raber IM, Katz LJ, Wilson RP, Laibson PR, Kremer I. Results of alloplastic tube shunt procedures before, during, or after penetrating keratoplasty. Cornea 1995; 14: 26–32.

Redbrake C, Arend O. Hornhauttransplantation und Glaukom. Ophthalmologe 2000; 97: 552–6.

Schanzlin DJ, Robin JB, Gomez DS, Gindi JJ, Smith RJ. Results of penetrating keratoplasty for aphakic and pseudophakic bullous keratopathy. Am J Ophthalmol 1984; 98: 302–12.

Shah P, Lee GA, Kirwan JK, Bunce C, Bloom PA, Ficker LA, Khaw PT. Cyclodiode photocoagulation for refractory glaucoma after penetrating keratoplasty. Ophthalmology 2001; 108: 1986–91.

Sherwood MB, Smith MF, Driebe WT jr., Stern GA, Beneke JA, Zam ZS. Drainage tube implants in the treatment of glaucoma following penetrating keratoplasty. Ophthalmic Surg 1993; 24: 185–9.

Shields MB, Shields SE. Noncontact transscleral Nd:YAG cyclophotocoagulation: a long-term follow-up of 500 patients. Trans Am Ophthalmol Soc 1994; 92: 271–83.

Sidoti PA, Mosny AY, Ritterband DC, Seedor JA. Pars plana tube insertion of glaucoma drainage implants and penetrating keratoplasty in patients with coexisting glaucoma and corneal disease. Ophthalmology 2001; 108: 1050–8.

Simmons RB, Stern RA, Teekhasaenee C, Kenyon KR. Elevated intraocular pressure following penetrating keratoplasty. Trans Am Ophthalmol Soc 1989; 87: 79–91.

Threlkeld AB, Shields MB. Noncontact transscleral Nd:YAG cyclophotocoagulation for glaucoma after penetrating keratoplasty. Am J Ophthalmol 1995; 120: 569–76.

Warwar RE, Bullock JD. Latanoprost-induced uveitis. Surv Ophthalmol 1999; 43: 466–8.

West CE, Wood TO, Kaufman HE. Cyclocryotherapy for glaucoma pre- or postpenetrating keratoplasty. Am J Ophthalmol 1973; 76: 485–9.

Wheatcroft S, Singh A, Casey T, McAllister J. Treatment of glaucoma following penetrating keratoplasty with transscleral YAG cyclophotocoagulation. Int Ophthalmol 1992; 16: 397–400.

WuDunn D, Alfonso E, Palmberg PF. Combined penetrating keratoplasty and trabeculectomy with mitomycin C. Ophthalmology 1999; 106: 396–400.

3.3 Glaukome nach vitreoretinaler Chirurgie

Peter Szurman

Einleitung

Mithilfe moderner vitreoretinaler Techniken können selbst Augen mit fortgeschrittener Pathologie primär erhalten werden. Dies erfordert jedoch umfassende und auch mehrfache Eingriffe mit Veränderung der okulären Architektur sowie Endotamponaden über längere Zeiträume. Im hier assoziierten, postoperativen Komplikationsspektrum nehmen Sekundärglaukome einen bedeutenden Stellenwert ein. Dazu zählen auch hochakute Situationen, die rasche differenzialdiagnostische Abwägungen und therapeutische Entscheidungen erfordern. Um einer resultierenden Druckentgleisung adäquat zu begegnen, müssen die zu Grunde liegenden, zum Teil recht heterogenen Pathomechanismen erkannt und verstanden werden. Erschwert wird dies häufig, wenn verschiedene pathogenetische Prozesse ineinander wirken und Mischbilder entstehen.

Zum einen mögen Druckdekompensationen nach vitreoretinaler Chirurgie unspezifische Ursachen haben, die mit komplizierten Ausgangssituationen oder dem allgemeinen Operationstrauma einhergehen. Mögliche Ursachen wie belassene Viskoelastika im Auge, postoperative Einblutungen, Erhöhung des intraokulären Reizzustandes durch die einsetzende Störung der Blut-Kammerwasser-Schranke bis zur Fibrinreaktion oder die Verschlechterung einer vorbestehenden Rubeosis iridis sollten differenzialdiagnostisch bedacht werden. Auch ein Zusammenhang mit der postoperativen Medikation, z. B. bei Steroid-Respondern, ist möglich.

Zum anderen bestehen auch spezifische Mechanismen, die unmittelbar mit vitreoretinalen Verfahren und den verwendeten Adjuvanzien zusammenhängen. Diese umfassen Sekundärglaukome nach eindellender Chirurgie und nach Pars-plana-Vitrektomie, aber auch Druckanstiege nach Endotamponaden mit Gas oder Silikonöl. Um den unterschiedlichen Ätiologien gerecht zu werden, werden diese separat dargestellt.

Darüber hinaus müssen differenzialdiagnostisch andere Ursachen für die Drucksituation in Erwägung gezogen werden, die nicht der Operation ursächlich zugeordnet werden können. So ist nach vitreoretinalen Eingriffen nicht immer unterscheidbar, ob ein Sekundärglaukom durch die Operation selbst oder vielmehr durch die zu Grunde liegende Erkrankung bedingt ist. Netzhautablösungen, Diabetes mellitus, Myopie oder Trauma, die eine häufige Indikation für die vitreoretinale Chirurgie darstellen, sind ohnehin prädisponiert für ein Offenwinkelglaukom (Gedde 2002). Auch ein vorbestehendes Glaukom erhöht das Risiko für postoperative Druckprobleme.

Glaukome nach eindellender Chirurgie

■ Epidemiologie

Obwohl die letzten Jahre eine Verschiebung zu Gunsten intraokulärer Eingriffe zeigen, stellt die eindellende Chirurgie weiterhin eine wesentliche und grundlegende Technik in der Versorgung einer rhegmatogenen Netzhautablösung dar. Trotz der Veränderung der anatomischen Architektur kommt es eher selten zu Druckerhöhungen, wobei als wesentlicher Grund für den unmittelbar postoperativen Druckanstieg eine Winkelblocksituation vorliegen kann. Der Kliniker ist deshalb meist mit transienten, jedoch potenziell visusbedrohenden Situationen konfrontiert, die ein unverzügliches Eingreifen erfordern.

Die Inzidenz von Winkelblockglaukomen nach eindellender Chirurgie wird in großen Studien mit bis zu 1500 Patienten mit 1,4 bis 4,4 % angegeben (Sebestyen et al. 1962, Perez et al. 1976). Dabei hängen sowohl die Häufigkeit als auch die Ausprägung der Kammerwinkelabflachung von einer Reihe von Faktoren ab: Entscheidend sind vor allem eine vorbestehende Engwinkelsituation (Kreiger et al. 1971), die Verwendung einer Cerclage (Perez et al. 1976), Platzierung der Cerclage vor dem Äquator, hohe Myopie, höheres Lebensalter (Kreiger et al. 1971) und eine postoperative ziliochorioidale Abhebung (Sebestyen et al. 1962).

■ Ätiopathogenese

Nach eindellender Chirurgie können verschiedene Pathomechanismen eine sekundäre Druckerhöhung bewirken. Das zeitliche Auftreten kann dabei zur ursächlichen Einordnung des Geschehens richtungsweisend sein. Kurzfristig handelt es sich häufig um Winkelblockmechanismen, etwas zeitversetzt bewirken jedoch auch chronische Prozesse eine Veränderung der Kammerwasserfazilität.

Mechanische Anterotation. Geschieht die Drucksteigerung unmittelbar in der postoperativen Phase, ist dies meist das Resultat einer direkten Torsion des

Ziliarkörpers. Dabei bewirkt eine sklerale Plombe oder eine Cerclage die Kompression des Glaskörpers mit Stauchung der ziliaren Gewebe, sodass eine mechanische Anterotation des Ziliarkörpers entsteht. Daraus resultiert eine Vorverlagerung des Iris-Linsen-Diaphragmas mit Einengung insbesondere der peripheren Kammerwinkelanteile. Deutliche Druckspitzen direkt postoperativ sind die Folge. Dieser Effekt wird begünstigt, wenn die sklerale Plombe zu weit anterior platziert ist (Ansem und Bastiaensen 1987).

Kongestive Anterotation. Bei einer Drucksteigerung einige Tage bis eine Woche nach der Operation liegt häufiger eine Vortexblockade vor. Ursache ist eine beeinträchtigte venöse Drainage durch eine sklerale Plombe, vorzugsweise bei zu stark angezogener Cerclage. In solchen Fällen ist die retinale und chorioidale Blutflussgeschwindigkeit im Bereich der Plombe signifikant vermindert (Nagahara et al. 2000). Durch die Behinderung des venösen Abflusses resultiert ein erhöhter transmuraler Kapillardruck in den Ziliarkörperfortsätzen mit supraziliarer Effusion und Kongestion der Pars plicata. Die Schwellung des Ziliarkörpers bewirkt eine Anterotation und somit eine periphere Kammerwinkelverengung bis zur iridokornealen Berührung (**Abb. 3-7**). Mit der Anterotation werden gleichzeitig die Zonulafasern gestrafft und damit eine Annäherung von Ziliarkörper und Linsenäquator bewirkt. Dies führt zum Vorschub des ganzen Iris-Linsen-Diaphragmas mit nachfolgender Abflachung der Vorderkammer. Darüber hinaus ergibt sich ein erhöhtes Risiko für einen ziliolentikulären Block, wodurch die Drucksituation rasch dekompensieren kann. Diese Kaskade erscheint komplex, wurde jedoch tierexperimentell bestätigt (Diddie und Ernest 1980). Eine Prädisposition zu einer solchen uvealen Effusion besteht insbesondere bei erhöhtem transskleralem Venendruck wie in Nanophthalmus-Augen (übergroße Linsendicke in Relation zur Achsenlänge), aber auch bei Vorliegen einer besonders großen Plombe (Kimbrough et al. 1979). Eine Korrelation mit zunehmendem Alter wird erklärt durch den Einfluss atherosklerotischer Prozesse auf die Mikrozirkulation (Packer et al. 1983).

Episkleraler Venendruck. Unabhängig von der kongestiven Komponente kann durch die Beeinträchtigung der venösen Drainage ein erhöhter episkleraler Venendruck entstehen, der sekundär zu einem Anstieg des Augeninnendrucks führt. Chronische Verläufe sind hier die Regel.

Ischämie des vorderen Augenabschnitts. Bei späten Druckanstiegen muss bedacht werden, dass jede eindellende Operation eine Rubeosis des Kammerwinkels bewirken oder eine vorbestehende verschlechtern kann. Kausal wird dies über eine Ischämie des vorderen Augenabschnitts vermittelt. Eine Prädisposition besteht insbesondere bei bulbusumschnürenden Techniken oder wenn die Sklera z. B. durch eine Diathermiekoagulation vorgeschädigt ist, seltener nach Kryokoagulation anteriorer Netzhautareale. Die Augen von Diabetikern sind hier besonders gefährdet.

■ Diagnose und Differenzialdiagnose

Wie nach jedem vitreoretinalen Eingriff ist auch nach eindellender Chirurgie eine engmaschige Druckkontrolle notwendig, um akute Verläufe wie bei einer ziliochorioidalen Kongestion frühzeitig zu erkennen.

Hierzu neigen insbesondere Augen bei Nanophthalmus, aber auch Uveitis oder Skleritis posterior. Eine Cerclage beeinträchtigt die Mikrozirkulation mehr als eine Plombe, große Plomben mehr als kleine.

> Auch eine panretinale Argonlaser-Koagulation birgt das Risiko für eine uveale Effusion, das mit der behandelten retinalen Fläche und der Anzahl der Laserherde steigt (Gentile et al. 1998).

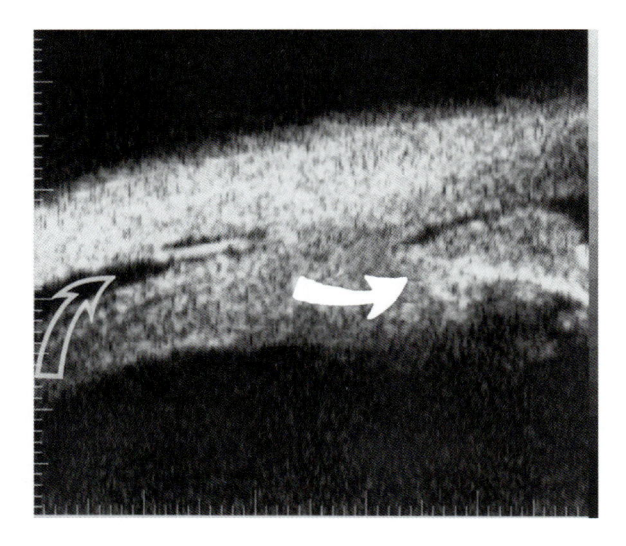

Abb. 3-7 Ultraschallbiomikroskopische Darstellung einer zyklokongestiven Effusion mit subziliarer Flüssigkeitsansammlung (offener Pfeil) und maximaler Anterotation des Ziliarkörpers (geschlossener Pfeil). Die Verdrängung des Iris-Linsen-Diaphragmas weit nach anterior bewirkt eine periphere Abflachung der Vorderkammer mit Kammerwinkeleinengung und Winkelblock. (Universitäts-Augenklinik Tübingen)

Spaltlampenmikroskopisch und gonioskopisch zeigt sich durch die maximale Anterotation zunächst eine vorwiegend periphere Abflachung der Vorderkammer (Fourman 1989). Dabei ist der Augeninnendruck nicht unbedingt richtungsweisend. Denn aufgrund der serösen Ziliarkörperabhebung und -insuffizienz kann dem Druckanstieg initial eher eine normotone oder sogar hypotone Phase vorausgehen. Mit Bildung eines ziliolentikulären Blocks entwickelt sich jedoch rasch eine Druckdekompensation mit peripher wie zentral abgeflachter oder aufgehobener Vorderkammer. Das klinische Bild unterscheidet sich damit von einem klassischen Pupillarblock (s. Kap. 3.4, S. 62 f.).

Die Schwellung und Anterotation des Ziliarkörpers lässt sich ebenso wie die Vorverlagerung des Iris-Linsen-Diaphragmas mit dem Ultraschallbiomikroskop gut darstellen. Charakteristisch ist auch eine Verdichtung oder Ablösung des Ziliarkörpers mit oder ohne angrenzende Chorioidea (Roters und Krieglstein 2001). Pavlin et al. (1997) konnten eine Woche nach eindellender Chirurgie eine supraziliare Effusion mit Flüssigkeitsansammlung bis weit nach anterior in 80 % aller Augen feststellen, allerdings meist in subklinischer und konsequenzloser Ausprägung. Eine Anterotation war bei 40 %, eine Abflachung der Vorderkammer bei 93 % der Augen nachweisbar.

Differenzialdiagnostisch muss ein rubeotisches Sekundärglaukom bei Ischämie des vorderen Augenabschnitts bedacht und erkannt werden. Auffällig sind starke Schmerzen und ein ausgeprägter Tyndall-positiver Vorderkammerreiz im Sinne eines String-Syndroms. Allerdings findet sich bei zunehmender Ischämie eher eine Hypotonie durch die Ziliarkörperinsuffizienz.

■ Therapie

Die medikamentöse Therapie zielt primär auf die konsequente Zykloplegie und antiphlogistische Behandlung mit topischen Steroiden zum Ruhigstellen und Abschwellen des Ziliarkörpers sowie zur Vorbeugung anteriorer Synechien. Damit kann der zyklokongestive Mechanismus beruhigt und ein ziliolentikulärer Block durchbrochen werden. Druckspitzen können zwischenzeitlich durch Senkung der Kammerwasserproduktion abgefedert werden. Wie bei allen zyklokongestiven Situationen sind osmotisch wirksame Substanzen wie Mannitol gut wirksam.

> Miotika sind hingegen kontraindiziert, da hierdurch die Entzündungsreaktion verstärkt und das Iris-Linsen-Diaphragma weiter nach vorne verlagert wird.

Eine periphere Iridektomie oder Iridotomie mittels Nd:YAG-Laser ist bei diesem Glaukom nicht wirksam, im Gegensatz zum klassischen Engwinkelglaukom.

Liegt lediglich eine latente Winkelblockproblematik durch eine Anterotation des Ziliarkörpers vor, jedoch ohne Zeichen eines ziliolentikulären Blocks, so kann eine periphere Argonlaser-Iridoplastik oder eine -Trabekuloplastik versucht werden (Burton und Folk 1988). Medikamentöse Therapie und Argonlaser-Iridoplastik sind gewöhnlich ausreichend und erfolgreich, um den Augeninnendruck nach eindellender Chirurgie zu regulieren. In den meisten Fällen normalisiert sich der Augeninnendruck spontan nach einigen Tagen oder Wochen, nachdem die Zyklokongestion abgeklungen ist.

Unbehandelt oder in ungünstigen Fällen können diese zyklokongestiven Glaukome auch einen chronischen Verlauf nehmen, da eine längerfristige Erhöhung des venösen Drucks das Trabekelmaschenwerk irreversibel schädigt. Auch die Bildung anteriorer Synechien kann schwer beherrschbare Situationen hervorbringen, sodass auch eine Entfernung der Plombe oder die Lockerung der Cerclage wirkungslos bleiben.

Aufgrund der durch die Voroperation vernarbten Bindehaut stellen diese Patienten häufig eine chirurgische Herausforderung dar, sodass fistulierende Standardoperationen auch mit Antimetaboliten eine reduzierte Prognose beinhalten. Zyklodestruktive Eingriffe werden deshalb bevorzugt und können trotz der schweren Dosierbarkeit in vielen Fällen Entlastung schaffen. In der angloamerikanischen Literatur werden in solchen Situationen zunehmend Drainage-Implantate als alternative Behandlungsstrategien erprobt. Die langfristige positive Wirkung ist jedoch durch fibröse Überwachsungen und Implantatluxationen erheblich begrenzt (Scott et al. 2000).

Glaukome nach Pars-plana-Vitrektomie

■ Epidemiologie

Drucksteigerungen nach Pars-plana-Vitrektomie sind häufig, verlaufen jedoch meist transient. In großen Studien zeigten sich Druckanstiege unmittelbar nach der Operation, die innerhalb kurzer Zeit wieder sinken und zumeist innerhalb einer Woche nicht mehr nachweisbar sind. Han et al. (1989) untersuchten in einer Serie mit 222 Patienten die Wirkung der Vitrektomie auf die postoperative Druckentwicklung. Die durchschnittliche Drucksteigerung betrug 10,6 mm Hg. 61,3 % der Augen hatten zumindest eine milde postoperative Drucksteigerung, 35,6 % eine signifikante und 7,7 % der Augen eine starke. Von allen Augen mit zumindest milder Drucksteigerung hatten 67,6 % einen offenen Kammerwinkel, 19,8 % einen verengten Kammerwinkel.

Signifikante Risikofaktoren für eine postoperative Drucksteigerung sind die Kombination aus Pars-plana-Vitrektomie und eindellender Chirurgie, intraoperativer Laserkoagulation oder intraoperativer Pars-plana-Lentektomie. Signifikant war auch der Zusammenhang zwischen einer postoperativen Fibrinreaktion und einem Pupillarblock. Einen verengten Kammerwinkel bedingt durch ein Ödem des Ziliarkörpers wurde häufiger bei Augen beobachtet, bei denen die Pars-plana-Vitrektomie mit eindellender Chirurgie kombiniert wurde. Bei Augen nach Pars-plana-Vitrektomie allein ergab sich nur in 1,7 % der Fälle eine solche Situation, in Kombination dagegen in 5,8 % der Fälle.

■ **Ätiopathogenese**

Zahlreiche Mechanismen sind für eine akute Drucksteigerung nach Pars-plana-Vitrektomie verantwortlich. Diese kann pathogenetisch eng mit der Vitrektomie assoziiert sein, häufiger sind aber unspezifische Faktoren ursächlich.

Trabekuläre Fazilität. Am häufigsten führt die Akkumulation von zellulärem Debris in der Vorderkammer durch ein frisches Hyphäma oder durch Entzündungszellen zu einer Überfrachtung des Trabekelmaschenwerks (Blankenship 1980). Zeitversetzt entwickeln sich auch lentogene oder erythroklastische Glaukome (Ghartey et al. 1980). Insbesondere bei Diabetikern kann sich nach der Operation eine proliferative Situation mit Rubeosis des Kammerwinkels entwickeln oder eine vorbestehende verschlechtern. Auch steroidinduzierte Glaukome müssen differenzialdiagnostisch in Betracht gezogen werden. Chronisch inflammatorische Prozesse begünstigen die Ausbildung anteriorer Synechien, die schließlich zu einem sekundären Winkelblockglaukom führen.

Pupillarblock. Sekundäre Winkelblockglaukome resultieren auch infolge eines Pupillarblocks bei postoperativer Fibrinreaktion und hinterer Synechierung. Häufiger ist aber ein Pupillarblock durch ein postoperatives Irisödem. Hier kommt es zu einer funktionellen Blockierung des Kammerwasserstroms durch die verstärkte Auflagerung des Pupillarsaums auf der Linsenvorderfläche. Prädisponierend sind ein straffes Irisdiaphragma, enge Verhältnisse des vorderen Augenabschnitts und eine übergroße Linsendicke in Relation zur Achsenlänge (Nanophthalmus).

Zyklokongestiver Block. Durch das Operationstrauma kann eine kongestive Situation mit supraziliarer Effusion und resultierendem ziliolentikulärem Block ausgelöst werden. Dies droht insbesondere bei exzessiver Laserkoagulation mit Aderhaut- und Ziliarkörperschwellung (Blondeau et al. 1981), aber auch nach massiver Glaskörperhämorrhagie und subchorioidalen Blutungen (Herschler und Cobo 1982).

> Kombinierte Vitrektomien mit Anlage eines Cerclage-Bands sind besonders gefährdet.

Pseudomalignes Glaukom. Der primäre Mechanismus eines malignen Glaukoms ist die Blockade des vorwärtsgerichteten Kammerwasserstroms auf Höhe des Ziliarkörpers und Glaskörpers, kombiniert mit einer reduzierten Permeabilität der vorderen Glaskörpergrenzmembran. Das Paradoxon eines malignen Glaukoms nach Pars-plana-Vitrektomie ist nur möglich nach unvollständiger Entfernung der Glaskörperbasis, vorzugsweise in phaken Augen. Werden Reste des Glaskörpers mit intakter vorderer Grenzmembran im Bereich der Glaskörperbasis be-

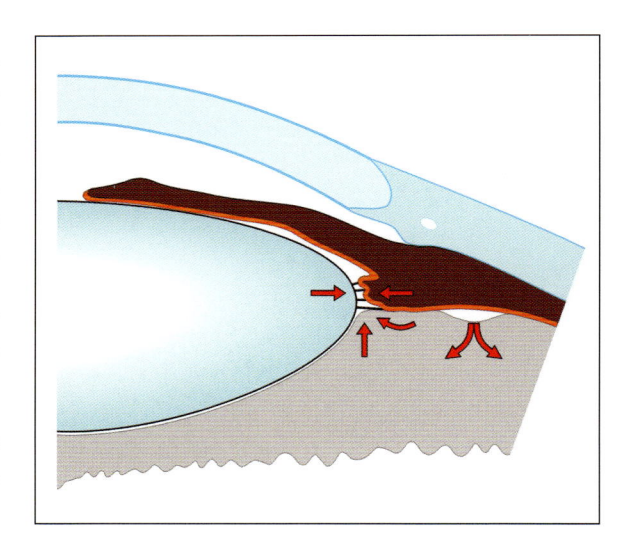

Abb. 3-8 Ziliolentikulärer (pseudomaligner) Block nach Pars-plana-Vitrektomie. Als Reaktion auf ein Operationstrauma entwickelt sich eine zyklokongestive Effusion mit Anterotation des Ziliarkörpers und ziliolentikulärer Annäherung. Durch Maldirektion kann gleichzeitig Kammerwasser in Kavernen der residuellen Glaskörperbasis eingeschlossen werden. Dies bewirkt eine Inkarzeration des Glaskörpers im verjüngten ziliolentikulären Spalt mit Ausbildung einer pseudomalignen Blocksymptomatik. (Grafik: Regina Hofer, Universitäts-Augenklinik Tübingen)

lassen, so kann eine Maldirektion von Kammerwasser mit Umleitung in das hintere Segment zu einer Zunahme des anterioren Glaskörpervolumens und Vorwärtsverlagerung des Iris-Linsen-Diaphragmas führen (**Abb. 3-8**). Da dies nicht dem klassischen Mechanismus eines malignen Glaukoms entspricht, sollte besser der Ausdruck „pseudomalignes Glaukom" verwendet werden (Massicotte und Schuman 1999).

■ Diagnose und Differenzialdiagnose

Ausgeprägte postoperative Drucksteigerungen nach Pars-plana-Vitrektomie können durch Zentralarterienverschluss oder Sehnervenischämie bis zur Blindheit führen und erfordern deshalb eine engmaschige Kontrolle des Intraokulardrucks sowie der Lichtscheinwahrnehmung. Zahlreiche Ursachen kommen hierfür infrage, sind aber nicht immer der Drucksteigerung zuzuordnen. Überfrachtungssituationen im Kammerwinkel sind spaltlampenmikroskopisch gut zu differenzieren, ebenso wie dekompensierte Drucksituationen bei Gefäßproliferationen oder Synechierungen im Kammerwinkel. Sind bei offenem Kammerwinkel keine Ursachen erkennbar, sollte auch an ein steroidinduziertes Glaukom gedacht werden.

Differenzialdiagnostisch schwieriger abzugrenzen ist eine akute postoperative Abflachung der Vorderkammer. Hier müssen zwei Pathomechanismen unterschieden werden, die unterschiedliche therapeutische Konsequenzen erfordern. Ein Pupillarblock durch Fibrinreaktion oder Irisschwellung zeigt eine primär periphere Abflachung der Vorderkammer, während beim Ziliarblock eher eine axiale Verschiebung des ganzen Iris-Linsen-Diaphragmas stattfindet, sodass auch die zentrale Vorderkammer deutlich abgeflacht ist.

Chorioidale Blutungen oder eine Effusion können im Ultraschall dargestellt werden. Insbesondere nach exzessiver Endolaser-Koagulation muss ein kongestiver Mechanismus bedacht werden. Hier ist die Ultraschallbiomikroskopie wertvoll und identifiziert eine mögliche Anterotation des Ziliarkörpers oder eine supraziliare Spaltbildung. Fehlen Zeichen einer chorioidalen Effusion trotz deutlicher Vorderkammerabflachung, so ist differenzialdiagnostisch ein ziliolentikulärer Block im Sinne eines pseudomalignen Glaukoms zu erwägen.

■ Therapie

Ein intraokulärer Druckanstieg durch eine Überfrachtungssituation im Trabekelmaschenwerk lässt sich zumeist medikamentös gut beherrschen. Durch die lokale Gabe von Glucocorticosteroiden werden neben der Stabilisierung der Blut-Kammerwasser-Schranke auch der begleitende Vorderkammerreiz sowie ein stromales Irisödem gemildert. Zusammen mit Mydriatika wird damit auch der Ausbildung hinterer Synechien vorgebeugt.

> Die systemische Gabe von Carboanhydrasehemmern sollte zunächst vermieden werden, da nur mit einer aktiven Kammerwasserkonvektion ein rasches Ausschwemmen von Zellen und Debris erreicht wird und eine Senkung der Kammerwasserproduktion hier kontraproduktiv wirkt! Bei drohender Hämatokornea oder ansonsten nicht zu beherrschender Drucksituation hat die Senkung des Intraokulardrucks jedoch Vorrang.

Han et al. (1989) konnten bei 11,3 % aller eingeschlossenen Augen nach Pars-plana-Vitrektomie den Augeninnendruck nicht medikamentös kontrollieren, sodass eine chirurgische Intervention notwendig wurde. Bei persistierenden Überfrachtungssituationen ist eine Lavage der Vorderkammer hilfreich. Liegt ein fibrininduzierter Pupillarblock vor, wird von einigen Autoren eine Argonlaser-Membranotomie empfohlen. Nach unserer Erfahrung ist jedoch die intrakamerale Injektion von rekombiniertem Gewebeplasminogen-Aktivator (rTPA) vorzuziehen, da diese Therapie kausal und zuverlässig wirkt und der Vorderkammerreiz nicht noch verstärkt wird (Jaffe et al. 1989).

Eine ziliolentikuläre Blocksituation ist selten und wird mit unter 3 % der Fälle beschrieben (Han et al. 1989). Ungefähr die Hälfte der Patienten spricht auf eine topische und systemische Therapie mit Mydriatika, Zykloplegika, Hemmern der Kammerwassersekretion und Osmotika innerhalb von vier bis fünf Tagen gut an (Harbour et al. 1996). Diese Medikamente führen zu einer Anspannung der Zonulafasern und Zurückziehen der Linse. Gleichzeitig wird das Glaskörpervolumen verringert und so der Druck auf das Iris-Linsen-Diaphragma verringert. Bei therapieresistenten Patienten kann eine Iridotomie mittels Nd:YAG-Laser bzw. Hyaloidotomie versucht werden. Der Erfolg eines solchen Therapieansatzes hängt von der Disruption der vorderen Glaskörpergrenzmembran ab, die freie Kommunikation zwischen Glaskörperraum und Vorderkammer muss gewährleistet sein (Epstein 1997). Alternative Ansätze wie eine posteriore Sklerotomie, perilentikuläre Glaskörperinzision oder Glaskörperpunktion bzw. -aspiration sind eher historisch und sollten nur in begründeten Einzelfällen angewandt werden.

Eine Revisionsvitrektomie wirkt kausal und ist therapeutisch gut wirksam, bleibt jedoch für solche

Patienten vorbehalten, die nicht auf die medikamentöse Therapie oder Lasertherapie ansprechen (Byrnes et al. 1995). Zu beachten ist, dass eine ausgiebige Säuberung der Glaskörperbasis häufig erst dann vollständig und erfolgreich durchzuführen ist, wenn auch die Linse entfernt wird und die Glaskörperbasis zirkulär frei zugänglich ist (Momoeda et al. 1983). Zacharia und Abboud (1998) beschrieben die zuweilen frustrane, therapeutische Kaskade anhand eines malignen Glaukoms, das sich refraktär zeigte trotz maximaler topischer Therapie, einer Nd:YAG-Laser-Kapsulo-Hyaloidotomie und einer chirurgischen Eröffnung der vorderen Glaskörpergrenzmembran. Erst eine wiederholte Pars-plana-Vitrektomie mit Säubern der Glaskörperbasis sowie Kapsulotomie und Iridektomie brachte eine Normalisierung der Drucksituation.

Glaukome nach intraokulärer Gastamponade

■ Epidemiologie

Gastamponaden sind ein wesentlicher Grund für intraokuläre Druckdekompensationen infolge einer Pars-plana-Vitrektomie. Han et al. (1989) identifizierten als Ursache für eine postoperative Drucksteigerung in 28,4% aller vitrektomierten Augen eine Expansion der Gasblase und in 1,8% einen durch die Gasblase bedingten Pupillarblock. Die Inzidenz wird in der Literatur mit einer breiten Variabilität angegeben und ist entscheidend abhängig von der eingesetzten Gaskonzentration.

So wurde mit 20- bis 50%igem SF_6 eine signifikant niedrigere Inzidenz eines Sekundärglaukoms beobachtet als bei der Verwendung von 100%igem SF_6 (40 vs. 67%). Bei unverdünntem SF_6 wurde bei 11% aller Augen sogar ein Zentralarterienverschluss festgestellt (Abrams et al. 1982). Deshalb wird für Gase eine Verdünnung mit steriler Luft empfohlen (**Tab. 3-4**). Eine genaue Titrierung ist schwierig, letztlich aber entscheidend. Durch die Verdünnung von SF_6 auf 20% konnte die Rate der Druckanstiege auf 6,1% reduziert werden (The Silicone Study Group 1992a). In einer anderen großen Studie wurden unter 14%igem C_3F_8 intraokuläre Druckwerte von bis zu 30 mm Hg in 18% aller Augen erreicht (The Silicone Study Group 1992b).

■ Ätiopathogenese

Verschiedene primäre und sekundäre Mechanismen führen zu einem Sekundärglaukom nach Gastamponade, die sorgfältig unterschieden werden müssen, um geeignete therapeutische Maßnahmen einleiten zu können.

Expansion. Im Gegensatz zu Luft muss bei einer Gastamponade immer die Expansionsfähigkeit der Gasblase berücksichtigt werden. Der initiale Mechanismus des Druckanstiegs ist ein Offenwinkelglaukom durch das Missverhältnis zwischen der Ausdehnung der Gasblase und der begrenzten Kapazität des Trabekelmaschenwerks, über die rasche Drainage von Kammerwasser ein ausreichendes Volumen zu schaffen. Expansible Gase wie SF_6 oder C_3F_8 dehnen sich aufgrund des anfänglich bestehenden Diffusionsgradienten für Blutgase aus. Dieser bewirkt innerhalb weniger Stunden nach Injektion von SF_6 oder C_3F_8 den Einstrom von Sauerstoff und Kohlendioxid in die Gasblase. Die Folge ist eine schnelle Größenzunahme der Gasblase. Dagegen diffundiert Stickstoff sehr langsam in das Auge und erreicht das Gleichgewicht erst nach einigen Tagen. Aufgrund des Einstroms dieser Gase nimmt die Konzentration des injizierten Gases ab und limitiert die weitere Expansion. Gleichzeitig nimmt durch die Abdiffusion des injizierten Gases auch der Diffusionsgradient für Blutgase ab. Diese beiden Faktoren begrenzen den weiteren Einstrom von Blutgasen und die Expansion der Gasblase, sodass das Gleichgewicht nach ein bis zwei Tagen für SF_6 und nach drei bis vier Tagen für C_3F_8 erreicht wird (Faude und Wiedemann 1999).

Tab. 3-4 Physikalische Eigenschaften häufig verwendeter intraokulärer Gase

Gase	Expansion (Faktor)	Konzentration (%)	Gleichgewicht (Tage)	Verweildauer (Tage)
Luft	–	100	–	5–7
SF_6	2	20	1–2	10–14
C_2F_6	3,5	16	3–4	30–35
C_3F_8	4	12–16	3–4	55–65

> Generell gilt: Je permeabler ein Gas ist, desto geringer ist seine Expansionswirkung.

Die Verweildauer der Gasblase im Auge ist unter anderem von der Löslichkeit des Gases, dem Volumen der Gasblase, dem Augeninnendruck, der Kammerwasserproduktion und den Augenbewegungen abhängig. Kritisch zu bedenken gilt, dass intraokuläre Turbulenzen die Expansion der Gasblase um mehr als 100 % erhöhen können (Crittenden et al. 1985). Dies sollte insbesondere bei der Indikationsstellung für Kinder und Patienten mit schlechter Compliance berücksichtigt werden.

Bei der pneumatischen Retinopexie ohne Vitrektomie ist die Situation prinzipiell ähnlich. Ein möglicher Druckanstieg findet sich allerdings häufig etwas zeitversetzt und auch geringer ausgeprägt, da die Wirkung der Expansion umso geringer ausfällt, je kleiner das injizierte Volumen ist. Gleichzeitig sind in nichtvitrektomierten Augen die Expansionswirkung und die Verweildauer um den Faktor 2 bis 3 verlängert (Wirostko et al. 2000).

Winkelblock. Jenseits der primären Expansionswirkung kann die Gasblase Druckschwankungen auch über ihren Auftriebsvektor hervorrufen. Liegt der Patient auf dem Rücken, so kann eine Vorverlagerung des Iris-Linsen-Diaphragmas mit Abflachung der Vorderkammer provoziert werden. Es resultiert ein sekundärer Kammerwinkelblock mit oder ohne Pupillarblockmechanismus. Ein solcher Pupillarblock kann die Situation insbesondere in aphaken Augen verstärken. Hier wird der Kammerwasserfluss aus dem hinteren Segment durch die Gasblase in der Pupillarebene verlegt (Chang et al. 1985).

Überfrachtung. Um einem Winkelblock vorzubeugen, werden Patienten mit einer Gastamponade meist zu einer Lagerung mit dem Gesicht nach unten angehalten. Diese Lagerung führt jedoch wiederum zum Absacken von Debris in die Vorderkammer und damit zu einer Überfrachtung des Kammerwinkels. Dies wird noch verstärkt durch die nach Gasinjektion resultierende Störung der Blut-Kammerwasser-Schranke (Sabates et al. 1981).

Lachgas (Distickstoffmonoxid [N_2O]). Dieses stark blutlösliche Gas diffundiert sehr schnell in die Gasblase und bewirkt eine exzessive Expansion. Deshalb sollte Lachgas im Rahmen der Narkose vermieden werden.

Atmosphärischer Druck. Veränderungen des atmosphärischen Drucks führen zu deutlichen und kurzfristigen Veränderungen des Gasvolumens mit dramatischen Druckveränderungen, weshalb Flugreisen zu vermeiden sind. Selbst eine kleine Restgasblase kann dabei noch zu erheblichen Druckspitzen führen (Mills et al. 2001).

■ Diagnose und Differenzialdiagnose

Druckspitzen müssen besonders erwartet werden, bevor das expansible Gleichgewicht erreicht ist (**Tab. 3-4**). In dieser Phase kann die Volumenzunahme der Gasblase die mögliche Verdrängung von Flüssigkeit aus dem Glaskörperraum übertreffen. Damit besteht eine vulnerable Phase, in der engmaschige Druckkontrollen besonders wichtig sind. Da gerade in den ersten 48 Stunden nach intraokulärer Gastamponade Druckwerte erreicht werden können, bei denen die okuläre Perfusion kompromittiert sein kann, gehört zu jeder Druckmessung auch die Lichtscheinprüfung. Die Tonometrie nach Schiötz wie auch pneumatische Methoden ergeben häufig falschnegative Werte, weshalb die Druckmessung immer applanatorisch nach Goldmann durchgeführt werden sollte (Del Priore et al. 1989).

Ist das Stadium des Gleichgewichts überschritten, sind Druckspitzen deutlich seltener. Durch Veränderung der Lagerung des Patienten können jedoch weiterhin rasche und dramatische Druckspitzen resultieren. Spaltlampenmikroskopisch muss dann ein Winkelblockmechanismus ausgeschlossen werden. Insbesondere in aphaken Augen muss ein akuter Pupillarblock bedacht werden. Hier ist die Ausdehnung der Gasblase in die Vorderkammer mit massiver Kammerwinkelabflachung richtungsweisend. Findet sich dagegen eine normale Vorderkammerarchitektur, ist eher ein Überfrachtungsmechanismus mit kompromittierter Fazilität des Trabekelmaschenwerks für den Druckanstieg verantwortlich.

■ Therapie

Eine Drucksteigerung geht zumeist spontan ohne visusbedrohende Komplikationen vorüber. Als einfachste Maßnahmen bewirken Bettruhe und die konsequente Lagerung des Patienten mit dem Gesicht nach unten häufig eine rasche Besserung (Hilton et al. 1990). Bei Druckwerten über 30 mm Hg steht zunächst die medikamentöse Senkung des Augeninnendrucks im Vordergrund, wobei neben β-Rezeptoren-Blockern und Mannitol vor allem systemische Hemmer der Carboanhydrase hocheffektiv sind, um Volumen für die sich ausdehnende Gasblase zu schaffen.

Bleibt der Druck unreguliert oder auf einem Niveau erhöht, sodass die Perfusion des Sehnervs gefährdet ist, so kann die Situation mit einer Parazentese der Vorderkammer signifikant entlastet werden (Han et al. 1989). Allerdings kann dies einen vorbestehenden Winkelblock noch verstärken. Als letzte Maßnahme bleibt eine Teilablassung des Gases über die Pars plana, wobei die Menge wohl dosiert werden muss, um die therapeutische Wirkung der Tamponade nicht zu verlieren.

Bei einem Pupillarblockmechanismus in aphaken Augen ist die Therapie der Wahl eine Mydriasis und die Kopflagerung des Patienten. Eventuell kann eine Iridotomie mittels Nd:YAG-Laser versucht werden. Auch bei einem Pupillarblock nach pneumatischer Retinopexie kann durch eine kurze Kopflagerung des Patienten mit dem Gesicht nach unten die zu weit anterior gelegene Gasblase wieder in den hinteren Glaskörperraum verlagert werden. Dies gelingt recht zuverlässig ohne weitere Maßnahmen (Wirostko et al. 2000).

Glaukome nach intraokulärer Silikonöl-Tamponade

■ Epidemiologie

Obwohl mit der Einführung von hochgereinigtem und fraktioniertem Silikonöl die Rate schwerer Komplikationen rückläufig sind, bleibt das Sekundärglaukom eine der wichtigsten Nebenwirkungen nach intraokulärer Silikonöl-Tamponade. In der Literatur wird über eine Steigung des intraokulären Drucks in 5,9 bis 56% aller Augen berichtet (De Corral et al. 1987, Henderer et al. 1999).

Werden Studien mit kleinen Fallzahlen nicht berücksichtigt, so erscheint ein mittlerer Wert von unter 20% realistisch. Große Studien wie der Silicone Oil Study Report (Barr et al. 1993) finden eine persistierende Druckerhöhung in nur 8% aller Augen. In einer anderen großen Studie über 383 Patienten mit Silikonöl bei komplizierter Netzhautablösung entwickelten 12,9% einen Druckanstieg (Henderer et al. 1999).

Es muss auch berücksichtigt werden, dass viele zu Grunde liegende Erkrankungen bereits ein deutlich erhöhtes Glaukomrisiko beinhalten. So zeigte eine andere Studie nach Pars-plana-Vitrektomie und Silikonöl-Tamponade bei komplizierter Amotio retinae einen sekundären Druckanstieg in bis zu 40% aller Augen (Honavar et al. 1999). Allerdings war in dieser Studie ein hoher Anteil an Diabetikern und Trauma-Augen eingeschlossen, die mit postoperativen Glaukom-Raten von 57,1 bzw. 61,9% einem besonders hohen Risiko unterlagen. Weitere Risikofaktoren für einen erhöhten postoperativen Druck sind ein vorbestehendes Glaukom, Aphakie oder Myopie (Nguyen et al. 1992). Mit der Verwendung von höher viskösem Silikonöl mit 5000 mPa × s und der dadurch geringeren Emulsifikation wurde auch die Hoffnung auf eine geringere Glaukom-Rate verknüpft. Dies wird jedoch kontrovers diskutiert, da andere Studien einen günstigen Effekt nicht nachweisen konnten (Lucke et al. 1990).

■ Ätiopathogenese

Sekundärglaukome, die nach Silikonöl-Chirurgie aufgetreten sind, wurden bis vor kurzem nahezu ausschließlich mit elementaren Verunreinigungen und der Polydispersität (abhängig von der Kettenlänge) des Silikonöls in ursächliche Beziehung gebracht. Bei genauer Betrachtung findet sich jedoch häufig ein anatomisches Korrelat für die Drucksteigerung wie neovaskuläre Komponenten, Synechierungen im Kammerwinkel oder ein chronischer Reizzustand (Jonas et al. 2001). Andererseits können auch Mechanismen wirksam werden, die direkt mit den mechanischen oder biochemischen Eigenschaften der Silikonöl-Blase in Verbindung stehen.

Kongestiver Winkelblock. Resultiert nach exzessiver Laserkoagulation oder in der Traumachirurgie eine Aderhautschwellung, bedingt dies eine Volumenabnahme im Glaskörperraum. Da die Ölblase nicht komprimierbar ist, überträgt sie die auf sie gerichtete Kraft auf das Iris-Linsen-Diaphragma. Dadurch wird dieses nach anterior verlagert mit Abflachung der Vorderkammer bis zu einem möglichen Winkelblock. In aphaken Augen kann bei einer solchen Aderhautschwellung das Öl durch Übertritt in die Vorderkammer auch direkt den Kammerwinkel blockieren. Intraoperativ muss deshalb ein Überfüllen des Auges mit Silikonöl vermieden werden (Gedde 2002).

Pupillarblock. Bei intakter Kammerwasserproduktion wird in aphaken Augen der Übertritt der Silikonöl-Blase in die Vorderkammer durch eine in der Position 6 Uhr durchgeführte, basale Iridektomie nach Ando zuverlässig verhindert (Ando et al. 1986). Die unzureichende Anlage einer solchen Iridektomie oder ihr sekundärer Verschluss durch Fibrin oder retroiridale Proliferationen führen zu einem Pupillarblock mit raschem Durchtritt der Silikonöl-Blase durch die Pupillarebene in die Vorderkammer (**Abb. 3-9**). Liegt eine Zonulaschwäche mit Migration von Silikonöl vor, kann gelegentlich ein Pupillarblock

3.3 Glaukome nach vitreoretinaler Chirurgie

auch in pseudophaken oder phaken Augen auftreten (Jackson et al. 2001).

Überfrachtungsglaukom. Eine postoperativ erhöhte intravitreale Proteinkonzentration und elementare Verunreinigungen führen zu einem Abfall der Oberflächenspannung der Silikonöl-Blase. Gleichzeitig werden im dynamischen System des Auges durch Augensakkaden hohe Beschleunigungsenergien erreicht. Die Kombination dieser beiden Faktoren ist verantwortlich für die klinisch zu beobachtende Emulsifikation, die aufgrund des niedrigen Gasdrucks des Silikonöls irreversibel ist (Szurman und Bartz-Schmidt 2000). Die reduzierte Fazilität ergibt sich aus der Überfrachtung des Trabekelmaschenwerks mit emulsifizierten Silikonöl-Bläschen, aber auch mit Pigmentzellen und Silikonöl-Makrophagen. Letztere führen über die Phagozytose von emulsifizierten Silikonöl-Partikeln zu einem Auftreiben der Zellkörper auf bis zu 100 µm und akkumulieren im juxtakanalikulären Trabekelmaschenwerk. Seit Einführung von Silikonöl in die komplexe vitreoretinale Chirurgie stellt dies die mit Abstand häufigste Variante der Makrophagen-induzierten Glaukome dar (Naumann 1997). Ob Sekundärglaukome ursächlich durch eine solche mechanische Obstruktion im Trabekelmaschenwerk entstehen, ist umstritten. Diskutiert wird

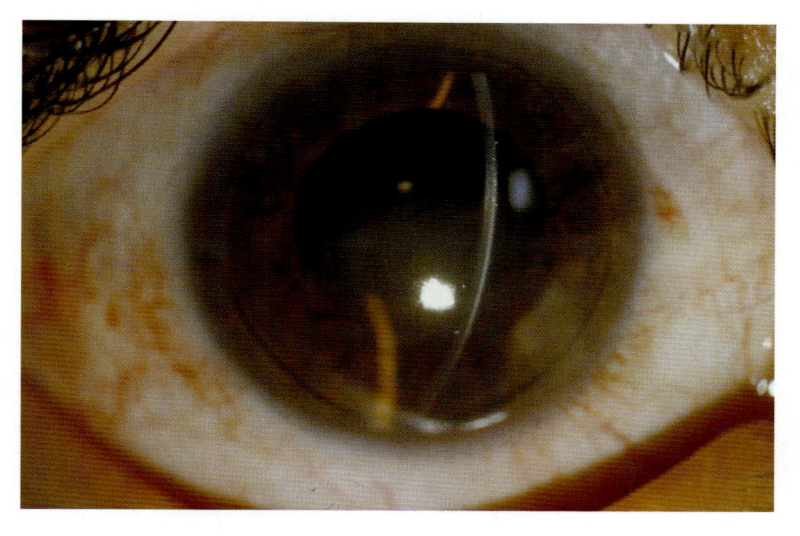

Abb. 3-9 Durchtritt der Silikonöl-Blase durch die Pupillarebene bei Aphakie nach Verschluss der Ando-Iridektomie (Universitäts-Augenklinik Tübingen)

eher ein indirekter Mechanismus mit Stimulation einer entzündlichen lokalen Fremdkörperreaktion, hervorgerufen durch Phagozytose des Silikonöl-Materials durch die Endothelzellen des Trabekelmaschenwerks (Champion et al. 1987).

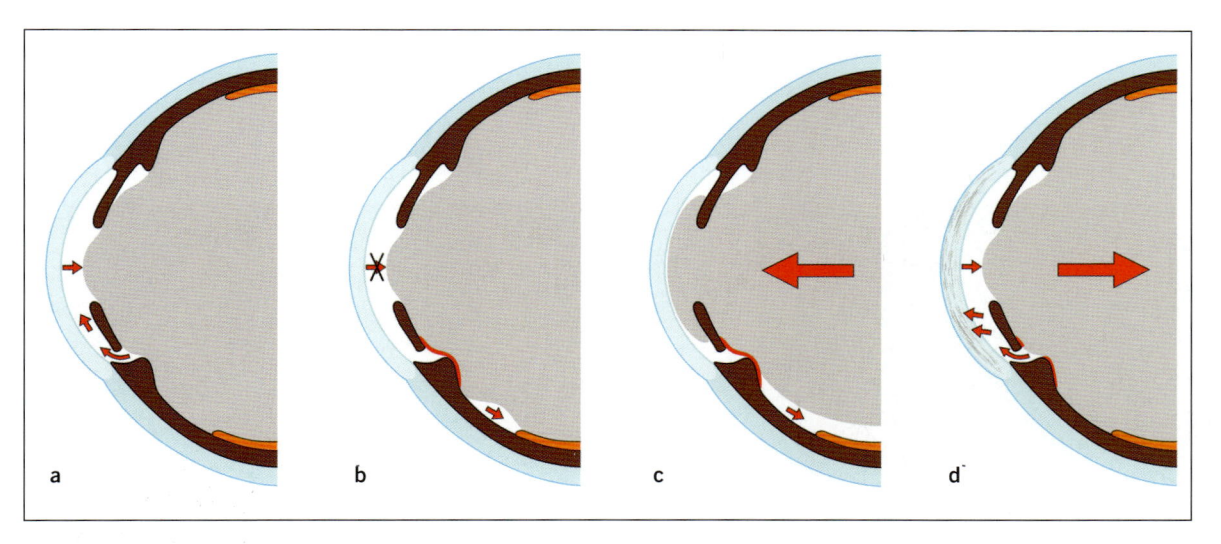

Abb. 3-10 Paradoxes Ödem (Grafik: Regina Hofer, Universitäts-Augenklinik Tübingen)
a Über eine offene basale Iridektomie nach Ando kann Kammerwasser direkt in die Vorderkammer übertreten und die Silikonöl-Blase hinter die Pupillarebene drücken.
b Wird die Iridektomie verschlossen, konkurriert die Silikonöl-Blase in der Pupillarebene mit dem Kammerwasser.
c Mit Bildung eines Pupillarblocks tritt Silikonöl in die Vorderkammer. Bei fehlendem Kammerwasser bildet sich jedoch trotz zusammengebrochener Endothelschranke kein Stromaödem.
d Nach Wiedereröffnung der Iridektomie drückt das anflutende Kammerwasser die Ölblase wieder hinter das Irissegment und trifft verspätet auf das noch dekompensierte Hornhautendothel, sodass der paradoxe Effekt eines Hornhautödems trotz regulierter Drucksituation entsteht.

■ Diagnose und Differenzialdiagnose

Durch die Unkomprimierbarkeit und die Auftriebskraft der Silikonöl-Blase können vor allem in der unmittelbar postoperativen Phase dramatische Druckschwankungen auftreten. Spaltlampenmikroskopisch muss in aphaken Augen die Durchgängigkeit der basalen Iridektomie kontrolliert werden, denn in bis zu 14 % der Fälle wird diese durch Fibrin, Blut oder retroiridale Membranen verlegt (Federman und Schubert 1988). Abzugrenzen sind ein Pupillarblock, eine Vorverlagerung des Iris-Linsen-Diaphragmas und ein Übertritt der Silikonöl-Blase in die Vorderkammer. Da bei vollständig ölgefüllter Vorderkammer keine Grenzflächen erkennbar sind, ist dies nicht immer leicht zu diagnostizieren. Hier sind die Identifizierung von kleinen Silikonöl-Perlen in den Krypten der Irisvorderfläche und eine fehlende Kammerwasserkonvektion hilfreich.

Ein durch Silikonöl in der Vorderkammer ausgelöster Winkelblock ist irreführend, da die Druckdekompensation maskiert wird durch das Fehlen eines richtungsweisenden Hornhautödems. Aufgrund der Verdrängung durch die Silikonöl-Blase kann kein Kammerwasser in das Hornhautstroma übertreten, sodass trotz zusammengebrochener Endothelfunktion die Hornhaut klar bleibt. Greifen dann die eingeleiteten therapeutischen Maßnahmen, sodass die Silikonöl-Blase die Vorderkammer wieder freigibt, ergibt sich ein paradoxer Effekt. Denn das mit der zurückweichenden Ölblase nun anflutende Kammerwasser trifft auf die noch dekompensierte Endothelbarriere und bewirkt verspätet ein paradoxes Hornhautödem, obwohl der Augeninnendruck zu diesem Zeitpunkt wieder normalisiert ist (**Abb. 3-10**). Das Fehlen von klinischen Warnzeichen eines Winkelblocks unterstreicht den diagnostischen Wert einer engmaschigen postoperativen Kontrolle des Augeninnendrucks.

Bei persistierendem Sekundärglaukom finden sich in der Vorderkammer gelegentlich emulsifizierte Silikonöl-Bläschen und Silikonophagen, wobei in solchen Fällen jeder abgrenzbare Mikroballon einen aufgeblähten Makrophagen darstellt. Gonioskopisch kann opaleszenter Schaum im oberen Kammerwinkel nachweisbar sein. Exzessive Emulsifikationen im Sinne eines Hyperoleons (inverses Hypopyon) sind klinisch eindrucksvoll, treten jedoch aufgrund der Verwendung von hochgereinigten und hochviskösen Silikonölen nur noch selten auf (**Abb. 3-11**).

■ Therapie

Unmittelbar postoperative Druckspitzen sind häufig durch eine konsequente Lagerung des Patienten mit dem Gesicht nach unten sowie eine medikamentöse Therapie beherrschbar. Die systemische Hemmung der Kammerwassersekretion ist in diesen Situationen meist effektiv, nicht sinnvoll sind dagegen osmotisch wirksame Substanzen in Silikonöl-gefüllten Augen. Eine Vorderkammerpunktion kann die Situation kurzzeitig entlasten. Ein akuter Silikonöl-induzierter Pupillarblock wird durch eine Mydriasis oder, bei entsprechender Situation, durch die Wiedereröffnung

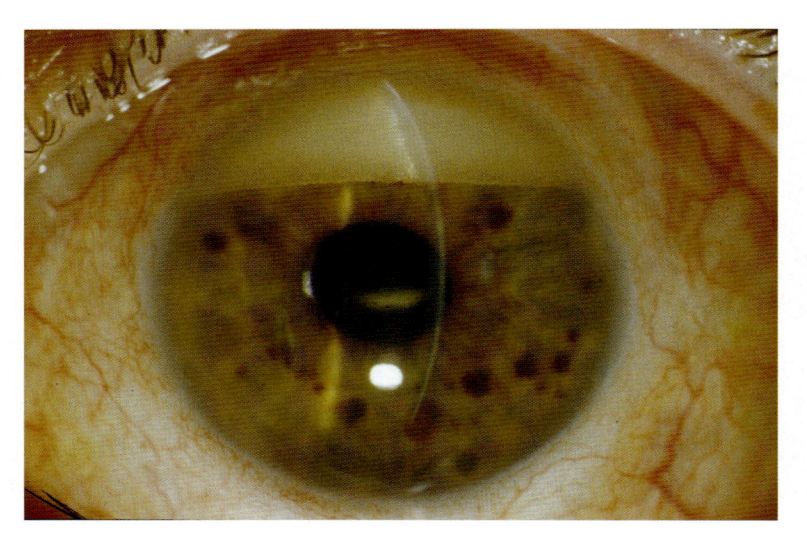

Abb. 3-11 Hyperoleon nach langjähriger Silikonöl-Tamponade (Universitäts-Augenklinik Tübingen)

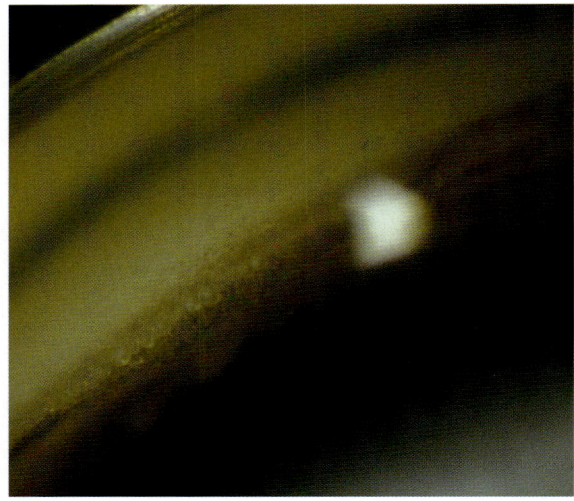

Abb. 3-12 Auch nach Ölablassung kann ein Sekundärglaukom persistieren. Im Kammerwinkel finden sich oben emulsifizierte Silikonöl-Reste. (Universitäts-Augenklinik Tübingen)

einer verlegten basalen Iridektomie mit Nd:YAG-Laser-Membranotomie durchbrochen. In den seltenen Fällen einer therapieresistenten Silikonöl-Überfüllung bleibt die Silikonöl-Teilablassung Mittel der Wahl.

Die meisten Patienten mit langfristigen Sekundärglaukomen aufgrund zunehmender Emulsifikation lassen sich medikamentös gut beherrschen (**Abb. 3-12**). Lässt es die anatomische Situation zu, kann der Druck in bis zu ⅔ der Fälle mit klinisch signifikanter Emulsifikation durch eine Silikonöl-Entfernung langfristig normalisiert werden (Lucke 1993). In den verbleibenden therapieresistenten Fällen trotz Silikonöl-Ablassung und medikamentöser Drucksenkung bleibt die transsklerale Zyklophotokoagulation Therapie der Wahl. Eine erfolgreiche Druckregulation wurde in 74 bis 82 % der Fälle nach einem Jahr beschrieben (Bloom et al. 1997).

Filtrierende Operationen und Drainage-Implantate sind dagegen problematisch und können nur in das therapeutische Konzept eingebunden werden, wenn die Ölblase gut kompartimentalisiert ist. Dies sollte jedoch Einzelfällen vorbehalten bleiben, da eine Migration von Ölresten in den subkonjunktivalen Raum zu starken lokalen Entzündungsreaktionen führt (Hyung und Min 1998).

Zusammenfassung und Zukunftsperspektiven

Die vitreoretinale Chirurgie kann über eine Vielzahl von Pathomechanismen ein Sekundärglaukom hervorrufen. Diese Glaukome können leicht übersehen oder unterschätzt werden, wenn die Aufmerksamkeit allein auf die akute und potenziell visusbedrohende Netzhauterkrankung gerichtet ist. Insbesondere akut auftretende Druckspitzen erfordern eine engmaschige postoperative Druckkontrolle und rasche therapeutische Entscheidungen. Dabei folgt die Behandlung von Glaukomen nach vitreoretinaler Chirurgie häufig nicht Standardprotokollen. Der Kliniker ist vielmehr angehalten, über das tiefere Verständnis der zu Grunde liegenden Pathomechanismen individuelle Therapieentscheidungen vorzunehmen. Oft genügen einfache Maßnahmen wie die konsequente Lagerung des Patienten mit Gastamponade oder die Wiedereröffnung einer inferioren Iridektomie mit dem Nd:YAG-Laser, andere Situationen bedürfen komplexer Strategien wie die Lockerung einer Cerclage bei zyklokongestivem Geschehen.

Persistierende Glaukome sind einer medikamentösen Therapie oder einfachen drucksenkenden Operationen wie Laseriridoplastik oder Zyklophotokoagulation gut zugänglich. Therapieresistente Glaukome bleiben jedoch problematisch, da konjunktivale Vernarbungen, Plomben und intraokuläre Probleme wie ein erhöhter Reizzustand, Synechierungen oder Rubeosis iridis die Situation in diesen voroperierten Augen erschweren.

Gleichzeitig werden durch Fortschritte in der vitreoretinalen Chirurgie auch schwerkranke Augen behandelbar, welche früher aufgegeben wurden. Diese Augen beinhalten jedoch bereits aufgrund ihrer Grunderkrankung ein deutlich erhöhtes Entstehungsrisiko für ein Sekundärglaukom. Es sollte beachtet werden, dass nicht jedes Glaukom, das in zeitlichem Zusammenhang mit vitreoretinaler Chirurgie steht, auch kausal verknüpft ist. Deshalb werden trotz der Verbesserung von Tamponade-Materialien und der Verfeinerung von Operationstechniken auch zukünftig Sekundärglaukome nach vitreoretinaler Chirurgie zu erwarten sein.

Literatur

Abrams GW, Swanson DE, Sabates WI, Goldman AI. The results of sulfur hexafluoride gas in vitreous surgery. Am J Ophthalmol 1982; 94: 165–71.

Ando F, Miyake Y, Oshima K, Yamanaka A. Temporary use of intraocular silicone oil in the treatment of complicated retinal detachment. Graefes Arch Clin Exp Ophthalmol 1986; 224: 32–3.

Ansem RP, Bastiaensen LA. Glaucoma following retinal detachment operations. Doc Ophthalmol 1987; 67: 19–24.

Barr CC, Lai MY, Lean JS, Linton KL, Trese M, Abrams G, Ryan SJ, Azen SP. Postoperative intraocular pressure abnormalities in the Silicone Study. Silicone Study Report 4. Ophthalmology 1993; 100: 1629–35.

Blankenship G. Preoperative iris rubeosis and diabetic vitrectomy results. Ophthalmology 1980; 87: 176–82.

Blondeau P, Pavan PR, Phelps CD. Acute pressure elevation following panretinal photocoagulation. Arch Ophthalmol 1981; 99: 1239–41.

Bloom PA, Tsai JC, Sharma K, Miller MH, Rice NS, Hitchings RA, Khaw PT. „Cyclodiode". Trans-scleral diode laser cyclophotocoagulation in the treatment of advanced refractory glaucoma. Ophthalmology 1997; 104: 1508–19.

Burton TC, Folk JC. Laser iris retraction for angle-closure glaucoma after retinal detachment surgery. Ophthalmology 1988; 95: 742–8.

Byrnes GA, Leen MM, Wong TP, Benson WE. Vitrectomy for ciliary block (malignant) glaucoma. Ophthalmology 1995; 102: 1308–11.

Champion R, Faulborn J, Bowald S, Erb P. Peritoneal reaction to liquid silicone: an experimental study. Graefes Arch Clin Exp Ophthalmol 1987; 225: 141–5.

Chang S, Lincoff HA, Coleman DJ, Fuchs W, Farber ME. Perfluorocarbon gases in vitreous surgery. Ophthalmology 1985; 92: 651–6.

Crittenden JJ, de Juan E jr., Tiedeman J. Expansion of long-acting gas bubbles for intraocular use. Principles and practice. Arch Ophthalmol 1985; 103: 831–4.

De Corral LR, Cohen SB, Peyman GA. Effect of intravitreal silicone oil on intraocular pressure. Ophthalmic Surg 1987; 18: 446–9.

Del Priore LV, Michels RG, Nunez MA, Smiddy W, Glaser BM, de Bustros S. Intraocular pressure measurement after pars plana vitrectomy. Ophthalmology 1989; 96: 1353–6.

Diddie KR, Ernest JT. Uveal blood flow after 360 degrees constriction in the rabbit. Arch Ophthalmol 1980; 98: 729–30.

Epstein DL. The malignant glaucoma syndromes. In: Epstein DL (ed). Glaucoma. 4th ed. Baltimore: Williams & Wilkins 1997; 285–303.

Faude F, Wiedemann P. Intraokulare Gase in der Glaskörper- und Netzhautchirurgie. Teil I: Grundlagen. Ophthalmologe 1999; 96: 349–58.

Federman JL, Schubert HD. Complications associated with the use of silicone oil in 150 eyes after retina-vitreous surgery. Ophthalmology 1988; 95: 870–6.

Fourman S. Angle-closure glaucoma complicating ciliochoroidal detachment. Ophthalmology 1989; 96: 646–53.

Gedde SJ. Management of glaucoma after retinal detachment surgery. Curr Opin Ophthalmol 2002; 13: 103–9.

Gentile RC, Berinstein DM, Liebmann J, Rosen R, Stegman Z, Tello C, Walsh JB, Ritch R. High-resolution ultrasound biomicroscopy of the pars plana and peripheral retina. Ophthalmology 1998; 105: 478–84.

Ghartey KN, Tolentino FI, Freeman HM, McMeel JW, Schepens CL, Aiello LM. Closed vitreous surgery. XVII. Results and complications of pars plana vitrectomy. Arch Ophthalmol 1980; 98: 1248–52.

Han DP, Lewis H, Lambrou FH jr., Mieler WF, Hartz A. Mechanisms of intraocular pressure elevation after pars plana vitrectomy. Ophthalmology 1989; 96: 1357–62.

Harbour JW, Rubsamen PE, Palmberg P. Pars plana vitrectomy in the management of phakic and pseudophakic malignant glaucoma. Arch Ophthalmol 1996; 114: 1073–8.

Henderer JD, Budenz DL, Flynn HW jr., Schiffman JC, Feuer WJ, Murray TG. Elevated intraocular pressure and hypotony following silicone oil retinal tamponade for complex retinal detachment: incidence and risk factors. Arch Ophthalmol 1999; 117: 189–95.

Herschler J, Cobo M. Trauma and elevated intraocular pressure. In: Ritch R, Shields MB (eds). The Secondary Glaucomas. St. Louis: Mosby 1982; 307–19.

Hilton GF, Tornambe PE, Brinton DA, Flood TP, Green S, Grizzard WS, Hammer ME, Leff SR, Mascuilli L, Morgan CM. The complication of pneumatic retinopexy. Trans Am Ophthalmol Soc 1990; 88: 191–210.

Honavar SG, Goyal M, Majji AB, Sen PK, Naduvilath T, Dandona L. Glaucoma after pars plana vitrectomy and silicone oil injection for complicated retinal detachments. Ophthalmology 1999; 106: 169–76.

Hyung SM, Min JP. Subconjunctival silicone oil drainage through the Molteno implant. Korean J Ophthalmol 1998; 12: 73–5.

Jackson TL, Thiagarajan M, Murthy R, Snead MP, Wong D, Williamson TH. Pupil block glaucoma in phakic and pseudophakic patients after vitrectomy with silicone oil injection. Am J Ophthalmol 2001; 132: 414–6.

Jaffe GJ, Lewis H, Han DP, Williams GA, Abrams GW. Treatment of postvitrectomy fibrin pupillary block with tissue plasminogen activator. Am J Ophthalmol 1989; 108: 170–5.

Jonas JB, Knorr HL, Rank RM, Budde WM. Intraocular pressure and silicone oil endotamponade. J Glaucoma 2001; 10: 102–8.

Kimbrough RL, Trempe CS, Brockhurst RJ, Simmons RJ. Angleclosure glaucoma in nanophthalmos. Am J Ophthalmol 1979; 88: 572–9.

Kreiger AE, Hodgkinson BJ, Frederick AR jr., Smith TR. The results of retinal detachment surgery. Analysis of 268 operations with a broad scleral buckle. Arch Ophthalmol 1971; 86: 385–94.

Lucke K. Silikonöl in der Chirurgie komplizierter Netzhautablösungen. Ophthalmologe 1993; 90: 215–38.

Lucke K, Strobel B, Foerster M, Laqua H. Sekundärglaukome nach Silikonölchirurgie. Klin Monatsbl Augenheilkd 1990; 196: 205–9.

Massicotte EC, Schuman JS. A malignant glaucoma-like syndrome following pars plana vitrectomy. Ophthalmology 1999; 106: 1375–9.

Mills MD, Devenyi RG, Lam WC, Berger AR, Beijer CD, Lam SR. An assessment of intraocular pressure rise in patients with gasfilled eyes during simulated air flight. Ophthalmology 2001; 108: 40–4.

Momoeda S, Hayashi H, Oshima K. Anterior pars plana vitrectomy for phakic malignant glaucoma. Jpn J Ophthalmol 1983; 27: 73–9.

Nagahara M, Tamaki Y, Araie M, Eguchi S. Effects of scleral buckling and encircling procedures on human optic nerve head and retinochoroidal circulation. Br J Ophthalmol 2000; 84: 31–6.

Naumann GOH. Glaukome und Hypotonie-Syndrome (Pathologie des abnormen intraokularen Drucks). In: Naumann GOH (Hrsg). Pathologie des Auges. 2. Aufl. Berlin, Heidelberg, New York: Springer 1997; 1245–371.

Nguyen QH, Lloyd MA, Heuer DK, Baerveldt G, Minckler DS, Lean JS, Liggett PE. Incidence and management of glaucoma after intravitreal silicone oil injection for complicated retinal detachments. Ophthalmology 1992; 99: 1520–6.

Packer AJ, Maggiano JM, Aaberg TM, Meredith TA, Reeser FH, Kingham JD. Serous choroidal detachment after retinal detachment surgery. Arch Ophthalmol 1983; 101: 1221–4.

Pavlin CJ, Rutnin SS, Devenyi R, Wand M, Foster FS. Supraciliary effusions and ciliary body thickening after scleral buckling procedures. Ophthalmology 1997; 104: 433–8.

Perez RN, Phelps CD, Burton TC. Angle-closure glaucoma following scleral buckling operations. Trans Am Acad Ophthalmol Otolaryngol 1976; 81: 247–52.

Roters S, Krieglstein GK (Hrsg). Atlas der Ultraschall-Biomikroskopie. Berlin, Heidelberg, New York: Springer 2001.

Sabates WI, Abrams GW, Swanson DE, Norton EW. The use of intraocular gases. The results of sulfur hexafluoride gas in retinal detachment surgery. Ophthalmology 1981; 88: 447–54.

Scott IU, Gedde SJ, Budenz DL, Greenfield DS, Flynn HW jr., Feuer WJ, Mello MO jr., Krishna R, Godfrey DG. Baerveldt drainage implants in eyes with a preexisting scleral buckle. Arch Ophthalmol 2000; 118: 1509–13.

Sebestyen JG, Schepens CL, Rosenthal ML. Retinal detachment and glaucoma. I. Tonometric and gonioscopic study of 160 cases. Arch Ophthalmol 1962; 67: 736–45.

Szurman P, Bartz-Schmidt KU. Silikonöl in der Netzhautchirurgie. Ophthalmologe 2000; 97: 514–25.

The Silicone Study Group. Vitrectomy with silicone oil or perfluoropropane gas in eyes with severe proliferative vitreoretinopathy: results of a randomized clinical trial. Silicone Study Report 2. Arch Ophthalmol 1992a; 110: 780–92.

The Silicone Study Group. Vitrectomy with silicone oil or sulfur hexafluoride gas in eyes with severe proliferative vitreoretinopathy: results of a randomized clinical trial. Silicone Study Report 1. Arch Ophthalmol 1992b; 110: 770–9.

Wirostko WJ, Han DP, Perkins SL. Complications of pneumatic retinopexy. Curr Opin Ophthalmol 2000; 11: 195–200.

Zacharia PT, Abboud EB. Recalcitrant malignant glaucoma following pars plana vitrectomy, scleral buckle, and extracapsular cataract extraction with posterior chamber intraocular lens implantation. Ophthalmic Surg Lasers 1998; 29: 323–7.

3.4 Malignes Glaukom

Nora Freudenthaler

■ Einleitung und Definition

Das maligne Glaukom wurde erstmals 1869 von Albrecht von Graefe beschrieben (von Graefe 1869). Von Graefe bezeichnete dieses Krankheitsbild wegen seiner schlechten Therapierbarkeit und wegen des stark erhöhten Augeninnendrucks, der innerhalb kurzer Zeit zu Erblindung führen kann, als malignes Glaukom. Das klinische Bild ist charakterisiert durch eine sowohl zentral wie peripher abgeflachte oder aufgehobene Vorderkammer und einen meist stark erhöhten Augeninnendruck, der nach Gabe von Miotika nicht sinkt oder sogar ansteigt, häufig aber eine Besserung auf Zykloplegika bzw. Mydriatika zeigt.

Mit zunehmendem Wissen über die Pathomechanismen des malignen Glaukoms wurden Synonyme wie Ziliarblockglaukom, Strömungsumkehr des Kammerwassers oder direktes Linsenwinkelblockglaukom empfohlen. Die gebräuchlichste Bezeichnung für dieses Krankheitsbild ist aber nach wie vor das maligne Glaukom.

■ Epidemiologie

Das maligne Glaukom ist ein seltenes Krankheitsbild. Die Häufigkeit des klassischen malignen Glaukoms – also seine Entstehung nach verschiedenen Glaukomoperationen – beträgt zwischen 0,6 und 4% (Chandler et al. 1968, Lowe 1979, Simmons 1972). Zu berücksichtigen ist aber, dass diese Daten früheren Publikationen entstammen und somit teilweise auf der Basis älterer Operationstechniken wie der Elliot-Trepanation basieren, die häufiger mit Komplikationen wie Überfiltration und postoperativer Hypotonie verbunden waren. Man darf deshalb davon ausgehen, dass das klassische maligne Glaukom heute wesentlich seltener geworden ist.

Für alle anderen Formen des malignen Glaukoms gibt es keine zuverlässigen Angaben zur Häufigkeit. In der Regel liegen nur Publikationen mit kleinen Fallzahlen vor, sodass insgesamt von sehr seltenen Ereignissen auszugehen ist.

■ Klassifikation und Ätiopathogenese

Das maligne Glaukom kann sich am phaken, am pseudophaken und am aphaken Auge entwickeln. Daher ist es schwierig eine Einteilung zu erstellen, die die Ausgangssituation und den Entstehungsmechanismus genügend berücksichtigt. Am übersichtlichsten erscheint hier noch die folgende einfache Klassifikation (Shields und Krieglstein 1993):
- klassisches malignes Glaukom (nach Glaukomoperationen)
- malignes Glaukom bei Aphakie
- malignes Glaukom bei Pseudophakie
- malignes Glaukom durch Medikamente (v. a. Miotika)
- malignes Glaukom bei intraokulärer Entzündung
- malignes Glaukom bei Netzhauterkrankung
- spontanes malignes Glaukom

Die verschiedenen Formen des malignen Glaukoms sollen im Folgenden entsprechend der gewählten Klassifikation betrachtet werden.

Klassisches malignes Glaukom. Die klassische Form des malignen Glaukoms ist die häufigste Form. Diese insgesamt aber seltene Komplikation tritt nach Eingriffen zur Behandlung von Glaukomen mit Engwinkelkomponente an einem *phaken* Auge auf, und zwar überwiegend nach filtrierender Glaukomchirurgie, gelegentlich auch nach chirurgischer peripherer Iridektomie oder Needling einer Tenonzyste nach vorhergehender Trabekulektomie (Mathur et al. 2002). Seltener ist ein malignes Glaukom nach Nd:YAG-Laser-Iridotomien zur Behandlung eines Engwinkelglaukoms beobachtet worden (Aminlari und Sassani 1993, Brooks et al. 1989, Cashwell und Martin 1992).

Meistens tritt das maligne Glaukom unmittelbar nach dem chirurgischen Eingriff auf, kann sich jedoch auch Monate oder Jahre später entwickeln. Häufig beginnen die Symptome nach Absetzen der postoperativ nach fistulierendem Eingriff initiierten Therapie mit Zykloplegika oder nach Ansetzen von Miotika (Chandler et al. 1968, Simmons 1972).

An der Pathogenese des malignen Glaukoms sind mehrere Mechanismen beteiligt, wobei die Diskussion um die Bedeutung und den Stellenwert einzelner Faktoren noch nicht abgeschlossen ist. Ein wichtiger Aspekt ist sicherlich die Verlegung der physiologischen Abflusswege zwischen Vorder- und Hinterkammer, wobei es beim phaken Auge zur direkten Anlage der Ziliarkörperfortsätze an den Linsenäquator kommt (**Abb. 3-13** und **3-14**) (Schaffer und Hoskins 1978, Weiss und Schaffer 1972). Zusätzlich hat sich gezeigt, dass die vordere Glaskörpergrenzmembran durch Anlage an den Ziliarkörper zum **ziliolentikulären Block** beiträgt. Lücken in der Glaskörpergrenzmembran nahe der Glaskörperbasis ermöglichen dann den Übertritt von Kammerwasser in den Glas-

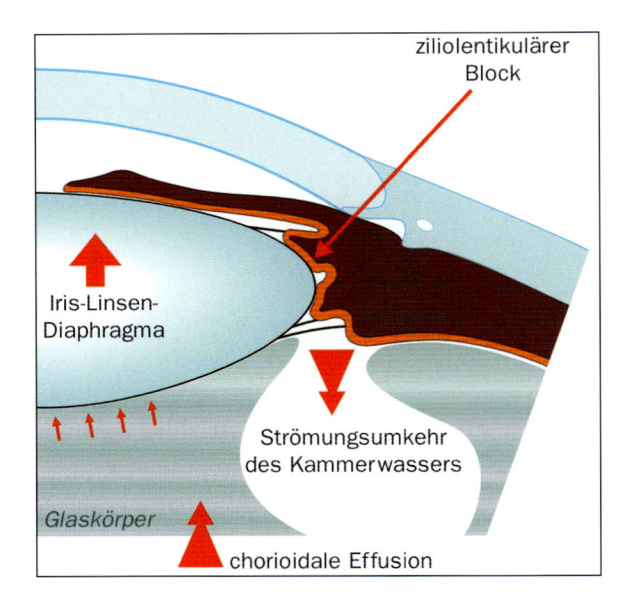

Abb. 3-13 Pathomechanismen beim klassischen malignen Glaukom. Wesentlich sind das Auftreten einer chorioidalen Effusion, die partielle Verdichtung des Glaskörpers mit Beeinträchtigung der Diffusionsvorgänge, die Vorverlagerung des Iris-Linsen-Diaphragmas und der ziliolentikuläre Block. (Grafik: Regina Hofer, Universitäts-Augenklinik Tübingen)

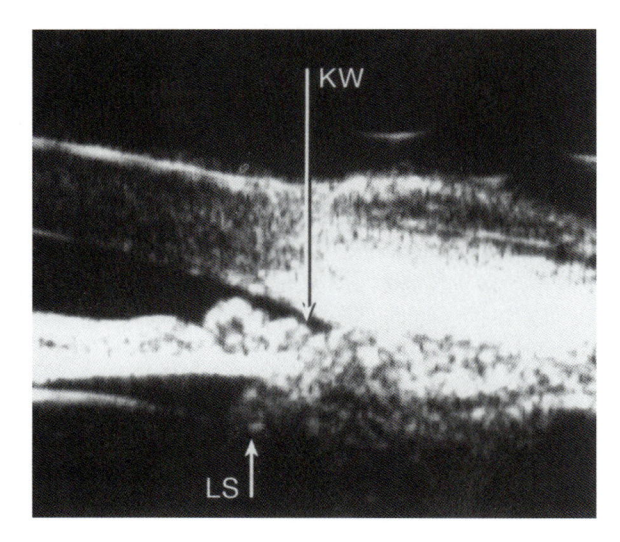

Abb. 3-14 Ultraschallbiomikroskopie bei klassischem malignen Glaukom. Es zeigt sich ein deutlich verengter Kammerwinkel und die Anlagerung der nach vorn verlagerten Ziliarkörperzotten an den Linsenäquator. KW = Kammerwinkel; LS = Linsenäquator) (aus Schröder et al. 1999; mit freundlicher Genehmigung von Herrn PD Dr. W. Schröder, Augenabteilung Klinikum Nord/Heidberg Hamburg, und des Thieme-Verlags, Stuttgart).

körperraum. Es bilden sich Kammerwasserblasen im Glaskörpergerüst oder hinter einer Glaskörperabhebung. Diese Kammerwasserblasen konnten ultrasonographisch als echofreie Zonen und mittels Aspiration von Kammerwasser aus den Blasen direkt nachgewiesen werden (Buschmann und Linnert 1976). Gelegentlich sind sie sogar spaltlampenbiomikroskopisch als optisch klare Zonen innerhalb des Glaskörperraums zu erkennen.

Für die Pathogenese des malignen Glaukoms ist eine **Vorverlagerung** des **Iris-Linsen-Diaphragmas** charakteristisch, die lange Zeit primär auf eine Vergrößerung des Glaskörperraums zurückgeführt wurde (Schaffer 1954). Im Gegensatz zum primären Pupillarblockglaukom kommt es zu einer starken Abflachung der zentralen und peripheren Vorderkammer. Entscheidend ist, wie diese Vorverlagerung des Iris-Linsen-Diaphragmas erklärt werden kann. Quigley vermutete bereits 1980, das eine initial auftretende Druckerhöhung posterior des Glaskörpers zu einer erhöhten Flüssigkeitsströmung Richtung anterior führt (Quigley 1980). Quigley et al. griffen 2003 diese Hypothese wieder auf, da möglicherweise das primäre Ereignis in der Pathogenese des malignen Glaukoms (und auch des primären Pupillarblockglaukoms) in einer Expansion der Chorioidea zu sehen ist. Die Volumenzunahme scheint primär extravasal stattzufinden, möglicherweise als Folge einer Störung der Blut-Kammerwasser-Schranke mit extravasaler Ansammlung von Proteinen und nachfolgendem Flüssigkeitsaustritt in das Gewebe entsprechend des osmotischen Gradienten. Die dadurch hervorgerufene Komprimierung des Glaskörpers verringert dessen Durchlässigkeit für Flüssigkeit, sodass aufgrund des ansteigenden Augeninnendrucks Kammerwasser aus der Vorderkammer schneller abfließt, als die aus der Chorioidea entstammende Flüssigkeit den Glaskörper passieren kann. Es kommt zur Vorverlagerung des Iris-Linsen-Diaphragmas. Es scheint zudem als Folge des Glaskörperdrucks nach vorn zu einer Verminderung des Diffusionsareals an der Grenze zwischen Glaskörpergrenzmembran und Hinterkammer zu kommen (Epstein et al. 1979). Mit zunehmender Dauer verstärkt sich der Prozess somit selbst. Nicht ganz klar ist, ob wirklich in jedem Fall eine chorioidale Expansion am Anfang des Geschehens steht. In vielen Fällen scheint eine solche Genese plausibel, z. B. im Rahmen einer intraokulären Entzündung mit konsekutiver Aderhautschwellung. Die Vorverlagerung der Linse führt dann zum ziliolentikulären Kontakt bzw. Block. In anderen Situationen könnte aber auch eine Ziliarkörperschwellung am Anfang des Geschehens stehen, z. B. in den beschriebenen Fällen eines malignen Glaukoms nach Zyklophotokoagulation. Das auslösende Moment kann aber auch ein plötzlicher starker Kammerwasserabfluss aus der Vorderkammer sein, so z. B. im Rahmen eines perforierten Hornhautulkus oder einer Suturolyse nach Trabekulektomie, wobei der darauf folgende Anstieg des Intraokulardrucks (malignes Glaukom) ohne Veränderungen des Fundusbildes beobachtet worden ist (DiSclafani et al. 1989). Überfiltration und Hypotonie nach Glaukomoperationen können so die Entstehung des klassischen malignen Glaukoms einleiten.

Ob eine besonders hohe präoperative Drucklage vor Durchführung eines drucksenkenden Eingriffs Einfluss auf die Häufigkeit des malignen Glaukoms hat, ist unsicher. Ein partieller oder totaler Kammerwinkelverschluss durch vordere Synechien oder ein früher einmal abgelaufener anfallsartiger Kammerwinkelverschluss erhöhen aber das Risiko eines klassischen malignen Glaukoms (Simmons 1972). Es tritt dagegen deutlich seltener auf, wenn bereits prophylaktisch eine Iridektomie zu einem früheren Zeitpunkt durchgeführt worden war (Lowe 1979).

Malignes Glaukom bei Aphakie. Das maligne Glaukom bei Aphakie ist sowohl nach operativer Entfernung der Linse zur Therapie eines zuvor bestehenden, malignen Glaukoms als auch nach Kataraktextraktion ohne Linsenimplantation bei bekanntem chronischem Glaukom beschrieben worden (Simmons 1972). Vereinzelt wurde über Patienten berichtet, bei denen eine Diodenlaser- oder Nd:YAG-Laser-Zyklophotokoagulation ein malignes Glaukom bei Aphakie auslöste (Azuara-Blanco und Dua 1999, Hardten und Brown 1991).

Bei Aphakie und malignem Glaukom kommt es zu direktem Kontakt zwischen Ziliarkörperfortsätzen und vorderer Glaskörpergrenzmembran. Ein ziliovitrealer Block kann nur bei intakter vorderer Glaskörpergrenzmembran entstehen. Im Übrigen gelten die selben pathogenetischen Mechanismen, wie sie beim klassischen malignen Glaukom ausgeführt wurden.

Malignes Glaukom bei Pseudophakie. Im Falle einer Pseudophakie entsteht ein breiter iridotrabekulärer Block, der Kammerwasserabfluss wird durch den Kapselsack und die Glaskörpergrenzmembran behindert (**Abb. 3-15**). Die Hinterkammerlinse wird dabei durch den erhöhten Glaskörperdruck nach vorne gedrückt, sodass die Vorderkammer abgeflacht und der Kammerwinkel verlegt wird.

Das Auftreten eines malignen Glaukoms bei Pseudophakie ist nur sehr selten ohne einen vorausgegangenen antiglaukomatösen Filtrationseingriff beschrieben worden (Dickens und Shaffer 1987, Duy und Wollensak 1987, Risco et al. 1989, Tomey et al. 1987). Wollensak et al. (1995) berichteten über acht

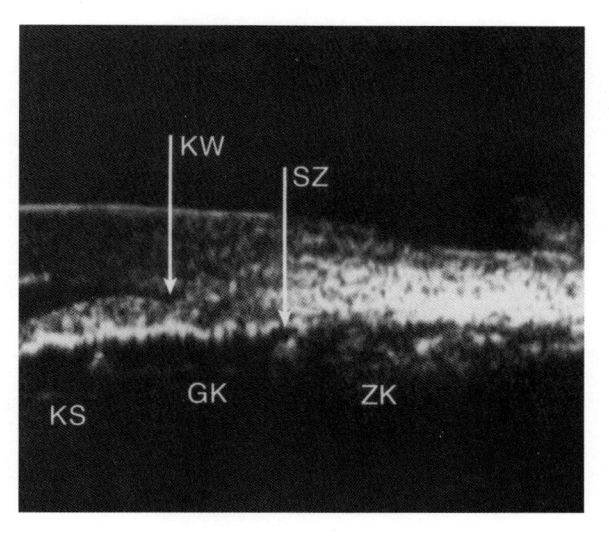

Abb. 3-15 Ultraschallbiomikroskopie eines pseudophaken Auges mit malignem Glaukom. KW = Kammerwinkel; SZ = Sulcus ciliaris; KS = Kapselsack; GK = vordere Glaskörpergrenzmembran; ZK = Ziliarkörper. Auffällig ist die stark abgeflachte, fast aufgehobene Vorder- und Hinterkammer. (aus Schröder et al. 1999; mit freundlicher Genehmigung von Herrn PD Dr. W. Schröder, Augenabteilung Klinikum Nord/Heidberg Hamburg, und des Thieme-Verlags, Stuttgart).

Fälle mit ziliolentikulärem Block nach Kataraktoperation, wobei bis auf einen Patienten alle übrigen Patienten vor dem Eingriff ein chronisches Glaukom mit engem Kammerwinkel hatten. Nur bei einem Patienten half die Nd:YAG-Laser-Iridotomie und -Kapsulotomie, bei den anderen Patienten war eine Pars-plana-Vitrektomie notwendig. Besonders kleine Augen scheinen insbesondere prädisponiert für ein malignes Glaukom zu sein (Reed et al. 1990). Bemerkenswert ist der Fall einer stark myopen Patientin, die ein malignes Glaukom nach Implantation einer Hinterkammerlinse am phaken Auge zur Korrektur der Myopie erhalten hatte (Kodjikian et al. 2002).

Malignes Glaukom durch Medikamente (Miotika). Die Gabe von Miotika kann ein malignes Glaukom ohne oder mit vorausgegangenem operativem (antiglaukomatösem) Eingriff auslösen (Merritt 1977, Rieser und Schwartz 1972). Parasympathomimetika bewirken über den Ziliarkörperspasmus eine Annäherung des Ziliarmuskels an den Linsenäquator. Der Druckanstieg tritt oft erst nach Tagen, Wochen oder selten auch nach Monaten ein (Benedikt 1978).

Daneben kann ein medikamentös induziertes Angioödem mit einem chorioidalen Effusionssyndrom einhergehen und hierüber zur Auslösung eines malignen Glaukoms führen (s. Pathogenese des klassischen malignen Glaukoms). Dies ist unter Einnahme eines Angiotensin-II-Antagonisten beobachtet worden (Hille et al. 2003).

Malignes Glaukom bei intraokulärer Entzündung. Sowohl bakterielle als auch idiopathische Entzündungen und Traumata können ein malignes Glaukom über die Induktion einer entzündungsbedingten Ziliarkörperschwellung, chorioidalen Effusion oder plötzlichen Vorderkammerabflachung bei penetrierendem Trauma auslösen (Jones 1975, Levene 1972). Auch eine Endophthalmitis nach Hornhautmykose wurde als auslösende Erkrankung beschrieben (Lass et al. 1981).

Malignes Glaukom bei Netzhauterkrankung. Eindellende Maßnahmen (insbesondere Cerclage und große Plomben) können infolge einer Druckerhöhung vorübergehend die Vorderkammer abflachen, den Kammerwinkel verengen bzw. zum Verschluss des Kammerwinkels führen (Weiss und Deiter 1974). Insbesondere die Auslösung einer chorioidalen Effusion durch Kompression der Vortexvenen kann zum malignen Glaukom führen. Sogar nach einer ausgedehnten panretinalen Laserkoagulation kann es selten durch Schwellung des Ziliarkörpers und der Uvea zur Vorverlagerung des Iris-Linsen-Diaphragmas kommen. Ebenfalls sehr selten ist ein malignes Glaukom bei Netzhauterkrankung in Zusammenhang mit einem Zentralvenenverschluss oder bei Frühgeborenen-Retinopathie (ROP) beschrieben worden (Kushner 1982, Weber et al. 1987).

Spontanes malignes Glaukom. Selten findet sich keine vorangegangene Operation, Gabe von Miotika oder Erkrankung, die bekanntermaßen zur Auslösung eines malignen Glaukoms führen kann (Fanous und Brouillette 1983, Jacoby et al. 1990, Schwartz und Anderson 1975). Dieses maligne Glaukom wurde von Grehn als eigenständige Glaukomform vorgeschlagen und als primäres Glaukom durch ziliolentikulären Block bezeichnet (Grehn 1987). Es finden sich die charakteristischen Veränderungen des malignen Glaukoms vor allem bei relativ jungen Patienten.

Den pathogenetischen Vorstellungen von einer primären chorioidalen Effusion als auslösendes Moment in der Pathogenese von primärem Pupillarblockglaukom und malignem Glaukom folgend, können die vorliegenden anatomischen Verhältnisse für das sich entwickelnde Krankheitsbild entscheidend sein.

■ Diagnose und Differenzialdiagnose

Die Leitsymptome des malignen Glaukoms sind Rötung der Bindehaut, Augenschmerzen und Photophobie. Die Leitbefunde sind der erhöhte Augeninnendruck und die sowohl zentral als auch peripher abgeflachte Vorderkammer.

Als **pharmakologischer** diagnostischer Hinweis ist von besonderer Bedeutung, dass Parasympathomimetika einen ziliolentikulären Block verstärken, weil sie den Ziliarmuskel beim klassischen malignen Glaukom dem Linsenäquator annähern und so keine Druckverminderung bewirken. Parasympatholytika dagegen verringern meistens den Augeninnendruck, weil sie den Ziliarkörper entspannen und damit den Kammerwasserfluss zwischen Linse und Ziliarkörper erleichtern und den Zufluss zum Trabekelmaschenwerk verbessern.

Die **Ultraschallbiomikroskopie** ist eine sichere Methode um die Diagnose zu stellen, steht aber nur begrenzt zur Verfügung. So sind bei Vorliegen eines Ziliarkörperblocks beim klassischen malignen Glaukom die Berührung zwischen Linsenäquator und Ziliarkörper, die nach vorne rotierten Ziliarkörperzotten und eine deutliche Einengung der Vorder- und Hinterkammer darstellbar (**Abb. 3-14**).

Mittels **Fluorescein** kann die Strömungsumkehr des Kammerwassers prinzipiell dargestellt werden. 15 bis 20 Sekunden nach intravenöser Injektion von Fluorescein diffundiert der Farbstoff in das Auge. Manchmal tritt Fluorescein durch die Irisgefäße in die Vorderkammer ein, besonders bei vorliegendem Reizzustand. Im Normalfall sollte kein Fluorescein hinter der Linse sichtbar sein, beim malignen Glaukom tritt der Farbstoff jedoch in die Hinterkammer und in den Glaskörperraum ein. Der praktische Wert dieser Nachweismethode sollte aber angesichts des bedrohlichen Gesamtbildes mit häufig begrenztem Einblick eher gering sein.

Differenzialdiagnostisch muss beim malignen Glaukom an das Pupillarblockglaukom, die suprachorioidale Blutung und die Aderhautabhebung gedacht werden (**Tab. 3-5**).

Pupillarblockglaukom. In Anbetracht des unterschiedlichen Therapiekonzepts ist vor Beginn der Behandlung der sorgfältige Ausschluss eines Pupillarblockglaukoms von großer Wichtigkeit. Bei der Spaltlampenuntersuchung (soweit durch die evtl. getrübte Hornhaut beurteilbar) wird in beiden Fällen eine abgeflachte periphere Vorderkammer beobachtet. Beim Pupillarblockglaukom bleibt eine gewisse Tiefe der zentralen Vorderkammer bestehen, beim malignen Glaukom ist die zentrale Vorderkammer dagegen deutlich abgeflacht, manchmal sogar aufgehoben

Tab. 3-5 Differenzialdiagnose des malignen Glaukoms: Pupillarblockglaukom, suprachorioidale Blutung und Aderhautabhebung

	Malignes Glaukom	Pupillarblockglaukom	Suprachorioidale Blutung	Aderhautabhebung
Vorderkammer	peripher und zentral flach	peripher flach, zentral tiefer	flach, evtl. aufgehoben	flach, evtl. aufgehoben
Intraokulardruck	erhöht	erhöht	normal oder erhöht	niedrig
Fundusbild	normal	normal	Aderhautabhebung (dunkelbraun oder dunkelrot)	Aderhautabhebung (hellbraun)
Suprachorioidale Flüssigkeit	abwesend	abwesend	Blut	gelbliches Exsudat
Beginn der Symptomatik	während der Operation oder innerhalb der ersten 5 Tage postoperativ (selten Monate, Jahre später), schmerzhaft	ohne Operation, früh, oder spät postoperativ, oder nach Mydriasis, schmerzhaft	während der Operation oder innerhalb der ersten 5 Tage postoperativ, Symptome variabel	innerhalb der ersten 5 Tage postoperativ, gelegentlich später, symptomarm
Refraktion	variabel	meist hyperop	variabel, tendenziell eher myop	variabel

(Vorverlagerung des kompletten Iris-Linsen- oder Iris-Glaskörper-Diaphragmas). Wenn ein Hornhautödem die Sicht auf die Vorderkammer in starkem Maße behindert, können (soweit verfügbar) mittels Ultraschallbiomikroskopie Vorderkammertiefe und einzelne Strukturen des vorderen Augenabschnitts beurteilt werden. Der Augeninnendruck ist in beiden Fällen erheblich erhöht, funduskopisch oder mittels konventionellem Ultraschall zeigt sich eine anliegende Netzhaut und Aderhaut.

Besonders zu achten ist auf die Präsenz einer offenen Iridektomie. Ein klassischer Pupillarblock ist bei Bestehen einer offenen Iridektomie sehr unwahrscheinlich, ein malignes Glaukom kann dagegen trotz vorhandener offener Iridektomie entstehen. Die Symptome eines malignen Glaukoms entstehen meistens direkt, selten nach Wochen, Monaten oder sogar Jahren nach einer Operation. Ein Pupillarblockglaukom tritt meistens spontan auf ohne Anamnese eines vorherigen okulären Eingriffs oder nach Erweiterung der Pupille. Auf die Gabe von Miotika hin verringert sich bei einem Pupillarblockglaukom der Intraokulardruck meistens, im Falle eines malignen Glaukoms bleibt er unverändert oder steigt noch an.

Suprachorioidale Blutung. Wenn nach einem filtrierenden Eingriff eine flache oder aufgehobene Vorderkammer entsteht, sollte auch an eine suprachorioidale Blutung gedacht werden. Wie das maligne Glaukom kann auch die suprachorioidale Blutung zu einer Druckerhöhung und Abflachung der Vorderkammer führen. Sie tritt ebenfalls zumeist Stunden oder Tage nach dem operativen Eingriff auf. Bei der suprachorioidalen Blutung ist das Auge meistens stärker entzündlich betroffen. Wenn Funduseinblick durch die optischen Medien erlaubt ist, imponiert bei der suprachorioidalen Blutung eine dunkle, rotbraune Aderhautabhebung. Sie lässt sich aber auch ultrasonographisch gut darstellen. Aus dem Suprachorioidalraum entleert sich über eine Sklerotomie Blut im Gegensatz zu einer rein serösen Aderhautabhebung, bei der sich gelbliche Flüssigkeit entleeren würde. Ein operativer Eingriff ist aber bei einer suprachorioidalen Blutung zumeist nicht notwendig.

Aderhautabhebung (Aderhautamotio). Die Aderhautabhebung ist kein seltener Befund nach filtrierenden Operationen. Die Vorderkammer ist flach oder aufgehoben und das Auge ist meist deutlich hypoton im Gegensatz zu den stark erhöhten Druckwerten beim malignen Glaukom. Die seröse Aderhautabhebung ist zudem ultrasonographisch gut darstellbar und deshalb insgesamt problemlos von einem malignen Glaukom zu unterscheiden.

■ Therapie

Nach der Diagnose eines malignen Glaukoms sollte eine adäquate Therapie unverzüglich eingeleitet werden, da insbesondere bei bereits vorhandenem Papillenschaden aufgrund der meist sehr hohen Druck-

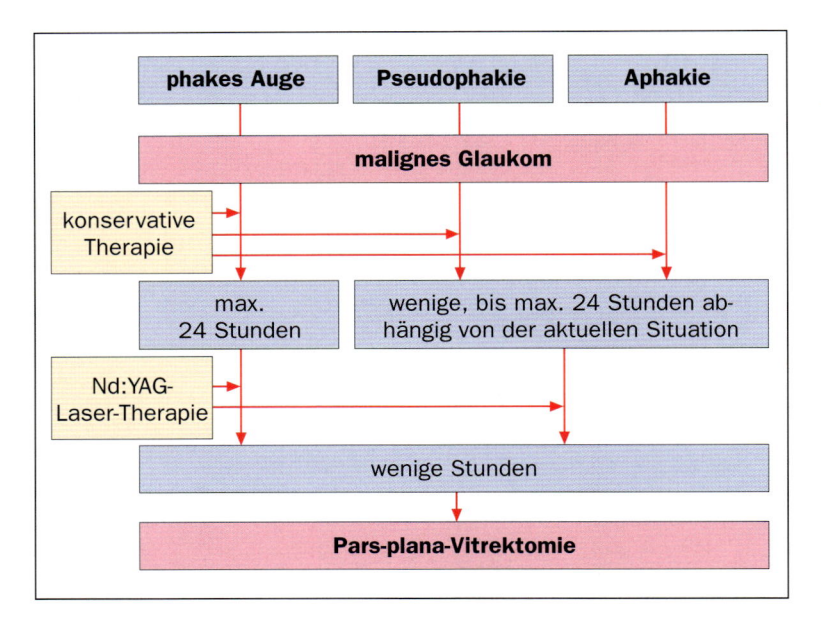

Abb. 3-16 Therapieschema bei malignem Glaukom in Abhängigkeit vom Linsenstatus des Auges. HKL = Hinterkammerlinse. Nd:YAG-Laser = Neodym:Yttrium-Aluminium-Granat-Laser.

werte eine Erblindung innerhalb weniger Tage resultieren kann. Ein lang anhaltender ziliolentikulärer Block führt zudem zur Goniosynechierung mit der Gefahr eines sekundären Winkelblockglaukoms (**Abb. 3-16**).

Wenn maximal 24 Stunden nach Beginn der konservativen Therapie keine Drucksenkung erreicht wird, sollte ein Therapieversuch mittels Nd:YAG-Laser-Iridotomie vorgenommen werden. Diese Zeitspanne kann je nach aktueller Situation auch kürzer sein, z. B. bei fortgeschrittenen Glaukomschäden oder starken Schmerzen. Wenn nach Lasertherapie eine Vertiefung der Vorderkammer nicht innerhalb von ein bis zwei Stunden eintritt und der Augeninnendruck weiter erhöht ist, sollte die Indikation zur Parsplana-Vitrektomie gestellt werden.

Medikamentöse Therapie. Die klassische medikamentöse Therapie besteht beim malignen Glaukom aus der Gabe topischer Zykloplegika, aus lokal applizierten β-Rezeptoren-Blockern und α_2-Agonisten sowie aus der systemischen Gabe von Carboanhydrasehemmern und hyperosmolaren Substanzen (**Tab. 3-6**). Dieses Behandlungsschema ist in vielen Fällen innerhalb weniger Tage wirksam. Bei bereits vorbestehenden Glaukomschäden sollte jedoch nicht länger als 24 Stunden mit dem Beginn einer operativen Therapie gezögert werden.

Auf Miotika spricht der Augeninnendruck beim malignen Glaukom nicht an (Chandler et al. 1968, Simmons 1972). Häufig beginnen die Symptome nach Absetzen von Zykloplegika nach einem filtrierenden Eingriff oder nach Gabe von Miotika nach vernarbter fistulierender Operation (Chandler et al. 1968, Simmons 1972). Letzteres geschieht heutzutage

Tab. 3-6 Medikamentöse Therapie bei malignem Glaukom

Wirkstoffgruppe	Dosierung einzelner Wirkstoffe
Mydriatikum bzw. Zykloplegikum Augentropfen	2,5 % Phenylephrin 4-mal täglich **plus** 1 % Atropin 4-mal täglich
β-Rezeptoren-Blocker Augentropfen	2-mal täglich
α_2-Agonist Augentropfen	0,5 % Apraclonidin 3-mal täglich
Carboanhydrasehemmer	*topisch:* 2 % Dorzolamid 3-mal täglich **und/oder** *oral:* 250 mg Acetazolamid 4-mal täglich **oder** *intravenös:* 500 mg Acetazolamid einmalig
Hyperosmolare Substanzen	*Isosorbid:* 45%ige Lösung, 1,5 g/kg Körpergewicht oral, 2-mal täglich je nach Verträglichkeit **oder** *Glycerin:* 50%ige Lösung, 1–1,5 g/kg Körpergewicht oral, 2-mal täglich je nach Verträglichkeit **oder** *Mannitol:* 20%ige Lösung, 2 g/kg Körpergewicht intravenös, 1- oder 2-mal täglich
Glucocorticosteroide	Prednisolon-Äquivalent: 1–2 mg/kg Körpergewicht systemisch

wegen der Verfügbarkeit verträglicherer Antiglaukomatosa wesentlich seltener.

Chandler und Grant berichteten erstmals 1962 über die Wirksamkeit von **Zykloplegika** beim malignen Glaukom. Die drucksenkende Wirkung basiert darauf, dass der ziliolentikuläre Block mit dem Rückzug der Linse durch Anspannung der Zonulafasern durchbrochen wird. Um ein Rezidiv zu vermeiden, sollte die Therapie mit Zykloplegika nach Durchbrechung des Ziliarblockglaukoms bzw. nach erfolgreicher operativer Therapie für Monate, manchmal lebenslang fortgesetzt werden. Die Akkommodationsparese ist für jüngere Patienten manchmal sehr störend, die Pupillenerweiterung kann eventuell durch Gabe eines α-Sympatholytikums (Thymoxamin, Dapiprazol) verringert werden.

Hyperosmolare Substanzen wirken beim malignen Glaukom drucksenkend, da sie den Glaskörper entwässern und damit dessen Volumen verringern (Quigley 1980, Weiss et al. 1963). Außerdem führt der reduzierte Druck hinter dem Glaskörper auch zu einer reduzierten Verdichtung des Glaskörpers selbst, sodass sich dessen Flüssigkeitsdurchlässigkeit erhöht. Isosorbid wird wegen seines geringen Nebenwirkungsspektrums und der fehlenden Metabolisierung bevorzugt. Die Patienten sollten zwei Stunden vor und nach Gabe von hyperosmolaren Substanzen weder essen noch trinken, damit der osmotische Effekt nicht beeinflusst wird.

β-Rezeptoren-Blocker und **Carboanhydrasehemmer** verursachen eine vorübergehende Hemmung der Kammerwassersekretion und wirken dadurch drucksenkend. Sie verhindern damit beim malignen Glaukom einen weiteren Rück- und Zufluss von Kammerwasser in den Glaskörperraum.

Manchmal kann die zusätzliche systemische Gabe von **Glucocorticosteroiden** durch die entzündungshemmende und abschwellende Wirkung auf Ziliarkörper und Aderhaut hilfreich sein. Dies scheint vor allem in Situationen eines primär entzündlichen Geschehens (z. B. idiopathische Uveitis, Zustand nach zyklodestruktivem Eingriff) unter Annahme einer entzündlich mediierten chorioidalen Effusion sinnvoll.

Operative Therapie. Die Hauptziele der operativen Techniken sind die Vorderkammerdekompression, die Wiederherstellung der Kammerwasserzirkulation zwischen Hinter- und Vorderkammer und die Reposition von Glaskörper aus dem vorderen Augensegment.

Lasertherapie: Wenn die optischen Verhältnisse es erlauben, stehen Nd:YAG-Laser-Iridotomie und Argonlaser-Photokoagulation an zweiter Stelle des Therapieschemas. Ihr Einsatz erfolgt unter fortgesetzter medikamentöser Therapie.

Eine **Nd:YAG-Laser-Iridotomie** kann bei *phakem* Auge versucht werden, bringt aber oft keine Besserung. Bei Pseudophakie und Aphakie kann die Ruptur der vorderen Glaskörpergrenzmembran und der hinteren Linsenkapsel zur Unterbrechung des ziliovitrealen Blocks führen (**Abb. 3-17a**) (Epstein et al. 1984, Risco et al. 1989). Bei *Pseudophakie* wird zunächst eine zentrale hintere Kapsulotomie empfohlen, bei ausbleibendem Effekt kann über eine bereits vorhandene Iridektomie die Durchtrennung von peripheren Kapselsack und vorderer Glaskörpergrenzmembran alternativ versucht werden. Die manchmal sofort, gelegentlich aber erst innerhalb weniger Stunden eintretende Vorderkammervertiefung zeigt den

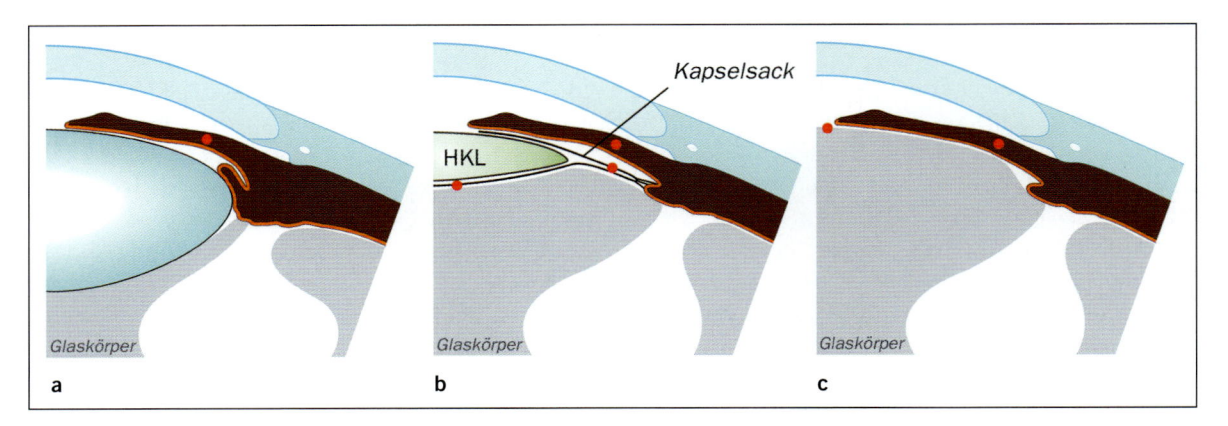

Abb. 3-17 Therapie des malignen Glaukoms mittels Neodym:Yttrium-Aluminium-Granat-Laser. Rote Punkte markieren die Angriffspunkte der Lasertherapie. (Grafik: Regina Hofer, Universitäts-Augenklinik Tübingen)

a Iridotomie bei phakem Auge
b Zentrale Kapsulotomie, Iridotomie, Hyaloidektomie und periphere Kapsulotomie bei Pseudophakie
c Iridotomie und Hyaloidektomie bei Aphakie

Effekt der Behandlung an (**Abb. 3-17b**) (Epstein et al. 1984). Bei *Aphakie* führt die Durchtrennung der vorderen Glaskörpergrenzmembran häufig zur sofortigen Vorderkammervertiefung (**Abb. 3-17c**).

Die **Argonlaser-Photokoagulation** von Ziliarkörperfortsätzen bei bereits vorhandener Iridektomie zusätzlich zur medikamentösen Therapie wird ebenfalls als eine wirksame Maßnahme zur Unterbrechung des ziliolentikulären Blocks beschrieben (Herschler 1980). Die koagulationsbedingte Verkleinerung der Ziliarkörperfortsätze erlaubt in diesem Fall den Kammerwasserfluss zwischen Linse und Ziliarkörper. Die Effekte sind dann wirksam, wenn eine sichtbare Schrumpfung der Zotten zu erkennen ist oder eine Vertiefung der Vorderkammer eintritt. Eine Vertiefung der Vorderkammer kann unmittelbar nach Behandlung, aber auch erst im Laufe von zwei bis vier Tagen eintreten, wobei im letztgenannten Fall die Effektivität der Behandlung zu bezweifeln ist (Herschler 1980, Weber et al. 1984).

Wiederholte Lasertherapien sind meistens nicht sinnvoll bzw. effektiv, wenn der erste Eingriff bereits nicht erfolgreich war. Deshalb sollte bei Scheitern der ersten Laserbehandlung ein chirurgischer Eingriff durchgeführt werden.

Zyklokryokoagulation: Die Zyklokryokoagulation wird heute zur Behandlung des malignen Glaukoms nicht mehr empfohlen, da mit Laserverfahren und Vitrektomie effektivere Methoden zur Verfügung stehen. Bei praktisch allen Patienten, die in früherer Zeit eine Zyklokryokoagulation bei malignem Glaukom erhalten hatten, erwiesen sich weitere drucksenkende Operationen zu späteren Zeitpunkten als erforderlich. Dies verwundert nicht, da der bestehende Block primär nicht gelöst wird und damit die Gefahr der Induktion sekundärer Winkelblockglaukome steigt.

Hintere Sklerotomie und Luftinjektion: Die Aspiration von Kammerwasserflüssigkeit aus der Glaskörperkavität über einen Pars-plana-Zugang und die Wiederherstellung der Vorderkammer mittels Luftinjektion war früher die am häufigsten empfohlene operative Maßnahme beim malignen Glaukom (Chandler et al. 1968, Schaffer und Hoskins 1978, Simmons 1972). Allerdings besteht bei dieser Methode eine relativ hohe Rezidivgefahr, da der ziliolentikuläre Block primär nicht ausreichend gelöst wird. Viele Operateure bevorzugten deshalb die sorgfältige Entfernung von Glaskörperanteilen mittels vorderer Vitrektomie oder die Kombination der beiden Methode (hintere Sklerotomie und Luftinjektion mit anteriorer Pars-plana-Vitrektomie). Diese Methoden treten heute wegen der ausgereiften Technik, mit der eine komplette Entfernung des Glaskörpers mittels Pars-plana-Vitrektomie durchgeführt werden kann, in den Hintergrund.

Pars-plana-Vitrektomie: In vielen Fällen ist eine Pars-plana-Vitrektomie unvermeidbar. Wenn auch die Laserbehandlung kein Erfolg gebracht hat, sollte der Eingriff innerhalb von 24 Stunden erfolgen. Dabei reicht es prinzipiell, den vorderen Anteil des Glaskörpers zu entfernen, um den ziliolentikulären Block zu durchbrechen. Allerdings kann der restliche Glaskörper bei Vorverlagerung ein Rezidiv des malignen Glaukoms auslösen (Wollensak et al. 1995). Daher wird die vollständige Entfernung des Glaskörpers heutzutage empfohlen. Bei pseudophakem Auge muss die Hinterkapsel und die vordere Glaskörpergrenzmembran durchtrennt werden. Mögliche Komplikationen der Pars-plana-Vitrektomie bei malignem Glaukom sind Kataraktbildung, Netzhautablösung und Aderhautamotio (Byrnes et al. 1995). Ein besonders hohes Risikopotenzial der Pars-plana-Vitrektomie scheint gegenüber anderen Krankheitsbildern nicht zu bestehen.

Azuara-Blanco et al. beschrieben 1998 eine neue Methode zur Behandlung des malignen Glaukoms bei zwei Patienten mit Pseudophakie. Sie empfahlen das Einsetzen eines Drainage-Implantats über die Pars plana, damit der Abfluss von Kammerwasser und damit der Augeninnendruck auch postoperativ gut regulierbar bleiben und kein Rezidiv entsteht. Diese Methode setzt die vorherige Pars-plana-Vitrektomie voraus, die bei sorgfältiger Durchführung die Entstehung eines Rezidivs verhindern sollte. Wie effektiv folglich das zusätzliche Einbringen eines Drainage-Röhrchens unter Einschluss der damit potenziell wieder verbundenen Komplikationen (nicht selten retinale und chorioidale Komplikationen) ist, kann derzeit nicht beantwortet werden.

Lentektomie: Schon 1877 wurde über die Entfernung der Linse als erfolgreiche Therapie bei malignem Glaukom berichtet (Rheindorf 1887). Heute werden die Notwendigkeit und der Zeitpunkt einer Linsenextraktion kontrovers diskutiert. Vor der Zeit der sicheren Vitrektomietechnik wurde nach erfolgloser medikamentöser Therapie als nächster Therapieschritt eine Lentektomie empfohlen, häufig kombiniert mit der Inzision der vorderen Glaskörpergrenzmembran und eventuell mit einer vorderen Vitrektomie, um angesammeltes Kammerwasser aus der Glaskörperkavität zu entfernen (Chandler et al. 1968, Simmons 1972). Da eine zu dicke Linse bei der Entstehung des malignen Glaukoms eine Rolle spielt, ist auch heute noch langfristig die Entfernung der Linse zu überdenken. In der akuten Krankheitsphase bei erhöhtem Augeninnendruck scheint es sinnvoll, den operativen Eingriff auf das Notwendigste zu beschränken und zumindest eine klare Linse primär zu belassen. Harbour et al. (1996) empfehlen eine Lentektomie nur bei geringem Hornhautödem, deutlicher Katarakt oder dann, wenn während der Vitrektomie keine Vertiefung der Vorderkammer eintritt. Andere Autoren bevorzugen die Lentektomie bereits während der Pars-plana-Vitrektomie, um eine komplette basale Vitrektomie zu ermöglichen und einen sekundären Eingriff zu vermeiden (Cekic und Batman 1998).

Behandlung des Partnerauges. Das Partnerauge eines Patienten mit malignem Glaukom hat aufgrund der biometrischen Ähnlichkeiten ein relativ hohes Risiko, ebenfalls ein malignes Glaukom zu entwickeln. Sobald die Diagnose eines malignen Glaukoms gestellt wird, muss das Partnerauge gründlich untersucht werden.

Ähnlich wie beim klassischen Pupillarblockglaukom erscheint es ratsam, am Partnerauge prophylaktisch einzugreifen. Die Art des prophylaktischen Eingriffs hängt von der Kammerwasserabflusskapazität ab. Bei normalen Kammerwinkelverhältnissen sollte eine periphere Iridektomie vorgenommen werden, bei engem Kammerwinkel wird eine periphere Iridektomie oder eine Trabekulektomie vorgeschlagen. Liegt tatsächlich schon eine Winkelblocksituation mit erhöhtem Augeninnendruck vor, ist prinzipiell in gleicher Weise wie am primär betroffenen Auge zu verfahren (Calugaru und Marin 1991).

> Wird am Partnerauge ein chirurgischer Eingriff geplant, ist die präoperative Gabe von Miotika (z. B. vor Iridektomie) kontraindiziert!

Intraoperativ wird die Verwendung von Atropin und Phenylephrin empfohlen, um den Ziliarkörper zu entspannen. Postoperativ sollte die Gabe von Mydriatika für mindestens einen Monat fortgesetzt werden. Nach filtrierenden Glaukomoperationen sollte eine durch Überfiltration bedingte Hypotonie und Abflachung der Vorderkammer unbedingt vermieden werden, da erneut über die Vorverlagerung des Iris-Linsen-Diaphragmas ein malignes Glaukom entstehen kann (Dugel 1997).

■ Zusammenfassung und Zukunftsperspektiven

Die Früherkennung und die zeitige konsequente Einleitung der adäquaten Therapie beim malignen Glaukom ist für die Prognose des betroffenen Auges entscheidend. Uneinigkeit besteht sicherlich noch über den Zeitpunkt der Durchführung einer Pars-plana-Vitrektomie, wobei unseres Erachtens die Weiterentwicklung dieser Technik heute für ein deutlich früheres Einschreiten spricht, gerade wenn man die nicht selten bereits bestehende Vorschädigung der Augen berücksichtigt. Zusätzlich wird auch die prophylaktische Behandlung des Partnerauges empfohlen.

Die Diskussion um die Pathogenese des malignen Glaukoms ist nicht abgeschlossen, ein gewisser Wandel im Verständnis der zu Grunde liegenden Abläufe deutet sich aber an. Hierbei scheint insbesondere die Volumenzunahme der Chorioidea als auslösendes Moment von entscheidender Bedeutung. Wahrscheinlich sind aber mehrere Faktoren in der Lage, den Prozess des malignen Glaukoms zu initiieren. Weitere Untersuchungen sind in diesem Bereich erforderlich und können zur Aufdeckung bislang nicht genügend bekannter Risikofaktoren und möglicherweise zu neuen Therapieansätzen führen.

Literatur

Aminlari A, Sassani JW. Simultaneous bilateral malignant glaucoma following laser iridotomy. Graefes Arch Clin Exp Ophthalmol 1993; 231: 12–4.

Azuara-Blanco A, Dua HS. Malignant glaucoma after diode laser cyclophotocoagulation. Am J Ophthalmol 1999; 127: 467–9.

Azuara-Blanco A, Katz LJ, Gandham SB, Spaeth GL. Pars plana tube insertion of aqueous shunt with vitrectomy in malignant glaucoma. Arch Ophthalmol 1998; 116: 808–10.

Benedikt O. Pathomechanismus und Therapie des primären Winkelblockglaukoms. Klin Monatsbl Augenheilkd 1978; 172: 230–7.

Brooks AMV, Harper CA, Gillies WE. Occurrence of malignant glaucoma after laser iridotomy. Br J Ophthalmol 1989; 73: 617–20.

Buschmann W, Linnert D. Glaskörperechographie bei Aphakie und malignem Aphakieglaukom. Klin Monatsbl Augenheilkd 1976; 168: 453–61.

Byrnes GA, Leen MM, Wong TP, Benson WE. Vitrectomy for ciliary block (malignant) glaucoma. Ophthalmology 1995; 102: 1308–11.

Calugaru M, Marin C. Das Partnerauge bei einseitigem malignen Glaukom. Klin Monatsbl Augenheilkd 1991; 198: 223–7.

Cashwell LF, Martin TJ. Malignant glaucoma after laser iridotomy. Ophthalmology 1992; 99: 651–9.

Cekic O, Batman C. Pars plana vitrectomy in the treatment of phakic and pseudophakic malignant glaucoma. Arch Ophthalmol 1998; 116: 118.

Chandler PA, Grant WM. Mydriatic-cycloplegic treatment in malignant glaucoma. Arch Ophthalmol 1962; 68: 353–9.

Chandler PA, Simmons RJ, Grant WM. Malignant glaucoma. Medical and surgical treatment. Am J Ophthalmol 1968; 66: 495–502.

Dickens CJ, Shaffer RN. The medical treatment of ciliary block glaucoma after extracapsular cataract extraction. Am J Ophthalmol 1987; 103: 237.

DiSclafani M, Liebmann JM, Ritch R. Malignant glaucoma following argon laser release of scleral flap sutures after trabeculectomy. Am J Ophthalmol 1989; 108: 597–8.

Dugel PU, Heuer DK, Thach AB, Baerveldt G, Lee PP, Lloyd MA, Minckler DS, Green RL. Annular peripheral choroidal detach-

ment simulating aqueous misdirection after glaucoma surgery. Ophthalmology 1997; 104: 439–44.
Duy TP, Wollensak J. Ciliary block (malignant) glaucoma following posterior chamber lens implantation. Ophthalmic Surg 1987; 18: 741.
Epstein DL, Hashimoto JM, Anderson PJ, Grant WM. Experimental perfusions throught the anterior and vitreous chambers with possible relationships to malignant glaucoma. Am J Ophthalmol 1979; 88: 1078.
Epstein DL, Steinert RF, Puliafito CA. Neodymium-YAG laser therapy to the anterior hyaloid in aphakic malignant (ciliovitreal block) glaucoma. Am J Ophthalmol 1984; 98: 137–43.
Fanous S, Brouillette G. Ciliary block glaucoma: malignant glaucoma in the absence of a history of surgery and of miotic therapy. Can J Ophthalmol 1983; 18: 302–3.
von Graefe A. Beiträge zur Pathologie und Therapie des Glaucoms. Arch Ophthalmol 1869; 15: 108–252.
Grehn F. Primäres Glaukom durch zilio-lentikulären Block. Eine eigenständige Glaukomform. Fortschr Ophthalmol 1987; 84: 577–82.
Harbour JW, Rubsamen PE, Palmberg P. Pars plana vitrectomy in the treatment of phakic and pseudophakic malignant glaucoma. Arch Ophthalmol 1996; 114: 1073–8.
Hardten DR, Brown JD. Malignant glaucoma after Nd:YAG cyclophotocoagulation. Am J Ophthalmol 1991; 111: 245–7.
Herschler J. Laser shrinkage of the ciliary processes. A treatment for malignant (ciliary block) glaucoma. Ophthalmology 1980; 87: 1155.
Hille K, Hille A, Ruprecht KW. Malignant glaucoma due to drug-related angioedema. Am J Ophthalmol 2003; 135: 224–6.
Jacoby B, Reed JW, Cashwell LF. Malignant glaucoma in a patient with Down' syndrome and corneal hydrops. Am J Ophthalmol 1990; 110: 434–5.
Jones BR. Principles in the management of oculomycosis. Trans Am Acad Ophthalmol Otolaryngol 1975; 79: 15.
Kodjikian L, Gain P, Donate D, Rouberol F, Burillon C. Malignant glaucoma induced by a phakic posterior chamber intraocular lens for myopia. J Cataract Refract Surg 2002; 28: 2217–21.
Kushner BJ. Ciliary block glaucoma in retinopathy of prematurity. Arch Ophthalmol 1982; 100: 1078–9.
Lass JH, Thoft RA, Bellows AR, Slansky HH. Exogenous nocardia asteroids endophthalmitis associated with malignant glaucoma. Ann Ophthalmol 1981; 13: 317.
Levene R. A new concept of malignant glaucoma. Arch Ophthalmol 1972; 87: 497–506.
Lowe RF. Malignant glaucoma related to primary angle closure glaucoma. Aust N Z J Ophthalmol 1979; 7: 11.
Mathur R, Gazzard G, Oen F. Malignant glaucoma following needling of a trabeculectomy bleb. Eye 2002; 16: 667–8.
Merritt JC. Malignant glaucoma induced by miotics postoperatively in open-angle glaucoma. Arch Ophthalmol 1977; 95: 1988–9.
Quigley HA. Malignant glaucoma and fluid flow rate. Am J Ophthalmol 1980; 89: 879–80.
Quigley HA, Friedman DS, Congdon NG. Possible mechanisms of primary angle-closure and malignant glaucoma. J Glaucoma 2003; 12: 167–80.
Reed JE, Thomas JV, Lytle RA, Simmons RJ. Malignant glaucoma induced by an intraocular lens. Ophthalmic Surg 1990; 21: 177.
Rheindorf. Ueber Glaukom. Klin Monatsbl Augenheilkd 1887; 25: 148.
Rieser JC, Schwartz B. Miotic induced malignant glaucoma. Arch Ophthalmol 1972; 87: 706–12.
Risco JM, Tomey KF, Perkins TW. Laser capsulotomy through intraocular lens positioning holes in anterior aqueous misdirection. Arch Ophthalmol 1989; 107: 1569.
Schaffer RN. The role of vitreous detachment in aphakic and malignant glaucoma. Trans Am Acad Ophthalmol Otolaryngol 1954; 58: 217–31.
Schaffer RN, Hoskins HD jr. Ciliary block (malignant) glaucoma. Ophthalmology 1978; 85: 215–21.
Schröder W, Fischer K, Erdmann I, Guthoff R. Ultraschallbiomikroskopie und Therapie des malignen Glaukoms. Klin Monatsbl Augenheilkd 1999; 215: 19–27.
Schwartz AL, Anderson DR. „Malignant glaucoma" in an eye with no antecedent operation or miotics. Arch Ophthalmol 1975; 93: 379–81.
Shields MB, Krieglstein GK. Glaukom: Grundlagen, Differentialdiagnose, Therapie. 3. Aufl. Berlin, Heidelberg, New York: Springer 1993; 384.
Simmons RJ. Malignant glaucoma. Br J Ophthalmol 1972; 56: 263–72.
Tomey KF, Senft SH, Antonios SR, Shammas IV, Shihab ZM, Traverso CE. Aqueous misdirection and flat chamber after posterior chamber implants with and without trabeculectomy. Arch Ophthalmol 1987; 105: 770–3.
Weber PA, Henry MA, Kapetansky FM, Lohman LF. Argon laser treatment of the ciliary processes in aphakic glaucoma with flat anterior chamber. Am J Ophthalmol 1984; 97: 82–5.
Weber PA, Cohen JS, Baker ND. Central retinal vein occlusion and malignant glaucoma. Arch Ophthalmol 1987; 105: 635–6.
Weiss IS, Deiter PD. Malignant glaucoma syndrome following retinal detachment surgery. Ann Ophthalmol 1982; 100: 1078.
Weiss DI, Schaffer RN. Ciliary block (malignant) glaucoma. Trans Am Acad Ophthalmol Otolaryngol 1972; 76: 450–61.
Weiss DI, Schaffer RN, Harrington DO. Treatment of malignant glaucoma with intravenous mannitol infusion. Medical reformation of the anterior chamber by means of an osmotic agent: a preliminary report. Arch Ophthalmol 1963; 69: 154–8.
Wollensak J, Pham DT, Anders N. Ziliolentikulärer Block als Spätkomplikation bei Pseudophakie. Ophthalmologe 1995; 92: 280–3.

3.5 Medikamentös induzierte Glaukome

Jörg Mielke

Einleitung und Definition

Allgemein wird unter dem medikamentös induzierten Sekundärglaukom die lokale oder systemische Wirkung bzw. Nebenwirkung eines Medikaments verstanden, die zu einer Abflussstörung des Kammerwassers und somit zu einem Anstieg des Augeninnendrucks führt. Die Ursache des Druckanstiegs liegt dagegen nicht in einer medikamentös induzierten Überproduktion von Kammerwasser (mit Ausnahme von Dopamin).

Der Pathomechanismus und das klinische Bild der medikamentös induzierten Sekundärglaukome sind vielfältig. Glaukomformen können gewissen Substanzgruppen zugeordnet werden. Das medika-

3.5 Medikamentös induzierte Glaukome

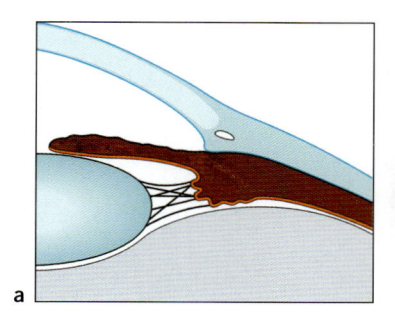

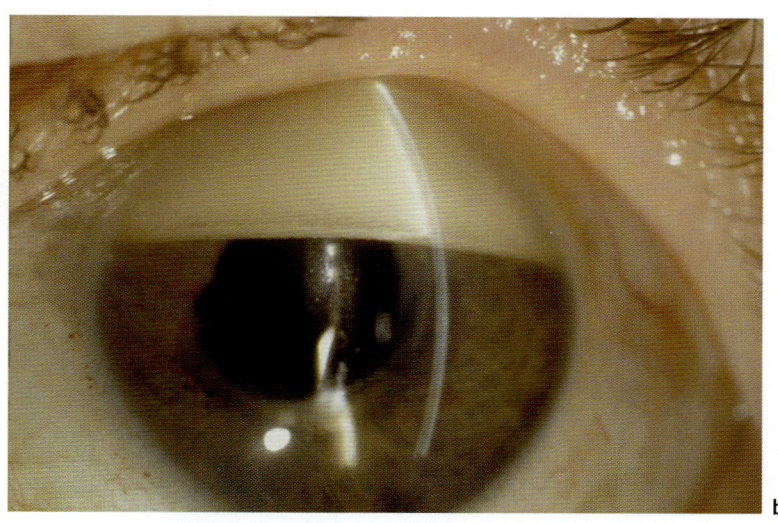

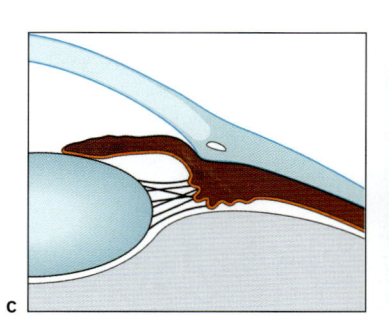

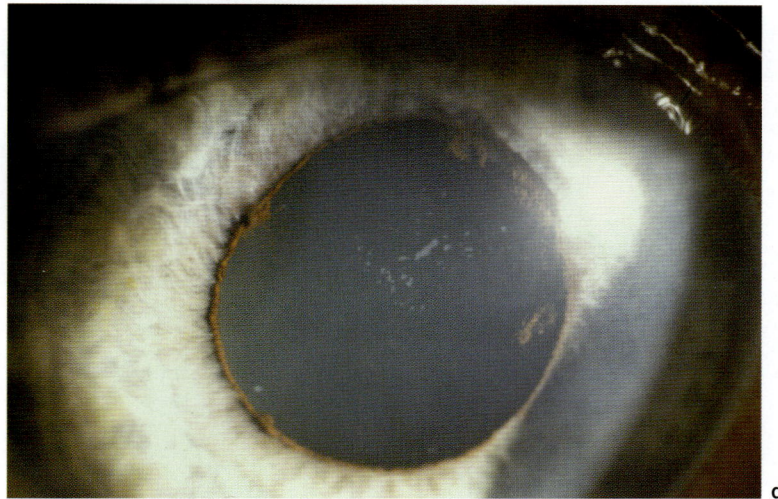

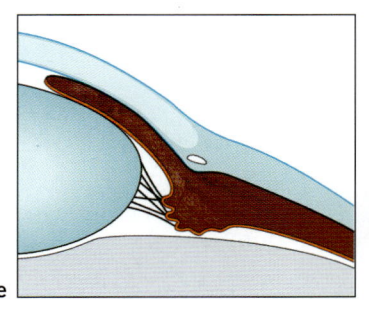

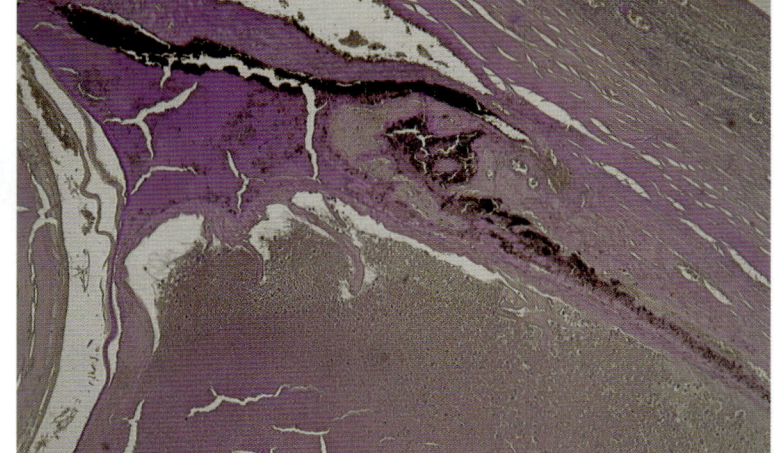

Abb. 3-18 Häufigste Pathomechanismen des medikamentös induzierten Druckanstiegs
a Offenwinkelglaukom (Grafik: Regina Hofer, Universitäts-Augenklinik Tübingen)
b Emulsifikationsglaukom: Silikonöl in der Vorderkammer („inverses Hypopyon") (Universitäts-Augenklinik Tübingen)
c Akutes Winkelblockglaukom mit Pupillarblockmechanismus (Grafik: Regina Hofer, Universitäts-Augenklinik Tübingen)
d Glaukomflecken bei akutem Winkelblockglaukom mit Pupillarblock (Universitäts-Augenklinik Tübingen)
e Akutes Winkelblockglaukom ohne Pupillarblock (Grafik: Regina Hofer, Universitäts-Augenklinik Tübingen)
f Massive intraokuläre Blutung nach Therapie mit Phenprocoumon (Universitäts-Augenklinik Tübingen)

mentös induzierte Sekundärglaukom wird in der Literatur durch den zu Grunde liegenden Pathomechanismus und den Anstieg des Augeninnendrucks beschrieben. Häufig wird von einem Glaukom gesprochen, auch wenn noch keine Sehnervenschäden oder Gesichtsfeldausfälle festzustellen sind. Der verursachte Druckanstieg ist aber meistens nur ein vorübergehender, der sich nach Absetzen des Medikaments normalisiert. Deshalb sollte in vielen Fällen eher von einer sekundären okulären Hypertension gesprochen werden. Selbst das akute, durch viele Medikamente induzierte Winkelblockglaukom kann als transitorische okuläre Hypertension bezeichnet werden, da zunächst keine Veränderungen am Sehnerven oder Gesichtsfeld nachweisbar sind. Es ist aber selbstverständlich, dass diese Form unbehandelt in kurzer Zeit zu Schäden führt und dann ein Glaukom mit entsprechenden Schäden vorliegt.

Die besprochenen Medikamente sind überwiegend in der Roten Liste® (Stand 2004) aufgeführt.

Hinsichtlich des Pathomechanismus des medikamentös induzierten Druckanstiegs lassen sich unterscheiden (**Abb. 3-18**) (Leibmann und Spaeth 2000, Shields und Krieglstein 1993, Spaeth 2000a, Spaeth 2000b):

- **Offenwinkelglaukome** aufgrund von medikamentös induzierten, morphologischen Veränderungen im Trabekelmaschenwerk. Wichtigstes Beispiel sind die Glucocorticosteroide.
- **Überfrachtungs- oder Emulsifikationsglaukome:** Druckanstiege durch Verlegung des Trabekelmaschenwerks mittels intraokulär eingebrachter Substanzen wie Hyaluronsäure oder Silikonöl bzw. Verlegung des Trabekelmaschenwerks durch Erythrozyten nach intraokulären Blutungen z. B. unter Marcumar®-Therapie. Hier handelt es sich um prätrabekuläre, trabekuläre und posttrabekuläre sekundäre Offenwinkelglaukome.
- **Winkelblockglaukome mit Pupillarblock:** Der Abflusswiderstand liegt in der Pupillarebene. Das Kammerwasser kann aufgrund eines zu engen Kontakts zwischen Pupillarsaum und Linsenvorderfläche nicht von der Hinterkammer in die Vorderkammer gelangen. Durch den erhöhten Druck in der Augenhinterkammer wölbt sich die periphere Iris nach vorne, das Iris-Linsen-Diaphragma wird ebenfalls nach vorne verlagert und verlegt den Kammerwinkel. Der Pupillarblockmechanismus wird überwiegend durch anticholinerg wirksame Medikamente und ihren Einfluss auf die Pupille ausgelöst.
- **Winkelblockglaukome ohne Pupillarblock:** Das Iris-Linsen-Diaphragma oder das Glaskörper-Iris-Diaphragma werden aufgrund raumfordernder Prozesse, wie z. B. Blutungen oder aufgrund eines Ziliarkörperödems, nach vorne verlagert. Ein Teil dieser Glaukome geht mit einer transitorischen Myopie einher.
- Eine Sonderform der medikamentös induzierten Sekundärglaukome bilden die im Rahmen von **ophthalmochirurgischen Eingriffen auftretenden Glaukome**. Möglich sind sekundäre Offenwinkelglaukome durch verbliebenes Viskoelastikum im Kammerwinkel nach Kataraktchirurgie oder die sekundären Glaukomformen unterschiedlichster Genese durch Silikonöl, nicht entferntes Perfluordecalin oder durch medizinische Gase (Alster et al. 1996, Eckardt und Nicolai 1993, Foster et al. 1994). Diese Glaukomformen werden ausführlich in den Kapiteln 3.1 (S. 19) und 3.3 (S. 47) behandelt.

Diese Unterteilung ist in der Praxis nicht immer eindeutig, da Übergänge möglich sind und einzelne Medikamente ursächlich für mehrere Glaukomformen sein können.

Offenwinkelglaukome

Tab. 3-7 Medikamente, die eine okuläre Hypertension bei offenem Kammerwinkel induzieren können.

- Glucocorticosteroide
- Acetylsalicylsäure
- Warfarin, Phenprocoumon
- Viskoelastika
- Silikonöle
- Prostaglandinderivate

Glucocorticosteroide

Beim steroidinduzierten Glaukom handelt es sich um ein sekundäres Offenwinkelglaukom aufgrund morphologischer und funktioneller Veränderungen im Trabekelmaschenwerk durch die topische oder systemische Therapie mit Glucocorticosteroiden.

■ Epidemiologie

Die Steroid-Responder können in Bezug auf den Anstieg des Intraokulardrucks unter Glucocorticosteroid-Therapie in drei Gruppen eingeteilt werden: Bei 65 % der normalen Individuen steigt der Augeninnendruck bei lokaler Gabe von Dexamethason 0,1 % Augentropfen dreimal täglich nach einer Therapie von vier Wochen im Mittel um 1,6 mm Hg („low res-

Tab. 3-8 Steroid-Responder in der gesunden Allgemeinbevölkerung bei lokaler Therapie mit potenten Glucocorticosteroiden nach Armaly (1963)[1] und Becker und Mills (1963)[2]

Augentropfen	„low responder" (%)	„intermediate responder" (%)	„high responder" (%)
Dexamethason 0,1% (4 Wochen)[1]	66 Anstieg < 6 mm Hg	29 Anstieg 6–15 mm Hg	5 Anstieg > 15 mm Hg
Betamethason (6 Wochen)[2]	58 IOD < 20 mm Hg	36 IOD 20–31 mm Hg	6 IOD > 31 mm Hg

IOD = Intraokulardruck

ponder"). 30% zeigen einen Anstieg des Augeninnendrucks um 10 mm Hg („intermediate responder") und 5% einen Anstieg von über 15 mm Hg („high responder") (**Tab. 3-8**) (Armaly 1965). Die Gruppe der „high responder" steigt auf bis zu 45 bis 90%, wenn bereits ein Offenwinkelglaukom vorlag (Armaly 1963, Becker und Mills 1963). Bei Patienten über 40 Jahre mit Diabetes mellitus, aber ohne proliferative diabetische Retinopathie beträgt der Anteil der „high responder" 20% nach lokaler Therapie mit Glucocorticosteroiden (Becker 1971).

Risikofaktoren, die die Ausbildung eines steroidinduzierten Offenwinkelglaukoms begünstigen können, sind:
- vorbestehendes primär chronisches Offenwinkelglaukom
- Verwandte ersten Grades von Patienten mit primär chronischem Offenwinkelglaukom
- traumatischer Kammerwinkelrezessus
- hohe Myopie
- Bindegewebserkrankungen (v. a. rheumatoide Arthritis)
- Diabetes mellitus
- Cushing-Syndrom

Bei Kindern von Patienten mit Offenwinkelglaukom führte die einseitige lokale Therapie mit Betamethason 0,1% Augentropfen viermal täglich nach einem Zeitraum von drei bis sechs Wochen bei 87% zu einem Anstieg des Augeninnendrucks auf über 21 mm Hg. Der Mittelwert lag bei 25,3 ± 6 mm Hg. Am unbehandelten Auge betrug der Augeninnendruck 16,2 ± 2,5 mm Hg (Becker und Hahn 1964, Gaston et al. 1983, Paterson 1965, Podos et al. 1966, Spaeth 1967).

Diese Beobachtung ließ eine Heredität beim Offenwinkelglaukom vermuten. Gleichzeitig wurde der so genannte Dexamethason-Provokationstest als Screening-Verfahren für das Offenwinkelglaukom eingeführt. Sollte der Augeninnendruck nach einer Behandlung mit Dexamethason 0,1% Augentropfen viermal täglich über drei bis sechs Wochen um 15 mm Hg ansteigen (nach Armalys Kriterien), wäre dies ein Hinweis auf das Vorliegen eines Offenwinkelglaukoms. Auf einen längerfristigen Untersuchungszeitraum bezogen zeigte dieser Test jedoch keinen praktischen prädiktiven Wert hinsichtlich der Ausbildung eines Offenwinkelglaukoms (Klemetti 1990).

■ Ätiopathogenese

Die lokale und systemische Applikation von Glucocorticosteroiden führt zu komplexen funktionellen und morphologischen Veränderungen der Zellen des Trabekelmaschenwerks und der durch sie gebildeten Extrazellulärmatrix. An Zellen des humanen Trabekelmaschenwerks wurde der Glucocorticoid-Rezeptor nachgewiesen (Hernandez et al. 1983, Weinreb et al. 1981).

Morphologisch zeigt sich in kultivierten Zellen des Trabekelmaschenwerks nach mehrwöchiger Applikation von Dexamethason eine Zunahme der Zellgröße um 50 bis 100%, eine Zunahme des Zellkerns und eine Aktivierung des endoplasmatischen Retikulums und Golgi-Apparats. Die normalerweise linear angeordneten Actinmikrofilamentbündel gehen in quervernetzte, polygonale Strukturen über (CLAN = cross-linked actin networks) (Clark et al. 1994). Diese Veränderungen resultieren in einer komplexen Beeinträchtigung der Zellfunktion, was Phagozytose, Zellteilung, Zellmigration, Proteinsynthese und -sezernierung und die Zelladhäsionseigenschaften betrifft.

Unter dem Einfluss von Glucocorticosteroiden kommt es zu einer vermehrten, teilweise aber auch verminderten Exprimierung zahlreicher Gene, wobei die Relevanz der einzelnen Veränderungen für die Auswirkung auf den Augeninnendruck letztlich noch nicht klar zu beurteilen ist. Unter anderem werden vermehrt Kollagen Typ IV, Glykosaminoglykane, Elastin, Fibronectin, Myocilin und Laminin expri-

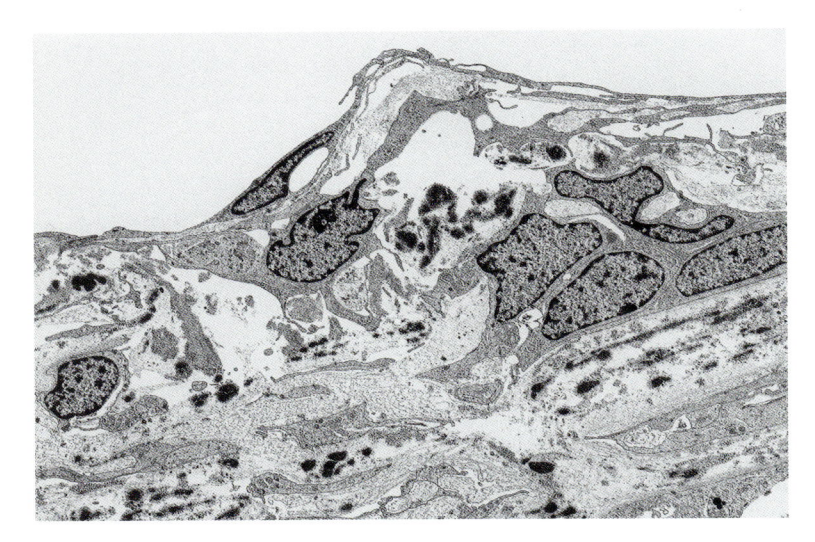

Abb. 3-19 Elektronenmikroskopische Aufnahme extrazellulär gelegener Fibrillen in der cribriformen Region des Trabekelmaschenwerks beim steroidinduzierten Glaukom. (mit freundlicher Genehmigung von Frau Prof. Dr. Elke Lütjen-Drecoll, Erlangen; aus Johnson et al. Arch Ophthalmol 1997; 11: 375–85)

miert (Clark et al. 2001, Dickerson et al. 1998, Hajek et al. 1983, Johnson et al. 1990, Steely et al. 1992, Yun et al. 1989, Zhou et al. 1998). Insbesondere das Protein Myocilin wird in sehr starkem Masse exprimiert und scheint beim steroidinduzierten Glaukom auch von den Zellen sezerniert zu werden. Im Gegensatz zum autosomal dominant vererbten, juvenilen Offenwinkelglaukom, das durch Mutationen von Myocilin hervorgerufen wird, ist die Bedeutung von Myocilin für die Zunahme des trabekulären Abflusswiderstands beim steroidinduzierten Glaukom aber noch unklar.

Histologisch und elektronenmikroskopisch finden sich für das steroidinduzierte Glaukom charakteristische extrazellulär gelegene Fibrillen in der cribriformen Region des Trabekelmaschenwerks (**Abb. 3-19**). Diese Fibrillen haben einen Durchmesser von etwa 10 nm und ähneln Basalmembranen (Johnson et al. 1997).

Die Zunahme des trabekulären Abflusswiderstands tritt nicht unmittelbar nach Einleitung der Therapie ein. In der Regel ist mit einem Anstieg des Intraokulardrucks nicht vor zwei Wochen nach Therapiebeginn zu rechnen (Spaeth 2000a). Der Druckanstieg ist zudem abhängig vom Glucocorticosteroid, dessen Konzentration und Dosis, Formulierung, Halbwertszeit und der Applikationsart. Aufgrund des unterschiedlichen pharmakokinetischen Verhaltens ist es prinzipiell schwierig, verschiedene Generika in ihren Wirkungen und Nebenwirkungen zu vergleichen (McGhee 1992). Das Risiko eines steroidinduzierten Glaukoms besteht aber bei jeder Applikationsform. Die lokale einschließlich der periokulären dermatologischen Therapie geht jedoch mit einem höheren Risiko einher als eine systemische Therapie (Shields und Krieglstein 1993). Eine Resistenz gegen das steroidinduzierte Glaukom bildet sich nicht heraus. Die Auswirkung auf Steroid-Responder und auf Kinder ist besonders zu beachten.

■ Pharmakokinetik

Die durchschnittliche physiologische Cortisol-Konzentration im Glaskörper liegt bei 5,1 ng/ml (Weijtens et al. 1997).

Die lokale Applikation von Dexamethason 0,1 % Augentropfen (stündlich, insgesamt 10–11 Tropfen) und Augensalbe vor Vitrektomie führt zu Konzentrationen im Kammerwasser von 30,5 ng/ml, im Glaskörper von 1,1 ng/ml und im Serum von 0,7 ng/ml. Die Tropfenapplikation führt somit zu geringen Wirkstoffkonzentrationen im Glaskörper und im Serum. Die Wirkstoffkonzentration im Kammerwasser ist deutlich niedriger als bei subkonjunktivaler Gabe (Weijtens et al. 2002).

Die subkonjunktivale Injektion von 2,5 mg Dexamethason führt zu Wirkstoffkonzentrationen im Glaskörper, die drei- bzw. zwölfmal so hoch sind wie nach peribulbärer Injektion von 5 mg Dexamethason bzw. nach oraler Gabe von 7,5 mg Dexamethason. 2,5 Stunden nach subkonjunktivaler Injektion von 2,5 mg sind im Kammerwasser 858 ng/ml Dexamethason nachweisbar, nach drei Stunden beträgt die Konzentration im Glaskörper 72,5 ng/ml (Weijtens et al. 1999).

Die Wirkstoffkonzentration in der subretinalen Flüssigkeit ist bei Patienten mit Ablatio retinae 120fach höher nach subkonjunktivaler Applikation und 13fach höher nach peribulbärer Applikation verglichen mit der oralen Gabe. Die orale Dosis (7,5 mg Dexamethason) war dabei in ihrer Wirksamkeit vierfach so hoch wie die subkonjunktivale Dosis (2,5 mg Dexamethason) (Weijtens et al. 2000).

Die subkonjunktivale Applikation ist damit die effektivste Methode Dexamethason in den vorderen oder hinteren Augenabschnitt zu bringen. Die subkonjunktivale Applikation von 2,5 mg Dexamethason oder die peribulbäre Applikation von 5,0 mg Dexamethason ist aber nicht nur eine lokal wirksame Therapie, sondern es werden systemische Wirkstoffkonzentrationen erreicht, die einer oralen Dosis von 50 mg Prednison entsprechen (Weijtens et al. 1997, Weijtens et al. 1999).

Tab. 3-9 Zunahme des Augeninnendrucks bei Steroid-Respondern unter der lokalen Therapie mit Fluorometholon 0,25 im Vergleich zu Dexamethason 0,1 % bei 14 Steroid-Respondern (Kass et al 1986)

Zeitpunkt	Fluorometholon 0,25 %	Dexamethason 0,1 %
Ausgangswerte	21,3 ± 2,7 mm Hg	21,6 ± 2,3 mm Hg
Änderung nach 2 Wochen	4,4 ± 4,8 mm Hg	8,1 ± 7,1 mm Hg
Nach 4 Wochen	6,6 ± 5,0 mm Hg	10,0 ± 6,8 mm Hg
Nach 6 Wochen	8,1 ± 5,2 mm Hg	11,6 ± 5,6 mm Hg

Systemische Therapie. Über die Auswirkungen auf den Augeninnendruck unter systemischer Therapie mit Glucocorticosteroiden liegen verhältnismäßig wenige Studien vor. Eine epidemiologische Studie an 9793 älteren Patienten zeigte, dass das Risiko einer okulären Hypertension oder eines Offenwinkelglaukoms mit der Dosishöhe und der Behandlungszeit steigt (Garbe et al. 1997). Allerdings zeigte sich bei einem Beobachtungszeitraum von mehreren Jahren, dass der mittlere Augeninnendruck nicht kontinuierlich ansteigt, sondern auch wieder sinken kann (Godel et al. 1972).

Lokale Therapie. Bei Patienten ohne okuläre Erkrankungen ergab sich bei lokaler Applikation von Glucocorticosteroiden ebenfalls im Hinblick auf die Drucksteigerung ein linearer Zusammenhang. Bei 18 männlichen Patienten wurde über einen Zeitraum von sechs Wochen viermal täglich ein Tropfen an einem Auge appliziert. Aufgrund des gemessenen Druckanstiegs ermittelten die Autoren einen Faktor, mit dem der zu erwartende Druckanstieg für das jeweils eingesetzte Medikament abgeschätzt werden kann (Mindel et al. 1980):
- Medryson 1 % = 0,19 ± 0,12 mm Hg/Woche
- Fluorometholon 0,1 % = 0,8 ± 0,24 mm Hg/Woche
- Dexamethason 0,1 % = 1,51 ± 0,45 mm Hg/Woche

Inhalative Therapie. Das Risiko eines Anstiegs des Augeninnendrucks ist bei dieser Therapie eher gering. Bei 183 Patienten unter zwölfwöchiger inhalativer Therapie (Beclomethason 252 μg täglich) zeigte sich kein Anstieg des Augeninnendrucks (Samiy et al. 1996).

In einer größeren epidemiologischen Studie konnte nur bei Patienten mit positiver Glaukom-Familienanamnese ein gering signifikanter Zusammenhang gefunden werden. Diese Patienten sollten deshalb bei inhalativer Therapie nachkontrolliert werden (Mitchell et al. 1999).

Steroid-Responder. Als Steroid-Responder werden meistens diejenigen Patienten bezeichnet, bei denen ein Anstieg des Intraokulardrucks von 10 mm Hg oder mehr innerhalb eines Zeitraums von sechs Wochen zu beobachten ist (Leibowitz et al. 1996). Bei Steroid-Respondern erreicht der Anstieg des Augeninnendrucks bei systemischer Gabe ungefähr 60 % des Wertes, der durch die lokale Gabe erreicht wird (Feiler-Ofry et al. 1972).

Erwachsene: Der Druckanstieg von Fluorometholon 0,25 % und Dexamethason 0,1 % wurde an 14 bekannten Steroid-Respondern (4-mal täglich 1 Tropfen pro Auge über 6 Wochen) untersucht. Beide Medikamente führten zum Druckanstieg, der aber bei Fluorometholon signifikant niedriger ausfiel (**Tab. 3-9**) (Kass et al. 1986). Rimexolon 1,0 % und Fluorometholon 0,1 % führen nach 5,5 Wochen Therapie

Tab. 3-10 Drucksteigernde Wirkung verschiedener Steroide bei Steroid-Respondern (Kitazawa 1976)

Wirkstoff	Druckanstieg zum Ausgangswert nach 4 Wochen (4-mal täglich 1 Tropfen)
Betamethason 0,1 %	23,7 ± 1,76 mm Hg
Betamethason 0,05 %	17,0 ± 2,28 mm Hg
Triamcinolon 1,25 %	11,9 ± 3,09 mm Hg
Betamethason 0,02 %	8,1 ± 1,5 mm Hg
Fluorometholon 0,1 %	6,9 ± 1,85 mm Hg
Medryson* 1,0 %	3,2 ± 1,24 mm Hg
Betamethason 0,01 %	2,4 ± 0,62 mm Hg
Kein signifikanter IOD-Anstieg:	
- Triamcinolon 0,25 %	
- Triamcinolon 0,05 %	
- Fluorometholon 0,05 %	
- Fluorometholon 0,01 %	

* In Deutschland nicht erhältlich.

bei Steroid-Respondern zu einem Anstieg des Augeninnendrucks um 10 mm Hg. Bei Dexamethason 0,1 % und Prednisolon 1,0 % ist der Druckanstieg um 10 mm Hg schon nach 2,5 bis drei Wochen erreicht.

In einer japanischen Studie wurde die drucksteigernde Wirkung von Steroiden in verschiedenen Konzentrationen an Steroid-Respondern untersucht. Die Tropfen wurden jeweils für vier Wochen viermal täglich gegeben. Es zeigte sich ein deutliches Dosis-Wirkungs-Verhältnis. Daraufhin konnte eine Rangordnung der druckinduzierenden Wirkung der Medikamente bei Steroid-Respondern erstellt werden (**Tab. 3-10**) (Kitazawa 1976).

Kinder: In einer Studie wurden 44 Kinder mit allergischer Keratokonjunktivitis mit Dexamethason 0,1 % viermal täglich für sechs Wochen behandelt. 89 % der Kinder waren „low responder", 9 % „intermediate responder" und 2 % „high responder". Der hypertensive Effekt der Steroide war in dieser Gruppe geringer als bei normalen Erwachsenen (Biedner et al. 1980).

Bei einer Untersuchung an Kindern nach Strabismusoperation zeigte sich interessanterweise ein deutlicher Anstieg des Augeninnendrucks bei Kindern unter zehn Jahren zwei Wochen nach der Therapie mit Dexamethason 0,1 % Augentropfen dreimal täglich. Dieser Druckanstieg trat in der gleichaltrigen Gruppe und der Therapie mit Fluorometholon 0,1 % nicht auf (Ohji et al. 1991). Da nur wenige Studien zur lokalen Anwendung von Dexamethason vorliegen und die Ergebnisse nicht einheitlich sind, sollte bei Kindern der Therapiezeitraum möglichst kurz gewählt und sie sollten mit Fluorometholon 0,1 % behandelt werden.

Als antiinflammatorische Augentropfen, besonders bei bekannten Steroid-Respondern und Kindern, werden Rimexolon 1,0 % und Fluorometholon 0,1 % empfohlen (Kass et al. 1986, Leibowitz et al. 1996).

■ Diagnose und Differenzialdiagnose

Die adäquate Diagnose eines steroidinduzierten Glaukoms ist wesentlich von einer sorgfältigen Anamnese der gegenwärtigen oder früheren Glucocorticosteroid-Einnahme abhängig. Das klinische Bild ist prinzipiell nicht vom jeweiligen Glucocorticosteroid oder seiner Applikationsform geprägt, zeigt aber eine Altersabhängigkeit. Im Kleinkindesalter ist bei wiederholter oder längerfristiger lokaler Gabe von Glucocorticosteroiden (z. B. in Kombination mit Antibiotika zur Behandlung einer rezidivierenden Tränenwegstenose) die Ausbildung eines steroidinduzierten Glaukoms möglich, das klinisch Symptome eines primär kongenitalen Glaukoms aufweisen kann. Hierzu zählen insbesondere Blepharospasmus, Tränenlaufen und Rötung des Auges sowie eine Vergrößerung des Hornhautdurchmessers, ein Hornhautödem, Haab-Leisten und Buphthalmus.

Im späteren Kindes- und Erwachsenenalter entspricht das klinische Bild am ehesten dem des primär chronischen Offenwinkelglaukoms, wobei subjektive Symptome meist fehlen und der Verlauf zunächst relativ asymptomatisch ist. Gelegentlich können Halos auftreten. Der schleichende Verlauf kann dann über die verzögerte Diagnosestellung wie beim primär chronischen Offenwinkelglaukom in der Ausbildung von Gesichtsfeldausfällen und einer glaukomatösen Optikusneuropathie münden. Selten ist von einem akuten Druckanstieg mit entsprechender Symptomatik (Kopfschmerzen, Rötung des Auges, hornhautbedingte Sehverschlechterung) berichtet worden (Shields und Krieglstein 1993).

Das steroidinduzierte Glaukom kann aber auch als Normaldruckglaukom imponieren, wobei statistisch im Normbereich liegende Augeninnendruckwerte mit einer glaukomatösen Optikusneuropathie einhergehen. In diesem Fall ist insbesondere an eine frühere längere Glucocorticosteroid-Einnahme zu denken, die zu einer Optikusneuropathie führte. In der Regel ist hier nicht mit einer weiteren Progression zu rechnen.

Die Diagnose wird in der Regel zunächst eine Verdachtsdiagnose sein, deren Bestätigung definitiv über das Aussetzen der Steroidtherapie und die dann zu erwartende Drucknormalisierung gelingt. Weitere Zeichen einer längeren lokalen (z. B. Cortison-bedingte Katarakt) oder systemischen Therapie mit Glucocorticosteroiden (z. B. Mondgesicht, Stammfettsucht, Hirsutismus, usw.) können die Verdachtsdiagnose unterstützen.

Unter Umständen erlaubt die jeweilige Erkrankung, die zur Einnahme von Glucocorticosteroiden geführt hat, kein Absetzen des Medikaments, sodass nicht immer eine definitive Diagnose gestellt werden kann. Erkrankungen, die selbst ein Sekundärglaukom erzeugen können (z. B. entzündungsbedingtes Glaukom bei Uveitis), erschweren die Einordnung der vorliegenden Glaukomform zusätzlich. In die Differenzialdiagnose des steroidinduzierten Glaukoms gehören deshalb je nach individueller Gesamtsituation das primäre chronische Offenwinkelglaukom, die okuläre Hypertension, das primäre kongenitale Glaukom und das entzündungsbedingte Glaukom.

3.5 Medikamentös induzierte Glaukome

■ Therapie

Therapie der Wahl ist die Beendigung der Cortison-Therapie (**Abb. 3-20**). Bei der überwiegenden Mehrzahl der Patienten kann allein hierdurch eine Normalisierung des Intraokulardrucks erreicht werden. Aufgrund der morphologischen Veränderungen im Trabekelmaschenwerk ist aber nicht sofort mit einem Absinken des Augeninnendrucks zu rechnen, sondern ein Zeitraum von mehreren Wochen zu berücksichtigen. In dieser Zeit kann der vorübergehende Einsatz von Antiglaukomatosa bei stark erhöhten Druckwerten notwendig sein. Die Auswahl der Antiglaukomatosa hängt von der meist vorliegenden Augenerkrankung ab, die ursprünglich zum Einsatz lokaler Steroide geführt hat.

> Handelt es sich um intraokuläre Entzündungen, sind Miotika wegen der weiteren Alteration der Blut-Kammerwasser-Schranke und der möglichen Induktion hinterer Synechien kontraindiziert! Ähnliche Zurückhaltung sollte in dieser Situation mit dem Einsatz von Prostaglandinderivaten geübt werden.

Bei einigen Patienten kann es trotz Absetzen der Glucocorticosteroide zu einem dauerhaft erhöhten Intraokulardruck kommen. Bei Fortschreiten der Erkrankung trotz medikamentöser Therapie kann dann ein filtrierender Eingriff indiziert sein.

> Nach einer fistulierenden Operation ist die Gabe von Glucocorticosteroiden *nicht* kontraindiziert!

Depotinjektionen, die zu therapierefraktären Glaukomen führen können, sind durch die chirurgische Entfernung des Depots zu behandeln.

Wegen der beschriebenen Häufigkeit und der möglichen Konsequenzen eines steroidinduzierten Glaukoms sollte vor einer längerfristigen lokalen Glucocorticosteroid-Therapie mithilfe eines Screenings geklärt werden, ob es sich bei dem Patienten um einen Steroid-Responder handelt. Obwohl es keine allgemein akzeptierten Richtlinien hierzu gibt, scheint die folgende Vorgehensweise sinnvoll:
- Messung des Intraokulardrucks (IOD) vor Therapiebeginn mit Glucocorticosteroiden (Basiswert)
- Messung des IOD zwei Wochen nach Therapiebeginn
- Messung des IOD alle zwei bis drei Wochen für einige Monate bei fortgesetzter Therapie
- Messung des IOD alle zwei bis drei Monate bei weiterhin fortgesetzter Therapie

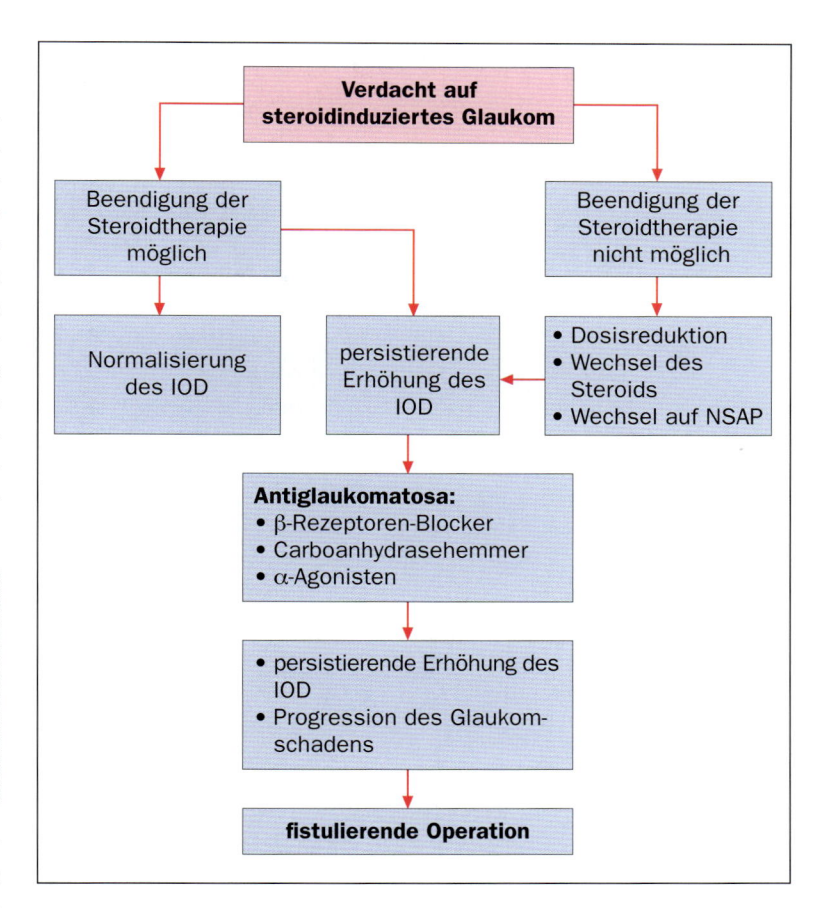

Abb. 3-20 Flussdiagramm zur Therapie des steroidinduzierten Glaukoms

Acetylsalicylsäure

Unter dem durch Acetylsalicylsäure auftretendem sekundären Offenwinkelglaukom soll diejenige Glaukomform verstanden werden, die durch eine Nachblutung in die Vorderkammer nach stumpfer Bulbustrauma entsteht. Es handelt sich um ein Überfrachtungsglaukom, da Erythrozyten im Kammerwinkel den Abfluss des Kammerwassers über das Trabekelmaschenwerk behindern.

Andere Mechanismen der Drucksteigerung unter der Therapie mit Acetylsalicylsäure werden auf Seite 87 beschrieben.

Die im Rahmen von Blutungen auftretende Fibrinbildung kann im Kammerwinkel zusätzlich zu Synechien und damit zu einem sekundären Winkelblockglaukom führen.

■ Epidemiologie

Eine spontane Blutung in die Vorderkammer durch Acetylsalicylsäure ist nur in einem Fall zusammen mit der Einnahme von Alkohol beschrieben worden (Kageler et al. 1976). Ein Druckanstieg trat dabei nicht auf.

Das Risiko einer Vorderkammerblutung unter der Antikoagulation mit Acetylsalicylsäure im Rahmen der Phakoemulsifikation und Linsenimplantation ist ebenfalls als sehr gering einzustufen. Eine Unterbrechung der Therapie scheint daher nicht notwendig zu sein (Assia et al. 1998, Carter und Miller 1998).

Die Einnahme von Acetylsalicylsäure wird jedoch relevant im Zusammenhang mit der Gefahr von Nachblutungen nach traumatischem Hyphäma. Bei 20 bis 30 % der Patienten mit traumatischem Hyphäma besteht in den ersten Tagen ein erhöhter Augeninnendruck (Crouch und Crouch 1999).

Mehrere Studien zeigten, dass die Gabe von Acetylsalicylsäure zur Schmerzbehandlung bei traumatischem Hyphäma signifikant häufiger zu einer Nachblutung führt. Nachblutungen gehen signifikant häufiger (30–70 %) mit einer Steigerung des Intraokulardrucks einher (Crawford et al. 1975, Ganley et al. 1983, Gorn 1979). Die Nachblutungsrate lag bei 39 % unter der Therapie mit Acetylsalicylsäure, verglichen zu 4 % ohne Therapie mit Acetylsalicylsäure, doch konnte ein signifikanter Unterschied nicht immer festgestellt werden (Crawford et al. 1975, Marcus et al. 1988).

Wie häufig es zu Nachblutungen kommt, wenn vor dem Trauma bereits eine Therapie mit Acetylsalicylsäure bestand, konnte aufgrund der geringen Prävalenz solcher Patienten bislang nicht eindeutig bestimmt werden (Fong 1994).

■ Ätiopathogenese

Acetylsalicylsäure in einer Dosierung von 500 mg hemmt praktisch sofort die Blutplättchenaggregation (Frölich 1996). Die Ursache für die Nachblutung ist nicht ganz geklärt. Nach Verletzung von kleinen Blutgefäßen kommt es zur Blutstillung aufgrund der Vasokonstriktion und der Ausbildung eines Thrombozytenpfropfs. Die Vasokonstriktion lässt nach und das Fibringerinnsel verschließt endgültig das Gefäß. Fibrinolytische Prozesse lösen das Fibringerinnsel auf. Wird in dieser Phase die Cyclooxygenase durch Acetylsalicylsäure gehemmt, wird die irreversible Aggregation und Auflösung der Thrombozyten verhindert. Der Beginn der Kaskade der Thrombozytenaktivierung und -aggregation ist gestört. Dies führt möglicherweise nach einer gewissen Latenz bei Ablauf der Fibrinolyse zu Nachblutungen.

■ Therapie

Bei der Schmerztherapie des traumatischen Hyphämas sollte auf Acetylsalicylsäure und andere nichtsteroidale antiinflammatorische Analgetika verzichtet werden (Walton et al. 2002). Die weitere Therapie entspricht der Therapie des traumatischen Hyphämas (s. Kap. 4.1, S. 108).

Warfarin und Phenprocoumon

Warfarin und Phenprocoumon sind orale Antikoagulanzien, die die Vitamin-K-abhängige Synthese der Gerinnungsfaktoren II, VII, IX und X sowie Protein C und Protein S hemmen. Die Eliminationshalbwertszeit für Phenprocoumon beträgt etwa 160 Stunden, die von Warfarin etwa 42 Stunden (Harenberg 1996). Aufgrund der fast ausschließlichen Anwendung von Warfarin in englischsprachigen Ländern, liegen überwiegend Einzelfalldarstellungen und Studien von okulären Nebenwirkungen durch Warfarin und nicht durch Phenprocoumon vor. Aufgrund des gleichen Wirkungsmechanismus kann jedoch davon ausgegangen werden, dass für Phenprocoumon ein vergleichbares Risikoprofil besteht.

Wie bei der Acetylsalicylsäure soll an dieser Stelle das unter Warfarin oder Phenprocoumon auftretende Offenwinkelglaukom (Überfrachtungsglaukom), ausgelöst durch Blutungen in die Vorderkammer, behandelt werden. Die weitaus häufiger vorkommenden Winkelblockglaukome ohne Pupillarblock werden auf Seite 85 beschrieben.

Spontane Blutungen in die Vorderkammer durch Warfarin sind selten und bei zwei Patienten beschrieben worden (**Abb. 3-21**). In einem Fall traten zu zwei unterschiedlichen Zeitpunkten in jeweils einem Auge spontane Blutungen auf (Koehler und Sholiton 1983). In einem anderen Fall kam es bei einer 78-jährigen Patientin mit Pseudoexfoliationsglaukom nach medikamentös bedingter Mydriasis zu einer Vorderkammerblutung mit einem Druckanstieg auf 39 mm Hg. Die Blutung entstammte aus einer hinteren Synechie. Synechienbildung und Gefäßveränderungen sind mit dem Pseudoexfoliationsglaukom assoziiert (Greenfield et al. 1999).

Mehrere Studien untersuchten das Auftreten von Blutungsereignissen im Rahmen der Kataraktchirurgie unter der Therapie mit Warfarin (Gainey et al. 1989, McMahan 1988, Robinson und Nylander 1989). Obwohl die untersuchten Patientengruppen nicht mehr als 50 Personen umfassten, wird in den meisten Studien berichtet, dass eine atraumatische Phakoemulsifikation („clear-cornea"-Inzision, Faltlinse) unter der Antikoagulation mit Warfarin in Tropfanästhesie weitgehend komplikationslos durchgeführt werden kann (Rotenstreich et al. 2001).

Viskoelastika

In der Vorderaugenabschnittschirurgie werden viskoelastische Substanzen mit Abstand am häufigsten als intraoperativer Schutz des Hornhautendothels und der intraokulären Gewebe bei der Phakoemulsifikation, zum Stellen des Kapselsacks vor Linsenimplantation sowie bei der perforierenden Keratoplastik eingesetzt, seltener in der Glaukomchirurgie und der vitreoretinalen Chirurgie. Viskoelastika werden auch extern als Epithelschutz zahlreicher Hornhauterkrankungen angewendet (Dick et al. 1999).

Viskoelastische Substanzen üben in der frühen postoperativen Phase einen signifikanten Einfluss auf den Intraokulardruck aus und können z.B. bei der perforierenden Keratoplastik das Gelingen der Operation gefährden. Deshalb sollte auf eine sorgfältige Entfernung des Viskoelastikums am Ende der Operation geachtet werden. Der Druckanstieg wird aber nicht allein vom eingesetzten Viskoelastikum beeinflusst, sondern auch vom Wundverschluss, von der Erfahrung des Operateurs und von der Intraokularlinse (Börner et al. 1995, Mastropasqua et al. 1998).

■ Epidemiologie

Es liegen umfangreiche Studien zum Einsatz der Viskoelastika in der **Kataraktchirurgie** vor. Zweifellos zeigt sich bei allen Viskoelastika ein signifikanter Anstieg des Augeninnendrucks.

Sechs bis 24 Stunden nach Operation ist, abhängig vom verwendeten Viskoelastikum, ein maximaler Druckanstieg zu erwarten, der sich innerhalb einer Woche normalisiert (Lane et al. 1991).

Welches Viskoelastikum im Rahmen des operativen Einsatzes vorteilhafter ist, wird unterschiedlich diskutiert. Versuchsergebnisse sind nicht unmittelbar vergleichbar, da der Einsatz drucksenkender Medikamente perioperativ und postoperativ teilweise nicht

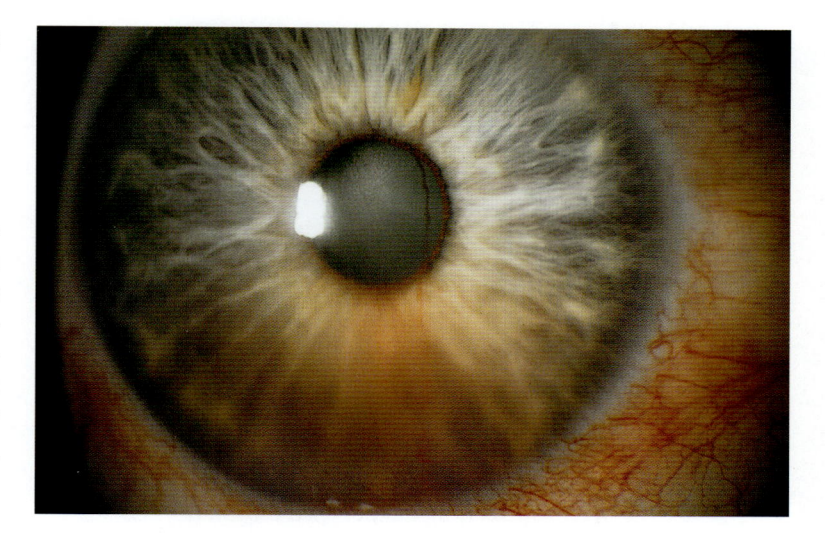

Abb. 3-21 Spontane Blutung aus einem Irisgefäß unter der Therapie mit Phenprocoumon (Marcumar®) (Universitäts-Augenklinik Tübingen)

definiert wurde. So wurden z.B. zwei Studien vorgestellt, bei denen die Patienten präoperativ bzw. unmittelbar postoperativ 250 mg bzw. 500 mg Acetazolamid verabreicht bekamen (Fry 1989, Kohnen et al. 1996).

Werden allein die Mittelwerte des Anstieg des Augeninnendrucks zu unterschiedlichen Zeitpunkten betrachtet, finden sich in einigen Studien keine signifikanten Unterschiede zwischen den eingesetzten Substanzen (**Tab. 3-11**) (Lane et al. 1991).

Der Anstieg des Augeninnendrucks blieb bei allen Viskoelastika über einen Zeitraum von 24 Stunden nach der Operation signifikant erhöht. Die verwendeten Viskoelastika unterschieden sich allerdings nicht wesentlich untereinander. Nach einer Woche zeigte sich keine Signifikanz zum Ausgangsdruck. In dieser Darstellung kommen die maximal erhobenen Druckwerte nicht zum Ausdruck, die bei Ocucoat® bei 50 mm Hg, bei Viscoat® bei 45 mm Hg und bei Healon® bei bis zu 70 mm Hg lagen, wobei berücksichtigt werden muss, dass Healon® in dieser Studie am Ende der Operation nicht entfernt wurde! Auch

Tab. 3-11 Postoperativer Augeninnendruck nach Einsatz verschiedener Viskoelastika (Lane et al 1991).

Handelsname	Präoperativ	4 Stunden postoperativ	24 Stunden postoperativ
Ocucoat®	16,0 ± 3 mm Hg	21,9 ± 12 mm Hg	23,7 ± 4 mm Hg
Viscoat®	15,5 ± 3 mm Hg	22,9 ± 10 mm Hg	17,8 ± 6 mm Hg
Healon®	15,7 ± 3 mm Hg	24,2 ± 12 mm Hg	21,2 ± 7 mm Hg

ist eine einmalige Druckmessung innerhalb der ersten 24 Stunden postoperativ nur eingeschränkt aussagekräftig, da der relevante postoperative Druckverlauf nicht ausreichend erfasst wurde (Lane et al. 1991).

In einer vergleichbar angelegten Studie wurde dieser Verlauf detaillierter dargestellt hinsichtlich des unmittelbaren postoperativen Verlaufs. Am schnellsten wird der maximale postoperative Augeninnendruck nach Verwendung von Healon® (nach 8,4 Stunden) erreicht, gefolgt von Amvisc® (8,7 Stunden), Amvisc Plus® (9,2 Stunden) und Viscoat® (10,3 Stunden). Der maximale mittlere Augeninnendruck war am höchsten bei Healon® (33,4 mm Hg) und unterschied sich damit signifikant von Viscoat® (26,7 mm Hg), Amvisc® (25,2 mm Hg) und Amvisc Plus® (24,5 mm Hg). Auch beim mittleren Druckanstieg, verglichen zum Ausgangswert, wurde in der Healon®-Gruppe mit 17,6 mm Hg die größte Differenz gemessen; sie betrug bei Viscoat® 10,1 mm Hg, bei Amvisc Plus® 9,5 mm Hg und bei Amvisc® 9,3 mm Hg.

Eine prospektive, randomisierte Studie mit Viskoelastika und Implantation einer Faltlinse ergab, dass sechs Stunden nach Operation in der Ocucoat®-Gruppe ein geringerer mittlerer Augeninnendruck messbar war und prozentual weniger Patienten einen Augeninnendruck von über 30 mm Hg hatten als in der Viscoat®-Gruppe (Rainer et al. 2001).

■ Ätiopathogenese

Die Ursache des Druckanstiegs, das auch als „Healonblock glaucoma" bezeichnet wurde (Hoffer 1982), ist die Verlegung des Trabekelmaschenwerks durch das Viskoelastikum, da seine vollständige Entfernung am Ende der Operation nicht immer gelingt.

> Je niedriger die Viskosität und das Molekulargewicht des Viskoelastikums ist, umso schneller erfolgt die Clearance durch das Trabekelmaschenwerk (**Tab. 3-12**) (Rainer et al. 2001).

■ Therapie

Die durch Viskoelastika verursachte, vorübergehende sekundäre okuläre Hypertension lässt sich in der Regel durch die lokale oder systemische Gabe von Antiglaukomatosa behandeln. Selten ist eine Vorderkammerspülung oder Trabekelaspiration notwendig. Die Gabe von Hyaluronidase in die Vorderkammer zum enzymatischen Abbau des Viskoelastikums ist im Tierversuch getestet worden (Harooni et al. 1998).

Die unmittelbar postoperative Gabe von ein bis zwei Tropfen Timolol nach Verwendung von Healon® zeigte drei bis sechs Stunden und 24 Stunden nach Kataraktextraktion eine signifikante Drucksenkung. Ein prozentual kleiner Anteil an Patienten hatte einen postoperativen Augeninnendruck von über 30 mm Hg nach drei bis sechs Stunden (Anmarkrud et al. 1992).

Um den durch Viskoelastika verursachten postoperativen Druckanstieg zu vermeiden, ist eine Phakoemulsifikation prinzipiell auch ohne Verwendung von Viskoelastika möglich. Diese Operation erfolgte unter einer permanenten, limbalen Infusion mit BSS („balanced salt solution") (Schipper et al. 2000).

Nach **perforierender Keratoplastik** unter Einsatz von Viskoelastika kommt es ebenfalls zu einem postoperativen Druckanstieg (Chien et al. 1993). In einer prospektiven, vergleichenden Studie zwischen Healon® und Viscoat®, wobei beide Substanzen in der Vorderkammer verblieben, wurde postoperativ bei beiden Substanzen teilweise ein massiver Druckanstieg gemessen. In der Healon®-Gruppe waren bei

Tab. 3-12 Molekulargewichte der Viskoelastika

Wirkstoff	Handelsname	Molekulargewicht in Dalton
Hydroxypropylcellulose etwa 2 %	Adatocel®	~86 000
Hydroxypropylcellulose 2 %	Ocucoat®	~90 000
Natriumchondroitinsulfat 4 % Natriumhyaluronat 3 %	Viscoat®	~600 000
Natriumhyaluronat 1,2 %	Amvisc®	~1,0 Mio.
Natriumhyaluronat 1,6 %	Amvisc Plus®	~1,5 Mio.
Natriumhyaluronat 1 %	Healon®	~4 Mio.
Natriumhyaluronat 1,4 %	Healon®-GV	~5 Mio.

42% der Patienten Druckwerte von über 30 mm Hg und bei 16% noch Druckspitzen von über 50 mm Hg messbar. In der Viscoat®-Gruppe zeigten sich bei 55% der Patienten Druckwerte von über 30 mm Hg und bei 6,5% Druckspitzen von über 50 mm Hg (Burke et al. 1990). Es zeigten sich jedoch keine signifikanten Unterschiede der Mittelwerte zwischen den Gruppen nach genau vier, sieben und 72 Stunden postoperativ. Lediglich in der Healon®-Gruppe lag der Augeninnendruck 24 Stunden nach der Operation im Vergleich zur Viscoat®-Gruppe signifikant höher.

Wurde Healon® oder Healon GV® nach der Operation entfernt, traten weniger stark ausgeprägte Druckspitzen auf, und es bestand kein Unterschied zwischen den Substanzen 24 Stunden postoperativ (Völker-Dieben et al. 1994).

Therapeutisch erscheint die einmalige postoperative lokale Applikation von Timolol Gel 0,5% der zweimaligen oralen Gabe von Acetazolamid bei der Behandlung der okulären Hypertension nach perforierender Keratoplastik überlegen zu sein (Kanellopoulos et al. 1997).

Silikonöle

Ein Anstieg des Augeninnendrucks nach Pars-plana-Vitrektomie mit Silikonöl-Instillation ist eine relativ häufige, ernsthafte Nebenwirkung. Der zum Druckanstieg führende Pathomechanismus ist vielfältig und bedarf eines differenzierten diagnostischen und therapeutischen Vorgehens. Prinzipiell sind unterscheidbar:
- Offenwinkelglaukome ohne emulsifiziertes Silikonöl
- Offenwinkelglaukom (Emulsifikationsglaukom) durch emulsifiziertes oder depolymerisiertes Silikonöl in der Vorderkammer
- Winkelblockmechanismus mit Pupillarblock aufgrund einer blockierten basalen Iridektomie
- Winkelblockmechanismus ohne Pupillarblock
- Engwinkelglaukome aufgrund vorderer Synechien (Budenz et al. 2001)

Im Folgenden soll nur das Emulsifikationsglaukom beschrieben werden (s. auch Kap. 3.3, S. 54).

■ Epidemiologie

Postoperativ wird bei 0,7 bis 40% der Patienten Silikonöl in der Vorderkammer beobachtet (Leaver et al. 1979, Riedel et al. 1990).

Eine Emulsifikation von Silikonöl zeigt sich sowohl in phaken als auch in pseudophaken und aphaken Augen. Je länger der Nachbeobachtungszeitraum ist, umso häufiger finden sich Emulsifikationen. Manche Autoren berichten über emulsifiziertes Silikonöl in der Vorderkammer bei bis zu 100% der Patienten nach einem Jahr (Federman und Schubert 1988).

Die Angaben zur Inzidenz einer postoperativen okulären Hypertension nach Silikonöl-Instillation schwanken und reichen bis 48% (Nguyen et al. 1992). Der Anteil des Emulsifikationsglaukoms an allen durch Silikonöl induzierten möglichen Glaukomformen lag bei etwa 10% (Valone und McCarthy 1994).

■ Ätiopathogenese

Der Druckanstieg korreliert mit der Menge emulgierter Öltröpfchen und ist bei aphaken Augen mit niedrigviskösem Silikonöl am höchsten (Petersen und Ritzau-Tondrow 1988).

■ Therapie

Wird als Pathomechanismus ein Emulsifikationsglaukom angenommen, so ist durch eine vorzeitige Entfernung des Silikonöls eine erfolgreiche Druckverbesserung zumeist möglich (Nowak et al. 1992). Die Silikonöl-Entfernung sollte mit einer Vorderkammerspülung und einer Trabekelaspiration kombiniert werden. Wird das Silikonöl innerhalb von sechs Monaten entfernt, ist das Ergebnis hinsichtlich der Ausbildung einer Keratopathie, eines Sekundärglaukoms, einer Sehnervenatrophie und des Visus besser verglichen mit einer späteren Silikonöl-Entfernung (Han et al. 1998).

Für die kurzfristige lokale Therapie ist die Gabe von α-Agonisten, aber auch von anderen antiglaukomatös wirksamen Medikamenten möglich (Gramer et al. 1995).

Prostaglandinderivate

Es liegen nur wenige Fallberichte über einen zum Teil massiven, paradoxen Druckanstieg nach Applikation von Prostaglandinderivate vor. Es handelt sich um verschiedene Glaukomformen (entzündungsbedingte Glaukome, Offenwinkelglaukom, Pigmentdispersionsglaukom, voroperiertes Winkelblockglaukom, voroperiertes juveniles Glaukom mit Retinopathia pigmentosa), die mit Latanoprost oder mit einer Kombinationstherapie aus Latanoprost und Bimatoprost behandelt wurden.

Der Druckanstieg kann wenige Stunden nach Applikation auftreten und normalisiert sich nach Absetzen der Prostaglandine. Die gemessenen Druckwerte lagen zum Teil bei über 55 mm Hg (Ness und Funk 1999, Herndon et al. 2002, Saccà et al. 2001).

Der Pathomechanismus, der zum paradoxen Druckanstieg führt, ist nicht vollständig verstanden. Die handelsüblichen Dosierungen von Latanoprost und Bimatoprost liegen vermutlich am Maximum ihrer Dosis-Wirkungs-Kurve. Es ist bekannt, dass die zweimal tägliche Gabe von Latanoprost weniger effektiv den Augeninnendruck senkt als die einmal tägliche Applikation (Nagasubramanian et al. 1993). Ebenso kam es bei einer Kombinationstherapie aus Latanoprost und Bimatoprost zu einem massiven paradoxen Druckanstieg. Bei Patienten mit akuter Uveitis konnte keine Drucksenkung durch Latanoprost erreicht werden, wobei die Angaben hier widersprüchlich sind (Smith et al. 1999). Anscheinend führt eine „relativ hohe" Konzentration an Prostaglandinen (hervorgerufen durch eine entzündliche Erkrankung oder durch eine „Überdosierung") zu einer Minimierung des drucksenkenden Effekts oder sogar, wie in den oben zitierten Fällen, zu einem Umschlagen der Wirkung.

Als Grund für den paradoxen Druckanstieg unter der Kombinationstherapie aus Latanoprost und Bimatoprost wird eine erhöhte Kammerwasserproduktion vermutet bei erschwertem Kammerwasserabfluss über die konventionellen Abflusswege (Herndon et al. 2002). Latanoprost wirkt auf die Extrazellulärmatrix des Ziliarmuskels katabolisch und erleichtert auf diese Weise den uveoskleralen Kammerwasserabfluss. Selbst bei hohen Dosen zeigt sich kein vaskulärer Effekt (Stjernschantz 2001). Die reduzierte drucksenkende Wirkung bei zweimal täglicher Applikation wird durch eine Desensibilisierung der Rezeptoren erklärt (Stjernschantz 2001). Bei Patienten mit Uveitis ist durch die erhöhte Proteinkonzentration im Kammerwasser der Abfluss über das Trabekelmaschenwerk im Sinne eines Überfrachtungsglaukoms gestört. Die Gabe von Latanoprost könnte zu einer zusätzlichen Überfrachtung des Trabekelmaschenwerks durch freigesetzte Proteine führen (Saccà et al. 2001).

Bei Patienten mit entzündlichen Erkrankungen des vorderen Augenabschnitts kann die Wirkung der Prostaglandinderivate vermindert sein bzw. zu paradoxen Druckanstiegen führen. Prinzipiell sind aber auch paradoxe Druckanstiege bei unterschiedlichen Sekundärglaukomen möglich, die zum Teil ohne wesentliche Entzündungsreaktion einhergehen. Daher sind Prostaglandinderivate keine Medikamente der ersten Wahl bei entzündlichen Glaukomen. Eine Kombinationstherapie von Prostaglandinderivate erscheint nicht sinnvoll.

Winkelblockglaukome mit Pupillarblock

Risikofaktoren, die die Entstehung eines Winkelblockglaukoms begünstigen, sind (Alsbirk 1973, Drance 1973, Drance et al. 1973, Lin et al. 1997, Lowe 1970):
- genetische Prädisposition
- weibliches Geschlecht
- flache Vorderkammer von weniger als 2,7 mm
- zunehmende Linsendicke
- kleiner Hornhautradius
- Alter

Eine Änderung der Pupillenweite geht dem akuten Winkelblockglaukom voraus. Die Pupille kann drei Hauptpositionen einnehmen: Miosis, mittlere Pupillenposition und Mydriasis. In der mittleren Pupillenposition entfaltet der Irissphinkter die größte Kraft, um einen Pupillarblock zu induzieren (Mapstone 1974a, Mapstone 1974b, Mapstone 1974c).

Der Pupillarblockmechanismus wird in Gang gesetzt, wenn ein zu enger Iris-Linsen-Kontakt den Durchfluss von Kammerwasser aus der hinteren in die vordere Augenkammer unmöglich macht. Dadurch entsteht ein Druckgradient, der periphere Irisanteile zunehmend vor das Trabekelmaschenwerk drückt, den Kammerwasserabfluss blockiert und somit den Augeninnendruck erhöht. Der Druckanstieg wiederum führt zu einer Ischämie der Irismuskulatur, die Pupillenmotilität wird dadurch eingeschränkt und die Pupille verharrt während des Glaukomanfalls in einer mittleren Position.

Alle pupillenwirksamen Substanzen, die systemisch oder lokal eine parasympathische oder sympathische Wirkung entfalten, können bei zusätzlichem Vorliegen weiterer Risikofaktoren ein Winkelblockglaukom mit Pupillarblock auslösen. Jede Substanz, die das Vegetativum beeinflusst, wirkt auch auf die Pupille, da die Pupillenfunktion ausschließlich vom vegetativen Nervensystem gesteuert wird (Wilhelm und Schlote 2001).

Für die Entstehung eines Winkelblockmechanismus ist entscheidend, wie schnell die Pupille die für

Tab. 3-13 Medikamente, die einen Pupillarblock mit Winkelblockglaukom induzieren können.

Parasympathomimetisch, cholinerg wirksame Medikamente

- direkte Parasympathomimetika (Miotika):
  - Acetylcholin
  - Carbachol
  - Pilocarpin
- indirektes Parasympathomimetikum (Miotika):
  - Neostigmin (Cholinesterasehemmer)

Sympathomimetisch, anticholinerg wirksame Medikamente

- Parasympatholytika (Mydriatika):
  - Atropin
  - Homatropin
  - Scopolamin
  - Cyclopentolat
  - Tropicamid
- direkte Sympathomimetika (Mydriatika)
  - Adrenalin (Epinephrin)
  - Phenylephrin
- indirektes Sympathomimetikum:
  - Cocain
- trizyklische Antidepressiva
  - Amitriptylin
  - Imipramin
  - Nortriptylin
  - Clomipramin
- tetrazyklische Antidepressiva
  - Mianserin
  - Maprotilin
- Serotoninwiederaufnahme-Hemmer
  - Paroxetin
  - Fluoxetin
  - Dexfenfluramin (in Deutschland nicht erhältlich)
  - Fluvoxamin
  - Venlafaxin (Serotonin-/Adrenalin-wiederaufnahme-Hemmer)
- Neuroleptika
  - Perphenazin
- Antihistaminika
  - Orphenadrin
  - Cimetidin
  - Promethazin
- Andere:
  - Disopyramid
  - Botulinumtoxin

die Entstehung des Pupillarblocks gefährliche mittlere Pupillenposition erreicht, wie lange sie in dieser Position bleibt und wie schnell sie sich wieder aus dieser Position bewegt (**Tab. 3-13**) (Mapstone 1977).

Direkte und indirekte Parasympathomimetika (Miotika)

(Acetylcholin, Carbachol, Pilocarpin; Neostigmin)

■ Epidemiologie

Die Entstehung eines akuten Winkelblockglaukoms mit Pupillarblock nach Gabe von Pilocarpin ist sehr selten, aber wahrscheinlich schon seit Ende des 19. Jahrhunderts bekannt und wiederholt beschrieben worden (Leydhecker 1954). Akute Winkelblockglaukome nach Gabe der direkten Parasympathomimetika Acetylcholin und Carbachol sind bisher in der Literatur nicht beschrieben worden. Es ist aber davon auszugehen, dass die Mechanismen wie bei Pilocarpin auch bei diesen Substanzen einen paradoxen Druckanstieg auslösen können.

Das indirekte Parasympathomimetikum Neostigmin wird nur noch sehr selten als Antiglaukomatosum eingesetzt. Wenige Fälle eines Winkelblockglaukoms nach Gabe von Neostigmin sind beschrieben worden (Fraunfelder 1996, Leopold und Comroe 1948).

■ Ätiopathogenese

Bei der Entstehung des Winkelblockglaukoms durch Parasympathomimetika wird von einigen Autoren nicht ausschließlich ein Pupillarblockmechanismus angenommen. Bei diesem Glaukomtyp soll ein starkes Vorrücken der Linse und die Zunahme der Linsendicke zu einer Blockade des Kammerwasserflusses unmittelbar am Ziliarkörper führen. Die Hinter- und die Vorderkammer sind aufgehoben, sodass kein Druckgradient zwischen diesen beiden Kammern mehr besteht. Das Kammerwasser dringt in den Glaskörper und hält so den pathologischen Zustand aufrecht (Benedikt 1978). Andere Autoren vermuten ebenfalls ein Vorrücken der Linse als Pathomechanismus, gehen aber von einem daraus resultierenden Pupillarblockmechanismus aus (Gorin 1966). Je nachdem, welcher pathophysiologische Mechanismus angenommen wird, könnte das durch Parasympathomimetika ausgelöste Winkelblockglaukom auch als ein Winkelblockglaukom ohne Pupillarblockmechanismus mit transitorischer Myopie verstanden werden.

In einer vergleichenden Studie wurden die Auswirkungen von Carbachol 3%, Pilocarpin 2%, Aceclidin 2% sowie einer Mischung aus Aceclidin 2% und Adrenalin 1% bezüglich der Vorderkammertiefe, Dicke und Lage der Linse und der Refraktion untersucht. Dabei konnte gezeigt werden, dass Aceclidin

2 % eine zu vernachlässigende Wirkung auf das optische System des Auges hat (maximale Änderung der Vorderkammertiefe 0,2 mm, maximale Änderung der Linsendicke 0,14 mm, maximale Myopisierung −1,5 dpt). Carbachol zeigte dagegen sehr deutliche Veränderungen (maximale Änderung der Vorderkammertiefe 0,8 mm, maximale Änderung der Linsendicke 0,8 mm, maximale Myopisierung −11,5 dpt). Die maximalen Veränderungen durch Pilocarpin 2 % waren ebenfalls sehr ausgeprägt verglichen mit Aceclidin 2 % (François und Goes 1977). Pilocarpin 2 % führt zu einer Zunahme der Linsendicke von durchschnittlich 0,32 mm, die Vorderkammertiefe vermindert sich im Durchschnitt um 0,29 mm. Diese Wirkung tritt nach 15 Minuten ein, erreicht das Maximum nach 45 bis 60 Minuten und ist nach 100 Minuten nicht mehr nachweisbar (Abramson et al. 1972).

Bei der Anwendung von Carbachol 3 % und Pilocarpin 2 % besteht die Gefahr, dass bei engem Kammerwinkel ein Winkelblockglaukom mit Pupillarblock ausgelöst wird (François und Goes 1977).

■ **Diagnose und Differenzialdiagnose**

Wichtige klinische Aspekte geben einen differenzialdiagnostischen Hinweis auf das Vorliegen eines paradoxen Winkelblockglaukoms durch Parasympathomimetika. Nach der Gabe eines Parasympathomimetikums tritt der Anfall auf, die Vorderkammer ist extrem flach. Das unbehandelte Partnerauge oder das anfallsfreie Auge hat eine wesentlich tiefere Vorderkammer (Benedikt 1978). Diese Glaukomform geht mit einer Myopisierung einher und es zeigt sich bei einseitigem Auftreten am nicht betroffenen Auge in der Regel ein offener Kammerwinkel (Gorin 1966).

Ein paradoxer Druckanstieg nach Pilocarpin wurde auch mehrfach im Zusammenhang mit dem Weill-Marchesani-Syndrom beschrieben (Willi et al. 1973, Wright und Chrousos 1985). Die Sphärophakie ist bei diesem Syndrom die Ursache des paradoxen Druckanstiegs. Nach Gabe von Pilocarpin wölbt sich die Linse noch mehr und führt zum Winkelblock. Neben dem beschriebenen Pupillarblockmechanismus wurden für Pilocarpin noch zwei weitere Mechanismen beschrieben, die zu einem paradoxen Druckanstieg führen können. Beim Vorliegen eines uveitisinduzierten Sekundärglaukoms ist eine Aggravation durch Pilocarpin möglich, da Miotika die Blut-Kammerwasser-Schranke ungünstig beeinflussen und das Trabekelmaschenwerk durch Debris zusätzlich verschlossen wird.

Beim Vorliegen eines Sekundärglaukoms durch einen Kammerwinkelrezessus oder durch -vernarbungen kann mittels Pilocarpin der Kammerwasserabfluss über das Trabekelmaschenwerk nicht verbessert werden, jedoch wird der uveosklerale Abfluss durch die Kontraktion des Ziliarmuskels vermindert. Nachfolgend kommt es zu einem Anstieg des Augeninnendrucks (Bleiman und Schwartz 1979). Diese pathophysiologische Vorstellung wird indirekt dadurch bestätigt, dass eine abendliche Gabe von Pilocarpin unmittelbar vor der Gabe von Latanoprost die drucksenkende Wirkung des Prostaglandinderivats minimiert. Wird bei Patienten mit Offenwinkelglaukom oder okulärer Hypertension Pilocarpin eine Stunde nach Latanoprost getropft, zeigt sich keine Beeinflussung auf den hypotensiven Effekt von Latanoprost.

> Die Verbesserung des uveoskleralen Abflusses durch Latanoprost kann also durch die zeitgleiche Gabe von Pilocarpin negativ beeinflusst werden! (Kent et al. 1999)

■ **Therapie**

Die Gabe von Mydriatika wird therapeutisch empfohlen, um den Pupillarblockmechanismus zu durchbrechen. Gelingt dies nicht, ist eine Iridotomie oder die Iridektomie zu empfehlen.

Unter besonderer Vorsicht sollte Pilocarpin bei engem Kammerwinkel, bei Vorliegen eines durch die Linse oder den Glaskörper induzierten Pupillarblockglaukoms, beim Weill-Marchesani-Syndrom, bei einem Kammerwinkelrezessus mit Sekundärglaukom, beim malignen Glaukom und beim neovaskulären Glaukom angewandt werden (Mandelkorn und Zimmerman 1982).

> Miotika sind beim uveitisbedingten Sekundärglaukom kontraindiziert!

Parasympatholytika (Mydriatika)

(Atropin, Homatropin, Scopolamin, Cyclopentolat, Tropicamid – lokale Applikation)

Für die Entstehung eines akuten Winkelblockglaukoms nach Gabe aller genannten Parasympatholytika liegen Einzelfallbeschreibungen vor. Dies gilt auch für eher „milde" Parasympatholytika (Cyclopentolat 0,5 %; s. z. B. Gartner und Billet 1957).

■ **Epidemiologie**

Die Gefahr, durch eine medikamentös bedingte Mydriasis einen Glaukomanfall auszulösen, scheint sehr gering zu sein. Bei keinem von 4 870 Patienten einer kontrollierten Untersuchung trat nach Pupillenerweiterung mit Tropicamid 1 % und Phenylephrin 2,5 % ein akutes Winkelblockglaukom auf (Patel et al. 1995). Eine große Literaturrecherche, die Publikationen von 1933 bis 1999 einschloss, ergab ein annähernd bei Null liegendes Risiko, durch Tropicamid ein Winkelblockglaukom auszulösen, selbst bei Patienten mit chronischem Glaukom (Pandit und Taylor 2000). Bei 38 % der Patienten mit Offenwinkelglaukom wurde nach Mydriasis mit Tropicamid 1 % Druckspitzen bis 27 mm Hg gemessen (Hill et al. 1991). Die Rotterdam-Studie ergab, dass bei zwei von 6 679 Personen über 55 Jahre (= 0,03 %) ein akutes Winkelblockglaukom nach medikamentös induzierter Mydriasis mit Tropicamid 0,5 % und Phenylephrin 5 % auftrat. Die Prävalenz eines engen Kammerwinkels lag bei 2,2 % (Wolfs et al. 1997).

Dagegen ist bei Patienten mit bekanntem Offenwinkelglaukom die Gabe von Cyclopentolat 1 %, Atropin 1 %, Homatropin 5 % und Scopolamin 0,25 % häufiger mit einem Anstieg des Intraokulardrucks von 6 mm Hg und höher verbunden. Jedoch wurde bei Gabe von Tropicamid 0,5 % und Cyclopentolat 0,2 % kein Anstieg des Augeninnendrucks festgestellt (Harris 1968).

In einer weiteren Studie wurde bei 32 % der Patienten mit Offenwinkelglaukom ein Druckanstieg von über 5 mm Hg nach Mydriasis mit Phenylephrin 2,5 % und Tropicamid 1 % beobachtet (Shaw und Lewis 1986).

■ Diagnose und Differenzialdiagnose

Die Vorderkammer ist flach, es besteht eine Iris bombata. Der Kammerwinkel ist häufig stumpfschnabelförmig. Nach Gabe eines Parasympathomimetikums nimmt die Vorderkammertiefe nicht wesentlich zu im Vergleich zum Partnerauge (Benedikt 1978).

■ Therapie

Für die medikamentös bedingte Mydriasis bei Patienten mit engem Kammerwinkel ergeben sich daher folgende Vorschläge:
- Bei Augen mit Gefahr eines Engwinkelglaukoms sollte die Pupille nicht mit Cyclopentolat erweitert werden.
- Wird eine Pupille mit Phenylephrin dilatiert, so besteht in maximaler Mydriasis eine sichere Pupillenposition. Die Gabe von Pilocarpin 2 % und Dapiprazol 0,5 % führt zu einer raschen Pupillenverengung nach Mydriasis mit Phenylephrin und Tropicamid beim Engwinkelglaukom (Geyer et al. 1995).
- Eine Mydriasis mit Tropicamid ist sicher, sofern eine Stunde nach Tropfenapplikation der Augeninnendruck gemessen wird. Ist der Augeninnendruck nach Tropfengabe innerhalb einer Stunde nicht signifikant angestiegen, besteht ein sehr geringes Risiko eines Druckanstiegs. Die unter Tropicamid auftretenden Druckerhöhungen beim Offenwinkelglaukom können durch die Gabe von Apraclonidin (Iopidine®) vor Pupillenerweiterung teilweise vermieden werden (Hill et al. 1991, Nishimoto et al. 1999). Ist ein signifikanter Druckanstieg innerhalb einer Stunde erfolgt, so ist durch die intravenöse Gabe von 500 mg Acetazolamid (Diamox®) und die Gabe von Pilocarpin 2 % eine rasche Drucksenkung in etwa ein bis zwei Stunden zu erreichen. Durch Tropicamid wird selten ein vollständiger Winkelblock ausgelöst (Mapstone 1977).

Parasympatholytika

(Atropin und Scopolamin – systemische Applikation)

Atropin und Scopolamin werden in der Spinal- und Allgemeinanästhesie eingesetzt. Die anticholinerge Wirkung kann ein akutes Winkelblockglaukom auslösen, jedoch handelt es sich dabei um eine sehr seltene Komplikation, die in vier von 3 437 (Gartner und Billet 1958), fünf von 25 000 (Wang et al. 1961) und neun von 913 (Fazio et al. 1985) durchgeführten Anästhesien in Studien und Einzelfällen beschrieben wurde (Horimoto et al. 1998).

Das Winkelblockglaukom, das während der Anästhesie auftritt, kann zusätzlich durch die Gabe des pupillenwirksamen Ephedrin und Succinylcholin begünstigt werden, zudem beeinflusst Halothan und Ketamin den Intraokulardruck (s. unten).

In einem Einzelfall ist bei einer Herzkatheteruntersuchung ein Winkelblockglaukom durch Atropin (Mandak et al. 1996) und in mehreren Einzelfällen nach Gabe eines Atropin-Aerosols zur Behandlung einer chronisch obstruktiven Lungenerkrankung aufgetreten (Berdy et al. 1991, Malani et al. 1982, Packe et al. 1984, Reuser et al. 1992, Shah et al. 1992).

Ein passagerer Druckanstieg konnte bei Patienten mit chronischer Bronchitis und Engwinkelglaukom nach Gabe eines Aerosolgemischs aus Ipratropiumbromid und Salbutamol festgestellt werden. Die Wirkung auf den Augeninnendruck ist vermutlich eher durch die lokale Wirkung des Aerosols auf das Auge bedingt, da durch das Tragen einer Schwimmbrille bei der Applikation der Anstieg des Augeninnendrucks vermieden werden konnte (Kalra und Bone 1988).

Scopolamin und Butylscopolamin können z.B. bei der gastrointestinalen Funktionsdiagnostik oder nach transdermaler Applikation ein akutes Winkelblockglaukom auslösen (Doran et al. 1987, Fraunfelder 1982, Hamill et al. 1983, Hirsch 1984, Rodor et al. 1989).

Direkte Sympathomimetika (Mydriatika)

(Adrenalin bzw. Epinephrin, Phenylephrin)

Adrenalin und Phenylephrin werden nur noch selten zur Behandlung des Offenwinkelglaukoms eingesetzt. Ihre drucksenkende Wirkung liegt in der Verringerung der Kammerwasserbildung. Jedoch sind für beide Substanzen in Einzelfällen auch Druckanstiege berichtet worden (Lee 1958).

Bei 30 Augen mit medikamentös behandeltem Offenwinkelglaukom zeigten sechs Augen einen Druckanstieg zwischen 6 und 23 mm Hg nach Gabe von Phenylephrin 10% (Hill 1968). Adrenalin-ähnliche Augentropfen sollten zur medikamentösen Pupillenerweiterung bei engem Kammerwinkel eher zurückhaltend eingesetzt werden. Durch die Wirkung auf den M. dilatator pupillae wird der Anpressdruck der Iris auf die Linse erhöht, der Pupillarblockmechanismus wird somit unterstützt. Zudem ist die medikamentös bedingte Pupillenerweiterung nach Gabe von Adrenalin-ähnlichen Augentropfen schwerer reversibel. Bei engem Kammerwinkel wird die Gabe von Augentropfen aus der „Atropin-Gruppe" empfohlen, am sichersten erscheint dabei Tropicamid vor Homatropin und Cyclopentolat (Lowe 1966).

Cocain

Cocain ist ein indirektes Sympathomimetikum und verhindert die Wiederaufnahme von Noradrenalin (Norepinephrin) an den adrenergen Nervenendigungen. Dass die lokale Applikation von Cocain-haltigen Augentropfen an der Entstehung eines akuten Winkelblockglaukoms beteiligt sein kann, wird schon seit langem diskutiert (Groenouw 1896). Wenige Fallberichte liegen vor, bei denen nach illegaler nasaler Anwendung ein ipsilateraler Glaukomanfall auftrat (Mitchell und Schwartz 1996). Bei der lokalen Anwendung als Oberflächenanästhetikum besteht nur eine sehr geringe Gefahr, ein akutes Winkelblockglaukom als Folge der eintretenden Mydriasis auszulösen.

Trizyklische und tetrazyklische Antidepressiva

(Amitriptylin, Imipramin, Nortriptylin, Clomipramin; Mianserin, Maprotilin)

Antidepressiva wirken über verschiedene Rezeptoren. Primär wird die neuronale Aufnahme der freigesetzten Neurotransmitter Noradrenalin und Serotonin gehemmt. Sie sind Antagonisten an m-Cholinorezeptoren, an α_1-Adrenozeptoren sowie an H_1- und H_2-Rezeptoren (Schönhöfer und Schwabe 1995).

Die **trizyklischen Antidepressiva** Amitriptylin, Imipramin, Nortriptylin und Clomipramin zeigen von allen psychoaktiven Substanzen die größte anticholinerge Wirkung (Baldessarini 1990). Obwohl vom Tierversuch nicht auf die tatsächliche anticholinerge Wirkung bei Menschen geschlossen werden kann, scheint von den trizyklischen Antidepressiva Amitriptylin die größte anticholinerge Wirkung zu zeigen, mit der Gefahr ein Winkelblockglaukom bei Überdosierung auszulösen (Lowe 1966a). Ebenso liegen Fallberichte eines Winkelblockglaukoms unter der Therapie mit Imipramin sowie Clomipramin vor (Epstein und Goldbloom 1995, Kaul et al. 1981, Ritch et al. 1994, Schlingemann et al. 1996).

Mianserin und Maprotilin sind **tetrazyklische Antidepressiva**. In seiner Wirkung entspricht Maprotilin den trizyklischen Antidepressiva vom Typ Amitriptylin. Mianserin ist ein atypisches Antidepressivum und wirkt als α-Adrenozeptor-Inhibitor, als Serotonin-Antagonist und als Antihistaminikum (Marshall 1983). Ihm wird nur eine geringe anticholinerge Wirkung zugeschrieben, sodass seine Gabe bei gleichzeitig vorliegendem Glaukom empfohlen wird (Poser und Ebert 1996). Für beide Substanzen liegen Einzelfallberichte über ein akutes – auch beidseitiges – Winkelblockglaukom vor (Kadoi et al. 2000, Kinek 1990).

Serotoninwiederaufnahme-Hemmer

(Paroxetin, Fluoxetin, Dexfenfluramin, Fluvoxamin, Venlafaxin)

Serotonin (5-Hydroxytryptamin, 5-HT) ist ein wichtiger Neurotransmitter, der im Ziliarkörper nachgewiesen wurde (Osborne 1983). Die Applikation von Serotonin in die Vorderkammer führt zu einem Druckanstieg (Meyer-Bothling und Osborne 1993), wohingegen die lokale und orale Applikation eines $5\text{-}HT_2$-Rezeptor-Antagonisten (Ketanserin) bei Patienten mit Offenwinkelglaukom zu einer Drucksenkung führt, unabhängig von seiner blockierenden

Wirkung auf α-Rezeptoren (Mastropasqua et al. 1997, Tekat et al. 2001).

Im Vergleich zu den trizyklischen Antidepressiva wurde von den selektiven Serotoninwiederaufnahme-Hemmern angenommen, dass sie sich unter anderem durch geringere anticholinerge Nebenwirkungen auszeichnen. Ihre antidepressive Wirkung beruht auf der Hemmung der präsynaptischen Wiederaufnahme von Serotonin im Gehirn. Dennoch ist eine geringe anticholinerge Wirkung festzustellen, die bei prädisponierten Augen ein akutes Winkelblockglaukom auslösen kann. Einzelfallberichte dafür liegen für Paroxetin, Fluoxetin, Dexfenfluramin, Fluvoxamin und Venlafaxin vor (Ahmad 1991, Aragona und Inghilleri 1998, Bradley et al. 2002, Denis et al. 1995, Jimenez et al. 2001, Kirwan et al. 1997).

Der durchschnittliche Druckanstieg nach einer einzelnen Dosis Fluoxetin lag bei 4 mm Hg, was einer natürlichen Schwankung entspricht (Mastropasqua et al. 1996). Der Anstieg des Augeninnendrucks unter der Therapie mit Venlafaxin lag maximal bei 23 mm Hg (Aragona und Inghilleri 1998).

Obwohl keine umfangreichen klinischen Studien vorliegen, ist die Gefahr eines Winkelblockglaukoms bei diesen Substanzen ähnlich einzuschätzen wie bei den trizyklischen Antidepressiva (Kirwan et al. 1997).

Neben der anticholinergen Wirkung kann auch die Hauptwirkung des Medikaments zu einem allmählichen Druckanstieg im Verlauf von zwei Wochen führen (Eke et al. 1997).

Neuroleptika
(Perphenazin)

Neuroleptika sind überwiegend Dopamin-Antagonisten mit zusätzlich antihistaminerger Wirkung.

Die Anwendung von Neuroleptika (z. B. Perphenazin) geht nur mit einem geringen Risiko hinsichtlich eines akuten Winkelblockglaukoms einher und ist auf die anticholinerge Wirkung des Medikaments zurückzuführen (Davidson 1973).

Antihistaminika
(Orphenadrin, Cimetidin, Promethazin)

Für die überwiegend antihistaminerg wirksamen Medikamente liegen nur Einzelfallberichte eines akuten Engwinkelglaukoms vor. Für den H_2-Rezeptor-Antagonist Cimetidin ist neben dem akuten Winkelblockglaukom von einem Anstieg des Augeninnendrucks bei Glaukompatienten berichtet worden, der bei Normalpersonen oder bei Patienten mit medikamentös eingestelltem Glaukom nicht festgestellt werden konnte (Dobrilla et al. 1982, Feldman und Cohen 1982). Promethazin wirkt überwiegend antihistaminerg. Die Gefahr, ein akutes Winkelblockglaukom auszulösen, ist sehr gering (Bard 1964).

Disopyramid

Die systemische Gabe hoher Dosen dieses Antiarrhythmikums kann eine anticholinerge Wirkung am Auge entfalten, die der lokalen Gabe von Atropin entspricht (Frucht et al. 1984). Nur in wenigen Fällen ist ein akutes Winkelblockglaukom beschrieben worden (Ahmad 1990, Trope und Hind 1978).

Botulinumtoxin

Botulinumtoxin entfaltet seine Wirkung an peripheren cholinergen Synapsen und hemmt die Freisetzung von Acetylcholin. Diese Wirkung wird z. B. bei der Behandlung des essenziellen Blepharospasmus genutzt, um eine milde Parese des M. orbicularis oculi zu erreichen. Bei Vergiftungen mit Botulinumtoxin ist die Freisetzung von Acetylcholin in den sympathischen Ganglien, in den präganglionären und in den postganglionären parasympathischen Nervenendigungen gehemmt. Die Pupillen dieser Patienten sind in einer mittleren Stellung fixiert aufgrund der Lähmung der sympathischen und parasympathischen Innervation der Iris. Es liegt nur ein Einzelfallbericht über eine 83-jährige Patientin vor, bei der sechs Stunden nach subkutaner Applikation von Botulinumtoxin ein akutes Winkelblockglaukom mit Druckwerten bis 60 mm Hg festgestellt wurde (Corridan et al. 1990).

Winkelblockglaukome ohne Pupillarblock

Bei Winkelblockglaukomen ohne Pupillarblock wird das Iris-Linsen-Diaphragma oder das Iris-Glaskörper-Diaphragma nach vorne verlagert. Zwei Gruppen können klinisch unterschieden werden: Einerseits die Winkelblockglaukome, die mit einer transitorischen Myopie einhergehen, andererseits die Winkelblockglaukome, die aufgrund einer intraokulären bzw. intraorbitalen Volumenzunahme durch z. B. medikamentös induzierte Blutungen, entstehen (**Tab. 3-14**).

Tab. 3-14 Medikamente, die Winkelblockglaukome ohne Pupillarblock induzieren können.

Medikamente, die mit einer transitorischen Myopie einhergehen

- Sulfonamide und deren Derivate (z. B. Acetazolamid, Hydrochlorothiazid, andere)
- Co-trimoxazol (Kombination aus Trimethoprim und Sulfamethoxazol)
- Chinin
- Acetylsalicylsäure

Medikamente, die zu spontanen Blutungen führen

- tPA, Streptokinase
- Heparine
- Warfarin

Winkelblockglaukome mit transitorischer Myopie

Folgende Pathomechanismen werden unterschieden, die zu einer medikamentös induzierten transitorischen Myopie führen:

- **akkommodativ (Akkommodationsspasmus bzw. Ziliarkörperspasmus):** Die Relaxation der Zonulafasern führt zu einer Zunahme der Linsendicke, eine Vorverlagerung der Linse erfolgt dagegen nicht (z. B. Chinin, s. auch Parasympathomimetika).
- **osmotisch:** Veränderungen des osmotischen Gradienten zwischen Blut und Glaskörper und zwischen Blut und Linse führen zur Flüssigkeitsaufnahme im Glaskörper und der Linse mit Vorverlagerung des Iris-Linsen-Diaphragmas bzw. Linsenquellung (z. B. Acetylsalicylsäure).
- **ödematös:** Ein Ziliarkörperödem führt über die Relaxation der Zonulafasern zu einer Zunahme der Linsendicke und der Vorverlagerung des Iris-Linsen-Diaphragmas (z. B. Sulfonamide und deren Derivate).

Die Differenzialdiagnose zwischen den verschiedenen Formen lässt sich in einem Flussdiagramm verdeutlichen (**Abb. 3-22**) (Wilhelm und Schlote 2001).

Die durch die Einnahme verschiedenster Medikamente hervorgerufene transitorische Myopie mit Druckanstieg lässt einige gemeinsame Charakteristika erkennen (Wilhelm und Schlote 2001):

- akuter Beginn der Sehverschlechterung (Verschwommensehen in die Ferne)
- schnelle Rückbildung der Myopie innerhalb weniger Tage nach Absetzen des auslösenden Medikaments
- gelegentlich kombiniert mit einem Netzhaut- bzw. Aderhautödem
- keine dauerhafte Visusminderung

Die akute, transitorische Myopie als seltene Nebenwirkung ist vor allem nach Einnahme von **Sulfonamiden** und deren Derivaten bekannt und wurde erstmals 1938 beschrieben (Berns 1940, Grienbaum et al. 1993). Als Pathomechanismus wird ein **Ziliarkörperödem** angenommen, das zu einer Entspannung der Zonulafasern mit nachfolgender Zunahme der Linsendicke und Vorverlagerung des Iris-Linsen-Diaphragmas führt. Ein daraus resultierendes Winkelblockglaukom ohne Pupillarblockmechanismus ist jedoch viel seltener als das Auftreten einer transitorischen Myopie. In manchen Fällen wurde zusätzlich echographisch ein Aderhautödem nachgewiesen (Banta et al. 2001). Beschrieben wurden diese Nebenwirkungen nach oraler, aber auch vaginaler Applikation (Banta et al. 2001, Chirls und Norris 1984, Maddalena 1968, Rhee et al. 2001).

Bei Verdacht auf Vorliegen eines durch Sulfonamide induzierten Winkelblockglaukoms sollte als erste Maßnahme das Medikament abgesetzt und zukünftig nicht mehr angewendet werden, da der toxi-

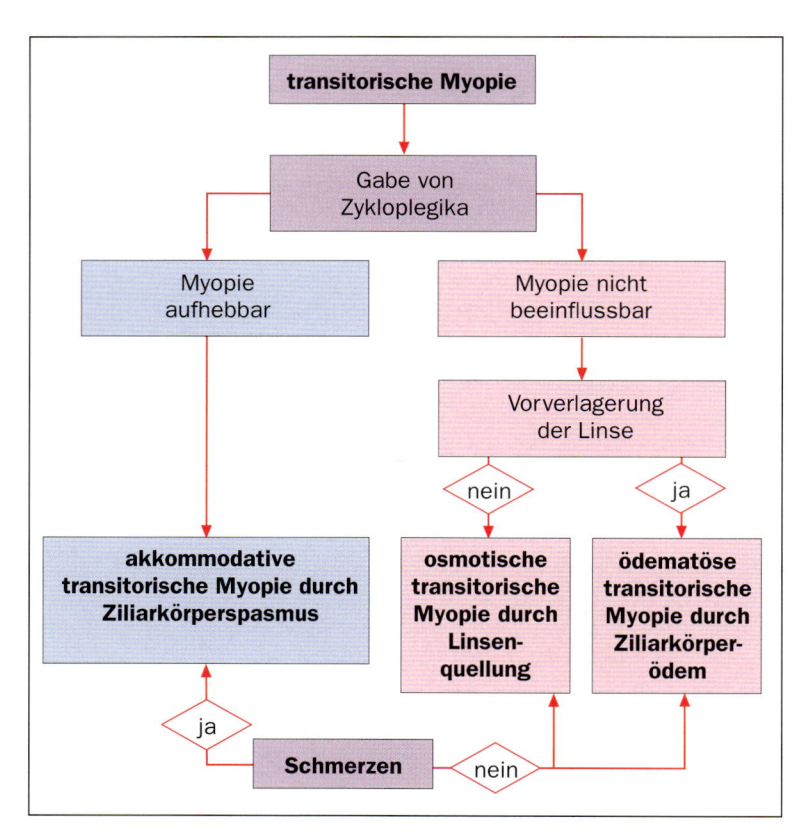

Abb. 3-22 Zuordnung einer transitorischen Myopie zum auslösenden Mechanismus durch Gabe von Zykloplegika und Beurteilung der Linsenposition

sche Effekt des Medikaments am Auge vermutlich erst nach wiederholter Gabe des Medikaments auftritt (Aminlari und Sassani 1993). Zykloplegika zeigen aufgrund des Ziliarkörperödems therapeutisch keine Wirkung (Hook et al. 1986). Für die Sulfonamidderivate **Acetazolamid, Hydrochlorothiazid** und **Co-trimoxazol** (Trimethoprim und Sulfamethoxazol) liegen nur Einzelfallberichte über einen erhöhten Druckanstieg vor (Aminlari und Sassani 1993, Arentsen 1956, Fan et al. 1993, Geanon und Perkins 1995, Postel et al. 1996). Es bestand jedoch immer eine transitorische Myopie. Die Druckwerte können 56 mm Hg erreichen (Aminlari und Sassani 1993, Geanon und Perkins 1995). Trotz Winkelblockmechanismus sind nicht immer erhöhte Druckwerte messbar, da ein zusätzlich vorliegendes Aderhautödem zu einer verminderten Kammerwasserproduktion führt (Söylev et al. 1995).

Chinin. Beschrieben wurde der Einzelfall einer transitorischen Myopie mit flacher Vorderkammer, verschlossenem Kammerwinkel und Anstieg des Augeninnendrucks auf 32 mm Hg nach Einnahme von 1,5 g Chinin. Die Therapie wurde aufgrund eines fieberhaften Infekts verordnet und ist heute obsolet. Vermutet wird, dass die transitorische Myopie durch einen Ziliarkörperspasmus verursacht wurde (Segal et al. 1983).

Acetylsalicylsäure. Ein Anstieg des Augeninnendrucks nach Einnahme von Acetylsalicylsäure wird nur in wenigen Einzelfällen berichtet (Ameline et al. 1990, Korol 1962, Röhr 1984, Sandford-Smith 1974). Neben der Einnahme von Acetylsalicylsäure wurden jedoch auch andere Medikamente (Sympathomimetika, Steroide) eingenommen oder es lagen Grunderkrankungen vor (z. B. Infektion mit dem Hantavirus), die ebenfalls mit einem Winkelblockglaukom assoziiert sein können (Ameline et al. 1990). Angesichts des überaus häufigen Einsatzes von Acetylsalicylsäure handelt es sich hierbei um eine äußerst seltene Nebenwirkung.

Als ein möglicher Pathomechanismus wird eine toxische Gefäßschädigung angenommen, die zu einer erhöhten Permeabilität für **osmotisch** wirksame Substanzen führt und so eine Volumenzunahme des Glaskörpers verursacht (Röhr 1984, Sandford-Smith 1974).

Winkelblockglaukome durch spontane Blutungen

Spontane periokuläre oder intraokuläre Einblutungen sind selten, aber für die Funktion des Auges bedrohlich. Blutungen treten unter intravenöser thrombolytischer Therapie, bei der subkutan applizierten Thromboseprophylaxe oder bei Antikoagulation mit Vitamin-K-Antagonisten auf.

Thrombolytika (Gewebeplasminogen-Aktivator [tPA], Streptokinase). Für beide Wirkstoffe liegen Einzelfallberichte über Winkelblockglaukome vor. tPA und Streptokinase wurden jeweils aufgrund eines Herzinfarkts eingesetzt. Obwohl Blutungen nach Gabe von tPA auch spontan auftreten können, gingen den Blutungen ophthalmologische Eingriffe (Phakoemulsifikation, Resektion des M. levator) voraus (Chorich et al. 1996) oder es bestanden retinale Teleangiektasien (Steinemann et al. 1988). Die massiven Blutungen bedrohen die Funktion des Sehnervs aufgrund des ausgeprägten Sekundärglaukoms und der Sehnervenkompression bei orbitaler Beteiligung. Die rasche Diagnosefindung und die operative Entlastung eines orbitalen Hämatoms (laterale Kanthotomie, transethmoidale Orbitadekompression, Punktion) sind für die Prognose entscheidend (Marcus und Frederick 1994).

Heparin. Die Blutungen, die durch niedermolekulare oder unfraktionierte Heparine verursacht werden, liegt vermutlich in einer Thrombozytopenie, die bei den niedermolekularen Heparinen jedoch seltener auftritt (Chang et al. 1996, Greinacher et al. 1994, Scholl et al. 1999). Es handelt sich dabei um eine schwere Nebenwirkung durch Heparin-abhängige IgG-Antikörper, die die Fc-Rezeptoren der Thrombozyten aktivieren (Freudenthaler 2001). Wenige Fallberichte zu spontanen Blutungen nach Gabe von Heparin liegen vor (Chang et al. 1996, Scholl et al. 1999). Je nach Ausmaß der Blutung kann ein erheblicher Visusverlust resultieren.

Warfarin. Obwohl Warfarin und Phenprocoumon sehr häufig als Antikoagulanzien eingesetzt werden, ist in der Literatur bisher nicht von einer spontanen Orbitablutung unter der Therapie mit Cumarinderivaten berichtet worden (Freudenthaler 2001). Das Risiko okulärer Blutungen unter der Therapie mit Warfarin ist bei Patienten ohne okulärer Vorerkrankung gering. Die Prävalenz retinaler Blutungen wird zwischen 3,1 und 4,5 % angegeben (Klein 1992, Superstein et al. 2000).

Bei Patienten mit feuchter altersbedingter Makuladegeneration (AMD), bei welchen es zu massiven intraokulären Blutungen gekommen war, findet sich rund zwölfmal häufiger eine Therapie mit Warfarin. In über 50 % dieser Patienten bestand nur eine relative Indikation für eine antikoagulative Therapie (Tilanus et al. 2000). Eine vollständige hämorrhagische

Netzhautablösung mit Sekundärglaukom ist bei Patienten mit AMD ein seltenes, aber gravierendes Ereignis. Die Blutungen entstammen großen Aderhautgefäßen, die durch Risse in der Bruch-Membran in das subretinale Pigmentepithel hineinreichen (Gass 1967). In einer Studie mit Literaturübersicht bestand bei 19% der Patienten mit AMD und massiven hämorrhagischen Komplikationen eine antikoagulative oder antithrombotische Therapie (El Baba et al. 1986). Weitere Risikofaktoren sind das Alter, Arteriosklerose, die arterielle Hypertonie und ein Nanophthalmus (Caronia et al. 1998). Trotz optimaler Therapie ist bei diesen Augen oft von einer schlechten Visusprognose auszugehen. Viele Augen müssen wegen des schmerzhaften Sekundärglaukoms enukleiert werden (Brown et al. 1982, Caronia et al. 1998, El Baba et al. 1986).

Es besteht ein erhöhtes Risiko, dass Cumarinderivate bei Patienten mit exsudativer AMD schwere intraokuläre Blutungen auslösen können. Internisten oder Kardiologen müssen über dieses Risiko Bescheid wissen, damit sie ihre Entscheidung für die Therapie mit Antikoagulanzien kritisch überprüfen können.

Beeinflussung des Intraokulardrucks durch Anästhesieverfahren

Lokale Anästhesieverfahren

Als lokale Anästhesieverfahren bei ophthalmochirurgischen Eingriffen sind am weitesten die Retrobulbär- und die Peribulbäranästhesie verbreitet. Neuerdings wird zunehmend über die subkonjunktivale Anästhesie, die subtenonale Anästhesie und die Tropfanästhesie berichtet. Die Applikation einer Substanz in den begrenzten orbitalen Raum kann zu einem Anstieg des Augeninnendrucks führen. Obwohl das injizierte Volumen ein wichtiger Parameter ist, um den Druckanstieg nach Injektion abzuschätzen, scheinen noch eine Reihe anderer Faktoren, wie das Orbitavolumen, die Dichte des Septum orbitale oder vaskuläre Faktoren den individuellen Druckanstieg zu beeinflussen (O'Donoghue et al. 1994).

Retrobulbäranästhesie. Die Retrobulbäranästhesie als lokales Anästhesieverfahren wird seit über 100 Jahren angewendet. Das Anästhetikum wird dabei intrakonal über einen transdermalen Zugang appliziert. Maßgeblich für den intraokulären Druckanstieg ist das Volumen, jedoch nicht die Zusammensetzung des Anästhetikums (Jay et al. 1985). Der Zusatz von Adrenalin zeigt keinen Effekt (Gjötterberg und Ingemansson 1977), der Zusatz von Clonidin scheint einen gewissen drucksenkenden Effekt aufzuweisen (Mjahed et al. 1996). Nach den vorliegenden Studien führt diese Form der Anästhesie nur zu einem geringen Druckanstieg. Häufig konnte jedoch kein signifikanter Druckanstieg festgestellt werden (Coupland et al. 2001, Lanini und Simona 1998, Stevens et al. 1993). Der höchste mittlere Druckanstieg wurde mit 5,6 mm Hg angegeben (O'Donoghue et al. 1994). Wie bei der Peribulbäranästhesie zeigen sich individuelle Unterschiede beim Anstieg des Intraokulardrucks mit maximalen Druckspitzen von bis zu 35 mm Hg (Jay et al. 1985). Die Retrobulbäranästhesie führt zu einem geringeren Druckanstieg als die Peribulbäranästhesie, da das applizierte Volumen kleiner ist. Außerdem wird angenommen, dass ein retrobulbär appliziertes Volumen von bis zu 5 ml nicht zu einem signifikanten Druckanstieg führt (Lanini und Simona 1998).

Peribulbäranästhesie. Die Technik der Peribulbäranästhesie ist in den 80er-Jahren vorgestellt worden (Bloomberg 1986, Davis und Mandel 1986). Das Anästhetikum wird dabei transkonjunktival, bulbusfern appliziert, ohne den Muskelkonus zu penetrieren. Die Anästhesie wird durch Diffusion erreicht und Bedarf in der Regel ein höheres Applikationsvolumen als bei der Retrobulbäranästhesie. Volumen, Zusammensetzung, Applikationsort und -geschwindigkeit variieren in den vorliegenden Studien zur Peribulbäranästhesie. Hinsichtlich des Augeninnendrucks berichten alle Studien von einem raschen Druckanstieg unmittelbar nach der Applikation. Der mittlere Druckanstieg liegt zwischen 4,9 mm Hg und 16,1 mm Hg unmittelbar nach Injektion (Lanini und Simona 1998, Stevens et al. 1993). Der mittlere Druckanstieg bei der bislang umfangreichsten Studie (n = 1 000) lag unmittelbar nach Injektion bei 4,4 mm Hg (Budd et al. 2001). Je größer das injizierte Volumen ist, umso höher liegen die Druckwerte (Bowman et al. 1996, Gillart et al. 1998, Zahwa et al. 1995). Auffallend bei den meisten Untersuchungen sind die großen Standardabweichungen der gemessenen Druckwerte und vor allem die hohen Druckspitzen von über 60 mm Hg (Morgan und Chandna 1995). Über den spontanen Druckverlauf nach Injektion wurden unterschiedliche Verläufe berichtet. Sowohl Drucknormalisierungen innerhalb von vier Minuten nach Injektion, als auch nur geringe Drucksenkungen von nur wenigen mm Hg nach 20 Minuten konnten festgestellt werden. Aufgrund der höheren Volumina, die zur Peribulbäranästhesie notwendig sind, und die im Vergleich zur Retrobulbäranästhesie und subtenonaler Anästhesie höheren Anstiege des Augeninnendrucks sollte bei glaukomatös veränderten Augen eine Peribulbäranästhesie vermieden werden.

Subtenonale Anästhesie. Bei der subtenonalen Anästhesie wird über eine kleine konjunktivale Inzision eine stumpfe Kanüle unter die Tenon-Kapsel eingeführt und etwa 2 cm entlang des Bulbus nach hinten zum Applikationsort geschoben (Stevens 1992). Bei allen vorliegenden Studien zeigte sich kein signifikanter Druckanstieg nach subtenonaler Anästhesie unmittelbar nach der Injektion (Alwitry et al. 2001, Azmon et al. 1999, Kapran et al. 1996, Pianka et al. 2001). Auch wurde nicht über individuelle Druckspitzen berichtet.

Systemische Anästhesieverfahren

Allgemeine Anästhesieverfahren bewirken in der Regel eine Senkung des Intraokulardrucks. Der Augeninnendruck sinkt durch den Einfluss der Narkose auf die chorioidale Perfusion, den extraokulären Muskeltonus und die mögliche dienzephale zentrale Regulation. Im Rahmen der Allgemeinanästhesie kann es jedoch zu einem Druckanstieg kommen, und zwar durch die Intubation und die Extubation oder durch den Einsatz von Succinylcholin oder Ketamin.

Der Druckanstieg durch die **Laryngoskopie** und die **tracheale Intubation** wird durch den sympathischen Reiz erklärt und ist signifikant erhöht gegenüber den Ausgangswerten, bleibt jedoch im Normbereich (Eltzschig et al. 2001). Der Anstieg des Augeninnendrucks bei Glaukompatienten ist größer als bei Normalpatienten und kann auf über 30 mm Hg ansteigen. Die Extubation führt zu einem größeren Druckanstieg als die Intubation (Kilickan et al. 1999, Madan et al. 2000). Vor allem bei Glaukompatienten muss der vorübergehende Druckanstieg durch In- und Extubation berücksichtigt werden.

Die motorische Endplatte an der Skelettmuskulatur wird durch **Succinylcholin** depolarisiert. Es kommt nach intravenöser Applikation zu einem schnellen, vorübergehenden Tonusanstieg der extraokulären Muskeln, der zu einem intraokulären Druckanstieg führen kann. Der mögliche Druckanstieg durch Succinylcholin scheint dabei jedoch geringer als der Druckanstieg durch Laryngoskopie und durch Intubation (Craythorne et al. 1960, Zimmerman et al. 1996).

Wegen der möglichen Beeinflussung des intraokulären Drucks durch Narkotika ist der Intraokulardruck bei Narkoseuntersuchungen von Kleinkindern mit Verdacht eines kongenitalen bzw. juvenilen Glaukoms unmittelbar nach Einleitung der Narkose zu messen.

Beeinflussung des Intraokulardrucks anderer Genese

Dopamin und Fenoldopam. Dopamin wirkt am D_1- und D_2-Rezeptor und wird häufig bei schwerkranken Patienten wegen seiner inotropen, diuretischen und gefäßerweiternden Wirkung der Nierengefäße eingesetzt. Dopamin in der üblichen Dosierung führt bei intensivpflichtigen Patienten (mit und ohne zusätzliche Beatmung) zu einem geringfügigen, signifikanten Anstieg des Augeninnendrucks innerhalb des Normalbereichs (Brath et al. 2000).

Auch für die systemische Applikation des selektiven D_1-Agonisten Fenoldopam wurde eine dosisabhängige Drucksteigerung festgestellt (Everitt et al. 1997, Piltz et al. 1998).

Tamoxifen. Tamoxifen ist ein Antiöstrogen, das in der Behandlung des metastasierten, östrogenabhängigen Mammakarzinoms eingesetzt wird. Bei einer Patientin trat unter der Therapie mit Tamoxifen eine schmerzhafte Protrusio bulbi mit Winkelblockglaukom und Aderhautablösung auf (Sekhar und Nagarajan 1995). Nach Absetzen der Therapie bildeten sich die Symptome rasch zurück. Möglicherweise können die Beschwerden auf eine venöse Abflussstauung zurückgeführt werden. Im Übrigen ist aber davon auszugehen, dass Tamoxifen nicht zu einer Erhöhung des Augeninnendrucks führt (Paganini-Hill und Clark 2000).

Mitomycin C. Mitomycin C ist ein zytostatisches Antibiotikum mit mehreren alkylierenden Gruppen, das zur DNA-Vernetzung und somit zum Chromosomenabbruch führt. Bei der Glaukom- und Pterygium-Chirurgie wird es lokal eingesetzt. Diese extrem toxische Substanz kann zu kornealen und skleralen Ulzerationen, Iridozyklitis und Katarakt führen. Im Zusammenhang mit diesen Komplikationen ist auch ein entzündliches Sekundärglaukom beschrieben worden (Rubinfeld et al. 1992, Yamanouchi 1978, Yamanouchi und Mishima 1967).

Tobramycin. Es wurde von einem Patienten berichtet, bei dem nach einer radiären Keratotomie das Antibiotikum Tobramycin durch eine Mikroperforation in die Vorderkammer gelangte und zu einer Uveitis mit Sekundärglaukom führte (Garzozi et al. 1999). Im Übrigen besteht aber keine Gefahr einer Glaukomentstehung nach Gabe von Tobramycin.

Zusammenfassung und Zukunftsperspektiven

Der medikamentös induzierte Druckanstieg oder das medikamentös induzierte Glaukom sind eher seltene Ereignisse. Die Vielzahl der Medikamente können nach dem klinischen Bild und dem zu Grunde liegenden Pathomechanismus in drei Gruppen eingeteilt werden: dem Offenwinkelglaukom, dem Winkelblockglaukom mit Pupillarblockmechanismus und dem Winkelblockglaukom ohne Pupillarblockmechanismus. In der Praxis finden sich Überschneidungen der Gruppen, weil das klinische Bild nicht immer eindeutig ist. Da die akut verlaufenden Winkelblockglaukome mit hohen Druckwerten klinisch viel eindrücklicher verlaufen als z. B. die Offenwinkelglaukome, wird naturgemäß schneller eine Therapie eingeleitet. Doch gerade bei z. B. den steroidinduzierten Glaukomen ist das klinisch weitgehend unbemerkte Fortschreiten des Sehnervendefekts gefährlich, eine Therapie wird oftmals zu spät eingeleitet.

Obwohl keine epidemiologischen Studien vorliegen, handelt es sich wahrscheinlich beim postoperativen Druckanstieg durch Viskoelastika um die häufigste, aber harmlose medikamentöse Beeinflussung des Augeninnendrucks. Betrachtet man dagegen die medikamentös induzierten Glaukome, so spielt das steroidinduzierte Glaukom sicherlich klinisch die wichtigste Rolle. Besonders bedrohlich hinsichtlich der Sehfunktion sind die Glaukome durch peri- oder intraorbitale Einblutungen aufgrund der systemischen Therapie mit Antikoagulanzien. Trotz optimaler konservativer und operativer Therapie müssen betroffene Augen oftmals enukleiert werden. Ophthalmologische Risikofaktoren sollten vorsorglich bei der Indikationsstellung einer Antikoagulation berücksichtigt werden.

Wegweisend zur Diagnose eines medikamentös induzierten Druckanstiegs oder eines medikamentös induzierten Sekundärglaukoms ist, neben dem klinischen Bild, die Erhebung einer ausführlichen Medikamentenanamnese.

Literatur

Abramson DH, Coleman DJ, Forbes M, Franzen LA. Pilocarpine. Effect on the anterior chamber and lens thickness. Arch Ophthalmol 1972; 87: 615–20.

Ahmad S. Disopyramide: pulmonary complications and glaucoma. Mayo Clin Proc 1990; 65: 1030–1.

Ahmad S. Fluoxetine and glaucoma. Ann Pharmacother 1991; 25: 436.

Alsbirk PH. Angle-closure glaucoma surveys in Greenland Eskimos. Can J Ophthalmol 1973; 8: 260–4.

Alster Y, Ben-Nun Y, Loewenstein A, Lazar M. Pupillary block glaucoma due to residual perfluoro-decalin. Ophthalmic Surg Lasers 1996; 27: 395–6.

Alwitry A, Koshy Z, Browning AC, Kiel W, Holden R. The effect of sub-Tenon's anaesthesia on intraocular pressure. Eye 2001; 15: 733–5.

Ameline B, Ducasse A, Bailly JP, Melin JP, Wynckel A, Segal A. A propos d'un cas de myopie aiguë avec glaucome par fermeture de l'angle. Bull Soc Ophtalmol Fr 1990; 1: 101–4.

Aminlari A, Sassani JW. Simultaneous bilateral malignant glaucoma following laser iridotomy. Graefes Arch Clin Exp Ophthalmol 1993; 231: 12–4.

Anmarkrud N, Bergaust B, Bulie T. The effect of Healon and timolol on early postoperative intraocular pressure after extracapsular cataract extraction with implantation of a posterior chamber lens. Acta Ophthalmol 1992; 70: 96–100.

Aragona M, Inghilleri M. Increased ocular pressure in two patients with narrow angle glaucoma treated with venlafaxine. Clin Neuropharmacol 1998; 21: 130–1.

Arentsen J. A case of myopia associated with glaucoma after ingestion of Diamox. Arch Chilenos Oftal 1956; 13: 82–4.

Armaly MF. Effect of corticosteroids on intraocular pressure and fluid dynamics. II. The effect of dexamethasone in glaucomatous eye. Arch Ophthalmol 1963; 70: 492–9.

Armaly MF. Statistical attributes of the steroid hypertensive response in the clinically normal eye. I. The demonstration of three levels of response. Invest Ophthalmol 1965; 4: 187–97.

Assia EI, Raskin T, Kaiserman I, Rotenstreich Y, Segev F. Effect of aspirin intake on bleeding during cataract surgery. J Cataract Refract Surg 1998; 24: 1243–6.

Azmon B, Alster Y, Lazar M, Geyer O. Effectiveness of sub-Tenon's versus peribulbar anesthesia in extracapsular cataract surgery. J Cataract Refract Surg 1999; 25: 1646–50.

Baldessarini RJ. Drugs and the treatment of psychiatric disorders. In: Gilman AG, Goodman LS, Gilman A (eds). The Pharmacological Basis of Therapeutics. Elmsford, New York: Pergamon Press 1990; 383–435.

Banta JT, Hoffman K, Budenz DL, Ceballos E, Greenfield DS. Presumed topiramate-induced bilateral acute angle-closure glaucoma. Am J Ophthalmol 2001; 132: 112–4.

Bard LA. Transient myopia associated with Promethazine (Phenergan) therapy: report of a case. Am J Ophthalmol 1964; 58: 682.

Becker B. Diabetes mellitus and primary open angle glaucoma. The XXVII Edward Jackson Memorial Lecture. Am J Ophthalmol 1971; 71: 1–16.

Becker B, Hahn KA. Topical corticosteroids and heredity in primary open angle glaucoma. Am J Ophthalmol 1964; 54: 543–51.

Becker B, Mills DW. Elevated intraocular pressure following corticosteroid eye drops. JAMA 1963; 185: 884–6.

Benedikt O. Pathomechanismus und Therapie des primären Winkelblockglaukoms. Klin Monatsbl Augenheilkd 1978; 172: 230–7.

Berdy GJ, Berdy SS, Odin LS, Hirst LW. Angle closure glaucoma precipitated by aerosolized atropine. Arch Intern Med 1991; 151: 1658–60.

Berns W. Acta Ophthalmol 1940; 18: 96–8.

Biedner BZ, David R, Grudsky A, Sachs U. Intraocular pressure response to corticosteroids in children. Br J Ophthalmol 1980; 64: 430–1.

Bleiman BS, Schwartz AL. Paradoxical intraocular pressure response to pilocarpine. Arch Ophthalmol 1979; 97: 1305–6.

Bloomberg LB. Administration of periocular anesthesia. J Cataract Refract Surg 1986; 12: 677–9.

Börner TG, Lagrèze W-DA, Funk J. Intraocular pressure rise after phacoemulsification with posterior chamber lens implantation: effect of prophylactic medication, wound closure, and surgeon's experience. Br J Ophthalmol 1995; 79: 809–13.

Bowman R, Liu C, Sarkies N. Intraocular pressure changes after peribulbar injections with and without ocular compression. Br J Ophthalmology 1996; 80: 394–7.

Bradley N, Sanbrook GMC, Malouf AJ, Agarwal SA. Venlafaxine and bilateral acute angle closure glaucoma. Med J Aust 2002; 176: 214.

Brath PC, MacGregor DA, Ford JG, Prielipp RC. Dopamine and intraocular pressure in critically ill patients. Anesthesiology 2000; 93: 1398–400.

Brown GC, Tasman WS, Shields JA. Massive subretinal hemorrhage and anticoagulant therapy. Can J Ophthalmol 1982; 17: 227–30.

Budd J, Hardwick M, Barber K, Prosser J. A single-centre study of 1 000 consecutive peribulbar blocks. Eye 2001; 15: 464–8.

Budenz DL, Taba KE, Feuer WJ, Eliezer R, Cousins S, Henderer J, Flynn HW jr. Surgical management of secondary glaucoma after pars plana vitrectomy and silicone oil injection for complex retinal detachment. Ophthalmology 2001; 108: 1628–32.

Burke S, Sugar J, Farber MD. Comparison of the effects of two viscoelastic agents, healon and viscoat, on postoperative intraocular pressure after penetrating keratoplasty. Ophthalmic Surg 1990; 21: 821–6.

Caronia RM, Sturm RT, Fastenberg DM, Berke SJ, Weintraub J. Bilateral secondary angle-closure glaucoma as a complication of anticoagulation in a nanophthalmic patient. Am J Ophthalmol 1998; 126: 307–9.

Carter K, Miller KM. Phacoemulsification and lens implantation in patients treated with aspirin or warfarin. J Cataract Refract Surg 1998; 24: 1361–4.

Chang WJ, Nowinski TS, Repke CS, Buerger DG. Spontaneous orbital hemorrhage in pregnant woman treated with subcutaneous heparin. Am J Ophthalmol 1996; 122: 907–8.

Chien AM, Schmidt CM, Cohen EJ, Rajpal RK, Sperber LT, Rapuano CJ, Moster M, Smith M, Laibson PR. Glaucoma in the immediate postoperative period after penetrating keratoplasty. Am J Ophthalmol 1993; 115: 711–4.

Chirls IA, Norris JW. Transient myopia associated with vaginal sulfanilamide suppositories. Am J Ophthalmol 1984; 98: 120–1.

Chorich LJ, Derick RJ, Chambers RB, Cahill KV, Quartetti EJ, Fry JA, Bush CA. Hemorrhagic ocular complications associated with the use of systemic thrombolytic agents. Ophthalmology 1998; 105: 428–31.

Clark AF, Wilson K, McCartney MD, Miggans ST, Kunkle M, Howe W. Glucocorticoid-induced formation of cross-linked actin networks in cultured human trabecular meshwork cells. Invest Ophthalmol Vis Sci 1994; 35: 281–94.

Clark AF, Steely HT, Dickerson JE jr., English-Wright S, Stropki K, McCartney MD, Jacobson N, Shepard AR, Clark JI, Matsushima H, Peskind ER, Leverenz JB, Wilkinson CW, Swiderski RE, Fingert JH, Sheffield VC, Stone EM. Glucocorticoid induction of the glaucoma gene MYOC in human and monkey trabecular meshwork cells and tissues. Invest Ophthalmol Vis Sci 2001; 42: 1769–80.

Corridan P, Nightingale S, Mashoudi N, Williams AC. Acute angle-closure glaucoma following botulinum toxin injection for blepharospasm. Br J Ophthalmol 1990; 74: 309–10.

Coupland SG, Deschêne MC, Hamilton RC. Impairment of ocular blood flow during regional orbital anesthesia. Can J Ophthalmol 2001; 36: 140–4.

Crawford JS, Lewandowski RL, Chan W. The effect of aspirin on rebleeding in traumatic hyphema. Am J Ophthalmol 1975; 80: 543–5.

Craythorne NWB, Rottenstein HS, Dripps RD. The effect of succinylcholine on intraocular pressure in adults, infants and children during general anesthesia. Anesthesiology 1960; 21: 59–63.

Crouch ER jr., Crouch ER. Managment of traumatic hyphema: therapeutic options. J Pediatr Ophthalmol Strabismus 1999; 36: 238–50.

Davidson SI. Reports of ocular adverse reactions. Trans Ophthalmol Soc U K 1973; 93: 495–510.

Davis DB, Mandel MR. Posterior peribulbar anesthesia: An alternative to retrobulbar anesthesia. J Cataract Refract Surg 1986; 12: 182–4.

Denis P, Charpentier D, Berros P, Touameur S. Bilateral acute angle-closure glaucoma after dexfenfluramine treatment. Ophthalmologica 1995; 209: 223–4.

Dick B, Schwenn O, Pfeiffer N. Einteilung der viskoelastischen Substanzen für die Ophthalmochirurgie. Ophthalmologe 1999; 96: 193–211.

Dickerson JE jr., Steely HT jr., English-Wright SL, Clark AF. The effect of dexamethasone on integrin and laminin expression in cultured human trabecular meshwork cells. Exp Eye Res 1998; 66: 731–8.

Dobrilla G, Felder M, Chilori F, de Pretis G. Exacerbation of glaucoma associated with both cimetidine and ranitidine. Lancet 1982; 1: 1078.

Doran RML, Gray R, Virjee JP. Buscopan and glaucoma. Br J Radiol 1987; 60: 417–8.

Drance SM. Angle-closure glaucoma among Canadian Eskimos. Can J Ophthalmol 1973; 8: 252–4.

Drance SM, Morgan RW, Bryett J, Fairclough M. Anterior chamber depth and gonioscopic findings among the Eskimos and Indians in the Canadian arctic. Can J Ophthalmol 1973; 8: 255–9.

Eckardt C, Nicolai U. Klinische und histologische Befunde nach mehrwöchiger intraokularer Tamponade mit Perfluordecalin. Ophthalmologe 1993; 90: 443–7.

Eke T, Carr S, Bates AK. Acute angle closure glaucoma associated with paroxetin. BMJ 1997; 314: 1387.

El Baba F, Jarrett WH 2nd, Harbin TS jr., Fine SL, Michels RG, Schachat AP, Green WR. Massive hemorrhage complicating age related macular degeneration. Ophthalmology 1986; 93: 1581–92.

Eltzschig HK, Darsow R, Schroeder TH, Hettesheimer H, Guggenberger H. Effect of tracheal intubation or laryngeal mask airway insertion on intraocular pressure using balanced anesthesia with sevoflurane and remifentanil. J Clin Anesth 2001; 13: 264–7.

Epstein NE, Goldbloom DS. Oral imipramine and acute angle-closure glaucoma. Arch Ophthalmol 1995; 113: 698.

Everitt DE, Boike SC, Piltz-Seymour JR, VanCoevorden R, Audet P, Zariffa N, Jorkasky D. Effect of intravenous fenoldopam on intraocular pressure in ocular hypertension. J Clin Pharmacol 1997; 37: 312–20.

Fan JT, Johnson DH, Burk RR. Transient myopia, angle-closure glaucoma, and choroidal detachment after oral acetazolamide. Am J Ophthalmol 1993; 115: 813–4.

Fazio DT, Bateman B, Christensen RE. Acute angle-closure glaucoma associated with surgical anesthesia. Arch Ophthalmol 1985; 103: 360–2.

Federman JL, Schubert HD. Complications associated with the use of silicone oil in 150 eyes after retina-vitreous surgery. Ophthalmology 1988; 95: 870–6.

Feiler-Ofry V, Godel V, Stein R. Systemic steroids and ocular fluid dynamics. III. The genetic nature of the ocular response and its different levels. Acta Ophthalmol 1972; 50: 699–706.

Feldman F, Cohen MM. Effects of histamine-2 receptor blockade by cimetidine on intraocular pressure in humans. Am J Ophthalmol 1982; 93: 351.

Fong LP. Secondary hemorrhage in traumatic hyphema. Ophthalmology 1994; 101: 1583–8.

Foster RE, Smiddy WS, Alfonso EC, Parrish RK 2nd. Secondary glaucoma associated with retained perfluorophenanthrene. Am J Ophthalmol 1994; 118: 253–5.

François J, Goes F. Ultrasonographic study of the effect of different miotics on the eye components. Ophthalmologica 1977; 175: 328–38.

Fraunfelder FT. Transdermal scopolamine precipitating narrow-angle glaucoma. N Engl J Med 1982; 307: 1079.

Fraunfelder FT. Drug-induced ocular side effects. Baltimore: Williams & Wilkins 1996.

Freudenthaler N. Orbita. In: Schlote T, Freudenthaler SM, Stübiger N, Zierhut M (Hrsg). Medikamentöse Nebenwirkungen am Auge. Stuttgart, New York: Thieme 2001; 104–9.

Frölich JC. Analgetika-Antipyretika. In: Frölich JC, Kirch W (Hrsg). Praktische Arzneitherapie. Stuttgart, Jena: Gustav Fischer 1996; 411–26.

Frucht J, Freimann I, Merin S. Ocular side effects of disopyramide. Br J Ophthalmol 1984; 68: 890–1.

Fry LL. Postoperative intraocular presure rise: a comparision of Healon®, Amvisc®, and Viscoat®. J Cataract Refract Surg 1989; 15: 415–20.

Gainey SP, Robertson DM, Fay W, Ilstrup D. Ocular surgery on patients recieving long-term warfarin therapy. Am J Ophthalmol 1989; 108: 142–6.

Ganley JP, Geiger JM, Clement JR, Rigby PG, Levy GJ. Aspirin and recurrent hyphema after blunt ocular trauma. Am J Ophthalmol 1983; 96: 797–801.

Garbe E, LeLorier J, Boivin JF, Suissa S. Risk of ocular hypertension or open-angle glaucoma in elderly patients on oral glucocorticoids. Lancet 1997; 350: 979–82.

Gartner S, Billet E. Mydriatic glaucoma. Am J Ophthalmol 1957; 43: 975–6.

Gartner S, Billet E. Acute glaucoma as a complication of general surgery. Am J Ophthalmol 1958; 45: 668–71.

Garzozi HJ, Muallem MS, Harris A. Recurrent anterior uveitis and glaucoma associated with inadvertent entry of ointment into the anterior chamber after radial keratotomy. J Cataract Refract Surg 1999; 25: 1685–7.

Gass JDM. Pathogenesis of disciform detachment of the neuroepithelium. I. General concepts and classification. Am J Ophthalmol 1967; 63: 573–85.

Gaston H, Absolon MJ, Thurtle OA, Sattar MA. Steroid responsiveness in connective tissue diseases. Br J Ophthalmol 1983; 67: 487–90.

Geanon JD, Perkins TW. Bilateral acute angle-closure glaucoma associated with drug sensitivity to hydrochlorothiazide. Arch Ophthalmol 1995; 113: 1231–2.

Geyer O, Loewenstein A, Shalmon B, Neudorfer M, Lazar M. The additive effects of dapiprazole and pilocarpine. Graefes Arch Clin Exp Ophthalmol 1995; 233: 448–51.

Gillart T, Bazin JE, Montetagaud M, Bevillard F, Amara S, Schoeffler P. The effects of volume and speed of injection in peribulbar anesthesia. Anesthesia 1998; 53: 486–510.

Gjötterberg M, Ingemansson S-O. Effect on intraocular pressure of retrobulbar injection of Xylocaine with and without adrenaline. Acta Ophthalmol 1977; 55: 709–16.

Godel V, Feiler-Ofry V, Stein R. Systemic steroids and ocular fluid dynamics. Acta Ophthalmol 1972; 50: 655–63.

Gorin G. Angle-closure glaucoma induced my miotics. Am J Ophthalmol 1966; 62: 1063–7.

Gorn RA. The detrimental effect of aspirin on hyphema rebleed. Ann Ophthalmol 1979; 11: 351–5.

Gramer E, Busche S, Kampik A, Parson D. Efficacy of apraclonidine ophthalmic solution (Iopidine) in presumed silicon oil-induced glaucoma and primary open-angle glaucoma. Graefes Arch Clin Exp Ophthalmol 1995; 233: 13–20.

Greenfield DS, Liebmann JM, Ritch R. Hyphema associated with pupillary dilatation in a patient with exfoliation glaucoma and warfarin therapy. Am J Ophthalmol 1999; 128: 98–100.

Greinacher A, Pötzsch B, Amiral J, Dummel V, Eichner A, Mueller-Eckhardt C. Heparin associated thrombocytopenia: isolation of the antibody and characterization of a multimolecular PF4-heparin complex as the major antigen. Thromb Haemost 1994; 71: 247–51.

Grienbaum A, Ashkenazi I, Gutman I, Blumenthal M. Suggested mechanism for acute transient myopia after sulfonamide treatment. Ann Ophthalmol 1993; 25: 224–6.

Groenouw A. Über die Anwendung des Cocaïns bei glaucomatösen Zuständen. Ber Ophthalmol 1896; 27: 198–213.

Hajek AS, Sossi N, Sossi G, Palmberg P. Dexamethasone increases the accumulation of collagen in the cell layer of cultured human trabecular endothelial cells. ARVO Abstracts. Invest Ophthalmol Vis Sci 1983; 24: 136.

Hamill MB, Suelflow JA, Smith JA. Transdermal scopolamine delivery system (TRANSDERM-V) and acute angle-closure glaucoma. Ann Ophthalmol 1983; 15: 1011–2.

Han L, Cairns JD, Campell WG, McCombe MF, Heriot WJ, Heinze JB. Use of silicone oil in the treatment of complicated retinal detachment: results from 1981–1994. Aust N Z J Ophthalmol 1998; 26: 299–304.

Harenberg J. Antithrombotische Therapie. In: Frölich JC, Kirch W (Hrsg). Praktische Arzneitherapie. Stuttgart, Jena: Gustav Fischer 1996; 397–407.

Harooni M, Freilich JM, Abelson M, Refojo M. Efficacy of hyaluronidase in reducing increases in intraocular pressure related to the use of viscoelastic substances. Arch Ophthalmol 1998; 116: 1218–21.

Harris LS. Cycloplegic-induced intraocular pressure elevations. Arch Ophthalmol 1968; 79: 242–6.

Hernandez MR, Wenk EJ, Weinstein BI, Abumohor P, Podos SM, Dunn MW, Southren AL. Glucocorticoid target cells in human outflow pathway: autopsy and surgical specimens. Invest Ophthalmol Vis Sci 1983; 24: 1612–6.

Herndon LW, Asrani SG, Williams GH, Challa P, Lee PP. Paradoxical intraocular pressure elevation after combined therapy with Latanoprost and Bimatoprost. Arch Ophthalmol 2002; 120: 847–9.

Hill K. What's the angle on mydriasis. Arch Ophthalmol 1968; 79: 804.

Hill RA, Minckler DS, Lee M, Heuer DK, Baerveldt G, Martone JF. Apraclonidine prophylaxis for postcycloplegic intraocular pressure spikes. Ophthalmology 1991; 98: 1083–6.

Hirsch D. Transdermal scopolamine delivery system. Ann Ophthalmol 1984; 16: 406–9.

Hoffer K. Effect of extracapsular implant techniques on endothelial cell density. Arch Ophthalmol 1982; 100: 791–2.

Hook SR, Holladay JT, Prager TC, Goosey JD. Transient myopia induced by sulfonamides. Am J Ophthalmol 1986; 101: 495–6.

Horimoto S, Katada Y, Omura S, Fujita J, Okazaki K. Acute angle-closure glaucoma following surgery for oral cancer. Mansui 1998; 47: 618–21.

Jay WM, Carter H, Williams B, Green K. Effect of applying the Honan intraocular pressure reducer before cataract surgery. Am J Ophthalmol 1985; 100: 523–7.

Jimenez FJ, Orti-Pareja M, Zurdo JM. Aggravation of glaucoma with fluvoxamine. Ann Pharmacother 2001; 35: 1565–6.

Johnson DH, Bradley JM, Acott TS. The effect of dexamethasone on glycosaminoglycans of human trabecular meshwork in perfusion organ culture. Invest Ophthalmol Vis Sci 1990; 31: 2568–71.

Johnson D, Gottanka J, Flügel C, Hoffmann F, Futa R, Lütjen-Drecoll E. Ultrastructural changes in the trabecular meshwork of human eyes treated with corticosteroids. Arch Ophthalmol 1997; 11: 375–83.

Kadoi C, Hayasaka S, Tsukamoto E, Matsumoto M, Hayasaka Y, Nagaki Y. Bilateral angle closure glaucoma and visual loss precipitated by antidepressant and antianxiety agents in a patient with depression. Ophthalmologica 2000; 214: 360–1.

Kageler WV, Moake JL, Garcia CA. Spontaneous hyphema associated with ingestion of aspirin and ethanol. Am J Ophthalmol 1976; 82: 631–4.

Kalra L, Bone MF. The effect of nebulized bronchodilator therapy on intraocular pressures in patients with glaucoma. Chest 1988; 93: 739–41.

Kanellopoulos AJ, Perry HD, Donnenfeld ED. Comparison of topical timolol gel to oral acetazolamide in the prophylaxis of viscoelastic-induced ocular hypertension after penetrating keratoplasty. Cornea 1997; 16: 12–5.

Kapran Z, Uyar M, Eltutar K, Dincer N. One quadrant sub-Tenon's capsule anesthesia in anterior segment surgery. Eur J Ophthalmol 1996; 6: 131–6.

Kass M, Cheetham J, Duzman E, Burke PJ. The ocular hypertensive effect of 0.25 % fluorometholone in corticosteroid responders. Am J Ophthalmol 1986; 102: 159–63.

Kaul RL, Mehta S, Jain GC, Bansal SL, Jaidka R. A case of acute congestive glaucoma probably induced by imipramine. J Assoc Physicians India 1981; 29: 63–4.

Kent AR, Vroman DT, Thomas TJ, Hebert RL, Crosson CE. Interaction of pilocarpine with latanoprost in patients with glaucoma and ocular hypertension. J Glaucoma 1999; 8: 257–62.

Kilickan L, Baykara N, Gürkan Y, Toker K. The effect on intraocular pressure of endotracheal intubation or laryngeal mask use during TIVA without the use of muscle relaxants. Acta Anaesthesiol Scand 1999; 43: 343–6.

Kinek M. Glaucoma following the antidepressant mianserin. Harefuah 1990; 118: 699–700.

Kirwan JF, Subak-Sharpe I, Teimory M. Bilateral acute angle-closure glaucoma after administration of paroxetine. Br J Ophthalmol 1997; 81: 252–4.

Kitazawa Y. Increased intraocular pressure induced by corticosteroids. Am J Ophthalmol 1976; 82: 492–5.

Klein R. Retinopathy in a popular-based study. Trans Am Ophthalmol Soc 1992; 90: 561–94.

Klemetti A. The dexamethason provocative test: a predictive tool for glaucoma? Acta Ophthalmol (Copenh) 1990; 68: 29–33.

Koehler MP, Sholiton DB. Spontaneous hyphema resulting from warfarin. Ann Ophthalmol 1983; 15: 858–9.

Kohnen T, von Ehr M, Schütte E, Koch DD. Evaluation of intraocular pressure with Healon and Healon GV in sutureless cataract surgery with foldable lens implantation. J Cataract Refract Surg 1996; 22: 227–37.

Korol EA. Transitory myopia in combination with transitory glaucoma. Zdravookhr Beloruss 1962; 8: 66–7.

Lane SS, Naylor DW, Kullerstrand LJ, Knauth K, Lindstrom RL. Prospective comparison of the effect of Ocucoat®, Viscoat®, and Healon® on intraocular pressure and endothelial cell loss. J Cataract Refract Surg 1991; 17: 21–6.

Lanini PG, Simona FS. Intraokulare Druckveränderungen nach peribulbärer und retrobulbärer Injektion: praktische Folgen. Klin Monatsbl Augenheilkd 1998; 212: 283–5.

Leaver PK, Grey RHB, Garner A. Silicone oil injection in the treatment of massive preretinal retraction. II. Late complications in 93 eyes. Br J Ophthalmol 1979; 63: 361–7.

Lee PF. The influence of epinephrine and phenylephrine on intraocular pressure. Arch Ophthalmol 1958; 60: 863–7.

Leibmann J, Spaeth GL. Primary angle-closure glaucoma. In: Eid TM, Spaeth GL (Hrsg). The Glaucomas. Concepts and Fundamentals. Philadelphia, Baltimore, New York: Lippincott Williams & Wilkins 2000; 125–37.

Leibowitz HM, Bartlett JD, Rich R, McQuirter H, Stewart R, Assil K. Intraocular pressure-raising potential of 1,0 % Rimexolone in patients responding to corticosteroids. Arch Ophthalmol 1996; 114: 933–7.

Leopold IH, Comroe JH. Effects on intramuscular administration of morphine, atropine, scopolamine and neostigmine on the human eye. Arch Ophthalmol 1948; 40: 285–90.

Leydhecker W. Gonioskopische Beobachtungen über Tensionsanstiege nach Mioticis und nach Lesen. Graefes Arch Ophthalmol 1954; 155: 255–65.

Lin YW, Wang TH, Hung PT. Biometric study of acute primary angle-closure glaucoma. J Formos Med Assoc 1997; 96: 908–12.

Lowe RF. Amitriptyline and glaucoma. Med J Aust 1966a; 2: 509–10.

Lowe RF. Angle-closure, pupil dilatation, and pupil block. Br J Ophthalmol 1966b; 50: 385–9.

Lowe RF. Aetiology of the anatomical basis for primary angle-closure glaucoma. Biometrical comparisons between normal eyes and eyes with primary angle-closure glaucoma. Br J Ophthalmol 1970; 54: 161–9.

Madan R, Tamilselvan P, Sadhasivam S, Shende D, Gupta V, Kaul HL. Intra-ocular pressure and haemodynamic changes after tracheal intubation and extubation: a comparative study in glaucomatous and nonglaucomatous children. Anaesthesia 2000; 55: 367–90.

Maddalena MD. Transient myopia associated with acute glaucoma and retinal edema following vaginal administration of sulfonamide. Arch Ophthalmol 1968; 80: 186–9.

Malani JT, Robinson GM, Seneviratne EL. Ipratropium bromide induced angle closure glaucoma. N Z Med J 1982; 95: 749.

Mandak JS, Minerva P, Wilson TW, Smith EK. Angle closure complicating systemic atropine use in the cardiac catheterization laboratory. Cathet Cardiovasc Diagn 1996; 39: 262–4.

Mandelkorn RM, Zimmerman TJ. Effects of nonsteroidal drugs on glaucoma. In: Ritch R, Shields MB (eds). The Secondary Glaucomas. St. Louis: Mosby 1982; 246–65.

Mapstone R. Closed-angle glaucoma. Experimental results. Br J Ophthalmol 1974a; 58: 41–5.

Mapstone R. Closed-angle glaucoma. Theoretical considerations. Br J Ophthalmol 1974b; 58: 36–40.

Mapstone R. Precipitation of angle closure. Br J Ophthalmol 1974c; 58: 46–54.

Mapstone R. Dilating dangerous pupils. Br J Ophthalmol 1977; 61: 517–24.

Marcus DM, Frederick AR jr. Streptokinase-induced Tenon's hemorrhage after retinal detachment surgery. Am J Ophthalmol 1994; 118: 815–7.

Marcus M, Biedner B, Lifshitz T, Yassur Y. Aspirin and secondary bleeding after traumatic hyphema. Ann Ophthalmol 1988; 20: 157–8.

Marshall RJ. The pharmacology of mianserin – an update. Br J Clin Pharmacol 1983; 15: 263–8.

Mastropasqua L, Steardo L, Testa N. Fluoxetine oral administration increases intraocular pressure. Br J Ophthalmol 1996; 80: 678.

Mastropasqua L, Ciancaglini M, Carpineto P, Costagliola C. Ocular hypotensive effect of topical ketanserin in timolol users. Graefes Arch Clin Exp Ophthalmol 1997; 235: 130–5.

Mastropasqua L, Carpineto P, Ciancaglini M, Falconio G. Intraocular pressure changes after phacoemulsification and foldable silicone lens implantation using Healon GV®. Ophthalmologica 1998; 212: 318–21.

McGhee CJN. Pharmacokinetics of ophthalmic corticosteroids. Br J Ophthalmol 1992; 76: 681–4.

Mc Mahan LB. Anticoagulants and cataract surgery. J Cataract Refract Surg 1988; 14: 569–71.

Meyer-Bothling U, Bron AJ, Osborne NN. Topical application of serotonin or the 5-HT1-agonist 5-CT intraocular pressure in rabbits. Invest Ophthalmol Vis Sci 1993; 34: 3035–42.

Mindel JS, Tavitian HO, Smith H, Walker EC. Comparative ocular pressure elevation by medrysone, fluorometholone, and dexamethasone phosphate. Arch Ophthalmol 1980; 98: 1577–8.

Mitchell JD, Schwartz AL. Acute angle-closure glaucoma associated with intranasal cocain abuse. Am J Ophthalmol 1996; 122: 425–6.

Mitchell P, Cumming RG, Mackey DA. Inhaled corticosteroids, family history, and risk of glaucoma. Ophthalmology 1999; 106: 2301–6.

Mjahed K, El Harrar N, Hamdani M, Amraoui M, Benaguida M. Lidocaine-Clonidine retrobulbar block for cataract surgery in the elderly. Regional Anesthesia 1996; 21: 569–75.

Morgan JE, Chandna A. Intraocular pressure after peribulbar anaesthesia: is the Honan balloon necessary? Br J Ophthalmol 1995; 79: 46–9.

Nagasubramanian S, Sheth GP, Hitchings RA, Stjernschantz J. Intraocular pressure-reducing effect of PhXA41 in ocular hypertension. Comparision of dose regimes. Ophthalmology 1993; 100: 1305–11.

Ness T, Funk J. Increase of intraocular pressure after topical administration of prostaglandin analogs. Arch Ophthalmol 1999; 117: 1646–7.

Nguyen QH, Lloyd MA, Heuer DK, Baerveldt G, Minckler DS, Lean JS, Liggett PE. Incidence and management of glaucoma after intravitreal silicone oil injection for complicated retinal detachments. Ophthalmology 1992; 99: 1520–6.

Nishimoto JH, Chang FW, Tang IH, Kolin T. Reversal of intraocular pressure increases with 0,5 % apraclonidine after dilated fundus examination in patients with open angle glaucoma. J Am Optom Assoc 1999; 70: 233–9.

Nowak C, Lucke K, Laqua H. Silikonölentfernung zur Behandlung des sogenannten Emulsifikationsglaukoms. Ophthalmologe 1992; 6: 462–4.

O'Donoghue E, Batterbury M, Lavy T. Effect of local anaesthesia in eyes undergoing intraocular surgery. Br J Ophthalmol 1994; 78: 605–7.

Ohji M, Kinoshita S, Ohmi E, Kuwayama Y. Marked intraocular pressure response to instillation of corticosteroids in children. Am J Ophthalmol 1991; 112: 450–4.

Osborne NN. The occurrence of serotonergic nerves in bovine cornea. Neurosci Lett 1983; 35: 15–8.

Osborne NN, Tobin AB. Serotonin-accumulating cells in the iris-ciliary body and cornea of various species. Exp Eye Res 1987; 44: 731–46.

Packe GE, Cayton RM, Mashhoudi N. Nebulised ipratropium bromide and salbutamol causing closed-angle glaucoma. Lancet 1984; 2: 691.

Paganini-Hill A, Clark LJ. Eye problems in breast cancer patients treated with tamoxifen. Breast Cancer Res Treat 2000; 60: 167–72.

Pandit RJ, Taylor R. Mydriasis and glaucoma: exploding the myth. A systematic review. Diabet Med 2000; 17: 693–9.

Patel KH, Javitt JC, Tielsch JM, Street DA, Katz J, Quigley HA, Sommer A. Incidence of acute angle-closure glaucoma after pharmacologic mydriasis. Am J Ophthalmol 1995; 120: 709–17.

Paterson G. Studies of the response to topical dexamethasone of glaucoma relatives. Trans Ophthalmol Soc U K 1965; 85: 295–305.

Petersen J, Ritzau-Tondrow U. Chronisches Glaukom nach Silikonölimplantation: Zwei Öle verschiedener Viskosität im Vergleich. Ophthalmologe 1988; 85: 632–4.

Pianka P, Weintraub-Padova H, Lazar M, Geyer O. Effect of sub-Tenon's and peribulbar anesthesia on intraocular pressure and ocular pulse amplitude. J Cataract Refract Surg 2001; 27: 1221–6.

Piltz JR, Stone RA, Boike S, Everitt DE, Shusterman NH, Audet P, Zariffa N, Jorkasky DK. Fenoldopam, a selective dopamine-1 receptor agonist, raises intraocular pressure in males with normal intraocular pressure. J Ocul Pharmacol Ther 1998; 14: 203–16.

Podos SM, Becker B, Morton WR. High myopia and primary open-angle glaucoma. Am J Ophthalmol 1966; 62: 1039–43.

Poser W, Ebert U. ZNS-Pharmaka. In: Frölich JC, Kirch W (Hrsg). Praktische Arzneitherapie. Stuttgart, Jena: Gustav Fischer 1996; 454.

Postel EA, Assalian A, Epstein DL. Drug-induced transient myopia and angle-closure glaucoma associated with supraciliary choroidal effusion. Am J Ophthalmol 1996; 122: 110–2.

Rainer G, Menapace R, Findl O, Kiss B, Petternel V, Georgopoulos M, Schneider B. Intraocular pressure rise after small incision cataract surgery: a randomised intraindividual comparison of two dispersive viscoelastic agents. Br J Ophthalmol 2001; 85: 139–42.

Reuser T, Flanagan DW, Borland C, Bannerjee DK. Acute angle closure glaucoma occuring after nebulised bronchodilatator treatment with ipratropium bromide and salbutamol. J R Soc Med 1992; 85: 499–500.

Rhee DJ, Goldberg MJ, Parrish RK. Bilateral angle-cloure glaucoma and ciliary body swelling from topiramate. Arch Ophthalmol 2001; 119: 1721–3.

Riedel KG, Gabel V-P, Neubauer L, Kampik A, Lund OE. Intravitreal silicone oil injection: complications and treatment of 415 consecutive patients. Graefes Arch Clin Exp Ophthalmol 1990; 228: 19–23.

Ritch R, Krupin T, Henry C, Kurata F. Oral imipramine and acute angle closure glaucoma. Arch Ophthalmol 1994; 112: 67–8.

Robinson GA, Nylander A. Warfarin and cataract extraction. Br J Ophthalmol 1989; 73: 702–3.

Rodor F, Cottin C, Jouglard J. Scopolamine transdermique et mydriase. Therapie 1989; 44: 447–8.

Röhr WD. Transitorische Myopisierung und Drucksteigerung als Medikamentennebenwirkung. Fortschr Ophthalmol 1984; 81: 199–200.

Rotenstreich Y, Rubowitz A, Segev F, Jaeger-Roshu S, Assia EI. Effect of warfarin therapy on bleeding during cataract surgery. J Cataract Refract Surg 2001; 27: 1344–6.

Rubinfeld RS, Pfister RR, Stein RM. Serious complications of topical Mitomycin-C after pterygium surgery. Ophthalmology 1992; 99: 1647–55.

Saccà S, Pascotto A, Siniscalchi C, Rolando M. Ocular complications of latanoprost in uveitic glaucoma: three case reports. J Ocul Pharmacol Ther 2001; 17: 107–13.

Samiy N, Walton DS, Dreyer EB. Inhaled steroids: effect on intraocular pressure in patients with glaucoma. Can J Ophthalmol 1996; 31: 120–3.

Sandford-Smith JH. Transient myopia after aspirin. Br J Ophthalmol 1974; 58: 698–700.

Schipper I, Lechner A, Senn P. Intraokulardruck nach Phakoemulsifikation mit Implantation einer Silicon-Plattenhaptik-Intraokularlinse ohne Viskoelastika. Klin Monatsbl Augenheilkd 2000; 216: 96–8.

Schlingemann RO, Smit AA, Lunel HF, Hijdra A. Amaurosis fugax on standing and angle-closure glaucoma with clomipramine. Lancet 1996; 17: 465.

Schönhöfer PS, Schwabe U. Therapeutischer Einsatz von Psychopharmaka. In: Fülgraff G, Palm D (Hrsg). Pharmakotherapie, Klinische Pharmakologie. Stuttgart, Jena: Gustav Fischer 1995; 260–1.

Scholl HPN, Thiel HJ, Schlote T. Orbitablutung als Folge einer heparininduzierten Thrombozytopenie. Klin Monatsbl Augenheilkd 1999; 215: 197–200.

Segal A, Aisemberg A, Ducasse A. Quinine, myopie transitoire et glaucome par fermeture de l'angle. Bull Soc Ophtalmol Fr 1983; 83: 247–9.

Sekhar GC, Nagarajan R. Ocular toxicity of Tamoxifen. Indian J Ophthalmol 1995; 43: 23–6.

Shah P, Dhurjon L, Metcalife T, Gibson JM. Acute angle closure glaucoma associated with nebulised ipratropium bromide and salbutamol. BJM 1992; 304: 40–1.

Shaw BR, Lewis A. Intraocular pressure elevation after pupillary dilation in open angle glaucoma. Arch Ophthalmol 1986; 104: 1185–8.

Shields MB, Krieglstein GK (Hrsg). Glaukom: Grundlagen, Differentialdiagnose, Therapie. Berlin, Heidelberg, New York: Springer 1993; 358–61.

Smith SL, Pruitt CA, Sine CS, Hudgins AC, Stewart WC. Latanoprost 0,005 % and anterior segment uveitis. Acta Ophthalmol Scand 1999; 77: 668–72.

Söylev MF, Green RL, Feldon SE. Choroidal effusion as a mechanism for transient myopia induced by hydrochlorothiazide and triamterene. Am J Ophthalmol 1995; 120: 395–7.

Spaeth GL. Traumatic hyphema, angle recession, dexamethasone hypertension, and glaucoma. Arch Ophthalmol 1967; 78: 714–21.

Spaeth GL. Corticosteroid-induced glaucoma. In: Eid TM, Spaeth GL (eds). The Glaucomas. Concepts and Fundamentals. Philadelphia, Baltimore, New York: Lippincott Williams & Wilkins 2000a; 104–6.

Spaeth GL. Definition and classification of glaucomas. In: Eid TM, Spaeth GL (eds). The Glaucomas. Concepts and Fundamentals. Philadelphia, Baltimore, New York: Lippincott Williams & Wilkins 2000b; 1–8.

Steely HT, Browder SL, Julian MB, Miggans ST, Wilson KL, Clark AF. The effects of dexamethasone on fibronectin expression in cultured human trabecular meshwork cells. Invest Ophthalmol Vis Sci 1992; 33: 2242–50.

Steinemann T, Goins K, Smith T, Amrien J, Hollins J. Acute closed-angle glaucoma complicating hemorrhagic choroidal detachment associated with parenteral thrombolytic agents. Am J Ophthalmol 1988; 106: 752–3.

Stevens JD. A new local anaesthesia technique for cataract extraction by one quadrant sub-Tenon's infiltration. Br J Ophthalmol 1992; 76: 670–4.

Stevens J, Giubilei M, Lanigan L, Hykin P. Sub-Tenon, retrobulbar, and peribulbar local anesthesia: the effect upon intraocular pressure. Eur J Implant Ref Surg 1993; 5: 25–8.

Stjernschantz JW. From PGF(2alpha)-isopropyl ester to latanoprost: a review development of xalatan: the Proctor Lecture. Invest Ophthalmol Vis Sci 2001; 42: 1134–45.

Superstein R, Gomolin JES, Hammouda W, Rosenberg A, Overbury O, Arsenault C. Prevalence of ocular hemorrhage in patients receiving warfarin therapy. Can J Ophthalmol 2000; 35: 385–9.

Tekat D, Güler C, Arici MK, Topalkara A, Erdoğan H. Effect of ketanserin administration on intraocular pressure. Ophthalmologica 2001; 215: 419–23.

Tilanus MAD, Vaandrager W, Cuypers MHM, Verbeek AM, Hoyng CB. Relationship between anticoagulant medication and massive intraocular hemorrhage in age-related macular degeneration. Graefes Arch Clin Exp Ophthalmol 2000; 238: 482–5.

Trope GE, Hind VMD. Closed-angle glaucoma in patient on disopyramide. Lancet 1978; 1: 329.

Valone J jr., McCarthy M. Emulsified anterior chamber silicone oil and glaucoma. Ophthalmology 1994; 101: 1908–12.

Völker-Dieben HJ, Regensburg H, Kruit PJ. A double-blind, randomized study of Healon GV® and compared with Healon® in penetrating keratoplasty. Cornea 1994; 13: 414–7.

Walton W, von Hagen S, Grigorian R, Zarbin M. Management of traumatic hyphema. Surv Ophthalmol 2002; 47: 297–34.

Wang BC, Tannenbaum CS, Robertazzi RW. Acute glaucoma after general surgery. JAMA 1961; 177: 108–10.

Weijtens O, van der Sluijs FA, Schoemaker RC, Lentjes EGWM, Cohen AF, Romijn FPHTM, van Meurs JC. Peribulbar corticoid injection: vitreal and serum concentrations after dexamethasone disodium phosphate injection: Am J Ophthalmol 1997; 123: 358–63.

Weijtens O, Feron EJ, Schoemaker RC, Cohen AF, Lentjes EGWM, Romijn FPHTM, van Meurs JC. High concentration of dexamethasone in aqueous and vitreous after subconjunctival injection. Am J Ophthalmol 1999; 128: 192–7.

Weijtens O, Schoemaker RC, Lentjes EGWM, Romijn FPHTM, Cohen AF, van Meurs JC. Dexamethasone concentration in the subretinal fluid after a subconjunctival injection, a peribulbar injection, or an oral dose. Ophthalmology 2000; 107: 1932–8.

Weijtens O, Schoemaker RC, Romijn FP, Cohen AF, Lentjes EG, Van Meurs JC. Intraocular penetration and systemic absorption after topical application of dexamethasone disodium phosphate. Ophthalmology 2002; 109: 1887–91.

Weinreb RN, Bloom E, Baxter JD, Alvarado J, Lan N, O'Donnell J, Polansky JR. Detection of glucocorticoid receptors in cultured human trabecular cells. Invest Ophthalmol Vis Sci 1981; 21: 403–7.

Wilhelm H, Schlote T. Pupille, Refraktion und Akkommodation. In: Schlote T, Freudenthaler SM, Stübiger N, Zierhut M (Hrsg). Medikamentöse Nebenwirkungen am Auge. Stuttgart, New York: Thieme 2001; 110–22.

Willi M, Kut L, Cotlier E. Pupillary-block glaucoma in the Marchesani syndrome. Arch Ophthalmol 1973; 90: 504–8.

Wolfs RCW, Grobbee DE, Hofman A, de Jong PTVM. Risk of acute angle-closure glaucoma after diagnostic mydriasis in nonselected subjects: the Rotterdam study. Invest Ophthalmol Vis Sci 1997; 38: 2683–7.

Wright KW, Chrousos GA. Weill-Marchesani syndrome with bilateral angle-closure glaucoma. J Pediatr Ophthalmol Strabismus 1985; 22: 129–32.

Yamanouchi U. A case of scleral calcification due to mitomycin C instillation after pterygium excision. Folia Ophthalmol Jpn 1978; 28: 1221–5.

Yamanouchi U, Mishima K. Eye lesions due to mitomycin C instillation after pterygium operation. Nippon Ganka Kiyo Folia Ophthalmol Jpn 1967; 18: 854–61.

Yun AJ, Murphy CG, Polansky JR, Newsome DA, Alvarado JA. Proteins secreted by human trabecular cells: glucocorticoid and other effects. Invest Ophthalmol Vis Sci 1989; 30: 2012–22.

Zahwa A, Assouline M, Goldstein A, Legras JM, Renard G, Pouliquen Y. Peribulbar anaesthesia: the effect of high injection volumes and orbital compression on intraocular pressure. Invest Ophthalmol Vis Sci 1995; 36: 809.

Zhou L, Li Y, Yue BY. Glucocorticoid effects on extracellular matrix proteins and integrins in bovine trabecular meshwork cells in relation to glaucoma. Int J Mol Med 1998; 1: 339–46.

Zimmerman AA, Funk KJ, Tidwell JL. Propofol and alfentanil prevent the increase in intraocular pressure caused by succinylcholine and endotracheal intubation during a rapid sequence induction of anesthesia. Anesth Analg 1996; 83: 814–7.

4 Traumatische Glaukome

Bei den traumatischen Glaukomen handelt es sich um eine sehr heterogene und große Gruppe von Glaukomerkrankungen, bei denen nicht nur die Art des okulären Traumas (z. B. stumpfe und eröffnende Bulbustraumen, Verätzungen) eine Rolle spielt, sondern auch zahlreiche unterschiedliche pathogenetische Prozesse kurz- oder langfristig zum Tragen kommen.

In diesem Kapitel werden traumatische Glaukome als Folge mechanischer, elektrischer und strahleninduzierter Traumen und als Folge einer Verätzung oder Verbrennung abgehandelt. Aufgrund ihrer Häufigkeit stehen traumatische Glaukome infolge mechanisch induzierter Traumen im Vordergrund, wobei es sich um stumpfe und bulbuseröffnende Verletzungen mit und ohne Fremdkörper handelt. Glaukome als Folge operativer Eingriffe sind zwar ebenfalls mechanisch induzierte, traumatische Glaukome (iatrogener Natur), werden aber wegen der jeweils operationsabhängigen pathogenetischen, klinischen und therapeutischen Besonderheiten zurecht als eigene Entitäten behandelt.

4.1 Glaukome nach stumpfen Bulbustraumen

Torsten Schlote

■ Einleitung und Definition

Akute und chronische Steigerungen des Augeninnendrucks gehören zu den häufigsten Komplikationen stumpfer Bulbustraumen. Es handelt sich um eine heterogene Gruppe von Glaukomen, die in den meisten Fällen auf direkte Kammerwinkeltraumen und intraokuläre Blutungen zurückzuführen sind.

■ Epidemiologie

Kontusionsverletzungen sind für etwa 1 bis 7 % aller okulären Verletzungen verantwortlich, stellen aber über 50 % der okulären Verletzungen, die einer stationären Behandlung bedürfen. In den Industrieländern beträgt die Inzidenz okulärer Verletzungen, die einer stationären Behandlung bedürfen, 13 Verletzungen auf 100 000 Einwohner pro Jahr (Négrel und Thylefors 1998). Mit 80 % ist das männliche Geschlecht überwiegend betroffen. Das mittlere Lebensalter liegt zum Zeitpunkt der Verletzung um das 30. Lebensjahr.

Kammerwinkelveränderungen sind die häufigste Komplikation einer Contusio bulbi und finden sich im Mittel bei 50 bis 80 % der verletzten Augen (Canavan und Archer 1982, Thiel et al. 1980). Wahrscheinlich ist der angegebene Prozentsatz etwas zu hoch, da er zumeist auf der Basis stationär behandelter Patienten ermittelt wurde. Die Häufigkeit traumatischer Kammerwinkelveränderungen nimmt aber zu, wenn gleichzeitig ein Hyphäma vorliegt. Die Prävalenz liegt in diesen Fällen zwischen 60 und 95 % (Blanton 1964, Mooney 1973, Spaeth 1967).

Ein erhöhter Intraokulardruck ist in den ersten Tagen nach dem Trauma bei rund 25 bis 30 % aller traumatischen Hyphämata zu beobachten (Crouch und Crouch 1999). Die Wahrscheinlichkeit steigt bei eintretenden Nachblutungen, wobei 25 bis 70 % der Patienten einen Anstieg des Intraokulardrucks zeigen (Walton et al. 2002). Bei einem totalen Hyphäma besteht praktisch immer eine Druckerhöhung.

Stumpfe Augapfelprellungen führen im Seitenvergleich fast stets im Langzeitverlauf zu einer geringen, aber signifikanten Drucksteigerung des betroffenen Auges (Thiel et al. 1980, Zenker 1993). In Kontrast zu der Häufigkeit traumatischer Kammerwinkelveränderungen kommt es nur bei wenigen Patienten zur Entwicklung eines Sekundärglaukoms, wobei noch weitere potenzielle, zu einem Glaukom führende Pathomechanismen hinzukommen. Die Prävalenz liegt zwischen 0,5 und 9 % (Blanton 1964, Canavan und Archer 1982, Kaufman und Tolpin 1974, Salmon et al. 1994, Thiel et al. 1980, Zenker 1993). Eine Schädigung des Kammerwinkels von mehr als 180° der Zir-

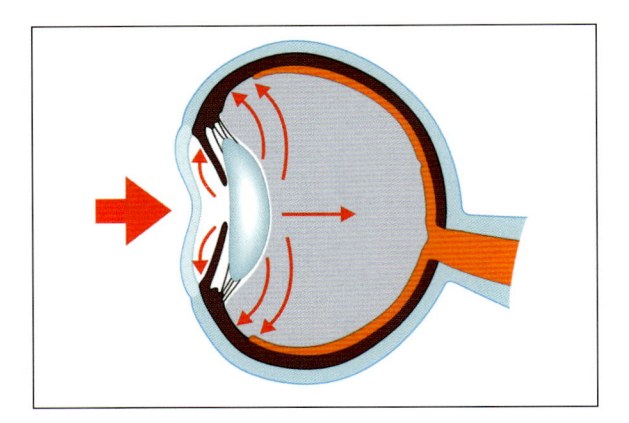

Abb. 4-1 Schädigungsmechanismen bei stumpfem Bulbustrauma (Grafik: Regina Hofer, Universitäts-Augenklinik Tübingen)

a Die einwirkende Kontusionskraft bewirkt zunächst eine kompensatorische Bulbusexpansion im Äquatorbereich, wobei vor allem ringförmige Strukturen des vorderen Augenabschnitts einer starken Zugwirkung unterliegen.

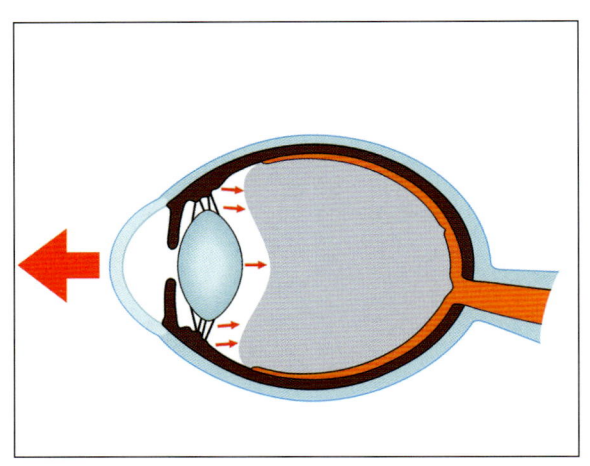

b Es folgt in der Dekompressionsphase eine Längsausdehnung des Bulbus in antero-posteriorer Richtung, die zu einer starken Belastung der Glaskörperbasis bzw. Ora serrata führt.

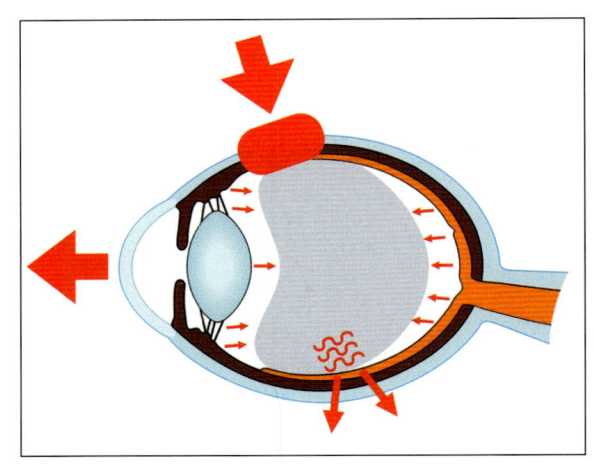

c Zusätzlich kann die Fortleitung der Kontusionswelle im Sinne eines Coup-Contrecoup-Mechanismus Schäden im Bereich des hinteren Augensegmentes verursachen (z. B. Aderhautruptur am hinteren Pol).

kumferenz ist mit einem deutlich höheren Glaukomrisiko assoziiert als eine Schädigung von weniger als 180° (Mooney 1973, Sihota 1995). Der Zeitraum zwischen Auftreten des Traumas und Auftreten eines Sekundärglaukoms ist sehr variabel und kann Tage bis über 20 Jahre betragen. Kontusionstraumen, die mit einem Hyphäma einhergehen, neigen eher zur Entwicklung eines Sekundärglaukoms. Bei Patienten mit Sichelzellanämie soll die Inzidenz des Hyphäma-assoziierten Glaukoms noch höher sein (Shields 1998).

■ Ätiopathogenese

Der grundlegende Mechanismus, aus dem sich die meisten Verletzungen des vorderen Augenabschnitts infolge eines Kontusionstraumas erklären, besteht in einer durch die Deformierung von Kornea und Sklera hervorgerufenen kompensatorischen Ausweitung des Bulbusäquators mit anschließender Dekompressionsphase mit Längsausdehnung des Bulbus (**Abb. 4-1 a–c**) (Campell 1988). Vor dem Bulbusäquator gelegene ringartig angeordnete Strukturen wie Pupille, Kammerwinkel und Zonulafasern werden einer plötzlichen Expansionsbewegung ausgesetzt, da die im Auge vorhandene Flüssigkeit nicht komprimierbar ist. Daraus ergeben sich die typischerweise vorhandenen Einrisse innerhalb dieser Strukturen. Der auf einer Contusio bulbi basierende Anstieg des Intraokulardrucks kann deshalb je nach Schädigungsmuster durch verschiedene Mechanismen hervorgerufen werden, die nicht alle primär mit einer Kammerwinkelveränderung zusammenhängen müssen (**Tab. 4-1**). Es ist sogar davon auszugehen, dass häufig mehrere Mechanismen gemeinsam zu einer sekundären okulären Hypertension oder einem Sekundärglaukom nach stumpfem Bulbustrauma führen.

Kammerwinkelverletzungen (**Tab. 4-2**). Sie entstehen bevorzugt dann, wenn die Kontusionswelle das

Auge von der Seite trifft, während unmittelbar von vorn einwirkende Kräfte eher zu einer Verletzung im Bereich des Linsen-Zonula-Apparats führen sollen. Bei Kammerwinkelschädigungen resultiert die Steigerung des Augeninnendrucks nicht unmittelbar aus dem Trauma selbst, sondern primär aus den bald nach der Kontusion einsetzenden Vernarbungsprozessen im Trabekelmaschenwerk (Wolff und Zimmerman 1962).

Hyphäma. Kontusionsbedingte Sekundärglaukome treten häufig in Zusammenhang mit intraokulären Blutungen auf. Massive Vorderkammerblutungen bis hin zum totalen Hyphäma können einerseits direkt mit Kammerwinkelveränderungen assoziiert sein, andererseits durch die Überfrachtung des Trabekelmaschenwerks mit Blutbestandteilen und die Blockade des normalen Kammerwasserflusses zu einem frühen, hohen Anstieg des Intraokulardrucks führen (Walton et al. 2002). Des Weiteren kann ein die Vorder- und Hinterkammer ausfüllendes Blutkoagel über einen Pupillarblock einen massiven Druckanstieg verursachen. Ein persistierendes Hyphäma über mehr als eine Woche erhöht das Risiko, vordere Synechien auszubilden und damit ein sekundäres Winkelblockglaukom zu induzieren.

Geisterzellglaukom. Das so genannte Geisterzellglaukom („ghost cell glaucoma") ist eine späte Folge von Glaskörperblutungen, wobei über eine defekte vordere Glaskörpergrenzmembran nicht funktionsfähige Erythrozyten, die denaturiertes Hämoglobin (Heinz-Körperchen) enthalten, in die Vorderkammer eintreten (Spraul und Grossniklaus 1997). Der dann plötzlich eintretende Anstieg des Intraokulardrucks resultiert aus der Ablagerung der Geisterzellen im Trabekelmaschenwerk, das nicht funktionsfähige Erythrozyten wesentlich schlechter passieren können als funktionsfähige, da sie unflexibler sind (Shields 1998).

Hämolytisches Glaukom (Abb. 4-2). Diese Glaukomform entsteht Tage bis Wochen nach einer ausgeprägten Glaskörperblutung, wobei sich erythrozytenphagozytierende Makrophagen, freies Hämoglobin und Erythrozytenbestandteile im Trabekelmaschenwerk ablagern (Überfrachtungsglaukom) (Phelps und Watzke 1975, Spraul und Grossniklaus 1997). Zusätzlich treten aber auch degenerative Veränderungen der Endothelzellen des Trabekelmaschenwerks nach Phagozytose von Blutbestandteilen auf.

Hämosiderotisches Glaukom. Diese seltene Form des sekundären Offenwinkelglaukoms entsteht bei

Tab. 4-1 Pathomechanismen der Glaukomentstehung nach stumpfem Bulbustrauma

- Vernarbungsprozesse im Trabekelmaschenwerk nach direkter Kammerwinkelschädigung („angle recession", Ablösung des Trabekelmaschenwerks)
- Hyphäma (Überfrachtungsglaukom, häufig Kammerwinkelschädigung, vordere Synechierung)
- Degeneration bzw. Sklerose des Trabekelmaschenwerks nach intraokulärer Blutung („ghost cell glaucoma", hämolytisches und hämosiderotisches Glaukom)
- Pupillarblock bei Linsendislokation und Glaskörperprolaps
- Vorverlagerung des Iris-Linsen-Diaphragmas (Ziliarkörperödem, Glaskörperblutung)
- persistierende intraokuläre Entzündung (entzündungsbedingtes Glaukom)
- Glucocorticosteroid-induziertes Offenwinkelglaukom

Tab. 4-2 Kammerwinkelveränderungen nach stumpfem Bulbustrauma

- Ruptur zwischen Pars longitudinalis und Pars circularis des Ziliarmuskels („angle recession")
- Ablösung des Trabekelmaschenwerks von der Schwalbe-Linie und dessen Einrollung in Richtung Skleralsporn
- partieller Abriss der Iriswurzel (Irisdialyse)
- partieller Abriss des Ziliarkörpers vom Skleralsporn (Zyklodialyse)

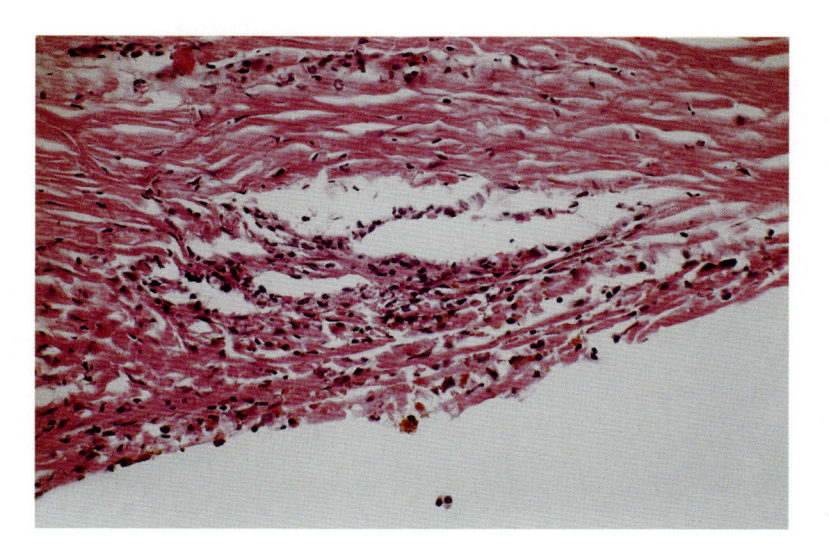

Abb. 4-2 Hämosiderin-beladene Makrophagen im Trabekelmaschenwerk bei einem hämolytischen Glaukom infolge rezidivierender Glaskörperblutungen (Hämatoxylin-Eosin-Färbung x 63) (Universitäts-Augenklinik Tübingen)

lange im Auge verbleibenden Blutungen, wobei aus degenerierten Erythrozyten freigesetztes Hämoglobin von den Endothelzellen des Trabekelmaschenwerks phagozytiert wird und die Freisetzung an Hämoglobin gebundener Eisenionen zu einer Degeneration der Endothelzellen und Sklerose des Trabekelmaschenwerks führt (Vannas 1960).

Linsendislokation. Ein partieller Pupillarblock kann durch eine Subluxatio lentis verursacht werden (Herschler und Cobo 1982). Die Ruptur von Zonulafasern führt in diesen Fällen entweder zu einer Vorverlagerung der Linse selbst oder zu einem Glaskörperprolaps in die Pupillarebene (s. Kap. 6, S. 148). Der dadurch behinderte Kammerwasserfluss durch die Pupille bewirkt dann eine Vorwölbung der peripheren Iris und erzeugt damit einen Kammerwinkelverschluss. Der klinische Verlauf kann dann zunächst durch intermittierende Drucksteigerungen geprägt sein. Eine komplette Dislokation der Linse in die Vorderkammer ist sehr selten und durch einen akuten Anstieg des Intraokulardrucks mit begleitender Entzündungsreaktion gekennzeichnet. Die Dislokation der Linse in den Glaskörper kann über die Herniation des Glaskörpers in der Pupille einen totalen Pupillarblock mit massivem Anstieg des Intraokulardrucks erzeugen.

Vorverlagerung des Iris-Linsen-Diaphragmas. Dieses Phänomen kann ebenfalls zu einem Kammerwinkelverschluss ohne Pupillarblock führen (Herschler und Cobo 1982). Der Mechanismus dieser meist transienten Vorverlagerung ist nicht ganz klar, wobei hier möglicherweise ein schweres, traumatisch bedingtes Ziliarkörperödem verantwortlich ist. Dafür spricht die Rückläufigkeit dieser Veränderung meistens drei bis fünf Tage nach Gabe von Zykloplegika und Glucocorticosteroiden. Eine Vorwölbung des Iris-Linsen-Diaphragmas kann aber auch durch massive vitreoretinale und chorioidale Blutungen verursacht sein.

Intraokuläre Entzündung. Natürlich kann ein erhöhter intraokulärer Druck auch aus einer traumatisch bedingten intraokulären Entzündungsreaktion resultieren, wenn das Trabekelmaschenwerk mit Entzündungszellen, zellulärem Debris und Serumproteinen überfrachtet wird oder wenn vordere und hintere Synechien induziert werden (Epstein et al. 1978, Herschler und Cobo 1982). Die fortwährende Gabe von Glucocorticosteroiden kann wie in anderen Situationen auch zu einem steroidinduzierten Offenwinkelglaukom führen.

■ **Diagnose und Differenzialdiagnose**
(Abb. 4-3 und 4-4)

Eine sorgfältige Anamnese ist Bestandteil jeder klinischen Untersuchung. Bei traumatischen Veränderungen kann der Unfallhergang selbst wichtige Hinweise bieten auf die Art der Schädigung. Der Zeitraum zwischen Verletzung und Erstuntersuchung ist ein kritischer Punkt, wobei mit zunehmender Dauer die Komplikationsrate von Verletzungen zunimmt. In Bezug auf den intraokulären Druck ist auf ein vorbestehendes Glaukom oder eine okuläre Hypertension und vorangegangene drucksenkende Maßnahmen zu achten. Bei Hyphämata sind mögliche Gerinnungsstörungen, eine antikoagulative Therapie (Acetylsalicylsäure) oder eine Sichelzellanämie deshalb unbedingt zu erfassen, weil sie mit einer erhöhten Komplikationsrate einhergehen und das therapeutische Vorgehen direkt beeinflussen können (Endo und Mead 1994).

Die Messung des Intraokulardrucks ist nach jeder Contusio bulbi bei Erstvorstellung des Patienten an beiden Augen durchzuführen. Unmittelbar nach Kontusionsverletzung findet sich sehr häufig zunächst eine leicht hypotone Drucklage des verletzten Auges, die auf einer verminderten Kammerwasserproduktion beruht und über Schädigungen der Abflusswege hinwegtäuschen kann.

> Stark erniedrigte Druckwerte sind immer ein Zeichen für sehr schwerwiegende Verletzungen, wobei an eine nicht gleich ersichtliche Bulbusruptur oder Zyklodialyse zu denken ist!

Die gonioskopische Untersuchung des Kammerwinkels ist nach stumpfen Traumen ein wichtiger Bestandteil der Untersuchungen und sollte so früh wie möglich erfolgen. Beide Augen müssen gonioskopisch untersucht werden, da weniger ausgeprägte Veränderungen möglicherweise nur im Seitenvergleich erkannt werden können. Das Ausmaß und die Art der Verletzung sollen zeichnerisch und (wenn möglich) fotografisch dokumentiert werden, da Schädigungen des Kammerwinkels Monate oder Jahre nach Verletzung oft nur schwer zu interpretieren sind (Thiel et al. 1980). Zudem kann die Dokumentation früher Veränderungen noch Jahre später eine wertvolle Hilfe bei der Beurteilung eines Zusammenhangs zwischen einem Trauma und einem Glaukom bieten (u. a. bei gutachterlichen Fragestellungen).

Verletzungen im Bereich des Iris-Linsen-Diaphragmas wie traumatische Katarakt, Kammerwinkelrezessus von über 180°, Irisveränderungen (Iridodialyse, Sphinkterdefekte) und eine Linsendislokation sind neben dem Hyphäma wichtige klinische Hin-

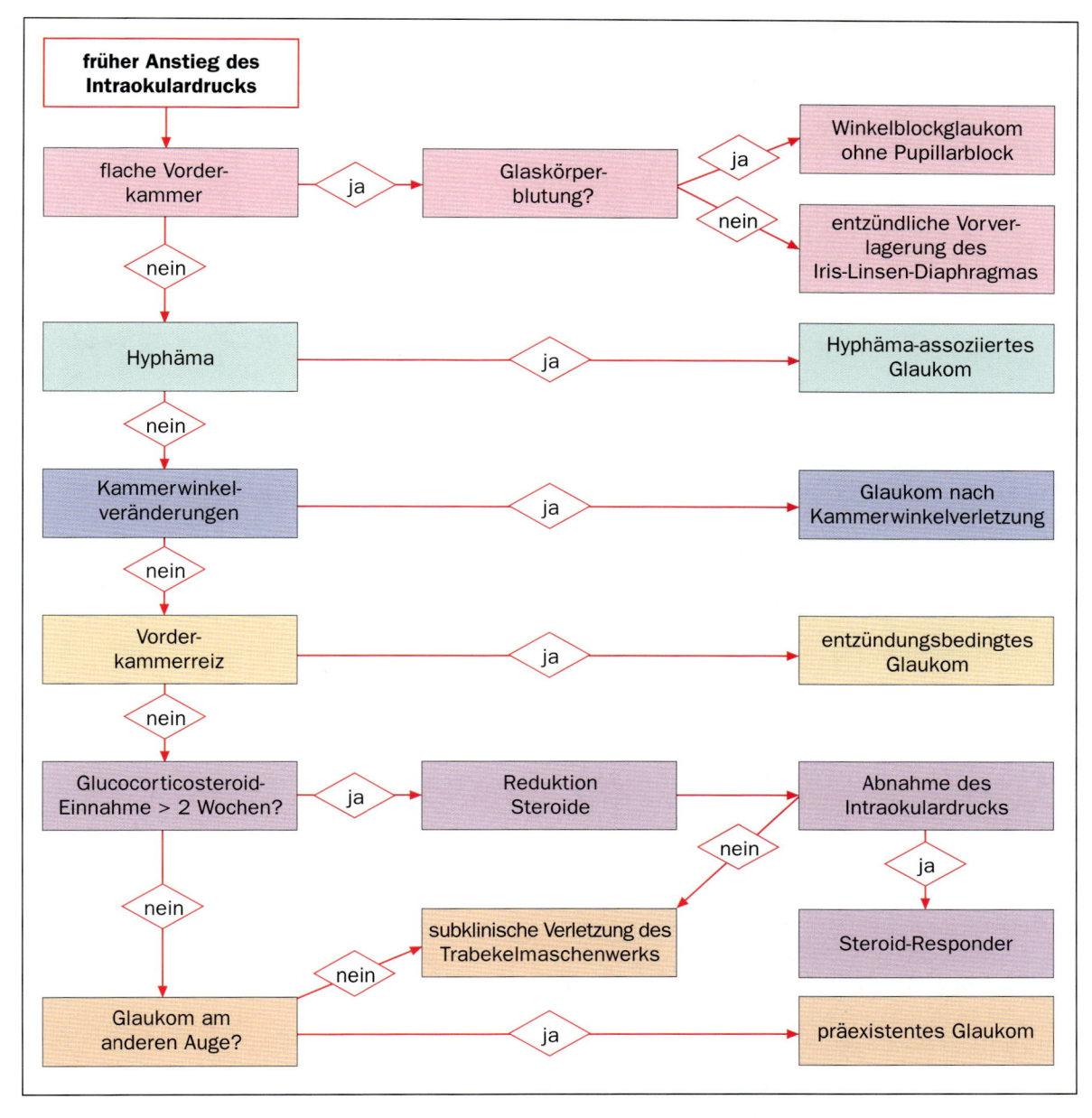

Abb. 4-3 Differenzialdiagnose des frühen Anstiegs des Intraokulardrucks (IOD) nach stumpfem Bulbustrauma

weise, die für das erhöhte Risiko einer Glaukomentstehung sprechen, da eine Schädigung des angrenzenden Trabekelmaschenwerks wahrscheinlich ist (Sihota et al. 1995). Auf Unterschiede in der Vorderkammertiefe, Irisschlottern, Glaskörperprolaps und intraokulären Reizzustand ist auch mit Blick auf eine drohende Glaukomentstehung zu achten.

Da der Wert eines Gesichtsfeld- und Papillenbefunds stark von Trübungen optischer Medien abhängig ist, kann die Erhebung dieser klassischen Verlaufsparameter der Glaukomdiagnostik stark eingeschränkt sein. Die Interpretation der Befunde muss deshalb sehr vorsichtig erfolgen, wobei primär traumatisch bedingte Schädigungen der Retina und des N. opticus und der optischen Medien von glaukomatös bedingten Veränderungen differenziert werden müssen. Wie bei anderen Glaukomformen auch, sollte das nicht betroffene Auge stets in die Untersuchung einbezogen werden. Die Glaukompapille ist üblicherweise gut von einer traumatischen Optikusneuropathie zu differenzieren, die als diffuse Papillenabblassung imponiert und zudem mit einer anderen Anamnese (Schädel-Hirn-Trauma, Visusverlust nach Stunden bis Tagen) assoziiert ist.

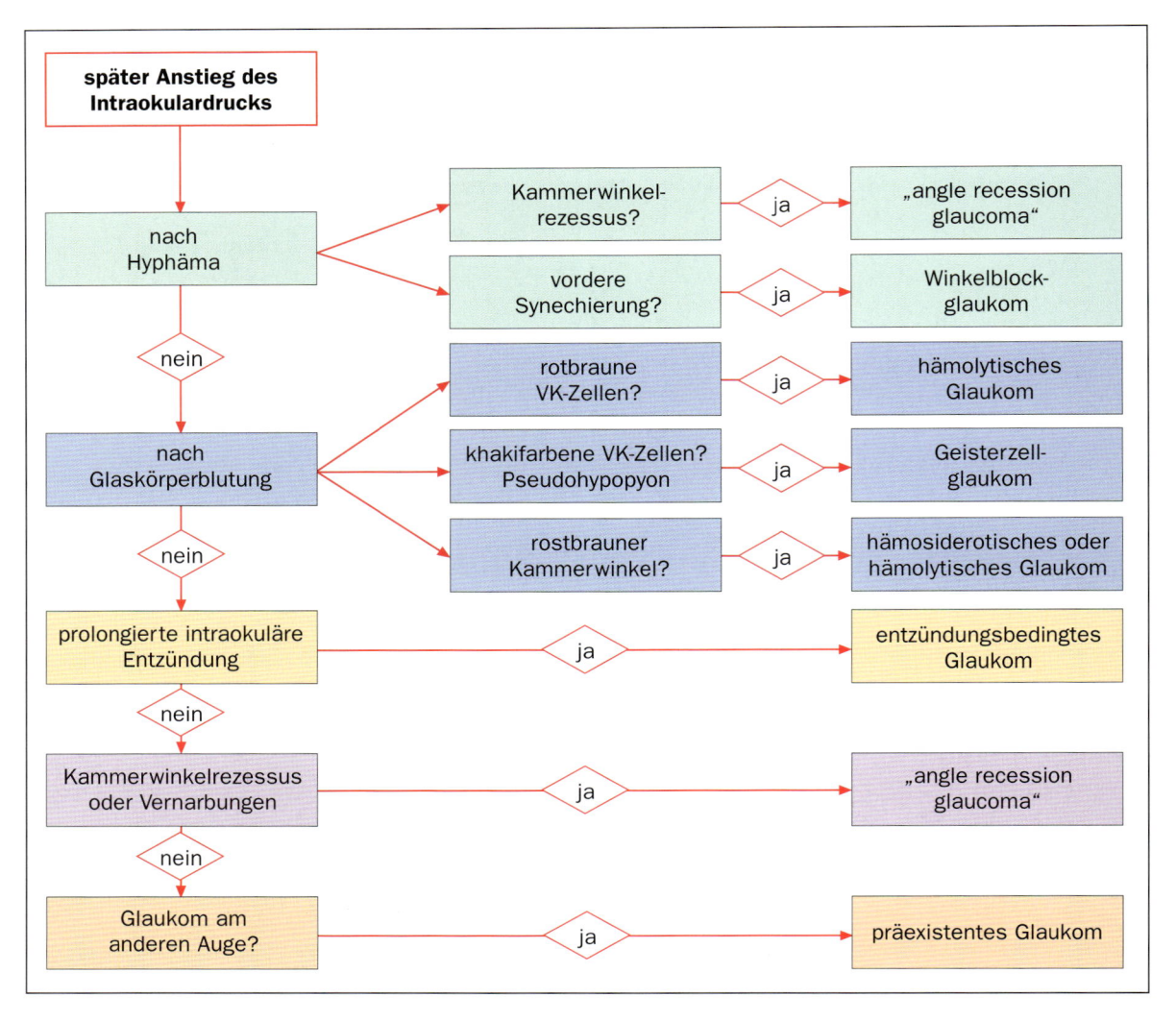

```
                    ┌─────────────────────┐
                    │ später Anstieg des  │
                    │  Intraokulardrucks  │
                    └──────────┬──────────┘
                               ▼
                    ┌──────────────┐        Kammerwinkel-      ja      „angle recession
                    │    nach      │───────▶  rezessus?      ──────▶      glaucoma"
                    │   Hyphäma    │
                    └──────┬───────┘        vordere           ja      Winkelblock-
                           │         ──────▶ Synechierung?   ──────▶    glaukom
                          nein
                           ▼
                    ┌──────────────┐        rotbraune         ja      hämolytisches
                    │    nach      │───────▶ VK-Zellen?     ──────▶      Glaukom
                    │ Glaskörper-  │
                    │   blutung    │        khakifarbene VK-Zellen? ja  Geisterzell-
                    └──────┬───────┘ ──────▶ Pseudohypopyon  ──────▶    glaukom
                           │
                          nein                rostbrauner      ja      hämosiderotisches oder
                           ▼            ──────▶ Kammerwinkel? ──────▶    hämolytisches Glaukom
                    ┌──────────────┐
                    │ prolongierte │                          ja      entzündungsbedingtes
                    │ intraokuläre │──────────────────────▶           Glaukom
                    │  Entzündung  │
                    └──────┬───────┘
                          nein
                           ▼
                    ┌──────────────────┐                      ja      „angle recession
                    │ Kammerwinkel-    │──────────────────▶           glaucoma"
                    │ rezessus oder    │
                    │ Vernarbungen     │
                    └──────┬───────────┘
                          nein
                           ▼
                    ┌──────────────┐                          ja
                    │ Glaukom am   │──────────────────────▶   präexistentes Glaukom
                    │ anderen Auge?│
                    └──────────────┘
```

Abb. 4-4 Differenzialdiagnose des späten Anstiegs des Intraokulardrucks (IOD) nach stumpfem Bulbustrauma

Glaukome durch direkte Kammerwinkelverletzungen. Der durch eine direkte Kammerwinkelverletzung verursachte Anstieg des Intraokulardrucks infolge eines stumpfen Bulbustraumas tritt zumeist schleichend, symptomarm und verzögert (bis Jahre nach Trauma) ein. Das chronisch verlaufende, sekundäre Offenwinkelglaukom wird deshalb häufig zum Zeitpunkt seiner Diagnose bereits eine glaukomatöse Optikusneuropathie und Gesichtsfelddefekte aufweisen.

> Der einseitige Anstieg des Intraokulardrucks und die Anamnese einer vorangegangenen stumpfen Augenverletzung sollten den Verdacht auf ein traumatisches Glaukom lenken!

Allerdings ist differenzialdiagnostisch auch an eine beginnende Manifestation eines primär chronischen Offenwinkelglaukoms zu denken, die unabhängig von einem vorangegangenen Trauma oder einer Kammerwinkelverletzung stattfinden kann oder aufgrund zusätzlicher traumatischer Veränderungen zu einem früheren Zeitpunkt einseitig einsetzt. Auch das primär nicht betroffene Auge muss deshalb unter dem Aspekt einer möglichen Glaukommanifestation in Verlaufsuntersuchungen stets einbezogen werden.

Gonioskopisch sind kontusionsbedingte Kammerwinkelverletzungen in Form einer irregulären Erweiterung des Ziliarkörperbandes („angle recession") (**Abb. 4-5** und **4-6**), Iridodialyse (**Abb. 4-7**), Zyklodialyse und Ablösung des Trabekelmaschenwerks von der Schwalbe-Linie sichtbar. Die häufigste Kammerwinkelverletzung ist die irreguläre Erweiterung des Ziliarkörperbandes nach einer Ruptur zwischen der Pars longitudinalis und Pars circularis des Ziliarmuskels („angle recession glaucoma").

4.1 Glaukome nach stumpfen Bulbustraumen 103

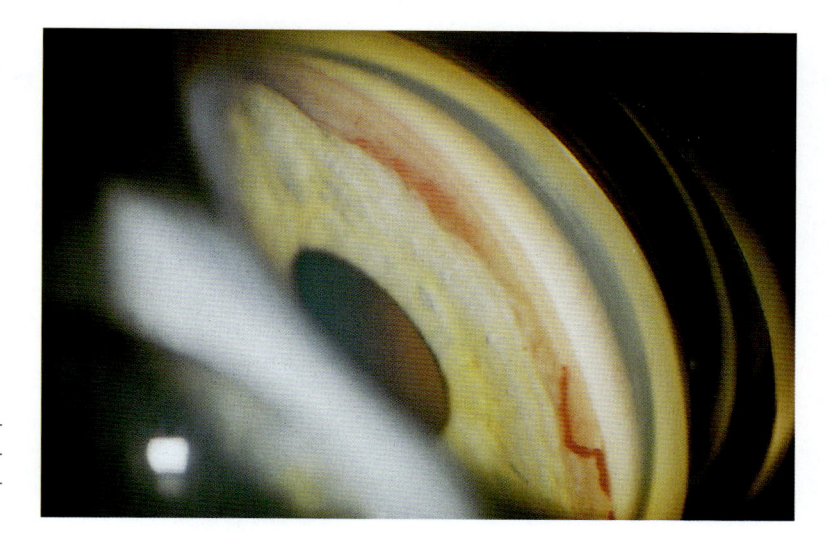

Abb. 4-5 Gonioskopisches Bild eines Kammerwinkelrezessus mit irregulärer Verbreiterung des Ziliarkörperbandes und aufgelagerten Blutgerinnseln zwei Tage nach Bulbuskontusion (Universitäts-Augenklinik Tübingen)

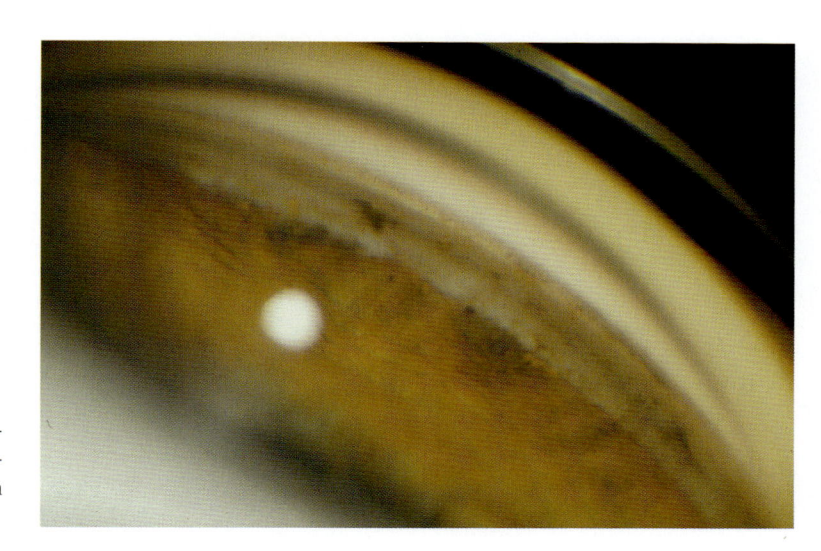

Abb. 4-6 Gonioskopisches Bild eines älteren Kammerwinkelrezessus mit deutlicher Verbreiterung des Ziliarkörperbandes, Vernarbung und Pigmentauflagerungen (Universitäts-Augenklinik Tübingen)

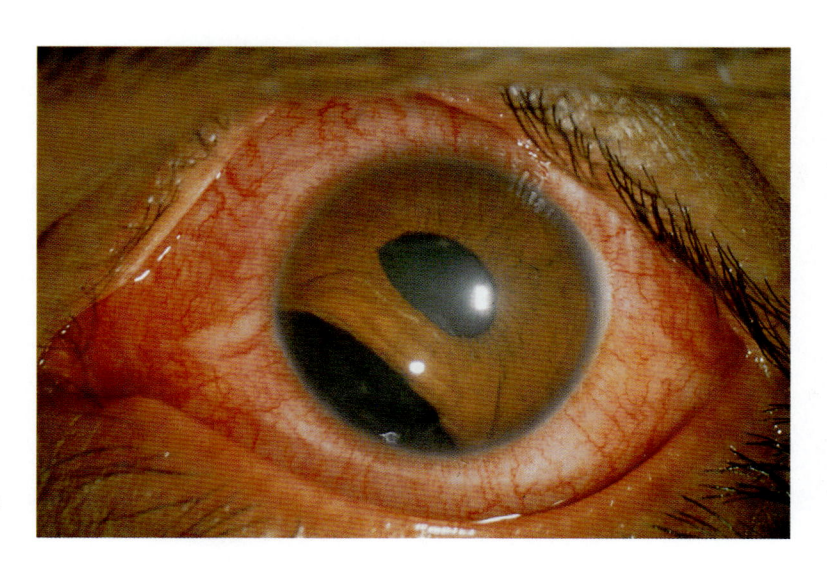

Abb. 4-7 Iridodialyse nach stumpfem Bulbustrauma (Universitäts-Augenklinik Tübingen)

Die Spaltlampenuntersuchung kann weitere Hinweise auf ein früher stattgehabtes Kontusionstrauma liefern, z. B. in Form von Irisatrophien, Sphinkterrissen und traumatischer Katarakt. Die Vorderkammer kann am betroffenen Auge vertieft sein und bereits auf einen Kammerwinkelrezessus hinweisen.

Hyphäma-assoziiertes Glaukom. Da das traumatische Hyphäma fast immer mit Kammerwinkelveränderungen einhergeht, ist eine Gonioskopie so früh wie möglich durchzuführen, zumal sich Kammerwinkelveränderungen im frühen Stadium wesentlich leichter erkennen lassen. Gelegentlich kann durch die Untersuchung eine Nachblutung ausgelöst werden, die sich zumeist schnell wieder resorbiert (Thiel et al. 1980). Bei den meisten Patienten wird eine irreguläre Erweiterung des Ziliarkörperbandes, oft über 180° oder mehr, zu beobachten sein. Blutgerinnsel markieren zumeist den Bereich der Schädigung und weisen zugleich auf den Ursprung der Blutung hin (**Abb. 4-8**). Verletzungen der Iriswurzel sind häufig zu finden, wobei die Ursache der Blutung in der Ruptur eines Gefäßasts des Circulus arteriosus iridis major oder Ziliarkörpergefäßes zu suchen ist.

Ein Hyphäma geht zumeist mit einer ausgeprägten Visusminderung einher. Bei einem totalen Hyphäma besteht praktisch immer ein erhöhter Intraokulardruck, der wegen des teilweise massiven Anstiegs die typischen Allgemeinsymptome eines klassischen Glaukomanfalls (starke Schmerzen, Übelkeit) erzeugen kann. Wegen der aufgehobenen Sauerstoffversorgung können die Erythrozyten eine dunkelrote bis schwarze Farbe annehmen („black-ball hyphema"). Liegt kein totales Hyphäma vor, sollte die Größe

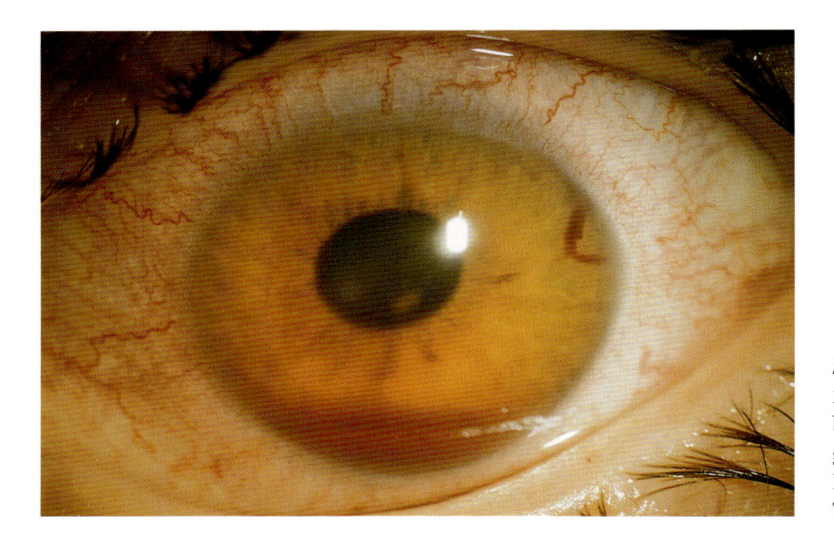

Abb. 4-8 Hyphäma nach stumpfem Bulbustrauma. Bei 2 Uhr ist ein Blutkoagel auf der peripheren Iris erkennbar, das auf den Ursprung der Blutung hinweist. Mit großer Wahrscheinlichkeit liegt in diesem Bereich ein Kammerwinkelrezessus vor. (Universitäts-Augenklinik Tübingen)

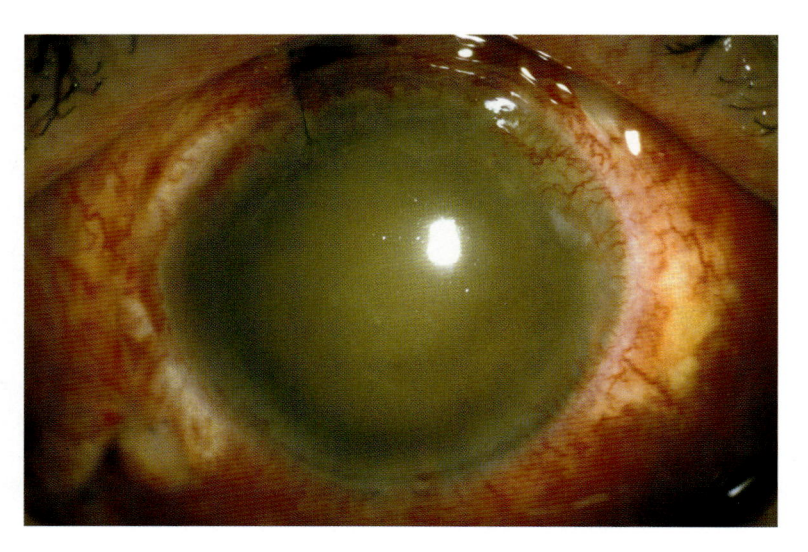

Abb. 4-9 Hämatokornea bei Sekundärglaukom nach massiver intraokulärer Blutung und Zustand nach Vorderkammerspülung (Universitäts-Augenklinik Tübingen)

des Hyphämas zeichnerisch vermerkt werden, um die Verlaufsbeobachtung zu erleichtern (Endo und Mead 1994). Im Verlauf ist neben dem Intraokulardruck unbedingt auf die mögliche Ausbildung einer Hämatokornea zu achten (Abb. 4-9).

Bei eingeschränkter Beurteilbarkeit der vorderen Augenabschnitte, wie dies bei einem totalen oder subtotalen Hyphäma gegeben ist, kann die Ultraschallbiomikroskopie (50 MHz Schallkopf, Auflösungsvermögen 50 µm) wertvolle diagnostische Hilfestellung leisten. Dargestellt werden können unter anderem ein Kammerwinkelrezessus, ein Pupillarblock, Synechierungen oder Verlegungen des Kammerwinkels, ein ziliolentikularer Block, Iridialyse, Zyklodialyse, Zonulolyse, Linsendislokationen und Ziliarkörperödem (Berinstein et al. 1997).

Glaukome bei Linsendislokation. Die Spaltlampenuntersuchung zeigt bei einer subluxierten Linse eine häufig ungleichmäßige Vorderkammertiefe. Häufig sind eine partielle Iridodonesis und eine Phakodonesis zu beobachten. Bei stärkerer Subluxation kann der Linsenäquator in der Pupille sichtbar werden. Sehr sorgfältig ist nach einem Prolaps des Glaskörpers in die Pupillarebene zu fahnden. Der Intraokulardruck ist häufig durch starke Schwankungen gekennzeichnet, die auch lageabhängig provoziert werden können (Schlote et al. 1995). Der Kammerwinkel kann in Richtung der Linsendislokation durch iridokornealen Kontakt verschlossen sein, während im gegenüberliegenden Quadranten eine normale bis weit offene Kammerwinkelsituation gegeben ist.

Die vollständige Dislokation der Linse in die Vorderkammer sollte diagnostisch keine Probleme bereiten. Allerdings kann der meist damit verbundene, massive Anstieg des Intraokulardrucks und der Linsen-Hornhautendothelzell-Kontakt zu einer endoepithelialen Hornhautdekompensation führen, die eine Beurteilung der Vorderkammersituation verhindern kann. Der Verdacht auf eine Dislokation der Linse in den Glaskörper ist immer bei Vorliegen einer Aphakie ohne Anamnese einer vorangegangenen Kataraktoperation gegeben. Die Linse lässt sich zumeist gut ophthalmoskopisch und bei fehlendem Funduseinblick sonographisch lokalisieren. Ein Glaukom entsteht infolge des glaskörperbedingten Pupillarblocks, der zu einem massiven Anstieg des Intraokulardrucks führen kann und mit einer Abflachung der Vorderkammer einhergeht.

Geisterzellglaukom. Ein plötzlicher, hoher Anstieg des Intraokulardrucks einige Wochen bis Monate nach einer Kontusion mit Glaskörperblutung kann Hinweis auf ein Geisterzellglaukom sein. Spaltlampenmikroskopisch finden sich in der tiefen Vorderkammer zahlreiche, zirkulierende gelblich braune bzw. khakifarbene, sphärische Zellen, die sich in Form eines Pseudohypopyons ablagern können (Spraul und Grossniklaus 1997). Sind gleichzeitig noch vitale Erythrozyten vorhanden, entsteht ein geschichtetes Hyphäma aus roten und khakifarbenen Zellen („Candy-Streifen-Zeichen"). Gonioskopisch ist eine Überlagerung des Trabekelmaschenwerks mit gelbbräunlichen Zellen zu beobachten.

Hämolytisches Glaukom. Die Diagnose wird spaltlampenmikroskopisch anhand des Nachweises zahlreicher Erythrozyten und Makrophagen (rotbraune Zellen) in der Vorderkammer Tage bis Wochen nach einer schweren intraokulären Blutung gestellt (Wollensak 1976). Es kommt zu einer meist transienten, aber erheblichen Drucksteigerung. Gonioskopisch ist eine rötlich braune Pigmentierung des offenen Kammerwinkels zu beobachten.

Hämosiderotisches Glaukom. Wegweisend ist eine bereits seit langem bestehende intraokuläre Blutung in Vorderkammer oder Glaskörper ohne vollständige Resorption der Blutung. Gonioskopisch zeigt sich ein offener Kammerwinkel mit rostbrauner Pigmentierung des Trabekelmaschenwerks.

■ Therapie

Antiinflammatorische Therapie und Mydriatika. Ein nicht unerheblicher Teil der traumatischen Sekundärglaukome ist auf die entzündlichen Begleitreaktionen, die meist gemeinsam mit anderen Schädigungsmechanismen ablaufen, zurückzuführen. Die konsequente Therapie entzündlicher Veränderungen in der frühen posttraumatischen Phase zielt deshalb nicht unwesentlich auf die Vermeidung eines Sekundärglaukoms und kann in Fällen eines entzündungsbedingten Anstiegs des Intraokulardrucks zu dessen unmittelbarer Kontrolle beitragen. Nach Kontusionstraumen ist deshalb eine intensive Therapie mit lokalen **Glucocorticosteroiden** durchzuführen. Die bald nach einer Schädigung des Trabekelmaschenwerks einsetzenden Vernarbungsprozesse können möglicherweise durch lokal applizierte Glucocorticosteroide positiv beeinflusst werden und sind deshalb über einen Zeitraum von etwa sechs Wochen mehrfach täglich zu empfehlen (Campell 1988). Zu achten ist auf einen Glucocorticosteroid-bedingten Anstieg des Intraokulardrucks. Das Glucocorticosteroid Rimexolon 1% (Vexol®) scheint in seiner antiinflammatorischen Wirksamkeit mit Prednisolonacetat 1% vergleichbar, besitzt aber ein deutlich geringeres drucksteigerndes Potenzial, das mit dem von

Fluorometholon 0,1 % vergleichbar ist (Foster et al. 1996, Leibowitz et al. 1996). Im Falle des frühen, von entzündlichen Reaktionen begleiteten Druckanstiegs und bei „Steroid-Respondern" ist deshalb Rimexolon derzeit wahrscheinlich am besten zur Therapie entzündlicher Vorderkammerreaktionen geeignet.

Mydriatika sind für die Behandlung intraokulärer Entzündungen zur Vermeidung hinterer Synechierungen wichtig, sie spielen aber zusätzlich eine Rolle bei der Durchbrechung von Pupillarblockmechanismen (z. B. partieller Pupillarblock bei Subluxatio lentis mit Glaskörperprolaps und intermittierendem Pupillarblock). Zykloplegika und die systemische Gabe von Glucocorticosteroiden sind die Therapie der Wahl bei der seltenen, durch ein Ziliarkörperödem bedingten Vorverlagerung des Iris-Linsen-Diaphragmas mit begleitendem Druckanstieg nach Kontusion. Die Pupillenerweiterung nach traumatischem Hyphäma wird kontrovers diskutiert: Eine Pupillenerweiterung ermöglicht eine gründliche Beurteilung des hinteren Augenabschnitts und wirkt sich wahrscheinlich positiv auf die Nachblutungsrate aus, kann aber in eine persistierende Mydriasis übergehen.

> Wenn man sich für eine Pupillenerweiterung entscheidet, sollte eine komplette Ruhigstellung der Iris mit einem entsprechend lang wirkenden Zykloplegikum erfolgen!

Medikamentöse Therapie des erhöhten Intraokulardrucks. Ein früher, hoher Anstieg des Intraokulardrucks nach Kontusionsverletzung stellt oft eine akute, entzündungsbedingte Reaktion dar. Er lässt sich am besten mit oral verabreichten Carboanhydrasehemmern (Acetazolamid bis 1000 mg täglich) und gegebenenfalls mit Glycerol (oral 1 g/kg Körpergewicht einer 50%igen Lösung) und Osmotika (Mannitol 20%ig als Infusion) unter Beachtung möglicher Kontraindikationen kontrollieren. Bei mäßigem Druckanstieg ist die lokale Therapie mit Ophthalmika wie β-Rezeptoren-Blockern und Carboanhydrasehemmer, die die Kammerwasserproduktion vermindern, in der Regel ausreichend.

> Vermieden werden sollte Metipranolol, unter dessen Anwendung das Auftreten einer granulomatösen Iritis beobachtet wurde und deshalb ein negativer Einfluss auf das entzündliche Geschehen nicht auszuschließen ist (Moorthy et al. 1998). Pilocarpin ist in der frühen posttraumatischen Phase kontraindiziert, da es die Gefäßpermeabilität und -durchblutung erhöht, die Abflussleichtigkeit vermindert und die Neigung zu hinteren Synechierungen fördert.

Adrenergika sind prinzipiell nicht kontraindiziert, ihr Einfluss auf die entzündliche Aktivität ist aber nur ungenügend bekannt. Zurückhaltung empfiehlt sich bei der Verwendung von Latanoprost, da Patienten mit alterierter Blut-Kammerwasser-Schranke möglicherweise für die Entwicklung eines Makulaödems prädisponiert sind und bei Vorliegen von Kammerwinkelveränderungen oder einer Blockade des Kammerwasserflusses (Hyphäma) von einer verminderten Wirksamkeit auszugehen ist (Schlote 2002).

Nach Abklingen der frühen entzündlichen Phase stehen prinzipiell alle Antiglaukomatosa für die Therapie zur Verfügung. Bei Vorliegen eines sekundären Winkelblockglaukoms infolge vorderer Synechierung und narbiger Veränderungen des Kammerwinkels und Trabekelmaschenwerks kann aufgrund fehlender Wirksamkeit auf den Einsatz von Pilocarpin und Prostaglandinderivaten verzichtet werden.

> Werden Prostaglandinderivate bei aphaken Patienten eingesetzt, sind engmaschige Kontrollen wegen der möglichen Induktion eines Makulaödems erforderlich! (Schlote 2002)

Posttraumatisches chronisches Glaukom nach Kammerwinkelrezessus („angle recession glaucoma"). Für die chirurgische Behandlung der medikamentös nicht ausreichend kontrollierbaren Erhöhung des Augeninnendrucks stehen mehrere Möglichkeiten zur Verfügung. Die Wirksamkeit einer Argonlaser-Trabekuloplastik (ALTP) ist nur bei wenigen Patienten untersucht worden (Reiss et al. 1991). Dementsprechend unterschiedlich wurde über eine Erfolgsrate zwischen 0 und 63 % berichtet. Die Durchführung einer ALTP erscheint insgesamt wenig sinnvoll, da sie zu einer weiteren Reduktion der Filtrationsfläche führt. Neuere Verfahren der Trabekelchirurgie sind bei vorbestehenden Kammerwinkelveränderungen ebenfalls kritisch zu betrachten.

Traumatische Glaukome haben insgesamt eine vergleichsweise schlechtere Erfolgsaussicht bei Durchführung filtrierender Eingriffe als das primär chronische Offenwinkelglaukom. Obwohl sich ein relativ junges Alter und vorangegangene operative Eingriffe als Risikofaktoren einer Sickerkissenvernarbung häufig bei Patienten mit traumatischen Sekundärglaukomen finden, scheinen sie nicht allein oder bestimmend für die verminderte Erfolgsaussicht eines filtrierenden Eingriffs zu sein (Mermoud et al. 1993b). Als Ursache der oft ausgeprägten Sickerkissenvernarbung bei traumatischen Glaukomen, die auf eine exzessive und frühe Fibroblastenproliferation zurückzuführen ist, werden dauerhafte Veränderungen der Kammerwasserzusammensetzung (Fehlen von Faktoren, die Fibroblasten hemmen?) diskutiert (Skuta und Parrish 1987).

Der in einer Studie durchgeführte, direkte Vergleich der Wirksamkeit einer Trabekulektomie ohne Antimetaboliten zwischen traumatischen Glaukomen nach Kammerwinkelrezessus und dem primär chronischen Offenwinkelglaukom ergab bei einem mittleren Nachbeobachtungszeitraum von 21 Monaten eine Erfolgsrate von 43% für das traumatische Glaukom und 74% für das primär chronische Offenwinkelglaukom (Mermoud et al. 1993b). Bei den Patienten mit einem Nachbeobachtungszeitraum von sechs Jahren betrug die Erfolgsrate für das traumatische Glaukom 0%, für das primär chronische Offenwinkelglaukom 76%. In einem direkten Vergleich der Trabekulektomie ohne Antimetaboliten, Molteno-Drainage-Röhrchen und Trabekulektomie mit Antimetaboliten (5-Fluorouracil, Mitomycin C über 5 Minuten) erwies sich nach sechs Monaten Verlauf die Trabekulektomie mit Antimetaboliten als das effektivste Verfahren (Mermoud et al. 1993a). Bei allen drei Verfahren nahm die Erfolgsrate mit zunehmender Verlaufsdauer aber deutlich ab, sodass nach zwei Jahren kein signifikanter Unterschied bei allerdings reduzierter Patientenzahl festzustellen war. In 15% kam es nach Trabekulektomie mit Antimetaboliten zu schweren sickerkissenassoziierten Komplikationen.

In einer weiteren Studie zur Effektivität der Trabekulektomie mit Mitomycin C (0,02%, Applikation 1–5 Minuten) beim traumatischen Glaukom mit Kammerwinkelrezessus betrug die kumulative Erfolgsrate nach einem Jahr 85%, nach zwei Jahren 81% und nach drei Jahren 66% (Manners et al. 2001). Die zentrale Sehschärfe zeigte sich bei einem mittleren Beobachtungszeitraum von 25 Monaten bei 81% der behandelten Augen unverändert oder besser. Nur bei einem Patienten kam es zu einer hypotonen Makulopathie. Die Komplikationsrate fiel damit vergleichsweise deutlich niedriger aus als in der Arbeit von Mermoud et al. (1993a), was möglicherweise auf eine im Durchschnitt geringere Applikationszeit von Mitomycin C zurückzuführen ist.

Derzeit spricht einiges für die Trabekulektomie mit primärem Einsatz von Mitomycin C 0,02% als zu bevorzugendes chirurgisches Verfahren in der Glaukomchirurgie des chronischen Glaukoms mit Kammerwinkelrezessus. Eine Applikationszeit von fünf Minuten scheint das Risiko postoperativer, sickerkissenassoziierter Komplikationen deutlich zu erhöhen, sodass eine Begrenzung der Applikationszeit auf drei Minuten neben einer Erfassung des applizierten Gesamtvolumens zu empfehlen ist. Erwogen werden kann im Einzelfall die Durchführung einer so genannten „Minitrabekulektomie", wobei die Konjunktiva am Limbus über 3 mm eröffnet, das Skleraläppchen über 3 mm Breite ohne radiäre Inzisionen präpariert, Mitomycin C appliziert und die Trabekulektomie mittels einer 1-mm-Stanze durchgeführt wird (Ophir und Pikkel 2001). Vorteil dieser Modifikation der Trabekulektomie liegt insbesondere in der Begrenzung des Operationsareals, die die Durchführung auch bei teils vernarbter Konjunktiva erlaubt bzw. Raum für weitere Eingriffe lässt.

> Nach fistulierendem Eingriff bei traumatischen Glaukomen muss besonders intensiv auf Zeichen einer beginnenden Sickerkissenvernarbung geachtet und gegebenenfalls mit der täglichen, subkonjunktivalen Gabe von 5-Fluorouracil über fünf bis sieben Tage gegengesteuert werden.

Die erhöhte Vernarbungstendenz von Sickerkissen nach Trabekulektomie wirft die Frage weiterer Therapiemöglichkeiten nach Versagen eines filtrierenden Eingriffs auf. Neben der Revision des Sickerkissens kann die Durchführung zyklodestruktiver Eingriffe oder die Implantation eines Drainage-Röhrchens (Molteno, Ahmed, Baerveldt) erwogen werden.

Bedacht werden muss, dass der drucksenkende Effekt einer Zyklokryokoagulation oder Zyklophotokoagulation im Vergleich zur filtrierenden Chirurgie wesentlich weniger vorhersehbar ist (keine lineare Dosis-Wirkungs-Beziehung). Während die Zyklokryokoagulation mit einer recht hohen Nebenwirkungsrate (Phthisis bulbi bis zu 3–12%, Bulbushypotonie etwa 10%) belastet ist, zeigen die Ergebnisse nach Zyklophotokoagulation infolge der selektiveren Wirkungsweise (Melaninabsorption) vor allem bei Verwendung eines Diodenlasers im Kontaktverfahren bislang einen deutlichen Rückgang an schweren Nebenwirkungen (Phthisis bulbi unter 0,5%, Bulbushypotonie unter 1%) (Benson und Nelson 1990, Bloom et al. 1997, Brindley und Shields 1986, Schlote et al. 2001). Da entzündliche Reaktionen zudem in geringerem Maße hervorgerufen werden, ist die Diodenlaser-Zyklophotokoagulation gerade bei Glaukomaugen mit alterierter Blut-Kammerwasser-Schranke gegenüber der Zyklokryokoagulation zu bevorzugen.

Die Diodenlaser-Zyklophotokoagulation bei traumatischen Glaukomen scheint aber im Vergleich zu anderen Glaukomformen mit einer geringeren Erfolgsaussicht verbunden zu sein (Bloom et al. 1997, Schlote et al. 2001). Hierbei mag neben der Glaukomform bzw. den zu Grunde liegenden Mechanismen der Drucksteigerung auch das durchschnittlich deutlich niedrigere Alter der Patienten mit traumatischen Glaukomen eine Rolle spielen. Im Vergleich zur Trabekulektomie mit Antimetaboliten und der Zyklokryokoagulation bietet die Diodenlaser-Zyklophotokoagulation aber den Vorteil einer geringeren Komplikationsrate und sollte insbesondere bei älteren Patienten und nach Scheitern eines ersten filtrierenden Eingriffs erwogen werden. Es erscheint zudem sinnvoll, die Diodenlaser-Zyklophotokoagulation anderen chirurgischen Verfahren vorzuziehen, wenn deutliche entzündliche und narbige Veränderungen der Konjunktiva die Erfolgsaussichten für einen filtrierenden Eingriff erheblich limitieren, deutliche entzündliche Veränderungen von Bindehaut, Sklera und Vorderkammer gegen die Durchführung einer Zyklokryokoagulation sprechen und traumatische Veränderungen der Sklera zu einem erhöhten Risiko bei der Durchführung eines filtrierenden Eingriffs oder einer Zyklokryokoagulation führen. Unter Umständen kann die zeitweilige Druckregulierung eines akut und massiv angestiegenen Augeninnendrucks dazu dienen, die Situation für einen späteren, filtrierenden Eingriff zu verbessern. Handelt es sich um Augen mit einer Hinterkammerlinse, ist die Lage der Haptik bei Durchführung einer Zyklophotokoagulation zu berücksichtigen, da Einschmelzungen und Deformierungen der Haptik bereits bei geringen Energiemengen auftreten können (Blomquist et al. 1990).

Die Implantation von Drainage-Röhrchen in die Vorderkammer kann als Alternative nach Scheitern eines ersten filtrierenden Eingriffs erwogen werden. Auch hier erfolgt die Drainage von Kammerwasser in den subkonjunktivalen bzw. subtenonalen Raum, sodass prinzipiell ebenfalls die Gefahr der subkonjunktivalen Fibrose des Sickerareals besteht (Mermoud et al. 1992). Jüngere Patienten scheinen auch hier eine schlechtere Prognose aufzuweisen (Mills et al. 1996). Auf der anderen Seite wurde bei Patienten mit traumatischen Glaukomen über eine Langzeiterfolgsrate von 75 % nach Implantation eines Molteno-Drainage-Röhrchens berichtet (Fuller et al. 2001).

Bedacht werden müssen eine Reihe möglicher, schwerer Komplikationen, zu denen die andauernde Bulbushypotonie und Vorderkammerabflachung sowie der Kontakt zwischen Endothel und Silikonröhrchen gehören, der zu einer Hornhautdekompensation führen kann (Melamed und Fiore 1990).

Bei der Entscheidung für oder gegen einen derartigen Eingriff muss deshalb die Hornhautsituation und persönliche Erfahrung des Operateurs berücksichtigt werden.

Hyphämabedingter Anstieg des Intraokulardrucks. Die Therapie des traumatischen Hyphämas wird bis zum heutigen Tage in vielen Einzelaspekten kontrovers diskutiert (Walton 2002). Das traumatische Hyphäma kann aber in den meisten, nicht von weiteren Komplikationen geprägten Fällen konservativ behandelt werden. Die konservative Therapie beinhaltet:
- Verhindern weiterer Komplikationen (z. B. Nachblutung, hintere Synechien, Hämatokornea, Sekundärglaukom)
- Förderung der Resorption

Zu diesem Zwecke ist im Allgemeinen die Verordnung von Bettruhe mit Kopfhochlagerung (30–40°) über mehrere Tage mit Binokulus oder einer Lochbrille sehr häufig empfohlen worden. Einige Untersuchungen konnten allerdings keinen signifikanten Unterschied im Endergebnis zwischen einer Therapie mit Mon- oder Binokulus oder strenger Bettruhe versus allgemeiner Schonung ermitteln (Oksala 1967, Shields 1998). Ist der Befund gering ausgeprägt und liegen zusätzlich keine behandlungsbedürftigen Veränderungen bzw. besondere Situationen vor (z. B. Sichelzellanämie, Nachkontrolle nicht gewährleistet), kann die Behandlung ambulant erfolgen (Endo und Mead 1994). In diesem Fall sind tägliche augenärztliche Kontrollen dringend anzuraten!

> Nichtsteroidale Antiphlogistika sind wegen des Risikos einer Nachblutung zu vermeiden!

Eine Reihe von Untersuchungen haben zeigen können, das topisch und systemisch applizierte Glucocorticosteroide sowie die Gabe von Antifibrinolytika (ϵ-Aminocapronsäure, Tranexamidsäure) das Risiko einer Nachblutung signifikant senken können und damit auch aus der Sicht der Prävention eines Sekundärglaukoms von Interesse sind. Die Antifibrinolytika sind zwar Gegenstand intensiver Forschung, derzeit aber kein allgemeiner Behandlungsstandard und selbst in den USA nicht für die Behandlung des Hyphämas zugelassen (Walton et al. 2002).

> Die lokale Gabe von Glucocorticosteroiden ist auf jeden Fall zu empfehlen, da neben der Stabilisierung der Blut-Kammerwasser-Schranke der begleitende Vorderkammerreiz gemildert und damit der Ausbildung hinterer Synechien vorgebeugt wird.

Die zusätzliche Therapie mit systemischen Glucocorticosteroiden wird von vielen Autoren angeraten, ebenso die Gabe von Atropin-Augentropfen zur Prävention hinterer Synechien. Andere Autoren empfehlen die völlige Vermeidung jeglicher lokalen Therapie und die alleinige systemische Therapie mit Glucocorticosteroiden.

Der hyphämabedingte intraokuläre Druckanstieg lässt sich nach den bereits genannten Richtlinien zumeist zufriedenstellend regulieren.

Die systemische Gabe von Carboanhydrasehemmern ist bei Patienten mit Sichelzellanämie nicht indiziert, da der Anstieg von Ascorbinsäure im Kammerwasser die Sichelform der Erythrozyten verstärkt und damit ihren Abfluss verzögert (Goldberg 1979).

Für die chirurgische Entfernung eines Hyphämas lassen sich einige, überwiegend empirisch gewählte Richtlinien formulieren, obwohl das Vorgehen den jeweiligen Patienten immer individuell angepasst werden muss: In der Regel wird zumindest vier Tage konservativ vorgegangen, da die Retraktion des Blutkoagels auch bei einem totalen Hyphäma dessen Entfernung erleichtert. Besteht ein Intraokulardruck von über 25 mm Hg bei einem totalen Hyphäma über fünf Tage hinweg, ist die Entfernung des Hyphämas zur Vermeidung einer Hämatokornea zu empfehlen (Walton et al. 2002). Resorbiert sich das Hyphäma innerhalb von acht Tagen nicht auf weniger als 50 % des Vorderkammervolumens, ist ebenfalls die Entfernung zur Prävention peripherer vorderer Synechien anzuraten.

Ein gesunder N. opticus toleriert normalerweise eine Drucksteigerung zwischen 40 bis 50 mm Hg über fünf bis sechs Tage, während eine vorbestehende glaukomatöse Optikusschädigung bereits bei einem Druck unter 30 mm Hg innerhalb von ein oder zwei Tagen zunehmen kann (Shields 1998). In diesem Zeitraum kann auch bei einer Sichelzellanämie eine Optikusschädigung eintreten. Eine Hämatokornea kann sich bereits in den ersten Tagen in Abhängigkeit von der Höhe des Intraokulardrucks und vom Zustand des Hornhautendothels entwickeln.

> Die Entfernung eines Hyphämas kann deshalb bereits nach zwei Tagen notwendig werden, wenn sich
> - eine Hämatokornea entwickelt (**Abb. 4-9**),
> - ein sehr hoher Intraokulardruck (> 60 mm Hg) medikamentös nicht kontrollierbar ist,
> - mittlere Druckwerte von über 25 mm Hg oder regelmäßige Druckspitzen von über 30 mm Hg und eine Sichelzellanämie vorliegen (Entfernung evtl. auch schon nach 24 Stunden) oder
> - Druckwerte von über 25 mm Hg und eine glaukomatöse Optikusatrophie schon vorher bestanden (Walton et al. 2002).

Die Art, wie ein Hyphäma chirurgisch entfernt wird, hängt von der Erfahrung des jeweiligen Operators, vom Hyphäma (festes Koagel) und von der Zielstellung (partielle oder komplette Entfernung, Drucknormalisierung) ab. Verschiedene Möglichkeiten des chirurgischen Vorgehens wurden beschrieben (Raja und Goldberg 1998, Walton et al. 2002). Postoperativ wird bei der Mehrzahl der Patienten eine Drucknormalisierung zu beobachten sein, sodass die ebenfalls diskutierte Möglichkeit einer Entfernung des Hyphämas kombiniert mit Trabekulektomie nicht notwendig ist und wegen der Gefahr erneuter Blutungen auch nicht ratsam scheint. Sollte sich im weiteren Verlauf ein chronisches sekundäres Offenwinkelglaukom entwickeln, das medikamentös nicht kontrollierbar ist, so kann später und unter besser kontrollierten Bedingungen mit größerer Erfolgsaussicht eine Trabekulektomie mit Mitomycin C durchgeführt werden.

Sekundäre Offenwinkelglaukome nach intraokulären Blutungen. Hämolytisches, hämosiderotisches und Geisterzellglaukom unterliegen vergleichbaren Therapieprinzipien. Eine Kontrolle des Intraokulardrucks sollte zunächst medikamentös nach oben genannten Richtlinien erfolgen. Dies scheint insbesondere beim hämolytisches Glaukom Erfolg versprechend, da es im weiteren Verlauf nicht selten zu einer allmählichen Normalisierung des Augeninnendrucks kommt, sodass die Antiglaukomatosa ausgeschlichen werden können. Diese zunächst konservative Vorgehensweise kann andererseits einer weiteren Degeneration und Sklerose des Trabekelmaschenwerks beim hämolytischen Glaukom und Geisterzellglaukom Vorschub leisten. Bei therapieresistenten Verläufen wird die ausgiebige Vorderkammerspülung und Entfernung einer nicht resorbierten Glaskörperblutung über eine Vitrektomie empfohlen, wobei diese Indikation aus dem vorgenannten Grund für das hämolytische und Geisterzellglaukom großzügiger gestellt werden sollte (Phelps und Watzke 1975, Singh und Grand 1981). Beim hämosiderotischen Glaukom wird eine Regulation des Augeninnendrucks hierüber häufig nicht mehr möglich sein, sodass auch die primäre Durchführung einer Trabekulektomie mit Mitomycin C zu erwägen ist.

■ Zusammenfassung und Zukunftsperspektiven

Traumatische Glaukome sind durch eine außerordentliche Vielfalt der Schädigungsursachen und -mechanismen gekennzeichnet und eine der heterogensten Glaukomformen. Ihre Behandlung gehört zu den besonderen Herausforderungen in der Augenheilkunde und führt trotz aller Fortschritte nicht selten zu einem unbefriedigenden Ergebnis. Bei immerhin etwa 25 bis 30 % aller enukleierten Glaukomaugen liegen traumatische Glaukome zu Grunde.

Ein wesentlicher Aspekt der Behandlung von Traumata ist deshalb die *Prävention* eines traumatischen Glaukoms. Viele Therapieansätze, z. B. beim traumatischen Hyphäma, werden bislang äußerst kontrovers diskutiert und dementsprechend unterschiedlich umgesetzt. Die Entwicklung allgemein akzeptierter Therapiestandards wäre wünschenswert. Neue Therapiemöglichkeiten, wie z. B. der Einsatz lokaler Antifibrinolytika zur Behandlung des Hyphämas, zeichnen sich ab und werden das Risiko eines posttraumatischen Sekundärglaukoms schrittweise verringern.

Die antiglaukomatöse Therapie traumatischer Glaukome unterliegt im Vergleich zum primär chronischen Offenwinkelglaukom einigen Einschränkungen und ist vergleichsweise weniger effektiv. Bei den sekundären Offenwinkelglaukomen scheint die Trabekulektomie mit primärem Einsatz von Antimetaboliten derzeit das Verfahren der ersten Wahl. Neuere Therapieansätze wie die Modulation der Wundheilung im Sickerkissenbereich sind gerade für die traumatischen Glaukome außerordentlich wichtig.

Literatur

Benson MT, Nelson ME. Cyclocryotherapy: a review of cases over a 10-year period. Br J Ophthalmol 1990; 74: 103–5.

Berinstein DM, Gentile RC, Sidoti PA, Stegman Z, Tello C, Liebmann JM, Ritch R. Ultrasound biomicroscopy in anterior ocular trauma. Ophthalmic Surg Lasers 1997; 28: 201–7.

Blanton FM. Anterior chamber angle recession and secondary glaucoma. A study of the aftereffects of traumatic hyphemas. Arch Ophthalmol 1964; 72: 39–43.

Blomquist PH, Gross RL, Koch DD. Effect of transscleral Neodymium:YAG cyclophotocoagulation on intraocular lenses. Ophthalmic Surg 1990; 21: 223–6.

Bloom PA, Tsai JC, Sharma K, Miller MH, Rice NSC, Hitchings RA, Khaw PT. „Cyclodiode". Trans-scleral diode laser cyclophotocoagulation in the treatment of advanced refractory glaucoma. Ophthalmology 1997; 104: 1508–20.

Brindley G, Shields MB. Value and limitations of cyclocryotherapy. Graefes Arch Clin Exp Ophthalmol 1986; 224: 545–8.

Campell DG. Traumatic glaucoma. In: MacCumber MW (ed). Management of Ocular Injuries and Emergencies. Philadelphia: Lippincott-Raven Publishers 1988; 117–25.

Canavan YM, Archer DB. Anterior segment consequences of blunt ocular injury. Br J Ophthalmol 1982; 66: 549–55.

Crouch ER, Crouch ER. Management of traumatic hyphema: therapeutic options. J Pediatr Ophthalmol Strabismus 1999; 36: 238–50.

Endo EG, Mead MD. The management of traumatic hyphema. Int Ophthalmol Clin 1994; 34: 1–7.

Epstein DL, Hashimoto JM, Grant WM. Serum obstruction of aqueous outflow in enucleated eyes. Am J Ophthalmol 1978; 86: 101–5.

Foster CS, Alter G, DeBarge LR, Raizman MB, Crabb JL, Santos CI, Feiler LS, Friedlaender MH. Efficacy and safety of rimexolone 1 % ophthalmic suspension vs 1 % prednisolone acetate in the treatment of uveitis. Am J Ophthalmol 1996; 122: 171–82.

Fuller JR, Bevin TH, Molteno ACB. Long-term follow-up of traumatic glaucoma treated with Molteno implants. Ophthalmology 2001; 108: 1796–800.

Goldberg MF. Sickled erythrocytes, hyphema, and secondary glaucoma: V. The effect of vitamin C on erythrocyte sickling in aqueous humor. Ophthalmic Surg 1979; 10: 70–7.

Herschler J, Cobo M. Trauma and elevated intraocular pressure. In: Ritch R, Shields MB (Hrsg). The Secondary Glaucomas. St. Louis: Mosby 1982; 307–19.

Kaufman JH, Tolpin DW. Glaucoma after traumatic angle recession. A ten-year prospective study. Am J Ophthalmol 1974; 78: 648–54.

Leibowitz HM, Bartlett JD, Rich R, McQuirter H, Stewart R, Assil K. Intraocular pressure – raising potential of 1,0 % rimexolone in patients responding to corticosteroids. Arch Ophthalmol 1996; 114: 933–7.

Manners T, Salmon JF, Barron A, Willies C, Murray ADN. Trabeculectomy with mitomycin C in the treatment of posttraumatic angle recession glaucoma. Br J Ophthalmol 2001; 85: 159–63.

Melamed S, Fiore PM. Molteno implant surgery in refractory glaucoma. Surv Ophthalmol 1990; 34: 441–8.

Mermoud A, Salmon JF, Straker C, Murray ADN. Use of the single-plate Molteno implant in refractory glaucoma. Ophthalmologica 1992; 205: 113–20.

Mermoud A, Salmon JF, Barron A, Straker C, Murray ADN. Surgical management of posttraumatic angle recession glaucoma. Ophthalmology 1993a; 100: 634–42.

Mermoud A, Salmon JF, Straker C, Murray ADN. Post-traumatic angle recession glaucoma: a risk factor for bleb failure after trabeculectomy. Br J Ophthalmol 1993b; 77: 631–4.

Mills RP, Reynolds A, Emond MJ, Barlow WE, Leen MM. Long-term survival of Molteno glaucoma drainage devices. Ophthalmology 1996; 103: 299–305.

Mooney D. Angle recession and secondary glaucoma. Br J Ophthalmol 1973; 57: 608–12.

Moorthy RS, Valluri S, Jampol LM. Drug-induced uveitis. Surv Ophthalmol 1998; 42: 557–70.

Négrel A-D, Thylefors B. The global impact of eye injuries. Ophthalmic Epidemiol 1998; 5: 143–69.

Oksala A. Treatment of traumatic hyphema. Br J Ophthalmol 1967; 51: 315–20.

Ophir A, Pikkel J. Mini-trabeculectomy in eyes with high risk of scarring: midterm follow-up. Am J Ophthalmol 2001; 131: 13–8.

Phelps CD, Watzke RC. Hemolytic glaucoma. Am J Ophthalmol 1975; 80: 690–5.

Raja SC, Goldberg MF. Injuries of the anterior segment. In: Shingleton BJ, Hersh PS, Kenyon KR (eds). Eye Trauma. St. Louis: Mosby Year Book 1998; 227–34.

Reiss GR, Wilensky JT, Higginbotham EJ. Laser trabeculoplasty. Surv Ophthalmol 1991; 35: 407–28.

Salmon JF, Mermoud A, Ivey A, Swanevelder SA, Hoffman M. The detection of post-traumatic angle recession by gonioscopy in a population-based glaucoma survey. Ophthalmology 1994; 101: 1844–50.

Schlote T. Nebenwirkungen und Risikoprofil bei Anwendung von Latanoprost 0,005 % (Xalatan®). Ophthalmologe 2002; 99: 724–30.

Schlote T, Völker M, Thanos S, Thiel H-J. Glaukom bei Marfan-Syndrom: Lageabhängige Druckmessung als diagnostisches Kriterium. Klin Monatsbl Augenheilkd 1995; 207: 386–8.

Schlote T, Derse M, Rassmann K, Nicaeus T, Dietz K, Thiel H-J. Efficacy and safety of contact transscleral diode laser cyclophotocoagulation for advanced glaucoma. J Glaucoma 2001; 10: 294–301.

Shields MB. Glaucoma associated with intraocular hemorrhage. In: Shields MB (ed). Textbook of Glaucoma. 4th ed. Baltimore: Williams & Williams 1998; 329–38.
Sihota R, Sood NN, Agarwal HC. Traumatic glaucoma. Acta Ophthalmol Scand 1995; 73: 252–4.
Singh H, Grand MG. Treatment of blood-induced glaucoma by trans pars plana vitrectomy. Retina 1981; 1: 255–7.
Skuta GL, Parrish RK 2nd. Wound healing in glaucoma filtering surgery. Surv Ophthalmol 1987; 32: 149–70.
Spaeth GL. Traumatic hyphema, angle recession, dexamethasone hypertension, and glaucoma. Arch Ophthalmol 1967; 78: 714–21.
Spraul CW, Grossniklaus HE. Vitreous hemorrhage. Surv Ophthalmol 1997; 42: 3–39.
Thiel H-J, Aden G, Pülhorn G. Kammerwinkelveränderungen und Augeninnendruck nach Bulbuskontusion. Klin Monatsbl Augenheilkd 1980; 177: 165–73.
Vannas S. Hemosiderosis in eyes with secondary glaucoma after delayed intraocular hemorrhages. Acta Ophthalmol Scand 1960; 38: 254–67.
Walton W, von Hagen S, Grigorian R, Zarbin M. Management of traumatic hyphema. Surv Ophthalmol 2002; 47: 297–334.
Wolff SM, Zimmermann LE. Chronic secondary glaucoma associated with retrodisplacement of iris root and deepening of the anterior chamber angle secondary to contusion. Am J Ophthalmol 1962; 64: 547–63.
Wollensak J. Phakolytisches und hämolytisches Glaukom. Klin Monatsbl Augenheilkd 1976; 168: 447–52.
Zenker H-J. Augeninnendruckverhalten nach Bulbusprellungen. Ophthalmologe 1993; 90: 631–4.

4.2 Glaukome nach bulbuseröffnenden Traumen

Torsten Schlote

■ Einleitung und Definition

Den Glaukomen nach bulbuseröffnenden Traumen liegen eine Vielzahl von Pathomechanismen zu Grunde, die häufig gemeinsam einen akuten oder chronischen, frühen oder späten Anstieg des Augeninnendrucks hervorrufen können. Im Vordergrund dieser heterogenen Gruppe von Glaukomen steht das sekundäre Winkelblockglaukom als Folge einer vorderen Synechierung.

Aus den verletzungsbedingt oft komplexen anatomischen Veränderungen des Auges ergeben sich in besonderem Maße Schwierigkeiten in der adäquaten Diagnostik und Therapie dieser Glaukome.

■ Epidemiologie

Die Inzidenz bulbuseröffnender Traumen liegt in den Industrieländern näherungsweise bei etwa drei bis 3,5 Verletzungen auf 100 000 Einwohner pro Jahr (Négrel und Thylefors 1998). Wie bei den Kontusionsverletzungen ist das männliche Geschlecht mit rund 80 % deutlich häufiger als das weibliche Geschlecht betroffen (Smith et al. 2002). Das Durchschnittsalter der Patienten liegt zum Zeitpunkt der Verletzung um das 30. Lebensjahr. Die häufigsten, initial vorliegenden Veränderungen sind Hyphäma (80 %), Veränderungen der Pupille und Uvea (95 %) und eine Sehschärfe unter 0,1 (75 %).

Obwohl es kaum Untersuchungen zur Häufigkeit von Sekundärglaukomen nach bulbuseröffnenden Augenverletzungen gibt, ist davon auszugehen, dass es sich hierbei um keine seltene Komplikation handelt. In einer Untersuchung von Adhikary et al. (1976) kam es bei 130 Augen in 4,6 % zu einem traumatischen Sekundärglaukom. Der Nachbeobachtungszeitraum betrug allerdings nur drei Monate bis vier Jahre, sodass insgesamt mit zunehmender Dauer auch mit einer höheren Prävalenz traumatischer Glaukome zu rechnen ist. Eine weitere Arbeit berichtete bei 199 bulbuseröffnenden Traumen über ein Sekundärglaukom bei 4,5 % der Augen (Stanic und Stanic 2001). Angaben zum durchschnittlichen Beobachtungszeitraum fehlen hier.

Glaukome als Folge einer Siderosis bulbi oder Chalcosis bulbi kommen heutzutage selten vor.

Wie bedeutsam die traumatischen Glaukome sind, zeigen klinisch-pathologische Aufarbeitungen enukleierter Augen, die in rund 30 bis 40 % ein okuläres Trauma als Grunderkrankung zeigen (de Gottrau et al. 1994, Naumann und Portwich 1976). In der Mehrzahl der Fälle wird es sich dabei um Glaukome nach bulbuseröffnenden Traumen handeln. In rund 35 bis 40 % aller Augen ist ein schmerzhaftes, therapierefraktäres Glaukom unmittelbarer, klinischer Anlass zur Enukleation. Dabei handelt es sich zumeist um sekundäre Winkelblockglaukome, wobei das neovaskuläre Glaukom die Hauptursache ist. Bei immerhin rund 10 % aller Augen ist ein traumatisches Sekundärglaukom unmittelbarer Anlass zur Enukleation. Beschränkt man sich auf die Untersuchung enukleierter Glaukomaugen, so handelt es sich bei rund 25 bis 30 % um traumatische Sekundärglaukome (Miles und Boniuk 1966, Naumann und Portwich 1976).

■ Ätiopathogenese

Die Mechanismen, die zu einem Glaukom nach bulbuseröffnendem Trauma führen können, sind zahlreich (**Tab. 4-3**). Sehr häufig ist mehr als ein Mechanismus an der Entstehung eines Sekundärglaukoms beteiligt.

Tab. 4-3 Pathomechanismen der Glaukomentstehung bei bulbuseröffnenden Traumen mit und ohne intraokulären Fremdkörper

- direkte Schädigung von Trabekelmaschenwerk und/oder Schlemm-Kanal
- Abflachung der Vorderkammer mit Ausbildung vorderer und hinterer Synechien
- linsen- und kataraktassoziierte Mechanismen (Subluxatio lentis, Aphakie, Linsenteilchenglaukom, phakoanaphylaktisches Glaukom, phakomorphes Glaukom)
- Mechanismen in Assoziation mit intraokulären Blutungen (Hyphäma-assoziiert, Geisterzellglaukom, hämolytisches und hämosiderotisches Glaukom)
- Vorverlagerung des Iris-Linsen-Diaphragmas (vitreoretinale Blutungen, zyklitische Membran)
- intraokuläres Wachstum primär extraokulärer Gewebe (intraokuläres Epithel- und Bindegewebswachstum)
- Auslösung einer schweren intraokulären Entzündung (entzündungsbedingte Glaukome)
- Entzündungs- und Vernarbungsprozesse im Trabekelmaschenwerk bei verbleibendem intraokulärem Fremdkörper (Fremdkörper in der Vorderkammer, Siderosis bulbi, Chalcosis bulbi)
- Glucocorticosteroid-induziertes Offenwinkelglaukom

Kammerwinkelverletzungen. Die nach direkter Schädigung der Abflussstrukturen (Trabekelmaschenwerk, Schlemm-Kanal) einsetzenden Vernarbungsprozesse können wie nach stumpfen Bulbustraumen zu einem sekundären Offenwinkelglaukom führen.

Periphere vordere Synechierung. Die häufigste Ursache eines Sekundärglaukoms nach bulbuseröffnendem Trauma ist eine periphere vordere Synechierung infolge einer länger bestehenden Vorderkammerabflachung (Herschler und Cobo 1982). Es entsteht damit ein sekundäres Winkelblockglaukom, das sich im weiteren Verlauf sehr oft als therapieresistent erweist.

Seclusio pupillae. Des Weiteren kann sich ein sekundärer Kammerwinkelverschluss aus einer Seclusio pupillae (Iris bombata) entwickeln, die durch eine anhaltende intraokuläre Entzündung und bei fehlender medikamentöser Pupillenerweiterung provoziert wird.

Linsenassoziierte Mechanismen. Veränderungen der Linsenposition und Rupturen der Linsenkapsel finden sich häufig bei penetrierenden Verletzungen. Ein relativer Pupillarblock kann nach Linsenquellung infolge einer Linsenkapselverletzung (phakogenes Glaukom) oder aus einer Subluxatio lentis und Glaskörperinkarzeration in der Pupillarebene entstehen. Bei größeren Linsenkapselverletzungen können austretende, gequollene Linsenpartikel zu einer frühen mechanischen Blockade des Trabekelmaschenwerks führen (Linsenteilchenglaukom) (s. Kap. 6, S. 152).

Blutungen. Wie bei den Kontusionsverletzungen können intraokuläre Blutungen zu einem frühen (totales Hyphäma) oder späteren Anstieg („ghost cell glaucoma", hämolytisches und hämosiderotisches Glaukom) des Intraokulardrucks führen. Seltener kann eine entzündlich bedingte zyklitische Membran über die Vorverlagerung des Iris-Linsen-Diaphragmas einen Kammerwinkelverschluss ohne Pupillarblock herbeiführen (Shields 1998).

Gewebseinsprossung bzw. -implantation. Die Gefahr eines intraokulären Epithelwachstums ist nach bulbuseröffnender Verletzung höher einzustufen als nach intraokulären Operationen, wobei im Rahmen der Bulbuseröffnung konjunktivales, limbales oder korneales Oberflächenepithel in das Augeninnere gelangt. Das Sekundärglaukom entsteht durch das membranartige Überwachsen der Kammerwinkelstrukturen, aber auch durch Pupillarblock, vordere Synechien, persistierende Entzündungsreaktion und Überfrachtung der trabekulären Abflusswege mit zellulärem Debris. Bei Implantation von Becherzellen kann es durch den sezernierten Schleim zur Überfrachtung des Trabekelmaschenwerks kommen („mukogenes" Glaukom) (Küchle und Green 1996). Neben dem intraokulären Epithelwachstum ist aber auch an ein Einwachsen fibrovaskulären Bindegewebes in das Auge zu denken, das zu einer Fibrosierung der Vorderkammer und damit zu einer massiven Blockade des natürlichen Kammerwasserflusses führt.

Intraokuläre Entzündung. Eine anhaltende intraokuläre Entzündung kann zu einem Sekundärglaukom (v.a. periphere vordere und hintere Synechierung) führen, dessen Ursache sehr selten auch eine sympathische Ophthalmie sein kann.

Intraokuläre Fremdkörper. Sie können an der Entstehung eines Sekundärglaukoms über mehrere Mechanismen beteiligt sein, zu denen alle bereits aufgeführten Veränderungen gehören. Sehr selten kann ein Fremdkörper ohne primär ersichtliche Veränderungen des vorderen Augenabschnitts im Kammerwinkel zu liegen kommen und dann einen intraokulären Druckanstieg hervorrufen (Trabekulitis), der nach Entfernung des Fremdkörpers und begleitender antientzündlicher Therapie wieder in den Normbereich zurückkehrt.

Das Sekundärglaukom im Rahmen einer Siderosis bulbi (hämosiderotisches Glaukom) ist heute wegen der frühen Entfernung der Fremdkörper eine Seltenheit, es entsteht Monate bis Jahre nach Verletzung. Die Wahrscheinlichkeit der Entwicklung einer Siderosis bulbi bei Verbleiben eines intraokulären, eisenhaltigen Fremdkörpers ist allerdings hoch. Mucopolysaccharide des Trabekelmaschenwerks zeigen eine hohe Affinität zu Eisen, dessen starke Anreicherung die Endothelzellen des Trabekelmaschenwerks irreversibel zu schädigen vermag und sekundär zu Obliterationen des Trabekelmaschenwerks und Sklerose des Schlemm-Kanals führt (**Abb. 4-10**) (Cibis et al. 1959, Spraul und Grossniklaus 1997). Zusätzlich können sich pigmentbeladene Makrophagen im Trabekelmaschenwerk ansammeln. Im späten Stadium ist deshalb die Ausbildung eines sekundären, chronischen Offenwinkelglaukoms möglich.

Intraokuläre Fremdkörper aus purem Kupfer führen wegen der rasanten Oxidationsvorgänge unmittelbar zu einer toxischen, purulenten Endophthalmitis (Morris 1994). Das klassische Bild der Chalcosis bulbi wird typischerweise durch verbleibende, kleine Fremdkörper mit geringerem Kupfergehalt (Legierungen) und Lage im vorderen Glaskörper infolge langsam fortschreitender Oxidationsvorgänge hervorgerufen. Die durch den Fremdkörper ausgelösten Veränderungen entstehen hier in gleicher Weise wie im Rahmen einer hepatolentikulären Degeneration (Wilson-Krankheit), wenngleich der Befund im Unterschied zu einer ursächlichen Systemerkrankung unilateral entsteht. Kupfersalze (z. B. Kupfercarbonat) lagern sich extrazellulär an den Grenzmembranen und fibrillären Strukturen des Auges ab: Linsenkapsel, Descemet-Membran, Membrana limitans interna der Retina, Zonulafasern und bei Lage des Fremdkörpers im Glaskörper in das Glaskörpergerüst. Der Zeitraum, in dem sich eine Chalcosis bulbi entwickelt, ist sehr variabel und kann Monate bis oft einige Jahre umfassen. Wie bei den eisenhaltigen Fremdkörpern spielt dabei die Größe des Fremdkörpers, sein Kupfergehalt und seine Lokalisation im Auge eine Rolle. Die Entwicklung eines sekundären Offenwinkelglaukoms als Folge degenerativer Veränderungen des Trabekelmaschenwerks ist bislang nur in wenigen Einzelfällen beschrieben worden.

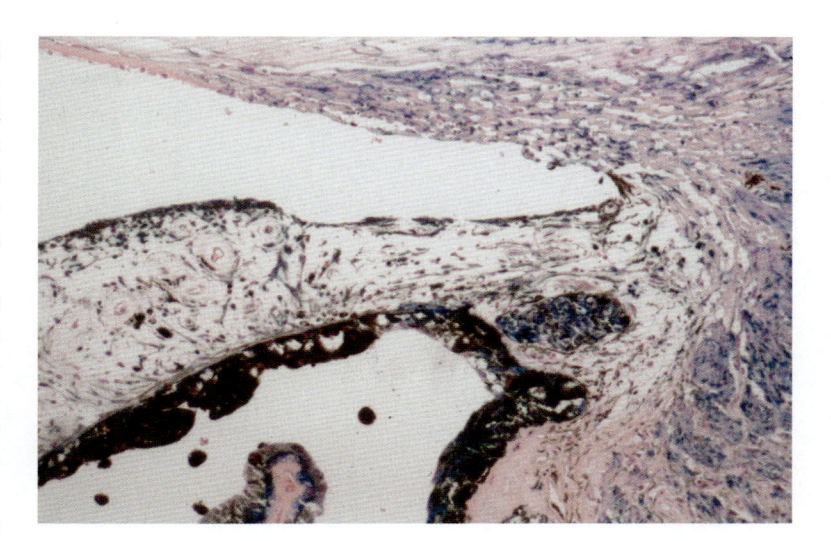

Abb. 4-10 Siderotisches Sekundärglaukom nach penetrierender Bulbusverletzung mit einem intraokulären, eisenhaltigen Fremdkörper. Die Berliner-Blau-Reaktion verdeutlicht die ausgeprägte Eisenablagerung im Bereich des Trabekelmaschenwerks (Berliner-Blau-Reaktion x 63) (Universitäts-Augenklinik Tübingen)

■ Diagnose und Differenzialdiagnose

Die Messung des Intraokulardrucks kann nach penetrierenden Verletzungen mit Hornhautbeteiligung und deren primärer operativer Versorgung erhebliche Schwierigkeiten bereiten. Bei deutlichen Hornhautveränderungen in Form zentraler Narben und stark irregulärer Astigmatismen sind weder mit der Goldmann-Tonometrie, dem Schiötz-Tonometer oder dem Tono-Pen hinreichend verlässliche Werte zu erhalten (Rootman et al. 1988). Alternativ besteht die Möglichkeit einer invasiven, intraokulären Druckmessung, die zuverlässige Werte ergibt, jedoch nicht ständig wiederholt werden kann (Marx et al. 1999).

> Da der Intraokulardruck häufig kein verlässlicher Parameter ist, muss auf mögliche Veränderungen des Papillenbefunds besonders geachtet werden (frühe fotografische Dokumentation).

Die frühe gonioskopische Beurteilung von Kammerwinkelveränderungen ist nach bulbuseröffnenden Traumen in der Regel nicht möglich. Hier steht der Wundverschluss und damit Erhalt des Auges zunächst im Vordergrund. Wenn möglich, sollten aber dabei Adhäsionen zwischen Hornhaut und Iris gelöst werden, um eine beginnende vordere Synechierung vom Umfang zu begrenzen.

Die Beurteilung des Kammerwinkels sollte nach Ablauf der primären Wundheilung so früh wie möglich erfolgen. Im Zusammenhang mit einem traumatischen Glaukom finden sich vor allem periphere vordere Synechien, eine verstärkte Pigmentierung des Kammerwinkels und eine Fibrose des Trabekelmaschenwerks (Sihota et al. 1995). Selten wird dagegen ein Fremdkörper im Kammerwinkel gefunden, der wegen seiner Schwerkraft zwischen 5 bis 7 Uhr zu liegen kommt.

Wie bei den Kontusionsverletzungen auch sind nach bulbuseröffnenden Verletzungen bestimmte Veränderungen des vorderen Augenabschnitts besonders häufig mit der Entwicklung eines traumatischen Glaukoms assoziiert (Sihota et al. 1995):
- zentrale und periphere vordere Synechien (Leukoma adhaerens)
- traumatische Katarakt (s. Kap. 6, S. 151)
- Linsendislokation (s. Kap. 6, S. 145)
- Aphakie
- posttraumatische chronische Uveitis

Bei Vorliegen dieser Veränderungen ist deshalb im Verlauf besonders kritisch auf die Entstehung eines erhöhten Augeninnendrucks oder, wenn dieser nur unsicher zu ermitteln ist, auf die Entwicklung des Papillenbefunds zu achten.

Glaukome nach Gewebseinsprossung bzw. -implantation. Eine andauernde Entzündungsreaktion nach einem bulbuseröffnendem Trauma sollte immer an ein intraokuläres Epithelwachstum denken lassen. Der Zeitraum zwischen Trauma und klinischer Manifestation eines intraokulären Epithelwachstums kann Tage bis zu zehn Jahren betragen. Das Ausmaß der Epithelinvasion ist sehr variabel, wobei ein zystisches, diffuses oder sehr selten ein perlenzystenartiges Wachstumsverhalten auftreten kann. Die Patienten klagen häufig über Schmerzen. Die in der Vorderkammer des Auges gelegenen, transluziden Zysten zeigen zumeist eine sichtbare Verbindung zum ursprünglichen Wundbereich. Das zystische und diffuse Epithelwachstum erstreckt sich zumeist auf Iris, Kammerwinkel und Hornhautrückfläche und führt in etwa 43 bis 53 % der Fälle zur Ausbildung eines meist therapierefraktären Sekundärglaukoms, wobei sich zusätzlich weitere Komplikationen wie Hornhautdekompensation (**Abb. 4-11**), bandförmige Keratopathie, Katarakt und Netzhautablösung entwickeln können. Das Epithel überwächst die Iris meist schneller als die Hornhautrückfläche und verschlechtert die Wahrnehmung von Irisoberflächenstrukturen. In der Gonioskopie kann sich der Kammerwinkel ebenfalls von einer gräulichen Membran überzogen zeigen. In das Auge eingewachsenes fibröses Gewebe imponiert klinisch zumeist als retrokorneale, gräuliche oder transluzide Membran, die zu einer endoepithelialen Hornhautdekompensation führt. Das Überwachsen von Kammerwinkel und Iris zeigt sich in Form einer dicken, gräulichen, teils gefältelten Membran. Aufgrund kontraktiler Fähigkeiten des einsprossenden Gewebes drohen Ablatio retinae und Phthisis bulbi.

Tab. 4-4 Klinische Zeichen einer Siderosis bulbi

- rostbraune Ablagerungen im Hornhautstroma
- Heterochromie (grünbraune Farbe der betroffenen Seite)
- Mydriasis
- chronische Uveitis anterior
- Cataracta traumatica und Siderosis lentis
- Atrophie des retinalen Pigmentepithels
- Gliose der Retina
- Papillenhyperämie
- pathologisches Elektroretinogramm

Tab. 4-5 Klinische Zeichen einer Chalcosis bulbi

- Kayser-Fleischer-Kornealring
- Sonnenblumenkatarakt (Chalcosis lentis)
- gräulich blaue Verfärbung der Iris (Chalcosis iridis)
- chronische Uveitis anterior
- glitzernde Ablagerungen im Glaskörpergerüst
- glitzernde Ablagerungen in der Membrana limitans interna der Retina
- pathologisches Elektroretinogramm

Siderotisches Glaukom. Die klassischen Zeichen einer Siderosis bulbi entwickeln sich bei eisenhaltigen, intraokulären Fremdkörpern in einem variablen Zeitraum (Wochen bis Jahre) (**Tab. 4-4, Abb. 4-12**). Das siderotische Glaukom (sekundäres Offenwinkelglaukom) ist eine seltene Spätmanifestation der Siderosis bulbi. Der Kammerwinkel zeigt zusätzlich zu den anderen Manifestationen der Siderosis eine verstärkte, rötlich braune Pigmentierung, die vor allem im Seitenvergleich gut zu erkennen ist. Bei Verdacht auf Siderosis sind der Fremdkörpernachweis mittels bildgebender Verfahren (Computertomographie) und elektrophysiologische Untersuchungen zur Prüfung des retinalen Funktionszustands erforderlich.

Glaukom bei Chalcosis bulbi (**Tab. 4-5, Abb. 4-13**). Kleinere und vorwiegend aus Kupferlegierungen bestehende Fremdkörper (Messing, Bronze) führen zwar nicht zu einem akut entzündlichen Bild, können

4.2 Glaukome nach bulbuseröffnenden Traumen

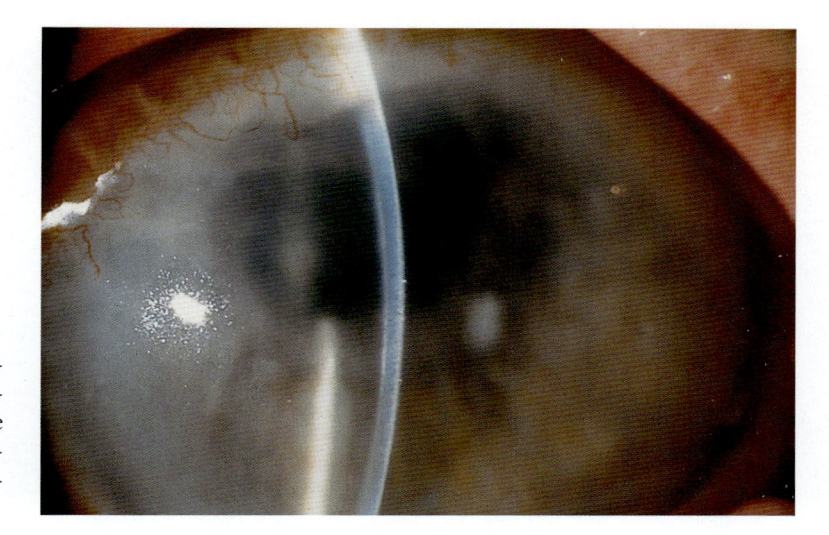

Abb. 4-11 Intraokuläres Epithelwachstum mit Sekundärglaukom bei einem pseudophaken Auge nach traumatischer Ruptur des Kataraktschnitts. Es besteht eine nasale retrokorneale Membran, die zu einer fortgeschrittenen Hornhautdekompensation geführt hat. (Universitäts-Augenklinik Tübingen)

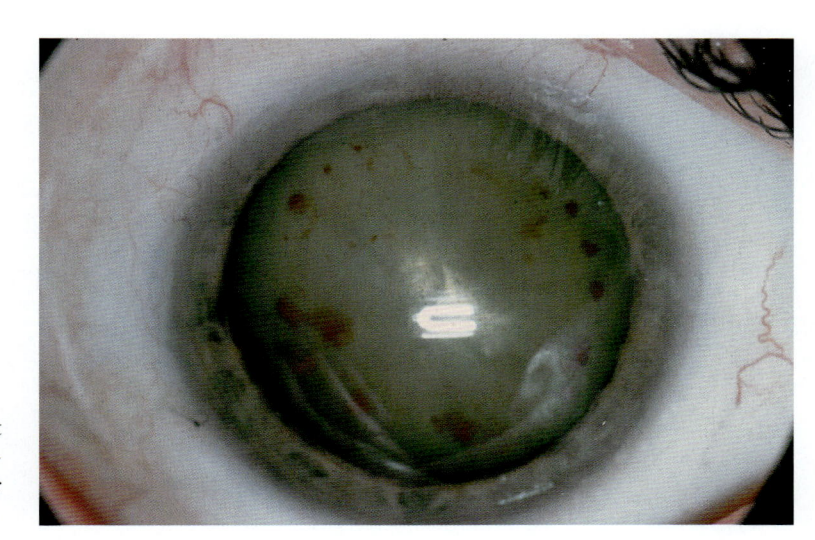

Abb. 4-12 Fortgeschrittene Siderosis bulbi mit komplett eingetrübter Linse, rostbraunen, fleckförmigen Auflagerungen auf der Linsenoberfläche und grünbräunlicher Verfärbung der Iris (Universitäts-Augenklinik Tübingen)

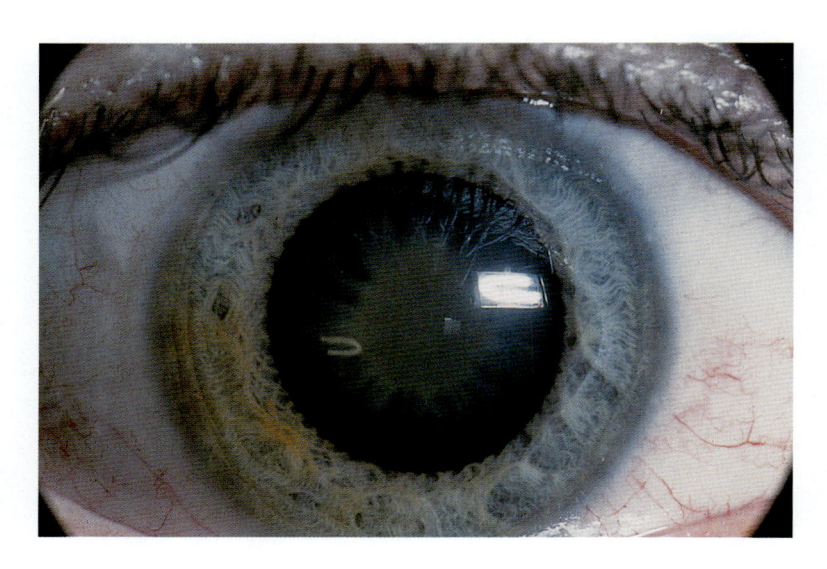

Abb. 4-13 Chalcosis bulbi mit typischer Sonnenblumenkatarakt und bläulich gefärbter Iris (Universitäts-Augenklinik Tübingen)

aber chronische Reizzustände verursachen. Die Gonioskopie zeigt einen offenen Kammerwinkel. Unter Umständen ist nach Jahren der Fremdkörper selbst nicht mehr nachzuweisen, obwohl das klassische Bild einer Chalcosis bulbi vorliegt. Die sorgfältige Anamnese in Bezug auf das Unfallereignis kann hier für die Ursachenklärung entscheidend sein.

■ **Therapie**

Die Therapieempfehlungen für Glaukome nach bulbuseröffnenden Traumen gleichen denen nach Kontusionsverletzungen insbesondere in Hinblick auf die medikamentöse Therapie und den Fällen, bei denen es nach primärem Wundverschluss zu einem hyphämabedingten Anstieg des Augeninnendrucks oder zur späteren Ausbildung eines sekundären Offenwinkelglaukoms, z. B. nach intraokulären Blutungen, kommt. Die Wahl des operativen Verfahrens wird durch die vorliegenden anatomischen Veränderungen (z. B. ausgeprägte Vernarbungen der Bindehaut) aber im stärkeren Maße beeinflusst.

Im Vordergrund stehen sehr viel häufiger Glaukome, die durch einen sekundären Winkelblock (periphere vordere Synechien), die ausgedehnte Zerstörung von Kammerwinkelstrukturen und Aphakie verursacht werden. Hinsichtlich der Aphakie und der linsenassoziierten Glaukome sei auf die Kapitel 3.1 (S. 19) und 6 (S. 151) verwiesen.

Sekundäres Winkelblockglaukom. Das sekundäre Winkelblockglaukom nach Trauma zeigt sich wie Winkelblockglaukome anderer Genese häufig einer medikamentösen und chirurgischen Therapie nur bedingt zugänglich und ist deshalb insgesamt mit einer schlechten Prognose verbunden. Die chirurgischen Möglichkeiten sind eingeschränkt, eine Trabekulektomie oft nicht möglich. Zyklodestruktive Verfahren bieten sich als Alternative an, die Situation einer subtotalen bis totalen Blockade des Kammerwasserflusses lässt aber den Bereich zwischen Misserfolg, Erfolg und Übereffekt besonders schmal erscheinen. Eine effektive Senkung des Intraokulardrucks erfordert eine ausgedehnte Zerstörung des Ziliarkörperepithels und birgt damit bei mehrfacher Wiederholung ein besonders hohes Risiko in sich, eine Phthisis zu induzieren. Sofern die traumatischen Veränderungen dies zulassen, ist deshalb die Implantation eines Drainage-Röhrchens über die Pars plana zu erwägen. Dies setzt die Durchführung einer vollständigen Vitrektomie voraus. Bei noch insgesamt unzureichenden Erkenntnissen sind die bislang vorliegenden Ergebnisse bei Glaukomen verschiedener Genese ermutigend, wobei Erfolgsraten von über 90 % bei mittleren Nachbeobachtungszeiten von einem Jahr bis drei Jahren berichtet wurden (Kaynak et al. 1998, Luttrul et al. 2000). Entsprechende Adaptationen für die Pars-plana-Implantation sind inzwischen kommerziell erhältlich (Ahmed, Baerveldt). Das Risiko retinaler Komplikationen scheint mit zunehmender Weiterentwicklung dieses Verfahrens kleiner zu werden.

Glaukome nach Gewebseinsprossung bzw. -implantation. Sekundärglaukome infolge intraokulären Epithel- und Bindegewebswachstums haben eine sehr schlechte Prognose, da zu diesem Zeitpunkt von einem fortgeschrittenen Stadium auszugehen ist und eine vollständige Exzision des Gewebes im Rahmen einer Blockexzision kaum noch gelingen sollte. Ein Erfolg versprechendes Therapiekonzept für diese Situation liegt derzeit nicht vor.

Glaukom bei Siderosis und Chalcosis bulbi. Bei beiden Formen des sekundären Offenwinkelglaukoms steht zunächst die medikamentöse Druckregulierung im Vordergrund. Chirurgisch kommt primär die Trabekulektomie mit Mitomycin C entsprechend den Erfahrungen beim kontusionsbedingten Offenwinkelglaukom mit Kammerwinkelrezessus infrage.

■ **Zusammenfassung und Zukunftsperspektiven**

Glaukome nach penetrierenden Traumen sind eine sehr heterogene Gruppe von Glaukomen, wobei dem sekundären Winkelblockglaukom die größte Bedeutung zukommt.

Für die sekundären Winkelblockglaukome nach bulbuseröffnenden Traumen ist die Implantation eines Drainage-Röhrchens über die Pars plana eine noch neue, aber Erfolg versprechende Therapiemöglichkeit, deren Effektivität in Studien zu prüfen ist. Für einzelne traumatische Glaukome wie z. B. dem Glaukom bei intraokulärem Epithelwachstum, fehlen gerade bei fortgeschrittenen Befunden effektive Therapiekonzepte.

Literatur

Adhikary HP, Taylor P, Fitzmaurice DJ. Prognosis of perforating eye injury. Br J Ophthalmol 1976; 60: 733–9.
Cibis PA, Yamashita T, Rodriguez F. Clinical aspects of ocular siderosis and haemosiderosis. Arch Ophthalmol 1959; 62: 180–7.
de Gottrau P, Holbach LM, Naumann GOH. Clinicopathological review of 1 146 enucleations (1980–1990). Br J Ophthalmol 1994; 78: 260–5.

Herschler J, Cobo M. Trauma and elevated intraocular pressure. In: Ritch R, Shields MB (Hrsg). The Secondary Glaucomas. St. Louis: Mosby 1982; 307–19.
Kaynak S, Tekin NF, Durak I, Berk AT, Saatci AO, Soyler MF. Pars plana vitrectomy with pars plana tube implantation in eyes with intractable glaucoma. Br J Ophthalmol 1998; 82: 1377–82.
Küchle M, Green WR. Epithelial ingrowth: a study of 207 histopathological proven cases. Ger J Ophthalmol 1996; 5: 211–23.
Luttrul JK, Avery RL, Baerveldt G, Easley KA. Initial experience with pneumatically stented Baerveldt implant modified for pars plana insertion for complicated glaucoma. Ophthalmology 2000; 107: 143–9.
Marx W, Madjlessi F, Reinhard T, Althaus C, Sundmacher R. Mehr als vier Jahre Erfahrung mit der elektronischen intraokularen Nadel-Druckmessung bei irregulären Hornhäuten. Ophthalmologe 1999; 96: 498–502.
Miles DR, Boniuk M. Pathogenesis of unilateral glaucoma. Am J Ophthalmol 1966; 62: 493–9.
Morris DA. Ocular trauma. In: Garner A, Klintworth GK (Hrsg). Pathobiology of ocular disease. A dynamic approach. 2nd ed. Part A. New York: Marcel Dekker 1994; 387–432.
Naumann GOH, Portwich E. Ätiologie und Anlaß zu 1000 Enukleationen. Eine klinisch-ophthalmopathologische Studie. Klin Monatsbl Augenheilkd 1976; 168: 622–30.
Négrel A-D, Thylefors B. The global impact of eye injuries. Ophthalmic Epidemiol 1998; 5: 143–69.
Rootman DS, Insler MS, Thompson HW, Parelman J, Poland D, Unterman SR. Accuracy and precision of the Tono-Pen in measuring intraocular pressure after keratoplasty and epikeratophakia and in scarred corneas. Arch Ophthalmol 1988; 106: 1697–700.
Shields MB. Glaucoma associated with ocular trauma. In: Textbook of Glaucoma. 4th ed. Baltimore: Williams & Williams 1998; 339–44.
Sihota R, Sood NN, Agarwal HC. Traumatic glaucoma. Acta Ophthalmol Scand 1995; 73: 252–4.
Smith D, Wrenn K, Stack LB. The epidemiology and diagnosis of penetrating eye injury. Acad Emerg Med 2002; 9: 209–13.
Spraul CW, Grossniklaus HE. Vitreous hemorrhage. Surv Ophthalmol 1997; 42: 3–39.
Stanic R, Stanic R. Traumatic glaucoma. Coll Antropol 2001; 25 (Suppl): 101–4.

4.3 Okuläre Hypertension nach Traumen durch elektrischen Strom

Torsten Schlote

■ Einleitung und Definition

Im Rahmen von therapeutisch eingesetztem elektrischem Strom zur Kardioversion oder Elektrokonversion (Elektroschock) und nach Unfällen mit Starkstrom wurde weniger das Auftreten eines Sekundärglaukoms als vielmehr ein transienter Anstieg des Intraokulardrucks (sekundäre okuläre Hypertension) wiederholt beobachtet (Berger 1978).

■ Epidemiologie

Es handelt sich insgesamt um seltene, zumeist transiente Steigerungen des intraokulären Drucks.

Auf den Begriff Glaukom sollte verzichtet werden, da tatsächlich bislang kein Beleg für einen gesicherten Zusammenhang zwischen therapeutisch induzierten Traumen durch elektrischen Strom und der Induktion eines Glaukoms vorliegt (Edwards et al. 1990, Epstein et al. 1975).

■ Ätiopathogenese

Der zumeist kurzfristige Anstieg des Intraokulardrucks wird auf mehrere Mechanismen zurückgeführt, deren tatsächliche Bedeutung aber weitgehend unklar ist. Gerade bei wiederholter Elektrokonvulsion zur Behandlung schwerer psychiatrischer Erkrankungen scheint der Anstieg des Intraokulardrucks wesentlich auf einer Freisetzung von Pigment aus dem Irispigmentepithel (Überfrachtungsmechanismus) zu beruhen (Berger 1978). Entsprechende Ablagerungen von Pigment ließen sich wiederholt im gesamten vorderen Augenabschnitt beobachten. Als weitere Mechanismen der Drucksteigerung werden eine vorübergehende venöse Dilatation und Kontraktion extraokulärer Muskeln diskutiert. Während der Elektrokonvulsion kommen folgende Mechanismen infrage (Saad et al. 2000):

- Ein plötzlicher und starker Anstieg des systemischen Blutdrucks kann zu einem kurzfristigen Anstieg des Intraokulardrucks trotz Autoregulation des chorioidalen Blutflusses führen.
- Die Elektrokonvulsion bewirkt zusätzlich eine Gewebehyperosmolarität, die auch intraokulär Flüssigkeitsverschiebungen hervorrufen könnte.
- Die Elektrokonvulsion ruft eine Zunahme des zerebralen Blutflusses um 100 bis 400 % hervor und damit eine Zunahme des intrakraniellen venösen Drucks.

Während der Elektroschocktherapie ist unmittelbar nach Anwendung ein Intraokulardruck von im Mittel 25 bis 70 mm Hg (zumeist um 30 mm Hg) gemessen worden, wobei es innerhalb weniger Minuten wieder zu einer Normalisierung des Augeninnendrucks kam (Epstein et al. 1975).

■ Diagnose und Differenzialdiagnose

Steigerungen des Intraokulardrucks sind vor allem im Rahmen der Kardioversion und Elektrokonversion ein kurzfristiges Ereignis mit eher geringem Schädigungspotenzial. Bei Patienten mit psychiatrischer Erkrankung, bei denen mehrfach eine Elektrokonversion durchgeführt wurde, können durch den Pigmentverlust bedingte Transilluminationseffekte der Iris und eventuell eine Pigmentausstreuung im vorderen Augenabschnitt sichtbar sein. Ein erhöhter Augeninnendruck wird zum Zeitpunkt einer späteren Untersuchung nicht mehr vorliegen.

■ Therapie

Modifikationen in der Durchführung der Elektrokonvulsion (nicht depolarisierende Muskelrelaxanzien, adäquate Oxygenierung zur Verhinderung einer zerebralen Vasodilatation) scheinen das augendrucksteigernde Potenzial des Verfahrens zu verringern (Saad et al. 2000). Eine eigentliche Therapie der transienten Druckerhöhung ist bei augengesunden Patienten nicht erforderlich. Allerdings kann bei Patienten mit fortgeschrittener glaukomatöser Optikusneuropathie eine weitere Schädigung des N. opticus durch wiederholte Elektroschockbehandlungen nicht ausgeschlossen werden (Edwards et al. 1990). Eine Gefährdung des Auges kann auch in einem früh postoperativen Zustand (z. B. nach Kataraktextraktion) durch Auslösung einer druckinduzierten Wunddehiszenz entstehen.

> Zumindest in einem Zeitraum von etwa vier Wochen nach Durchführung eines intraokulären Eingriffs sollte auf eine Elektroschockbehandlung verzichtet werden! Die behandelnden Psychiater sollten zudem über die Existenz eines vorbestehenden Glaukoms informiert sein.

Ein Abfangen der kurzfristigen Druckspitzen könnte durch den perioperativen Einsatz von Acetazolamid gelingen.

■ Zusammenfassung und Zukunftsperspektiven

Steigerungen des intraokulären Drucks durch elektrischen Strom sind selten und vorübergehender Natur. Ein Gefahrenpotenzial besteht bei einer bereits vorhandenen glaukomatösen Optikusneuropathie und bei zeitnah vorangegangener Durchführung eines intraokulären Eingriffs.

Literatur

Berger RO. Ocular complications of electroconvulsive therapy. Ann Ophthalmol 1978; 10: 737–43.
Edwards RM, Stoudemire A, Vela MA, Morris R. Intraocular pressure changes in nonglaucomatous patients undergoing electroconvulsive therapy. Convuls Ther 1990; 6: 209–13.
Epstein HM, Fagman W, Bruce DL, Abram A. Intraocular pressure changes during anesthesia for electroshock therapy. Anesth Analg 1975; 54: 479–81.
Saad DA, Black JL 3rd, Krahn LE, Rummans TA. ECT post eye surgery: two cases and a review of the literature. J ECT 2000; 16: 409–14.

4.4 Glaukome nach strahleninduzierten Traumen

Torsten Schlote

■ Einleitung und Definition

Glaukome nach Strahlentherapie vor allem uvealer Melanome sind ein bestimmender Faktor für die Langzeitprognose eines solchermaßen behandelten Auges. Als Folge einer retinalen Ischämie handelt es sich meistens um ein neovaskuläres Glaukom.

■ Epidemiologie

Glaukome nach strahleninduzierten Traumen sind in Zusammenhang mit der Strahlentherapie okulärer und extraokulärer Tumoren beschrieben worden. Nach Brachytherapie (z. B. Ruthenium oder Iod als Strahlenquelle) oder externer Bestrahlung (mit Protonen oder Heliumionen) uvealer Malignome wurde über eine Enukleation als Folge eines erneuten Tumorwachstums oder der Entwicklung eines therapierefraktären neovaskulären Glaukoms bei rund 16 % der Patienten berichtet (Finger 1997). Die Brachytherapie uvealer Tumoren alleine scheint im Langzeitverlauf bei etwa 7 bis 10 % der Patienten ein neovaskuläres Glaukom zu verursachen (Caminal Mitjana et al. 2002, Finger 2001, Shields et al. 2001).

Neuere Therapieformen scheinen die Erfolgsrate hinsichtlich der Tumorkontrolle zu erhöhen, die Komplikationsrate aber nicht unbedingt zu reduzieren. Nach kombinierter Behandlung uvealer Melanome mittels Brachytherapie und transpupillarer Thermotherapie wurde nach einem mittleren Beobachtungszeitraum von 27 Monaten das Auftreten eines neovaskulären Glaukoms bei 7% der Patienten beobachtet (Shields et al. 2002). Nach hoch dosierter stereotaktischer Bestrahlung („gamma knife") chorioidaler Melanome scheint es in sehr hohem Maße (35–47%) zur Ausbildung eines neovaskulären Glaukoms zu kommen (Haas et al. 2002, Langmann et al. 2000).

Strahleninduzierte neovaskuläre Glaukome können aber auch nach Bestrahlung extraokulärer Tumoren auftreten. So entwickelte sich ein neovaskuläres Glaukom bei 7% der Patienten nach Strahlentherapie nasaler und paranasaler Malignome (Takeda et al. 1999).

■ Ätiopathogenese

Es handelt sich überwiegend um neovaskuläre Glaukome als Folge einer strahleninduzierten retinalen Ischämie. Ein Anstieg des Intraokulardrucks kann aber auch Folge von strahleninduzierten intraokulären Blutungen sein. In einem Einzelfall wurde ein Sekundärglaukom bei erhöhtem episkleralem Venendruck bedingt durch generalisierte, konjunktivale Teleangiektasien nach Bestrahlung des vorderen Augenabschnitts beschrieben (Macfaul und Bedford 1970).

■ Diagnose und Differenzialdiagnose

Für die Diagnose wegweisend ist die Anamnese eines strahlentherapierten intra- oder extraokulären Tumors (Lider, Orbita, Zerebrum, Kopf-Hals-Region). Das zumeist vorliegende neovaskuläre Glaukom imponiert durch hohe bis sehr hohe Intraokulardrücke, Epithelödem, Neovaskularisationen auf der Iris, hintere Synechien und Tyndall-Effekt in der Vorderkammer. Gonioskopisch sind Neovaskularisationen im Kammerwinkel und im fortgeschrittenen Stadium vordere Synechien nachweisbar. Funduskopisch kann sich ein Zustand nach Strahlentherapie eines Tumors und Zeichen einer strahlenbedingten Retinopathie (Neovaskularisationen, Gefäßrarefizierung, retinale Blutungen, Cotton-wool-Herde) zeigen. Differenzialdiagnostisch ist an andere Ursachen eines neovaskulären Glaukoms zu denken (s. Kap. 12, S. 237).

■ Therapie

Die Therapie des strahleninduzierten neovaskulären Glaukoms unterliegt denselben Therapierichtlinien und Erfordernissen, wie sie auch bei anderen, auf der Basis einer retinalen Ischämie entstandenen neovaskulären Glaukoms gelten (s. Kap. 12, S. 245).

■ Zusammenfassung und Zukunftsperspektiven

Das neovaskuläre Glaukom bestimmt neben dem erneuten Tumorwachstum die Langzeitprognose von Augen mit strahlentherapeutisch behandelten intraokulären Tumoren wesentlich. Die Weiterentwicklung dieser Therapieverfahren muss sich auch auf die Vermeidung dieses Folgezustands richten.

Literatur

Caminal Mitjana JM, Quintana Casany M, Pera Fabregas J, Cinos Lope C, Guedea F. Results of Iodine-125 radiotherapy in the treatment of uveal melanoma. Arch Soc Esp Oftalmol 2002; 77: 29–38.

Finger PT. Radiation therapy for choroidal melanoma. Surv Ophthalmol 1997; 42: 215–32.

Finger PT. Plaque radiation therapy for malignant melanoma of the iris and ciliary body. Am J Ophthalmol 2001; 132: 328–35.

Haas A, Pinter O, Papaefthymiou G, Weger M, Berghold A, Schröttner O, Müllner K, Pendl G, Langmann G. Incidence of radiation retinopathy after high-dosage single-fraction gamma knife radiosurgery for choroidal melanoma. Ophthalmology 2002; 109: 909–13.

Langmann G, Pendl G, Klaus-Mullner D, Papacfthymiou G, Guss H. Gamma knife radiosurgery for uveal melanoma: an 8 year experience. J Neurosurg 2000; 93 (Suppl 3): 184–8.

Macfoul PA, Bedford MA. Ocular complications after therapeutic irradiation. Br J Ophthalmol 1970; 54: 237–47.

Shields CL, Shields JA, Cater J, Othmane I, Singh AD, Micaily B. Plaque radiotherapy for retinoblastoma. Long-term tumor control and treatment complications in 208 tumors. Ophthalmology 2001; 108: 2116–21.

Shields CL, Cater J, Shields JA, Chao A, Krema H, Materin M, Brady LW. Combined plaque radiotherapy and transpupillary thermotherapy for choroidal melanoma. Arch Ophthalmol 2002; 120: 933–40.

Takeda A, Shigematsu N, Suzuki S, Fujii M, Kawata T, Kawaguchi O, Uno T, Takano H, Kubo A, Ito H. Late retinal complication of radiation therapy for nasal and paranasal malignancies in relationship between irradiation dose area and severity. Int J Radiat Oncol Biol Phys 1999; 44: 599–605.

4.5 Glaukom nach Verätzung oder Verbrennung

P. Oliver Denk

■ Einleitung und Definition

Das Auftreten eines Sekundärglaukoms nach einer Augenverätzung oder -verbrennung ist mit großen Problemen insbesondere im Hinblick auf die Dia-

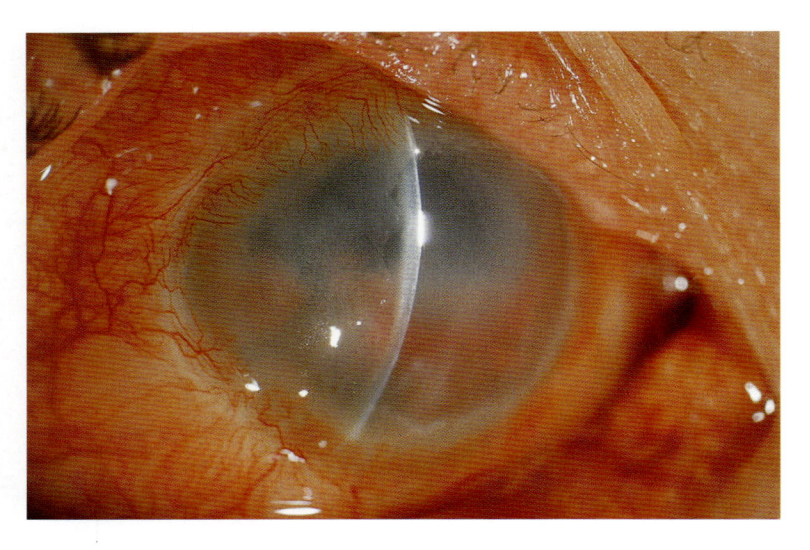

Abb. 4-14 Intermediäre Phase einer schweren Laugenverätzung mit kompletter Limbusinsuffizienz

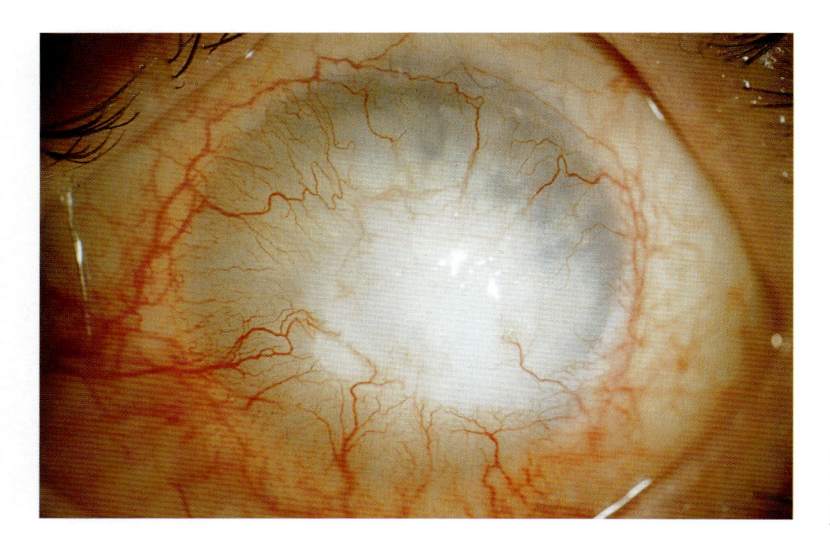

Abb. 4-15 Spätphase einer schweren Laugenverätzung bei kompletter Limbusinsuffizienz mit kompletter Konjunktivalisierung der Augenoberfläche

gnostik und Behandlung des Glaukoms verbunden. Die bei schweren Verätzungen unweigerlich auftretenden Trübungen im Hornhautstroma bzw. in den nachgeschalteten optischen Medien machen die Beurteilung der Papille sowie die perimetrische Untersuchung häufig unmöglich (**Abb. 4-14** und **4-15**). Die medikamentöse Behandlung des erhöhten Augeninnendrucks ist erschwert durch die häufig instabile Augenoberflächensituation, die die Gabe konservierungsmittelhaltiger Antiglaukomatosa problematisch macht. Ferner ist die Durchführung der konventionellen Glaukomchirurgie wegen Bindehautvernarbungen häufig technisch sehr schwierig und mit einer schlechten Prognose behaftet.

■ Epidemiologie

Leider ist das Glaukom als Komplikation einer Verätzung oder Verbrennung keine Seltenheit. Es betrifft vornehmlich jüngere Patienten männlichen Geschlechts (Wagoner 1997). Kuckelkorn et al. fanden in der Frühphase der Verätzung bei 25,6 % der Patienten eine Katarakt und bei 15,6 % der Patienten ein Glaukom. In der Spätphase entwickelte sich bei weiteren 45,6 % der Patienten eine Katarakt sowie bei weiteren 22,2 % ein Glaukom (Kuckelkorn et al. 1994).

■ Ätiopathogenese

Die hohe Inzidenz des Glaukoms insbesondere nach schweren Verätzungen mit Beteiligung intraokulärer

Strukturen spiegelt die vielfältigen Pathomechanismen wider, die für die Entstehung des erhöhten Augeninnendrucks verantwortlich sind. Insbesondere bei Verätzungen mit Substanzen kleiner Molekülgröße wie Ammoniak (NH_3), Natronlauge (NaOH) oder auch Flusssäure (HF), die innerhalb von wenigen Minuten in das Augeninnere eindringen und dort zu einer entsprechenden pH-Veränderung führen können, ist mit schwerwiegenden Schäden im Bereich der Vorderkammer zu rechnen (Wagoner 1997). Tierexperimentelle Studien haben gezeigt, dass der pH-Anstieg nach schwerer Laugenverätzung in zwei Schüben zu einem Anstieg des Augeninnendrucks führt, denen unterschiedliche Pathomechanismen zu Grunde liegen (Chiang et al. 1971, Stein et al. 1973):

- Der erste Schub ist bedingt durch eine plötzliche Hydratation der Kollagenfibrillen im Hornhautstroma, die schon nach wenigen Sekunden in einem steilen Anstieg des Augeninnendrucks resultiert.
- Dieser wird gefolgt von einer zweiten, nachhaltigen Druckentgleisung, die bedingt ist durch inflammatorische Prozesse. Sie tritt mit einer Verzögerung von etwa 24 Stunden ein. Verantwortlich hierfür ist zunächst die intraokuläre Freisetzung von Prostaglandinen, die innerhalb von Minuten bzw. Stunden nach der Verätzung nachweisbar sind (Paterson und Pfister 1975). Später führt die Verstopfung des Trabekelmaschenwerks mit Entzündungszellen und Fibrin zu einer weiteren Verschlechterung des Kammerwasserabflusses, die später in einer Fibrosierung des Kammerwinkelbereichs und in der Bildung peripherer vorderer Synechien resultieren kann. Ferner kann die Okklusion episkleraler Venen durch Vernarbungsvorgänge im episkleralen Bindegewebe zu einer weiteren Verschlechterung der Augeninnendrucklage führen. Eine Druckentgleisung infolge einer adjuvanten topischen und/oder systemischen Glucocorticosteroid-Therapie ist keine Seltenheit. Ferner kann ein Sekundärglaukom in der Folge operativer Rekonstruktionen wie etwa nach perforierender Keratoplastik oder Keratoprothese entstehen.

■ Therapie

Medikamentöse Therapie. Bei jeder Verätzung muss bereits in der Frühphase bedacht werden, dass es bei intraokulärer Beteiligung zu einem Druckanstieg kommen kann, der bisweilen in Anbetracht der zerstörten Augenoberfläche und des damit verbundenen Blepharospasmus nur schwer zu messen ist. Die primäre Therapie besteht in aller Regel in der Gabe topischer Antiglaukomatosa wie z. B. aus der Gruppe der Carboanhydrasehemmer, der β-Rezeptoren-Blocker oder der α-Agonisten. Bei β-Rezeptoren-Blockern muss angesichts der gestörten Regenerationsfähigkeit der epithelialen Zellverbände berücksichtigt werden, dass bei längerfristiger Gabe eine korneale Sensibilitätsstörung eintreten kann, die zu einer zusätzlichen, neurotrophen Regenerationshemmung führen kann. Ferner sollten konservierungsmittelhaltige Augentropfen möglichst vermieden werden, da auch Konservierungsmittel die Proliferation und Migration der Epithelzellen hemmen können. Auch die Gabe von Prostaglandinen erscheint im Hinblick auf die gelegentlich assoziierte Uveitis unter Umständen von Nachteil (Warwar und Bullock 1999).

Operative Behandlungsverfahren. Obwohl die medikamentöse drucksenkende Therapie in der Frühphase der Verätzung eine wichtige Behandlungssäule darstellt, ist die damit erreichte Drucksenkung im Langzeitverlauf häufig unzulänglich, sodass auf operative Behandlungsverfahren zurückgegriffen werden muss. Ebenso wie bei Patienten nach Keratoplastik stehen auch bei Patienten mit Verätzungen sowohl zyklodestruktive Maßnahmen wie auch filtrierende Glaukomoperationen und Implantate zur Auswahl.

Zyklodestruktive Operationen: Zyklodestruktive Verfahren werden seit vielen Jahren zur Behandlung refraktärer Glaukomformen verwendet und haben zum Ziel, über eine Zerstörung des kammerwassersezernierenden Ziliarkörperepithels eine Verminderung der Kammerwasserproduktion zu bewirken. Ein wichtiger Vorteil aller zyklodestruktiven Methoden ist die Tatsache, dass das Auge bei diesem Eingriff nicht eröffnet werden muss, dass sie relativ problemlos auch als ambulante Operation durchführbar sind und dass sie auch mehrfach wiederholt werden können.

Mit der früher häufig durchgeführten **Zyklokryokoagulation** ist man heute aus folgenden Gründen zurückhaltend:

- Sie ist ausgesprochen schwierig zu dosieren.
- Sie ist mit bisweilen starken postoperativen Entzündungen und Schmerzen verbunden.
- Sie hält langfristig bei vielen Patienten einen Visusverlust nicht auf.
- Die Phthisis-Rate ist hoch.

Ferner muss nach einer Verätzung oder Verbrennung berücksichtigt werden, dass bei vielen Patienten der Limbus ohnehin schon geschädigt ist und eine Vereisung auch zu einer Zerstörung von limbalen epithelialen Stammzellen führen kann mit verheerenden Folgen für die Augenoberfläche.

Eine Reihe der genannten Nachteile haben seit der Einführung der **Zyklophotokoagulation** (ZPK) unter Verwendung des Diodenlasers an Bedeutung verloren. Die Zyklophotokoagulation hat gegenüber der Zyklokryokoagulation den Vorteil der genaueren Dosierbarkeit und der besseren Verträglichkeit und wird heute als operatives Mittel der ersten Wahl beim Sekundärglaukom nach Verätzung oder Verbrennung empfohlen (Kuckelkorn et al. 2001). Eine Reihe von Untersuchungen hat die Effektivität der Zyklophotokoagulation im Hinblick auf die Senkung des Augeninnendrucks nachgewiesen. Die in der Literatur beschriebenen Erfolgsraten schwanken im Hinblick auf die Regulation des Augeninnendrucks zwischen 60 und 85% (Ayyala et al. 1998, Bloom et al. 1997, Brancato et al. 1995, Cohen et al. 1989, Kosoko et al. 1996, Noureddin et al. 1992, Shields und Shields 1994, Spencer und Vernon 1999, Threlkeld und Johnson 1999, Yap-Veloso et al. 1998). So fanden Kuckelkorn et al. eine erfolgreiche Senkung des Intraokulardrucks unter 20 mm Hg bei 60% der operierten Augen nach durchschnittlich 33 Monaten Verlaufsbeobachtung. Die Senkung des Augeninnendrucks lag im Mittel bei 15 mm Hg. Bei jeweils einem Auge (20%) musste der Eingriff ein- bzw. zweimal wiederholt werden. Bemerkenswert ist, dass kein Patient schwere visusbedrohende Komplikationen wie etwa eine Phthisis erlitt (Kuckelkorn et al. 2001).

> Allerdings gibt es Hinweise, dass die Phthisis-Gefahr mit der Zahl zyklodestruktiver Operationen steigt und dass bei über der Hälfte der Patienten im Langzeitverlauf nach zwei Jahren mit einen Visusverlust zu rechnen ist (Shields und Shields 1994).

Filtrierende Glaukomoperation. Obwohl die **Trabekulektomie** insbesondere in Kombination mit adjuvanter Antimetaboliten-Therapie auch bei vielen Sekundärglaukomen zu den operativen Therapieformen der ersten Wahl gehört, findet sie nur bei wenigen Patienten mit Augenverätzungen Anwendung, da die häufig über die gesamte Zirkumferenz ausgedehnten Vernarbungen im subkonjunktivalen Gewebe die Operation technisch erschweren und in praktisch allen Fällen das Sickerkissen im postoperativen Verlauf nach wenigen Tagen oder Wochen vernarbt. Lediglich bei rein kornealen Verätzungen mit weitgehend normaler Bindehaut- und Limbussituation hat die Trabekulektomie einen gewissen Stellenwert. In Anbetracht der schlechten Prognose insgesamt und der wenigen Patienten, die von dieser Operationsform profitieren, sind praktisch keine wissenschaftlichen Studien über die Effektivität dieser Behandlungsalternative beim Sekundärglaukom nach Verätzung verfügbar.

Implantate. Im Gegensatz zur Trabekulektomie sind die Erfolgsaussichten von Implantaten prinzipiell besser, da der Kammerwasserabfluss über das Implantat in einen Bereich verlegt wird, der außerhalb der verätzungsbedingten Vernarbungsareale zu liegen kommt. Eine Reihe von Untersuchungen haben die Effektivität von Implantaten untersucht und eine erfolgreiche Senkung des Augeninnendrucks bei 22 bis 97% der Patienten beobachtet (Gil-Carrasco et al. 1998, Huang et al. 1999, McDonnell et al. 1988, Mermoud et al. 1993, Sidoti et al. 1995). Im Gegensatz zu diesen teilweise sehr Erfolg versprechenden Untersuchungen berichten Kuckelkorn et al. (2001) in der einzigen, bislang veröffentlichten Studie zur Effektivität von Implantaten bei Patienten mit Verätzung über deutlich schlechtere Erfolgschancen. Bei Verwendung eines Denffer-Implantats lag die Erfolgsquote bei nur 17% (5 Patienten), bei Verwendung eines Ahmed-Implantats bei 0% (3 Patienten). Hauptursache der schlechten Regulation des Augeninnendrucks war die Bildung einer fibrösen Kapsel im Rahmen der postoperativen Wundheilung, die schließlich zu einer narbigen Einmauerung der Implantate und zu einem Wiederanstieg des Intraokulardrucks führte. Die Rate der Einmauerung lag bei Kuckelkorn et al. deutlich über der von anderen Autoren berichteten Rate von 25 bis 42,8% (Gil-Carrasco et al. 1998, Mermoud et al. 1993, Tsai und Grajewski 1999). Ferner wird über eine ausgesprochen hohe Rate (22% der operierten Augen) an Netzhautkomplikationen wie suprachorioidale Blutung und Netzhautablösung berichtet, die die Aussicht auf Erhalt der Sehfunktion weiter schmälern. Ein Auge entwickelte im postoperativen Verlauf eine chronische Hypotonie, die schließlich in einer Phthisis resultierte.

■ Zusammenfassung und Zukunftsperspektiven

Auf der Grundlage der wenigen bisher publizierten Daten über die Behandlung des Sekundärglaukoms nach Verätzung oder Verbrennung kann resümiert werden, dass die Zyklophotokoagulation die beste operative Behandlung bei medikamentös nicht kontrollierbaren Druckentgleisungen darstellt. Die Trabekulektomie steht lediglich rein kornealen Formen der Verätzung als Alternative zur Verfügung. In Anbetracht der hohen Komplikationsrate und der schlechten Erfolgschancen bleiben Implantate lediglich als Ultima Ratio den wenigen, auch durch zyklodestruktive Verfahren nicht zu kontrollierenden refraktären Sekundärglaukomen bei Patienten mit Augenverätzungen oder -verbrennungen vorbehalten.

In Zukunft ist vor allem mit deutlichen Fortschritten bei der Tonometrie von Glaukompatienten mit schweren Veränderungen der Augenoberfläche etwa durch intraokuläre Druckmessung zu rechnen. Inwieweit neuere operative Verfahren wie z. B. die tiefe Sklerektomie oder die Retinektomie einen weiteren therapeutischen Fortschritt bringen, bleibt abzuwarten.

Literatur

Ayyala RS, Pieroth L, Vinals AF, Goldstein MH, Schuman JS, Netland PA, Dreyer EB, Cooper ML, Mattox C, Frangie JP, Wu HK, Zurakowski D. Comparison of mitomycin C trabeculectomy, glaucoma drainage device implantation, and laser neodymium:YAG cyclophotocoagulation in the management of intractable glaucoma after penetrating keratoplasty. Ophthalmology 1998; 105: 1550–6.

Bloom P, Tsai J, Sharma K. Cyclodiode: transscleral diode laser cyclophotocoagulation in the treatment of advanced refractory glaucoma. Ophthalmology 1997; 104; 1508–19.

Brancato R, Carassa R, Bettin P. Contact transscleral cyclophotocoagulation with diode laser in refractory glaucoma. Eur J Ophthalmol 1995; 5: 32–9.

Chiang TS, Morrman LR, Thomas RP. Ocular hypertensive response following acid and alkali burns in rabbits. Invest Ophthalmol Vis Sci 1971; 16: 270–3.

Cohen EJ, Schwartz LW, Luskind RD, Parker AV, Spaeth GL, Katz LJ, Arentsen JJ, Wilson RP, Moster MD, Laibson PR. Neodymium:YAG laser transscleral cyclophotocoagulation for glaucoma after penetrating keratoplasty. Ophthalmic Surg 1989; 20: 713–6.

Gil-Carrasco F, Salinas-VanOrman E, Recillas-Gispert C. Ahmed valve implant for uncontrolled uveitic glaucoma. Ocul Immunol Inflamm 1998; 6: 27–37.

Huang M, Netland P, Coleman A. Intermediate-term clinical experience with the Ahmed glaucoma valve implant. Am J Ophthalmol 1999; 127: 27–33.

Kosoko O, Gaasterland D, Pollack I. Long-term outcome of initial ciliary ablation with contact diode laser transscleral cyclophotocoagulation for severe glaucoma. Ophthalmology 1996; 103; 1294–302.

Kuckelkorn R, Kottek A, Reim M. Intraokulare Komplikationen nach schweren Verätzungen – Häufigkeit und chirurgische Behandlung. Klin Monatsbl Augenheilkd 1994; 205: 86–92.

Kuckelkorn R, Keller GKI, Redbrake C. Glaukom nach schwersten Verätzungen und Verbrennungen. Operative Möglichkeiten. Ophthalmologe 2001; 98: 1149–56.

McDonnell PJ, Robin JB, Schanzlin DJ, Minckler D, Baerveldt G, Smith RE, Heuer D. Molteno implant for control of glaucoma in eyes after penetrating keratoplasty. Ophthalmology 1988; 95: 364–9.

Mermoud A, Salmon J, Alexander P. Molteno tube implantation for neovascular glaucoma. Long-term results and factor influencing the outcome. Ophthalmology 1993; 100: 897–902.

Noureddin BN, Wilson-Holt N, Lavin M. Advanced uncontrolled glaucoma. Nd:YAG cyclophotocoagulation or tube surgery. Ophthalmology 1992; 99: 430–6.

Paterson CA, Pfister RR. Prostaglandin-like activity in the aqueous humour following alkali burns. Invest Ophthalmol Vis Sci 1975; 14: 177–83.

Shields MB, Shields SE. Noncontact transscleral Nd:YAG cyclophotocoagulation: a long-term follow-up of 500 patients. Trans Am Ophthalmol Soc 1994; 92: 271–83.

Sidoti P, Dunphy T, Baerveldt G. Experience with the Baerveldt glaucoma implant in treating neovascular glaucoma. Ophthalmology 1995; 102: 1107–18.

Spencer A, Vernon S. Cyclodiode: results of a standard protocol. Br J Ophthalmol 1999; 83: 311–6.

Stein MR, Naidoff MA, Dawson CR. Intraocular pressure response to experimental alkali burns. Am J Ophthalmol 1973; 75: 99–109.

Threlkeld AB, Johnson MH. Contact transscleral diode cyclophotocoagulation for refractory glaucoma. J Glaucoma 1999; 8: 3–7.

Tsai J, Grajewski A. Surgical revision of glaucoma shunt implants. Ophthalmic Surg Lasers 1999; 30: 41–6.

Wagoner MD. Chemical injuries of the eye: current concepts in pathophysiology and therapy. Surv Ophthalmol 1997; 41: 275–313.

Warwar RE, Bullock JD. Latanoprost-induced uveitis. Surv Ophthalmol 1999; 43: 466–8.

Yap-Veloso M, Simmons R, Eichelmann D. Intraocular pressure control after contact transscleral diode cyclophotocoagulation in eyes with intractable glaucoma. J Glaucoma 1998; 7: 319–28.

5 Entzündungsbedingte Glaukome

Die Gruppe der entzündungsbedingten Glaukome beinhaltet eine Vielzahl ätiologisch und pathogenetisch verschiedenartiger Glaukomformen, deren gemeinsames Kennzeichen ein Anstieg des Intraokulardrucks mit nachfolgender glaukomatöser Optikusneuropathie als unmittelbare Folge eines extra- oder intraokulären Entzündungsprozesses ist.

In vielen Fällen ist die Manifestation eines entzündungsbedingten Glaukoms als prognostisch ungünstiges Zeichen quoad visum zu werten, insbesondere dann, wenn es sich um sekundäre Winkelblockglaukome als Folge einer vorderen Synechierung handelt. Entzündungsbedingte Glaukome sind eine der Haupterblindungsursachen nach intraokulären chronischen Entzündungen und gehören deshalb neben dem chronisch rezidivierenden Makulaödem zur gefürchtetsten Komplikation. Die Prävention eines entzündungsbedingten Sekundärglaukoms gehört damit zu den vorrangigen Zielen einer konsequenten antientzündlichen Therapie chronischer intraokulärer Entzündungen.

Allerdings können nicht nur intraokuläre Entzündungen, sondern auch primär extraokuläre Erkrankungen wie Keratitis, Episkleritis und Skleritis mit entzündungsbedingten Sekundärglaukomen einhergehen. Insbesondere die nekrotisierende Skleritis spielt hierbei eine wichtige Rolle.

Die Diagnostik und Verlaufskontrolle entzündungsbedingter Glaukome gestaltet sich häufig aufgrund der verursachenden entzündlichen Veränderungen mit Einfluss auf den Intraokulardruck und die Qualität der optischen Medien schwierig. Die therapeutischen Möglichkeiten sind in vielen Fällen noch unbefriedigend und einzelne Verfahren nicht umfassend genug evaluiert.

Um eine ausreichende Darstellung dieser Krankheitsbilder zu ermöglichen, werden im Folgenden Glaukome nach extra- und intraokulären Entzündungen getrennt dargestellt.

5.1 Glaukome bei Episkleritis, Skleritis und Keratitis

Arnd Heiligenhaus und Jens Michael Selbach

Glaukom bei Episkleritis und Skleritis

■ **Epidemiologie**

Das Glaukom stellt bei Skleritispatienten eine schwere visusgefährdende Komplikation dar. In der Literatur finden sich etwas widersprüchliche Angaben bezüglich der Häufigkeit dieser Glaukome. In einer Studie an 301 Augen mit Skleritis beobachteten Watson und Hayreh (1976) bei 12% erhöhte Augeninnendrucke. In einer weiteren Studie fanden Foster und Sainz de la Maza (1994) bei 13% von 172 Skleritispatienten ein Glaukom. In einer anderen Untersuchung wiederum wiesen 22% der Patienten ein Glaukom auf (McGavin et al. 1976). In diese Angaben gehen aber primäre Offenwinkel- und Engwinkelglaukome, skleritisbedingte okuläre Hypertension und – manifeste Offenwinkel- und Engwinkelglaukome sowie steroidinduzierte okuläre Hypertension und – Glaukom ein.

Zwei Drittel der Skleritispatienten mit Glaukom weisen eine begleitende Uveitis auf (Wilhelmus et al. 1981). Auch bei Skleritispatienten mit assoziierter Keratitis werden Glaukome häufiger beobachtet. Der Anstieg des Augeninnendrucks sollte als ernstes Zeichen gewertet werden und eine aggressive antientzündliche Therapie zur Kontrolle von Entzündung und Augeninnendruck zur Folge haben.

Im Gegensatz zu den klinischen Beobachtungen haben Fraunfelder und Watson (1976) in einer histopathologischen Arbeit glaukomtypische Veränderungen bei 46% von 30 Augen nachgewiesen, die wegen einer Skleritis enukleiert wurden. In einer weiteren

Studie zeigten 49 % von 92 Augen, die wegen einer Skleritis enukleiert wurden, Hinweise für ein Glaukom (Wilhelmus et al. 1981).

Im Gegensatz zur Skleritis geht die Episkleritis nicht mit einem deutlich erhöhten Glaukomrisiko einher. Eine Studie gibt eine Häufigkeit von 4 % an (Sainz de la Maza et al. 1994). Nur einer der von uns behandelten 36 Patienten mit Episkleritis litt unter einem steroidinduzierten Glaukom.

■ Ätiopathogenese

Die Sklera selbst ist ein gefäßarmes Gewebe. Es gibt nur wenige Kapillaren, die zur Blutversorgung des skleralen Gewebes nötig sind. Aber es gibt zahlreiche Gefäße, welche die Sklera perforieren und einerseits zum Kammerwasserabflusssystem gehören, andererseits in Verbindung mit den dichten Gefäßsystemen der Uvea stehen.

Zentraler Bestandteil in diesem Gefüge ist das episklerale Gefäßsystem. Die arterielle Seite des episkleralen Plexus wird von Muskelästen aus der A. ophthalmica gespeist, die als Aa. ciliares anteriores über die Ansätze der Rektusmuskeln nach vorne laufen. Vor dem Ansatz der Mm. recti perforieren bereits Äste die Sklera und verbinden den hinteren Teil des episkleralen Plexus mit dem Circulus iridis major. Andere Äste der anterioren Ziliararterien laufen oberflächlich im Bereich der Episklera nach vorne limbuswärts, bilden einen limbusparallelen Gefäßring und speisen dort zum einen die Vogt-Arkaden und haben zum anderen über Anastomosen Verbindung zum episkleralen Venenplexus: Äste dieser Arteriolen penetrieren auch in Richtung anteriore tiefere Sklera und Trabekelmaschenwerk und „enden" dort als Kapillaren. Diese sind Bestandteil des intraskleralen Plexus, der aber im Vergleich zum episkleralen Plexus nur eine geringe Ausprägung hat.

Die venöse Seite des episkleralen Gefäßsystems steht in direkter Verbindung zum Kammerwasserabflusssystem. Entsprechend den Beobachtungen bei Rhesusaffen wird angenommen, dass unter physiologischen Bedingungen 25 bis 35 % des Abflusswiderstandes des Kammerwassers im skleralen und episkleralen Plexus und 65 bis 75 % im Trabekelmaschenwerk lokalisiert sind (Peterson et al. 1971). Ob und wie sich dies unter pathologischen Bedingungen verhält, ist nicht bekannt.

Über Trabekelmaschenwerk und Schlemm-Kanal wird das Kammerwasser über 20 bis 30 Kollektorkanäle und acht bis zehn Kammerwasservenen (Teil des intraskleralen Plexus) schließlich vorwiegend in den anterioren episkleralen Venenplexus drainiert, der wiederum über vordere Ziliarvenen, V. ophthalmica superior letztlich in den Sinus cavernosus mündet. Etwa 80 bis 90 % des Kammerwasserabflusses nehmen diesen so genannten konventionellen Weg, der Rest erfolgt über den uveoskleralen Abfluss.

Ein Druckanstieg im Rahmen einer Skleritis oder Episkleritis wäre einerseits durch entzündliche Mitbeteiligung dieses Gefäßsystems (Schwellung, Obliteration) möglich, andererseits aber auch sekundär durch einen erhöhten episkleralen Venendruck aufgrund von Mehrdurchblutung (Jørgensen und Guthoff 1988): Im Bereich der episkleralen Gefäße gibt es zahlreiche morphologische Besonderheiten, die eine subtile Regulation des Blutflusses (und wohl auch des Kammerwasserabflusses) ermöglichen (Funk und Rohen 1996, Selbach et al. 1998, Selbach et al. [im Druck]). Der episklerale Plexus besteht fast ausschließlich aus Venolen, die zirkulär angeordnete Muskelzellen enthalten und dicht vasokonstriktiv und vasodilatativ innerviert sind (**Abb. 5-1**). Des Weiteren sind die arteriovenösen Anastomosen (AVA) zu nennen, die einen Zufluss (Shunt) von Blut in das venöse System ermöglichen bis über die Kammerwasservenen hin in die tieferen trabekelmaschenwerksnahen skleralen Anteile (Blutreflux in den Schlemm-Kanal). 90 % dieser AVA sind aber unter physiologischen Bedingungen geschlossen. Die AVA (ebenso wie Anteile des Plexus) öffnen sich unter anderem bei Entzündungen („rotes Auge") und erfüllen mit der Bereitstellung von Blut (Leukozyten, Anti-

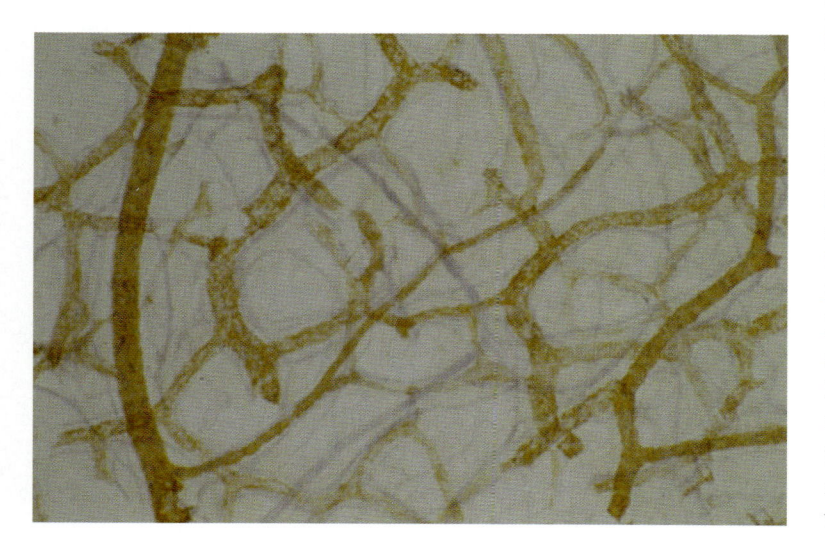

Abb. 5-1 Flachschnitt durch die humane Episklera. *Braun:* „alpha-smooth-muscle actin": zeigt den ausgedehnten vorwiegend venösen Plexus (angefärbt sind die Muskelzellen der Gefäßwände). *Blau:* NADPH-Diaphorase-Reaktion (diese Reaktion färbt die NO-haltigen Nervenfasern an): zeigt die dichte Innervation der Gefäße. (Universitäts-Augenklinik Essen)

körpern usw.) gewissermaßen eine immunmodulatorische Funktion in diesen skleralen Anteilen. Im Bereich der Episklera existiert eine sehr dichte Innervation. Die Neurotransmitter dieser Nerven wirken vasokonstriktiv oder vasodilatativ (s. oben), haben aber auch neuroimmunomodulatorische Eigenschaften. Hier ist vorrangig die chemotaktische Eigenschaft des Neurokinins Substanz P zu nennen (Perianin et al. 1989, Ruff et al. 1985).

Die Öffnung der Gefäße und insbesondere der Anastomosen hat aufgrund der Mehrdurchblutung einen erhöhten episkleralen Venendruck zur Folge, der sich (in Analogie zur Goldmann-Gleichung) direkt auf den Kammerwasserabfluss auswirkt und einen Druckanstieg zur Folge hat. Jørgensen und Guthoff (1988) konnten in einer Untersuchung bei über 25 % der Patienten mit anteriorer Skleritis einen deutlich erhöhten episkleralen Venendruck einhergehend mit einem erhöhten Intraokulardruck messen. Unter Gabe von Steroiden besserten sich beide Parameter.

Engwinkelglaukom. Unabhängig von der Skleritis können gleichzeitig Engwinkelglaukome bestehen.

Pupillarblockglaukom: Im Rahmen der mit der Skleritis einhergehenden Uveitis bilden sich gelegentlich hintere Synechien und eine Iris bombata. Dies wird vorrangig bei Patienten mit anteriorer Skleritis beobachtet. Den nachfolgenden Kammerwinkelabflachungen können komplette Vernarbungen des Kammerwinkels folgen (Wilhelmus et al. 1981).

Periphere anteriore Synechien: Auch ohne die Pupillarblocksituation kann die erhöhte Fibroblastenaktivität zur Ausbildung peripherer anteriorer Synechien führen. Histopathologisch wiesen 18 % der wegen einer Skleritis enukleierten Augen einen Verschluss des Kammerwinkels auf (Wilhelmus et al. 1981).

Ziliochorioidale Effusion: Bei Patienten mit posteriorer Skleritis tritt gelegentlich eine besondere Form des Engwinkelglaukoms auf. Der pathogenetische Weg setzt eine zirkuläre ziliochorioidale Effusion mit Flüssigkeitsansammlung unter dem Ziliarkörper und eine chorioidale Ablatio voraus. Dieses hat eine Rotation des Ziliarkörpers nach vorne zur Folge, wobei der Skleralsporn als Scharnier wirkt. Der periphere Teil der Iris wird nach vorne verdrängt, was schließlich zu einer Einengung des Kammerwinkels führt (Quinlan und Hitchings 1978, Wilhelmus et al. 1981).

Offenwinkelglaukom. Während der Skleritisschübe kann es zur Dekompensation eines präexistenten Offenwinkelglaukoms kommen. Daran kann die entzündliche Schwellung im Trabekelmaschenwerk oder der posttrabekulären skleralen und episkleralen Gefäße im Rahmen der Skleritis oder der assoziierten Uveitis beteiligt sein (s. oben). Von differenzialdiagnostischer Bedeutung ist, dass bei diesen Patienten der Kammerwinkel gonioskopisch normal und offen ist. Initial bestehen bereits eine glaukomatöse Exkavation und Gesichtsfelddefekte.

Trabekulitis: Nach Übergreifen der Skleritis auf den Kammerwinkel oder durch die Uveitis kann eine Trabekulitis entstehen. Histologisch wurden im Trabekelmaschenwerk dichte Ansammlungen von Lymphozyten, Monozyten, Fibrin sowie eine Hyalinisierung gefunden (Wilhelmus et al. 1981). Am Druckanstieg sind auch die Ablagerungen von Fibrin und entzündlichen Mediatoren beteiligt.

Entzündliche Schwellung und Nekrose der Sklera: Die entzündete Sklera ist histopathologisch ödematös geschwollen und weist ein zelliges entzündliches Infiltrat auf, das die Skleralamellen und Gefäße verdrängt. 80 % der Augen mit Glaukom hatten einen skleritischen Fokus im Bereich des Abflusssystems (Wilhelmus et al. 1981). Bei der nekrotisierenden Form sind granulomatöse Infiltrate nachweisbar und es entstehen „Pockets" mit zentraler Nekrose und umgebenden epitheloiden Zellen, Neutrophilen, Makrophagen, Plasmazellen, T-Zellen und Mastzellen (**Abb. 5-2**) (Young und Watson 1984a). Eine ausge-

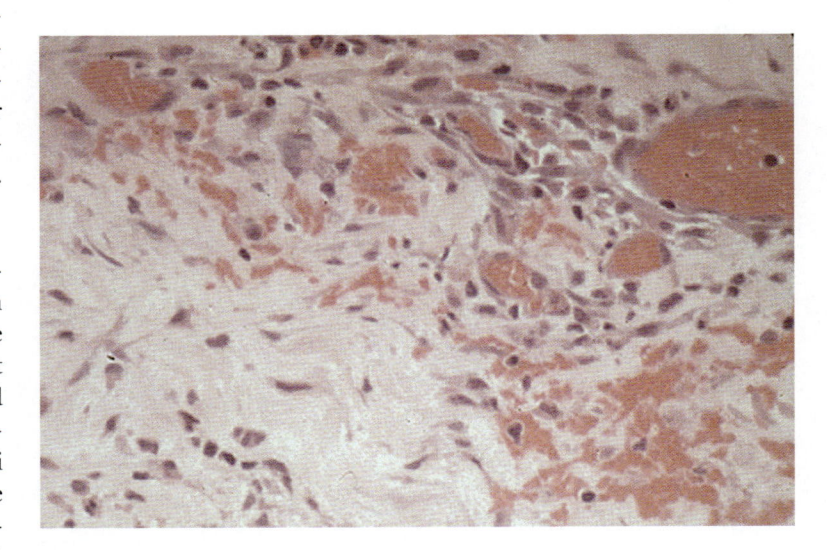

Abb. 5-2 Die entzündete Sklera zeigt sich histopathologisch ödematös und weist ein zelliges entzündliches Infiltrat auf, das die Skleralamellen und Gefäße verdrängt. Die episkleralen Gefäße sind entzündlich dilatiert. (Augenabteilung am St. Franziskus Hospital Münster)

dehnte Kollagendegradation folgt (Young und Watson 1984b). Wilhelmus et al. (1981) fanden bei einer histopathologischen Untersuchung eine entzündliche Infiltration um den Schlemm-Kanal und eine entzündliche Obliteration der intraskleralen Kollektorkanäle.

Die nekrotisierende granulomatöse Entzündung der Sklera kann auch die episkleralen Gefäße und Bindegewebe der Episklera einbeziehen. In fluoreszenzangiographischen Untersuchungen des äußeren Augenabschnitts wurden Einengungen und Abbrüche im episkleralen Venengeflecht nachgewiesen (Watson und Bovey 1985). Histologisch ließen sich perivaskuläre Einscheidungen der skleralen Kanäle und episkleralen Gefäße sowie eine Vaskulitis, fibrinoide Nekrose und Thrombosierung darstellen (Rao et al. 1985, Young und Watson 1984a). Bei Skleritispatienten mit Glaukom kann ein erhöhter episkleraler Venendruck gemessen werden (Jørgensen und Guthoff 1988). Des Weiteren wurde als Ursache für das Sekundärglaukom auch eine Periphlebitis (Bietti und Vanni 1961) oder Kompression der Vortexvenen durch skleritische Herde vermutet.

Steroidinduziertes Glaukom: In der Gruppe der Skleritispatienten waren einige mit steroidinduzierter okulärer Hypertension oder Glaukom (Wilhelmus et al. 1981) (s. auch Kap. 3.5, S. 70).

Neovaskuläres Glaukom. In autopsierten Augen mit Skleritis wurde gelegentlich eine Neovaskularisation im Kammerwinkel beobachtet (Wilhelmus et al. 1981). 14 von 114 Patienten mit Skleritis wiesen klinisch ein neovaskuläres Glaukom auf (Wilhelmus et al. 1981). Dieses trat meist im Zusammenhang mit einer chronischen Uveitis mit hypoxischer Retinopathie auf. Da eine juxtapapilläre Skleritis bestand, ist ein unmittelbarer Einfluss der Entzündung auf die retinalen Gefäße nicht auszuschließen.

■ Diagnose und Differenzialdiagnose

Besonders wichtig ist, Patienten mit Skleritis auf ein Glaukom hin zu kontrollieren. Bei jeder Visite sollte der Augeninnendruck bestimmt werden. Frühere und unsere eigenen Beobachtungen zeigen, dass Glaukome bei allen Skleritisformen auftreten können. Von den 85 Patienten mit Skleritis hatten 11 % ein Glaukom (Beobachtungszeit > 6 Monaten). Darunter befanden sich vier Patienten mit anteriorer Skleritis (n = 2, diffus; n = 1, nodulär; n = 1, nekrotisierend), drei Patienten mit kombinierter anteriorer und posteriorer Skleritis und zwei Patienten mit posteriorer Skleritis. In einer histopathologischen Studie (Wilhelmus et al. 1981) an enukleierten Augen von Skleritispatienten mit Glaukom hatten 36 % anteriore Skleritiden, 57 % kombinierte anteriore und posteriore Skleritiden und 7 % posteriore Skleritiden. Nekrotisierende Skleritiden (**Abb. 5-3**) sind häufiger mit einem Glaukom vergesellschaftet.

Während in einigen Fällen mit begleitender Uveitis die verminderte Kammerwasserproduktion die Störung des Kammerwasserabflusses initial zu kompensieren vermag, steigt bei weiterer Ausdehnung der Skleritis der Augeninnendruck häufig (Sainz de la Maza 1997).

Größere anteriore Sklerastaphylome finden sich im Allgemeinen nur bei Skleritispatienten mit einer längerfristigen Steigerung des Augeninnendrucks über 35 mm Hg (Wilhelmus et al. 1981). Während spontane Bulbusrupturen von Augen mit blandem Sklerastaphylom selten sind, wird dieses bei nekrotisierender Entzündung häufiger beobachtet.

Allgemeiner Ablauf der Untersuchung. Die Untersuchung von Patienten mit Skleritis beginnt mit der üblichen Visusbestimmung und Spaltlampenuntersuchung (inkl. einer genauen Betrachtung der limbalen und episkleralen Gefäße). Neben den klinischen Zeichen der Skleritis müssen Vorderkammertiefe und Merkmale einer Uveitis beurteilt werden. Da bei Patienten mit schmerzhafter Skleritis gelegentlich mit der Goldmann-Tonometrie fehlerhafte Augeninnendruckwerte ermittelt werden, sollten etwaige Messunterschiede palpatorisch verifiziert werden. Obschon die Gonioskopie zu den obligaten Untersuchungen bei allen neu entdeckten Glaukomen gehört, kann die

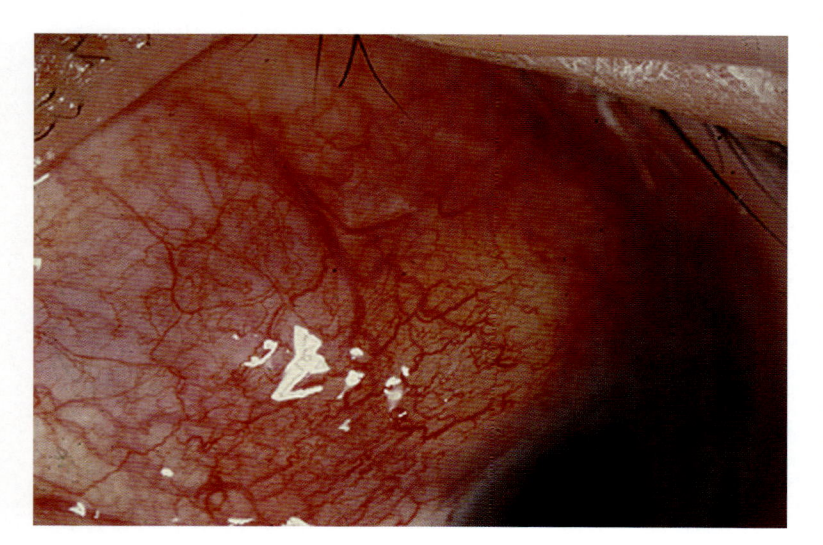

Abb. 5-3 Patient mit anteriorer Skleritis und Sekundärglaukom, beginnende Skleranekrose (Augenabteilung am St. Franziskus Hospital Münster)

Tab. 5-1 Differenzialdiagnose von Glaukomen bei Skleritis

Offenwinkelglaukom mit und ohne Uveitis

- koexistierendes Offenwinkelglaukom
- Trabekulitis
  - primär durch Skleritis oder sekundär durch Uveitis
- Schwellung und Nekrose der Sklera
  - Ödem und entzündliche Infiltration der Sklera
  - Vaskulitis, Thrombosierung und Obliteration von Schlemm-Kanal, Kollektorkanälen, episkleralem Plexus
  - Periphlebitis und Kompression von Vortexvenen
  - erhöhter episkleraler Venendruck
- steroidinduziertes Glaukom

Engwinkelglaukom mit und ohne Uveitis

- koexistierendes Engwinkelglaukom
- periphere anteriore Synechien
  - bei begleitender Uveitis
- ziliochorioidale Effusion
  - bei posteriorer Skleritis
  - Effusion unter Ziliarkörper und Aderhaut
  - Rotation des Ziliarkörpers nach vorne
- Pupillarblockglaukom
  - bei begleitender Uveitis mit hinteren Synechien und Iris bombata

Neovaskuläres Glaukom

- bei begleitender Uveitis und retinaler Vaskulitis, retinale Hypoxie
- Rubeosis iridis und Neovaskularisierung des Kammerwinkels

Durchführung bei Skleritispatienten aufgrund der Druckschmerzen erschwert sein. Besonderes Augenmerk gilt der Bestimmung der Kammerwinkeltiefe, peripherer anteriorer Synechien, entzündlicher Auflagerungen auf dem Trabekelmaschenwerk, Narbenbildungen und Neovaskularisationen.

In ausgewählten Fällen, in denen insbesondere maligne Raumforderungen nicht ausgeschlossen werden können, sind computertomographische und insbesondere kernspintomographische Untersuchungen indiziert (Leitch et al. 1992).

In der konventionellen echographischen Untersuchung können typische Veränderungen einer posterioren Skleritis nachgewiesen werden, zu denen Vitritis, Aderhautschwellung, Skleraverdickungen, exsudative Netzhautablösungen, Netzhauttraktionen und T-Zeichen zählen (Dodds et al. 1995, Singh et al 1986). Die hochauflösende Ultraschallbiomikroskopie (UBM) kann in vielen Fällen andere radiologische Untersuchungen ersetzen. Die UBM informiert über strukturelle Veränderungen in der Episklera und Sklera sowie über die der darunter liegenden Chorioidea, Retina und Glaskörper. Die Untersuchung der Sklera beinhaltet die Bestimmung der Gewebedicke, Reflektivität und Homogenität der skleralen and episkleralen Gewebe. Mit dem UBM können als erste Zeichen einer Nekrose die entzündlichen „Pockets" (Heilighaus et al. 1998) nahe dem Kammerwinkel im Bereich des posttrabekulären Kammerwasserabflusses, anteriore Synechien im Kammerwinkel und die typischen Zeichen einer ziliochorioidalen Effusion nachgewiesen werden, wie z. B. subziliare Flüssigkeitsansammlung, Aderhautschwellung, die Rotation des Ziliarkörpers nach vorne und die Verdrängung der peripheren Iris nach vorne (Maruyama et al. 2002, Pavlin et al. 1993).

Mit der Fluoreszenzangiographie der vorderen Augenabschnitte lassen sich bei den unterschiedlichen Formen von anteriorer Skleritis charakteristische Muster nachweisen (Watson und Bovey 1985). Die Methode ist besonders geeignet, um frühe Veränderungen einer beginnenden Skleranekrose festzustellen. Bei einer Nekrose ist der venöse Fluss verlangsamt und es entstehen Gefäßabbrüche. Pathologische Gefäßveränderungen im Kammerwinkelbereich sollten eine engmaschige Kontrolle des Augeninnendrucks zur Folge haben (**Tab. 5-1**).

■ Therapie

Das primäre Behandlungsziel muss darin bestehen, eine Reizfreiheit der Skleritis zu erzielen. Topische und systemische Glucocorticosteroide, nichtsteroidale Antirheumatika, COX-2-Hemmer und Immunsuppressiva können zum Rückgang des skleralen Ödems und der Infiltration führen und sekundär damit den Kammerwasserabfluss verbessern. Die Prinzipien der antientzündlichen Therapie werden an anderer Stelle beschrieben (Dück et al. 2002, Foster et al. 1984, Jabs et al 2000). Unter Gabe von Steroiden sinkt oft der Augeninnendruck sowie der begleitende erhöhte episklerale Venendruck (Jørgensen und Guthoff 1988). Bei Steroid-Respondern wird angestrebt, die Steroiddosis rasch zu senken, und zwar mit nichtsteroidalen Antirheumatika, COX-2-Hemmern oder nichtsteroidalen Immunsuppressiva (Methothrexat, Azathioprin, Mycophenolatmofetil [MMF] oder Endoxan).

Medikamentöse Therapie. Zur Senkung des erhöhten Augeninnendrucks stehen eine Vielzahl verschiedener Antiglaukomatosa zur Verfügung.

Zu den Medikamenten der ersten Wahl zählen neben den β-Rezeptoren-Blockern (Timolol, Betaxolol, Levobunolol usw.) die lokal applizierbaren Carboanhydrasehemmer (Dorzolamid, Brinzolamid) sowie der α_2-Agonist Brimonidin, die alle auch zu einer langfristigen Applikation geeignet sind. Vorrangig sollte Brimonidin eingesetzt werden, da es die Kammerwasserproduktion verringert, den uveoskleralen Abfluss steigert und den episkleralen Druck senken soll. Gelegentlich ist nach Langzeitanwendung eine anteriore Uveitis beobachtet worden (Byles et al. 2000), sodass diesbezüglich engmaschig kontrolliert werden sollte. Wir selbst haben eine solche Komplikation in unserem Patientenkollektiv noch nicht festgestellt. Für die Behandlung der akuten Drucksteigerung können Acetazolamid oder Infusionen hyperosmolarer Lösungen angewendet werden.

Die Adrenalinderivate Dipivefrin und Apraclonidin, ein älterer α_2-Rezeptor-Agonist, führen zu einer Vasokonstriktion. Wegen der epibulbären reaktiven Gefäßfülle und gelegentlich auftretender Makulaödeme bei intrakapsulären Aphaken sollten beide Substanzen bei Skleritis nur sehr zurückhaltend und unter strenger Kontrolle verabreicht werden.

Die Prostaglandinderivate (Latanoprost, Travoprost, Bimatoprost) steigern vorrangig den uveoskleralen Ausfluss. Diese Substanzen können eine starke Drucksenkung bewirken. Da aber Prostaglandine auch Mediatoren im Entzündungsprozess darstellen, können sie gelegentlich zur Verschlechterung der Entzündung (Smith et al. 1999) und zum Entstehen von Makulaödemen beitragen (Furuichi et al. 2001). Daher sollte ihre Anwendung eher vermieden werden!

Miotika sind bei Skleritispatienten der Behandlung des Winkelblocks vorbehalten. Sie sollten bei einer gleichzeitig bestehenden Uveitis nicht angewendet werden, um posteriore Synechien und eine weitere Störung der Blut-Kammerwasser-Schranke zu vermeiden.

Im Gegensatz zum Pupillarblockglaukom kommt es bei der ziliochorioidalen Effusion nach Gabe von Miotika typischerweise zu einer weiteren Vorderkammerabflachung und einem Anstieg des Augeninnendrucks (Fourman 1989). In dieser Situation sollten Zykloplegika appliziert und die antientzündliche Therapie fortgesetzt werden. Die Zykloplegie resultiert in einer Kontraktion und posterioren Verlagerung der Ziliarprozesse, einer Öffnung des Sulcus ciliaris und Vertiefung des Kammerwinkels. Innerhalb weniger Stunden nach Gabe von Zykloplegika wird eine Vertiefung der Vorderkammer und innerhalb weniger Tage eine Normalisierung des Augeninnendrucks erzielt (Quinlan und Hitchings 1978).

Operative Therapie. Bei Patienten mit Skleritis ist bei der Indikationsstellung zur Glaukomoperation zu berücksichtigen, dass mit einer chirurgischen Manipulation jeglicher Art eine Nekrose und Perforation der Sklera provoziert werden kann.

Die pathogenetischen Modelle zur Entstehung der Skleritis gehen davon aus, dass Immunkomplexe in den skleralen Gefäßen und dem Bindegewebe abgelagert werden. Es wurden auch Autoimmunreaktionen gegen sklerale Strukturen beobachtet. Der Sekretion von Interferon γ und anderen entzündlichen Mediatoren folgt eine Expression von MHC-Klasse-II-Molekülen auf Entzündungszellen und auch auf skleralen Fibroblasten. Das von den aktivierten Fibroblasten sezernierte Komplement C1 sowie andere Entzündungsmediatoren steigern die Gefäßpermeabilität, induzieren eine Degranulation von Mastzellen und eine Chemotaxis von weiteren Entzündungszellen. Durch immunregulatorische T-Zellen, Makrophagen und die Aktivierung von Antigen präsentierenden Langerhans-Zellen, dem Einwandern von polymorphonuklearen Neutrophilen (PMNs, der Ausbildung von Membranattackierungskomplexen (Komplement C5–C9), der Anlagerung von Blutplättchen und einer Gefäßthrombosierung folgt eine Nekrose von Bindegewebe und Gefäßen (Bernauer et al. 1994, Fong et al. 1991, Rao et al. 1985). Jede operative Irritation der Sklera kann den Entzündungsprozess induzieren und steigern. Insofern ist die Operation und ihre Durchführung genau zu planen. Die Operation sollte nur im entzündungsfreien Intervall erfolgen, gegebenenfalls muss die Operation verschoben werden. Es gibt viele Belege dafür, dass bei Patienten mit Skleritis, insbesondere mit der nekrotisierenden Form, die Misserfolgsrate ohne eine adäquate peri- und postoperative Immunsuppression außerordentlich hoch ist (Sainz de al Maza et al. 1989, O'Donoghue et al. 1992). Zu den typischen Komplikationen zählen das Einschmelzen von Transplantaten, Skleranekrosen und Bulbusperforationen.

> Es ist daher dringend anzuraten, bei Patienten mit früherer entzündlicher Skleranekrose und systemischer Vaskulitis schon vor der Operation mit der Immunsuppression anzufangen!

Bei allen Patienten mit Skleritis sollte perioperativ eine mehrwöchige additive lokale und systemische Gabe von Glucocorticosteroiden erfolgen; als initiale Dosis kann 1 mg/kg Körpergewicht Prednison-Äquivalent täglich empfohlen werden.

Zyklodestruktion: Die Zyklophotokoagulation (ZPK) mit dem Diodenlaser stellt wahrscheinlich momentan die operative Behandlungsmethode der ersten Wahl bei Patienten mit Skleritis und Sekundärglaukom dar (Schlote et al. 1998, Schlote et al. 2000). Insbesondere bei der nekrotisierenden Verlaufsform und bei ausgedehnten Skleraverdünnungen weist die ZPK gegenüber den filtrierenden Eingriffen einige Vorteile auf. Aufgrund der Wellenlänge von 780 bis 850 nm erfolgt die Absorption und thermische Gewebedestruktion vorrangig im Ziliarkörper unter weitgehender Schonung der Sklera.

Je nach Höhe des Ausgangsdrucks erscheint uns eine vorsichtige initiale Behandlung mit etwa 15 bis 20 Herden über 6 Uhrzeiten der Bulbuszirkumferenz empfehlenswert. Zur Druckregulierung müssen in der Regel mehrere Behandlungen eingeplant werden. Bislang wurde nicht über schwere Komplikationen berichtet. Bei Patienten mit deutlich verdünnter Sklera muss die Laserenergie erheblich reduziert werden (Palmer et al. 1997).

Die Gewebeschonung der Sklera und Bindehaut stellt den wichtigsten Vorteil gegenüber der Kryokoagulation des Ziliarkörpers dar. Es gibt Untersuchungen, nach denen die Zyklophotokoagulation bezüglich der Drucksenkung gleich effektiv wie die Zyklokryotherapie ist, aber deutlich weniger Komplikationen zeigt (Suzuki et al 1991). Vergleichende Untersuchungen nur bei entzündungsbedingten Glaukomen fehlen jedoch. Nach Zyklokryokoagulation wurden bei Patienten mit Skleritis stärkere postoperative Schmerzen, Begleitentzündungen und Skleraeinschmelzungen beobachtet (Tucker et al. 1993).

Chirurgische Iridektomie bzw. Laseriridotomie: Bei Patienten mit Iris bombata muss eine Öffnung in der peripheren Iris geschaffen werden, um eine Vertiefung der Vorderkammer zu erzielen. Bei Patienten mit Skleritis sollte wegen einer möglichen Skleritisreaktivierung die Nd:YAG-Laser-Iridotomie der chirurgischen Iridektomie vorgezogen werden. Wie auch bei den Uveitiden sollte auf eine ausreichende Größe des Irisdefekts geachtet werden.

Filtrierende Glaukomoperationen: Es liegen nur einzelne Studien vor, die über positive Erfahrungen nach einer Goniotrepanation bei Patienten mit Skleritis berichteten (McGavin et al. 1976, Wilhelmus et al. 1981). Bei der Operation sollten die Limbusarkaden und Shunts nicht durchtrennt werden, um eine zusätzliche arterielle Hypoxie und Nekrose zu vermeiden. Theoretisch scheint bei Patienten mit Skleritis eine zusätzliche Gabe von Mitomycin C (MMC) oder 5-Fluorouracil (5-FU) angezeigt zu sein, da die entzündlichen Veränderungen in Bindehaut und Tenon-Kapsel zu einer Steigerung der Fibroblastenfunktion führt. Da aber nach Applikation von MMC Gefäßabbrüche und Skleranekrosen beobachtet wurden (Dunn et al. 1991, Rubinfeld et al. 1992), sollte auf ihre Anwendung bei Patienten mit Skleritis verzichtet werden, die schon per se ein höheres Risiko für Skleranekrosen haben.

Die Bedeutung der nicht penetrierenden filtrierenden Operationen, namentlich der Viskokanalostomie (Stegmann et al. 1999) und der tiefen Sklerektomie mit externer Trabekulektomie (El Sayyad et al. 2000, Sourdille et al. 1999), zur Behandlung der Skleritis ist unklar, da hierzu noch keine publizierten Studien vorliegen. Da die innere Schicht des Trabekelmaschenwerks, die bei der Operation verbleiben soll, durch Entzündungen geschädigt wird, erscheint der Erfolg von vorne herein limitiert. Auch bei einer Skleraatrophie muss aus operationstechnischen Gründen von dieser Methode abgeraten werden.

Ob die Entfernung von Debris und Auflagerungen im Trabekelmaschenwerk sowie seine Entfernung mit der Goniocurettage (Jacobi et al. 1999) bei sekundären Offenwinkelglaukomen eine gute alternative Methode darstellt, muss in künftigen Studien ermittelt werden.

Bei Patienten mit Neovaskularisationen der Iris und des Kammerwinkels muss die Therapie der zu Grunde liegenden Entzündung optimiert werden, entweder mit systemischen Glucocorticosteroiden oder Immunsuppressiva. Die avaskulären Netzhautareale sollten mit einer panretinalen Photokoagulation behandelt werden.

Glaukom bei Keratitis

■ Epidemiologie

Gelegentlich entwickelt sich ein Sekundärglaukom auch im Zusammenhang mit einer Keratitis. Dieses wird am häufigsten bei bakterieller, mykotischer und herpetischer Keratitis, bei Zoster ophthalmicus und bei der interstitiellen Keratitis bei Lues beobachtet.

■ Ätiopathogenese

Für das Entstehen eines hohen Augeninnendrucks bei einer Keratitis werden verschiedene Mechanismen verantwortlich gemacht. Durch die mit der Keratitis einhergehende anteriore Uveitis kommt es zu einer Ablagerung von Entzündungszellen, Debris und Fibrin im Trabekelmaschenwerk. Gelegentlich entstehen auch zirkuläre hintere Synechien mit einem Pupillarblockglaukom oder peripheren anterioren Synechien. Bei einer mykotischen Keratitis durchwandern die Mikroorganismen nicht selten die Descemet-Membran und können durch das Kammerwasser in den Kammerwinkel gelangen. Dort verlegen sie das Trabekelmaschenwerk. Letztendlich kann die von der Hornhaut auf die Sklera übergreifende nekrotisierende Entzündung bei einer unbeherrschten Infektion, wie es gelegentlich bei Pilzen, Acanthamöben und Herpes-simplex-Viren beobachtet wird, zur Verlegung des Trabekelmaschenwerks, des intraskleralen sowie episkleralen Abflussweges des Kammerwassers führen. Es gelten hierbei prinzipiell die gleichen Überlegungen wie oben für die Skleritis ausgeführt. Auch bei Keratitiden kommt es zu einer vermehrten Gefäßfülle im episkleralen Plexus, einer Öffnung der Anastomosen usw. Dies wiederum führt zu einem erhöhten episkleralen Venendruck, der wiederum den Kammerwasserabfluss beeinträchtigt. Untersuchungen hierzu liegen jedoch noch nicht vor.

Bakterielle Keratitis

Bei einer kongenitalen Manifestation einer **Syphilisinfektion** kann zwischen dem fünften und 20. Lebensjahr eine interstitielle Keratitis auftreten. In der initialen Phase wird die Keratitis meist von einer Uveitis und einem erhöhten Augeninnendruck begleitet. Etwa jeder fünfte Patient mit interstitieller Keratitis entwickelt in den Folgejahren ein Glaukom (Knox 1961). Einige Patienten zeigen ein chronisches Offenwinkelglaukom mit peripheren anterioren Synechien und Ablagerungen von Debris und Entzündungszellen im Trabekelmaschenwerk. Nicht selten wird eine unzureichende Reaktion auf Antiglaukomatosa, aber ein gutes Ansprechen auf eine Goniotrepanation beobachtet (Grant 1975). Andere Patienten weisen eine flache Vorderkammer mit krisenhaften Augeninnendruckspitzen auf. Einige waren mit einer chirurgischen Iridektomie, andere nur mit einer Goniotrepanation zu stabilisieren (Grant 1975). Gelegentlich wurde das Glaukom zusammen mit einer Iridoschisis beobachtet (Salvador et al. 1993). Andere Patienten mit abgeheilter Keratitis wiesen rezidivierende Iridozyklitiden mit steigendem Augeninnendruck auf.

Parasitäre und virale Keratitis

In einer retrospektiven Untersuchung an 77 Augen mit Acanthamoeba-bedingter Keratitis wurde bei fünf ein Glaukom festgestellt. Dieses wurde insbesondere bei lang bestehender, schwerer Keratitis mit Ausdehnung auf die Sklera beobachtet (Bacon et al. 1993).

Herpes-simplex-Virus-induzierte Iritis und Trabekulitis

■ Epidemiologie

Bei den meisten Betroffenen mit Herpes-simplex-Virus-induzierter Keratitis und Glaukom sind bereits frühere Entzündungsepisoden zu erfragen. In einer Untersuchung wiesen 28 % der Patienten mit herpetischer Keratouveitis einen erhöhten Augeninnendruck und 10 % eine glaukomatöse Optikusschädigung auf. In der Regel war das Glaukom die Folge von wiederholten Entzündungen (Falcon und Williams 1978) im Sinne einer Uveitis. Die meisten Patienten weisen gonioskopisch keine Auffälligkeiten auf. Obschon bei Patienten mit einem Sekundärglaukom häufig gleichzeitig eine Keratitis besteht, können aber Iritis oder Trabekulitis auch isoliert und ohne eine Keratitis auftreten. Der Entzündungsverlauf ist meistens schubförmig und typischerweise von einem hohen Augeninnendruck begleitet, der sich meistens nach einigen Wochen normalisiert. 10 % der Patienten weisen einen Optikusschaden auf.

■ Ätiopathogenese

Im Kammerwasser von Patienten mit Endotheliitis und Trabekulitis fanden sich replikationsfähige Viruspartikel (Sundmacher und Neumann-Haefelin 1979). Zudem kommt der Immunreaktion eine wichtige Bedeutung zu. Tierexperimentelle Beobachtungen haben gezeigt, dass sich bei der Herpes-simplex-Virus-Infektion des Trabekelmaschenwerks ein Ödem, eine Einlagerung von entzündlichen Zellen und Debris, eine Narbenbildung im Trabekelmaschenwerk und periphere anteriore Synechien ausbilden können (**Abb. 5-4**) (Teitelbaum et al. 1987, Townsend und Kaufman 1971). Die Uveitiden mit schweren Verläufen werden gelegentlich auch von Ischämien des vorderen Augensegments mit therapierefraktären Sekundärglaukomen begleitet (Johns 1991).

■ Diagnose und Differenzialdiagnose

Für die Diagnosestellung ist der Nachweis von früheren Herpes-simplex-Virus-Infektionen des Auges sehr wertvoll. Dazu zählen die typischen pigmentierten Keratopräzipitate, die korrespondierende endotheliale Dysfunktion, die anteriore Uveitis, die fokale Irisatrophie oder diffuse Irishyperämie und die fulminanten Uveitiskrisen mit hohen Augeninnendrucken. Es können posteriore Synechien, Pupillarblockglaukome oder eine Trabekulitis folgen. Während die Trabekulitis im typischen Fall mit einer starken Injektion und mit endothelialer Dekompensation einhergeht (Sundmacher 1981, Sundmacher und Neumann Haefelin 1979), tritt eine Endotheliitis durchaus am blanden Auge auf. Insbesondere in den Fällen mit unauffälliger Anamnese und atypischer Klinik kann die Aspiration von Kammerwasser und der Nachweis von intraokulärer Anti-Herpes-simplex-Virus-Antikörper-Produktion oder von Virus-DNA mittels der Polymerasekettenreaktion (PCR) hilfreich sein.

■ Therapie

Während lokale Virustatika die Virusinfektion und das Glaukom nicht verbessern, ist die orale Gabe von Aciclovir sehr effektiv. Eine Langzeitgabe von Aciclovir kann bei Patienten mit starker Rezidivneigung weitere Schübe verhindern (Herpetic Eye Disease Study Group 1998). Die Entzündung reagiert in der Regel prompt auf lokale Glucocorticosteroide. Die Dosierung und die Therapiedauer ist sehr unterschiedlich. Die Dosis des Medikaments muss der Entzündungsreaktion angepasst und dann langsam ausgeschlichen werden. Einige Patienten benötigen permanent niedrige Erhaltungsdosen. Zykloplegika sollten immer gegeben werden. Der erhöhte intraokuläre Druck sollte vorrangig medikamentös behandelt werden. Die Auswahl der Antiglaukomatosa folgt den oben genannten Überlegungen. Bei progressivem Glaukomschaden muss eine Zyklophotokoagulation oder eine Goniotrepanation mit oder ohne adjuvanter Gabe von MMC oder 5-FU erwogen werden.

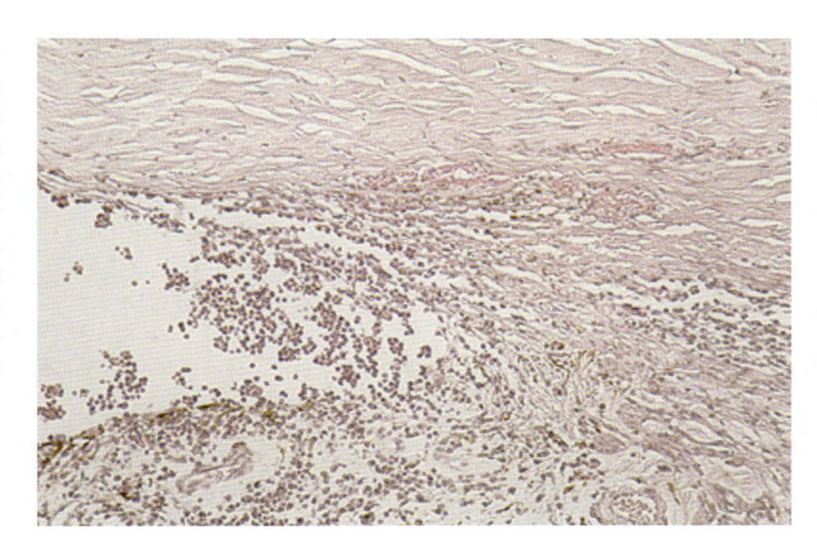

Abb. 5-4 Histopathologie bei Herpes-simplex-Virus-induzierter Trabekulitis. Trabekelmaschenwerk mit entzündlichem Ödem und Einlagerung von entzündlichen Zellen und Debris. Entzündliche Infiltration und Ödem der Iris und des Schlemm-Kanals. (Augenabteilung am St. Franziskus Hospital Münster)

Herpes zoster

■ Ätiopathogenese

Den Herpes-zoster-Virus-induzierten Sekundärglaukomen liegen ähnliche Ursachen zu Grunde, wie sie für die Herpes-simplex-Virus-induzierte Iritis und Trabekulitis gelten. Die chronische Entzündung basiert auf einer persistierenden Expression von viralen Antigenen und der Immunreaktion. Einige schwere Verläufe werden zudem von einer okkludierenden Vaskulitis geprägt (Naumann et al. 1968).

■ Diagnose und Differenzialdiagnose

In den ersten wenigen Wochen nach Zoster ophthalmicus werden häufig Iridozyklitiden beobachtet. Monate bis Jahre später können weitere Exazerbationen folgen. Die Diagnose ist besonders schwer, wenn keine Herpes-zoster-Virus-bedingte Dermatitis bestand. Ein Drittel der Patienten mit einer Uveitis weist einen Anstieg des Augeninnendrucks auf (Reijo et al. 1983) und 10 % entwickeln ein Glaukom (Womack und Liesegang 1983). Im Kammerwasseraspirat der

Patienten können Varicella-Zoster-Virus-spezifische Antikörper und Virus-DNA nachgewiesen werden (Schacher et al. 1998, Yamamoto et al. 1995).

■ Therapie

Es ist unklar, ob nach Zoster ophthalmicus eine orale Behandlung mit Aciclovir das Auftreten einer späteren Uveitis und des Glaukoms verhindert (Aylward et al. 1994). Die Iritis reagiert im Allgemeinen gut auf eine lokale Gabe von Glucocorticosteroiden. Die Dosis und Dauer der Gabe muss dem individuellen Verlauf angepasst werden. Die medikamentöse und chirurgische Therapie des Glaukoms entspricht weitgehend der bei der herpetischen Keratouveitis (s. oben).

Zusammenfassung und Zukunftsperspektiven

Sekundärglaukome sind häufiger bei schweren Skleritiden und Keratitiden, insbesondere wenn sie von einer Uveitis begleitet werden. Die Augeninnendrucke steigen typischerweise während der Entzündungsschübe an. Daher sind engmaschige Messungen des Augeninnendrucks unverzichtbar. Bei frühzeitiger Diagnose und aggressiver antientzündlicher Therapie kann die Visusprognose verbessert werden.

Die Aufgabe der Grundlagenforschung ist es, die mikrobiologischen und immunologischen Entzündungsabläufe aufzuklären, um künftig die häufig chronisch rezidivierenden Erkrankungen behandeln zu können.

Literatur

Aylward GW, Claoue MP, March RJ, Yasseem N. Influence or oral acyclovir on ocular complications of herpes zoster ophthalmicus. Eye 1994; 8: 70–4.
Bacon AS, Frazer DG, Dart JKG, Matheson M, Ficker LA, Wright P. A review of 72 consecutive cases of acanthamoeba keratitis, 1984–1992. Eye 1993; 7: 719–25.
Bernauer W, Watson PG, Daicker B, Lightman S. Cells perpetuating the inflammatory response in scleritis. Br J Ophthalmol 1994; 78: 381–5.
Bietti GB, Vanni V. Glaucome secondaire à une obstruction veineuse extra-oculaire. Ophthalmologica 1961; 142: 227–31.
Byles DB, Frith P, Salmon JF. Anterior uveitis as a side effect of topical brimonidine. Am J Ophthalmol 2000; 130: 287–91.
Dodds EM, Lowder CY, Barnhorst DA, Lavertu P, Caravella LP, White DE. Posterior scleritis with annular ciliochoroidal detachment. Am J Ophthalmol 1995; 120: 677–9.
Dück N, Michel D, Hudde T, Koch JM, Steuhl JM. Therapie bei Patienten mit entzündlichen Skleraerkrankungen: Stellenwert von Immunsuppressiva. Ophthalmologe 2002; 99 (Suppl): 151.
Dunn JP, Seamone CD, Ostler HB, Nickel BL, Beallo A. Development of scleral ulceration and calcification after pterygium excision and mitomycin therapy. Am J Ophthalmol 1991; 112: 343–4.
El Sayyad F, Helal M, El-Kholify H, Khalil M, El-Maghraby A. Nonpenetrating deep sclerectomy versus trabeculectomy in bilateral primary open-angle glaucoma. Ophthalmology 2000; 107: 1671–4.
Falcon MG, Williams HP. Herpes simplex kerato-uveitis and glaucoma. Trans Ophthalmol Soc U K 1978; 98: 101–4.
Fong LP, Sainz de la Maza M, Rice B, Kupferman AE, Foster CS. Immunopathology of scleritis. Ophthalmology 1991; 98: 472–9.
Foster CS, Sainz de la Maza M. The Sclera. Berlin, Heidelberg, New York: Springer 1994.
Foster CS, Forstot SL, Wilson LA. Mortality rate in rheumatoid arthritis patients developing necrotizing scleritis or peripheral ulcerative keratitis. Effects of systemic immunosuppression. Ophthalmology 1984; 91: 1253–63.
Fourman S. Angle-closure glaucoma complicating ciliochoroidal detachment. Ophthalmology 1989; 96: 646–53.
Fraunfelder FT, Watson PG. Evaluation of eyes enucleated for scleritis. Br J Ophthalmol 1976; 60: 227–30.
Funk RHW, Rohen JW. Scanning electron microscopic study of episcleral arteriovenous anastomoses in the owl and cynomolgus monkey. Curr Eye Res 1996; 15: 321–7.
Furuichi M, Chiba T, Abe K, Kogure S, Iijima H, Tsukahara S, Kashiwagi K. Cystoid macular edema associated with topical latanoprost in glaucomatous eyes with a normally functioning blood-ocular barrier. J Glaucoma 2001; 10: 233–6.
Grant WM. Late glaucoma after interstitial keratitis. Am J Ophthalmol 1975; 79: 87–91.
Heiligenhaus A, Schilling M, Lung E, Steuhl KP. Ultrasound biomicroscopy in scleritis. Ophthalmology 1998; 105: 527–34.
Herpetic Eye Disease Study Group. Acyclovir for the prevention of recurrent herpes simplex virus eye disease. N Engl J Med 1998; 339: 300.
Jabs DA, Mudun A, Dunn JP, Marsh MJ. Episcleritis and scleritis: clinical features and treatment. Am J Ophthalmol 2000; 130: 469–76.
Jacobi PC, Dietlein TS, Krieglstein GK. Goniocurettage for removing trabecular meshwork: clinical results of a new surgical technique in advanced chronic open-angle glaucoma. Am J Ophthalmol 1999; 127: 505–10.
Johns KJ, O'Day DM, Webb RA, Glick A. Anterior segment ischemia in chronic herpes simplex keratouveitis. Curr Eye Res 1991; 10 (Suppl): 117–24.
Jørgensen JS, Guthoff R. Die Rolle des episkleralen Venendruckes bei der Entstehung von Sekundärglaukomen. Klin Monatsbl Augenheilkd 1988; 193: 471–5.
Knox DL. Glaucoma following syphilitic interstitial keratitis. Arch Ophthalmol 1961; 66: 44–9.
Leitch J, Bearn MA, Watson PG. Exudative retinal detachment and posterior scleritis associated with massive scleral thickening and calcification treated by scleral decompression. Br J Ophthalmol 1992; 76: 109–12.
Maruyama I, Ohguro H, Nakazawa M. A case of acute angle-closure glaucoma secondary to posterior scleritis in patient with Sturge-Weber syndrome. Jpn J Ophthalmol 2002; 46: 74–7.
McGavin DD, Williamson J, Forrester JV, Foulds WS, Buchanan WW, Dick WC, Lee P, McSween RN, Whaley K. Episcleritis and scleritis: a study of their clinical manifestations and association with rheumatoid arthritis. Br J Ophthalmol 1976; 60: 192–226.
Naumann GOH, Gass J, Font R. Histopathology of herpes zoster ophthalmicus. Am J Ophthalmol 1968; 65: 533.

O'Donoghue E, Lightman S, Tuft S, Watson PG. Surgically induced necrotising sclerokeratitis (SINS) – precipitating factors and response to treatment. Br J Ophthalmol 1992; 76: 17–21.
Palmer DJ, Cohen J, Torczynski E, Deutsch TA. Transscleral diode laser cyclophotocoagulation on autopsy eyes with abnormally thinned sclera. Ophthalmic Surg Lasers 1997; 28: 495–500.
Pavlin CJ, Easterbrook M, Harasiewicz K, Foster FS. An ultrasound biomicroscopic analysis of angle-closure glaucoma secondary to ciliochoroidal effusion in IgA nephropathy. Am J Ophthalmol 1993; 116: 341–5.
Perianin A, Snyderman R, Malfroy B. Substance P primes human neutrophil activation: a mechanism for neurological regulation of inflammation. Biochem Biophys Res Commun 1989; 161: 520–4.
Peterson WS, Jocson VL, Sears ML. Resistance to aqueous outflow in the rhesus monkey eye. Am J Ophthalmol 1971; 72: 445–51.
Quinlan MP, Hitchings RA. Angle-closure glaucoma secondary to posterior scleritis. Br J Ophthalmol 1978; 62: 330–5.
Rao NA, Marak GE, Hidayat AA. Necrotizing scleritis. A clinicopathologic study of 41 cases. Ophthalmology 1985; 92: 1542–9.
Reijo A, Antti V, Jukka M. Endothelial cell loss in herpes zoster keratouveitis. Br J Ophthalmol 1983; 67: 751–4.
Rubinfeld RS, Pfister RR, Stein RM, Foster CS, Martin NF, Stoleru S, Talley AR, Speaker MG. Serious complications of topical mitomycin-C after pterygium surgery. Ophthalmology 1992; 99: 1647–54.
Ruff MR, Wahl SM, Pert CB. Substance P receptor-mediated chemotaxis of human monocytes. Peptides 1985; 6: 107–11.
Sainz de la Maza M, Tauber J, Foster CS. Scleral grafting for necrotizing scleritis. Ophthalmology 1989; 96: 306–10.
Sainz de la Maza M, Jabbur NS, Foster CS. Severity of scleritis and episcleritis. Ophthalmology 1994; 101: 389–96.
Sainz de la Maza M, Foster CS, Jabbur NS. Scleritis-associated uveitis. Ophthalmology 1997; 104: 58–63.
Salvador F, Linares F, Merita I, Amen M. Unilateral iridoschisis associated with syphilitic interstitial keratitis and glaucoma. Ann Ophthalmol 1993; 25: 328–9.
Schacher S, Garweg JG, Russ C, Bohnke M. Die Diagnostik der herpetischen Uveitis und Keratouveitis. Klin Monatsbl Augenheilkd 1998; 212: 359–62.
Schlote T, Mielke J, Zierhut M, Jean B, Thiel HJ. Zyklophotokoagulation als effektive und sichere Methode zur Therapie des Sekundärglaukoms bei anteriorer, nekrotisierender Skleritis. Klin Monatsbl Augenheilkd 1998; 213: 306–8.
Schlote T, Derse M, Zierhut M. Transscleral diode laser cyclophotocoagulation for the treatment of refractory glaucoma secondary to inflammatory eye diseases. Br J Ophthalmol 2000; 84: 999–1003.
Selbach JM, Schönfelder U, Funk RHW. Arteriovenous anastomoses of the episcleral vasculature in the rabbit and rat eye. J Glaucoma 1998; 7: 50–7.
Selbach JM, Rohen JW, Steuhl KP, Lütjen-Drecoll E. Angioarchitecture and innervation of the primate anterior episclera. Invest Ophthalmol Vis Sci (im Druck).
Singh G, Guthoff R, Foster CS. Observations on long-term follow-up of posterior scleritis. Am J Ophthalmol 1986; 101: 570–5.
Smith SL, Pruitt CA, Sine CS, Hudgins AC, Stewart WC. Latanoprost 0.005 % and anterior segment uveitis. Acta Ophthalmol Scand 1999; 77: 668–72.
Sourdille P, Santiago PY, Villain F, Yamamichi M, Tahi H, Parel JM, Ducournau Y. Reticulated hyaluronic acid implant in nonperforating trabecular surgery. J Cataract Refract Surg 1999; 25: 332–9.
Stegmann R, Pienaar A, Miller D. Viscocanalostomy for open-angle glaucoma in black African patients. J Cataract Refract Surg 1999; 25: 316–22.
Sundmacher R. A clinico-virologic classification of herpetic anterior segment disease with special reference to intraocular herpes. In: Sundmacher R (ed). Herpetische Augenerkrankungen. München: Bergmann 1981; 203.
Sundmacher R, Neumann-Haefelin D. Herpes simplex virus isolation from the aqueous of patients suffering from focal iritis, endotheliitis, and prolonged disciform keratitis with glaucoma. Klin Monatsbl Augenheilkd 1979; 104: 488–501.
Suzuki Y, Araie M, Yumita A, Yamamoto T. Transscleral Nd:YAG laser cyclophotocoagulation versus cyclocryotherapy. Graefes Arch Clin Exp Ophthalmol 1991; 229: 33–6.
Teitelbaum CS, Streeten BW, Dawson CR. Histopathology of herpes simplex virus keratouveitis. Curr Eye Res 1987; 6: 189–94.
Townsend WM, Kaufman HE. Pathogenesis of glaucoma and endothelial changes in herpetic kerato-uveitis in rabbits. Am J Ophthalmol 1971; 71: 904–10.
Tucker SM, Hurwitz JJ, Pavlin CJ, Howarth DJC, Nianiaris N. Scleral melt after cryotherapy for conjunctival melanoma. Ophthalmology 1993; 100: 574–7.
Watson PG, Bovey E. Anterior segment fluorescein angiography in the diagnosis of scleral inflammation. Ophthalmology 1985; 92: 1–11.
Watson PG, Hayreh SS. Scleritis and episcleritis. Br J Ophthalmol 1976; 60: 163–91.
Wilhelmus KR, Grierson I, Watson PG. Histopathologic and clinical association of scleritis and glaucoma. Am J Ophthalmol 1981; 91: 697–705.
Womack LW, Liesegang TJ. Complications of herpes zoster ophthalmicus. Arch Ophthalmol 1983; 101: 42–5.
Yamamoto S, Tada R, Shimomura Y, Pavan-Langston D, Dunkel EC, Tano Y. Detecting varicella zoster virus DNA in iridocyclitis using polymerase chain reaction: a case of zoster sine herpete. Arch Ophthalmol 1995; 113: 1358–9.
Young RD, Watson PG. Microscopical studies of necrotising scleritis. I. Cellular aspects. Br J Ophthalmol 1984a; 68: 770–80.
Young RD, Watson PG. Microscopical studies of necrotising scleritis. II. Collagen degradation in the scleral stroma. Br J Ophthalmol 1984b; 68: 781–9.

5.2 Glaukome bei intraokulären Entzündungen

Manfred Zierhut und Christoph M. E. Deuter

■ Definition und Einleitung

Intraokuläre Entzündungen können zu einem Anstieg des Augeninnendrucks führen, der wiederum in ein Sekundärglaukom übergehen kann. Ein kausaler Zusammenhang zwischen akuter Entzündung und Druckentwicklung muss nicht unbedingt gesichert sein. Wie auch bei anderen Sekundärglaukomen ist es notwendig, zwischen einer „okulären Hypertension" (d. h. erhöhter Augeninnendruck ohne glaukomatöse Veränderungen) und „Glaukom" (beginnende oder bestehende glaukomatöse Veränderungen) zu unterscheiden, was in der Benennung der Erkrankung Eingang finden muss (Moorthy et al. 1997).

Die erste Erwähnung eines Druckanstiegs verbunden mit einer intraokulären Entzündung stammt wahrscheinlich von Beer (1813). Zwischen 1821 und 1830 schließlich erkannte man, dass ein Zusammenhang zwischen Druckerhöhung und Entzündung besteht. Die erste sinnvolle Therapie stellte dann von Graefe im Jahre 1857 in Form der Iridektomie vor (von Graefe 1857). Mit Weber begannen die Überlegungen, welche Faktoren für einen solchen Druckanstieg verantwortlich sein könnten (Weber 1877). Er vermutete zu Recht eine Alteration des Kammerwassers, zusätzlich jedoch eine Hypersekretion. Erste Hinweise auf besonders häufig mit Druckerhöhungen einhergehende Uveitisformen kamen schließlich durch die Beschreibung der Heterochromie-Zyklitis Fuchs und des Posner-Schlossman-Syndroms auf.

■ Epidemiologie

Über die Inzidenz der durch Uveitis bedingten Druckerhöhung bzw. Glaukoms liegen zwar historische Zahlen vor (Übersicht bei Moorthy et al. 1997, Schlote und Zierhut 1999), aktuelle Zahlen, die sich die medikamentösen Möglichkeiten und die operativen Fortschritte der letzten Jahrzehnte zu Nutzen machen, sind jedoch selten. So berichteten Kanski und Shun-Shin (1984) über eine Glaukomprävalenz von 5 bis 13,5 % bei 340 Kindern mit Uveitis. Besonders erschreckend war, dass 50 % dieser Kinder nach einer Krankheitsdauer von 8,5 Jahren keine Lichtscheinprojektion mehr aufwiesen. Diese Zahlen haben sich glücklicherweise in den letzten Jahren deutlich zum Positiven geändert (Packham und Hall 2002). Werden alle Uveitisformen berücksichtigt, so scheint die Gesamtprävalenz bei etwa 5 bis 20 % zu liegen. Allerdings gibt es eindeutig Formen, die mit hoher Prävalenz einhergehen, und einige, die höchstens bei weit fortgeschrittener Erkrankung einen Druckanstieg aufweisen.

■ Ätiopathogenese

Zahlreiche Faktoren scheinen eine wichtige Rolle in der Pathogenese des intraokulären Druckanstiegs bei der Uveitis zu spielen. Ein erhöhtes Aufkommen von Entzündungszellen führt zunächst zu biochemischen und danach zu im weiteren beschriebenen pathologischen Veränderungen im Trabekelmaschenwerk und in den Endothelzellen. Im Rahmen einer Uveitis werden überwiegend T-Lymphozyten freigesetzt, die neben ihrer obliterierenden Wirkung auch zytotoxisch sind und Proteine und Entzündungsmediatoren freisetzen (Rao 1990). Während der Proteingehalt der vorderen Augenkammer normalerweise nur etwa $1/_{100}$ des Serumgehalts beträgt, wird bei einer intraokulären Entzündung in der vorderen Augenkammer nahezu ein serumäquivalenter Wert erreicht (Peretz und Tomasi 1961). Auch nach Abklingen des Vorderkammerreizes scheint die veränderte Gefäßpermeabilität erhalten bleiben zu können (Howes und Cruse 1978). Die wichtigsten freigesetzten Mediatorsubstanzen stellen verschiedene Zytokine dar (IL-1, TNF-α, FGF, EGF, TGF-β, GM-CSF, PDGF) (Remick und Kunkel 1989), die über eine Steigerung der Entzündungsaktivität, Zunahme der Neovaskularisationstendenz, Reduktion des Kammerwasserabflusses sowie möglicherweise Zunahme der Kammerwasserproduktion zu einer Verschlechterung der Drucksituation führen können. Für IFN-γ konnte gezeigt werden, dass es in vitro die Phagozytose im Trabekelmaschenwerk durch Veränderung des Zytoskeletons hemmt (Park und Latina 1993). Die Rolle der Prostaglandine in dieser Situation ist derzeit nicht eindeutig geklärt. Freie Radikale können zusätzlich die Abflusswege schädigen (Übersicht bei Moorthy 1997).

Der Druckerhöhung können zahlreiche unterschiedliche Mechanismen zu Grunde liegen, die zu differenzierbaren Glaukomformen führen und im Weiteren kurz dargestellt werden sollen:

Primäres Winkelblockglaukom. Auch ohne entzündliche Komponente kann es natürlich zum Winkelblockglaukom kommen, was aber selten ist. Zu bedenken ist im Rahmen eines Glaukomanfalls, dass sich hierbei in der Vorderkammer Entzündungszellen vereinzelt nachweisen lassen, die eine Uveitis imitieren können. Dies beruht möglicherweise auf postischämischen Gefäßleckagen im Bereich der Iris (Schwartz et al. 1987).

Sekundäres Pupillarblock- und Winkelblockglaukom. Eine vollständige hintere Synechierung der Pupille (sekundärer Pupillarblock) kann zu einem massiven Anstieg des Augeninnendrucks führen. Durch Stauung des Kammerwassers in der hinteren Augenkammer wölbt sich die Iris nach vorne und es entsteht das klassische Bild der Iris bombata. Ein weiterer häufiger Mechanismus der Augeninnendrucksteigerung besteht in der Ausbildung eines sekundären Winkelblocks durch eine teilweise oder komplette entzündungsbedingte vordere Synechierung, deren Ausmaß oft unterschätzt wird (Panek et al. 1990). Insbesondere bei granulomatösen Entzündungen wie der Sarkoidose finden sich häufig vordere Synechien, deren abflussbehindernde Wirkung durch Pigmentfreisetzung aus der Iris und durch Neovaskularisationen noch verstärkt werden kann. Für diese Konstellation hat sich gezeigt, dass die Prognose wegen eingeschränkter therapeutischer Möglichkeiten eher schlecht ist (Krupin et al. 1988, Ritch 1981, Rodgin 1987). Davon abzugrenzen ist ein ziliolentikulärer Block (s. auch Kap. 3.4, S. 59), der auch bei der Uveitis im Rahmen einer Ziliarkörperschwellung, einer Aderhautabhebung, einer gleichzeitigen posterioren Skleritis oder auch nach Kataraktoperation auftreten kann. Ähnliche Befunde wurden bei AIDS-assoziierter Uveitis (Ullman et al. 1986) und dem Vogt-Koyanagi-Harada-Syndrom (Shirato et al. 1980) beschrieben.

Primäres Offenwinkelglaukom. Auch ein Offenwinkelglaukom kann unabhängig von der Uveitis auftreten oder durch eine solche induziert werden. Ergeben sich aus der Vorgeschichte keine Anhaltspunkte, ist die Abgrenzung eines primären gegenüber eines sekundären entzündlichen Offenwinkelglaukoms oft kaum möglich. Auch ein Pseudoexfoliationssyndrom kann, wahrscheinlich bedingt durch die labile Blut-Kammerwasser-Schranke, mit einem Vorderkammerzellbefund vergesellschaftet sein (Mermoud et al. 1992) und kommt differenzialdiagnostisch infrage.

Sekundäres Offenwinkelglaukom. Der sekundär veränderte Kammerwinkel ist zweifelsohne am häufigsten für Druckerhöhungen bei Uveitis verantwortlich. Eine Hauptkomponente hierfür ist die mechanische Blockade, die durch Entzündungszellen und Zelltrümmer bedingt ist. Es konnte gezeigt werden, dass Serum, das nach Zusammenbruch der Blut-Kammerwasser-Schranke in die Vorderkammer gelangt, den Abfluss im Kammerwinkel um 42 % reduziert (Epstein et al. 1978). Im Rahmen einer Herpes-simplex-Virus-(HSV-)induzierten intraokulären Entzündung scheint es unter dem Krankheitsbild der Trabekulitis zu einer Abnahme der Porengröße im Trabekelmaschenwerk mit gleichzeitiger Schwellung und Dysfunktion der Endothelzellen zu kommen. Die exzessive Phagozytose führt zu einer Migration (Richardson et al. 1977, Rohen und van der Zypen 1968) und Autolyse der Endothelzellen (Sherwood und Richardson 1980); daraus resultiert ein erhöhter Abflusswiderstand. Bei einigen Uveitisformen (z. B. die Heterochromie-Zyklitis Fuchs) (Jones 1993) scheinen Vernarbung und Ausbildung hyaliner Membranen zu einer Schädigung von Trabekelmaschenwerk und Endothelzellen zu führen. Nicht zu vergessen ist die den Augeninnendruck steigernde Wirkung von Glucocorticosteroiden (s. Kap. 3.1, S. 70).

Die Ausbildung von vorderen Synechien kann natürlich schleichend auch ohne Winkelblocksymptomatik zur intraokulären Druckerhöhung führen.

Leider lassen sich diese Mechanismen nicht bei allen Uveitiden ohne weiteres differenzieren, weshalb es gerade bei diesen Formen oft schwer ist, die Drucklage zufriedenstellend einzustellen. Eine Einzelanalyse sollte trotzdem bei jedem Patienten erfolgen, der eine Druckerhöhung bei Uveitis aufweist.

■ Diagnose

Die Untersuchung des Auges, das neben einer akuten oder abgeklungenen Uveitis auch einen Druckanstieg aufweist, zeigt einige Besonderheiten. Selbstverständlich muss auch hier, soweit es eine mögliche Hornhauttrübung zulässt, eine Gonioskopie durchgeführt werden. Neben der Ausbildung von anterioren Synechien ist besonders auch auf kleine Brückengefäße (Heterochromie-Zyklitis Fuchs) und Blutungen im Kammerwinkel zu achten. Wichtig ist es, insbesondere bei solchen Patienten nach charakteristischen Veränderungen zu suchen, die Hinweise auf die zu Grunde liegende Ätiologie liefern (Zierhut 2000). So sollten Pupillar- oder Irisknötchen den Verdacht auf eine Sarkoidose lenken, während die Herpes-simplex-Virus-(HSV-) oder auch Varicella-Zoster-Virus-(VZV-)assoziierte Uveitis typischerweise mit Pigmentdefekten in der Iris, dadurch verstärkter Pigmentierung des Kammerwinkels, aber auch gelegentlich mit kleinen Irisblutungen (selten mit Hyphäma) einhergehen kann. Durch die Beurteilung des Fundus schließlich erfolgt die Unterscheidung zwischen anteriorer, intermediärer oder posteriorer Uveitis bzw. Panuveitis.

■ Differenzialdiagnose

Auch wenn nahezu jede Uveitis im Laufe der Erkrankung mit einem Sekundärglaukom einhergehen kann, so zeigen doch einige Formen eine besonders hohe Prävalenz. **Tabelle 5-2** fasst diese Erkrankungen zusammen. Auf einzelne Formen wird nun genauer eingegangen:

Granulomatöse Uveitis. Einige Grunderkrankungen führen zu granulomatösen Veränderungen an der Iris, wohl sehr häufig auch im Kammerwinkel zu anterioren Synechien, was die Entwicklung eines Glaukoms naturgemäß begünstigt. Hierzu zählen insbesondere die anteriore Uveitis bei Sarkoidose, Tuberkulose und Lepra, der weltweit häufigsten Uveitisursache.

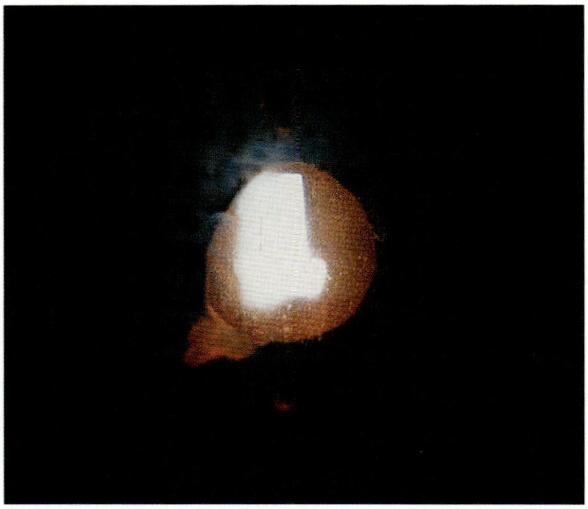

Abb. 5-5 Pigmentepitheldefekte der Iris im regredienten Licht, typisch für eine Herpes-simplex-Virus-assoziierte anteriore Uveitis (Universitäts-Augenklinik Tübingen)

Herpes-Virus-assoziierte Uveitis. Zu dieser Gruppe zählt neben der durch Herpes-simplex-Virus ausgelösten anterioren Uveitis auch der Zoster ophthalmicus (bedingt durch eine Reaktivierung des Varicella-Zoster-Virus [VZV]), der klinisch viele Ähnlichkeiten zur HSV-assoziierten Uveitis zeigt. Klinisch imponieren diese Formen durch Pigmentepitheldefekte der Iris (**Abb. 5-5**), die bei der HSV-assoziierten Uveitis eher umschrieben, bei der VZV-assoziierten Uveitis eher sektorförmig aussehen. Zusätzlich kommt es häufig zu einer Arrosion der Irisgefäße, nicht selten daher auch zu Irisblutungen oder sogar Hyphämata. Diese Zeichen sind bei fehlenden Hinweisen auf eine Verletzung, akutes Winkelblockglaukom oder ischämische Ophthalmopathie nahezu beweisend für eine Herpes-Virus-assoziierte Uveitis. Charakteristisch sind ebenfalls Defekte des M. sphincter pupillae.

Posner-Schlossman-Syndrom. Dieses erstmals 1948 beschriebene Krankheitsbild geht mit einer einseitigen Uveitis einher, wobei der Vorderkammerreiz eher gering ist, der Druck jedoch, möglicherweise wegen einer Trabekulitis, 40 bis 60 mm Hg erreichen kann (Posner und Schlossman 1948, Posner und Schlossman 1953). Es gibt Hinweise darauf, dass es sich hierbei in den meisten Fällen um eine HSV-induzierte Uveitis handelt (Yamamoto et al. 1995). Die Behandlung sollte daher primär antiviral und zusätzlich antientzündlich sein.

Tab. 5-2 Gehäuft mit Druckerhöhungen einhergehende Uveitisformen und ihre Therapiemöglichkeiten

Uveitisform	Häufigkeit eines Sekundärglaukoms (%)	Medikamentöse Therapiemöglichkeit
Granulomatöse Uveitis		
• Sarkoidose	3–34	frühe Umstellung der Steroide auf eine Immunsuppression
• Tuberkulose	10	antibakterielle Therapie
• Lepra	3,9–12	antibakterielle Therapie
Herpes-Virus-assoziierte Uveitis	12–30	Aciclovir 5-mal 800 mg, langsame Reduktion bis 2-mal 400 mg (Gesamttherapiedauer 1 Jahr), dazu Prednisolon (Anfangsdosis 0,8 mg/kg KG)
Anteriore Uveitis im Kindesalter	bis zu 42	frühzeitige Immunsuppression
Heterochromie-Zyklitis Fuchs	6,3–59	möglichst vollständiger Verzicht auf Glucocorticosteroide
Intermediäre, posteriore Uveitis	7–15	frühzeitige Immunsuppression
Behçet-Krankheit	6–21	Interferon α, Immunsuppression
Posner-Schlossman-Syndrom	100	Versuch wie bei HSV-induzierter Uveitis
Steroidinduzierte Hypertension bei Uveitis	8,9	frühzeitige Immunsuppression
HLA-B27-assoziierte anteriore Uveitis	8–20	frühzeitige Immunsuppression
Sympathische Ophthalmie	43	frühzeitige Immunsuppression
Vogt-Koyanagi-Harada-Syndrom	16,4–38	frühzeitige Immunsuppression

Anteriore Uveitis im Kindesalter. Diese überwiegend bei Mädchen anzutreffende Form zählt prognostisch zweifelsohne zu den eher ungünstig verlaufenden Formen, nicht zuletzt wegen der häufig auftretenden Druckprobleme. Ein Sekundärglaukom oder eine okuläre Hypertension ist bei bis zu 42 % der betroffenen Kinder beschrieben worden (Foster et al. 2000) und ist somit einer der häufigsten Gründe für eine ein- oder beidseitige Erblindung bei dieser Form der intraokulären Entzündung (de Boer et al. 2003). Zudem sind eine oftmals späte Diagnosestellung, erschwerte Untersuchungsmöglichkeiten und nicht zuletzt das oft nur mäßige Ansprechen auf eine Steroidtherapie oder Immunsuppression für die schlechte Prognose verantwortlich. Die anteriore Uveitis im Kindesalter ist häufig mit einer Mon- oder Oligoarthritis im Rahmen einer juvenilen idiopathischen Arthritis (JIA) assoziiert. Antinukleäre Antikörper (ANA) sind meistens nachweisbar. Im Gegensatz zu früheren Publikationen scheint aber der Nachweis von ANA nicht mit einer schlechteren Prognose verbunden zu sein. Lediglich das Fehlen von ANA bei HLA-B27-Positivität ist als Hinweis auf eine Verlaufsform zu sehen, die sich der HLA-B27-assoziierten Form der Bechterew-Krankheit annähert und dadurch eine bessere Prognose als die JIA-assoziierte Form aufweist.

Heterochromie-Zyklitis Fuchs. Dieses erstmals von Fuchs 1906 als Kombination aus Heterochromie, Zyklitis (**Abb. 5-6**) und Katarakt beschriebene Syndrom führt in bis zu 60 % der Fälle (Übersicht bei Moorthy 1997) zu einem Sekundärglaukom. Differenzialdiagnostisch nicht immer ausreichend abgrenzbar ist eine HSV-assoziierte Uveitis. Während die Ausbildung hinterer Synechien eindeutig für eine HSV-assoziierte Uveitis spricht, scheint die Ausprägung der Irisatrophie bei beiden Formen möglich. Wir sind jedoch der Meinung, dass die Literatur in diesem Punkt kaum mehr beurteilbar ist, da bis zum Ende des 20. Jahrhunderts von zahlreichen Autoren lediglich eine Keratouveitis als HSV-assoziierte Uveitis kategorisiert wurde. Daher ist es empfehlenswert, eine anteriore Uveitis, besonders mit wenigen Entzündungszellen in der Vorderkammer, aber Druckanstieg ohne Gabe von Steroiden, bei deutlicher Irisatrophie wie eine HSV-induzierte Form zu behandeln.

Behçet-Krankheit. Der Behçet-Krankheit liegt eine okklusive Vaskulitis zu Grunde. Meist im fortgeschrittenen Stadium kann es nach Verschluss retinaler Gefäße zur Neovaskularisation auf retinaler Ebene und im Kammerwinkel kommen. Es wurden Fälle publiziert, bei denen Interferon α zu vollständiger Rückbildung der intraokulären Entzündung und auch der retinalen Neovaskularisationen geführt hatte (Stübiger et al. 2001).

Intermediäre und posteriore Uveitis. Diese Formen gehen ohne Steroidtherapie sehr selten mit einem Druckanstieg einher. Ausnahmen stellen die sympathische Ophthalmie, das Vogt-Koyanagi-Harada-Syndrom und die akute Retinanekrose dar.

Andere Ursachen für eine Druckerhöhung. Aphakie und Steroidtherapie können von sich aus bereits zu

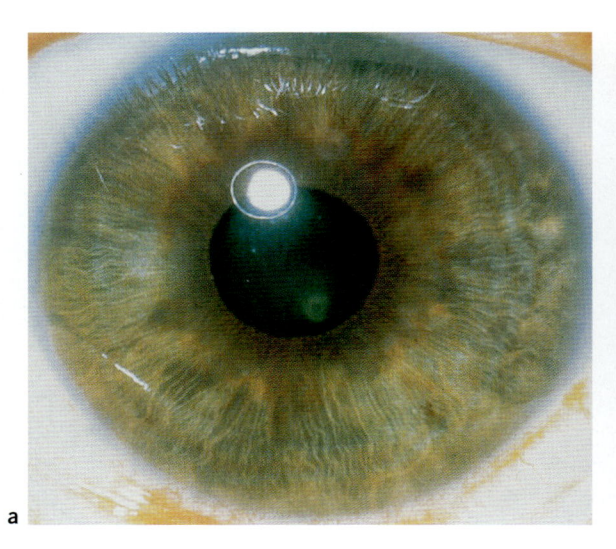

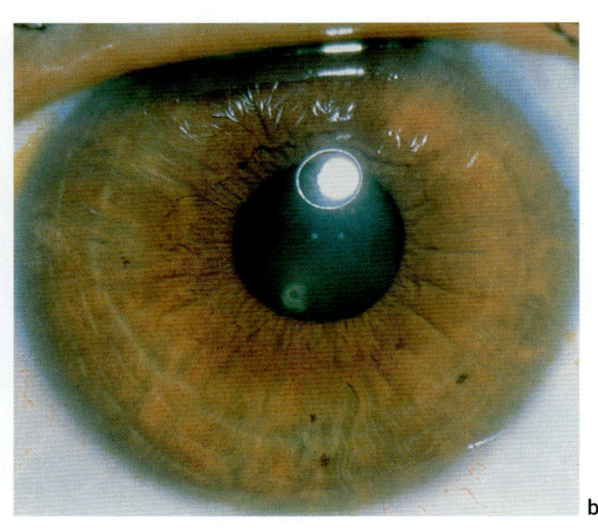

Abb. 5-6 Erscheinungsbild der Iris des rechten (**a**) und des linken (**b**) Auges bei Heterochromie-Zyklitis Fuchs am rechten Auge. Typischerweise lässt sich keine Synechie nachweisen. Das entzündete Auge ist weniger pigmentiert. (Universitäts-Augenklinik Tübingen)

Druckerhöhungen führen. Da beide Situationen, durchaus kombiniert, nicht selten bei Patienten mit Uveitis auftreten, sollten die Anteile der jeweiligen Komponente analysiert werden. Dies ist unter Umständen sehr kompliziert. Anamnese des Druckanstiegs sowie die klinische Untersuchung können hier aber oft weiterhelfen.

■ Therapie

Die Analyse der Uveitisursache und der Ursache für den Druckanstieg sollte es ermöglichen, eine Strategie zur Verringerung des Drucks auszuarbeiten (**Abb. 5-7**). Stehen die Komplikationen der Uveitis im Vordergrund, werden augendrucksenkende Maßnahmen meist ausreichen. Liegt gleichzeitig eine entzündliche Komponente vor, muss auch diese behandelt werden, wobei sich oft die Frage stellt, inwieweit im einzelnen Fall Steroide für den erhöhten Augeninnendruck mit verantwortlich sind.

Topische drucksenkende Therapie. Derzeit stehen eine Vielzahl von Medikamenten zur topischen Drucksenkung zur Verfügung, die aber alle den Nachteil haben, dass sie in keinen kontrollierten Studien an Patienten mit Uveitis untersucht worden sind. Wirkstoffgruppe erster Wahl stellen zweifelsohne β-Rezeptoren-Blocker und Carboanhydrasehemmer dar.

Auch wenn β-Rezeptoren-Blocker möglicherweise vereinzelt den Perfusionsdruck des Optikus verringern, so haben sie doch ein großes Potenzial, die im Rahmen einer Uveitis auftretende Druckerhöhung zu vermindern. Allerdings kann Metipranolol möglicherweise selbst eine Uveitis auslösen (Akingbehin und Villada 1991). Die Ursache hierfür ist unklar. Während deshalb in Großbritannien Metipranolol aus dem Handel gezogen wurde, ist es in Deutschland weiter zugelassen. Bei der Therapie des entzündungsbedingten Glaukoms sollte es aber nicht das Medikament der ersten Wahl darstellen.

Topische Carboanhydrasehemmer (Dorzolamid, Brinzolamid) senken ebenfalls zuverlässig den Druck. Adrenerge Substanzen (Dipivefrin, Apraclonidin) stellen Medikamente der zweiten Wahl dar. Über die Entwicklung zystoider Makulaödeme, besonders bei Aphakie, unter Dipivefrin wurde berichtet (Sears 1984). Dies stellt auch ein Problem für Prostaglandinderivate dar (bei bis zu 2,1 % aller Patienten), wobei sich jedoch zunehmend zeigt, dass die Makula besonders bei Risikopatienten (vorher bestehendes Ödem oder Durchblutungsstörungen) gefährdet ist (Moroi et al. 1999, Übersicht bei Schlote 2002, Schumer et al. 2000). Für Latanoprost wurde auch über die Auslösung oder Reaktivierung einer anterioren Uveitis berichtet (Fechtner et al. 1998, Smith et al. 1999, Warwar et al. 1998). Auch wenn große prospektive Studien über einen Zeitraum von zwei Jahren bei Patienten mit okulärer Hypertension und Offenwinkelglaukom das Auftreten einer anterioren Uveitis nicht belegen konnten (Alm und Widengard 2000, Watson und The Latanoprost Study Group 1998), sollten Prostaglandinderivate nicht zu den primären drucksenkenden Therapeutika bei Patienten mit Uveitis zählen. Zusätzlich gibt es Hinweise darauf, dass Prostaglandinderivate bei uveitisbedingtem Sekundärglaukom eine verringerte Wirksamkeit zeigen oder sogar zu Druckanstiegen führen können (Schlote 2002).

> Miotika sind wegen der durch die Miosis induzierbaren hinteren Synechien bei Vorliegen einer Uveitis kontraindiziert!

Steroide als Auslöser des Druckanstiegs. Während bei einer chronischen Uveitis die Steroiddosis oft relativ schnell verringert werden kann, ist dies in der akuten Situation oft schwer. Besonders problematisch ist dies, wenn sich z. B. bei einer durch Sarkoidose induzierten Uveitis Steroide als Therapie der Wahl eignen, der (möglicherweise auch nur kurzzeitige) hohe Augeninnendruck die Therapie aber erschwert. Hierbei hat sich eine möglichst schnelle Einstellung auf Immunsuppressiva bewährt. Bei den topischen Steroiden hat sich Rimexolon (Vexol®) in kontrollierten Studien als genauso entzündungshemmend wie Prednisolon gezeigt, jedoch scheint es den Augeninnendruck weniger stark zu steigern (Foster et al. 1996, Leibowitz et al. 1996).

Virustatische Therapie bei HSV-induzierter Uveitis. Die Therapie der HSV-induzierten anterioren Uveitis, insbesondere der Trabekulitis, besteht zum einen in der topischen, nicht selten auch systemischen Gabe von Steroiden (bis etwa 0,8 mg/kg Körpergewicht Prednisolon für 1 Woche mit anschließender langsamer Reduktion), zum anderen in einer antiviralen Therapie (z. B. Aciclovir 5-mal 800 mg, oral, Reduktion auf 5-mal 400 mg nach etwa 2 Wochen; eventuell kann auch eine intravenöse Gabe erforderlich sein). Untersuchungen einer amerikanischen Studiengruppe haben ergeben, dass eine einjährige Therapie mit Aciclovir die Zahl der Rezidive senken kann (Herpetic Eye Disease Study Group 1998), was auch unseren Erfahrungen entspricht. Auch wenn noch keine eindeutigen Empfehlungen über die Dosisanpassung existieren, scheint eine Erhaltungsdosis von zweimal 400 mg Aciclovir ab etwa dem vierten bis sechsten Monat nach Beginn der Therapie empfehlenswert.

5.2 Glaukome bei intraokulären Entzündungen

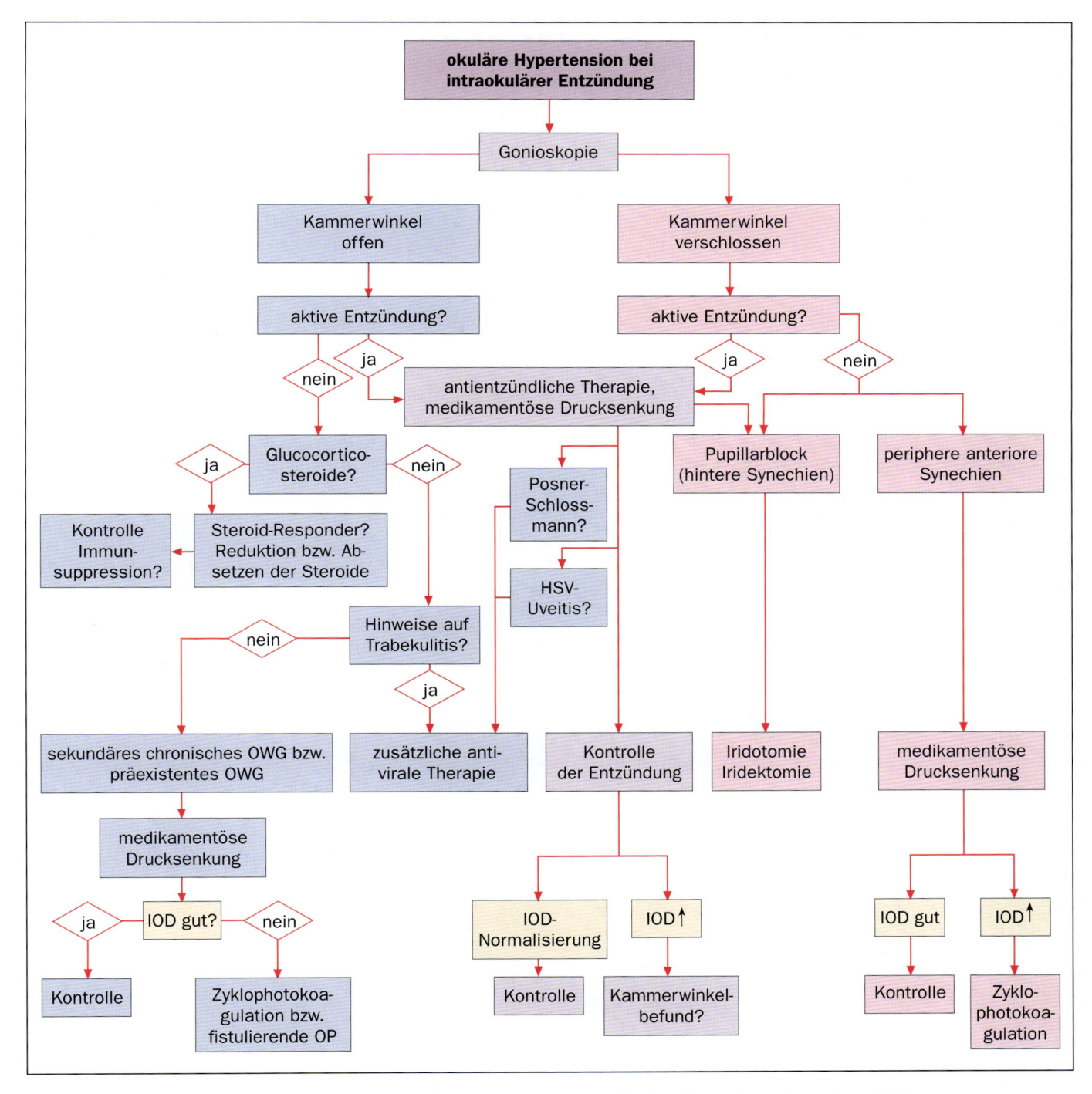

Abb. 5-7 Flussdiagramm zur Darstellung der Entscheidungsabläufe bei okulärer Hypertension im Rahmen einer intraokulären Entzündung. IOD = Intraokulardruck; HSV = Herpes-simplex-Virus; OP = Operation; OWG = Offenwinkelglaukom.

Glaukomchirurgie.
Iridektomie: Chirurgische Maßnahmen an der Iris sind primär bei Vorliegen einer Pupillarblocksituation indiziert. Die notwendige Vertiefung der Vorderkammer kann operativ mittels peripherer Iridektomie oder mittels Nd:YAG-Laser-Iridotomie erzielt werden. Während die chirurgische Iridektomie möglicherweise zu einer höheren Katarakt-Rate und zu einem höheren intraokulären Reiz führt, verschließt sich die Nd:YAG-Laser-Iridotomie nicht selten schon bald. Daher hat es sich in einigen Fällen bewährt, mehrere Öffnungen zu erzeugen bzw. die Öffnung

durch Argonlaserherde zu vergrößern (McAllister et al. 1984).

Fistulierende Operationen und Goniotomie: Es gibt sehr unterschiedliche Berichte über die Erfolgsraten von fistulierenden Operationen z. B. nach Goniotrepanation und Trabekulektomie (Ceballos et al. 2002a, Übersicht bei Moorthy et al. 1997). Übereinstimmung herrscht jedoch darüber, dass die Indikationsstellung eng zu fassen ist und dass eine dauerhafte Druckregulation am ehesten durch adjuvante Anwendung von 5-Fluorouracil oder Mitomycin C zu erreichen ist. Auch über die erfolgreiche Anwendung von Goniotomien bei kindlicher Uveitis wurde berichtet (Freedman et al. 2002).

Zyklodestruktive Verfahren: Die **Zyklokryokoagulation** zählt seit vielen Jahren zur Standardoperation des medikamentös bzw. durch fistulierende Operation nicht ausreichend druckregulierbaren Sekundärglaukoms. Nicht selten kommt es dadurch zu einer ausgeprägten Zunahme der Entzündung im Bereich der Vorderkammer.

Die **Zyklophotokoagulation** als Alternative hat sich in den letzten Jahren so bewährt, dass sie zur primären Glaukomoperation avanciert ist. Eine eigene, an 18 Augen durchgeführte Studie mit einer einjährigen Nachbeobachtungszeit zeigte, dass das angestrebte Druckniveau bei 72 % der Augen erreicht worden war. Bei 63,4 % der Augen war jedoch eine zweite Behandlung notwendig, die dann frühestens nach vier bis sechs Wochen erfolgen sollte (Schlote et al. 2000).

Implantate: Neben dem Molteno-Implantat (Hill et al. 1993) haben sich in den letzten Jahren auch Implantate mit Ventilmechanismus (Ahmed) in einzelnen Studien bei Patienten mit Uveitis bewährt.

Välimäki et al. (1997) berichteten über 27 Augen von Patienten, die wegen eines Sekundärglaukoms bei Uveitis im Rahmen einer juvenilen Arthritis ein Molteno-Implantat erhalten hatten. Bei 89 % dieser Patienten lag der Druck in einem Bereich von 6 bis 22 mm Hg, der Visus verblieb zu 85 % innerhalb einer Zeile im Vergleich zum präoperativen Visus oder besserte sich (mittlere Beobachtungszeit 40 Monate, minimale Beobachtungszeit 6 Monate). Intraoperative Komplikationen fanden sich jedoch zu 26 %, postoperative zu 30 %. Die Ergebnisse bei dieser Gruppe waren jedoch nach Beurteilung der Autoren deutlich besser als bei anderen Patienten mit Uveitis, bei denen auch ein Molteno-Implantat eingesetzt worden war.

Da Mata et al. (1999) berichteten über 21 Augen von 19 Patienten, bei denen ein Ahmed-Klappenimplantat eingesetzt worden war. Nach einer Beobachtungszeit von zwei Jahren lagen alle Augen in einem Druckniveau zwischen 5 und 18 mm Hg, die Zahl der topischen Medikamente konnte von durchschnittlich 3,5 vor Operation auf 0,6 nach Implantation reduziert werden.

Ceballos et al. (2002b) berichteten über ihre Ergebnisse bei 24 Patienten (24 Augen), die bei einem uveitisbedingten Glaukom ein Baerveldt-Implantat erhalten hatten. Nach einer durchschnittlichen Beobachtungsdauer von 20,8 Monaten wurde die Erfolgsrate mit 91,7 % angegeben (intraokulärer Druck zwischen 5 und 21 mm Hg ohne zusätzliche operative antiglaukomatöse Therapie).

■ Zusammenfassung und Zukunftsperspektiven

Der intraokuläre Druckanstieg im Rahmen einer Uveitis stellt vom Mechanismus her oft ein komplexes Geschehen dar, dessen Analyse dann meist hilft, die optimale Therapie zu finden. Neben der direkten Wirkung von Entzündungszellen und ihrer Mediatoren können im Trabekelmaschenwerk induzierte Veränderungen und verstärkt anfallende Pigmentzellen den Abflusswiderstand erhöhen. Insbesondere die vordere Uveitis geht nicht selten mit einem Druckanstieg einher. Ätiologisch im Mittelpunkt stehen granulomatöse Formen (z. B. Sarkoidose), die mit juveniler idiopathischer Arthritis assoziierte Form, die Heterochromie-Zyklitis Fuchs und die von dieser Form nicht immer eindeutig zu differenzierende Herpes-simplex-Virus-assoziierte Uveitis.

Therapeutisch stehen zur Drucksenkung als Medikamente erster Wahl β-Rezeptoren-Blocker und Carboanhydrasehemmer zur Verfügung. Der Stellenwert der Prostaglandinderivate ist derzeit noch nicht klar, da sowohl die Auslösung und Reaktivierung einer anterioren Uveitis als auch Makulaödeme beschrieben wurden. Während die Iridektomie bei einer Pupillarblockkonstellation indiziert ist, sollte die Indikationsstellung für eine fistulierende Operation eng gestellt werden. Die Zyklophotokoagulation hat sich bei entzündlichen Krankheitsbildern mittlerweile bewährt. Auch der Einsatz von Drainage-Implantaten scheint sehr viel versprechend.

Literatur

Akingbehin T, Villada JR. Metipranolol associated granulomatous uveitis. Br J Ophthalmol 1991; 75: 519–23.
Alm A, Widengard I. Latanoprost: experience of 2-year treatment in Scandinavia. Acta Ophthalmol Scand 2000; 78: 71–6.
Beer J. Die Lehre von den Augenkrankheiten. Vienna 1813; 1: 633.

Ceballos EM, Beck AD, Lynn MJ. Trabeculectomy with antiproliferative agents in uveitis glaucoma. J Glaucoma 2002a; 11: 189–96.

Ceballos EM, Parrish RK 2nd, Schiffman JC. Outcome of Baerveldt Glaucoma Drainage Implants for the treatment of uveitic glaucoma. Ophthalmology 2002b; 109: 2256–60.

Da Mata A, Burk SE, Netland PA, Baltatzis S, Christen W, Foster CS. Management of uveitic glaucoma with Ahmed Glaucoma Valve implantation. Ophthalmology 1999; 106: 2168–72.

De Boer J, Wulffraat N, Rothova A. Visual loss in uveitis of childhood. Br J Ophthalmol 2003; 87: 879–884.

Epstein DL, Hashimoto JM, Grant WM. Serum obstruction of aqueous outflow in enucleated eyes. Am J Ophthalmol 1978; 86: 101–5.

Fechtner RD, Khouri AS, Zimmerman TJ. Anterior uveitis associated with latanoprost. Am J Ophthalmol 1998; 126: 37–41.

Foster CS, Alter G, DeBarge LR, Raizman MB, Crabb JL, Santos CI, Feiles LS, Fiedlaender MH. Efficacy and safety of rimexolone 1% ophthalmic suspension vs 1% prednisolone acetate in the treatment of uveitis. Am J Ophthalmol 1996; 122: 171–82.

Foster CS, Havrlikova K, Baltatzis S, Christen WG, Merayo-Lloves J. Secondary glaucoma in patients with juvenile rheumatoid arthritis-associated iridocyclitis. Acta Ophthalmol Scand 2000; 78: 576–9.

Freedman SF, Rodriguez-Rosa RE, Rojas MC, Enyedi LB. Goniotomy for glaucoma secondary to chronic childhood uveitis. Am J Ophthalmol 2002; 133: 617–21.

Fuchs E. Über Komplikationen der Heterochromie. Z Augenheilkd 1906; 15: 191–212.

von Graefe A. Über die Iridectomie bei Glaucom und über den glaucomatösen Process. Archiv für Ophthalmologie v. Graefe 1857; 3: 456–60.

Herpetic Eye Disease Study Group. Acyclovir for the prevention of recurrent herpes simplex virus eye disease. N Engl J Med 1998; 339: 300–6.

Hill RA, Nguyen QH, Baerveldt G, Forster DJ, Minckler DS, Rao N, Lee M, Heuer DK. Trabeculectomy and Molteno implantation for glaucomas associated with uveitis. Ophthalmology 1993; 100: 903–8.

Howes EL jr., Cruse VK. The structural basis of altered vascular permeability following intraocular inflammation. Arch Ophthalmol 1978; 96: 1668–76.

Jones NP. Fuchs' heterochromic uveitis: an update. Surv Ophthalmol 1993; 37: 253–72.

Kanski JJ, Shun-Shin GA. Systemic uveitis syndromes in childhood: an analysis of 340 cases. Ophthalmology 1984; 91: 1247–52.

Krupin T, Dorfman NH, Spector SM, Wax MB. Secondary glaucoma associated with uveitis. Glaucoma 1988; 10: 85–90.

Leibowitz HM, Bartlett JD, Rich R, McQuirter H, Stewart R, Assil K. Intraocular pressure-raising potential of 1.0% rimexolone in patients responding to corticosteroids. Arch Ophthalmol 1996; 114: 933–7.

McAllister JA, Schwartz LW, Moster M, Spaeth GL. Laser peripheral iridectomy comparing Q-switched neodymium YAG with argon. Trans Ophthalmol Soc U K 1984; 104: 67–9.

Mermoud A, Pittet N, Herbort CP. Inflammation patterns after laser trabeculoplasty measured with the laser flare meter. Arch Ophthalmol 1992; 110: 368–70.

Moorthy RS, Mermoud A, Baerveldt G, Minckler DS, Lee PP, Rao NA. Glaucoma associated with uveitis. Surv Ophthalmol 1997; 41: 361–94.

Moroi SE, Gottfredsdottir MS, Schteingart MT, Elner SG, Lee CM, Schertzer RM, Abrams GW, Johnson MW. Cystoid macular edema associated with latanoprost therapy in a case series of patients with glaucoma and ocular hypertension. Ophthalmology 1999; 106: 1024–9.

Packham JC, Hall MA. Long-term follow-up of 246 adults with juvenile idiopathic arthritis: functional outcome. Rheumatology 2002; 41: 1428–35.

Panek WC, Holland GN, Lee DA, Christensen RE. Glaucoma in patients with uveitis. Br J Ophthalmol 1990; 74: 223–7.

Park CH, Latina MA. Effects of gamma-interferon on human trabecular meshwork cell phagocytosis. Invest Ophthalmol Vis Sci 1993; 34: 2228–36.

Peretz WL, Tomasi TB. Aqueous humor proteins in uveitis. Immunoelectrophoretic and gel diffusion studies on normal and pathological human aqueous humor. Arch Ophthalmol 1961; 65: 20–3.

Posner A, Schlossman A. Syndrome of unilateral recurrent attacks of glaucoma with cyclitic symptoms. Arch Ophthalmol 1948; 39: 517–35.

Posner A, Schlossman A. Futher observations on the syndrome of glaucomatocyclitis crises. Trans Am Acad Ophthalmol Otolaryngol 1953; 57: 531–6.

Rao NA. Role of oxygene free radicals in retinal damage associated with experimental uveitis. Trans Am Ophthalmol Soc 1990; 88: 797–850.

Remick DG, Kunkel SL. Toxic effects of cytokines in vivo. Lab Invest 1989; 60: 317–9.

Richardson M, Hutchinson BT, Grant WM. The outflow tract in pigmentary glaucoma: a light and electron microscopic study. Arch Ophthalmol 1977; 95: 1015–25.

Ritch R. Pathophysiology of glaucoma in uveitis. Trans Ophthalmol Soc U K 1981; 101: 321–4.

Rodgin SG. Neovascular glaucoma associated with uveitis. J Am Optom Assoc 1987; 58: 499–503.

Rohen JW, van der Zypen E. The phagocytic activity of the trabecular meshwork endothelium: an electron-microscopic study of the vervet (Cercopithecus aethiops). Graefes Arch Clin Exp Ophthalmol 1968; 175: 143–60.

Schlote T. Nebenwirkungen und Risikoprofil bei Anwendung von Latanoprost 0,005% (Xalatan®). Ophthalmologe 2002; 99: 724–30.

Schlote T, Zierhut M. Ocular hypertension and glaucoma associated with scleritis and uveitis. Dev Ophthalmol 1999; 30: 91–109.

Schlote T, Derse M, Zierhut M. Transscleral diode laser cyclophotocoagulation for the treatment of refractory glaucoma secondary to inflammatory eye diseases. Br J Ophthalmol 2000; 84: 999–1003.

Schumer RA, Camras CB, Mandahl AK. Latanoprost and cystoid macular edema: is there a causal relation? Curr Opin Ophthalmol 2000; 11: 94–100.

Schwartz SB, Borchert M, Oberman A. Hypopyon keratouveitis in acute angle-closure glaucoma. Am J Ophthalmol 1987; 104: 430–1.

Sears ML. Autonomic nervous system. Adrenergic agonists. In: Sears ML (ed). Handbook of Experimental Pharmacology-Pharmacology of the Eye. Berlin, Heidelberg, New York: Springer 1984; 69: 193–248.

Sherwood M, Richardson TM. Evidence for in vivo phagocytosis by trabecular endothelial cells. Invest Ophthalmol Vis Sci 1980; 19/4: 66.

Shirato S, Hayashi K, Masuda K. Acute angle closure glaucoma as an initial sign of Harada's disease-report of two cases. Jpn J Ophthalmol 1980; 24: 260–6.

Smith SL, Pruitt CA, Sine CS, Hudgins AC, Steward WC. Latanoprost 0,005% and anterior uveitis. Acta Ophthalmol Scand 1999; 77: 668–72.

Stübiger N, Kötterl I, Deuter C, Zierhut M. Uveitis-Therapie mit Interferon α2a – prospektive klinische (Pilot-)Studie an 33 Patienten. Klin Monatsbl Augenheilkd 2001; 218: 768–73.

Ullman S, Wilson RP, Schwartz L. Bilateral angle-closure glaucoma in association with the acquired immune deficiency syndrome. Am J Ophthalmol 1986; 101: 419–24.

Välimäki J, Airaksinen J, Tuulonen A. Molteno implantation for secondary glaucoma in juvenile rheumatoid arthritis. Arch Ophthalmol 1997; 115: 1253–6.

Warwar RE, Bullock JD, Ballal D. Cystoid macular edema and anterior uveitis associated with latanoprost use. Ophthalmology 1998; 105: 263–8.

Watson PG, the Latanoprost Study Group. Latanoprost. Two years' experience of its use in the United Kingdom. Ophthalmology 1998; 105: 82–7.

Weber A. Die Ursache des Glaucoms. Archiv für Ophthalmologie von Graefe 1877; 23: 1–91.

Yamamoto S, Pavan-Langston D, Tada R, Yamamoto R, Kinoshita S, Nishida K, Shimomura Y, Tano Y. Possible role of herpes simplex virus in the origin of Posner-Schlossman syndrome. Am J Ophthalmol 1995; 119: 796–8.

Zierhut M. Uveitis Therapie. 2. Aufl. Stuttgart: Kohlhammer 2002.

6 Glaukome bei Linsenerkrankungen

Torsten Schlote

Die Glaukome bei Linsenerkrankungen sind eine heterogene Gruppe von Glaukomen, deren Gemeinsamkeit darin liegt, dass sie durch Veränderungen der natürlichen Linse bedingt sind. Dabei kommen zahlreiche unterschiedliche Pathomechanismen zum Tragen, deren Kenntnis für die Wahl der richtigen Therapie entscheidend ist.

Prinzipiell lassen sich Glaukome bei Linsenerkrankungen in folgende zwei Gruppen zuordnen:
- Glaukome bei Ectopia lentis
- Glaukome bei Katarakt

Wie im Folgenden erläutert wird, gibt es natürlich Überschneidungen zwischen beiden Gruppen, wie es z.B. bei der Auslösung eines phakolytischen Glaukoms bei Linsenluxation in den Glaskörper der Fall ist. Einige charakteristische Glaukome werden durch verbliebene Rindenreste nach Kataraktoperation ausgelöst. Auch sie gehören in die Gruppe der Glaukome bei Linsenerkrankungen, auch wenn die Glaukome bei Aphakie und Pseudophakie im Übrigen eine eigene Entität darstellen (s. Kap. 3.1, S. 19). Das Pseudoexfoliationsglaukom ist nach neuerem Erkenntnisstand nicht als alleinig und primär linsenbedingte Erkrankung zu betrachten und wird dementsprechend auch als eigene Entität in Kapitel 9 (S. 177) beschrieben. Selbstverständlich können Linsenveränderungen, insbesondere die Katarakt, koinzidenziell mit Glaukomen auftreten, ohne dass ein pathogenetischer Zusammenhang besteht. Diese Glaukome sind nicht den Glaukomen bei Linsenerkrankungen zuzuordnen.

6.1 Glaukome bei Ectopia lentis

■ Einleitung

Glaukome bei Ectopia lentis lassen sich auf unterschiedliche Mechanismen zurückführen. Sehr häufig handelt es sich um einen Pupillarblock, sodass sehr hohe oder stark schwankende Augeninnendruckwerte für diese Gruppe von Glaukomen typisch sind.

■ Epidemiologie

Glaukome in Assoziation mit einer Ectopia lentis sind selten. Der Ectopia lentis können zahlreiche unterschiedliche Erkrankungen zu Grunde liegen, die wiederum in unterschiedlicher Häufigkeit mit einem Glaukom einhergehen, wobei neben der Ectopia lentis auch andere okuläre Veränderungen für die Ent-

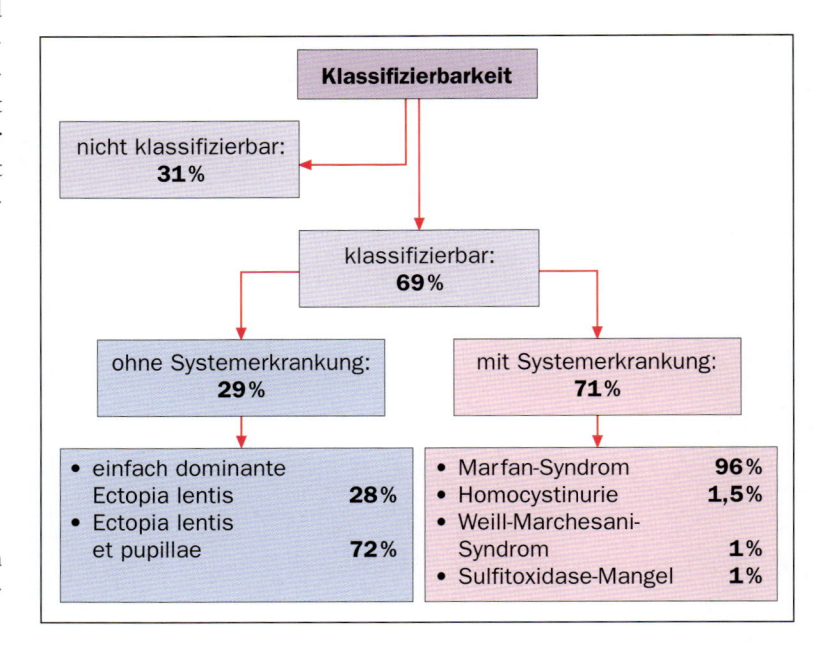

Abb. 6-1 Nosologische Zuordnung der kongenitalen Ectopia lentis in einer Studie mit 396 Patienten in Dänemark (modifiziert nach Fuchs und Rosenberg 1998)

Klassifizierbarkeit
- nicht klassifizierbar: 31%
- klassifizierbar: 69%
  - ohne Systemerkrankung: 29%
    - einfach dominante Ectopia lentis 28%
    - Ectopia lentis et pupillae 72%
  - mit Systemerkrankung: 71%
    - Marfan-Syndrom 96%
    - Homocystinurie 1,5%
    - Weill-Marchesani-Syndrom 1%
    - Sulfitoxidase-Mangel 1%

Tab. 6-1 Klassifikation der Ectopia lentis (Bakir und el-Hoshy 1976, Ben Becher et al. 1992, Cruysberg et al. 1999, el-Antably und el-Hoshy 1976, Fogle et al. 1978, Noble et al. 1993, Quercia und Teebi 2002, Rao und Dayan 2002, Roy 1997, Schlote et al. 1997, Seider et al. 2002, Simonelli et al. 1999, Sony et al. 2002, Strisciuglio et al. 1983)

Hereditäre Ectopia lentis

- ohne assoziierte okuläre und Systemerkrankungen
  - isolierte Ectopia lentis
  - Ectopia lentis und Ectopia pupillae
- mit assoziierten okulären Erkrankungen bzw. Veränderungen
  - Aniridie
  - chorioretinale Dystrophie
  - Cornea plana
  - Gillum-Anderson-Syndrom (Ptosis, Myopie, Ectopia lentis)
  - Kolobom von Iris und Chorioidea
  - kongenitales Glaukom
  - Megalokornea
  - Mikrokornea
  - persistierender hyperplastischer primärer Glaskörper (PHPV)
  - Peters-Anomalie
- bei Systemerkrankungen
  - Marfan-Syndrom
  - Weill-Marchesani-Syndrom
  - Homocystinurie
  - Hyperlysinämie
  - Sulfitoxidase-Mangel
  - Ehlers-Danlos-Syndrom
- vereinzelt beschriebene Assoziationen mit Systemerkrankungen
  - Achard-Syndrom (Marfan-Syndrom mit Dysostose)
  - Apert-Syndrom (Akrozephalosyndaktylie-Syndrom)
  - Axenfeld-Rieger-Syndrom
  - Goltz-Gorlin-Syndrom
  - Kraniosynostose (mit/ohne kardiale Anomalien)
  - Kryptophthalmus-Syndaktylie-Syndrom
  - mandibulofaziale Dysostose (Treacher-Collins-Syndrom)
  - Pseudoxanthoma elasticum (Grönblad-Strandberg-Syndrom)
  - Sprengel-Anomalie
  - Osteogenesis imperfecta
  - Schwartz-Jampel-Syndrom
  - Seckel-Syndrom
  - Stickler-(Marshall-)Syndrom
  - Sturge-Weber-Syndrom
  - Wildervanck-Syndrom
  - Klinefelter-Syndrom

Erworbene Ectopia lentis

- okuläre Ursache
  - traumatisch (nach Bulbuskontusion)
  - Pseudoexfoliationssyndrom
  - hohe Myopie
  - extra- und intraokuläre chirurgische Eingriffe
  - Uveitis
  - Cataracta matura und Cataracta hypermatura
  - intraokuläre Tumoren
- extraokuläre Ursache
  - traumatisch (Erschütterungstraumen)
  - Ascariasis

wicklung eines Glaukoms verantwortlich zeichnen (**Tab. 6-1**) (Nelson und Maumenee 1982).

Eine retrospektive Untersuchung in Dänemark ergab eine Prävalenz der kongenitalen Ectopia lentis von 6,4 Fällen pro 100 000 Einwohner (Fuchs und Rosenberg 1998). In rund 30 % der Fälle ließ sich die Ectopia lentis nosologisch nicht einordnen. Für die klassifizierbaren Fälle kongenitaler Ectopia lentis erwies sich das Marfan-Syndrom als die häufigste Erkrankung überhaupt (**Abb. 6-1**). Die Prävalenz des Marfan-Syndroms in der Allgemeinbevölkerung liegt bei 4 bis 6 Fällen pro 100 000 Einwohner, eine Ectopia lentis findet sich bei rund 60 bis 80 %. Die Prävalenz des Glaukoms beträgt beim Marfan-Syndrom etwa 8 %. Homocystinurie und Weill-Marchesani-Syndrom sind wesentlich seltener. Ein Glaukom findet sich bei der Homocystinurie in etwa 25 %, beim Weill-Marchesani-Syndrom in etwa 75 %.

Linsensubluxationen sind mit rund 4 bis 7 % zudem eine nicht ganz seltene Folge von Bulbuskontusionen, auch wenn nur ein kleiner Teil der Glaukome nach stumpfen Augenverletzungen auf eine Linsensubluxation zurückzuführen ist (Schlote 2002, Schlote und Schlote 2002). Im Gegensatz zur kongenitalen Ectopia lentis ist die traumatische Linsendislokation in der Regel einseitig.

Die mit der Ectopia lentis (mit und ohne Systemerkrankung) assoziierten Glaukome manifestieren sich in der Mehrzahl der Fälle vor dem Senium, während Glaukome bei Katarakt typischerweise im Senium manifest werden.

■ Ätiopathogenese

Unabhängig von mit der Ectopia lentis assoziierten okulären Erkrankungen oder Systemerkrankungen kann diese über folgende Pathomechanismen direkt oder indirekt zur Glaukomentstehung führen:
- akuter Anstieg des Augeninnendrucks bei vollständiger Luxation der Linse in die Vorderkammer und Auslösung eines Pupillarblocks zwischen Linsenrückfläche und vorderer Iris
- Subluxatio lentis mit partiellem Pupillarblock durch intermittierende Linsenverlagerung und Glaskörperherniation in die Pupillarebene
- vollständige Dislokation der Linse in den Glaskörperraum mit Pupillarblock durch Glaskörpervorverlagerung in die Pupillarebene
- entzündungsbedingte Sekundärglaukome über die Auslösung einer intraokulären Entzündung als Folge der Linsendislokation

Tatsächlich sind aber eine Reihe weiterer Pathomechanismen bei Patienten mit Ectopia lentis wirksam, die nicht direkt aus dem Vorhandensein der Linsendislokation resultieren, aber mit dieser gemeinsam auftreten. Hierzu zählen:
- Kammerwinkeldysgenesien bei hereditären Syndromen mit Ectopia lentis
- traumatische Veränderungen des Kammerwinkels („angle recession", periphere anteriore Synechien)
- kataraktassoziierte Mechanismen (phakomorphes, phakolytisches Glaukom, Linsenteilchenglaukom)
- Pseudoexfoliationssyndrom
- entzündungsbedingte Mechanismen (Überfrachtungsmechanismen durch zellulären Debris, Trabekulitis, periphere vordere Synechien)

Im Zusammenhang mit der Ectopia lentis ist der Pupillarblock durch Vorverlagerung der Linse in Richtung Pupille der häufigste auslösende Mechanismus einer Drucksteigerung. Dabei kann es in Abhängigkeit vom Ausmaß des Pupillarblocks zu akuten, subakuten bis intermittierenden und chronischen Verläufen eines Engwinkelglaukoms kommen.

■ Diagnose und Differenzialdiagnose

Anamnese. Eine sorgfältige Anamnese hinsichtlich der Ectopia lentis (Trauma? Familiäre Häufung? Familiär gehäufte hereditäre Systemerkrankungen?) ist in der Regel bereits der Schlüssel für die richtige Einordnung des Krankheitsbildes und deshalb von entscheidender Bedeutung. Allerdings darf keineswegs davon ausgegangen werden, dass eine zu Grunde liegende Systemerkrankung in Assoziation mit der Subluxatio lentis bereits bekannt ist. Eine in den Niederlanden durchgeführte Studie an 34 Patienten mit Homocystinurie ergab, dass der Zeitraum zwischen dem Manifestwerden erster klassischer klinischer Zeichen der Homocystinurie und der Diagnose der Erkrankung elf Jahre betrug, allein bezogen auf die Subluxatio lentis acht Jahre (Cruysberg et al. 1996). Die sorgfältige Allgemein- und Familienanamnese muss aber auf die mögliche Entdeckung von Systemerkrankungen ausgerichtet sein und bei entsprechendem Verdacht auch zur weiteren Abklärung führen (**Tab. 6-2**).

Refraktion bei Subluxatio lentis. Das klinische Bild einer Ectopia lentis selbst ist charakteristisch, wobei die Subluxatio lentis gelegentlich übersehen werden kann. Veränderungen der Refraktion bei Progression, Refraktionsschwankungen bei Lageveränderung der Linse in der optischen Achse sowie hohe Hyperopie und hohe Myopie sind typische refraktive Situationen bei Subluxatio lentis. Die hohe Hyperopie entsteht

Tab. 6-2 Differenzialdiagnostische Gegenüberstellung von Marfan-Syndrom und Homocystinurie

Charakteristikum	Marfan-Syndrom	Homocystinurie
Erbgang	autosomal dominant, 15% sporadisch	autosomal rezessiv
Defekt bzw. Mutationen	Fibrillin-1-Gen (15p21)	Cystathionin-B-Synthetase
Systemische Manifestationen	• variable Expressivität • Arachnodaktylie • Hochwuchs • überstreckbare Gelenke • Kyphoskoliose • kardiovaskuläre Anomalien (Mitralklappenprolaps, Aortenaneurysma)	• Krampfleiden • marfanoider Habitus • vertebrale Osteroporose • Thrombembophilie bzw. Thrombembolien (häufig)
Geistige Retardierung	selten	häufig (etwa 50%)
Häufigkeit Ectopia lentis	60–80%	30–80%
Typische Richtung der Subluxation	temporal – oben	nasal – unten
Linsendislokation in die Vorderkammer	selten	sehr häufig
Prävalenz Glaukom	8%	25%
Kammerwinkeldysgenesien	häufig	keine
Pathomechanismen des Glaukoms	• Pupillarblockglaukom (häufigste Form) • phakolytisches Glaukom • Linsenteilchenglaukom • chronisches Offenwinkelglaukom	• Pupillarblockglaukom (häufigste Form) • phakolytisches Glaukom • Linsenteilchenglaukom

bei stärkerer Subluxatio lentis oder Luxation in den Glaskörper und entspricht einer „aphaken" Situation. Die hohe Myopie findet sich vor allem im Rahmen der hereditären Subluxationen, da diese häufig mit einer Achsenmyopie assoziiert sind, kann aber auch Folge einer Mikrosphärophakie sein, wie sie praktisch immer beim Weill-Marchesani-Syndrom auftritt.

Klinische Untersuchung. Zu achten ist insbesondere auf eine Iridolentodonesis, die durch leichte Blickbewegungen während der Spaltlampenbiomikroskopie provoziert werden kann. Die Verlagerung der Linse kann zudem zu einer ungleich tiefen Vorderkammer führen, wobei diese in Richtung der Verlagerung abflacht und auf der gegenüberliegenden Seite vertieft ist. Bei entsprechendem Ausmaß der Subluxation kann der Linsenäquator teilweise sichtbar werden. Nach einem Glaskörperprolaps in die Pupillarebene muss in dieser Situation gefahndet werden. Besteht zum Zeitpunkt der Untersuchung ein Pupillarblock, so kann neben dem erhöhten Intraokulardruck eine Iris bombata zu beobachten sein.

Eine vollständige Luxation der Linse in die Vorderkammer wird in der Regel als akutes klinisches Bild imponieren, da es schnell zu Schmerzen infolge des entzündlichen Reizes, der Hornhautdekompensation und des anterior bedingten Pupillarblocks mit Anstieg des Intraokulardrucks kommt (**Abb. 6-2**). Sie ist eine typische Manifestation der Homocystinurie. Der Kontakt zwischen Linse und Hornhautendothel kann schnell zu einer starken Eintrübung der Hornhaut infolge Dekompensation führen, sodass unter Umständen kein Einblick auf intraokuläre Strukturen besteht. In solchen Situationen ist die Ultraschallbiomikroskopie eine wertvolle Methode, da sich mit ihr eine in die Vorderkammer luxierte Linse sehr gut darstellen lässt. Über eine Vorlaufstrecke kann aber auch mit dem konventionellen 8- bis 10-MHz-Schallkopf der vordere Augenabschnitt untersucht werden.

Die Luxation in den Glaskörperraum kann zu einer sehr variablen Symptomatik führen, wobei abgesehen von den refraktiven Veränderungen über Jahrzehnte keine Beschwerden auftreten können. Auf der anderen Seite ist die mobile Linse natürlich geradezu prädisponiert, retinale Schäden zu verursachen. Im Rahmen einer maturen bis hypermaturen Katarakt kann es auch nach Jahren noch zum phakolytischen Glaukom und Linsenteilchenglaukom kommen (s. unten).

Die hereditären und erworbenen Formen der Ectopia lentis sind mit zahlreichen weiteren okulären

Veränderungen assoziiert, die die Diagnosestellung erleichtern. Eine traumatisch bedingte Subluxatio lentis nach Bulbuskontusion wird in der Regel mit weiteren okulären Veränderungen wie Vorderkammerblutung, Kammerwinkelrezessus usw. einhergehen (vgl. Kap. 4.1, S. 100).

Die hereditären Formen der Subluxatio lentis sind ebenfalls zumeist keine isolierten okulären Veränderungen. Die bislang größte Studie zu Patienten mit Ectopia lentis und Ectopia pupillae fand bei der Mehrzahl der Patienten neben der Ektopie von Linse und Pupille weitere okuläre Veränderungen wie Achsenmyopie und damit assoziierte retinale Veränderungen, massive Iristransillumination, persistierende Pupillarmembran, fehlende Pupillendilatierbarkeit, kornealer Astigmatismus, iridohyaloidale Adhäsionen, prominente Irisprozesse (Goldberg 1988). Viele Syndrome zeigen ähnliche okuläre Veränderungen. Die klinische Untersuchung von Patienten mit Subluxatio lentis muss sich also ganz bewusst auf das gesamte Auge beziehen, um alle assoziierten Veränderungen aufdecken zu können.

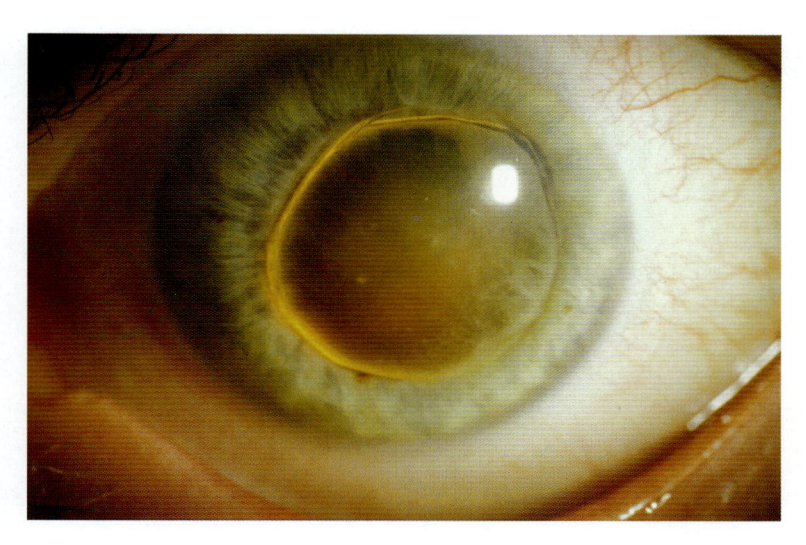

Abb. 6-2 Luxation der getrübten Linse in die Vorderkammer. Die Lage der Linse vor der Pupille löst einen Pupillarblock mit Ausbildung einer Iris bombata aus. (Universitäts-Augenklinik Tübingen)

Gonioskopie. Die Gonioskopie ist wie bei anderen Glaukomformen auch bei Glaukomen mit Ectopia lentis unverzichtbar. Bei der Subluxatio lentis zeigt sich analog zur Vorderkammertiefe in Abhängigkeit von der Lage der Linse ein variabel weiter bzw. eingeengter Kammerwinkel. Bei hereditären Formen der Ectopia lentis ist auf dysgenetisch veränderte Kammerwinkelstrukturen zu achten, wie sie z. B. beim Marfan-Syndrom und wohl teilweise auch beim Weill-Marchesani-Syndrom vorkommen können (s. Kap. 16, S. 278). Bei der Homocystinurie finden sich dagegen keine anlagebedingten Veränderungen der Kammerwinkelstrukturen. Neben den dysgenetischen Veränderungen kann es aber zusätzlich als Folge rezidivierender Pupillarblocksituationen zur Ausbildung vorderer Synechien kommen. Bei den erworbenen Linsendislokationen können weitere Kammerwinkelveränderungen (z. B. Kammerwinkelrezessus nach Bulbuskontusion) hinzukommen.

Intraokulardruck. Im Zusammenhang mit einer Subluxatio lentis ist der Pupillarblock durch Vorverlagerung der Linse in Richtung Pupille der häufigste auslösende Mechanismus einer Drucksteigerung. In Abhängigkeit vom Ausmaß des Pupillarblocks kann es aber zu unterschiedlichen, akuten bis chronisch intermittierenden Verläufen eines Engwinkelglaukoms kommen. Die akuten, sehr hohen Druckentgleisungen sind dabei oft leichter einzuordnen und führen in der Regel auch zur chirurgischen Intervention.

Komplexer kann sich die Situation bei chronisch intermittierenden Pupillarblöcken gestalten, da es unter Umständen schwieriger ist, den Mechanismus der Drucksteigerung zu erkennen. Hier ist die Aufzeichnung von Tages-Nacht-Druckprofilen sehr wichtig. Auffällig sind nämlich besonders die stark schwankenden Druckamplituden, die tageszeitabhängig auftreten können und eigentlich Ausdruck einer lageabhängigen Drucksteigerung sind. Diese Situation kann diagnostisch ausgenutzt werden, indem mit einem tragbaren Tonometer (ideal ist hierfür der TonoPen) lageabhängige Messungen des Intraokulardrucks (sitzende Position versus liegende Position auf Rücken und Bauch) durchgeführt werden (Schlote et al. 1995).

> Die Applikation von Miotika wird bei diesen Patienten die Pupillarblocksituation verstärken und damit hinsichtlich des Augeninnendrucks einen paradoxen Effekt hervorrufen!

■ Therapie

An dieser Stelle soll vor allem auf die Behandlung jener Glaukome eingegangen werden, die direkt durch eine Ectopia lentis entstehen, während hinsichtlich anderer assoziierter Glaukome auf weitere Kapitel dieses Buches verwiesen sei (vgl. Kap. 4.1, S. 97, Kap. 5.2, S. 135, und Kap. 9, S. 177).

Luxation der Linse in die Vorderkammer. Luxiert eine klare Linse in die Vorderkammer, ohne dass es zu einem Pupillarblock oder zu anderen Komplikationen gekommen ist, wird die primäre Rückverlagerung der Linse in die Hinterkammer nach Pupillenerweiterung und unter Rückenlage (mit Druck über die Kornea) empfohlen (Gamero 2001). Es erfolgt dann eine Nd:YAG-Laser-Iridotomie und die dauerhafte Pupillenverengung mit Miotika. Allerdings scheint es bei dieser Vorgehensweise häufig zu Rezidiven zu kommen (Harrison et al. 1998). Gelingt eine Rücklagerung der Linse mit dieser konservativen Strategie nicht, so sollte sie zur Vermeidung von Komplikationen entfernt werden.

Anders ist die Situation, wenn eine Katarakt und/oder ein Pupillarblock vorliegen. Im Falle einer Katarakt *ohne* Pupillarblock kann die Linse über die Gabe von Miotika in der Vorderkammer gehalten und dann problemlos über einen limbalen oder korneoskleralen Zugang entfernt werden. Liegt ein Pupillarblock *mit* sehr hohem Intraokulardruck vor, so ist schnelles Handeln erforderlich: Die medikamentöse Drucksenkung mit Osmotika und Antiglaukomatosa steht im Vordergrund, letztere senken die Kammerwassersekretion. Der Patient wird in Rückenlage gelegt. Kann der Pupillarblock gelöst werden und ist die Linse klar, besteht die Möglichkeit einer Rückverlagerung der Linse in die Hinterkammer in bereits erwähnter Art und Weise. Die Durchführung einer Nd:YAG-Laser-Iridotomie ist hier natürlich ebenfalls erforderlich. Alternativ ist die Entfernung der Linse anzustreben.

Subluxatio lentis. Initial sollte ein Patient mit akutem Pupillarblockglaukom bei Subluxatio lentis sich in Rückenlage begeben, eine Glaskörperdehydratation über die Gabe von Osmotika angestrebt und der Augeninnendruck mit Antiglaukomatosa, die die Kammerwassersekretion senken, behandelt werden. Eine periphere Nd:YAG-Laser-Iridotomie kann den Pupillarblock aufheben und die akute Druckentgleisung auf diese Weise in der Regel kontrolliert werden. Im Weiteren hängt die Vorgehensweise von den jeweils individuellen Gegebenheiten ab, wobei Vorgeschichte der Augen, refraktiver Status usw. zu bedenken sind. Dies gilt auch für die Fälle mit subakutem oder chronisch intermittierendem Pupillarblockglaukom.

Es ist wesentlich, dass eine rein konservative Therapie mit Antiglaukomatosa dem Charakter dieser Glaukome nicht gerecht wird und das Auftreten von Druckspitzen nicht sicher vermieden werden kann. Gerade bei den chronisch intermittierenden Pupillarblockglaukomen, bei denen die auslösende Subluxatio lentis vielleicht nicht so offensichtlich ist, kann der Versuch der alleinigen medikamentösen Glaukomtherapie eine eigentlich effiziente Therapie verzögern.

Einige Möglichkeiten, die das Spektrum an Lösungsansätzen aufzeigen, sind im Folgenden dargestellt:

Präexistente aphake Refraktion bei starker Subluxatio lentis, Pupillarblockglaukom: Liegt auch am anderen Auge eine aphake Refraktion vor, kann hier die einfache Entfernung der Linse ohne Sekundärimplantation erwogen werden, sodass das Risiko eines erneuten Pupillarblocks unterbunden wird und die bestehenden refraktiven Verhältnisse nicht verändert werden. Die Implantation einer sulcusfixierten Hinterkammerlinse oder Irisklauenlinse kann natürlich erwogen werden, zu bedenken ist das erhöhte Risiko für Komplikationen bei Augen mit hereditären Ektopien der Linse, da meist weitere okuläre Veränderungen vorliegen, insbesondere die hohe Myopie. Weitere Aspekte wie Amblyopie und individuelle Vorgeschichte des Auges sind zusätzlich zu berücksichtigen.

Einseitige Subluxatio lentis mit Katarakt und Pupillarblockkomponente: Die einseitige Subluxatio lentis wird vor allem häufiger nach Bulbuskontusionen vorliegen. Die Entfernung einer deutlich subluxierten Linse kann über einen korneoskleralen Zugang als intrakapsuläre Kataraktextraktion (z. B. mittels Spülschlinge) erfolgen. Da eine einseitige Aphakie refraktiv unbefriedend ist, erfolgt nach vorderer Vitrektomie die Implantation einer sklerafixierten Intraokularlinse oder Irisklauenlinse, wenn ein potenzielles Sehvermögen vorhanden ist. Bei vielen traumatisch bedingten Subluxationen liegen aber gleichzeitig schwere Veränderungen wie Optikusneuropathie, Makulanarben und (Zustand nach) Netzhautablösung vor, die den postoperativen Visus einschränken (Greven et al. 2002).

Phake Refraktion mit klarer oder leicht getrübter Linse, Pupillarblockglaukom: Hier wird der Erhalt der Linse und die Refraktion zielgebend sein, sodass ein erneuter Pupillarblock über die Anlage mehrerer Nd:YAG-Laser-Iridotomien oder eine chirurgische Iridektomie vermieden werden kann. Dadurch sollte eine vollständige Normalisierung des Augeninnendrucks möglich sein, wenn der Pupillarblock tatsächlich der einzige drucksteigernde Mechanismus beim jeweiligen Patienten ist.

Sicherlich wird es auch weitere, individuelle Konstellationen geben, die der Therapie eine andere Richtung geben können.

Luxation der Linse in den Glaskörperraum: Die Luxation der Linse in den Glaskörperraum wird zum einen über eine mögliche Herniation des Glaskörpers in die Pupille ein Pupillarblockglaukom initiieren können. Andere Mechanismen entsprechen dem eines sekundären Offenwinkelglaukoms und sind inflammatorischer Natur oder ergeben sich aus der Freisetzung von Linsenpartikeln (Linsenteilchenglaukom, phakolytisches Glaukom). Wegen der zusätzlichen Gefahr der retinalen Schädigung wird man heutzutage in der Regel eine Entfernung der Linse über eine Pars-plana-Vitrektomie mit Endophakoemulsifikation anstreben und kann diese auch mit hoher Sicherheit durchführen. Eine Normalisierung des Augeninnendrucks kann damit bei den meisten Patienten ohne zusätzliche Maßnahmen erreicht werden (Rossiter et al. 2003).

■ Zusammenfassung und Zukunftsperspektiven

Glaukome bei Ectopia lentis sind sehr häufig auf einen Pupillarblock zurückzuführen, wenngleich auch andere Mechanismen für die Drucksteigerung verantwortlich sein können.

Die besonders sorgfältige klinische Untersuchung dieser Patienten wird zu unterschiedlichen therapeutischen Ansätzen führen, die gerade bei Vorliegen eines Pupillarblocks eine dauerhafte Druckregulierung ermöglichen.

6.2 Glaukome durch Katarakt

■ Einleitung

Kataraktbedingte Glaukome werden durch eine Reihe von Pathomechanismen ausgelöst, wenngleich sich sehr häufig eine Kombination verschiedener Mechanismen in der Praxis beobachten lässt.

Häufig wird es sich im engeren Sinne eher um eine akute und transiente Drucksteigerung (okuläre Hypertension) handeln, für die im Gegensatz zu vielen anderen Glaukomformen mit der operativen Entfernung der Linse oder Linsenanteile ein kurativer Therapieansatz zur Verfügung steht.

■ Epidemiologie

Wie bei den Sekundärglaukomen im Allgemeinen ist das Wissen zur Epidemiologie der Glaukome durch Katarakt beschränkt. Ihre Häufigkeit ist aber ohne Zweifel stark von sozioökonomischen Verhältnissen abhängig. Während in den Industrieländern Glaukome durch eine Katarakt nur selten verursacht werden, da in der Regel bereits zu einem früheren Zeitpunkt eine Kataraktoperation durchgeführt wird, sind diese Glaukome in Ländern der Dritten Welt sehr viel häufiger. Nicht vergessen werden darf, dass auch verbliebenes Linsenmaterial (meist Kortex) nach Kataraktoperation noch viele Jahre später ein linsenbedingtes Glaukom auszulösen vermag. Es handelt sich aber hierbei um seltene Einzelfälle.

■ Ätiopathogenese

Zu unterscheiden sind mehrere Pathomechanismen bzw. Glaukomformen, die ihre Gemeinsamkeit in der Regel im Vorliegen einer fortgeschrittenen Katarakt haben, weshalb nicht selten ein simultanes Auftreten verschiedener Pathomechanismen zu beobachten ist und das resultierende Glaukom oft eine Mischform verschiedener drucksteigernder Mechanismen darstellt.

Hierzu zählen:
- phakolytisches Glaukom
- phakomorphes Glaukom
- Linsenteilchenglaukom
- linsenassoziierte Uveitis mit Glaukom („phakoanaphylaktische Endophthalmitis")

Phakolytisches Glaukom. Das phakolytische Glaukom entsteht aus der Freisetzung von Linsenproteinen durch die Linsenkapsel und deren Ablagerung gemeinsam mit Makrophagen im Trabekelmaschenwerk (Flocks et al. 1955). Somit ist für den Druckanstieg ein Überfrachtungsmechanismus verantwortlich. Gewöhnlich besteht bereits über einen längeren Zeitraum eine mature bis hypermature Katarakt mit verflüssigtem Kortex, der eine erhöhte Menge an hochmolekularen, löslichen Linsenproteinen enthält (Epstein 1982). Diese Linsenproteine vermögen die häufig degenerativ veränderte Linsenkapsel über kleine Defekte zu verlassen und lagern sich gemeinsam mit proteinbeladenen Makrophagen im Trabekelmaschenwerk ab. Linsenmaterial und Makrophagen sind im ganzen vorderen Augenabschnitt nachweisbar (**Abb. 6-3**). Die Aufnahme des Linsenmaterials führt zu charakteristischen Veränderungen der Makrophagen, die stark geschwollen sind.

Phakomorphes Glaukom. Das phakomorphe Glaukom ist ein Engwinkelglaukom, das durch eine Zunahme der Linsendicke bei intumeszenter Katarakt ausgelöst wird. Dabei kann der Druckanstieg aus folgenden zwei Mechanismen resultieren:

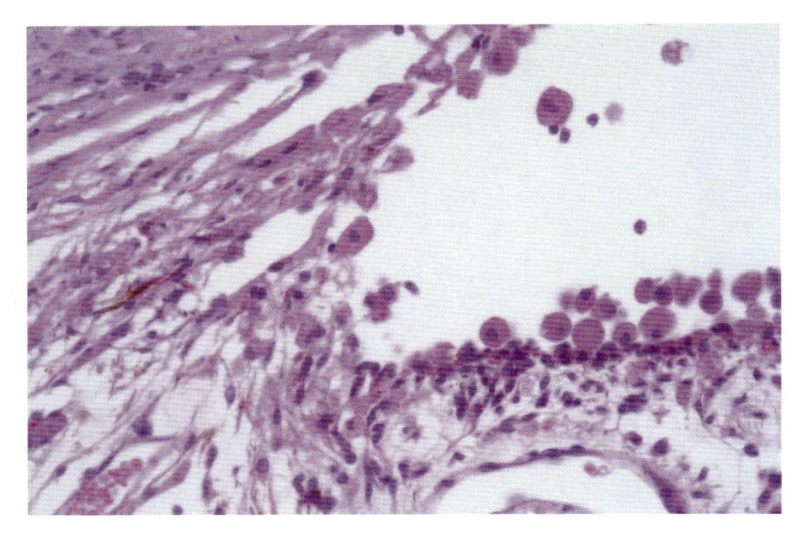

Abb. 6-3 Phakolytisches Glaukom bei einer 42-jährigen Patientin (1981), die im Alter von 18 Jahren eine penetrierende Augenverletzung erlitten hatte. Es entwickelte sich 24 Jahre später ein schmerzhaftes Sekundärglaukom mit Druckwerten von 40 bis 60 mm Hg nach Luxation des Linsenkerns in den Glaskörper. Das blinde Auge wurde enukleiert. Mikroskopisch zeigten sich im ganzen vorderen Augenabschnitt und Kammerwinkel zahlreiche, teils pigmentbeladene Makrophagen. (Universitäts-Augenklinik Tübingen)

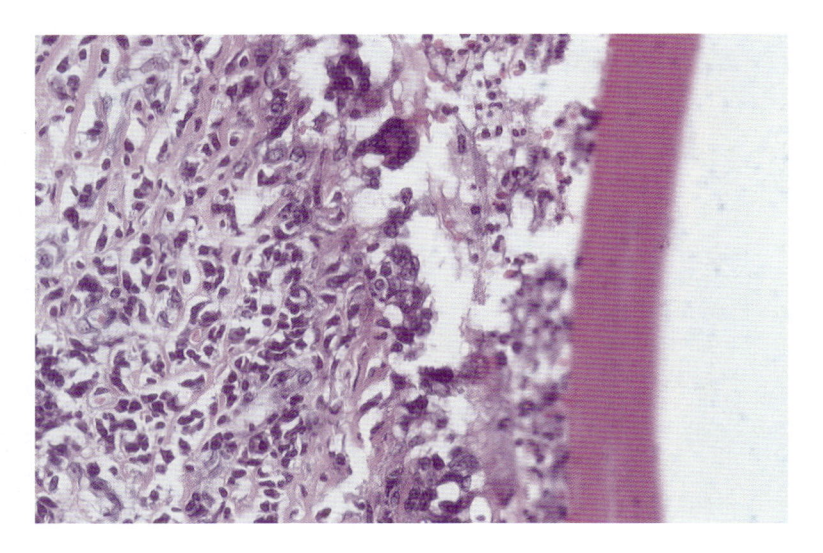

Abb. 6-4 Massive granulomatöse linsenassoziierte Uveitis („Endophthalmitis phacoanaphylactica") nach penetrierender Verletzung. Die Linsenkapsel ist eröffnet. Es besteht eine prä- und retrolentale granulomatöse Entzündungsreaktion mit zahlreichen Epitheloidzellen, Lymphozyten und Plasmazellen, vereinzelten Riesenzellen und einer teilweise bindegewebigen Organisation. (Universitäts-Augenklinik Tübingen)

- ein relativer Pupillarblock durch Vergrößerung des Iris-Linsen-Kontakts
- die direkte Vorwärtsverlagerung der Iris mit konsekutiver Abflachung der Vorderkammer und Einengung des Kammerwinkels

Augen mit präexistentem engem Kammerwinkel sind somit für die Entwicklung eines phakomorphen Glaukoms prädisponiert.

Linsenteilchenglaukom. Beim Linsenteilchenglaukom wird der Anstieg des Intraokulardrucks durch freigesetzten Linsenkortex nach penetrierendem Bulbustrauma oder nach okulären Eingriffen (Kataraktextraktion) ausgelöst, der sich im Trabekelmaschenwerk ablagert und so zu einer mechanischen Blockade des Kammerwasserabflusses führt. Der resultierende Druckanstieg ist proportional zur Menge an zirkulierendem Linsenmaterial. Es handelt sich damit um einen Überfrachtungsmechanismus. Makrophagen, Entzündungszellen und Debris können hinzukommen. Manifest werden kann das Linsenteilchenglaukom Wochen bis viele Jahre nach Trauma oder Chirurgie (Kee und Lee 2001). Selbst bei bereits lang bestehender Pseudophakie kann durch plötzliche Freisetzung von Rindenmaterial, z. B. durch Luxation des Pseudophakos in den Glaskörperraum, ein Linsenteilchenglaukom ausgelöst werden (Lim et al. 2001). In einem Einzelfall kam es sogar erst 65 Jahre nach Extraktion einer kongenitalen Katarakt durch verbliebenes Linsenmaterial zum Auftreten eines Linsenteilchenglaukoms und phakolytischen Glaukoms (Barnhorst et al. 1994).

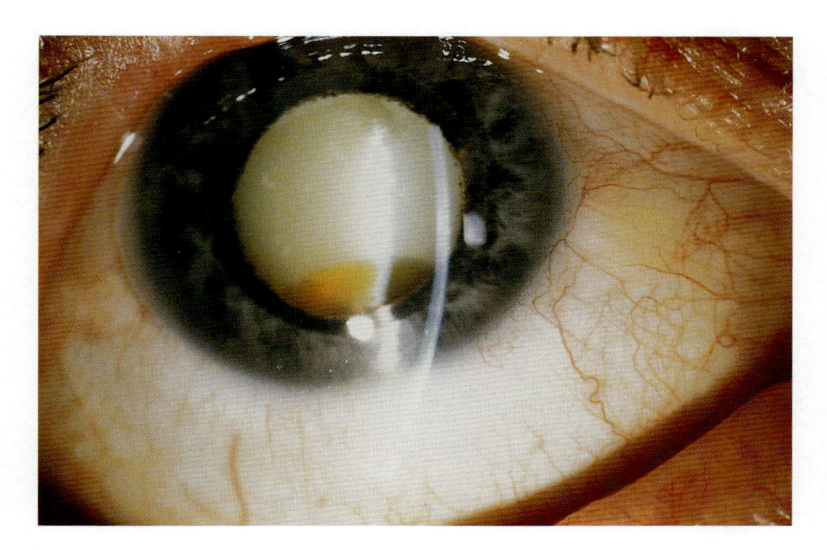

Abb. 6-5 Hypermature Katarakt mit verflüssigtem Kortex und im Kapselsack nach unten abgesunkenen bräunlichen Kern (Cataracta senilis vom Typ Morgagni) (Universitäts-Augenklinik Tübingen)

Linsenassoziierte Uveitis mit Glaukom („phakoanaphylaktische Endophthalmitis"). Unter einer phakoanaphylaktischen Endophthalmitis versteht man die Entwicklung einer granulomatösen Uveitis infolge der intraokulären Freisetzung von Linsenmaterial nach Operation, Trauma oder sehr selten nach spontaner Linsenkapselruptur. Die Entzündung geht häufiger mit einer Bulbushypotonie, seltener mit einem Anstieg des Augeninnendrucks einher. Der Begriff der Anaphylaxie selbst ist allerdings irreführend, da hierunter eine IgE-vermittelte Überempfindlichkeitsreaktion vom Typ I verstanden wird, die pathogenetisch keine Rolle bei der „phako-anaphylaktischen Endophthalmitis" spielt. Zutreffender scheint deshalb die Bezeichnung der granulomatösen linsenassoziierten Uveitis.

Derzeit wird davon ausgegangen, das die linsenassoziierte Uveitis auf eine Autoimmunreaktion gegen körpereigene Gewebsantigene bei veränderter angeborener oder erworbener Toleranzlage gegenüber immunogenen Linsenbestandteilen zurückzuführen ist. Ursachen und Mechanismen dieser veränderten Toleranzlage sind weitgehend unbekannt. Über die Aktivierung von T- und B-Zellen kommt es zur Ausbildung spezifischer, gegen Linsenbestandteile gerichteter Immunkomplexe (Marak et al. 1977).

Ein Anstieg des Augeninnendrucks bzw. die Entwicklung eines Sekundärglaukoms ist selten. Dieses kann eine Reihe von Ursachen haben, wozu die Überfrachtung des Trabekelmaschenwerkes mit Linsenbestandteilen und Entzündungszellen (eher transiente Druckerhöhung), eine Trabekulitis oder die Ausbildung vorderer und hinterer Synechien (eher manifestes Sekundärglaukom) gehören.

Das histologische Bild enukleierter Augen zeigt eine granulomatöse Entzündungsreaktion variablen Ausmaßes (**Abb. 6-4**), wobei typischerweise ein zonales Granulom um einen Linsenkapseldefekt vorliegt (von Domarus et al. 1975, Thach et al. 1991). Am Rand des Linsenmaterials zeigen sich polymorphkernige Lymphozyten, denen sich eine Schicht aus mononukleären Zellen, Epitheloidzellen und Fremdkörperriesenzellen anschließt, die wiederum von mit Lymphozyten und Plasmazellen infiltriertem Granulationsgewebe umgeben sind.

■ Diagnose und Differenzialdiagnose

Phakolytisches Glaukom. Klinisch imponiert zunächst das Vorhandensein einer hypermaturen Katarakt mit verflüssigtem Kortex, sodass nicht selten ein Absinken des Linsenkerns (Cataracta senilis vom Typ Morgagni) zu beobachten ist (**Abb. 6-5**). Der Anstieg des Intraokulardrucks selbst entwickelt sich akut, wobei hohe Werte entstehen, sodass eine Rötung des Auges, starke Schmerzen und ein Hornhautödem meist vorliegen (Flocks et al. 1955). Die Vorderkammer ist in der Regel nicht abgeflacht, ein mäßiger Vorderkammerreiz und Tyndall-Effekt sind zu beobachten. Vordere oder hintere Synechien sind typischerweise nicht präsent. Ein phakolytisches Glaukom kann sich aber auch Jahre nach Dislokation einer (dann später maturen) Linse in den Glaskörper entwickeln, sodass sich das Krankheitsbild auch primär mit einer Aphakiesituation präsentieren kann (Smith et al. 1999).

Phakomorphes Glaukom. Die Diagnose eines phakomorphen Glaukoms wird klinisch gestellt, wobei

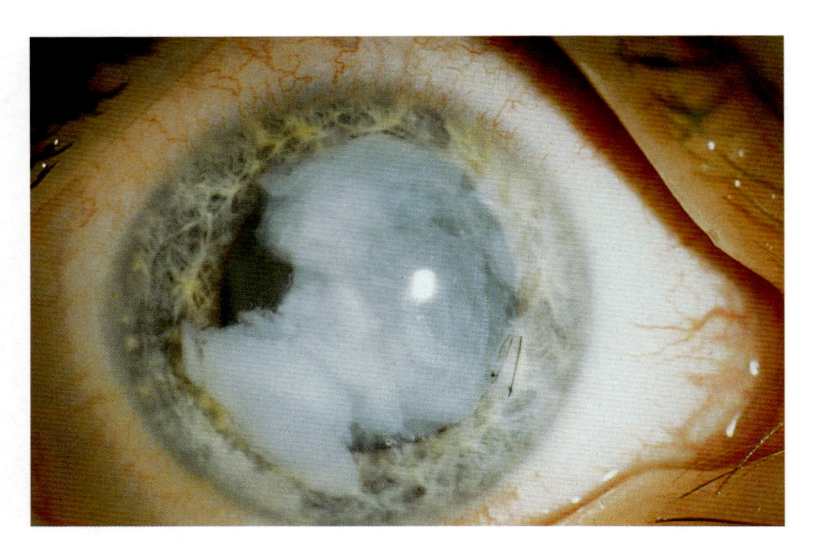

Abb. 6-6 Aufgequollener Linsenkortex in der Vorderkammer nach penetrierendem Trauma mit Luxation der Linse in den Glaskörperraum. (Universitäts-Augenklinik Tübingen)

sich der Verdacht auf das Vorliegen eines solchen Glaukoms immer bei kombiniertem Vorliegen einer Katarakt mit einem Pupillarblock ergibt. Typische Befunde sind eine (meist) fortgeschrittene, intumeszente Katarakt, ein vorgewölbtes Iris-Linsen-Diaphragma sowie eine flache Vorderkammer mit engen Kammerwinkelverhältnissen. Der Augeninnendruck ist wegen des Pupillarblockmechanismus meist deutlich erhöht, das Auge dementsprechend oft gerötet und die Hornhaut ödematös. Ein Vorderkammerreiz kann vorliegen.

Ein phakomorphes Glaukom kann bei einer Katarakt auch allein durch die Zunahme der Linsendicke bedingt sein, ohne dass gleich eine Intumeszenz vorliegen muss. Hier sind besonders Augen mit engen Kammerwinkelverhältnissen (Hyperopie, kleiner Bulbus) prädisponiert. Im Vergleich zum klassischen Pupillarblockglaukom ist die Vorderkammer beim phakomorphen Glaukom zentral und peripher stark abgeflacht, während beim klassischen Pupillarblockglaukom mit Iris bombata die Vorderkammer zentral tiefer als peripher bleibt.

Da die Trübung der optischen Medien in der Regel eine ausreichende Beurteilung des hinteren Augenabschnitts verhindert, ist eine Ultraschalluntersuchung sicher erforderlich. Im Zusammenhang mit der Manifestation eines phakomorphen Glaukoms ist z. B. die Entdeckung eines chorioidalen Melanoms beschrieben worden (al-Torbak et al. 1998). Natürlich können auch andere Veränderungen des hinteren Augenabschnitts koinzidenziell auftreten.

Linsenteilchenglaukom. Das Linsenteilchenglaukom kann Wochen bis Jahre nach einem penetrierenden Bulbustrauma unter Beteiligung der Linse oder nach Kataraktextraktion bei Verbleiben von Linsenkortexresten auftreten (**Abb. 6-6**). In den meisten Fällen entwickelt sich das Linsenteilchenglaukom aber innerhalb weniger Tage nach Trauma oder Operation.

Gewöhnlich wird ein plötzlich auftretender hoher Augeninnendruck vorhanden sein, der mit einer Rötung des Auges, Schmerzen und einem Hornhautödem einhergeht. Die Spaltlampenbiomikroskopie zeigt einen meist kräftigen Vorderkammerreiz bis zur Ausbildung eines Hypopyons, wobei zusätzlich zirkulierendes, weißlich aufgetriebenes Linsenmaterial sichtbar sein kann. Im offenen Kammerwinkel lässt sich gonioskopisch abgelagertes Linsenmaterial beobachten, allerdings kann es bei längerer Vorgeschichte aufgrund eines persistierenden Entzündungsreizes auch zur Ausbildung von vorderen Synechien und Vernarbungen des Trabekelmaschenwerks kommen.

Linsenassoziierte Uveitis mit Glaukom („phakoanaphylaktische Endophthalmitis"). Das klinische Bild der granulomatösen linsenassoziierten Uveitis kann recht variabel sein. Unbehandelt führt das Krankheitsbild aber über eine Phthisis bulbi oder ein schweres Sekundärglaukom zur Erblindung und Enukleation. Typisch ist die Anamnese einer vorausgegangenen Bulbuseröffnung oder auch eines stumpfen Traumas, wobei letzteres Ereignis sehr häufig etwa zwei bis drei Wochen, aber auch viele Jahre zurückliegen kann. In bis zu 20 % der Fälle wird jedoch kein Trauma anamnestisch erfassbar sein (Thach et al. 1991).

Klinisch imponiert ein massiv entzündliches Geschehen mit konjunktivaler Hyperämie, „speckigen" Hornhautrückflächenbeschlägen, eingetrübter Linse und entsprechend stark herabgesetzter Sehschärfe (von Domarus et al. 1975). Ein Hypopyon soll sich nicht entwickeln. Auch scheint der Bulbus am Anfang des entzündlichen Geschehens in der Regel hypoton zu sein und ein Sekundärglaukom erst spät im Verlauf aufzutreten. In Abhängigkeit von Schwere und Dauer der Entzündung können hintere und periphere vordere Synechien vorhanden sein. Die Entzündungsreaktion kann mit einer Beteiligung des Glaskörpers einhergehen.

Die Diagnose kann in Zweifelsfällen über eine Feinnadelbiopsie der Vorderkammer erfolgen, wobei im punktierten Kammerwasser polymorphkernige Leukozyten, Histiozyten, Plasmazellen um das Linsenmaterial nachgewiesen worden sind (Hochman et al. 1999). Die Präzision dieser Nachweismethode ist unklar.

Differenzialdiagnostisch entscheidend ist die Abgrenzung zur sympathischen Ophthalmie und zu Endophthalmitiden anderer Genese. Bei der sympathischen Ophthalmie ist die Linse zu Beginn der entzündlichen Reaktion oft noch klar. Außerdem wird bei ihr stets eine gleichzeitige, beidseitige intraokuläre Entzündung vorhanden sein, während bei der linsenassoziierten Uveitis bei vorangegangener einseitiger Verletzung auch nur eine einseitige Entzündungsreaktion auftritt. Natürlich gibt es auch beidseitige linsenassoziierte Uveitiden mit entsprechender Anamnese, sie sind aber selten. Schwierig kann die Abgrenzung zu einer infektiösen Endophthalmitis sein, wobei sich diese deutlich früher, zumeist innerhalb weniger Tage nach Bulbuseröffnung entwickelt. Linsenstatus und das Vorhandensein eines Hypopyons können die Abgrenzung zusätzlich erleichtern. In Zweifelsfällen wird aber der Verdacht auf ein infektiöses Geschehen das Handeln bestimmen (systemische intravenöse Gabe von Antibiotika, bei protrahierten Verläufen Vitrektomie mit Entnahme einer Probe und intraokuläre Gabe von Antibiotika). Besonders schwierig kann die Abgrenzung zu infektiösen Endophthalmitiden mit chronisch verzögertem Verlauf (Propionibacterium acnes) sein.

■ Therapie

Phakolytisches Glaukom. Visuelle Rehabilitation und Normalisierung des Augeninnendrucks sind beide primär über die Durchführung einer Kataraktextraktion erreichbar. In der akuten Situation wird der Augeninnendruck zunächst medikamentös durch Substanzen (β-Rezeptoren-Blocker, lokale und systemische Gabe von Carboanhydrasehemmern) kontrolliert, die primär die Kammerwassersekretion senken. Es sollte sich dann zügig eine extrakapsuläre Kataraktextraktion mit Implantation einer Hinterkammerlinse anschließen (McKibbin et al. 1996). Bei den meisten Patienten gelingt dies und führt neben dem Visusanstieg auch zu einer Normalisierung des Augeninnendrucks, ohne dass postoperativ noch die Gabe von Antiglaukomatosa erforderlich ist (Mandal und Gothwal 1998). Während der Kataraktextraktion kann zusätzlich eine Trabekelaspiration durchgeführt werden. Bei einigen Patienten fiel postoperativ eine dichte Glaskörpertrübung auf, die sich innerhalb weniger Wochen zunehmend aufklarte (Thomas et al. 1996). Die Genese dieser Glaskörpertrübung ist unklar, da keine Biopsie durchgeführt wurde.

Empfohlen wurde auch die kombinierte Durchführung einer Kataraktextraktion mit Trabekulektomie bei Patienten mit phakolytischem Glaukom über einen Zeitraum von mehr als sieben Tagen (Braganza et al. 1998). Andere Autoren haben mit der alleinigen Kataraktextraktion bei phakolytischen Glaukomen mit einer Dauer von zwei bis drei Wochen aber ebenfalls eine Normalisierung des Augeninnendrucks erreicht (Mandal und Gothwal 1998). Im Allgemeinen scheint deshalb die alleinige Kataraktextraktion zunächst völlig ausreichend. Eine Trabekulektomie kann zudem im Bedarfsfall in einem zweiten Schritt mit größerer Erfolgsaussicht als bei kombiniertem Vorgehen durchgeführt werden. Liegt eine in den Glaskörper luxierte Linse mit phakolytischem Glaukom vor, so kann diese nur über ein Pars-plana-Vitrektomie entfernt werden (Rossiter et al. 2003). Primär wird bei dieser Vorgehensweise in der Regel keine Kunstlinse implantiert.

Phakomorphes Glaukom. In der Phase der akuten Erhöhung des Intraokulardrucks ist zunächst dessen Normalisierung anzustreben, wozu Antiglaukomatosa, die primär die Kammerwassersekretion senken, und Osmotika geeignet sind.

> Miotika und Zykloplegika sollten vermieden werden, da beide die Drucksituation verschlechtern können! Zusätzlich kann antiinflammatorisch therapiert werden.

Mittels Nd:YAG-Laser-Iridotomie kann der Pupillarblock auch beim phakomorphen Glaukom mit hoher Sicherheit durchbrochen werden (Tomey und al-Rajhi 1992).

Nachdem der Intraokulardruck normalisiert ist, sollte eine intumeszente Katarakt unter kontrollierten Bedingungen entfernt werden. Wegen der flachen Vorderkammer, verstärkten vorderen Linsenkonvexität und dem hohen intralentalen Druck sind die Ausgangsbedingungen für die Durchführung einer kurvolinearen Kapsulorhexis mit anschließender Phakoemulsifikation schwierig. Zur Umgehung dieser Gefahr wird der großzügige Einsatz von Viskoelastika zur Vertiefung der Vorderkammer und anschließend eine Punktion der Linsenkapsel mit einer 30-Gauge-Nadel zur Aspiration von Linsenkortex, was zur Druckentlastung führt, empfohlen (Rao und Padmanabhan 1998). Mit dieser Vorgehensweise sollte in der Regel eine Kapsulorhexis und Phakoemulsifikation mit Implantation der Kunstlinse in den Kapselsack gelingen. Bei der Mehrzahl der Patienten wird die Kataraktextraktion zu einer Normalisierung des Augeninnendrucks führen, insbesondere wenn das phakomorphe Glaukom erst kurze Zeit besteht und keine anderen drucksteigernden Mechanismen vorliegen. In komplizierteren Fällen kann die Kataraktextraktion auch mit drucksenkenden Operationen wie der Implantation von Drainage-Implantaten kombiniert werden (Sethi et al. 2002).

Linsenteilchenglaukom. Die Therapie der akuten Druckentgleisung erfolgt wie beim phakolytischen und phakomorphen Glaukom zunächst konservativ über den Einsatz von Substanzen, die die Kammerwassersekretion senken, und von Osmotika. Zusätzlich sollte eine moderate antiinflammatorische Therapie (z. B. Prednisolon-21-acetat Augentropfen 3- bis 5-mal/Tag, Mydriatika) durchgeführt werden, die die negativen Auswirkungen einer Entzündungsreaktion dämpft, ohne den gleichzeitig stattfindenden Resorptionsprozess zum Abbau des Linsenkortex allzu stark einzuschränken. Mit dieser Strategie kann auf rein konservativem Wege bei kleineren Kortexresten eine Normalisierung des Augeninnendrucks und Abklingen der Entzündungsreaktion innerhalb weniger Tage erreicht werden. Bei größeren Kortexanteilen empfiehlt sich aber auf jeden Fall die operative Entfernung der Kortexreste, was bei Anteilen in der Vorderkammer über reine Aspiration relativ problemlos gelingen sollte.

Linsenkortex kann aber auch aus einer in den Glaskörper luxierten natürlichen Linse oder einem Pseudophakos mit luxierter Soemmering-Katarakt entstammen. In diesen Fällen muss eine Pars-plana-Vitrektomie kombiniert mit der Entfernung der Linse oder des Pseudophakos durchgeführt werden.

Die Behandlung ist in den meisten Fällen kurativ, das heißt mit Abbau oder Entfernung des Linsenkortex ist in aller Regel mit einer Normalisierung des Augeninnendrucks zu rechnen. In der überwiegenden Mehrzahl wird das Linsenteilchenglaukom deshalb im strengeren Sinne der Definition eine transiente sekundäre okuläre Hypertension darstellen.

Linsenassoziierte Uveitis mit Glaukom („phakoanaphylaktische Endophthalmitis"). Ähnlich wie bei den anderen linsenassoziierten Glaukomen wird die akute Drucksteigerung mit Antiglaukomatosa, die die Kammerwassersekretion senken, die meist ausgeprägte Entzündungsreaktion mit topisch applizierten Glucocorticosteroiden behandelt. Diese konservative Behandlung dient aber nur der Vorbereitung eines zügig durchzuführenden operativen Eingriffs, der die vollständige Entfernung des Linsenmaterials aus dem Auge zum Ziel hat. In der Regel wird man hierzu einen Pars-plana-Zugang wählen, um nach posterior disloziertes Linsenmaterial sicher entfernen zu können. Bei Zustand nach Kataraktextraktion mit Implantation einer Intraokularlinse wird sich die Entfernung von Kapsel und Kunstlinse oft nicht umgehen lassen.

Die Prognose quoad visum und hinsichtlich des Augeninnendrucks wird von Schwere und Dauer der Entzündung und sekundären Veränderungen wie der Ausbildung vorderer peripherer Synechien geprägt. Im frühen Stadium ist aber eine Normalisierung des Augeninnendrucks bei vollständiger Entfernung des Linsenmaterials erreichbar.

■ Zusammenfassung und Zukunftsperspektiven

Die stetige Weiterentwicklung mikrochirurgischer Techniken erlaubt bereits heute eine meist zufrieden stellende Versorgung auch komplizierter Situationen in der Kataraktchirurgie, wie sie bei fortgeschrittenen Linsentrübungen mit Steigerungen des Intraokulardrucks gegeben sind. Voraussetzung bleibt allerdings die ausreichende Kenntnis zugrunde liegender Mechanismen und des klinischen Bilds.

Die kataraktassoziierten Glaukome sind hauptsächlich ein Problem in den Entwicklungsländern und direkte Folge der dort völlig unzureichenden bzw. ausbleibenden operativen Versorgung der Katarakt. Weltweite Initiativen wie VISION2020 können auf diese Problematik aufmerksam machen und Lösungsansätze entwickeln.

Literatur

al-Torbak A, Karcioglu ZA, Abboud E, Netland PA. Phacomorphic glaucoma associated with choroidal melanoma. Ophthalmic Surg Lasers 1998; 29: 510–3.

Bakir M, el-Hoshy M. Axenfeld's syndrome. Bull Ophthalmol Soc Egypt 1976; 69: 143–4.

Barnhorst D, Meyers SM, Myers T. Lens-induced glaucoma 65 years after congenital cataract surgery. Am J Ophthalmol 1994; 118: 807–8.

Ben Becher S, el Mabrouk J, Debbiche A, Hammou A, Ghram N, Makni S, Boudhina T. Schwartz-Jampel syndrome (osteochondromuscular dystrophy). Arch Fr Pediatr 1992; 49: 799–802.

Braganza A, Thomas R, George T, Mermoud A. Management of phacolytic glaucoma: experience of 135 cases. Indian J Ophthalmol 1998; 46: 139–43.

Cruysberg JR, Boers GH, Trijbels JM, Deutman AF. Delay in diagnosis of homocystinuria: retrospective study of consecutive patients. BMJ 1996; 313: 1037–40.

Cruysberg JR, van Ravenswaaij-Arts CM, Pinckers A, Roddi R, Brunner HG. Craniosynostosis associated with ectopia lentis in monocygotic twin sisters. Am J Med Genet 1999; 82: 201–5.

von Domarus D, Hinzpeter EN, Naumann G. Klinik der „Endophthalmitis phacoanaphylactica". Klin Monatsbl Augenheilkd 1975; 166: 637–44.

el-Antably S, el-Hoshy M. Mandibulo-facial dysostosis. Collins-Franceschetti-Zwahlen syndrome. Bull Ophthalmol Soc Egypt 1976; 69: 735–42.

Epstein DL. Diagnosis and management of lens-induced glaucoma. Ophthalmology 1982; 89: 227–30.

Flocks M, Littwin CS, Zimmerman LE. Phacolytic glaucoma. A clinicopathologic study of one hundred thirty-eight cases of glaucoma associated with hypermature cataract. Arch Ophthalmol 1955; 54: 37–45.

Fogle JA, Green WR, Kenyon KR, Naquin S, Gdol J. Peripheral Peters' anomaly: a histopathologic case report. J Pediatr Ophthalmol Strabismus 1978; 15: 71–6.

Fuchs J, Rosenberg T. Congenital ectopia lentis. Acta Ophthalmol Scand 1998; 76: 20–6.

Gamero GE. Glaucoma associated with lens disorders. In: Zimmerman TJ, Kooner KS (eds). Clinical Pathways in Glaucoma. New York: Thieme Medical Publishers 2001; 187–225.

Goldberg MF. Clinical manifestations of ectopia lentis et pupillae in 16 patients. Ophthalmology 1988; 95: 1080–7.

Greven CM, Collins AS, Slusher MM, Weaver RG. Visual results, prognostic indicators, and posterior segment findings following surgery for cataract/lens subluxation-dislocation secondary to ocular contusion injuries. Retina 2002; 22: 575–80.

Harrison DA, Mullaney PB, Mesfer SA, Awad AH, Dhindsa H. Management of ophthalmic complications of homocystinuria. Ophthalmology 1998; 105: 1886–90.

Hochman M, Sugino IK, Lesko C, Friedman AH, Zarbin MA. Diagnosis of phacoanaphylactic endophthalmitis by fine needle aspiration biopsy. Ophthalmic Surg Lasers 1999; 30: 152–4.

Kee C, Lee S. Lens particle glaucoma occuring 15 years after cataract surgery. Korean J Ophthalmol 2001; 15: 137–9.

Lim MC, Doe EA, Vroman DT, Rosa RH jr., Parrish RK 2nd. Late onset lens particle glaucoma as a consequence of spontaneous dislocation of an intraocular lens in pseudoexfoliation syndrome. Am J Ophthalmol 2001; 132: 261–3.

Mandal AK, Gothwal VK. Intraocular pressure control and visual outcome in patients with phacolytic glaucoma managed by extracapsular cataract extraction with or without posterior chamber intraocular lens implantation. Ophthalmic Surg Lasers 1998; 29: 880–9.

Marak GE, Font RL, Ward PA. Fluorescent antibody studies in experimental lens-induced granulomatous endophthalmitis. Ophthalmic Res 1977; 9: 317–20.

McKibbin M, Gupta A, Atkins AD. Cataract extraction and intraocular lens implantation in eyes with phacomorphic or phacolytic glaucoma. J Cataract Refract Surg 1996; 22: 633–6.

Nelson LB, Maumenee IH. Ectopia lentis. Surv Ophthalmol 1982; 27: 143–60.

Noble KG, Bass S, Sherman J. Ectopia lentis, chorioretinal dystrophy and myopia. A new autosomal recessive syndrome. Doc Ophthalmol 1993; 83: 97–102.

Quercia NL, Teebi AS. Craniosynostosis, ectopia lentis, and congenital heart defects: further delineation of an autosomal dominant syndrome with incomplete penetrance. Am J Med Genet 2002; 107: 38–42.

Rao VJ, Dayan M. Lens subluxation following contact transscleral cyclodiode. Arch Ophthalmol 2002; 120: 1393–4.

Rao SK, Padmanabhan P. Capsulorhexis in eyes with phacomorphic glaucoma. J Cataract Refract Surg 1998; 24: 882–4.

Rossiter JD, Morris AH, Etchells DE, Crick MP. Vitrectomy for phacolytic glaucoma in a patient with ectopia lentis et pupillae. Eye 2003; 17: 243–4.

Roy FH. Ophthalmologische Differentialdiagnose. Stuttgart, New York: Thieme 1997; 282.

Schlote T. Traumatologie des Kammerwinkels und traumatische Sekundärglaukome. In: Rohrbach JM, Steuhl K-P, Knorr M, Kirchhof B (Hrsg). Ophthalmologische Traumatologie. Stuttgart, New York: Schattauer 2002; 82–94.

Schlote T, Schlote B. Contusio bulbi. In: Rohrbach JM, Steuhl K-P, Knorr M, Kirchhof B (Hrsg). Ophthalmologische Traumatologie. Stuttgart, New York: Schattauer 2002; 157–70.

Schlote T, Völker M, Thanos S, Thiel H-J. Glaukom bei Marfan-Syndrom: Lageabhängige Druckmessung als diagnostisches Kriterium. Klin Monatsbl Augenheilkd 1995; 207: 386–8.

Schlote T, Völker M, Knorr M, Thiel H-J. Linsenkolobom und Subluxatio lentis beim Stickler-(Marshall-)Syndrom. Klin Monatsbl Augenheilkd 1997; 210: 227–8.

Seider N, Beiran I, Gelfand Y, Shauly Y, Meyer E, Miller B. Dislocation of lenses in Seckel syndrome. J Pediatr Ophthalmol Strabismus 2002; 39: 237–8.

Sethi HS, Rai HK, Wagh VB, Narvekar M. Combined extracapsular cataract extraction with Ahmed glaucoma valve implantation in phacomorphic glaucoma. Indian J Ophthalmol 2002; 50: 247–8.

Simonelli F, De Crecchio G, Testa F, Nunziata G, Mazzeo S, Romano N, Cavaliere L, Rinaldi MM, Rinaldi E. Retinal degeneration associated with ectopia lentis. Ophthalmic Genet 1999; 20: 121–6.

Smith GT, Vakalis AN, Brittain GP, Casswell AG. Vitrectomy for phacolytic glaucoma in a patient with homocystinuria. Am J Ophthalmol 1999; 128: 762–3.

Sony P, Sharma N, Pangtey MS. Dislocation of the lens: a complication after cyclocryotherapy. Clin Experiment Ophthalmol 2002; 30: 442–3.

Strisciuglio P, Raia V, Di Meo A, Rinaldi E, Andria G. Wildervanck's syndrome with bilateral subluxation of lens and facial paralysis. J Med Genet 1983; 20: 72–3.

Thach AB, Marak GE jr., McLEan IW, Green WR. Phacoanaphylactic endophthalmitis: a clinicopathologic review. Int Ophthalmol 1991; 15: 271–9.

Thomas R, Braganza A, Gorge T, Mermoud A. Vitreous opacities in phacolytic glaucoma. Ophthalmic Surg Lasers 1996; 27: 839–43.

Tomey KF, al-Rajhi AA. Neodymium:YAG laser iridotomy in the initial management of phacomorphic glaucoma. Ophthalmology 1992; 99: 660–5.

7 Glaukome bei primären Erkrankungen des Hornhautendothels

Matthias Grüb

7.1 Das iridokorneale endotheliale Syndrom

■ Einleitung und Definition

Unter dem Begriff des iridokornealen endothelialen (ICE) Syndroms werden primäre Erkrankungen des Hornhautendothels zusammengefasst, die nahezu immer mit der Ausbildung eines Sekundärglaukoms assoziiert sind. Hierzu gehören die essenzielle (progressive) Irisatrophie, das Chandler-Syndrom sowie das Cogan-Reese-Syndrom (Iris-Nävus-Syndrom), bei denen es sich aller Wahrscheinlichkeit nach um unterschiedliche Erscheinungsbilder ein und derselben Erkrankung handelt (Scheie und Yanoff 1975, Yanoff 1979).

Charakterisiert ist das ICE Syndrom durch die Proliferation einer korneoendothelialen Membran und deren Ablagerung auf den Strukturen des Kammerwinkels und der Irisvorderfläche. Die zunehmende Endothelialisierung führt zu iridokornealen Adhäsionen, Pupillenverziehung, Irisatrophie, Hornhautdekompensation und, durch die Verlegung des Kammerwinkels, zum Glaukom (Grüb et al. 2003).

Essenzielle Irisatrophie (**Abb. 7-1**). Die essenzielle Irisatrophie zeigt eine starke Variabilität ihres klinischen Erscheinungsbilds. Feine Veränderungen des Endothels, die ähnlich der Hornhautdystrophie Fuchs an gehämmertes Silber erinnern, finden sich nahezu immer (Chandler 1956). Ein zum Teil schmerzhaftes und visusminderndes Hornhautödem kann die endothelialen Veränderungen begleiten, ist jedoch nicht obligat. Der Kammerwinkel weist in unterschiedlichem Maße anteriore periphere Synechien auf (**Abb. 7-2**). Durch den Zug der iridokornealen Adhäsionen zeigt sich häufig eine Pupillenverziehung mit Ectropium uveae. Bei zirkulärer Synechierung kann die Pupille annähernd rund erscheinen (Campbell et al. 1978). Im der Pupillenverziehung gegenüberliegenden Irisquadranten findet sich als Folge der entstehenden Zugwirkung eine Irisatrophie mit Freilegung des Pigmentblatts bis hin zur Bildung von durchgreifenden Defekten („stretching holes") (Grüb et al. 2003). Durch Zugkräfte auf die Irisgefäße und deren Schädigung können ischämische Irisatrophien hinzukommen („melting holes"). Das Ausmaß des steigenden Intraokulardrucks bzw. der Ausprägungsgrad des Glaukoms korrespondiert in der Regel nicht mit dem Ausmaß der vorderen Synechien oder der gonioskopisch sichtbaren Verlegung des Kammerwinkels (Shields 1979).

Chandler-Syndrom. Das Chandler-Syndrom zeigt im Vergleich zur essenziellen Irisatrophie einen günstigeren Verlauf. Veränderungen des Hornhautendothels sind diskret, häufig begleitet von einer milden Irisatrophie, die per definitionem niemals zur Ausbildung durchgreifender Defekte führt. Die Pupille ist meist rund oder nur leicht oval (Hargrave 2001). Ein Anstieg des Intraokulardrucks zeigt sich früh im Verlauf der Erkrankung (Chandler 1956, Shields 1979). Das Chandler-Syndrom gilt als häufig übersehene Ursache eines einseitigen Glaukoms (Lichter 1978).

Cogan-Reese-Syndrom (**Abb. 7-3**). Das Cogan-Reese-Syndrom ähnelt in der Anfangsphase der essenziellen Irisatrophie oder dem Chandler-Syndrom. Zum Teil nach Jahren treten zu den oben genannten Phänomenen zusätzlich fein pigmentierte Knötchen oder großflächige Pigmentierungen des Irisstromas auf (Scheie und Yanoff 1975). Typisch ist der Verlust der Iriskrypten (Shields 1979).

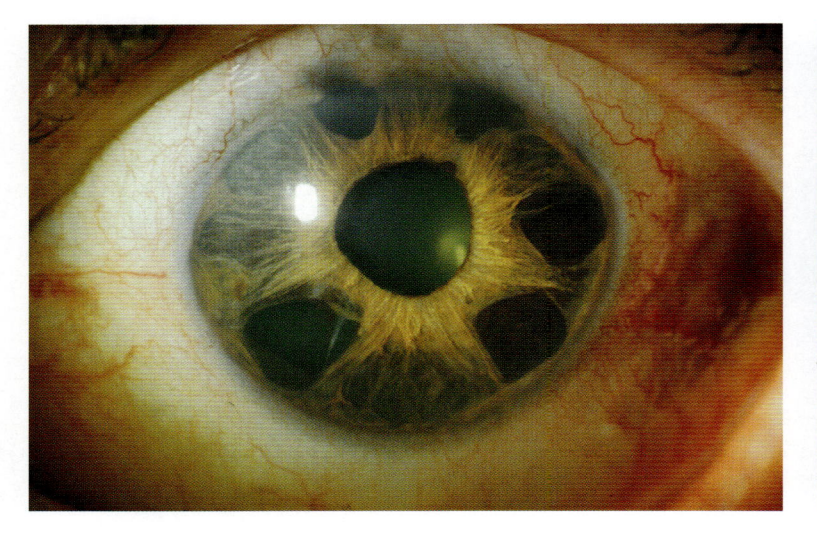

Abb. 7-1 Essenzielle Irisatrophie (Universitäts-Augenklinik Tübingen)

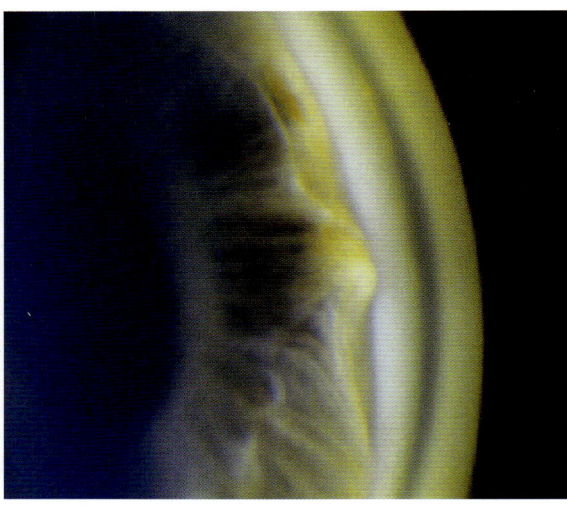

Abb. 7-2 Gonioskopischer Befund bei essenzieller Irisatrophie (Universitäts-Augenklinik Tübingen)

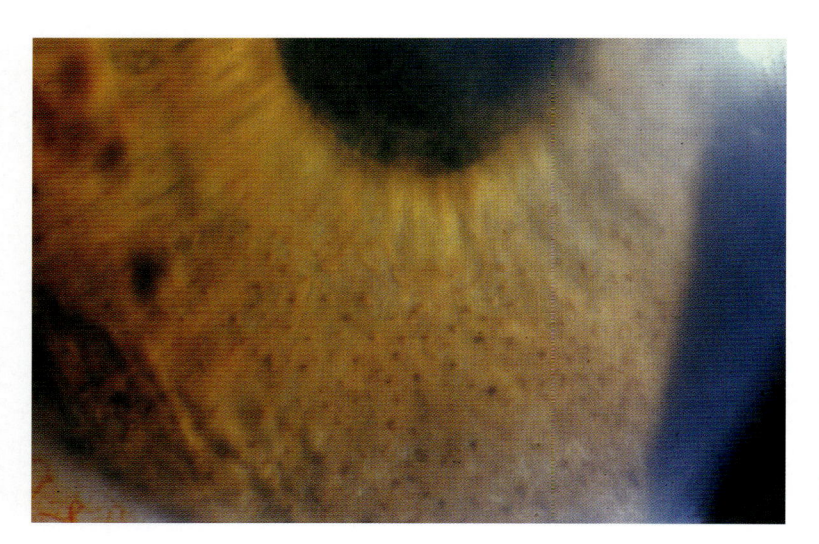

Abb. 7-3 Cogan-Reese-Syndrom (Universitäts-Augenklinik Tübingen)

■ Epidemiologie

Verlässliche Daten zu Inzidenz oder Prävalenz des ICE Syndroms liegen aufgrund der Seltenheit nicht vor. Die primären Hornhautveränderungen des ICE Syndroms sind in der Regel einseitig, wenngleich auch über bilaterale Fälle berichtet wurde (Hemady et al. 1994, Hirst 1995, Huna et al. 1996). Betroffen sind typischerweise Frauen im mittleren Lebensabschnitt (Hargrave 2001, Shields 1979). Das Verhältnis Männer zu Frauen wird mit 1:2 bis 1:5 angegeben (Shields 1979, Shields et al. 1973). Erkrankungen von Kindern scheinen selten, sind jedoch ebenfalls beschrieben worden (Shields 1979, Shields et al. 1978). Die Erkrankung scheint bevorzugt bei Kaukasiern aufzutreten (Shields 1979). Die Untersuchungen von Lucas-Glass et al. (1997) legen den Verdacht nahe, dass auch am klinisch unauffälligen Auge subklinische endotheliale Zellveränderungen nachzuweisen sind. Eine familiäre Häufung findet sich nicht (Hargrave 2001). Die oben genannten Veränderungen sind häufig begleitet von Irisanomalien und Schmerzen. Visuseinschränkungen sind nicht selten (Hargrave 2001).

■ Ätiopathogenese

Dem ICE Syndrom zu Grunde liegt die Umwandlung regulärer Hornhautendothelzellen in ICE Zellen. Immunzytochemisch weisen diese Zellen, trotz ihrer morphologischen Ähnlichkeit zu kornealen Epithelzellen, dasselbe Markerprofil wie reguläre Endothelzellen auf, sodass entgegen früheren Meinungen heute davon ausgegangen werden muss, dass es sich bei den ICE Zellen nicht um heterotope Epithelzellen, sondern um metaplastische Endothelzellen handelt (Howell et al. 1997, Levy et al. 1995, Levy et al. 1996a). Der Prozess, der für die Umwandlung regulärer Endothelzellen in ICE Zellen verantwortlich zeichnet, ist unklar. Häufig finden sich neben ICE Zellen und unauffälligen Endothelzellen auch entzündliche und fibroblastenartige Zellen, sodass einige Autoren einen entzündlichen Prozess als ausschlaggebend für die Metaplasie der Endothelzellen sehen (Murphy et al. 1985). Andererseits konnten inflammatorische Zellen auch bei Patienten mit posteriorer polymorpher Dystrophie nachgewiesen werden, einer autosomal dominant vererbten Erkrankung, bei deren Entstehung keinerlei exogene oder entzündliche Faktoren bekannt sind (Rodrigues et al. 1986). Die Theorie einer entzündlichen Genese wird verstärkt durch den Nachweis von Herpes-simplex-Virus-(HSV-)DNA in Proben von Patienten mit ICE Syndrom (Alvarado et al. 1986, Alvarado et al. 1994). Die Einseitigkeit sowie das akute Auftreten unterstützen die Theorie der HSV-induzierten Metaplasie (Hargrave 2001). Allerdings kann die Theorie weder die Frage der Geschlechtsdisposition noch die der Altersverteilung erklären.

Im Gegensatz zu den veränderten Endothelzellen, zeigen Epithel, Bowman- und Descemet-Membran keine pathologischen Veränderungen. Das Stroma weist häufig ein unspezifisches Ödem auf, da durch das veränderte Endothel Kammerwasser leichter in das Stroma eindringen kann (endoepitheliale Hornhautdekompensation). Die ICE Zellen weichen in Form und Größe von normalen Endothelzellen ab und können in Nestern zwischen regulären Endothelzellen eingestreut sein oder diese komplett ersetzen (Sherrard et al. 1985). Die epithelartigen ICE Zellen liegen als Mono- oder Multilayer einer Schicht aus pathologischem kollagenem Bindegewebe auf, das sie von der Descemet-Membran trennt und das von den metaplastischen Endothelzellen selbst gebildet wird. Durch die Veränderung der Interzellularkontakte kommt es zum Wegfall der Kontaktinhibition und zum exzessiven Wachstum der ICE Zellen und der darüber liegenden Kollagenschicht. Das Überwachsen des Kammerwinkels macht sich zuerst in schmalen anterioren Synechien bemerkbar. In späteren Stadien kann der Kammerwinkel nahezu zirkulär von einem membranartigen Gebilde aus ICE Zellen und fibrillärem Kollagen verlegt sein. Es kommt zum Anstieg des Intraokulardrucks mit Ausbildung eines Sekundärglaukoms. Kontraktionen der Membran führen zu Pupillenverziehungen in Richtung der Synechien sowie zur Ausdünnung und Lochbildung („stretching holes") im kontralateralen Irisquadranten (Campbell et al. 1978, Rochat und Mulder 1924, Shields 1979). Die mechanischen Zugkräfte bewirken Einrisse der Irisgefäße mit Leckagen sowie Ischämien in den entsprechenden Versorgungsgebieten. Häufig finden sich Verengungen und Verschlüsse von Irisgefäßen (Heath 1954). Ischämische Atrophie mit Entstehung durchgreifender Defekte („melting holes") sind die Folge (Campbell et al. 1978, Shields 1979).

Die für das Cogan-Reese-Syndrom typischen nävusartigen Irisknötchen entstehen sekundär. Nester nävusartiger, pigmentierter Irisstromazellen durchbrechen die Iris überziehende Membran aus ICE Zellen und kollagenem Bindegewebe und breiten sich in Richtung Vorderkammer aus. Der Grund für das Wachstum der veränderten Stromazellen, das häufig erst Jahre nach Krankheitsbeginn einsetzt, ist unklar (Dauss et al. 1990).

■ Diagnose und Differenzialdiagnose

Die Diagnose des ICE Syndroms wird klinisch gestellt. Erstsymptom des ICE Syndroms sind häufig Veränderungen der Iris, die die Patienten als Pupillenverziehung, zweite Pupille oder dunklen Punkt auf der Iris wahrnehmen. Auch Visusstörungen, als Folge des Hornhautödems oder des Sekundärglaukoms, stehen häufig am Beginn der Erkrankung (Shields 1979). Schmerzen treten meist erst im weiteren Verlauf auf. In ihrer klassischen Form sind essenzielle Irisatrophie, Chandler- und Cogan-Reese-Syndrom leicht voneinander zu unterscheiden. In der Praxis herrschen jedoch Mischformen und Übergänge vor, wie die Übersicht in **Tabelle 7-1** verdeutlicht.

Tab. 7-1 Klinische Charakteristika bei essenzieller Irisatrophie, Chandler-Syndrom und Cogan-Reese-Syndrom

Charakteristikum	Essenzielle Irisatrophie	Chandler-Syndrom	Cogan-Reese-Syndrom
Endothelveränderungen	+++	+++	+++
Hornhautödem	++	+	++
Iridokorneale Adhäsionen	+++	+++	+++
Irisatrophie	+++	+++	+++
Pupillenverziehung	++	+	++
Durchgreifende Irisdefekte	++	−	++
Irisknötchen und/oder -pigmentierungen	−	−	+++

+++ obligat; ++ häufig; + gelegentlich; − nie

Essenzielle Irisatrophie (Abb. 7-1). Das klinische Erscheinungsbild der essenziellen Irisatrophie ist ausgesprochen inhomogen. Ähnlich der Endotheldystrophie Fuchs erscheint das Hornhautendothel meist „silbrig gehämmert" (Chandler 1956). Die Endothelveränderungen sind zum Teil von einem Hornhautödem begleitet, das zu schmerzhaftem Visusverlust führen kann. Gonioskopisch zeigen sich anteriore periphere Synechien (**Abb. 7-2**), die im weiteren Verlauf der Erkrankung zunehmen und vermehrt pigmentiert oder von gelblicher Farbe sein können (Shields 1978, Shields et al. 1978). Der Intraokulardruck kann bereits zu diesem Zeitpunkt erhöht und von glaukomatösen Papillen- und Gesichtsfeldbefunden begleitet sein. Irisveränderungen entstehen meist im weiteren Verlauf. Charakteristisch ist eine Pupillenverziehung in Richtung anteriorer Synechien mit Ausdünnung des Irisstromas im gegenüberliegenden Quadranten. Im Falle zirkulärer Synechierung kann die Pupille auch zentral gelegen sein (Campbell et al. 1978). Durch zunehmende Zugkräfte dünnt das Irisstroma nach und nach aus, zeigt das darunter liegende Pigmentepithel, oder, bei weiterem Zug, mehr oder minder stark ausgeprägte Irislöcher (Grüb et al. 2003, Shields 1979).

Chandler-Syndrom. 1956 beschrieb Chandler (1956) sechs Patienten, bei denen er eine Sonderform der essenziellen Irisatrophie vermutete. Die Patienten zeigten die für die essenzielle Atrophie der Iris typischen Endothelveränderungen, der Intraokulardruck war jedoch nur leicht erhöht, das Irisstroma ausgedünnt, eine Lochbildung zeigte sich nicht. Die strikte Definition des Chandler-Syndroms beinhaltet mäßige Endothelveränderungen sowie eine leichte Irisatrophie ohne die Ausbildung von Löchern (Chandler 1956, Shields 1979). Ein Glaukom zeigt sich häufig früh im Verlauf der Erkrankung, ist jedoch in der Regel gut medikamentös zu beeinflussen (Shields 1979). Die Pupille ist meist rund bis nur leicht oval (Hargrave 2001).

Cogan-Reese-Syndrom (Abb. 7-3). Das Cogan-Reese-Syndrom ähnelt in vielerlei Hinsicht der essenziellen Irisatrophie, wobei die Ausprägung der einzelnen klinischen Manifestationen noch stärker variiert (Cogan und Reese 1969, Shields 1979). Im Verlauf der Erkrankung treten zusätzlich fein pigmentierte Knötchen oder großflächige Pigmentierungen des Irisstromas auf (Scheie und Yanoff 1975). Die Knötchen wachsen meist als feine helle oder gelbliche Erhebungen der Iris, können jedoch an Größe gewinnen und eine dunkle Farbe annehmen. Großflächige Pigmentierungen haben häufig ein mattes, samtartiges Erscheinungsbild. Selten treten beide Veränderungen in einem Auge auf (Scheie und Yanoff 1975). Typisch für beide Verläufe ist ein Verlust der Iriskrypten (Shields 1979).

Eine Übersicht über wichtige Differenzialdiagnosen bietet **Tabelle 7-2**.

Tab. 7-2 Differenzialdiagnose des ICE Syndroms

Hornhautendothelveränderungen
- Endotheldystrophie Fuchs
- posteriore polymorphe Dystrophie
- postoperativ, posttraumatisch

Irisveränderungen
- Rieger-Syndrom
- Ectopia lentis et pupillae
- Xeroderma pigmentosum
- kongenitale Hypoplasie des Irisstromas
- Aniridie
- Iridoschisis

Noduläre oder diffuse Pigmentveränderungen der Iris
- Neurofibromatose (Lisch-Knötchen)
- Nävus, Melanom
- entzündliche Granulome
- Rieger-Syndrom
- Down-Syndrom (Brushfield-Flecken)

■ Therapie

Ausschlaggebend für die Behandlung des ICE Syndroms ist das Ausmaß von Hornhautödem und Sekundärglaukom (Shields 1979). In der Frühphase der Erkrankung kann der Intraokulardruck meist gut medikamentös beherrscht werden. Antiglaukomatosa, die die Kammerwasserproduktion senken, wirken aufgrund der veränderten Kammerwinkelsituation besser als Miotika (Hargrave 2001).

Bei stark eingeschränkter Hornhautfunktion empfehlen manche Autoren auf den Einsatz von Carboanhydrasehemmern zu verzichten, da diese eventuell zu einer zusätzlichen Funktionseinschränkung des Hornhautendothels führen können (Pfeiffer 2000).

Im weiteren Verlauf gelingt es meist nicht, den Intraokulardruck befriedigend medikamentös zu senken (Eagle et al. 1979, Laganowski et al. 1992).

Als chirurgische Therapie der Wahl gelten nach wie vor filtrierenden Eingriffe (Hargrave 2001, Lanzl et al. 2000, Wright et al. 1991). Die Erfolgsraten der Trabekulektomien mit und ohne Antimetaboliten werden kontrovers diskutiert (Kidd et al. 1988). Generell scheinen, im Vergleich zum primär chronischen Offenwinkelglaukom, Revisionsoperationen häufiger zu sein (Doe et al. 2001). Die Erfolgsrate für

Trabekulektomien mit Antimetaboliten liegt bei etwa 60 bis 80% nach einem Jahr und bei etwa 30% nach drei Jahren (Doe et al. 2001, Lanzl et al. 2000). Die 1-Jahres-Erfolgsraten für eine zweite oder dritte Trabekulektomie liegen ebenfalls bei 60 bis 80% (Kidd et al. 1988). Für das Versagen des Filterkissens werden insbesondere das junge Alter der Patienten sowie die Proliferation von ICE Zellen und kollagenem Bindegewebe in das Kissen hinein verantwortlich gemacht (Eagle et al. 1979). Auch das Einsetzen von Implantaten scheint, verglichen mit dem primären Offenwinkelglaukom, vermehrt Revisionen notwendig zu machen. Andere Studien berichten über eine Erfolgsrate von 71% nach einem Jahr, 53% nach drei Jahren und etwa 40% nach fünf Jahren (Doe et al. 2001, Kim et al. 1999). Untersuchungen zu den Erfolgsaussichten zyklodestruktiver Verfahren liegen nicht vor. Inwiefern aufgrund der vermuteten viralen Genese des ICE Syndroms eine systemische oder lokale antivirale Therapie Erfolg versprechend sein könnte, bleibt derzeit unklar (Alvarado et al. 1994, Hargrave 2001, Lucas-Glass et al. 1997).

> Auch wenn es nach medikamentöser oder chirurgischer Senkung des Intraokulardrucks häufig zu einer Besserung des Hornhautödems kommt, bleibt bei einer bestimmten Zahl an Patienten trotz guten Intraokulardrucks ein signifikantes Hornhautödem bestehen, was, bei deutlicher Visuseinschränkung, letztlich die Indikation zu einer perforierenden Keratoplastik darstellt (Hargrave 2001).

Bei guter postoperativer Drucksenkung zeigen die Transplantate eine gute Prognose (Buxton und Lash 1984). Endotheliale Veränderungen des Transplantats, wie sie für das ICE Syndrom typisch sind, konnten nicht nachgewiesen werden (Buxton und Lash 1984).

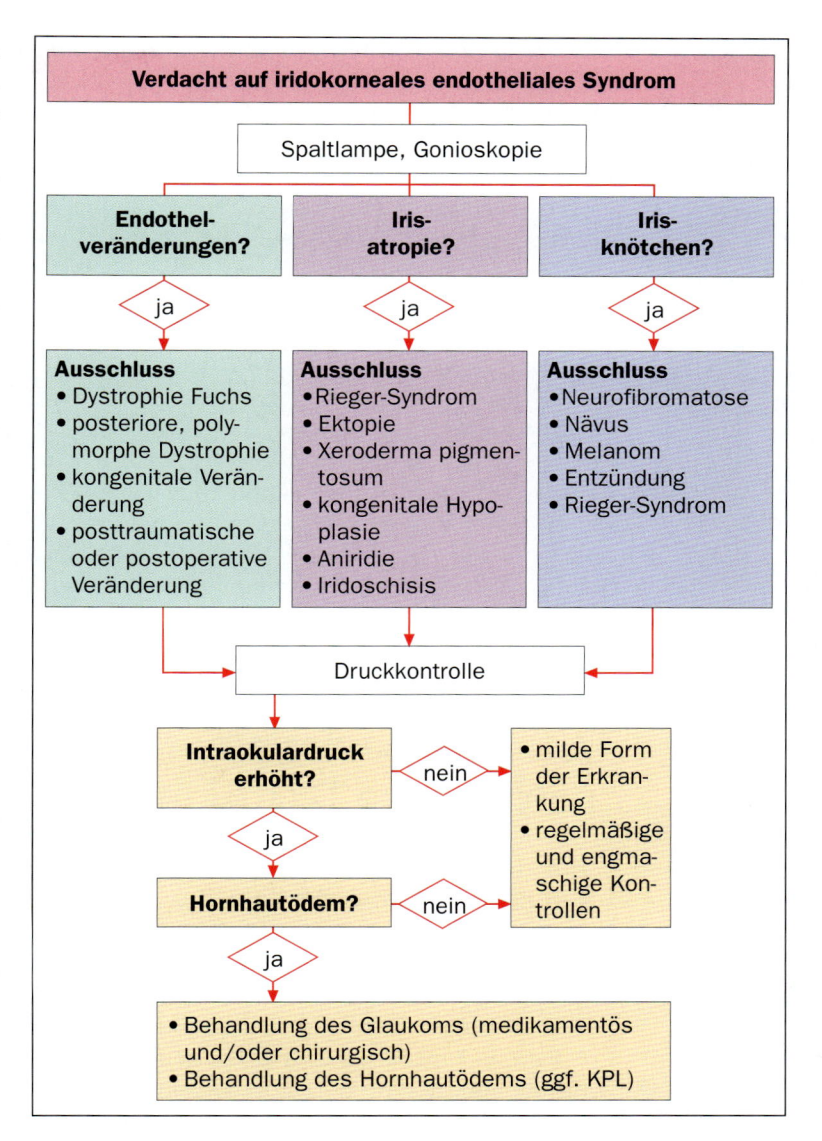

Abb. 7-4 Iridokorneales endotheliales (ICE) Syndrom (modifiziert nach Hargrave 2001). IOD = Intraokulardruck; KPL = perforierende Keratoplastik.

■ Zusammenfassung und Zukunftsperspektiven

Unter dem Begriff des iridokornealen endothelialen (ICE) Syndroms werden die essenzielle oder progressive Irisatrophie, das Chandler-Syndrom sowie das Iris-Nävus- oder Cogan-Reese-Syndrom zusammengefasst, bei denen es sich aller Wahrscheinlichkeit nach um unterschiedliche Erscheinungsbilder ein und derselben Erkrankung handelt. Betroffen sind überwiegend weiße Frauen im mittleren Lebensalter. Die Erkrankung ist einseitig, eine familiäre Häufung findet sich nicht. Ausgehend von einer primären Veränderung des Hornhautendothels wächst eine aus Endothelzellen und kollagenem Bindegewebe bestehende Membran über den offenen Kammerwinkel und auf die Vorderseite der Iris. Die Kontraktion der Membran führt zur Ausbildung anteriorer peripherer Synechien mit Verziehung der Pupille in Richtung der Synechie sowie zur Irisatrophie und Ausbildung von Irislöchern im gegenüberliegenden Quadranten. Durch Verlegung des Kammerwinkels entsteht ein Glaukom. Der mehr oder minder stark ausgeprägte Verlust an regulären Endothelzellen führt sekundär zur Dekompensation des Hornhautendothels mit schmerzhafter Visuseinschränkung. Einige Arbeiten deuten auf einen zusätzlichen viralen Aspekt in der Genese des ICE Syndroms hin.

Therapeutisch steht neben der konservativen und chirurgischen Behandlung des Glaukoms bei starker Visusreduktion die perforierende Keratoplastik im Vordergrund (**Abb. 7-4**).

Vordringlich in Bezug auf den aktuellen Wissensstand scheinen weitere Untersuchungen bezüglich der viralen Genese des ICE Syndroms. Für ein besseres Verständnis der pathophysiologischen Vorgänge und nicht zuletzt für die Entwicklung neuer Therapiemöglichkeiten scheinen weitere Studien unumgänglich, die den von Alvarado und Lucas-Glass entwickelten Theorien eine breite wissenschaftliche Basis geben könnten (Alvarado et al. 1994, Lucas-Glass et al. 1997). Prospektive Untersuchungen mit lokaler oder systemischer Therapie könnten einen neuen Erkenntnisgewinn liefern, wenngleich der Aussagekraft solcher Studien durch die Seltenheit der Erkrankung und die dadurch bedingten geringen Fallzahlen Grenzen gesetzt sind.

7.2 Die posteriore polymorphe Dystrophie

■ Einleitung und Definition

Bei der posterioren polymorphen Dystrophie Schlichting handelt es sich um eine primäre, autosomal dominant vererbte Erkrankung der Hornhaut, die zur Dekompensation des Hornhautendothels und zur Erhöhung des Intraokulardrucks führen kann.

Charakterisiert ist die posteriore polymorphe Dystrophie (PPD) durch das Auftreten von knotigen, bläschenartigen Läsionen der Kornea, die von einem weißlichen Ring umgeben sind (Grayson 1974). Hornhautbanddegeneration oder Descemetozele können hinzutreten (Cibis und Tripathi 1982, Laganowsky et al. 1991). Die häufig asymptomatischen Veränderungen können von weiteren Fehlbildungen im Bereich des vorderen Augenabschnitts begleitet sein. In schweren Fällen führt die Auflösung des regulären Hornhautendothelverbands zur Ausbildung eines Hornhautödems. Die Erhöhung des Intraokulardrucks und das Glaukom resultieren zum Teil aus zunehmenden iridokornealen Adhäsionen und vorderer Synechierung.

■ Epidemiologie

Aufgrund der Seltenheit der Erkrankung liegen keine verlässlichen Daten bezüglich der Inzidenz oder Prävalenz der posterioren polymorphen Dystrophie vor. Bei dem meist autosomal dominanten Erbgang zeigt sich in der Regel eine deutliche familiäre Häufung, wenngleich die Penetranz unterschiedlich sein kann (Hansen 1983). Autosomal rezessive und sporadische Fälle sind ebenfalls beschrieben (Hansen 1983). Die Erkrankung tritt bilateral auf und zeigt keine Geschlechtsdisposition (Rodrigues et al. 1980). Aufgrund der langsamen Progression ist eine eindeutige Zuordnung des Erkrankungsbeginns oftmals nicht möglich, in einzelnen Fällen zeigen sich erste Symptome bereits in den ersten Lebenswochen (Levy et al. 1996b). Gehäuft tritt die PPD mit Astigmatismus, Keratokonus und weiteren Anomalien des vorderen Augenabschnitts auf (Bechara et al. 1991, DeRespinis et al. 1996, Weissman et al. 1989). Es scheint weiterhin eine Assoziation mit dem Alport-Syndrom vorzuliegen, wenngleich die pathogenetischen Zusammenhänge hierbei nicht geklärt sind (Sabates et al. 1983, Teekhasaenee et al. 1991). Ein Glaukom entwickelt sich bei etwa 13 % der Patienten mit PPD (Cibis et al. 1976).

■ Ätiopathogenese

Nach heutigem Kenntnisstand geht man davon aus, dass es sich bei der PPD um eine autosomal dominant vererbte Erkrankung handelt, wenngleich auch über autosomal rezessive und sporadische Fälle berichtet wurde (Hansen 1983). Wie an einer Familie mit 21 erkrankten Mitgliedern gezeigt werden konnte, liegt die genetische Prädisposition auf dem langen Arm des Chromosoms 20 (Genlocus: 20q11) (Heon et al. 1995). Der Gendefekt bewirkt die metaplastische Umwandlung der Hornhautendothelzellen in epithelartige Zellen, die nach und nach ihren ursprünglichen Phänotyp verlieren, durch den Verlust der Kontaktinhibition proliferieren und über den offenen Kammerwinkel wachsen (Heon et al. 1995, Ross et al. 1995).

Bei den metaplastisch veränderten Endothelzellen handelt es sich um große, polymorphe Zellen, die typische Charakteristika von kornealen Epithelzellen, wie Desmosomen, Tonofilamente und Mikrovilli, aufweisen (Heon et al. 1995). Die veränderten Zellen können in bandförmigen, geografischen oder vesikulären Haufen zwischen regulären Endothelzellen eingestreut sein oder die komplette Endothelzellschicht ersetzen (Richardson und Hettinger 1985). Neben einer unterschiedlich stark ausgeprägten Ausdünnung der Descemet-Membran, findet sich eine feste Schicht aus kollagenem Bindegewebe zwischen Descemet-Membran und Endothel, in der sich auch Fibroblasten und Entzündungszellen nachweisen lassen (Levy

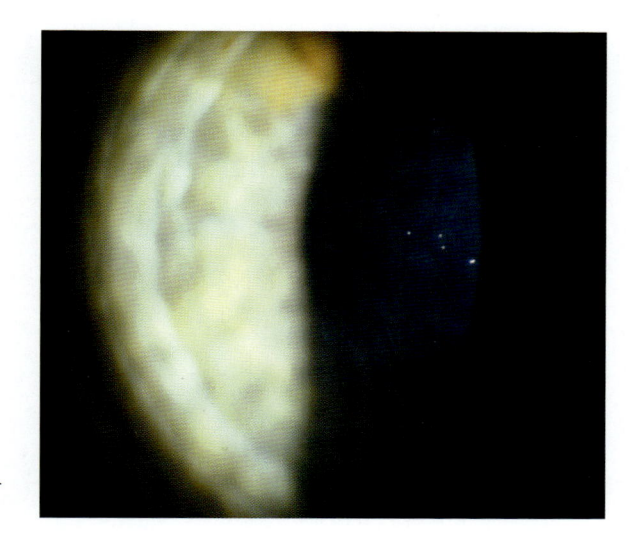

Abb. 7-5 Posteriore polymorphe Dystrophie (Universitäts-Augenklinik Tübingen)

et al. 1996b). Der Verlust an regulären Endothelzellen kann zur endoepithelialen Hornhautdekompensation mit Ausbildung eines Stroma- und Epithelödems führen (Rodrigues et al. 1980).

Im Verlauf der Erkrankung kann eine Membran aus veränderten Endothelzellen, Kollagenfasern und Descemet-Membran über den offenen Kammerwinkel auf die Vorderseite der Iris proliferieren und durch die Ausbildung von iridokornealen Adhäsionen und vorderen Synechien den Kammerwinkel verlegen und somit zum Anstieg des Intraokulardrucks führen (Rodrigues et al. 1980). Allerdings lassen sich nicht bei allen Patienten mit PPD und Glaukom iridokorneale Adhäsionen oder gonioskopisch sichtbare Einengungen des Kammerwinkels nachweisen, sodass davon auszugehen ist, dass auch andere Mechanismen an der Entstehung des Glaukoms beteiligt sein können. Shields (2000) vermutet bei diesen Patienten, dass ein hoher Irisansatz zum Kollaps der trabekulären Zwischenräume führt und somit den Abflusswiderstand erhöht. Bei der Untersuchung von 61 Patienten mit PPD ließ sich bei acht Patienten ein Glaukom nachweisen. Sechs dieser Patienten zeigten die beschriebenen iridokornealen Adhäsionen bei allerdings moderater Druckerhöhung (Cibis et al. 1976). Im Gegensatz hierzu erhöhte sich bei einer Reihe von Patienten mit PPD, trotz zum Teil ausgeprägter anteriorer peripherer Synechien, der Intraokulardruck nicht (Cibis et al. 1977).

■ Diagnose und Differenzialdiagnose

Die Diagnose der posterioren polymorphen Dystrophie wird klinisch gestellt. Das klinische Erscheinungsbild zeigt, durchaus auch innerhalb der Familie, eine starke Variabilität (Cibis et al. 1977). Typisch sind bandförmige, vesikuläre oder geografische Konfigurationen der Hornhautrückfläche (**Abb. 7-5**). Etwa ein Viertel der Patienten zeigt iridokorneale Adhäsionen, die jedoch zum Teil sehr gering ausgeprägt und häufig nur gonioskopisch sichtbar sind. Da überwiegend ältere Patienten diese peripheren anterioren Synechien zeigen, wird vermutet, dass sie als Zeichen einer langsamen Progression erst mit langjähriger Erkrankungsdauer entstehen (Rodrigues et al. 1980). Unabhängig vom Ausmaß der Synechierung entwickeln etwa 13 % aller an PPD Erkrankter ein Glaukom (Cibis et al. 1976). Bei etwa der Hälfte aller Patienten lässt sich ein Ectropium uveae nachweisen (Rodrigues et al. 1980).

Die wesentliche Differenzialdiagnose stellt, neben der Endotheldystrophie Fuchs, das ICE Syndrom dar. Eine differenzialdiagnostische Entscheidungshilfe zwischen ICE Syndrom und PPD zeigt **Tabelle 7-3**.

■ Therapie

Aufgrund der Seltenheit der Erkrankung liegen kaum kontrollierte Studienergebnisse zur Therapie der posterioren polymorphen Dystrophie vor. Ausschlaggebend für eine Therapie ist bei häufig asymptomatisch oder milden Verläufen die Ausprägung des Hornhautödems sowie das Vorliegen eines Glaukoms.

Eine stark beeinträchtigende oder schmerzhafte Visusminderung durch das eventuell auftretende Hornhautödem stellt die Indikation zur perforierenden Keratoplastik (KPL) dar. Die Prognose der KPL

Tab. 7-3 Differenzialdiagnose posteriore polymorphe Dystrophie (PPD) versus iridokorneales endotheliales (ICE) Syndrom (modifiziert nach Rodrigues et al. 1980)

Charakteristikum	PPD	ICE
Vererbung	überwiegend autosomal dominant	nicht erblich
Seite	bilateral	unilateral
Geschlechtsdisposition	männlich : weiblich 1 : 1	männlich : weiblich 1 : 2
Erkrankungsbeginn	jedes Lebensalter	2.–3. Lebensjahrzehnt
Progression	keine – langsam	schnell
Hornhautödem	gelegentlich	sehr häufig
Endothelveränderungen	bandförmige, vesikuläre oder geografische Veränderungen	silbrig gehämmertes Endothel
Iridokorneale Adhäsionen	25 %	100 %
Irisatrophie	minimal	milde Atrophie bis Ausbildung durchgreifender Defekte
Ectropium uveae	gelegentlich	gelegentlich
Glaukom	etwa 13 %	100 %

bei Patienten mit PPD ist jedoch als eingeschränkt zu betrachten. Bei der Untersuchung von 20 Patienten mit PPD zeigte sich eine 5-Jahres-Überlebensrate der Transplantate von weniger als 60 %. Neben Abstoßungsreaktionen müssen auch Erhöhungen des Intraokulardrucks und Rezidive für das Versagen des Transplantats verantwortlich gemacht werden (Krachmer 1985).

Neben der konservativen Glaukomtherapie scheint die Trabekulektomie, gegebenenfalls mit Einsatz von Antimetaboliten, bei der chirurgischen Therapie im Vordergrund zu stehen. Genaue Daten hierzu sind in der Literatur, genauso wie zu anderen Verfahren, jedoch nicht zu finden.

■ Zusammenfassung und Zukunftsperspektiven

Die posteriore polymorphe Dystrophie (PPD) ist eine seltene, meist autosomal dominant vererbte Erkrankung des Hornhautendothels, die, durch ähnliche pathogenetische Mechanismen wie das ICE Syndrom, zu Hornhautödem und Erhöhung des Intraokulardrucks führen kann. Die PPD tritt bilateral auf und zeigt keine Geschlechtsdisposition. Die Erkrankung kann in jedem Lebensalter beginnen. Die Progressionstendenz ist gering. Häufig sind asymptomatische Fälle.

Ausschlaggebend für eine Therapie ist die Ausprägung von Hornhautödem sowie das Vorliegen eines Glaukoms. Eine schmerzhafte Visusminderung stellt eine Indikation für eine perforierende Keratoplastik dar. Die Prognose ist als eingeschränkt zu betrachten. Kontrollierte Studien zur medikamentösen und/oder chirurgischen Glaukomtherapie liegen aufgrund der Seltenheit der Erkrankung nicht vor.

Literatur

Alvarado JA, Murphy CG, Juster RP. Pathogenesis of Chandler's syndrome, essential iris atrophy and Cogan-Reese syndrome: II. Estimated age at disease onset. Invest Ophthalmol Vis Sci 1986; 27: 873–9.

Alvarado JA, Underwood JL, Green WR, Wu S, Murphy CG, Hwang DG, Moore TE, O'Day D. Detection of herpes simplex viral DNA in the iridocorneal endothelial syndrome. Arch Ophthalmol 1994; 112: 1601–9.

Bechara SJ, Grossniklaus HE, Waring GO 3rd, Wells JA 3rd. Keratoconus associated with posterior polymorphous dystrophy. Am J Ophthalmol 1991; 112: 729–31.

Buxton JN, Lash RS. Results of penetrating keratoplasty in the iridocorneal endothelial syndrome. Am J Ophthalmol 1984; 98: 297–301.

Campbell DG, Shields MB, Smith TR. The corneal endothelium in the spectrum of essential iris atrophy. Am J Ophthalmol 1978; 86: 317–24.

Chandler PA. Atrophy of the stroma of the iris. Endothelial dystrophy, corneal edema and glaucoma. Am J Ophthalmol 1956; 41: 607–15.

Cibis GW, Tripathi RC. The differential diagnosis of Descemt's tears and posterior polymorphous dystrophy bands. Ophthalmology 1982; 89: 614–7.

Cibis GW, Krachmer JH, Phleps CD. Iridocorneal adhesions in posterior polymorphous corneal dystrophy. Trans Am Acad Ophthalmol Otolaryngol 1976; 81: 770–7.

Cibis GW, Krachmer JA, Phelps CD, Weingeist TA. The clinical spectrum of posterior polymorphous dystrophy. Arch Ophthalmol 1977; 95: 1529–37.

Cogan DG, Reese AB. A syndrome of iris nodules, ectopic descemet's membrane, and unilateral glaucoma. Doc Ophthalmol 1969; 26: 424–33.

Dauss W, Völcker HE, Steinbrück M, Rentsch F. Zur Klinik und Histopathologie des Cogan-Reese-Syndroms. Klin Monatsbl Augenheilkd 1990; 197: 150–5.

DeRespinis PA, Norden RA, Rispoli LC. Posterior polymorphous dystrophy associated with astigmatism and amblyopia in children. J Refract Surg 1996; 12: 709–14.

Doe EA, Budenz DL, Gedde SJ, Imami NR. Long-term surgical outcome of patients with glaucoma secondary to the iridocorneal endothelial syndrome. Ophthalmology 2001; 108: 1789–95.

Eagle RC, Font RL, Yanoff M. The iridocorneal endothelial syndrome. Arch Ophthalmol 1979; 97: 2104–10.

Grayson M. The nature of hereditary deep polymorphous dystrophy of the cornea: its association with iris and anterior chamber dysgenesis. Trans Am Ophthalmol Soc 1974; 72: 516–20.

Grüb M, Rohrbach JM, Schlote T. Einseitiges Glaukom bei progredienten Hornhaut-Iris-Veränderungen. Ophthalmologe 2003; 100: 414–5.

Hansen TE. Posterior polymorphous corneal dystrophy of Schlichting. A clinical study on four families. Acta Ophthalmol (Scand) 1983; 61: 454–60.

Hargrave SL. Glaucoma associated with primary disorders of the corneal endothelium. In: Zimmerman TJ, Kooner KS (eds). Clinical Pathways in Glaucoma. Stuttgart, New York: Thieme 2001; 129–45.

Heath P. Essential atrophy of the iris. A histopathologic study. Am J Ophthalmol 1954; 37: 219–34.

Hemady RK, Patel A, Blum S, Nirankari VS. Bilateral iridocorneal endothelial syndrome: case report and review of literature. Cornea 1994; 13: 368–72.

Heon E, Mathers WD, Alward WL. Linkage of posterior polymorphous corneal dystrophy to 20q11. Hum Mol Genet 1995; 4: 485–90.

Hirst LW. Bilateral iridocorneal endothelial syndrome. Cornea 1995; 14: 331.

Howell DN, Damms T, Burchette JL, Green WR. Endothelial metaplasy in the iridocorneal endothelial syndrome. Invest Ophthalmol Vis Sci 1997; 38: 1896–901.

Huna R, Barak A, Melamed S. Bilateral iridocorneal endothelial syndrome presented as Cogan-Reese and Chandler's syndrome. J Glaucoma 1996; 5: 60–2.

Kidd M, Hetherington J, Magee S. Surgical results in iridocorneal endothelial syndrome. Arch Ophthalmol 1988; 106: 199–205.

Kim DK, Aslanides IM, Schmidt CM, Spaeth GL, Wilson RP, Augsburger JJ. Long-term outcome of aqueous shunt surgery in ten patients with iridocorneal endothelial syndrome. Ophthalmology 1999; 106: 1030–4.

Krachmer JH. Posterior polymorphous corneal dystrophy: a disease characterized by epithelial-like endothelial cells which influence management and prognosis. Trans Am Ophthalmol Soc 1985; 83: 413–5.

Laganowski HC, Sherrard ES, Kerr-Muir MG. Distinguishing features of the iridocorneal endothelial syndrome and posterior polymorphous dystrophy: value of endothelial specular microscopy. Br J Ophthalmol 1991; 75: 212–6.

Laganowski HC, Kerr-Muir MG, Hitchings RA. Glaucoma and the iridocorneal syndrome. Arch Ophthalmol 1992; 110: 346–50.

Lanzl IM, Wilson RP, Dudley D, Augsburger JJ, Aslanides IM, Spaeth GL. Outcome of trabeculectomy with mitomycin-C in the iridocorneal endothelial syndrome. Ophthalmology 2000; 107: 295–7.

Levy SG, McCartney ACE, Baghai MH, Barrett MC, Moss J. Pathology of the iridocorneal endothelial syndrome. The ICE-cell. Invest Ophthalmol Vis Sci 1995; 36: 2592–601.

Levy SG, Kirkness CM, Ficker L, McCartney ACE. The histopathology of the iridocorneal-endothelial syndrome. Cornea 1996a; 15: 46–54.

Levy SG, Moss J, Noble BA, McCartney A. Early-onset posterior polymorphous dystrophy. Arch Ophthalmol 1996b; 114: 1265–8.

Lichter PR. The spectrum of Chandler's syndrome. An often overlooked cause of unilateral glaucoma. Ophthalmology 1978; 85: 245–51.

Lucas-Glass TC, Baratz KH, Nelson LR, Hodge DO, Bourne WM. The contralateral corneal endothelium in the iridocorneal endothelial syndrome. Arch Ophthalmol 1997; 115: 40–4.

Murphy C, Alvarado J, Maglio M, Hetherington J. The corneal endothelium and Descemet's membrane in the ICE syndrome. Invest Ophthalmol Vis Sci 1985; 26 (Suppl): 6.

Pfeiffer N. Neue Potentiale bewährter Medikamente. In: Erb C, Krieglstein GK (Hrsg). Glaukom. Köln: Agamede 2000; 154.

Richardson WP, Hettinger ME. Endothelial and epithelial-like cell formations in a case of posterior polymorphous dystrophy. Arch Ophthalmol 1985; 103: 1520–4.

Rochat GF, Mulder W. On progressive atrophy of the iris with formation of holes and glaucoma. Br J Ophthalmol 1924; 8: 362–6.

Rodrigues MM, Phelps CD, Krachmer JH, Cibis GW, Weingeist TA. Glaucoma due to endothelialization of the anterior chamber angle. A comparison of posterior polymorphous dystrophy of the cornea and Chandler's syndrome. Arch Ophthalmol 1980; 98: 688–96.

Rodrigues MM, Stulting RD, Waring GO 3rd. Clinical, electron microscopic, and immunhistochemical study of the corneal endothelium and Descemet's membrane in the iridocorneal endothelial syndrome. Am J Ophthalmol 1986; 101: 16–27.

Ross JR, Foulks GN, Sanfilippo FP, Howell DN. Immunohistochemical analysis of the pathogenesis of posterior polymorphous dystrophy. Arch Ophthalmol 1995; 113: 340–5.

Sabates R, Krachmer JA, Weingeist TA. Ocular findings in Alport's syndrome. Ophthalmologica 1983; 186: 204.

Scheie HG, Yanoff M. Iris nevus (Cogan-Reese) syndrome. Arch Ophthalmol 1975; 93: 963–70.

Sherrard ES, Frangoulis MA, Muir MG, Buckley RJ. The posterior surface of the cornea in the irido-corneal endothelial syndrome: a specular microscopical study. Trans Ophthalmol Soc U K 1985; 104: 766–74.

Shields MB. The essential iris atrophies. Am J Ophthalmol 1978; 85: 749–55.

Shields MB. Progressive essential iris atrophy, Chandler's syndrome and the iris-nevus (Cogan-Reese) syndrome: a spectrum of disease. Surv Ophthalmol 1979; 24: 3–20.

Shields MB. Glaucoma associated with iridocorneal endothelial syndrome. In: Eid TM, Spaeth GK (eds). The Glaucomas. Philadelphia, Baltimore, New York: Lippincott Williams & Wilkins 2000; 153–9.

Shields MB, Campbell DG, Simmons RJ. The essential iris atrophies. Am J Ophthalmol 1978; 85: 649–59.

Teekhasaenee C, Nimmanit S, Wutthiphan S, Vareesangthip K, Laohapand T, Malasitr P. Posterior polymorphous dystrophy and Alport syndrome. Ophthalmology 1991; 98: 1207–15.

Weissman BA, Ehrlich M, Levenson JE, Pettit TH. Four cases of keratoconus and posterior polymorphous corneal dystrophy. Optom Vis Sci 1989; 66: 243–6.

Wright MM, Grajewski AL, Cristol SM, Parish RK. 5-Fluorouracil after trabeculectomy in the iridocorneal endothelial syndrome. Ophthalmology 1991; 98: 314–6.

Yanoff M. Iridocorneal endothelial syndrome: unification of a disease spectrum. Surv Ophthalmol 1979; 24: 86–90.

8 Pigmentdispersionsglaukom

Oliver Schwenn

■ Einleitung und Definition

Bereits im Jahr 1899 beschrieb Krukenberg den Hornhautbefund einer 45-Jährigen mit einer Myopie beidseitig von −9,0 dpt und tiefer Vorderkammer. Er stellte fest, *„dass die braune Färbung sich auf die allertiefsten Theile beschränkt, resp. der Hinterfläche anliegt."* Allerdings interpretierte er den Befund als kongenital. Die gute Beschreibung des klinischen Befunds erlaubt rückwirkend die Vermutung, dass die 45-Jährige unter einem Pigmentdispersionssyndrom litt.

Sugar und Barbour (1949) beschreiben erstmalig eine Befundkonstellation, die sie als Pigmentglaukom bezeichneten: Bei zwei jungen männlichen Myopen fanden sie Pigmentzellniederschläge an der Hornhautrückfläche, eine dichte Pigmentierung des Trabekelmaschenwerks und einen in Mydriasis deutlich erhöhten Augeninnendruck bei weit offenem Kammerwinkel.

Sugar (1966) stellte zusammenfassend die in der Literatur beschriebenen 147 Fälle des Krankheitsbilds dar. Die Assoziation mit Myopie, das häufigere Auftreten beim männlichen Geschlecht, der frühe Krankheitsbeginn sowie die Beidseitigkeit wurden in dieser Publikation herausgearbeitet und das Krankheitsbild Pigmentdispersionssyndrom genannt.

Finden sich neben den klassischen Zeichen des Pigmentdispersionssyndroms (Transilluminierbarkeit der Iris, Krukenberg-Spindel, vermehrte Pigmentation des Kammerwinkels) (Ritch 1998) auch typische Zeichen eines Glaukoms (glaukomatöser Papillenschaden, glaukomtypische Gesichtsfeldausfälle, erhöhter intraokulärer Druck), spricht man von Pigmentdispersionsglaukom. Fehlen glaukomtypische morphologische oder funktionelle Veränderungen, so ist bei intraokulären Druckwerten über 21 mm Hg ein Glaukomverdacht gegeben.

■ Epidemiologie

Ein Pigmentdispersionssyndrom besteht bei etwa 2% der weißen Bevölkerung und führt unbehandelt etwa in 35% der Fälle zu einem Pigmentdispersionsglaukom (Migliazzo et al. 1986).

Bei Rassen mit dunkler Hautfarbe und dunklen Irides ist das Pigmentdispersionssyndrom seltener als bei weißhäutigen Menschen. Dafür könnte die kompaktere Irisstruktur mit höherer Rigidität des Irisstromas verantwortlich sein: Eine nach posterior gerichtete Wölbung des Irisdiaphragmas mit mechanischem Kontakt zwischen Irisrückfläche einerseits und Linsenvorderfläche sowie Zonulafasern andererseits wird dadurch erschwert.

Verschiedene Populationsstudien an Weißhäutigen haben gezeigt, dass das Pigmentdispersionssyndrom autosomal dominant vererbbar sein kann, häufig mit einer recht hohen Penetranz. Die verantwortlichen Gene sind auf dem Chromosom 7 (Genlocus: 7q35-q36) (Andersen et al. 1997) oder auf dem Chromosom 18 (Genlocus: 18q11-q21) lokalisiert. Die Vererblichkeit bei Schwarzhäutigen zeigt dagegen eine geringere Penetranz (Roberts et al. 1999).

Das durchschnittliche Alter bei der Manifestation eines Pigmentdispersionsglaukoms im Rahmen eines Pigmentdispersionssyndroms lag in einer Studie von Gillies und Brooks (2001) bei 47,8 Jahren, wobei die Manifestation bei männlichen Erkrankten früher eintrat.

■ Ätiopathogenese

Die Iris zeigt unter anatomischen und embryologischen Gesichtspunkten einen zweiblättrigen Aufbau: anterior das Irisstroma, posterior das Pigmentblatt. Im bindegewebigen Irisstroma finden sich eingestreute Melanozyten (Chromatophoren), die die Färbung der Iris bewirken. Das posteriore Pigmentblatt ist seinerseits zweilagig und wie die Netzhaut neuroektodermalen Ursprungs. Die hintere Zelllage des Pigmentblatts ist das Pigmentepithel, das unter physiologischen Bedingungen lichtundurchlässig und bei intaktem Irisstroma spaltlampenmikroskopisch lediglich am Pupillarsaum sichtbar ist. Die vordere Zelllage des Pigmentblatts wird im Wesentlichen vom sympathisch innervierten M. dilatator pupillae gebildet.

Campbell (1979) konnte zeigen, dass bei klassischer Ausprägung des Pigmentdispersionsglaukoms die transilluminierbaren Irisareale topografisch exakt mit der Lokalisation weit anterior inserierender Zonulabündel übereinstimmten. Er erkannte die mechanische Ursache der Pigmentdispersion, z. B. durch das Reiben der Irisrückfläche an Zonulafasern.

Karickhoff (1992) führte das Konzept des inversen Pupillarblocks als primärer Schädigungsmechanismus beim Pigmentdispersionssyndrom und Pigmentdispersionsglaukom ein: Eine nach posterior gerichtete Wölbung der Iris führt zu einem mechanischen Kontakt zwischen Irisrückfläche und Linsenvorderfläche. Karickhoff (1992) hatte dieses Phänomen an der Spaltlampe beobachtet.

Beim klassischen Pupillarblock, der in der Ätiopathogenese des akuten Winkelblockglaukoms eine entscheidende Rolle spielt, blockiert die Linse – einem Kugelventil vergleichbar – den Fluss des Kammerwassers von der Hinterkammer durch die Pupille in die Vorderkammer. Dadurch kommt es beim akuten Winkelblockglaukom zu einer nach anterior gerichteten Wölbung der Iris mit Verlegung des Trabekelmaschenwerks im Kammerwinkel durch die Irisbasis. Im Gegensatz dazu kommt es beim inversen Pupillarblock durch die mobile Iris – einem Klappenventil vergleichbar – zu einer nach posterior gerichteten Wölbung der Iris mit mechanischem Kontakt der Irisrückfläche mit der vorderen Linsenkapsel und den Zonulafasern.

Folgende zwei Mechanismen sollen zu einer nach posterior gerichteten Wölbung der peripheren Iris führen und dadurch die Pigmentdispersion von der Irisrückfläche auslösen:
- Während der Akkommodation kann eine leichte anteriore Verlagerung der Linsenvorderfläche eintreten, die einen minimalen Druckanstieg in der vorderen Augenkammer bewirkt. Die entstehende Flüssigkeitsverschiebung in der Vorderkammer wird durch eine Rückverlagerung der peripheren Iris kompensiert, da die geringe Abflussfazilität des Trabekelmaschenwerks grundsätzlich keinen unmittelbaren Druckausgleich ermöglicht. Ultraschallbiomikroskopisch konnte die Rückverlagerung der Irisbasis bei der Akkommodation bestätigt werden (Pavlin et al. 1996).
- Der Lidschlag kann zu einer minimalen Verformung der Hornhaut führen, sodass sich eine kurzzeitige relative Drucksteigerung in der vorderen Augenkammer ausbildet. Aufgrund eines inversen Pupillarblocks findet kein unmittelbarer Druckausgleich statt, sodass die mobile periphere Iris aufgrund eines minimalen Druckgradienten eine leichte posteriore Verlagerung erfährt.

Die Tatsache, das die Pigmentdispersion unmittelbar zur Verschlechterung des Kammerwasserabflusses und damit zum Anstieg des Augeninnendrucks führt, wurde auch durch Messungen der Melaningranula im Laser-Flare-Zellzählmodus bestätigt, da die Anzahl der Melaningranula im Kammerwasser mit dem Ausmaß des Augeninnendruckanstiegs korrelierte (Küchle et al. 1998).

Scheie und Cameron (1981) beobachteten, dass bei asymmetrischer Ausprägung des Pigmentdispersionsglaukoms das stärker glaukomgeschädigte Auge auch eine stärkere Pigmentierung des Kammerwinkels aufwies.

Da die Ausprägung der Pigmentdispersion allerdings nicht immer mit der Höhe der Augeninnendrucksteigerung korreliert, wurde in den vergangenen 50 Jahren immer wieder spekuliert, ob nicht zusätzlich zu der Abflussblockade durch die Pigmentdispersion auch kongenitale Kammerwinkelanomalien oder kongenitale bzw. degenerative Störungen der Iris bei der Pathogenese des Pigmentdispersionsglaukoms eine Rolle spielen könnten (Calhoun 1952). Selbst Karickhoff (1992), der den entscheidenden Pathomechanismus beschrieb, mochte weitere Ursachen für das Pigmentdispersionssyndrom und das Pigmentdispersionsglaukom neben dem inversen Pupillarblock nicht ausschließen, z. B. Kammerwinkelanomalien oder einen Defekt der Pigmentblattadhäsion.

Auch sekundäre Ursachen für die Pigmentdispersion sind möglich, insbesondere bei Einseitigkeit. Ursächlich wurden z. B. ein posttraumatischer Kammerwinkelrezessus (McKinney und Alward 1997), eine sulcusfixierte Hinterkammerlinse, insbesondere bei scharfer Intraokularlinsenkante (Wintle und Austin 2001, Woodhams und Lester 1984), und phake Intraokularlinsen in der Hinterkammer beschrieben (Brandt et al. 2001). Eine asymmetrische Ausprägung der Pigmentdispersion kann z. B. durch eine Adie-Pupille entstehen (Murthy und Hawksworth 2001).

■ Diagnose und Differenzialdiagnose

Bei jedem Glaukom sollte grundsätzlich durch sorgfältige Befunderhebung an der Spaltlampe eine Pigmentdispersion ausgeschlossen werden. Auch bei Myopen, insbesondere, wenn keine plane Iriskonfiguration besteht, sondern die Iris eine nach posterior gerichtete Wölbung aufweist, muss ebenfalls ganz

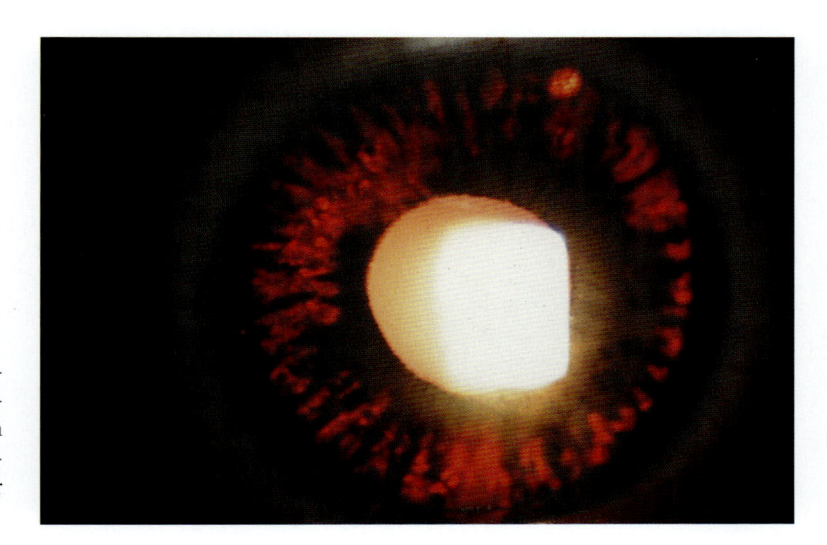

Abb. 8-1 „Kirchenfenster"-Phänomen bei fortgeschrittenem Pigmentdispersionssyndrom. Die Untersuchung erfolgt im durchfallenden Licht (Transillumination vom Fundus). *Beachte:* die transilluminierbare basale Iridotomie bei 1 Uhr. (aus Schwenn et al. 2003; mit freundlicher Genehmigung des Springer-Verlags, Heidelberg)

gezielt auf eine Pigmentdispersion geachtet werden. Das Pigmentdispersionssyndrom ist charakterisiert durch den Abrieb des Irispigmentepithels und die Ablagerung der Pigmentgranula im vorderen Augenabschnitt: Die klassische Trias besteht aus mittelperipheren transilluminierbaren Defekten des Irispigmentepithels („Kirchenfenster"-Phänomen; **Abb. 8-1**), Pigmentation des Hornhautendothels (Krukenberg-Spindel; **Abb. 8-2**) und vermehrter Pigmentation des Trabekelmaschenwerks (**Abb. 8-3**) (Ritch 1996). Die propädeutisch korrekte Nutzung der Spaltlampe hilft, auch diskrete Befunde sicher zu erkennen.

Typischerweise ist die Irisinsertion relativ weit posterior und die periphere Iris konkavbogig nach posterior gewölbt (Ritch 1998). Insbesondere mittels Ultraschallbiomikroskopie lässt sich diese Iriskonfiguration gut darstellen (**Abb. 8-4**), die aber nicht bei allen Patienten mit Pigmentdispersionssyndrom vorliegen muss und auch bei 13 % eines Normalkollektivs beobachtet wurde (Carassa et al. 1998).

Pigmentbetauung findet sich darüber hinaus auch auf der Iris (**Abb. 8-5**), der Linse sowie den Zonulafasern und der vorderen Glaskörpergrenzmembran. Insbesondere in der Frühphase des Krankheitsbilds kann ausgeprägte Pigmentdispersion zu einem starken Anstieg des Intraokulardrucks mit Wahrnehmung von Halos führen. Pupillenerweiterung kann ebenfalls zu einer Pigmentdispersion führen, die sich biomikroskopisch in der vorderen Augenkammer feststellen lässt.

In fortgeschrittenen Krankheitsstadien mit bereits ausgeprägter Transilluminierbarkeit der Iris treten akute Zeichen einer Pigmentdispersion nicht mehr auf (Speakman 1981). Auch hat sich in Langzeitbeobachtungen gezeigt, dass es nach Jahren mit stärkerer

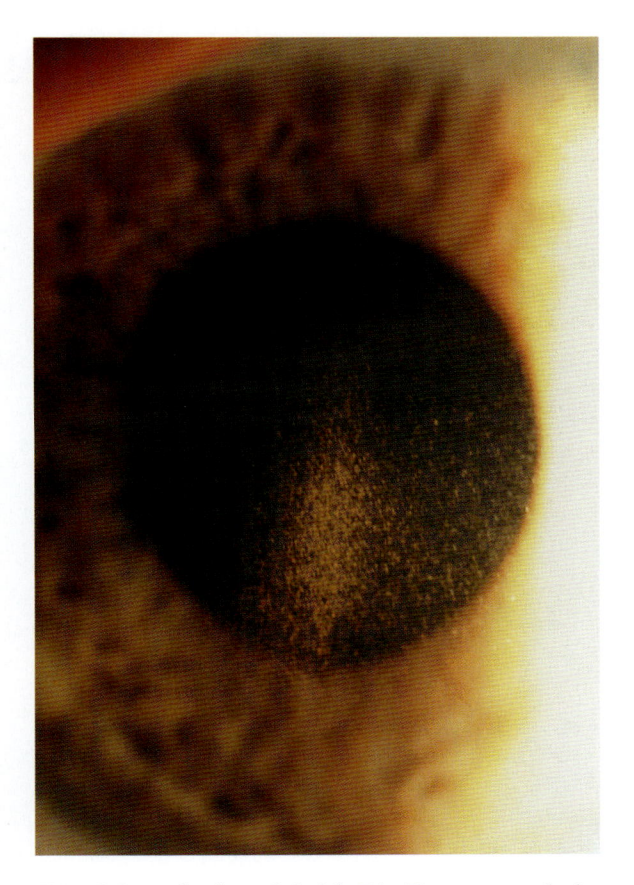

Abb. 8-2 Krukenberg-Spindel: Die Pigmentgranula lagern sich überwiegend zentral auf dem Hornhautendothel ab. Sie bilden eine vertikal ausgerichtete Spindel, die sich insbesondere durch Retroillumination von der Iris spaltlampenmikroskopisch visualisieren lässt. (aus Schwenn et al. 2003; mit freundlicher Genehmigung des Springer-Verlags, Heidelberg)

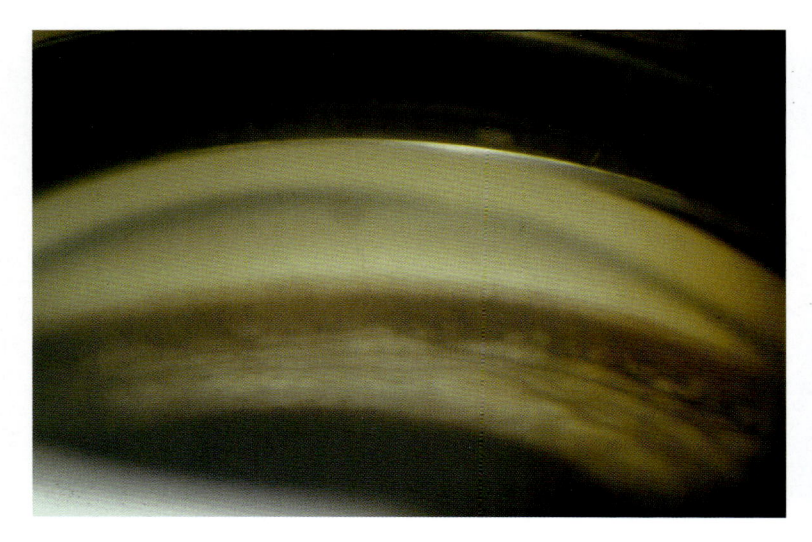

Abb. 8-3 Gonioskopische Darstellung des hyperpigmentierten Kammerwinkels (Universitäts-Augenklinik Tübingen)

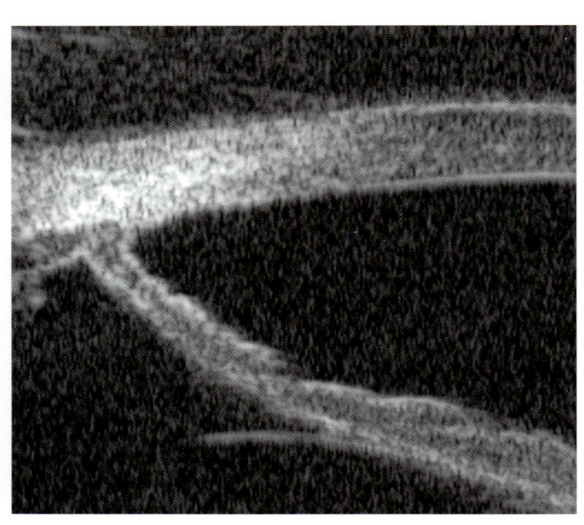

Abb. 8-4 Ultraschallbiomikroskopische Darstellung der typischen Iriskonfiguration. Die Iris ist basal nach hinten gewölbt, sodass es zu einem Abrieb des Pigmentepithels durch Berührung der Zonulafasern kommt. (aus Schwenn et al. 2003; mit freundlicher Genehmigung des Springer-Verlags, Heidelberg)

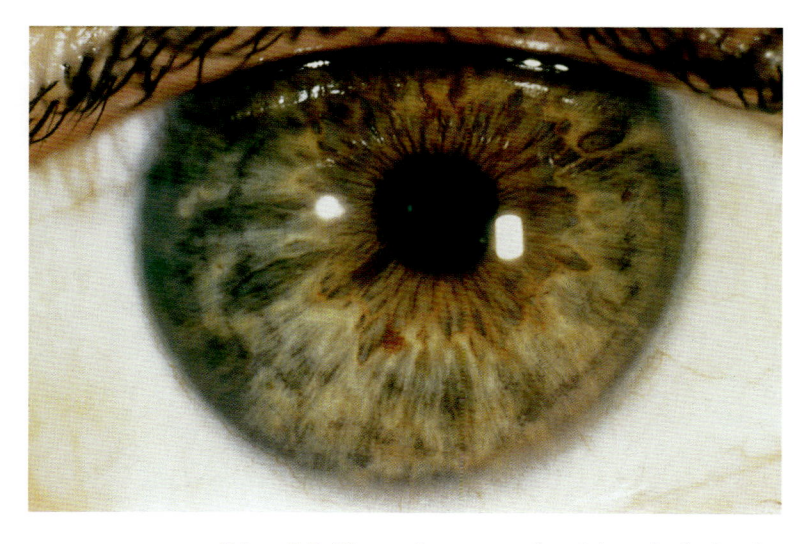

Abb. 8-5 Pigmentbetauung der Irisvorderfläche im Übersichtsbild. Einzelne Pigmentgranula lassen sich bei starker Vergrößerung und direkter fokaler Beleuchtung erkennen. (aus Schwenn et al. 2003; mit freundlicher Genehmigung des Springer-Verlags, Heidelberg)

Freisetzung von Irispigment zu einer geringeren Freisetzung von Pigment kommt. Es besteht die berechtigte Hoffnung, dass es dadurch über Jahre hin zu einer Erholung der Abflussfazilität kommt.

Neben den klassischen Befunden bei Pigmentdispersionssyndrom und Pigmentdispersionsglaukom wurden eine Reihe anderer relevanter Besonderheiten beschrieben. Lord et al. (2001) verglichen Patienten mit einem Pigmentdispersionssyndrom mit einer altersgematchten myopen Kontrollgruppe. Dabei fanden sie bei Patienten mit Pigmentdispersionssyndrom eine etwas flachere Hornhaut mit einer um etwa 2 dpt geringeren Brechkraft. Es scheint außerdem eine Assoziation des Pigmentdispersionssyndroms mit Netzhautveränderungen zu bestehen: Veränderungen des retinalen Pigmentepithels, Gitterdegenerationen und Netzhautablösungen sind häufiger als bei einer Kontrollgruppe mit ähnlich ausgeprägter Myopie (Weseley et al. 1992). Die Inzidenz der Netzhautablösungen wird bei Patienten mit Pigmentdispersionssyndrom oder Pigmentdispersionsglaukom mit 6 bis 7 % angegeben. Auch wurden Veränderungen des Elektrookulogramms bei Pigmentdispersionssyndrom und bei Pigmentdispersionsglaukom festgestellt, die sich nicht auf einen bestehenden Glaukomschaden zurückführen ließen (Greenstein et al. 2001).

Die Diagnosestellung eines Pigmentdispersionssyndroms bei Schwarzhäutigen ist schwieriger, da die typische Transluminierbarkeit der Iris sowie die Wölbung der Iris nach posterior meist nicht zu beobachten sind und der Pigmentstaub auf der Irisvorderfläche nur schwerer zu erkennen ist. Auch die Pigmentierung des Trabekelmaschenwerks ist nicht so einfach von einem Normalbefund abgrenzbar. Deshalb empfiehlt sich bei schwarzhäutigen Patienten insbesondere auf Pigmentationen der Zonulafasern und der peripheren Linse zu achten (Roberts et al. 1999).

■ Therapie

Basierend auf der Theorie von Karickhoff (1992) – ein inverser Pupillarblock führt zur Pigmentdispersion – wurde die Nd:YAG-Laser-Iridotomie der Irisbasis zur Prophylaxe weiterer Pigmentdispersion bei Pigmentdispersionssyndrom und damit zur Prophylaxe des Pigmentdispersionsglaukoms vorgeschlagen. Ein inverser Pupillarblock entsteht nach Karickhoff dadurch, dass sich die Iris wie ein Klappenventil auf die Linsenvorderfläche legt und dadurch den Durchfluss von Kammerwasser aus der vorderen in die hintere Kammer verhindert. Durch eine basale Iridotomie soll ein unmittelbarer Druckausgleich zwischen vorderer und hinterer Kammer erfolgen, der somit einen Abrieb von Pigmentzellen des Irispigmentepithels an den Zonulafasern verhindern kann. Karickhoff beschreibt auch seine klinische Erfahrung, dass nach Nd:YAG-Laser-Iridotomie eine zuvor konkavbogig (nach posterior) gewölbte Iris plan konfiguriert ist. Im Gegensatz zur Nd:YAG-Laser-Iridotomie bei konvexbogiger, nach anterior gewölbter Iris im Rahmen eines üblichen Pupillarblocks stellte er während der Laserbehandlung auch keinen Einstrom von Pigment in die vordere Augenkammer fest, sondern beobachtete eher einen Flüssigkeitsstrom in Richtung der Hinterkammer.

Die Nd:YAG-Laser-Iridotomie sollte möglichst basal durchgeführt werden, da kammerwinkelnah der Abstand zur Linsenvorderfläche größer ist. Eine Schädigung der Linse, wie sie nach einer prophylaktischen Nd:YAG-Laser-Iridotomie bei Pigmentdispersionssyndrom bereits beschrieben wurde (Wollensack et al. 1997), kann dadurch zuverlässig verhindert werden. Die Anwendung von Miotika erleichtert die Iridotomie, kann aber beim Pigmentdispersionssyndrom zur Freisetzung von Pigment führen, weshalb das Auslösen des Lichtreflexes der Pupille während der Behandlung als alternative Maßnahme zur Tonisierung der Iris empfohlen wurde (Moster und George-Lomax 1998). Die erforderliche Laserenergie lässt sich reduzieren, wenn bei der Lokalisation der Iridotomie die Iristopografie beachtet wird.

Durch die Nd:YAG-Laser-Iridotomie wird eine verminderte Freisetzung von Irispigment sowohl unter physiologischen Bedingungen als auch bei medikamentös induzierter Mydriasis erreicht (Küchle et al. 2001). Allerdings wird der intraokuläre Druck durch die Nd:YAG-Laser-Iridotomie, anders als durch eine Nd:YAG-Laser-Iridotomie oder Iridektomie beim akuten Winkelblockglaukom, kurz- und mittelfristig kaum oder gar nicht verringert (Jampel 1993). Von einer günstigen Langzeitwirkung durch eine Nd:YAG-Laser-Iridotomie kann jedoch ausgegangen werden, da bei geringerer Freisetzung von Melaningranula von einer langsamen Verbesserung der Abflussfazilität des Trabekelmaschenwerks durch Abbau des Melanins im Trabekelmaschenwerk auszugehen ist.

Aus zwei Gründen sollte die Iridotomie zur Prophylaxe weiterer Pigmentdispersion beim Pigmentdispersionssyndrom möglichst in frühen Krankheitsstadien und bei jungen Patienten durchgeführt werden (Schwenn et al. 2003):

- Da die Akkommodation einen wesentlichen Pathomechanismus darstellt, ist von einer Pigmentdispersion insbesondere bei akkommodationsfähigen, also jüngeren Patienten auszugehen.
- Ein weiterer Abrieb des Irispigments ist bei fortgeschrittenen Krankheitsstadien nicht mehr zu erwarten, da im Bereich der Kontaktstellen zwischen Irisrückfläche und Zonulafasern kein Pigmentepithel mehr vorhanden ist.

Naturgemäß kann für die Durchführung einer Nd:YAG-Laser-Iridotomie kein festes Grenzalter angegeben werden.

> Trotzdem soll folgende Richtlinie empfohlen werden: Bei Patienten mit Pigmentdispersionssyndrom erscheint bis zum 40. Lebensjahr eine basale Nd:YAG-Laser-Iridotomie als prophylaktische Maßnahme sinnvoll. Auch die Behandlung des Partnerauges mittels Nd:YAG-Laser-Iridotomie bei einseitigem Pigmentdispersionssyndrom und entsprechender Iriskonfiguration des Partnerauges wird empfohlen.

Die Wirksamkeit dieses therapeutischen Prinzips wurde auch anhand eines Falles mit einseitigem peripherem Irisdefekts nach einem Trauma veranschaulicht, der das Auftreten eines Pigmentdispersionsglaukoms auf dieser Seite verhinderte, während es am anderen Auge zu einem Pigmentdispersionsglaukom kam (Shuttleworth 1999).

Medikamentöse Therapieansätze bei Pigmentdispersion ohne Vorliegen eines Pigmentdispersionsglaukoms erscheinen in aller Regel nicht sinnvoll. Eine Tonisierung der Iris kann die iridozonulare Reibung zwar verringern, Miotika sind allerdings aufgrund der unerwünschten Wirkungen (Akkommodation, schlechtes skotopisches Sehen) insbesondere in der Altersgruppe der Patienten mit Pigmentdispersionssyndrom nicht empfehlenswert. Ein Einfluss einer antiglaukomatösen Lokaltherapie mit Miotika auf die Inzidenz der Netzhautablösung konnte nicht festgestellt werden. Sympathikolytika wie Dapiprazol oder Thymoxamin verringern zwar ebenfalls die Pigmentdispersion (Lehto und Vesti 1998), sind aber nicht allgemein verfügbar und aufgrund der Hyperämisierung der Bindehaut ebenfalls ungeeignet.

Kommt es bei Patienten mit Pigmentdispersionssyndrom zu einem Pigmentdispersionsglaukom, ist eine medikamentöse Lokaltherapie unter Berücksichtigung allgemeiner Behandlungsprinzipien erforderlich.

Eine Reduzierung des intraokulären Drucks durch eine Argonlaser-Trabekuloplastik ist zwar möglich, der drucksenkende Effekt ist jedoch von begrenzter Dauer und meist kürzer anhaltend als beim primären Offenwinkelglaukom (Lunde 1983). Aufgrund der vermehrten Pigmentierung des Trabekelmaschenwerks werden leichter Vernarbungen induziert.

> Die Filtrationschirurgie ist eine sinnvolle Therapiemöglichkeit, zumal sie den zu Grunde liegenden Pathomechanismus kausal behandelt. Eine Trabekelaspiration ist nicht empfehlenswert (Jakobi et al. 2000).

■ Zusammenfassung und Zukunftsperspektiven

Ein Pigmentdispersionsglaukom entsteht als Folge eines Pigmentdispersionssyndroms. Typisch sind die durch Abrieb des Pigmentepithels der Iris zu Stande kommende Transilluminierbarkeit der Iris, Krukenberg-Spindel und Hyperpigmentation des Kammerwinkels. Weitere klinische Zeichen sind Beidseitigkeit, Myopie, tiefe Vorderkammer und eine nach posterior gewölbte Iris. Im Gegensatz zu vielen anderen Glaukomen kann eine einfache Prophylaxe das Eintreten eines Glaukomschadens wahrscheinlich verhindern oder hinausschieben: Da ein inverser Pupillarblock kausal für den Abrieb von Pigmentgranula durch den Kontakt der Irisrückfläche mit den Zonulafasern ist, kann eine basale Nd:YAG-Laser-Iridotomie den Pathomechanismus günstig beeinflussen, sofern sie frühzeitig durchgeführt wird. Die Wirksamkeit dieses prophylaktischen Prinzips wurde bisher allerdings nicht in einer prospektiven, randomisierten Studie belegt.

Literatur

Andersen JS, Pralea AM, DelBono EA, Haines JL, Gorin MB, Schuman JS, Mattox CG, Wiggs JL. A gene responsible for the pigment dispersion syndrome maps to chromosome 7q35-q36. Arch Ophthalmol 1997; 115: 384–8.

Brandt JD, Mockovak ME, Chayet A. Pigmentary dispersion syndrome induced by a posterior chamber phakic refractive lens. Am J Ophthalmol 2001; 131: 260–3.

Calhoun FP jr. Pigmentary glaucoma and its relation to Krukenberg's spindles. Trans Am Ophthalmol Soc 1952; 50: 103–31.

Campbell DG. Pigmentary dispersion and glaucoma. A new theory. Arch Ophthalmol 1979; 97: 1667–72.

Carassa RG, Bettin P, Fiori M, Brancato R. Nd:YAG laser iridotomy in pigment dispersion syndrome: an ultrasound biomicroscopic study. Br J Ophthalmol 1998; 82: 150–3.

Gillies WE, Brooks AM. Clinical features at presentation of anterior segment pigment dispersion syndrome. Clin Experiment Ophthalmol 2001; 29: 125–7.

Greenstein VC, Seiple W, Liebmann J, Ritch R. Retinal pigment epithelial dysfunction in patients with pigment dispersion syndrome. Implications for the theory of pathogenesis. Arch Ophthalmol 2001; 119: 1291–5.

Jacobi PC, Dietlein TS, Krieglstein GK. Effect of trabecular aspiration on IOP in pigment dispersion syndrome and pigmentary glaucoma. Ophthalmology 2000; 107: 417–21.

Jampel HD. Lack of effect of peripheral laser iridotomy in pigment dispersion syndrome. Arch Ophthalmol 1993; 111: 1606.

Karickhoff JR. Pigmentary dispersion syndrome and pigmentary glaucoma: a new mechanism concept, a new treatment, and a new technique. Ophthalmic Surg 1992; 23: 269–77.

Krukenberg F. Beiderseitige angeborene Melanose der Hornhaut. Klin Monatsbl Augenheilkd 1899; 37: 254–8.

Küchle M, Mardin CY, Nguyen NX, Martus P, Naumann GOH. Quantification of aqueous melanin granules in primary pigment dispersion syndrome. Am J Ophthalmol 1998; 126: 425–31.

Küchle M, Nguyen NX, Mardin CY, Naumann GOH. Effect of neodymium:YAG laser iridotomy on number of aqueous melanin granules in primary pigment dispersion syndrome. Graefes Arch Clin Exp Ophthalmol 2001; 239: 411–5.

Lehto I, Vesti E. Diagnosis and management in pigment dispersion syndrome with glaucoma. Am J Ophthalmol 1998; 9: 61–4.

Lord FD, Pathanapitoon K, Mikelberg FS. Keratometry and axial length in pigment dispersion syndrome: a descriptive case-control study. J Glaucoma 2001; 10: 383–5.

Lunde MW. Argon laser trabeculoplasty in pigmentary dispersion syndrome with glaucoma. Am J Ophthalmol 1983; 96: 721–5.

McKinney JK, Alward WLM. Unilateral pigment dispersion and glaucoma caused by angle recession. Arch Ophthalmol 1997; 115: 1478–9.

Migliazzo CV, Shaffer RN, Nykin R, Magee S. Long-term analysis of pigment dispersion syndrome and pigmentary glaucoma. Ophthalmology 1986; 93: 1528–36.

Moster MR, George-Lomax KM. The use of the consensual light reflex as an aid to performing laser peripheral iridotomy in patients with pigment dispersion syndrome and pigmentary glaucoma. J Glaucoma 1998; 7: 93–4.

Murthy S, Hawksworth N. Asymmetric pigment dispersion in a patient with unilateral Adie pupil. Am J Ophthalmol 2001; 132: 410–1.

Pavlin CJ, Macken P, Trope GE, Harasiewicz K, Foster FS. Accommodation and iridotomy in pigment dispersion syndrome. Ophthalmic Surg Lasers 1996; 27: 113–20.

Ritch R. A unification hypothesis of pigment dispersion syndrome. Trans Am Ophthalmol Soc 1996; 94: 381–409.

Ritch R. Pigment dispersion syndrome. Am J Ophthalmol 1998; 126: 442–5.

Roberts DK, Meetz RE, Chaglasian MA. The inheritance of pigment dispersion syndrome in blacks. J Glaucoma 1999; 8: 250–6.

Scheie HG, Cameron J. Pigment dispersion syndrome: a clinical study. Br J Ophthalmol 1981; 65: 264–9.

Schwenn O, Shah B, Vogel A, Yun SH. Nd:YAG-Laser-Iridotomie bei Pigmentdispersionssyndrom und Pigmentdispersionsglaukom. Der Ophthalmologe 2003; 100: 406–10.

Shuttleworth GN. A traumatic „peripheral iridotomy" protects against pigment dispersion and glaucoma. Br J Ophthalmol 1999; 83: 376.

Speakman JS. Pigmentary dispersion. Br J Ophthalmol 1981; 65: 249–51.

Sugar HS. Pigmentary glaucoma: a 25-year review. Am J Ophthalmol 1966; 62: 499–507.

Sugar HS, Barbour FA. Pigmentary glaucoma: a rare clinical entity. Am J Ophthalmol 1949; 32: 90–2.

Weseley P, Liebmann J, Walsh JB, Ritch R. Lattice degeneration of the retina and pigment dispersion syndrome. Am J Ophthalmol 1992; 114: 539–43.

Wintle R, Austin M. Pigment dispersion with elevated intraocular pressure after AcrySof intraocular lens implantation in the ciliary sulcus. J Cataract Refract Surg 2001; 27: 642–4.

Wollensack G, Eberwein P, Funk J. Perforation rosette of a lens after Nd:YAG laser iridotomy. Am J Ophthalmol 1997; 123: 555–7.

Woodhams JT, Lester JC. Pigment dispersion glaucoma secondary to posterior chamber intra-ocular lenses. Ann Ophthalmol 1984; 16: 852–5.

9 Pseudoexfoliationsglaukom

Ursula Schlötzer-Schrehardt und Gottfried O. H. Naumann

■ Einleitung

Die häufige Assoziation zwischen einem Pseudoexfoliations-(PEX-)Syndrom, ursprünglich von Lindberg (1917) beschrieben, und einem sekundären chronischen Offenwinkelglaukom, das PEX-Glaukom (Glaucoma capsulare), wurde erstmals 1926 von Vogt erkannt. Das PEX-assoziierte Sekundärglaukom entwickelt sich bei etwa 50 % der Patienten mit PEX-Syndrom, macht etwa 25 % aller Glaukome weltweit aus und gilt gegenwärtig als häufigste morphologisch identifizierbare Glaukomursache überhaupt (Ritch 1996, Schlötzer-Schrehardt et al. 2002). Aufgrund akuter Drucksteigerungen, rapider Papillenschädigungen und rasch progredienter Gesichtsfeldausfälle gilt das PEX-Glaukom als besonders ernste Glaukomform mit relativ schlechter Prognose (Konstas et al. 1997a, Konstas et al. 1998). Weiterhin kommt dem PEX-Glaukom auch eine nicht unerhebliche sozioökonomische Bedeutung zu, da die Behandlungskosten pro Patient und Jahr diejenigen anderer Glaukomformen in vielen Ländern bei weitem übersteigen (Jönsson und Krieglstein 1998). Dennoch wird diese spezifische Glaukomform nach wie vor unterschätzt, nicht immer korrekt diagnostiziert und vom primären Offenwinkelglaukom (POWG) nicht immer ausreichend differenziert. Neben dieser mit Abstand häufigsten Glaukomform im Rahmen eines PEX-Syndroms können prinzipiell auch noch weitere Glaukomvarianten, wie z. B. sekundäre Winkelblockglaukome, mit dem PEX-Syndrom assoziiert sein.

Neben dem Risiko einer Glaukomentwicklung bildet das PEX-Syndrom aber auch einen nicht unerheblichen Risikofaktor für weitere spontan auftretende oder intra- und postoperative okuläre Komplikationen, wie z. B. Phakodonesis und spontane Linsensubluxation aufgrund einer Instabilität des Zonulaapparats, Melanindispersion und Pupillarsaum-Atrophie, Mydriasisschwäche, Bildung hinterer Synechien, Vaskulopathie der Irisgefäße mit Defekten der Blut-Kammerwasser-Schranke und Vorderkammer-Hypoxie sowie eine korneale Endotheliopathie mit früher Endotheldekompensation (Naumann et al. 1998, Schlötzer-Schrehardt und Naumann 1997). Diese Vielzahl potenzieller klinischer okulärer Komplikationen erklärt sich durch eine aktive Beteiligung aller Gewebe des vorderen Augenabschnitts am PEX-Prozess.

Galt das PEX-Syndrom lange Zeit als spezifische Erkrankung des vorderen Augenabschnitts, so ist es heute als systemischer Prozess der extrazellulären Matrix etabliert. Systemische Ablagerungen des charakteristischen PEX-Materials können in der Haut, in Gefäßwänden und in zahlreichen Organsystemen, z. B. in Lunge, Leber und Myokard, nachgewiesen werden (Schlötzer-Schrehardt et al. 1992, Schlötzer-Schrehardt et al. 2000). Obwohl die klinischen Konsequenzen dieser systemischen Ablagerungen noch nicht ausreichend bekannt sind, sprechen immer mehr Indizien für eine eindeutige Assoziation von PEX-Syndrom mit zerebrovaskulären und kardiovaskulären Erkrankungen, wie z. B. transienten ischämischen Attacken, einer verminderten Perfusion in den Nagelfalzkapillaren, abdominalen Aortenaneurysmen sowie der Anamnese einer Angina pectoris, Bluthochdruck, Myokardinfarkt und Schlaganfall (Mitchell et al. 1997, Repo et al. 1993, Schumacher et al. 2001). Hyperhomocystinämie wurde als mögliche Ursache für ein erhöhtes vaskuläres Risiko bei Patienten mit PEX-Syndrom vorgeschlagen (Leibovitch et al. 2003). Allerdings scheint die Mortalitätsrate bei Patienten mit PEX-Syndrom nicht erhöht zu sein (Shrum et al. 2000). Weitere Studien konnten eine Assoziation des PEX-Syndroms mit Gehörverlust (Cahill et al. 2002) und mit einer Alzheimer-Demenz (Linnér et al. 2001) aufzeigen.

■ Definition

Das dem PEX-Glaukom zu Grunde liegende Krankheitsbild, das PEX-Syndrom, ist eine altersassoziierte, generalisierte, wahrscheinlich genetisch determinierte Störung in der extrazellulären Matrixsynthese, die durch die vermehrte Produktion und Ablagerung

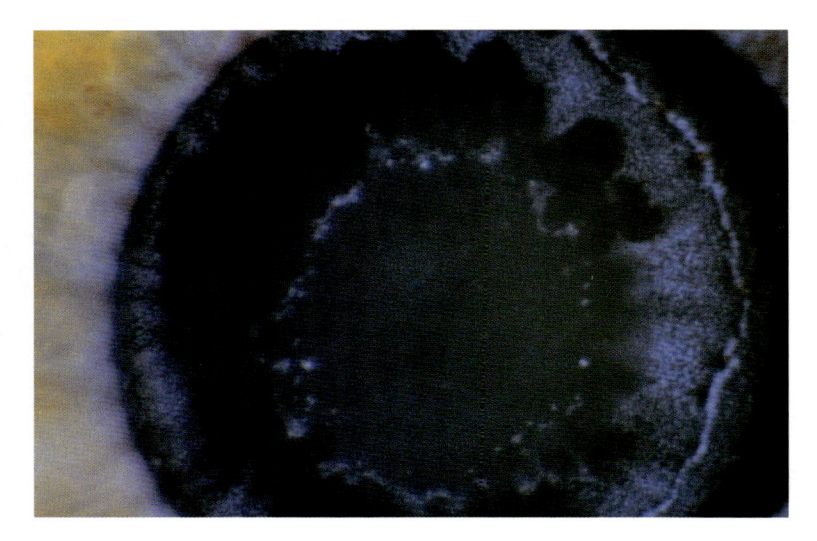

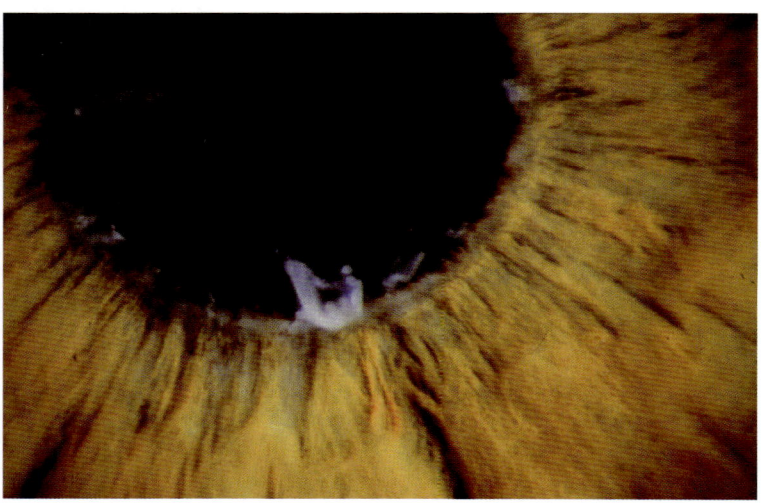

Abb. 9-1 Klinische Diagnose des Pseudoexfoliations-(PEX-)Syndroms (Universitäts-Augenklinik Erlangen-Nürnberg)
a PEX-Material auf vorderer Linsenkapsel nach Pupillenerweiterung mit zentraler Scheibe und peripherer Zone

b PEX-Material am Pupillarsaum der Iris

eines abnormalen extrazellulären fibrillären Materials in verschiedenen intra- und extraokulären Geweben charakterisiert ist (**Abb. 9-1**) (Schlötzer-Schrehardt und Naumann 1997).

Der Begriff „Pseudoexfoliation" wurde eingeführt, weil das klinische Bild an ein Abblättern der Linse erinnert, tatsächlich aber durch die Akkumulation eines neu gebildeten pathologischen Materials auf der Linsenoberfläche und anderen okulären Strukturen zu Stande kommt. Die aktive Beteiligung des Trabekelmaschenwerks an diesem generalisierten Matrixprozess führt, aufgrund der lokalen Produktion und chronischen Akkumulation des PEX-Materials in den äußeren Anteilen des Trabekelmaschenwerks, zu einem erhöhten trabekulären Abflusswiderstand und zur chronischen Drucksteigerung, die bei etwa der Hälfte der Patienten in der Entwicklung eines sekundären Offenwinkelglaukoms mündet (Schlötzer-Schrehardt et al. 1999).

■ Epidemiologie

Das PEX-Syndrom kommt in allen geografischen Regionen weltweit in unterschiedlicher Häufigkeit vor, nimmt jedoch in allen Studien mit dem Alter zu (Ritch und Schlötzer-Schrehardt 2001). Die Prävalenz des PEX-Syndroms in der älteren Bevölkerung reicht von 0% bei Eskimos in Grönland bis 38% bei Navajo-Indianern in den USA; in Deutschland sind etwa 10% der älteren Bevölkerung über 60 Jahre betroffen. Nur in Ausnahmefällen wurde ein PEX-Syndrom auch bei jungen Patienten unterhalb des 20. Lebensjahrs gefunden, in der Regel in der Folge intraoperativer Eingriffe.

Das PEX-Syndrom liegt bei etwa 50 bis 70% der Patienten in einseitiger Ausprägung vor. Die Konversionsrate von einem so genannten „unilateralen" in ein bilaterales PEX-Syndrom liegt bei etwa 30% der Patienten innerhalb von 15 Jahren (Jeng et al. 2002).

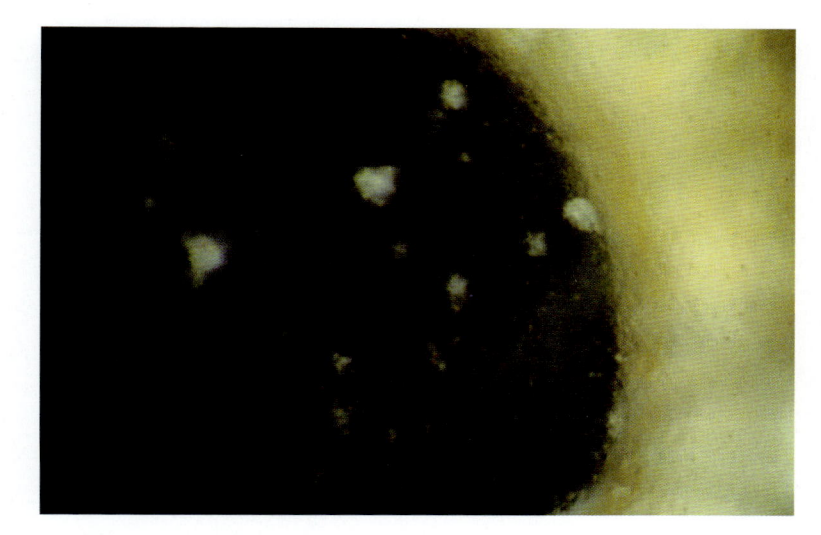

c Retrokorneale Ablagerungen des PEX-Materials

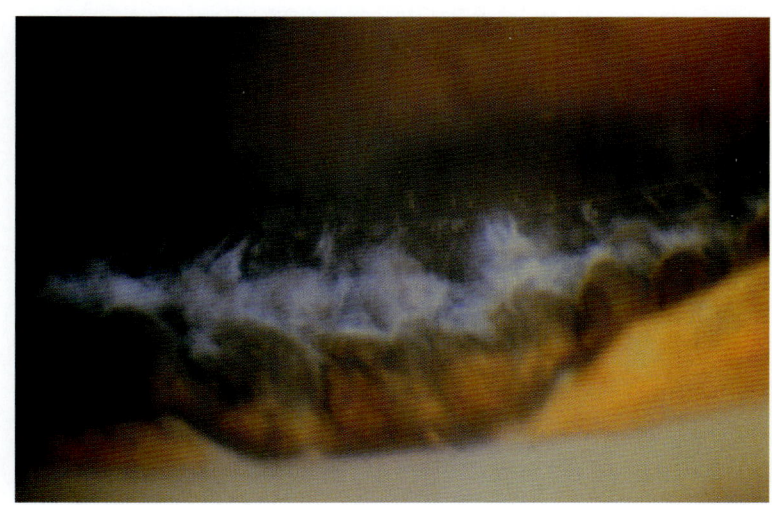

d Ablagerungen des PEX-Materials auf Ziliarfortsätzen und Zonulafasern, durch einen Irisdefekt sichtbar

Allerdings konnten ultrastrukturelle Studien zeigen, dass subklinische, PEX-spezifische Veränderungen, vor allem im Irisstroma, auch in allen scheinbar nicht involvierten kontralateralen Augen vorkommen, sodass das PEX-Syndrom als ein grundsätzlich bilateraler Prozess mit klinisch asymmetrischer Ausprägung aufzufassen ist (Hammer et al. 2001). Diese Veränderungen können die charakteristischen klinischen Frühzeichen, wie Pigmentdispersion, Pupillarsaum-Atrophie, unvollständige Mydriasis und Irisstroma-Atrophie erklären.

Unter Glaukompatienten beträgt die Häufigkeit eines PEX-Syndroms 10 bis 85 % (Ritch und Schlötzer-Schrehardt 2001). So findet sich beispielsweise an der Erlanger Augenklinik bei etwa 40 % aller Patienten mit operativ behandlungsbedürftigem Offenwinkelglaukom ein zu Grunde liegendes PEX-Syndrom. In Skandinavien macht diese Sekundärglaukomform bis zu 60 %, in Nordgriechenland sogar bis zu 87 % der behandlungsbedürftigen Glaukome aus (Konstas und Allan 1989). Die Wahrscheinlichkeit, dass Augen mit PEX-Syndrom ein Glaukom entwickeln, liegt bei etwa 20 % innerhalb von fünf und bei 40 % innerhalb von zehn Jahren; die Progression von einem unilateralen zu einem bilateralen Glaukom erfolgt bei 48 % der Patienten mit beidseitigem PEX-Syndrom innerhalb von 15 Jahren (Jeng et al. 2002). Der Grund dafür, warum manche Patienten mit PEX-Syndrom kein Glaukom entwickeln, ist nicht bekannt, wirft aber die Frage nach zusätzlichen prädisponierenden Faktoren auf.

■ Ätiopathogenese

Pathobiologie des PEX-Syndroms. Die genaue Pathogenese des PEX-Syndroms ist nach wie vor nicht geklärt. Im Vordergrund des pathologischen Gesche-

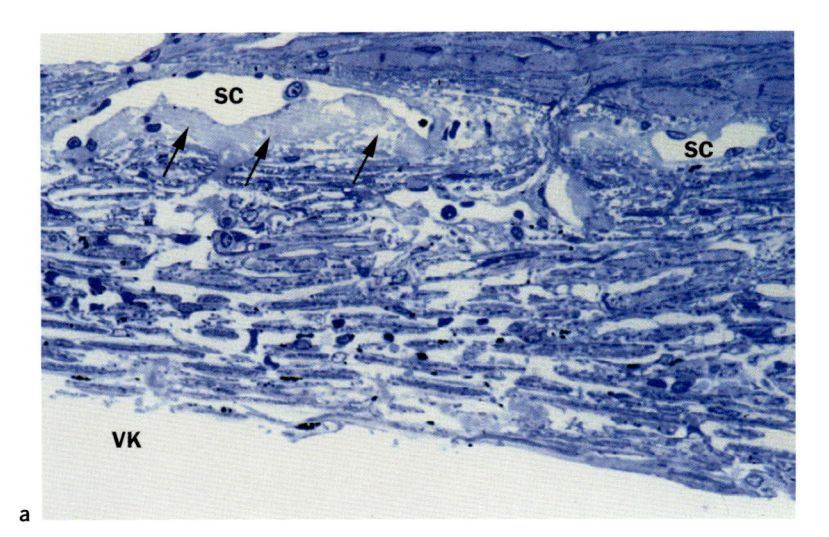

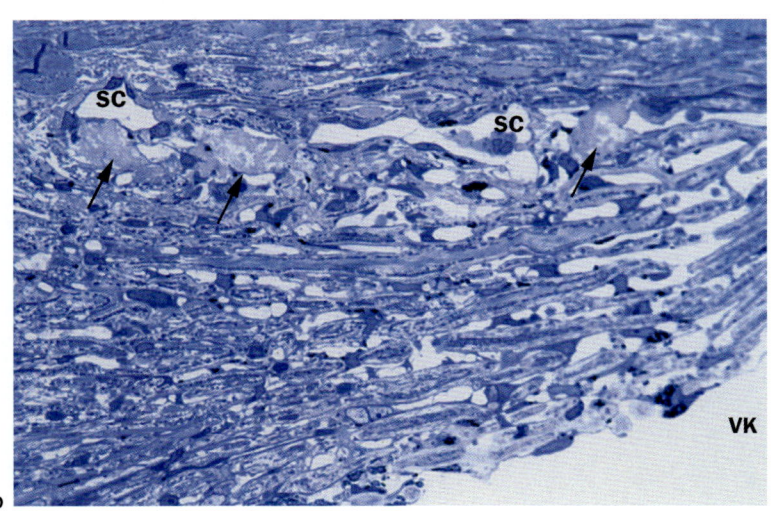

Abb. 9-2 Lichtmikroskopische Veränderungen des Trabekelmaschenwerks bei Pseudoexfoliations-(PEX-)assoziiertem Offenwinkelglaukom. VK = Vorderkammer; SC = Schlemm-Kanal (Semidünnschnitte; Toluidinblau: x 250). (Universitäts-Augenklinik Erlangen-Nürnberg)
a Massive Ablagerungen des PEX-Materials (Pfeile) im juxtakanalikulären Bindegewebe
b Umorganisation des Schlemm-Kanals durch umfangreiche Ablagerungen des PEX-Materials (Pfeile) im juxtakanalikulären Gewebe

hens steht die exzessive Ablagerung eines abnormalen fibrillären Matrixprodukts (PEX-Material), sei es durch primäre Überproduktion oder verminderten Abbau, das aufgrund ultrastruktureller Kriterien als pathognomonisch für das PEX-Syndrom angesehen werden kann (Schlötzer-Schrehardt und Naumann 1997). Die charakteristischen Fibrillen, die sich aus mikrofibrillären Untereinheiten zusammensetzen, enthalten hauptsächlich elastische Faserkomponenten (wie Elastin, Tropoelastin, Amyloid P, Vitronectin), vor allem Komponenten elastischer Mikrofibrillen (Fibrillin-1, MAGP-1, LTBP-1/2) (Schlötzer-Schrehardt et al. 1997) und werden offensichtlich multifokal von verschiedenen intra- und extraokulären Zelltypen (z. B. prääquatoriales Linsenepithel, unpigmentiertes Ziliarepithel, Irispigmentepithel, Trabekelendothel, Hornhautendothel, vaskuläre Endothelzellen, glatte Muskelzellen, Fibrozyten) im Rahmen einer aktiven Fibrillogenese synthetisiert (Naumann et al. 1998). Die abnormale Fibrillogenese geht dabei mit einer Zerstörung der normalen Matrix der Zellen einher, in der Regel ihrer Basalmembran, sodass die involvierten Zellen im weiteren Verlauf aufgrund einer gestörten Zell-Matrix-Interaktion im Sinne einer degenerativen Fibrillopathie zu Grunde gehen.

Biochemische Analysen konnten zeigen, dass im Kammerwasser von Patienten mit PEX-Syndrom mit oder ohne Glaukom signifikant erhöhte Konzentrationen des Wachstumsfaktors TGF-β_1, der Gewebsinhibitoren der Matrixmetalloproteinasen TIMP-1 und TIMP-2 und von 8-Isoprostaglandin-$F_{2\alpha}$ (Marker für oxidativen Stress) bei gleichzeitig erniedrigter Konzentration von Ascorbinsäure (antioxidativer Schutzfaktor) vorliegen (Koliakos et al. 2003, Schlötzer-Schrehardt et al. 2001, Schlötzer-Schrehardt et al. 2003).

Das aktuelle Pathogenesekonzept beschreibt das PEX-Syndrom demnach als eine besondere Form einer stressinduzierten Elastose, einhergehend mit der überschüssigen Produktion elastischer Mikrofibrillen durch ein breites Spektrum potenziell elastogener Zellen. Als wesentlicher Mediator dieser abnormalen Stoffwechselprozesse wird neben oxidativem Stress vor allem TGF-β_1 angesehen, der die Matrixbildung stimuliert und gleichzeitig durch Aktivierung von TIMPs und dem daraus resultierenden proteolytischen Ungleichgewicht den Abbau der neugebildeten Matrix inhibiert. Insgesamt resultiert daraus die sukzessive stabile Akkumulation von PEX-Material in den Geweben des vorderen Augensegments, so auch im Trabekelmaschenwerk, mit zahlreichen deletären Konsequenzen wie der potenziellen Entwicklung eines Sekundärglaukoms (Ritch et al. 2003).

Die Rolle genetischer und umweltbedingter Faktoren in der Pathogenese dieses fibrotischen Prozesses ist nicht bekannt. Eine genetische Prädisposition ist aufgrund familiärer Häufung und vermehrter Konkordanzrate bei monozygoten Zwillingen sehr wahrscheinlich (Damji et al. 1998). Mittels Kopplungsanalysen konnten mittlerweile auch zwei chromosomale Genloci, 2p16 und 2q35-36, in Assoziation mit einem PEX-Syndrom identifiziert werden (Sotirova et al. 1999, Wiggs et al. 1998). Jedoch sind auch umweltbedingte Faktoren, wie z. B. Exposition gegenüber UV-Strahlung, Trauma oder eine virale Genese nicht auszuschließen (Detorakis et al. 2002, Taylor 1999). Höchstwahrscheinlich ist auch bei diesem Krankheitsbild die Kombination aus genetischer Prädisposition und exogenen Faktoren für die Pathogenese entscheidend.

Pathomechanismen der Glaukomentwicklung (Tab. 9-1). Ursache der chronischen Druckerhöhung ist ein erhöhter trabekulärer Abflusswiderstand. Als Mechanismus der Widerstandserhöhung wird eine Blockade der Abflusswege durch PEX-Material angenommen. Histopathologisch finden sich die meisten Ablagerungen des PEX-Materials im Umfeld des Schlemm-Kanals, im so genannten juxtakanalikulären Bindegewebe des Trabekelmaschenwerks entlang der Innenwand des Schlemm-Kanals, aber auch in der äußeren Wand des Schlemm-Kanals sowie in der Peripherie der Sammelkanäle und Kammerwasservenen (**Abb. 9-2a**) (Schlötzer-Schrehardt und Naumann 1995). Ultrastrukturelle Indizien sprechen dafür, dass die PEX-Fibrillen lokal und aktiv von den Endothelzellen des Schlemm-Kanals produziert werden, was zu einer progressiven subendothelialen Akkumulation des pathologischen Materials im juxtakanalikulären Gewebe, der Region des größten Abflusswiderstands, führt (**Abb. 9-3a** und **b**). Zwischen dem Ausmaß der trabekulären Ablagerungen des PEX-Materials einerseits und dem Glaukomstatus, dem Augeninnendruck sowie der resultierenden Sehnervenschädigung andererseits gibt es eine eindeutige Korrelation (**Abb. 9-4**) (Gottanka et al. 1997, Schlötzer-Schrehardt und Naumann 1995).

Die progressive, zum Teil massive Akkumulation des pathologischen Materials im juxtakanalikulären Gewebe behindert nicht nur den Kammerwasserabfluss, sondern verursacht auch strukturelle und degenerative Veränderungen der Kanalwand, vor allem im elastischen Fasersystem. Normalerweise wird der Schlemm-Kanal von einem Netzwerk elastischer Fasern und Mikrofibrillen umgeben, das dem Kanal strukturelle Stabilität, Elastizität und Flexibilität verleiht. In Augen mit PEX-Syndrom wird dieses sub-

Tab. 9-1 Pathomechanismen der Glaukomentwicklung

- lokal produziertes PEX-Material im juxtakanalikulären Bindegewebe und nachfolgende degenerative Veränderungen in der Wand des Schlemm-Kanals
- passiv in das uveale Maschenwerk eingeschwemmtes PEX-Material
- Pigmentdispersion und -akkumulation
- erhöhte Viskosität des Kammerwassers
- vaskuläre Faktoren (Perfusionsstörungen okulärer und retrobulbärer Gefäße)
- veränderte Bindegewebsstruktur der Lamina cribrosa

Abb. 9-3 Elektronenmikroskopische Veränderungen des Trabekelmaschenwerks bei Pseudoexfoliations-(PEX-)assoziiertem Offenwinkelglaukom. E = Endothel der Innenwand des Schlemm-Kanals; PL = Plaque-Material; SC = Schlemm-Kanal (Vergrößerungsbalken = 0,5 μm in **a** und **c**, 1 μm in **d**, und 3 μm in **b**). (Universitäts-Augenklinik Erlangen-Nürnberg)
a Anzeichen lokaler Produktion der charakteristischen PEX-Fibrillen (Pfeil) durch Endothelzellen des Schlemm-Kanals
b Massive Akkumulation von PEX-Material (*) im subendothelialen juxtakanalikulären Bindegewebe
c Normales Trabekelmaschenwerk mit subendothelialen elastischen Mikrofibrillen (Pfeil) und elastischem Faserplexus (EF)
d Ersatz des normalen elastischen Fasersystems durch abnormales PEX-Material (*)

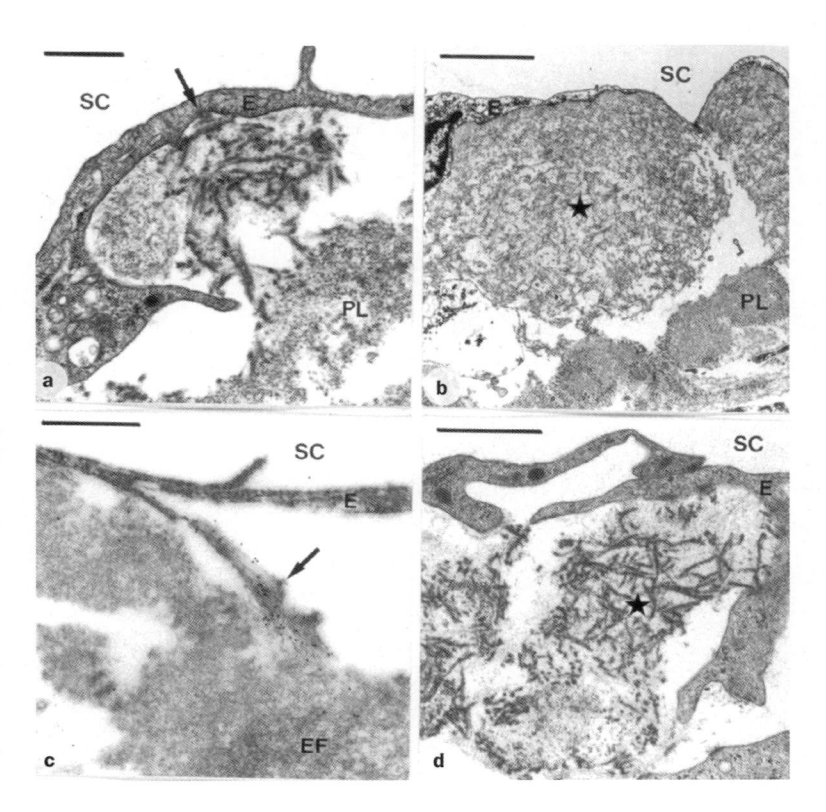

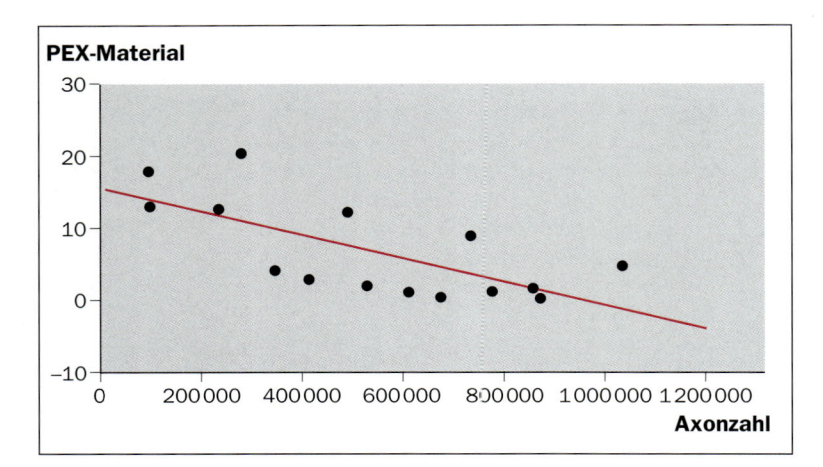

Abb. 9-4 Korrelation der Menge (prozentualer Flächenanteil) abgelagerten Pseudoexfoliations-(PEX-)Materials im Trabekelmaschenwerk mit der Axonzahl im N. opticus

endotheliale elastische Fasersystem sukzessive zerstört und durch das pathologische PEX-Material ersetzt (**Abb. 9-3c und d**), was vermutlich zu einer Beeinträchtigung der strukturellen Stabilität und Flexibilität der Kanalwand führt und letztendlich in einer Umorganisation des Kanalbereichs (Einengung und Kollaps des Kanallumens, Fragmentierung des Schlemm-Kanals usw.) im fortgeschrittenen Glaukomstadium mündet (**Abb. 9-2b**) (Ritch et al. 2003).

Primäre Ursache der chronischen Widerstandserhöhung ist demnach die aktive Beteiligung des Trabekelmaschenwerks an dem generalisierten abnormalen Matrixprozess, einhergehend mit einer lokalen Produktion und Akkumulation des PEX-Materials im juxtakanalikulären Bereich des Trabekelmaschenwerks und nachfolgenden degenerativen Veränderungen in der Wand des Schlemm-Kanals. Zum Teil wird das PEX-Material wohl auch passiv, durch Abrieb von der Linse und vom Pupillarsaum, in das Trabekelmaschenwerk eingeschwemmt, scheint aber aufgrund seiner adhäsiven Eigenschaften bereits an der Oberfläche oder im uvealen Maschenwerk hängen zu bleiben (**Abb. 9-5**). Weitere pathogenetische Faktoren, die zu einer Widerstandserhöhung beitragen können, sind (Schlötzer-Schrehardt et al. 1999):

- eine Melanindispersion aus dem mitbeteiligten Irispigmentepithel, die einen zusätzlich erschwerenden Faktor für die metabolisch geschädigten Trabekelzellen bildet
- eine erhöhte Proteinkonzentration und erhöhte Viskosität des Kammerwassers aufgrund eines Defekts der Blut-Kammerwasser-Schranke
- vaskuläre Faktoren, die das Risiko für einen Glaukomschaden erhöhen
- eine veränderte Bindegewebsstruktur der Lamina cribrosa

Melanindispersion: Ein charakteristisches klinisches Merkmal und frühdiagnostisches Kriterium des PEX-Syndroms ist, neben einer deutlichen Pigmentierung entlang der Schwalbe-Linie (Sampaolesi-Linie), auch eine verstärkte Pigmentierung des Trabekelmaschenwerks (vorwiegend in der unteren Hälfte) durch aus dem degenerativen Irispigmentepithel freigesetzte Melaningranula (**Abb. 9-6**). Die Trabekelpigmentierung ist stets ausgeprägter im betroffenen Auge und scheint in einigen, aber nicht in allen Studien mit dem Druckniveau und dem Ausmaß des Glaukomschadens zu korrelieren (Puska 1995). Im Gegensatz zum primären Melanindispersionssyndrom erscheint die Melaninverteilung im Trabekelmaschenwerk von Augen mit PEX-Syndrom jedoch sehr ungleichmäßig und fleckenhaft. Histomorphometrische Analysen konnten eine große zirkumferenzielle Variation der Melanin-Konzentration im Trabekelmaschenwerk bestätigen, aber keinen direkten Zusammenhang zwischen dem Melaningehalt und dem Glaukomstatus nachweisen (Schlötzer-Schrehardt und Naumann 1995). Demzufolge scheint die Melanindispersion zwar keine signifikante Rolle bei der chronischen Widerstandserhöhung zu spielen, kann aber aufgrund plötzlicher wolkenartiger Melaninausschüttungen, provoziert durch eine diagnostische Mydriasis, zu akuten transienten Druckerhöhungen führen.

Erhöhte Proteinkonzentration im Kammerwasser: Defekte in der Blut-Kammerwasser-Schranke treten charakteristischerweise bei allen Patienten mit PEX-Syndrom und -Glaukom auf und können mittels Angiographie, Fluorophotometrie oder Lasertyndallometrie nachgewiesen werden (Küchle et al. 1995). Dabei führt die verstärkte Permeabilität der Irisgefäße zu einer gegenüber Katarakt- oder POWG-Patienten zwei- bis dreifach erhöhten Proteinkonzentration im Kammerwasser von Patienten mit PEX-Syndrom. Die erhöhte Viskosität des Kammerwassers und eine Akkumulation von Serumproteinen im Trabekelmaschenwerk (Küchle et al. 1996) dürfte zur Erhöhung des trabekulären Abflusswiderstands beitragen.

Vaskuläre Faktoren: Auch wenn die mechanische Komponente der Sehnervenschädigung bei dieser hypertensiven Glaukomform sicher vorrangig ist, wird das Risiko für einen Glaukomschaden durch vaskuläre Faktoren und PEX-Syndrom-bedingte Veränderungen der Blutgefäße wahrscheinlich noch verstärkt. Hinweise auf eine generelle Beeinträchtigung der okulären und retrobulbären Perfusion bei Patien-

ten mit PEX-Syndrom ergeben sich aus der Dokumentation:
- einer Vaskulopathie der Iris mit Vorderkammer-Hypoxie (Helbig et al. 1994)
- einer Reduktion des pulsatilen okulären Blutflusses (Sibour et al. 1997)
- signifikant verminderter Fließgeschwindigkeiten und erhöhter Widerstandsindizes in der A. ophthalmica und A. centralis retinae und in den kurzen hinteren Ziliararterien (Yüksel et al. 2001)
- häufiger Papillenrandblutungen (Healey et al. 1998)
- überproportional häufig auftretender retinaler Venenverschlüsse bei Patienten mit PEX-Syndrom (Cursiefen et al. 1997, Cursiefen et al. 2001).

Die Perfusion der Lamina cribrosa und des neuroretinalen Randsaums vermindert sich mit steigendem Glaukomschaden (Harju und Vesti 2001).

Morphologisches Korrelat dieser pathophysiologischen Befunde sind perivaskuläre Akkumulationen von PEX-Material und elastotische Gefäßwandveränderungen, wie sie elektronenmikroskopisch beispielsweise in den Wänden der Irisgefäße, Kammerwasservenen, Ziliararterien oder der A. centralis retinae beobachtet werden können.

Strukturelle Faktoren: Schließlich finden sich auch qualitative Veränderungen des Bindegewebes in der Lamina cribrosa bei Patienten mit PEX-Glaukom, vor allem in Form einer ausgeprägten Elastose (Netland et al. 1995). Dies führt zu Veränderungen in der Elastizität des Stützgewebes und könnte die Toleranz des Sehnervs gegenüber mechanischer und ischämischer Schädigung herabsetzen und so zur rapiden Papillenschädigung beitragen.

Differenzialdiagnose POWG. Das PEX-Glaukom unterscheidet sich nicht nur klinisch, sondern auch histopathologisch deutlich vom POWG: Im Unterschied zum POWG kommt es beim PEX-Glaukom nicht zu einer Reduktion der Trabekelendothelzellzahl unter die Altersnorm (Alvarado et al. 1984) und auch nicht zu einer vermehrten juxtakanalikulären Plaque-Bildung (Rohen 1983), sondern eben zur Ablagerung des fibrillären PEX-Materials im juxtakanalikulären Gewebe (**Abb. 9-7**). Trotz glaukomspezifischer Unterschiede der Matrixprodukte ist es jedoch stets die gleiche Region des Trabekelmaschenwerks, die pathologische Matrixakkumulation zeigt, und zwar das juxtakanalikuläre Bindegewebe unter der Innenwand des Schlemm-Kanals, das daher aus pathophysiologischen Gesichtspunkten die ideale Zielstruktur eines filtrierenden Eingriffs bildet.

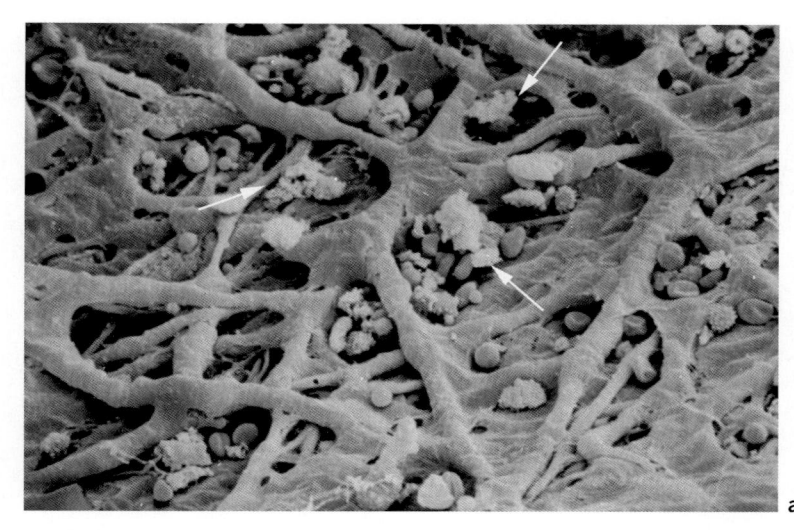

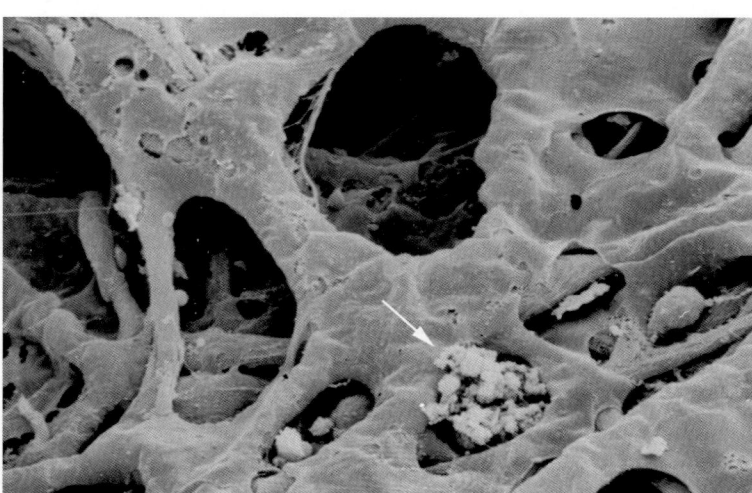

Abb. 9-5 Rasterelektronenmikroskopische Darstellung von Pseudoexfoliations-(PEX-)Flocken (Pfeile) in den Poren des uvealen Trabekelmaschenwerks. Übersicht (**a**), Detail (**b**). (Universitäts-Augenklinik Erlangen-Nürnberg)

Akute Offenwinkelglaukome bei PEX-Syndrom. Weniger häufig kann bei Patienten mit PEX-Syndrom auch ein akutes Offenwinkelglaukom aufgrund folgender Ursachen entstehen: Eine diagnostische Mydriasis kann zu wolkenartiger Freisetzung von Melaningranula und PEX-Flocken und damit zu ausgeprägten transienten Druckerhöhungen und Druckspitzen führen und zusammen mit einer frühen endothelialen Dekompensation und Hornhautödem das klinische Bild eines akuten Glaukoms hervorrufen. Das Maximum der Melanindispersion und Druckerhöhung ist erst zwei Stunden nach Mydriasis erreicht und nach zehn bis 15 Stunden wieder normalisiert.

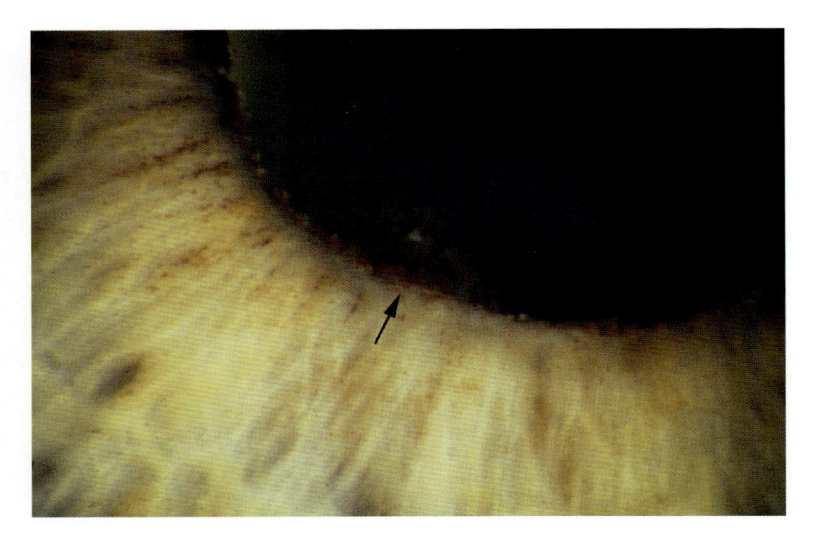

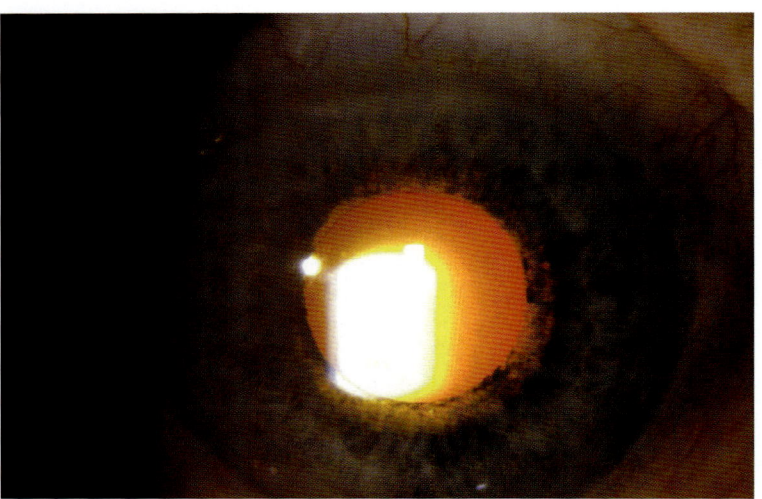

Abb. 9-6 Melanindispersion bei Pseudoexfoliations- (PEX-)Syndrom (Universitäts-Augenklinik Erlangen-Nürnberg)
a Wolkenartige Dispersion von Melaningranula aus dem Irispigmentepithel

b Pupillarsaum-Atrophie des peripupillaren Pigmentepithels

In seltenen Fällen können eine Spontanluxation der Linse in den Glaskörperraum bzw. Linsenfragmente bei komplizierter Kataraktchirurgie die Entwicklung eines akuten phakolytischen Offenwinkelglaukoms begünstigen (Lim et al. 2001).

Sekundäre Winkelblockglaukome bei PEX-Syndrom. Die Häufigkeit eines Winkelblockglaukoms beträgt bei Patienten mit PEX-Syndrom bis zu 25% (Ritch 1994). Da Augen mit PEX-Syndrom häufig, auch ohne Miotika-Therapie, eingeengte Kammerwinkel und kleinere Vorderkammervolumina aufweisen (Gharagozloo et al. 1992), stellt schon eine minimale Subluxation der Linse nach vorn einen prädisponierenden Faktor für die Entwicklung eines Winkelblockglaukoms infolge Pupillarblocks dar. Die Entstehung eines Pupillarblocks wird dabei durch die Instabilität des Zonulaapparats, eine eingeschränkte Pupillenmotilität, eine verstärkte Irisrigidität, eine erhöhte Viskosität des Kammerwassers und die Bildung iridokapsulärer Synechien begünstigt (Naumann et al. 1998).

Bei noch stärker ausgeprägter Subluxation der Linse nach vorne, kann in seltenen Fällen auch ein Winkelblockglaukom infolge eines Ziliarblocks resultieren (von der Lippe et al. 1993).

Eine überproportional häufige Assoziation des PEX-Syndroms mit retinalen Venenverschlüssen, die zu einem sekundären Winkelblockglaukom mit Rubeosis iridis führen können, wurde mittlerweile durch mehrere Studien belegt. In einer retrospektiven Analyse der Anamnese von Patienten mit Zentralvenenthrombosen oder Venenastthrombosen fand sich in 6,9 bzw. 6,0% der Fälle ein PEX-Syndrom (Cursiefen et al. 1997). Häufigkeitsangaben zum PEX-Syndrom in enukleierten Augen mit neovaskulärem Glaukom nach Zentralvenenverschluss variieren zwischen 10 und 33% (Cursiefen et al. 2001, Karjalainen et al. 1987).

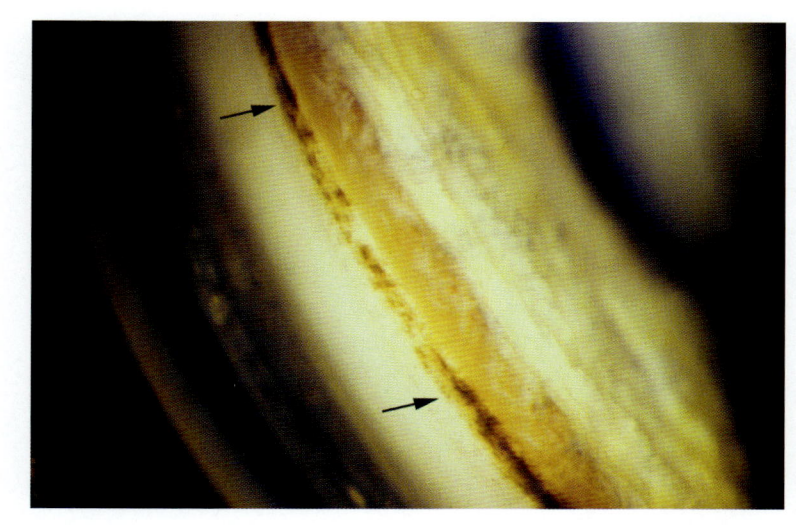

c Unregelmäßige Trabekelpigmentierung

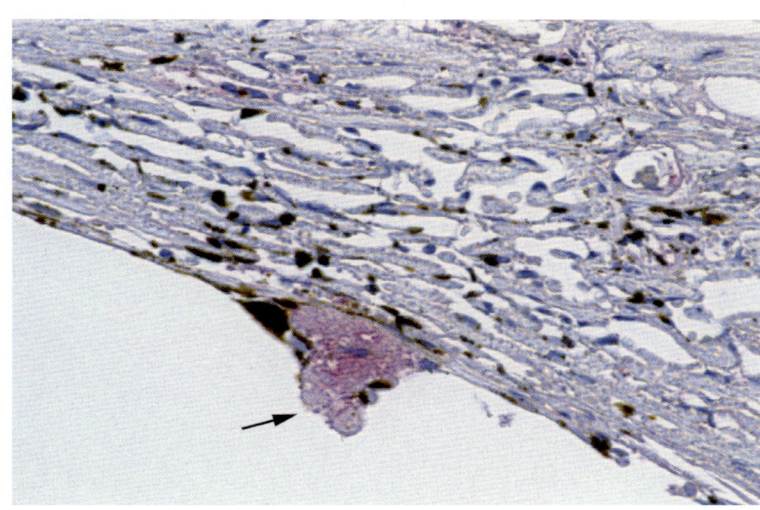

d Akkumulation von Melaningranula im Trabekelmaschenwerk und PEX-Aggregat (Pfeil) im uvealen Maschenwerk

■ Diagnose und Differenzialdiagnose

Diagnostische Kriterien des PEX-Syndroms (Tab. 9-2). Wichtigstes diagnostisches Kriterium sind die weißlich flockigen Ablagerungen des PEX-Materials auf verschiedenen Strukturen des vorderen Augensegments, vor allem auf der Linse, aber auch am Pupillarsaum der Iris, gelegentlich auf der Hornhautrückfläche, auf Kunstlinsen in pseudophaken Augen oder auf der vorderen Glaskörpergrenzfläche in aphaken Augen. Ablagerungen auf Zonulafasern, Ziliarkörperfortsätzen und im Trabekelmaschenwerk können nur mittels Zykloskopie oder Gonioskopie beobachtet werden (**Abb. 9-1**). Das charakteristische Muster auf der Linse, bestehend aus einer zentralen Scheibe und einer peripheren Zone, ist nur in Mydriasis deutlich sichtbar. Bei der Routineuntersuchung ohne Pupillenerweiterung sind die Ablagerungen leicht zu übersehen, da die zentrale Scheibe oft sehr schwach ausgeprägt ist oder sogar gänzlich fehlen kann. Erschwert werden kann die Diagnose auch durch das Vorliegen hinterer Synechien, die sich aufgrund der adhäsiven Auflagerungen des PEX-Materials auf Irisrückfläche und Linsenvorderfläche relativ leicht bilden, vor allem unter Miotika-Therapie, und welche die Beurteilung der vorderen Linsenfläche unmöglich machen können („maskiertes PEX-Syndrom") (Mardin et al. 2001). Im Falle zirkulärer hinterer Synechien kann eine hochauflösende ultraschallbiomikroskopische Untersuchung Aufschluss über Ablagerungen des PEX-Materials hinter der Iris bringen (Naumann et al. 1998).

Beim klassischen spaltlampenmikroskopischen Bild der Linsenauflagerungen handelt es sich jedoch um ein sehr spätes Stadium der Erkrankung. Durch eine sorgfältige biomikroskopische Untersuchung ist auch schon zu einem früheren Zeitpunkt eine Diagnose möglich: eine bereits mit der Spaltlampe

Tab. 9-2 Diagnostische Kriterien des Pseudoexfoliations-(PEX-)Syndroms

- Ablagerungen des PEX-Materials auf Oberflächen des vorderen Segments
- Melanindispersion (nach Mydriasis)
- Pupillarsaum-Atrophie (peripupilläre Transilluminationsdefekte)
- Pigmentablagerungen auf Hornhaut, Iris, Trabekelmaschenwerk
- Mydriasisschwäche
- erhöhte Flare-Werte
- erhöhter Augeninnendruck
- Phakodonesis

erkennbare Schicht auf der vorderen Linsenkapsel in Form eines feinen diffus-matten Beschlags (Naumann et al. 1998). Dabei handelt es sich um eine dünne Schicht aus Mikrofibrillen, eine Vorstufe des PEX-Materials, die der Linsenkapsel aufgelagert ist (Tetsumoto et al. 1992). Zusätzliche klinische Zeichen, die bereits in diesem frühen Stadium manifest werden, sind eine Irisstroma-Atrophie, Pupillarsaum-Atrophie, Melanindispersion, eine verstärkte Trabekelpigmentierung, Sampaolesi-Linie und eine Mydriasisschwäche, besonders wenn diese Kriterien asymmetrisch vorliegen (Prince et al. 1987). Im weiteren Verlauf entwickeln sich, meist nasal oben und ebenfalls spaltlampenmikroskopisch erkennbar, fokale Defekte des präkapsulären Belags, die sich schließlich vergrößern und konfluieren und dann das klassische Vollbild mit zentraler Scheibe und peripherer Zone bilden.

Patienten mit PEX-Syndrom weisen fast immer auch höhere intraokuläre Druckwerte und erhöhte Flare-Werte als altersmäßig vergleichbare Kontrollpersonen auf.

Klinische Charakteristika des PEX-Glaukoms (Tab. 9-3).

Das PEX-assoziierte Offenwinkelglaukom gilt im Allgemeinen als besonders ernste, rasch progrediente, hypertensive und behandlungsintensive Glaukomform, die sich klinisch vom POWG durch häufiger vorkommende Asymmetrie, stärkere Kammerwinkelpigmentierung, ein höheres Druckniveau, akute Drucksteigerungen bei Mydriasis, rapidere Papillenschädigungen und Gesichtsfeldausfälle sowie eine größere Therapieresistenz unterscheidet und damit generell eine schlechtere Prognose hat (Konstas et al. 1993, Konstas et al. 1997a, Konstas et al. 1998). Hierfür sind am ehesten die bei dieser Glaukomform vorherrschenden höheren intraokulären Druckwerte und die ausgeprägteren Druckschwankungen und Druckspitzen im Tagesdruckprofil verantwortlich (Konstas et al. 1997b). Eine signifikante Korrelation zwischen intraokulärem Druckniveau bei Therapiebeginn und mittlerem Gesichtsfelddefekt konnte nur

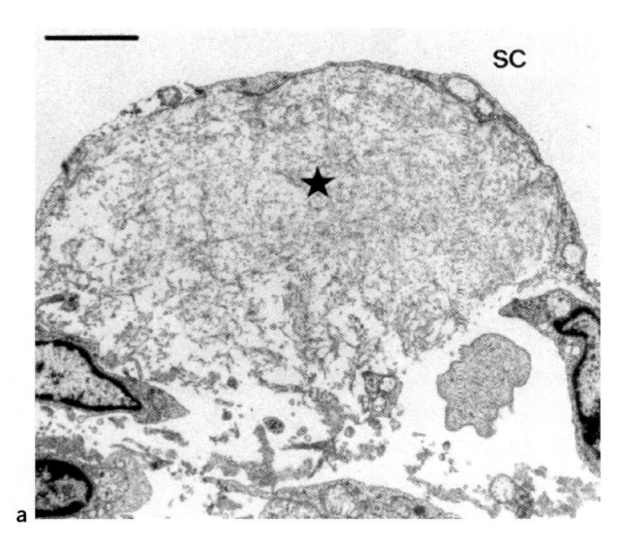

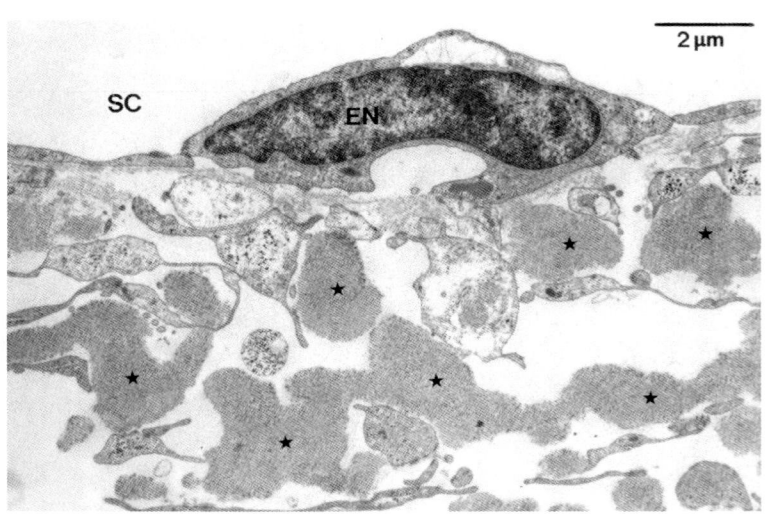

Abb. 9-7 Elektronenmikroskopische Unterschiede des Trabekelmaschenwerks bei Pseudoexfoliations-(PEX-)assoziiertem sekundärem Offenwinkelglaukom (**a**) und primärem Offenwinkelglaukom (**b**). E = Endothel der Innenwand des Schlemm-Kanals; SC = Schlemm-Kanal (Vergrößerungsbalken = 5 µm in **a** und 2 µm in **b**). (Universitäts-Augenklinik Erlangen-Nürnberg)

a Akkumulation des charakteristischen fibrillären PEX-Materials (*) im juxtakanalikulären Gewebe bei PEX-Glaukom

b Akkumulation von Plaque-Material (*) im juxtakanalikulären Gewebe bei primärem Offenwinkelglaukom

Tab. 9-3 Klinische Merkmale des Pseudoexfoliations-(PEX-)Glaukoms

- oft hohe intraokuläre Druckwerte (> 35 mm Hg) bei Diagnosestellung
- starke Druckschwankungen im Tagesdruckprofil
- ausgeprägte Druckspitzen
- rasche Progredienz des Gesichtsfeldschadens
- häufige Asymmetrie (⅔ unilateral)
- ausgeprägte Pigmentdispersion und Trabekelpigmentierung
- oft schlechtes Ansprechen auf medikamentöse Therapie
- frühe Notwendigkeit operativer Eingriffe

bei Patienten mit PEX-Glaukom, nicht aber bei Patienten mit POWG festgestellt werden (Teus et al. 1998), wodurch die Rolle des intraokulären Drucks als Hauptrisikofaktor der Papillenschädigung bei dieser Glaukomform bestätigt wird. Im Gegensatz zu Patienten mit POWG verhalten sich Patienten mit PEX-Glaukom nach Gabe von Steroiden wie gesunde Personen, das heißt nur ein Drittel reagiert mit einem deutlichen okulären Druckanstieg (Pohjola und Horsmanheimo 1971).

Abgesehen von Abweichungen in der Papillenblässe und der Häufigkeitsverteilung der Papillengröße beim PEX-Glaukom, bei dem eher kleine Papillen überwiegen (Jonas und Papastathopoulos 1997), scheint es keine weiteren papillenspezifischen Unterschiede zwischen Augen mit PEX-Glaukom und Augen mit POWG zu geben.

Neben einem chronischen Sekundärglaukom können prinzipiell noch weitere Glaukomvarianten mit dem PEX-Syndrom assoziiert sein (**Tab. 9-4**).

Differenzialdiagnose. Die seltene echte Exfoliation der Linsenkapsel, Fibrinablagerungen auf der vorderen Linsenkapsel, Amyloidablagerungen bei primärer Amyloidose und Erkrankungen, die mit einer Dispersion von Melaningranula im vorderen Augensegment einhergehen (z. B. Pigmentdispersionssyndrom, Heterochromie-Zyklitis Fuchs, Uveitis anterior, Diabetes mellitus), müssen berücksichtigt werden. Retrokorneale entzündliche Präzipitate können mit retrokornealen Ablagerungen des PEX-Materials verwechselt werden.

■ Therapie

Solange noch keine rationale Therapiemöglichkeit zur Verfügung steht, ist das Vorgehen nicht grundsätzlich von der Therapie des POWG verschieden; es sind jedoch einige Besonderheiten zu beachten: Aufgrund der raschen Progredienz des Glaukomverlaufs muss bei Patienten mit PEX-Glaukom eine besonders konsequente Senkung des Augeninnendrucks, häufig mittels Kombinationstherapie, durchgeführt und im Tagesdruckprofil kontrolliert werden. Klinische Studien zeigten, dass die drucksenkende Wirkung von Latanoprost der von Pilocarpin als Drittmedikation vergleichbar ist (Konstas et al. 2001).

> Die oft zwar recht wirksame Therapie mit Miotika ist allerdings nur unter Vorbehalt einzusetzen, da sie zu einer zusätzlichen Beeinträchtigung der ohnehin schon gestörten Blut-Kammerwasser-Schranke führt, häufig die Ausbildung hinterer Synechien und wegen der meist assoziierten Katarakt eine zusätzliche Sehverschlechterung nach sich zieht. In Augen mit PEX-Syndrom und ausgeprägter Instabilität des Zonulaapparats können Miotika die Entwicklung eines Winkelblockglaukoms begünstigen.

Mithilfe der Argonlaser-Trabekuloplastik lassen sich in der Regel anfänglich gute Drucksenkungen erzielen, vielleicht aufgrund der verstärkten Trabekelpigmentierung, sie halten aber oft nicht lange an (Odberg und Sandvik 1999). Auch muss berücksichtigt werden, dass es in den ersten Tagen nach der Laserbehandlung relativ häufig zu deutlichen Entzündungsreaktionen und unter Umständen zu erheblichen Druckspitzen kommt, sodass diese Augen in der frühen postoperativen Phase sehr engmaschig kontrolliert und antiinflammatorisch therapiert werden müssen.

Langzeiteffekte medikamentöser Therapie und Laserchirurgie sind oft nicht zufriedenstellend, wodurch chirurgische Maßnahmen in der Therapie des PEX-Glaukoms früher erforderlich werden als bei anderen Glaukomformen. Ein neues chirurgisches Ver-

Tab. 9-4 Glaukomtypen bei Pseudoexfoliations-(PEX-)Syndrom

- sekundäres chronisches Offenwinkelglaukom
- sekundäres Winkelblockglaukom (Pupillarblock, Ziliarblock), begünstigt durch: Zonulaschwäche, hintere Synechien, eingeschränkte Pupillenmotilität, erhöhte Viskosität des Kammerwassers
- sekundäres Winkelblockglaukom mit Rubeosis iridis nach zentralem Venenverschluss (neovaskuläres Glaukom)
- sekundäres „akutes Offenwinkelglaukom" (nach diagnostischer Mydriasis): verursacht durch Dispersion von Pigmentgranula und PEX-Flocken

fahren zur Verbesserung der Kammerwinkelfazilität durch Aspiration von Debris und PEX-Material auf der Oberfläche des Trabekelmaschenwerks, die Methode der Trabekelaspiration, wurde speziell zur Behandlung des PEX-Glaukoms entwickelt (Jacobi und Krieglstein 1995). Bei gleichzeitig vorliegender Katarakt ist eine frühe simultane Operation zu erwägen (Heuring et al. 1999, Jacobi et al. 1998), zumal bereits eine Kataraktextraktion mit Implantation einer Hinterkammerlinse alleine einen signifikanten drucksenkenden Effekt bei Patienten mit PEX-Syndrom mit oder ohne Glaukom zeigt (Merkur et al. 2001, Pohjalainen et al. 2001). Jedoch treten auch frühe postoperative Komplikationen infolge des ausgeprägten Zusammenbruchs der Blut-Kammerwasser-Schranke signifikant häufiger auf, vor allem entzündliche Reizzustände, Fibrinreaktionen, Synechienbildungen und Druckschwankungen, was eine intensive peri- und postoperative antiinflammatorische Therapie und Druckkontrolle erfordert (Nguyen et al. 1999).

Die im Kammerwasser von PEX-Patienten mit und ohne Glaukom signifikant erhöhten Konzentrationen von TGF-β_1 (Schlötzer-Schrehardt et al. 2001) können die konjunktivale Wundheilungsreaktion nach Glaukomchirurgie beeinflussen und die Prognose filtrierender Eingriffe verschlechtern. Wie für TGF-β_2 bei Patienten mit primärem Offenwinkelglaukom bereits gut dokumentiert, so wirkt auch TGF-β_1 in pathophysiologischen Konzentrationen als wirksamer Stimulator der Proliferation, Migration, Kontraktion und Matrixproduktion (Fibronectin, Kollagen I und III) humaner Fibroblasten der Tenon-Kapsel von PEX-Patienten mit und ohne Glaukom in vitro (Kottler et al. 2002). Die Neutralisation von TGF-β_1 könnte damit eine sinnvolle therapeutische Strategie zur Reduktion postoperativer Vernarbungsreaktionen des Filterkissens bei Patienten mit PEX-Glaukom sein.

■ Zusammenfassung und Zukunftsperspektiven

Unter den sekundären Offenwinkelglaukomen nimmt das PEX-assoziierte, chronische Offenwinkelglaukom sowohl hinsichtlich seiner Häufigkeit als auch der Schwere möglicher Komplikationen eine vorrangige Stellung ein. Die dieser Glaukomform zu Grunde liegende Erkrankung ist ein abnormaler fibrotischer Matrixprozess, der neben einer Vielzahl okulärer und extraokulärer Gewebe auch das Trabekelmaschenwerk beeinträchtigt und zur chronischen Akkumulation des abnormalen PEX-Materials in den äußeren Anteilen des Trabekelmaschenwerks führt. Darüber hinaus ist das PEX-Syndrom aber auch ein bedeutender Risikofaktor für weitere spontan oder intra- und postoperativ auftretende okuläre Komplikationen sowie für systemische kardiovaskuläre Erkrankungen.

Das PEX-assoziierte Offenwinkelglaukom ist eine rasch progrediente, behandlungsintensive Glaukomform mit generell schlechter Prognose, wofür die zumeist hohen intraokulären Druckwerte und Druckschwankungen verantwortlich sind. Als Hauptmechanismus der chronischen Widerstandserhöhung im Trabekelmaschenwerk wird eine Blockade der Abflusswege durch lokal produzierte Ablagerungen des PEX-Materials im juxtakanalikulären Bindegewebe und nachfolgende degenerative Veränderungen im Bereich des Schlemm-Kanals angenommen. Weitere Faktoren, wie eine ausgeprägte Melanindispersion, ein proteinreiches Kammerwasser, vaskuläre Faktoren und Bindegewebsveränderungen der Lamina cribrosa kommen als erschwerende pathogenetische Faktoren hinzu. Neben einem chronischen Sekundärglaukom können prinzipiell noch weitere Glaukomvarianten mit dem PEX-Syndrom assoziiert sein, wie akute Glaukome durch plötzliche Melanindispersion bei diagnostischer Mydriasis oder sekundäre Winkelblockglaukome infolge Pupillarblocks oder Ziliarblocks bei instabilem Zonulaapparat.

Zukünftige Therapieprinzipien sollten sich an den pathogenetischen Mechanismen ausrichten. Als pathogenetische Faktoren, die eine kausale Rolle bei diesem fibrotischen Matrixprozess zu spielen scheinen, wurden der Wachstumsfaktor TGF-β_1, die Inhibitoren der Matrixmetalloproteinasen TIMP-1 und TIMP-2 im Kammerwasser sowie vermehrter oxidativer Stress von PEX-Patienten mit und ohne Glaukom identifiziert. Sowohl TGF-β_1 als auch TIMP-1/2 stellen damit potenzielle therapeutische Ansatzpunkte für einen kausalen rationalen Therapieansatz dar. Die Hemmung von TGF-β_1 könnte aber auch eine sinnvolle therapeutische Strategie zur Reduktion postoperativer Vernarbungsreaktionen bei Patienten mit PEX-Glaukom bilden.

Literatur

Alvarado J, Murphy C, Juster R. Trabecular meshwork cellularity in primary open-angle glaucoma and non-glaucomatous normals. Ophthalmology 1984; 91: 564–79.

Cahill M, Early A, Stack S, Blayney AW, Eustace P. Pseudoexfoliation and sensorineural hearing loss. Eye 2002; 16: 261–6.

Cursiefen C, Händel A, Schönherr U, Naumann GOH. Pseudoexfoliationssyndrom bei Patienten mit retinalem Venenast- und Zentralvenenverschluss. Klin Monatsbl Augenheilkd 1997; 211: 17–21.

Cursiefen C, Hammer T, Küchle M, Naumann GOH, Schlötzer-Schrehardt U. Pseudoexfoliation syndrome in eyes with ischemic central retinal vein occlusion. A histopathologic and electron microscopic study. Acta Ophthalmol Scand 2001; 79: 476–8.

Damji KF, Bains HS, Stefansson E, Loftsdottir M, Sverrison T, Thorgeirsson E, Jonasson F, Gottfredsdottir M, Allingham R. Is pseudoexfoliation syndrome inherited? A review of genetic and nongenetic factors and a new observation. Ophthalmic Genet 1998; 19: 175–85.

Detorakis ET, Kozobolis VP, Pallikaris IG, Spandidos DA. Detection of herpes simplex virus in pseudoexfoliation syndrome and exfoliation glaucoma. Acta Ophthalmol Scand 2002; 80: 612–6.

Gharagozloo NZ, Baker RH, Brubaker RF. Aqueous dynamics in exfoliation syndrome. Am J Ophthalmol 1992; 114: 473–8.

Gottanka J, Flügel-Koch C, Martus P, Johnson DH, Lütjen-Drecoll E. Correlation of pseudoexfoliative material and optic nerve damage in pseudoexfoliation syndrome. Invest Ophthalmol Vis Sci 1997; 38: 2435–46.

Hammer T, Schlötzer-Schrehardt U, Naumann GOH. Unilateral or asymmetric pseudoexfoliation syndrome? An ultrastructural study. Arch Ophthalmol 2001; 119: 1023–31.

Harju M, Vesti E. Blood flow of the optic nerve head and peripapillary retina in exfoliation syndrome with unilateral glaucoma or ocular hypertension. Graefes Arch Clin Exp Ophthalmol 2001; 239: 271–7.

Healey PR, Mitchell P, Smith W, Wang JJ. Optic disc hemorrhages in a population with and without signs of glaucoma. Ophthalmology 1998; 105: 216–23.

Helbig H, Schlötzer-Schrehardt U, Noske W, Kellner U, Foerster MH, Naumann GOH. Anterior chamber hypoxia and iris vasculopathy in pseudoexfoliation syndrome. Ger J Ophthalmol 1994; 3: 148–53.

Heuring AH, Hütz WW, Hoffmann PC, Eckhardt HB. Kombinierte Phakoemulsifikation und Goniotrepanation bei primärem chronischen Offenwinkelglaukom und klassischem Pseudoexfoliationsglaukom. Ophthalmologe 1999; 96: 312–8.

Jacobi PC, Krieglstein GK. Trabecular aspiration. A new mode to treat pseudoexfoliation glaucoma. Invest Ophthalmol Vis Sci 1995; 36: 2270–6.

Jacobi PC, Dietlein TS, Krieglstein GK. Comparative study of trabecular aspiration vs trabeculectomy in glaucoma triple procedure to treat pseudoexfoliation glaucoma. Arch Ophthalmol 1998; 117: 1311–8.

Jeng SM, Karger RA, Johnson DH, Hodge DO, Burke J, Good MS. Conversion rate of pseudoexfoliation syndrome to pseudoexfoliation glaucoma in a population-based study. Invest Ophthalmol Vis Sci, ARVO Abstracts 2002; A 2947.

Jönsson B, Krieglstein G. Primary Open-Angle Glaucoma. Differences in International Treatment Patterns and Costs. Oxford: Isis Medical Media 1998.

Jonas JB, Papastathopoulos KI. Optic disk appearance in pseudoexfoliation syndrome. Am J Ophthalmol 1997; 123: 174–80.

Karjalainen K, Tarkkanen A, Merenmies L. Exfoliation syndrome in enucleated haemorrhagic and absolute glaucoma. Acta Ophthalmol 1987; 65: 320–2.

Koliakos GG, Konstas AGP, Schlötzer-Schrehardt U, Hollo G, Katsimbris IE, Georgiadis N, Ritch R. 8-isoprostaglandin F2A and ascorbic acid concentration in the aqueous humour of patients with exfoliation syndrome. Br J Ophthalmol 2003; 87: 353–6.

Konstas AGP, Allan D. Pseudoexfoliation glaucoma in Greece. Eye 1989; 3: 747–73.

Konstas AGP, Dimitracoulias N, Konstas PA. Exfoliationssyndrom und Offenwinkelglaukom. Klin Monatsbl Augenheilkd 1993; 202: 259–68.

Konstas AGP, Stewart WC, Stromann GA. Clinical presentation and initial treatment patterns in patients with exfoliation glaucoma versus primary open-angle glaucoma. Ophthalmic Surg Lasers 1997a; 28: 111–7.

Konstas AGP, Mantziris DA, Stewart WC. Diurnal intraocular pressure in untreated exfoliation and primary open-angle glaucoma. Arch Ophthalmol 1997b; 115: 182–5.

Konstas AGP, Tsatsos I, Kardasopoulos A. Preoperative features of patients with exfoliation glaucoma and primary open-angle glaucoma. The AHEPA study. Acta Ophthalmol Scand 1998; 76: 208–12.

Konstas AGP, Lake S, Maltezos AC, Holmes KT, Stewart WC. Twenty-four hour intraocular pressure reduction with latanoprost compared with pilocarpine as third-line therapy in exfoliation glaucoma. Eye 2001; 15: 59–62.

Kottler UB, Schlötzer-Schrehardt U, Küchle M, Jünemann AGM, Naumann GOH. Effect of TGF-β1 and -β2 on proliferation, migration, collagen contraction, and extracellular matrix production of human Tenon's capsule fibroblasts in pseudoexfoliation and primary open-angle glaucoma. Invest Ophthalmol Vis Sci, ARVO Abstracts 2002; A 3367.

Küchle M, Nguyen N, Hannappel E, Naumann GOH. The blood-aqueous barrier in eyes with pseudoexfoliation syndrome. Ophthalmic Res 1995; 27 (Suppl 1): 136–42.

Küchle M, Vinores SA, Mahlow J, Green WR. Blood-aqueous barrier in pseudoexfoliation syndrome: evaluation by immunohistochemical staining of endogenous albumin. Graefes Arch Clin Exp Ophthalmol 1996; 234: 12–8.

Leibovitch I, Kurtz S, Shemesh G, Goldstein M, Sela B, Lazar M, Loewenstein A. Hyperhomocystinemia in pseudoexfoliation glaucoma. J Glaucoma 2003; 12: 36–9.

Lim MC, Doe EA, Vroman DT, Rosa RH, Parrish RK. Late onset lens particle glaucoma as a consequence of spontaneous dislocation of an intraocular lens in pseudoexfoliation syndrome. Am J Ophthalmol 2001; 132: 261–3.

Lindberg JG. Kliniska Undersökningar över Depigmentering av Pupillarranden och Genomlysbarheten av Iris rid Fall av Aldersstarr samt i Normala Ögon has Gamla Personer. Thesis. Helsingfors 1917.

Linnér E, Popovic V, Gottfries CG, Jonsson M, Sjögren M, Wallin A. The exfoliation syndrome in cognitive impairment of cerebrovascular or Alzheimer's type. Acta Ophthalmol Scand 2001; 79: 283–5.

von der Lippe I, Küchle M, Naumann GOH. Pseudoexfoliation syndrome as a risk factor for acute ciliary block angle closure glaucoma. Acta Ophthalmol Scand 1993; 71: 277–9.

Mardin CY, Schlötzer-Schrehardt U, Naumann GOH. „Masked" pseudoexfoliation syndrome in unoperated eyes with circular posterior synechiae. Arch Ophthalmol 2001; 119: 1500–4.

Merkur A, Damji KF, Mintsioulis G, Hodge WG. Intraocular pressure decrease after phacoemulsification in patients with pseudoexfoliation syndrome. J Cataract Refract Surg 2001; 27: 528–32.

Mitchell P, Wang JJ, Smith W. Association of pseudoexfoliation syndrome with increased vascular risk. Am J Ophthalmol 1997; 124: 685–7.

Naumann GOH, Schlötzer-Schrehardt U, Küchle M. Pseudoexfoliation syndrome for the comprehensive ophthalmologist. Intraocular and systemic manifestations. Ophthalmology 1998; 105: 951–68.

Netland PA, Ye H, Streeten BW, Hernandez MR. Elastosis of the lamina cribrosa in pseudoexfoliation syndrome with glaucoma. Ophthalmology 1995; 102: 878–86.

Nguyen NX, Küchle M, Martus P, Naumann GOH. Quantification of blood-aqueous barrier breakdown after trabeculectomy: pseudoexfoliation versus primary open-angle glaucoma. J Glaucoma 1999; 8: 18–23.

Odberg T, Sandvik L. The medium and long-term efficacy of primary argon laser trabeculoplasty in avoiding topical medication in open-angle glaucoma. Acta Ophthalmol Scand 1999; 77: 176–81.

Pohjalainen T, Vesti E, Uusitalo RJ, Laatikainen L. Intraocular pressure after phacoemulsification and intraocular lens implantation in nonglaucomatous eyes with and without exfoliation. J Cataract Refract Surg 2001; 27: 426–31.

Pohjola S, Horsmanheimo A. Topically applied corticosteroids in glaucoma capsulare. Arch Ophthalmol 1971; 85: 150–4.

Prince AM, Streeten BW, Ritch R, Dark AJ, Sperling M. Preclinical diagnosis of pseudoexfoliation syndrome. Arch Ophthalmol 1987; 105: 1076–82.

Puska P. The amount of lens exfoliation and chamber-angle pigmentation in exfoliation syndrome with or without glaucoma. Acta Ophthalmol Scand 1995; 73: 226–32.

Repo LP, Teräsvirta ME, Koivisto KJ. Generalized transluminance of the iris and the frequency of the pseudoexfoliation syndrome in the eyes of transient ischemic attack patients. Ophthalmology 1993; 100: 352–5.

Ritch R. Exfoliation syndrome and occludable angles. Trans Am Ophthalmol Soc 1994; 92: 845–944.

Ritch R. Exfoliation syndrome – the most common identifiable cause of open-angle glaucoma. J Glaucoma 1996; 3: 176–8.

Ritch R, Schlötzer-Schrehardt U. Exfoliation syndrome. Surv Ophthalmol 2001; 45: 265–315.

Ritch R, Schlötzer-Schrehardt U, Konstas AG. Why is glaucoma associated with exfoliation syndrome? Progr Retin Eye Res 2003; 22: 253–75.

Rohen JW. Why is intraocular pressure elevated in chronic simple glaucoma? Anatomical considerations. Ophthalmology 1983; 90: 758–65.

Schlötzer-Schrehardt U, Naumann GOH. Trabecular meshwork in pseudoexfoliation syndrome with and without open-angle glaucoma. Invest Ophthalmol Vis Sci 1995; 36: 1750–64.

Schlötzer-Schrehardt U, Naumann GOH. Pseudoexfoliations-Syndrom: Morphologie und Komplikationen. In: Naumann GOH (Hrsg). Pathologie des Auges. Berlin, Heidelberg, New York: Springer 1997; 1373–422.

Schlötzer-Schrehardt U, Koca M, Naumann GOH, Volkholz H. Pseudoexfoliation syndrome: ocular manifestation of a systemic disorder? Arch Ophthalmol 1992; 110: 1752–6.

Schlötzer-Schrehardt U, von der Mark K, Sakai LY, Naumann GOH. Increased extracellular deposition of fibrillin-containing fibrils in pseudoexfoliation syndrome. Invest Ophthalmol Vis Sci 1997; 38: 970–84.

Schlötzer-Schrehardt U, Küchle M, Naumann GOH. Mechanisms of glaucoma development in pseudoexfoliation syndrome. In: Gramer E, Grehn F (eds). Pathogenesis and Risk Factors of Glaucoma. Berlin, Heidelberg, New York: Springer 1999; 34–49.

Schlötzer-Schrehardt U, Küchle M, Hofmann-Rummelt C, Kaiser A, Kirchner T. Latentes TGF-β1 Bindungsprotein (LTBP-1): ein neuer Marker für intra- und extraokuläre PEX-Ablagerungen. Klin Monatsbl Augenheilkd 2000; 216: 412–9.

Schlötzer-Schrehardt U, Zenkel M, Küchle M, Sakai LY, Naumann GOH. Role of transforming growth factor-β1 and its latent form binding protein in pseudoexfoliation syndrome. Exp Eye Res 2001; 73: 765–80.

Schlötzer-Schrehardt U, Küchle M, Jünemann A, Naumann GOH. Bedeutung des Pseudoexfoliationssyndroms für die Glaukome. Ophthalmologe 2002; 99: 683–90.

Schlötzer-Schrehardt U, Lommatzsch J, Küchle M, Konstas AGP, Naumann GOH. Matrix metalloproteinases and their inhibitors in aqueous humor of patients with pseudoexfoliation syndrome, pseudoexfoliation glaucoma, and primary open-angle glaucoma. Invest Ophthalmol Vis Sci 2003; 44: 1117–25.

Schumacher S, Schlötzer-Schrehardt U, Martus P, Lang W, Naumann GOH. Pseudoexfoliation syndrome and aneurysms of the abdominal aorta. Lancet 2001; 357: 359–60.

Shrum KR, Hattenhauer MG, Hodge D. Cardiovascular and cerebrovascular mortality associated with ocular pseudoexfoliation. Am J Ophthalmol 2000; 129: 83–6.

Sibour G, Finazzo C, Boles-Carenini A. Monolateral pseudoexfoliatio capsulae: a study of choroidal blood flow. Acta Ophthalmol 1997; 224 (Suppl): 13–4.

Sotirova V, Irkec M, Percin EF, Bladow KM, Damji KF, Sarfarazi M. Molecular genetic study of families with pseudoexfoliation syndrome (PEX) suggests two putative locations on 2p14-2Cen and 2q35-q36 regions. Invest Ophthalmol Vis Sci, ARVO Abstracts 1999; 40: A 512.

Taylor HR. Pseudoexfoliation, an environmental disease? Trans Ophthalmol Soc U K 1979; 99: 302–7.

Tetsumoto K, Schlötzer-Schrehardt U, Küchle M, Dörfler S, Naumann GOH. Precapsular layer of the anterior lens capsule in early pseudoexfoliation syndrome. Graefes Arch Clin Exp Ophthalmol 1992; 230: 252–7.

Teus MA, Castejón MA, Calvo MA, Pérez-Salaíces P, Marcos A. Intraocular pressure as a risk factor for visual field loss in pseudoexfoliative and in primary open-angle glaucoma. Ophthalmology 1998; 105: 2225–30.

Vogt A. Ein neues Spaltlampenbild: Abschilferung der Linsenvorderkapsel als wahrscheinliche Ursache von senilem chronischem Glaukom. Schweiz Med Wochenschr 1926; 56: 413–23.

Wiggs JL, Andersen JS, Stefansson E, Loftsdottir M, Sverisson T, Thorgeirsson E, Jonasson F, Price P, Hamilton J, Lennon-Grahm F, Damji K, Gottfredsdottir M, Pericak-Vance MA, Haines JL, Allingham RR. A genomic screen suggests a locus on chromosome 2p16 for pseudoexfoliation syndrome. Am J Hum Genet 1998; 63: Abstract 1818.

Yüksel N, Karabas L, Arslan A, Demirci A, Caglar Y. Ocular hemodynamics in pseudoexfoliation syndrome and pseudoexfoliation glaucoma. Ophthalmology 2001; 108: 1043–9.

10 Tumorinduzierte Glaukome

Jens Martin Rohrbach

Einleitung

Die Liste der okulären Tumoren, die ein Glaukom – Erhöhung des Augeninnendrucks und Glaukom sollen, wie in fast allen Arbeiten zu diesem Thema, ausnahmsweise und vielleicht nicht ganz exakt synonym gebraucht werden – hervorrufen können, umfasst sowohl maligne wie auch benigne Neoplasien (**Tab. 10-1**). Zwar stehen bei den Malignomen der visuelle Funktionsverlust und insbesondere die Bedrohung des Lebens durch Metastasierung im Vordergrund, jedoch kann das tumorinduzierte Glaukom hier wie auch bei gutartigen Neubildungen zu einem großen Problem werden und letztendlich zur Enukleation zwingen. Darüber hinaus führt eine Erhöhung des Augeninnendrucks beim malignen Melanom der Iris wahrscheinlich und beim Retinoblastom möglicherweise zur Verschlechterung der Prognose quoad vitam (Finger et al. 2002, CL Shields et al. 2001a, CL Shields et al. 2001b). Von allen an einer großen ophthalmoonkologischen Abteilung (Wills Eye Hospital, Philadelphia, USA) untersuchten intraokulären Tumoren gingen 5 % mit einem Sekundärglaukom einher (CL Shields et al. 1987).

Glaukome entwickeln sich naturgemäß vor allem bei intraokulären Tumoren, wobei es eine ganze Reihe von nicht selten miteinander interferierenden pathogenetischen Mechanismen gibt (**Tab. 10-2**). Welcher Pathomechanismus der allein verantwortliche oder dominierende ist, hängt neben der Dignität vor allem von Tumorlokalisation und -durchmesser ab. Der Druck erhöht sich vor allem bei Kammerwinkelinfiltration und Rubeosis iridis meist schleichend. Er kann dabei aber letztendlich Werte von bis über 60 mm Hg erreichen, also bis weit über das übliche Niveau beim primären Offenwinkelglaukom (POWG)

Tab. 10-1 Okuläre Tumoren mit der Potenz zur Verursachung eines Sekundärglaukoms

Intraokuläre Tumoren

- maligne
  - malignes Melanom der Iris, des Ziliarkörpers und der Chorioidea
  - Retinoblastom
  - intraokuläres Non-Hodgkin-Lymphom (NHL)
  - intraokuläre Metastasen
  - intraokuläre Manifestation von Leukämien
  - malignes Medulloepitheliom
- benigne
  - intraokuläres Epithelwachstum
  - juveniles Xanthogranulom (JXG)
  - benignes Medulloepitheliom
  - Melanozytom von Iris und Ziliarkörper
  - Irisnävus
  - Zysten des Iris- und Ziliarkörperepithels
  - Aderhauthämangiom (insbesondere diffuse Form)

Extraokuläre Tumoren

- limbusperforierende Malignome der Bindehaut (Karzinom und Melanom)
- Optikusscheidenmeningeom
- Optikusgliom
- Tumoren mit erheblicher orbitaler Raumforderung

hinaus (CL Shields et al. 2001a). Andererseits gibt es tumorinduzierte Glaukome vom Typ des akuten Winkelblockglaukoms mit sehr schnellem Druckanstieg auf 50 mm Hg und mehr.

Als Faustregel kann gelten, dass die Gefahr eines tumorinduzierten Glaukoms
- bei anterior gelegenen Tumoren meist größer ist als bei posterior lokalisierten
- bei großen Tumoren größer ist als bei kleinen
- umso größer ist, je häufiger der Tumor mit Sekundärveränderungen wie z.B. Ablatio retinae, Entzündung oder Blutung einhergeht
- bei malignen Tumoren größer ist als bei benignen (Maligne Tumoren werden meist deutlich größer als benigne und rufen sehr viel häufiger Sekundärveränderungen hervor). Ausnahmen von dieser Regel stellen das juvenile Xanthogranulom (JXG) und das intraokuläre Epithelwachstum dar, die, obwohl tumorbiologisch benigne, neben dem diffusen Melanom der Iris und den Irismetastasen das höchste glaukomauslösende Potenzial von allen proliferativen Prozessen des Augeninneren besitzen.

Ein Glaukom ist darüber hinaus nicht selten Folge einer durchgeführten Tumorbehandlung, insbesondere einer Bestrahlung. Ausnahmsweise wird ein Glaukom durch eine primär extraokuläre Neubildung hervorgerufen (**Tab. 10-2**).

Neben druckerhöhenden gibt es auch drucksenkende Mechanismen, die vorwiegend auf einer Ziliarkörperinsuffizienz beruhen (**Tab. 10-3**). Nicht ganz selten ist ein Auge mit einem intraokulären Tumor (insbesondere Retinoblastom und uvealem Melanom) deshalb eher hypoton oder sogar phthitisch.

Einige klinisch bedeutsame Tumoren des Augeninneren rufen nur ausnahmsweise oder nie ein Glaukom hervor. Es handelt sich hierbei vor allem um am hinteren Pol lokalisierte gutartige Neubildungen (**Tab. 10-4**).

Im Folgenden soll auf die wesentlichen Neubildungen, die ein Glaukom hervorrufen können, eingegangen werden (vgl. hierzu auch MB Shields und Krieglstein 1993). Es wird dabei auffallen, dass die medikamentöse und insbesondere die operative Therapie der tumorinduzierten Glaukome sehr schlecht validiert ist, da, nicht zuletzt aufgrund der Seltenheit bestimmter Neoplasien, größere Studien praktisch nicht existieren. Die genaueren Charakteristika (Epidemiologie, Genese, Morphologie) sowie Diagnostik, Differenzialdiagnostik und Therapie der

Tab. 10-2 Mechanismen der Glaukomentstehung bei okulären Tumoren

Intraokuläre Tumoren

- Kammerwinkelinfiltration durch den Tumor (**Abb. 10-4, 10-5, 10-9, 10-11, 10-17, 10-19** und **10-20**)
- Kammerwinkelverschluss durch Rubeosis iridis (**Abb. 10-6**)
- Vorwölbung des Iris-Linsen-Diaphragmas durch den Tumor, eine tumorinduzierte Ablatio retinae oder eine tumorinduzierte Massenblutung mit konsekutiver Engwinkelsituation, evtl. mit lentogenem Pupillarblock (**Abb. 10-7** und **10-12**)
- Winkelblock durch Vorwölbung oder Verdickung der peripheren Iris (**Abb. 10-10, 10-13, 10-17** und **10-18**)
- chronische vordere Synechierung durch Vorwölbung der peripheren Iris
- nichtlentogener Pupillarblock
- tumorinduzierte Entzündung (Verlegung des Kammerwinkels durch Entzündungszellen [z.B. Makrophagen], Fibrin oder vordere Synechierung)
- tumorinduziertes Hyphäma oder Glaskörperblutung (**Abb. 10-17**)
- tumorinduzierte Phakolyse
- Linsenschwellung durch Toxine (hypothetisch)
- Pigmentdispersion oder Ausschwemmung von zellulärem Debris in das Trabekelmaschenwerk
- Behinderung des episkleralen Abflusses
- Behinderung des uveoskleralen Abflusses (hypothetisch)
- Erhöhung der Kammerwassersekretion (hypothetisch)
- Behandlungsfolge

Extraokuläre Tumoren

- Invasion des Kammerwinkels ab externo
- Kompression oder Infiltration der Kammerwasservenen
- Rubeosis iridis durch Kompromittierung der retinalen Durchblutung
- Kompression des Bulbus bei erheblicher orbitaler Raumforderung

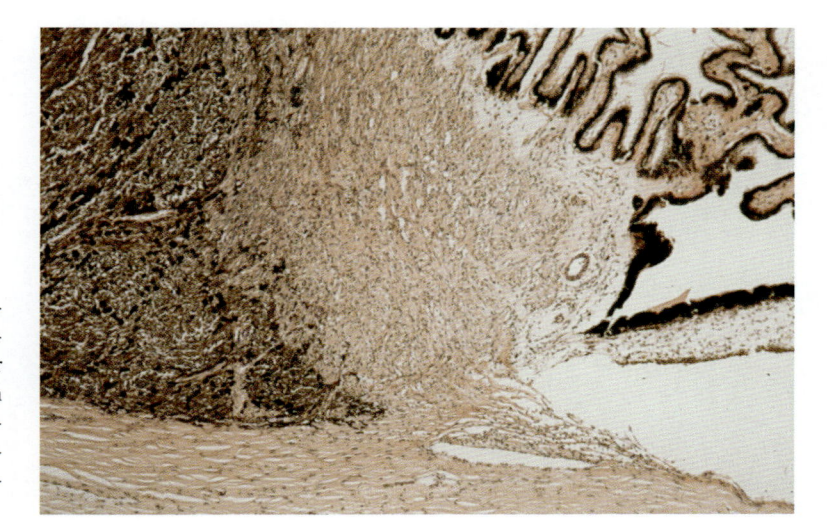

Abb. 10-1 Tumorbedingte Zyklodialyse durch ein anteriores uveales Melanom. Wie für maligne Melanome dieser Lokalisation recht typisch ist der bräunliche Tumor mit der Sklera als „Leitschiene" keilförmig nach vorn in Richtung Vorderkammer gewachsen und hat so zur Abhebung des Corpus ciliare geführt. Hämatoxylin-Eosin-Färbung. (Universitäts-Augenklinik Tübingen; aus Rohrbach et al. 1990b)

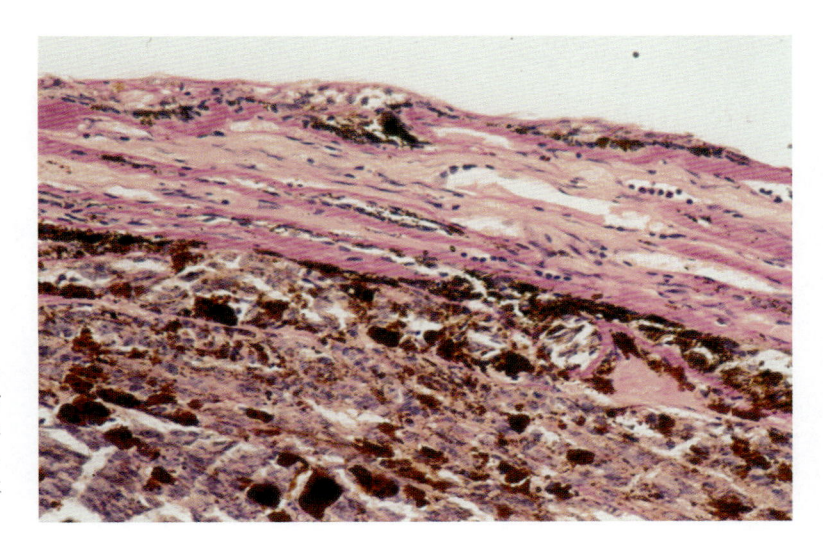

Abb. 10-2 Kompression der Kammerwasser sezernierenden Ziliarkörperzotten (oberer Bildrand) zwischen der (nicht sichtbaren) Linse und der von einem uvealen Melanom infiltrierten Pars muscularis corporis ciliaris. Hämatoxylin-Eosin-Färbung. (Universitäts-Augenklinik Tübingen)

Tab. 10-3 Mechanismen der Drucksenkung bei intraokulären Tumoren

- Ziliarkörperabhebung (**Abb. 10-1**)
- Ziliarkörperinfiltration
- Einschränkung der Ziliarkörperperfusion
- Ziliarkörperkompression (**Abb. 10-2**)
- toxische oder immunologische Schädigung des Ziliarkörperepithels (hypothetisch)
- verstärkter Fluss durch verbliebenes, intaktes Trabekelmaschenwerk
- Erhöhung des uveoskleralen Abflusses

Tab. 10-4 Intraokuläre Tumoren, die praktisch nie ein Glaukom hervorrufen

- chorioidaler Nävus (Callanan et al. 1993, Sumich et al. 1998)
- Aderhautosteom (Aylward et al. 1998)
- retinales Astrozytom (Wilhelm und Rohrbach 1998a)
- Hypertrophie des retinalen Pigmentepithels (Rohrbach 1998h)
- kombiniertes Hamartom von Retina und retinalem Pigmentepithel (Austermann-Schmidt et al. 2002, Eibl et al. 2001, Rohrbach 1998h)
- Melanozytom der Papille (Rohrbach 1998i)

Tumoren sollen und können nur unvollständig erwähnt werden. Es sei diesbezüglich auf die Fachliteratur und spezielle Handbücher (z. B. Lommatzsch 1999c, Rohrbach und Lieb 1998) verwiesen.

Malignes Aderhautmelanom

■ Charakterisierung des Tumors

Das Aderhautmelanom (Übersicht bei Rohrbach und Sobottka 1998b) ist der häufigste maligne Tumor, der primär im Auge entsteht. Die Inzidenz wird mit 0,5 bis einem Fall auf 100 000 Einwohner pro Jahr angegeben. Sie scheint in bestimmten Populationen, anders als beim kutanen Melanom, zu stagnieren oder sogar leicht zurückzugehen (Bergman et al. 2002). Von allen Melanomen des Menschen entstehen etwa 5 % im Auge. Bezogen auf die Fläche entwickeln sich aber weit mehr Melanome im Auge als an der Haut (Bergman et al. 2002). Das uveale Melanom ist mit einem Erkrankungsgipfel zwischen dem sechsten und siebten Lebensjahrzehnt und einem durchschnittlichen Manifestationsalter von 55 bis 63 Jahren ein Tumor des höheren Lebensalters, kann aber auch schon in der Adoleszenz diagnostiziert werden (etwa 1 % aller Fälle). Irismelanome scheinen etwas früher aufzutreten bzw. entdeckt zu werden als solche der Chorioidea. Bei ausgeglichenem Geschlechterverhältnis bei den Irismelanomen sind Männer bei allen uvealen Melanomen leicht gegenüber Frauen bevorzugt. Hellhäutige Menschen sind erheblich häufiger betroffen als farbige (Bergman et al. 2002, Demirci et al. 2002, Rohrbach und Sobottka 1998b, CL Shields et al. 2001a, CL Shields et al. 2001b).

Patienten mit okulodermaler Melanozytose (vgl. S. 209), dysplastischem Nävussyndrom und möglicherweise auch Neurofibromatose haben ein erhöhtes Risiko für ein malignes uveales Melanom. Familiarität wird bei etwa 0,6 % der Tumoren gefunden (Rohrbach und Sobottka 1998b).

Die in aller Regel unilateralen und unifokalen malignen Melanome des Augeninneren leiten sich von uvealen Melanozyten ab und können deshalb in der Iris, dem Ziliarkörper und der Chorioidea entstehen, wobei die Häufigkeit von vorn in Richtung auf den hinteren Pol deutlich zunimmt. Zytologisch werden der spindelzellige, der epitheloidzellige und der gemischtzellige Typ voneinander unterschieden. Manche Melanome sind teilweise oder vollständig nekrotisch zerfallen (nekrotischer Typ). Die Tumoren können stark pigmentiert bis unpigmentiert (amelanotisch) sein. Die histologische Abgrenzung gegenüber einem Nävus ist insbesondere an der Iris oft ausgesprochen schwierig (Jakobiec und Silbert 1981). Das Wachstum des malignen Aderhautmelanoms vollzieht sich insbesondere im Vergleich mit dem Retinoblastom üblicherweise langsam, kann aber Phasen der Beschleunigung aufweisen. Die ziliaren und chorioidalen Melanome wachsen hauptsächlich in Richtung auf den Augenmittelpunkt (endophytisch), gelegentlich aber auch durch die Sklera (exophytisch) oder in der Aderhautebene (diffus) (Rohrbach und Sobottka 1998b).

Klinisch und tumorbiologisch verhalten sich die malignen Melanome der Iris, die etwa 2 bis 10 % aller intraokulären Melanome ausmachen, anders als ihre ziliaren und chorioidalen Pendants. Es ist hierbei allerdings zu berücksichtigen, dass die Melanome der Regenbogenhaut bei ihrer Diagnose in der Regel deutlich kleiner sind als solche des Strahlenkörpers und der Chorioidea (Barr et al. 1981, Brown et al. 1990, Char et al. 1996, Demirci et al. 2002, Lieb und Pfennigsdorf 1998, CL Shields et al. 2001a, CL Shields et al. 2001b). Während die vor allem in blauen Irides vorkommenden, bevorzugt am oder unterhalb des horizontalen Meridians liegenden, meist bräunlichen, mitunter gelblichen Melanome der Regenbogenhaut oft durch ihre Sichtbarkeit, eine Heterochromie, ein Ectropium uveae oder eine Pupillenverziehung auffallen, werden die Melanome des Ziliarkörpers und der Chorioidea in erster Linie durch eine Visusminderung oder Gesichtsfeldeinschränkung symptomatisch – beides direkte Folge des Tumors oder der fast obligaten, begleitenden exsudativen Ablatio retinae. Relativ typisch – wenngleich nicht immer vorhanden – sind erweiterte episklerale Gefäße über dem Tumor. Nach Einbruch der Vorderkammer können auch die nichtiridalen Melanome sichtbar werden. Da die Regenbogenhaut an ihrer dünnsten Stelle, der Wurzel, perforiert wird, erscheinen diese Melanome (insbesondere Ziliarkörpermelanome) dann hauptsächlich im Kammerwinkel. Sowohl Melanome des Ziliarkörpers wie auch der Iris verursachen unter Umständen eine (sektorielle) Katarakt (Rohrbach und Sobottka 1998b, CL Shields et al. 2001a).

Von den Irismelanomen sind etwa 90 % umschrieben und 10 % durch ein eher flaches, diffuses, sehr oft multifokales Wachstum gekennzeichnet (Demirci et al. 2002, CL Shields et al. 2001). Sie sind spaltlampenmikroskopisch mitunter durch eine feine Dispersion von Tumorzellen mit prominenten Kernen und langen Zellausläufern auf der Iris- oder Linsenvorderfläche gekennzeichnet (Henke und Naumann 1988, Lieb und Pfennigsdorf 1998). Das Trabekelmaschenwerk ist im Seitenvergleich mitunter stärker pigmentiert. Chorioidale Melanome weisen gelegentlich oberflächliches Orangepigment (Lipofuscin-speichernde Makrophagen) und eine Pilzform (**Abb. 10-7**) auf, die Folge einer Einschnürung durch die Bruch-Membran ist. Ungefähr 5 bis 10% aller uvealen Melanome weisen ein extrabulbäres Wachstum auf (Rohrbach und Sobottka 1998b, CL Shields et al. 2001b).

Mittels direkter Betrachtung und Echographie lassen sich etwa 98% aller fortgeschrittenen Aderhautmelanome als solche erkennen. In Zweifelsfällen können unter Umständen Diaphanoskopie, Fluoreszenz- und Indocyaningrün-Angiographie, Computertomographie (CT), Kernspinresonanz-(NMR-)Spektroskopie, Positronenemissionstomographie (PET), Feinnadelbiopsie und, bei Melanomen des vorderen Augensegments, die Ultraschallbiomikroskopie (UBM) (Roters und Krieglstein 2001) weiterhelfen. Sehr problematisch bleibt aber die Abgrenzung von großen Nävi gegenüber kleineren Melanomen („Grauzone"!).

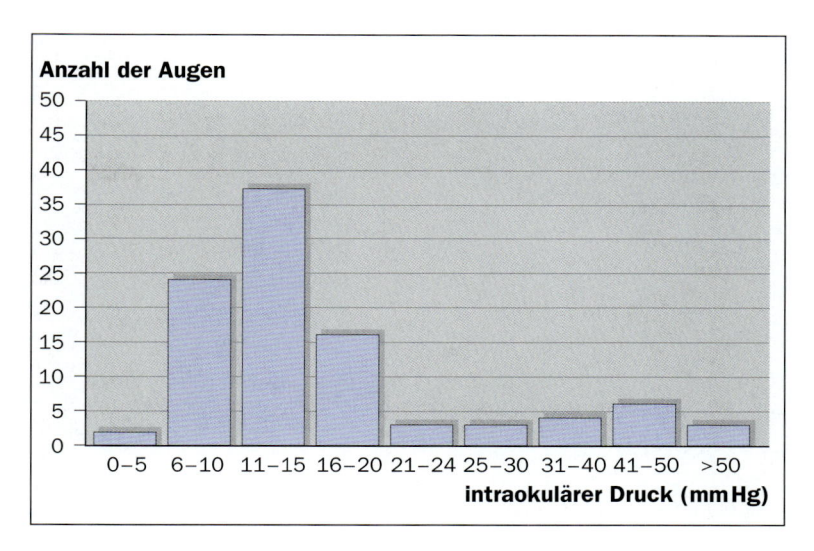

Abb. 10-3 Druckverteilung bei 98 Augen mit uvealem Melanom vor Enukleation (modifiziert nach Rohrbach et al. 1988)

■ Häufigkeit des Glaukoms

Schon Albrecht von Graefe war das Sekundärglaukom beim Aderhautmelanom bekannt (von Graefe 1868). Nach älteren Studien waren 30 bis über 50% der Augen mit einem Aderhautmelanom glaukomatös (Yanoff 1972). Heutzutage gehen ungefähr 3 bis 20% aller nichtiridalen Melanome der Uvea mit einem Sekundärglaukom einher (**Abb. 10-3**) (Rohrbach et al. 1988, CL Shields et al. 1987, Yanoff 1970). Melanome des Ziliarkörpers scheinen häufiger als alle Irismelanome zusammen, und diese wiederum häufiger als chorioidale Melanome zu einer intraokulären Druckerhöhung zu führen (CL Shields et al. 1987, MB Shields und Klintworth 1980). Andererseits gibt es (frühere) Untersuchungen, nach denen chorioidale Melanome öfter als ziliare ein Sekundärglaukom auslösen (Rohrbach et al. 1988, Yanoff 1972).

Histologisch gesicherte Irismelanome sind in etwa 30% der Fälle mit einem Sekundärglaukom vergesellschaftet. Der Augeninnendruck liegt bei diesen glaukomatösen Augen im Mittel über 30 mm Hg und kann Spitzenwerte von über 60 mm Hg erreichen (CL Shields et al. 2001a). Am häufigsten rufen diffuse Irismelanome ein Sekundärglaukom hervor. Bei diesen Tumoren ist eine sekundäre Erhöhung des Augeninnendrucks bei mehr als 50% der Fälle zu erwarten. Manch ein diffuses Irismelanom wird primär (fälschlicherweise) als Glaukom behandelt (Brown et al. 1990, Demirci et al. 2002, Font et al. 1967, Henke und Naumann 1988, Jakobiec und Silbert 1981, Lieb und Pfennigsdorf 1998). Bei einer Sonderform des Irismelanoms, dem mit multiplen, transluziden Knötchen einhergehenden Tapioca-Melanom, wurde ein Sekundärglaukom bei 33% der Patienten gefunden (Reese et al. 1972). Das Vorliegen eines Glaukoms bei einem pigmentierten Irisprozess kann nur als Indiz, nicht aber als Beweis für ein Irismelanom und gegen einen Irisnävus betrachtet werden (Jakobiec und Silbert 1981).

Mit der Größe chorioidaler Melanome steigt das Risiko eines Glaukoms (Rohrbach et al. 1988, Yanoff 1970, Yanoff 1972). Allerdings rufen diffuse chorioidale Melanome wahrscheinlich öfter ein Sekundärglaukom hervor als endophytisch wachsende (Sassani et al. 1985). Nekrotische Melanome des Ziliarkörpers und der Chorioidea führen häufiger zur Druckerhöhung als Tumoren ohne regressive Veränderungen (Bujara 1982). Die (nicht immer zuverlässig bestimmbare) Dauer der klinischen Symptomatik bei ziliaren oder chorioidalen Melanomen scheint nicht mit der Drucklage zu korrelieren (Rohrbach et al. 1988).

Auch beim Melanom der Iris steigt mit zunehmender Ausdehnung (erwartungsgemäß) die Wahrscheinlichkeit eines Glaukoms (CL Shields et al. 2001a).

Nach älteren Untersuchungen wiesen 80 bis 90% aller Augen mit klinisch unerwartetem Aderhautmelanom ein Sekundärglaukom auf (Makley und Teed 1958, Völcker und Naumann 1976).

Hunde mit einem intraokulären Melanom entwickeln in etwa ⅓ der Fälle ein sekundäres Glaukom (Diters et al. 1983).

■ Ätiopathogenese des Glaukoms

Dem melanominduzierten Sekundärglaukom liegen ganz verschiedene Pathomechanismen zu Grunde,

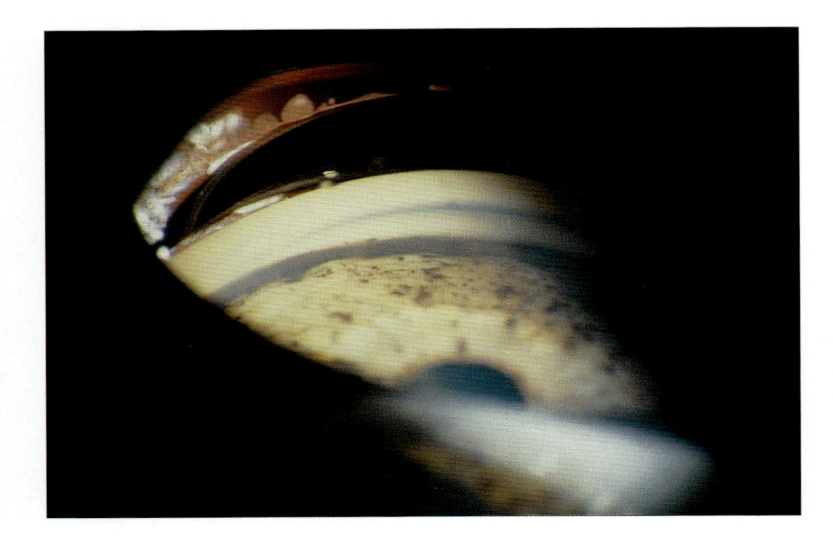

Abb. 10-4 Gonioskopisches Bild des Kammerwinkels bei Ziliarkörpermelanom mit Vorderkammereinbruch und diffuser Vorderkammerdisseminierung. Multiple Tumorsatelliten auf der Irisvorderfläche, vollständige Verlegung des Kammerwinkels durch Tumorzellen (schwarzes Band), Druck 40 mm Hg. Das Auge wurde enukleiert. (Universitäts-Augenklinik Tübingen)

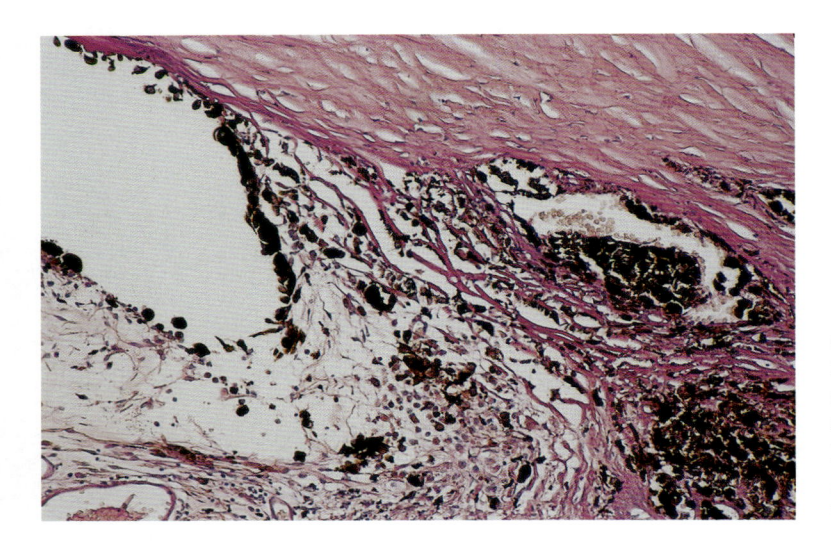

Abb. 10-5 Histologisches Bild eines Ziliarkörpermelanoms mit diffuser Vorderkammerinvasion. Schwarze Tumorzellen auf der Irisvorderfläche, auf und im Trabekelmaschenwerk, im Schlemm-Kanal und auf der Hornhautrückfläche. Es bestand eine starke Erhöhung des Augeninnendrucks. Hämatoxylin-Eosin-Färbung. (Universitäts-Augenklinik Tübingen)

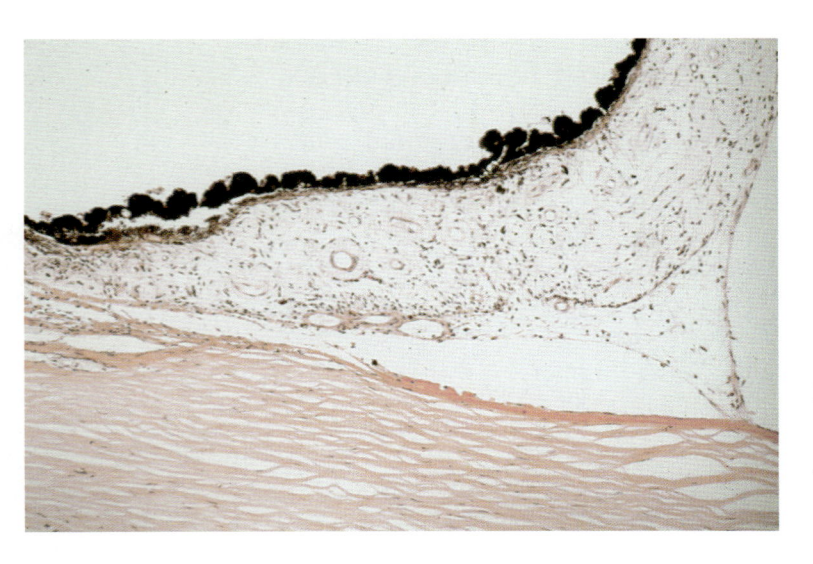

Abb. 10-6 Rubeosis iridis bei chorioidalem Melanom. Neu gebildete Gefäße auf der Irisvorderfläche, fokale vordere Synechie, Kammerwinkel zumindest partiell durch Anlagerung der peripheren Iris verlegt. Hämatoxylin-Eosin-Färbung. (Universitäts-Augenklinik Tübingen; aus Rohrbach et al. 1988)

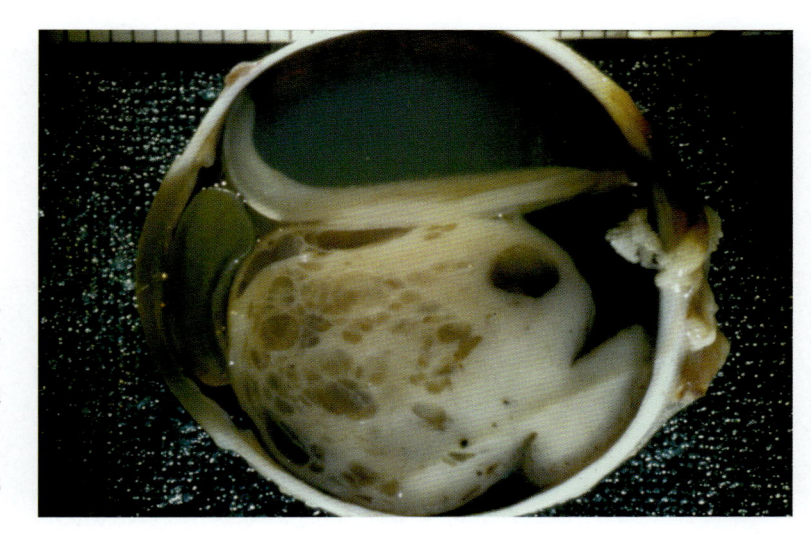

Abb. 10-7 Sehr großes Melanom der posterioren Chorioidea mit Pilzform und deutlichem „Stauschlaucheffekt". Aufhebung der Vorderkammer aufgrund einer massiven Vorwölbung des Iris-Linsen-Diaphragmas durch den Tumor und die begleitende, totale Ablatio retinae. Nach diagnostischer Mydriasis kam es zum akuten Winkelblockglaukom. (Universitäts-Augenklinik Tübingen; aus Rohrbach et al. 1990b)

die sich oft überlagern, sodass die druckauslösende Rolle des einzelnen Mechanismus nur unsicher zu bestimmen ist. Hinzu kommt, dass klinische und histologische Untersuchungen zur Pathogenese der Druckerhöhung keineswegs einheitliche Ergebnisse liefern (können). Und schließlich weisen nur 50 % der Melanomaugen mit „glaukomatöser Morphologie des Vorderaugenabschnitts" tatsächlich einen erhöhten Augeninnendruck auf, was auf drucksenkende, kompensatorische Prozesse hindeutet und die Bedeutung der druckerhöhenden Faktoren weiter relativiert (**Tab. 10-3**) (Rohrbach et al. 1988, Rohrbach et al. 1990b). Etwa 2 bis 6 % aller Augen mit einem uvealen Melanom weisen eine hypotone Drucklage auf (unter 6 mm Hg) (Makley und Teed 1958, Rohrbach et al. 1988, Yanoff 1972).

Die wesentlichen druckerhöhenden Prozesse beim malignen Melanom der Uvea sind:

- **Kammerwinkelinfiltration durch Tumorzellen** (**Abb. 10-4** und **10-5**): Dieser Mechanismus ist der mit Abstand führende bei den Irismelanomen (Char et al. 1996, Demirci et al. 2002, Font et al. 1967, Foulds und Lee 1983, Jakobiec und Silbert 1981, Lieb und Pfennigsdorf 1998, Reese et al. 1972, Rones und Zimmerman 1958, CL Shields et al. 1987, CL Shields et al. 2001a, CL Shields et al. 2001b) und bei posterioren Melanomen mit Invasion der vorderen Augenkammer (MB Shields und Klintworth 1980). Augen, die wegen eines diffusen Irismelanoms enukleiert werden, weisen zu annähernd 100 % eine Infiltration des Trabekelmaschenwerks, zu etwa 80 % einen Einbruch in den Schlemm-Kanal und zu etwa 55 % eine Invasion intraskleraler Abflusswege durch Tumorzellen auf (Demirci et al. 2002).

Nach einer histologischen Untersuchung infiltrieren etwa 16 % aller nichtiridalen Melanome den Kammerwinkel, knapp 3 % den Kammerwinkel über 180° (Rohrbach et al. 1990b).

- **Rubeosis iridis** (**Abb. 10-6**): Dieses ist der häufigste Mechanismus bei posterior gelegenen, chorioidalen Melanomen und bei klinisch unerwarteten Melanomen (CL Shields et al. 1987, Völcker und Naumann 1976). Je größer der Tumor ist und je mehr nekrotische Areale bestehen, umso häufiger entwickelt sich eine Rubeosis iridis (Bujara 1982, Rohrbach et al. 1990b, Völcker und Naumann 1976). Histologisch weisen etwa 13 % der Augen, die wegen eines Melanoms des Ziliarkörpers oder der Chorioidea enukleiert wurden, eine Rubeosis iridis auf (Rohrbach et al. 1990b). Die Rubeosis iridis entsteht wahrscheinlich durch vom Tumor produzierte angiogene Faktoren (vor allem „vascular endothelial growth factor" [VEGF]) oder als Folge der chronischen Netzhautablösung.

Klinisch findet sich bei knapp 50 % aller Augen mit diffusem Irismelanom eine Gefäßneubildung der Regenbogenhaut, die bei diesen Tumoren als Ursache des Sekundärglaukoms aber weit weniger Bedeutung hat als die direkte Kammerwinkelinvasion (Demirci et al. 2002, CL Shields et al. 2001a). Irismelanome können aber ein neovaskuläres Glaukom hervorrufen, das nach Tumorexzision prinzipiell rückbildungsfähig zu sein scheint (MB Shields und Proia 1987).

- **Vorwölbung des Iris-Linsen-Diaphragmas** durch den Tumor oder eine exsudative Begleitablatio mit Engwinkelsituation, wobei es eventuell zum Pupillarblock bzw. ziliolentikulären Block kommt (**Abb. 10-7**). Bei Melanomen der Chorioidea

scheint dieses der zweithäufigste Mechanismus zu sein (CL Shields et al. 1987).
- **Pupillarblock** durch hintere Synechien mit konsekutiver vorderer Synechierung (Yanoff 1970, Yanoff 1972)
- **Infiltration des Trabekelmaschenwerks durch Lymphozyten oder pigmentspeichernde Makrophagen (melanomalytisches Glaukom):** Dieser Glaukommechanismus scheint vor allem bei nekrotischen Iris- und Ziliarkörpermelanomen vorzukommen (Albert et al. 1975, Foulds und Lee 1983, McMenamin und Lee 1986, CL Shields et al. 1987, Yanoff 1972). Mitunter findet sich ein „schwarzes Hypopyon" (Albert et al. 1975). Histologisch wurde eine Durchsetzung des Trabekelmaschenwerks mit Melanophagen bei 2 % und mit Lymphozyten bei 0,4 % aller enukleierten Augen mit ziliarem oder chorioidalem Melanom festgestellt (Rohrbach et al. 1990b). (*Anmerkungen:* Ungefähr 5 % aller uvealen Melanome imponieren primär als Entzündung [„Maskerade-Syndrom"], wobei die Entzündung sehr häufig mit stärkeren nekrotischen Veränderungen des Tumors assoziiert ist [Fraser und Font 1979]. Bei etwa 2 bis 10 % aller Melanome finden sich ausgeprägtere lymphozytäre Infiltrate am Rande oder innerhalb des Tumors (de la Cruz et al. 1990, Durie et al. 1990, Rohrbach et al. 1990b). Viele Melanome kompromittieren die Blut-Kammerwasser-Schranke und führen zu einer mit dem Flare Cell Meter quantifizierbaren Proteinexsudation in das Kammerwasser [Küchle et al. 1992]).
- **Pigmentdispersion:** Diese scheint vor allem bei Irismelanomen von Bedeutung zu sein (CL Shields et al. 1987), wird aber auch mitunter bei Ziliarkörpermelanomen beobachtet (MB Shields und Klintworth 1980).
- **melanominduziertes Hyphäma oder Glaskörperblutung** (CL Shields et al. 1987): Irismelanome verursachen in etwa 10 bis 15 % der Fälle ein Hyphäma (Barr et al. 1981, Rones und Zimmerman 1958, CL Shields et al. 2001a) und etwa 3 % aller Melanome der Uvea gehen mit einer stärkeren Blutung in die Vorderkammer einher (Fraser und Font 1979).
- **Folgen einer Therapie:** Nicht wenige Melanomaugen entwickeln nach chirurgischer Operation und insbesondere nach Strahlenbehandlung ein Glaukom, das überwiegend neovaskulärer Natur und meist Ausdruck einer strahleninduzierten Retinopathie ist. Seltener sind ein sekundärer Winkelblock (ohne Rubeosis iridis) und eine Hämosiderose für die Druckerhöhung verantwortlich. Das strahleninduzierte Sekundärglaukom zwingt etwa gleich häufig wie das Tumorrezidiv zur sekundären Enukleation (Crawford und Char 1987, Egan et al. 1989, Finger 1997, Liszauer et al. 1990, CL Shields et al. 1989).

■ Therapie

Ziliare und chorioidale Melanome. Bei sehr großen Melanomen des Ziliarkörpers und der Chorioidea wird auch heute noch überwiegend zur Enukleation geraten (Lommatzsch 1999b). Ansonsten wird versucht, den Tumor durch Bestrahlung (Brachy- bzw. Teletherapie), transsklerale oder transvitreale Exzision (Blockexzision, Endoresektion) unter Erhaltung des Auges zu eliminieren. Kleinere, am hinteren Pol gelegene Melanome können mittels transpupillärer Thermotherapie (TTT), Argon- oder Diodenlaser-Koagulation behandelt werden. Nicht selten kommen kombinierte Verfahren zur Anwendung (z. B. Brachytherapie plus Operation). Zweifelhafte und sehr kleine Aderhautmelanome können „abwartend beobachtet" werden (Finger 1997, Lommatzsch 1999b, Rohrbach und Sobottka 1998b).

Unabhängig von der Therapie sind nach fünf Jahren 10 bis 40 % und nach 15 Jahren 40 bis 60 % aller Patienten mit ziliarem oder chorioidalem Melanom an einer Fernmetastasierung verstorben, wobei die Leber das mit großem Abstand bevorzugte Zielorgan ist. Die wesentlichen prognostischen Kriterien sind:
- Tumorgröße
- Tumorlokalisation (anteriore Lage schlechter)
- Zytologie (höherer Gehalt an Epitheloidzellen schlechter)
- Quantität und Qualität der Tumorgefäße (viele Gefäße mit reduzierter Wanddifferenzierung schlechter)
- extrabulbäres Wachstum
- Verlust eines Chromosoms 3 (Monosomie 3)

Bei stattgefundener Dissemination liegt die mittlere Lebenserwartung im Bereich einiger Monate (Rohrbach und Sobottka 1998b).

Nach einer Studie an intraokulären Melanomen bei Patienten, die weniger als 20 Jahre alt waren, schien ein assoziiertes Glaukom mit einer schlechteren Prognose einherzugehen (Barr et al. 1981). Hierbei ist aber zu berücksichtigen, dass es vor allem die (prognostisch ungünstigeren) größeren Melanome sind, die ein Sekundärglaukom hervorrufen.

Ungefähr 20 bis 50 % der behandelten Augen mit einem Aderhautmelanom erreichen einen Visus von 0,5 oder besser. Sekundäre Enukleationen mitunter mehrere Jahre nach primär bulbuserhaltender Strahlentherapie sind bei 6 bis 35 % aller Patienten not-

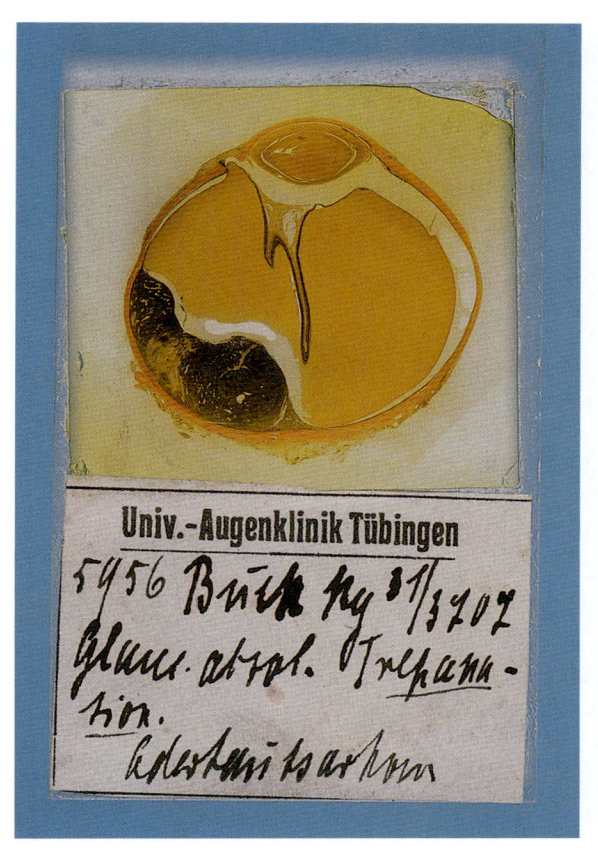

Abb. 10-8 Irrtümliche Goniotrepanation bei einem Auge mit posteriorem Aderhautmelanom, Ablatio retinae und Sekundärglaukom in der Zeit vor Einführung der Echographie. Vorderkammerverlust durch (möglicherweise postoperative) Vorwölbung des Iris-Linsen-Diaphragmas. Eine derartige Maßnahme sollte heute beim malignen Aderhautmelanom und insbesondere beim Retinoblastom wegen der Gefahr des extrabulbären Tumorwachstums unbedingt unterbleiben. (Universitäts-Augenklinik Tübingen; Sammlung Stock 1931).

wendig (Crawford und Char 1987, Egan et al. 1989, Finger 1997, Rohrbach und Sobottka 1998b, CL Shields et al. 1989).

Liegt ein melanominduziertes Sekundärglaukom vor, muss die Enukleation diskutiert werden (Lommatzsch 1999b). Ansonsten kommen nur Maßnahmen in Betracht, die die Kammerwassersekretion senken.

Fistulierende Eingriffe (**Abb. 10-8**) sind unbedingt zu vermeiden!

Bei neovaskulärem Glaukom nach Strahlentherapie wird zunächst eine panretinale Photokoagulation durchgeführt, gegebenenfalls in Verbindung mit zyklodestruktiven Maßnahmen (Finger 1997).

Melanome der Iris. Die umschriebenen Melanome der Regenbogenhaut werden bei gesicherter Progredienz durch Iridektomie oder Iridozyklektomie behandelt. Bei diffusen Formen ist eine lokale Resektion meist nicht mehr Erfolg versprechend. Die Strahlentherapie des Irismelanoms ist möglich (Demirci et al. 2002, Foulds und Lee 1983, CL Shields et al. 2001a, CL Shields et al. 2001b), hat aber insgesamt nur einen geringeren Stellenwert. Dass Irismelanome zurückhaltender behandelt werden können als die ziliaren und chorioidalen Melanome, ergibt sich aus ihrem deutlich geringeren Metastasierungspotenzial: Durchschnittlich „nur" 3 bis 5% aller Patienten entwickeln (hepatische) Metastasen innerhalb von zehn Jahren nach der Diagnose. Bei Irismelanomen ohne Infiltration des Kammerwinkels ist das Metastasierungsrisiko wahrscheinlich deutlich geringer. Bei den diffusen Irismelanomen liegt die Metastasierungshäufigkeit bei über 10%. Ein erhöhter Augeninnendruck verschlechtert unter Umständen die Prognose quoad vitam, da er möglicherweise zum „Auspressen" von Tumorzellen durch die Kammerwasserabflusswege in die Blutzirkulation führt. Bei eingetretener Metastasierung eines Irismelanoms liegt die durchschnittliche Lebenserwartung bei etwa 1,4 Jahren (Barr et al. 1981, Brown et al. 1990, Char et al. 1996, Demirci et al. 2002, Jakobiec und Silbert 1981, Lieb und Pfennigsdorf 1998, CL Shields et al. 2001a, CL Shields et al. 2001b).

Ein Glaukom im Rahmen eines pigmentierten Irisprozesses rechtfertigt für sich allein noch nicht die Enukleation, da es nur ein Indiz, aber kein Beweis für Malignität ist (Jakobiec und Silbert 1981, CL Shields et al. 2001b). Sekundärglaukome im Rahmen umschriebener Irismelanome bessern sich gelegentlich nach Tumorexzision (MB Shields und Proia 1987). Wird das Sekundärglaukom beim diffusen Irismelanom schmerzhaft, zwingt es jedoch in der Regel zur Enukleation. Übergangsweise können mit Aussicht auf Erfolg Therapiemaßnahmen eingeleitet werden, die die Kammerwassersekretion senken, z.B. mittels Zyklokryokoagulation (Brown et al. 1990, CL Shields et al. 2001a).

Prostaglandinderivate wie z.B. das Latanoprost 0,005% sind in der Behandlung eines erhöhten Augeninnendrucks bei einem kontrollbedürftigen melanozytären Iristumor relativ kontraindiziert, da die benigne, medikamentös induzierte Braunfärbung der Regenbogenhaut, die insbesondere bei grünen Irides auftreten kann, unter Umständen nur schwer von einem Tumorwachstum abgegrenzt werden kann (Fröhlich et al. 2003).

> Auch und vielleicht vor allem beim Irismelanom muss von fistulierenden Eingriffen abgesehen werden, da diese die episklerale Ausdehnung und damit sehr wahrscheinlich die Metastasierung begünstigen (Barr et al. 1981, Char et al. 1996, Demirci et al. 2002, Lieb und Pfennigsdorf 1998, CL Shields et al. 2001b).

Retinoblastom

■ Charakterisierung des Tumors

Die Häufigkeit des Retinoblastoms liegt bei etwa 1:20000 Lebendgeburten, wobei die Angaben zwischen 1:14000 und 1:36000 liegen. Es ist damit sehr selten – ein niedergelassener Augenarzt wird etwa einmal im Berufsleben mit dieser Tumorentität konfrontiert –, dennoch der häufigste maligne Primärtumor des Augeninneren im Kindesalter. Von 1000000 Kindern unter fünf Jahren entwickeln pro Jahr ungefähr neun bis elf ein neues Retinoblastom (Bornfeld et al. 1999, Char 1988, Finger et al. 2002, Heilmann 1994, Rohrbach und Sobottka 1998c, CL Shields et al. 1991).

Retinoblastome leiten sich, wie der Name sagt, von Retinoblasten (vor allem innere und äußere Körnerschicht) ab. Zur Tumorentwicklung kommt es, wenn beide Allele des auf dem langen Arm von Chromosom 13 (Genlocus: 13q14) gelegenen Retinoblastom-(Rb-)Gens, das als Tumorsuppressor-Gen fungiert, durch Mutation inaktiviert werden. Etwa 40 % aller Retinoblastome sind vererbt bzw. vererbbar. Der Erbgang ist autosomal dominant mit etwa 80- bis 90%iger Penetranz. Diese hereditären Retinoblastome weisen eine Keimbahnmutation auf. Sie sind durch betroffene Familienmitglieder und/oder Bilateralität gekennzeichnet (Bornfeld et al. 1999, Char 1988, Finger et al. 2002, Rohrbach und Sobottka 1998c).

Ungefähr 90 % aller Retinoblastome treten sporadisch (ohne Familienanamnese), 60 bis 70 % unilateral und 30 bis 40 % bilateral auf. Bei etwa 5 bis 7 % der Kinder mit bilateralem Retinoblastom entwickelt sich zusätzlich ein Pinealoblastom, sodass dann ein „trilaterales Retinoblastom" vorliegt (Finger et al. 2002).

Beim Retinoblastom werden folgende Wachstumsarten unterschieden (Bornfeld et al. 1999, Finger et al. 2002, CL Shields et al. 1991):
- glaskörperwärts gerichtet, endophytisch
- aderhautwärts gerichtet, exophytisch
- endo- und exophytisch kombiniert
- Plaque-artig

Letzterer Wachstumstyp wird von manchen Autoren als Sonderform des Retinoblastoms aufgefasst. Er ist mit 1 bis 2 % selten, findet sich bevorzugt bei älteren Kindern, ist üblicherweise einseitig und durch eine diffuse Ausbreitung in der Netzhautperipherie gekennzeichnet. Recht typisch für diese Wachstumsform ist die Disseminierung von Tumorzellen in die Vorderkammer mit „Pseudohypopyon" (**Abb. 10-9**) (Finger et al. 2002, Morgan 1971, Rohrbach und Sobottka 1998c, CL Shields et al. 1991).

Mit etwa 1 bis 3 % aller Fälle weist das Retinoblastom eine der höchsten Spontanremissionsraten aller malignen Neubildungen auf. Es resultiert dann ein hinsichtlich der Proliferation inaktiver Tumor (Retinom oder Retinozytom) (Margo et al. 1983).

Bilaterale Retinoblastome werden durchschnittlich etwa zwölf Monate früher diagnostiziert als unilaterale. Zum Zeitpunkt der Diagnose sind etwa 90 bis 95 % der betroffenen Kinder jünger als fünf Jahre, 40 % jünger als ein Jahr und 1 bis 2 % älter als zehn Jahre. Kongenitale Retinoblastome kommen vor. Eine geschlechtliche Disposition besteht nicht.

Das Retinoblastom wird vor allem durch die Leukokorie (etwa 35 bis 60 % der Patienten) und einen Strabismus (22 bis 35 %) symptomatisch. Ältere Kinder geben mitunter einen Visusverlust an (Char 1988, Heilmann 1994, Rohrbach und Sobottka 1998c). Heterochromie, Entzündung – nach einer älteren Studie wurden etwa 7 % aller Retinoblastome zunächst als

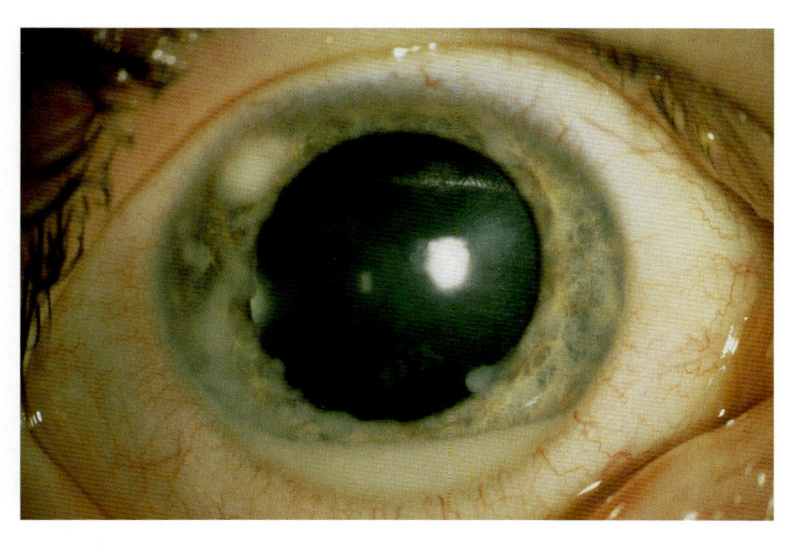

Abb. 10-9 Pseudohypopyon bei einem sechsjährigen Kind mit einseitigem, peripherem, diffusem Retinoblastom. Erhöhung des Augeninnendrucks auf 45 mm Hg. Das Auge wurde enukleiert. (Universitäts-Augenklinik Tübingen; aus Rohrbach und Sobottka 1998c)

intraokuläre Entzündung fehlgedeutet (Stafford et al. 1969) –, Hyphäma und Exophthalmus (bei Invasion des N. opticus und der Orbita) sind weitere, mögliche Symptome (Heilmann 1994, JA Shields et al. 2000). Außergewöhnlicherweise imponiert ein Retinoblastom primär durch multiple Kugeln oder Zysten in der vorderen Augenkammer (Puig et al. 2002, Vogt 1940). Insbesondere in betroffenen Familien wird manches Retinoblastom im Rahmen der Vorsorgeuntersuchung aufgedeckt.

Die Tumordiagnostik stützt sich auf das klinische Bild und die Echographie. Gegebenenfalls kommen CT, NMR oder Fluoreszenzangiographie zum Einsatz.

■ Häufigkeit des Glaukoms

Das retinoblastominduzierte Glaukom war schon Albrecht von Graefe geläufig (von Graefe 1868). Verschiedenen Autoren zufolge sind Retinoblastome bei etwa 2 bis 23% der betroffenen Kinder mit einem Glaukom vergesellschaftet, wobei der Druck bis auf 90 mm Hg ansteigen kann (CL Shields et al. 1987, Stafford et al. 1969, Yoshizumi et al. 1978). Bei älteren Kindern (über 5 Jahren) – hier weicht die primäre Symptomatik etwas von derjenigen bei Kleinkindern ab – scheint ein Glaukom nicht häufiger zu sein (CL Shields et al. 1991).

Nach einer histologischen Untersuchung wiesen 50% der Augen, die wegen eines Retinoblastoms enukleiert wurden, eine oder mehrere morphologische Veränderungen auf, die ein Glaukom hätten erklären können. Von diesen hatten aber nur 46% tatsächlich einen erhöhten Augeninnendruck (Yoshizumi et al. 1978).

Zum Hydrophthalmus kommt es bei etwa 1 bis 2% der Patienten (Heilmann 1994, Rohrbach und Sobottka 1998c). Umgekehrt können Retinoblastome zur Bulbushypotonie und zur Phthisis bulbi führen, was ebenfalls schon seit dem 19. Jahrhundert bekannt ist (von Graefe 1868). Jeder „idiopathische Hydrophthalmus" und jede „idiopathische Augapfelschrumpfung" im Kindesalter ist deshalb verdächtig auf ein Retinoblastom. Dieses umso mehr, als phthitische Augen mit Retinoblastom üblicherweise vitale Tumorzellen enthalten (Finger et al. 2002).

Fünf Jahre nach Brachytherapie eines Retinoblastoms weisen etwa 10% aller behandelten Augen eine erhöhte Drucklage bzw. ein Glaukom auf (CL Shields et al. 2001c).

Über die Häufigkeit des Glaukoms beim Retinozytom gibt es keine genauen Angaben. Sie dürfte aber weit unter der beim aktiv proliferierenden Retinoblastom liegen.

■ Ätiopathogenese des Glaukoms

Als Ursache des retinoblastominduzierten Glaukoms wurden angegeben:

- **Rubeosis iridis mit sekundärem Winkelblock:** Dieser Mechanismus ist mit etwa 70% der häufigste (CL Shields et al. 1987). Er scheint bevorzugt bei großen, stark vaskularisierten, endophytischen Retinoblastomen des hinteren Pols aufzutreten (Yoshizumi et al. 1978). Bei etwa 30% aller enukleierten Augen mit Retinoblastom lässt sich histologisch eine Rubeosis iridis nachweisen (Yoshizumi et al. 1978). Es gibt Hinweise darauf, dass Retinoblastomzellen die Expression des stärksten bekannten vaskulären Wachstumsfaktors (VEGF) hoch regulieren können (Finger et al. 2002). Die Glaukome nach Brachytherapie sind ebenfalls vor allem neovaskulärer Natur (CL Shields et al. 2001c).
- **Winkelblock ohne Neovaskularisation,** meist durch Vorverlagerung des Iris-Linsen-Diaphragmas durch Tumor oder Ablatio retinae. Häufigkeit etwa 25% (CL Shields et al. 1987). Dieser Mechanismus ist bevorzugt bei intra- und subretinal wachsenden (exophytischen) Retinoblastomen anzutreffen (Yoshizumi et al. 1978).
- **Kammerwinkelinfiltration durch den Tumor** (etwa 2%): Dieser Mechanismus ist besonders typisch für die Plaque-artige, diffuse Variante des Retinoblastoms (**Abb. 10-9**), kann aber auch bei „normalen" Retinoblastomen vorkommen (Morgan 1971, Puig et al. 2002, Rohrbach und Sobottka 1998c, Vogt 1940).
- Vereinzelt wird ein Glaukom auch durch ein retinoblastominduziertes Hyphäma oder eine begleitende Entzündung ausgelöst (Yoshizumi et al. 1978).
- Eine Kombination verschiedener Mechanismen ist möglich (Yoshizumi et al. 1978).

■ Therapie

Die auf ganz wenige Zentren konzentrierte Behandlung des Retinoblastoms verfolgt heutzutage, wenn irgendwie möglich, den Bulbuserhalt. Sie besteht in Chemotherapie („Chemoreduktion"), Strahlen-, Thermo-, Kryo- oder Lasertherapie, wobei oft verschiedene Behandlungsmodalitäten miteinander kombiniert werden müssen. Enukleationen sind aber oft auch heute noch unvermeidbar. Immerhin kann im Falle des bilateralen Retinoblastoms bei etwa 80% der Kinder zumindest ein Auge erhalten werden, und etwa 50 bis 85% der konservativ behandelten Augen erreichen später einen Lesevisus (Bornfeld et al. 1999, Rohrbach und Sobottka 1998c).

Über die Behandlung des retinoblastominduzierten Glaukoms liegen nur spärliche Informationen vor. Es ist aber davon auszugehen, dass die therapieinduzierte Tumorreduktion mit einer Rückbildung der Rubeosis iridis und einer Vertiefung der Vorderkammer und so mit einer Besserung der Drucklage einhergehen kann. Andererseits kommt es bei nicht wenigen, bestrahlten Augen mit Retinoblastom zur strahleninduzierten Retinopathie und konsekutiv zum neovaskulären (radiogenen) Glaukom (CL Shields et al. 2001c). Das diffuse, häufig mit einem Glaukom assoziierte Retinoblastom wird, nicht zuletzt weil es praktisch nur unilateral auftritt, in der Regel primär durch Enukleation behandelt.

Leichte Druckerhöhungen können meist toleriert oder medikamentös behandelt werden, wobei Medikamente, die die Kammerwassersekretion senken, vorzuziehen sind.

> Auf mögliche systemische Nebenwirkungen ist, da es sich um Säuglinge und Kleinkinder handelt, besonders zu achten!

Glaukome bei Retinoblastom, die die Funktion des Auges bedrohen, können wenn überhaupt nur zyklodestruktiv angegangen werden, da bulbuseröffnende Eingriffe (Trabekulotomie, Trabekelektomie oder Goniotrepanation, tiefe Sklerektomie, Implantate) wegen der Gefahr der Tumorzellverschleppung nach außen sich verbieten.

Das Retinoblastom kann durch direkte Invasion des Gehirns oder durch hämatogene Metastasierung zum Tode führen. Mehr als 90 % aller Kinder mit Retinoblastom haben aber heutzutage eine günstige Prognose quoad vitam. Jedoch kommt es im Verlauf des Lebens in einem hohen Prozentsatz zur Entwicklung von letal endenden Zweit- oder Drittmalignomen, wobei das Risiko hierfür nach Durchführung einer externen Bestrahlung des Retinoblastoms deutlich zunimmt, weshalb diese Behandlungsmethode heutzutage nur noch dann zur Anwendung kommt, wenn andere Behandlungsmöglichkeiten nicht bestehen (Abramson et al. 1984, Bornfeld et al. 1999).

Es gibt Hinweise darauf, dass ein vorliegendes Glaukom die Prognose beim Retinoblastom verschlechtert. Der erhöhte Augeninnendruck fördert – möglicherweise begünstigt durch die Dehnung von Sklera und Papille – die Invasion von Tumorzellen in den Sehnervenkopf, in die Chorioidea oder in die Orbita (Finger et al. 2002).

Intraokuläres Non-Hodgkin-Lymphom

■ Charakterisierung des Tumors

Non-Hodgkin-Lymphome (NHL) stellen eine größere Gruppe von malignen lymphozytären Proliferationen dar, deren Einteilung nach der Revised European American Lymphoma-(REAL-)Klassifikation von 1994 oder nach der zunehmend gebräuchlichen WHO-Klassifikation von 1998 erfolgt (Stein und Hiddemann 1999).

Non-Hodgkin-Lymphome können an vielen verschiedenen Stellen des menschlichen Körpers entstehen, entwickeln sich aber bevorzugt in Lymphknoten (nodale NHL). Die intraokulären NHL (Zusammenfassung bei Lieb und Münnich 1998b, Read et al. 2002, Rohrbach und Zierhut 2001) gehören zur Gruppe der extranodalen NHL. Allen NHL, auch den intraokulären, ist gemein, dass die Inzidenz in den letzten Jahrzehnten stark angestiegen ist (Read et al. 2002). Trotzdem ist das NHL des Augeninneren weiterhin selten. Es tritt in zwei wesentlichen Varianten auf, wobei es allerdings Überlappungen geben kann:

- Das **okulozerebrale (vitreoretinale) NHL** ist mit 60 bis 70 % der Fälle am häufigsten. Es manifestiert sich an Retina und Gehirn, wobei die okuläre Manifestation der zerebralen bei 50 bis 90 % der Patienten teilweise um mehrere Jahre vorausgeht. Ungefähr 50 bis 80 % der Patienten mit primär intraokulärem (retinalem) NHL entwickeln später eine Beteiligung des Gehirns.
- Das **uveale (chorioretinale) NHL** entsteht in der Uvea und ist üblicherweise mit einem viszeralen NHL, das vor allem an Lunge, Leber, Milz, Magen oder Darm lokalisiert ist, vergesellschaftet. Die Häufigkeit beträgt etwa 20 bis 25 % aller intraokulären NHL.

Daneben sind seltenere Sonderformen intraokulärer Non-Hodgkin-Lymphome wie das AIDS-assoziierte NHL oder das Posttransplantations-NHL (**Abb. 10-10**) differenzierbar (Cook et al. 2001, Read et al. 2002, Rohrbach et al. 2004). Letzteres wird meist einige Jahre nach einer Nieren-, Leber- oder Herztransplantation und konsekutiver medikamentöser Immunsuppression manifest. Etwa 3 % aller organtransplantierten Patienten entwickeln ein solches Lymphom an irgendeiner Stelle des Körpers, dabei nur ausnahmsweise im Auge. Das Posttransplantationslymphom, im angloamerikanischen Schrifttum mitunter von den NHL abgegrenzt und als „posttransplantation lymphoproliferative disorder" (PTLD) bezeichnet, wird durch das Epstein-Barr-Virus (EBV)

Abb. 10-10 Posttransplantationslymphom der Iris, das vier Jahre nach einer Herztransplantation bei einem siebenjährigen Kind manifest wurde. Erhebliche, orangefarbene Verdickung der gesamten Iris durch das Lymphom mit konsekutivem Winkelblock und Sekundärglaukom. Eine Kammerwinkelinfiltration durch den Tumor ließ sich weder beweisen noch ausschließen. Aus diagnostischen und therapeutischen Gründen wurde eine periphere Iridektomie angelegt, die nach Resorption des resultierenden Hyphämas zu einer Drucksenkung führte. Die morphologische Aufarbeitung des Irisexzisates bestätigte die Diagnose eines Epstein-Barr-Virus-induzierten Lymphoms. Es erfolgte daraufhin eine Bestrahlung des Auges, die, soweit spaltlampenmikroskopisch zu beurteilen, zur vollständigen Rückbildung der Irisinfiltration führte. Der Augeninnendruck ist seither reguliert. (Universitäts-Augenklinik Tübingen)

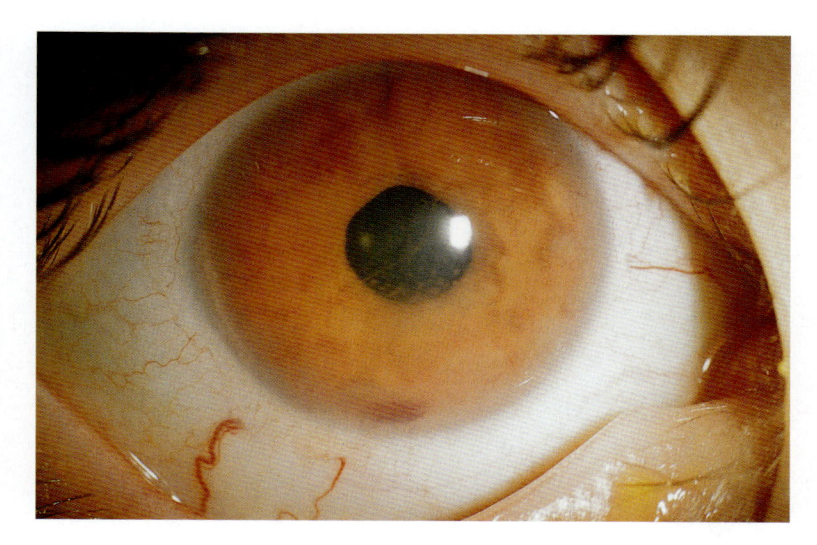

induziert (Cook et al. 2001, Read et al. 2002, Rohrbach et al. 2004).

Alle intraokulären NHL leiten sich mit ganz wenigen Ausnahmen von Lymphozyten der B-Zell-Reihe ab. Die älteren Bezeichnungen „Retikulumzellsarkom" und „Rethothelsarkom" sollten nicht mehr gebraucht werden (Read et al. 2002, Rohrbach und Zierhut 2001, Velez et al. 2000).

Das ophthalmologisch bedeutsamere okulozerebrale NHL kann bereits vor dem 20. Lebensjahr auftreten, ist aber eine Neoplasie des höheren Lebensalters. Der Häufigkeitsgipfel liegt zwischen dem sechsten und achten Lebensjahrzehnt, das mittlere Alter bei 60 bis 65 Jahren. Eine Geschlechtsdisposition besteht wahrscheinlich nicht, eine rassische Disposition ist nicht bekannt. Besteht anfangs meist noch Einseitigkeit, so kommt es im Verlauf der Erkrankung bei 60 bis 90 % der Patienten zu beidseitigen Symptomen. Diese bestehen vor allem in einem schmerzlosen Visusverlust oder einem Verschwommensehen, seltener in Gesichtsfelddefekten. Charakteristisch für das okulozerebrale NHL sind flächige, weißlich gelbe Infiltrate am Augenhintergrund, die allerdings nicht obligat sind. Häufig sind auch Pigmentepithelabhebungen, vaskulitische Bilder, eine exsudative Begleitablatio oder Glaskörperinfiltrate („Vitritis"), die typischerweise strangartig angeordnet sind, zu beobachten. Am vorderen Augensegment kommen Entzündungszellen im Kammerwasser, Beschläge der Hornhautrückfläche, seltener Iristumoren oder eine Heterochromie vor. Die Veränderungen am hinteren Segment gehen jenen am vorderen meist, aber nicht immer voraus.

> Das intraokuläre NHL ist das „Maskerade-Syndrom" schlechthin und wird zu Beginn praktisch regelhaft als „chronische Panuveitis" fehlgedeutet (Freeman et al. 1987, Kim et al. 1979, Lieb und Münnich 1998b, Read et al. 2002, Rohrbach und Zierhut 2001, Velez et al. 2000)!

Die Diagnose des intraokulären NHL ist mitunter schwierig und meist nur auf morphologischem Wege möglich. Bei jeder therapieresistenten „Panuveitis" im höheren Lebensalter sollte eine Glaskörperbiopsie überlegt werden, die allerdings in etwa 30 % der Fälle von okulozerebralem NHL ein falschnegatives Resultat liefert und deshalb unter Umständen zu wiederholen ist. Die Biopsie der Netz- und Aderhaut, die Enukleation eines erblindeten Auges, die Bestimmung des Quotienten von Interleukin-10 zu Interleukin-6 im Glaskörper sowie vor allem die Suche nach einer zerebralen Manifestation (mittels NMR) runden das diagnostische Spektrum ab (Freeman et al. 1987, Read et al. 2002, Rohrbach und Zierhut 2001).

■ Häufigkeit des Glaukoms

Ein Sekundärglaukom im Rahmen eines okulozerebralen NHL wurde immer wieder beschrieben, sodass es keineswegs ungewöhnlich ist (Rohrbach und Zierhut 2001, Velez et al. 2000). Einige Autoren erachteten die sekundäre Erhöhung des Augeninnendrucks gar als so häufig, dass sie für das intraokuläre NHL die Bezeichnung Glaukom-Uveitis-Neurologische-Symptome-(GUN-)Syndrom vorschlugen (Kim et al.

1979). Nach einer Studie entwickelten von elf Patienten mit intraokulärem NHL drei (27%) ein Sekundärglaukom (CL Shields et al. 1987). Eine andere Untersuchung fand unter den führenden Symptomen beim intraokulären NHL in keinem Fall ein sekundäres Glaukom (Freeman et al. 1987).

■ Ätiopathogenese des Glaukoms

Als Pathomechanismen für das NHL-induzierte Sekundärglaukom kommen in Betracht:
- eine Obstruktion des Trabekelmaschenwerks durch maligne Lymphozyten oder reaktive Entzündungszellen (Kim et al. 1979, CL Shields et al. 1987, Velez et al. 2000)
- eine Verlegung des Kammerwinkels durch eine NHL-bedingte Verdickung der Iris (CL Shields et al. 1987, Velez et al. 2000). Ein derartiger Mechanismus wurde auch bei den seltenen intraokulären Posttransplantationslymphomen beobachtet, die offensichtlich eine Affinität zur Iris haben (**Abb. 10-10**) (Read et al. 2002, Rohrbach et al. 2004).
- eine Rubeosis iridis (Kim et al. 1979, Velez et al. 2000)
- Glucocorticosteroide, da die allermeisten okulozerebralen NHL aufgrund der Verdachtsdiagnose „Uveitis" hiermit vorbehandelt wurden (Kim et al. 1979).

■ Therapie

Das okulozerebrale NHL wird durch systemische oder intrathekale Chemotherapie angegangen. Hierbei ist Methotrexat (MTX) das Chemotherapeutikum der ersten Wahl. Da das okulozerebrale NHL sehr strahlensensibel ist, erfolgt meist zusätzlich eine fraktionierte Bestrahlung des Gehirns, eventuell auch der Augen. Ob eine alleinige Chemotherapie (aufgrund geringerer Nebenwirkungen) der kombinierten Therapie überlegen ist oder nicht soll in derzeit laufenden Studien geklärt werden. Strittig ist auch noch, ob ein vitreoretinales NHL ohne ZNS-Manifestation lokal (z. B. durch intraokuläre Methotrexat-Pellets oder Bestrahlung der Augen) behandelt werden kann oder ob grundsätzlich eine additive (prophylaktische) Behandlung des Gehirns notwendig ist (Read et al. 2002).

Es gelingt zwar sehr oft, das intraokuläre NHL zur Regression zu bringen und damit die visuelle Funktion zu erhalten oder zu verbessern, jedoch bleibt das okulozerebrale NHL die ophthalmologische Erkrankung mit der höchsten Letalität überhaupt. Nach der Diagnose beträgt die mittlere Überlebenszeit etwa 30 bis 40 Monate. 80% der Patienten sind nach fünf Jahren an der zerebralen Beteiligung oder thromboembolischen Komplikationen verstorben (Freeman et al. 1987, Lieb und Münnich 1998b, Read et al. 2002, Rohrbach und Zierhut 2001).

Für die Behandlung des NHL-induzierten Sekundärglaukoms gibt es aufgrund der geringen Fallzahlen keine verbindlichen Empfehlungen. Nach eigenen, allerdings nur kasuistischen Erfahrungen kann sich die Drucklage nach Regression des Tumors bessern. Bei Steroid-Respondern kommt es nach Absetzen des Medikaments meist zum Druckabfall. Gegen Medikamente, die die Kammerwassersekretion senken, und gegen zyklodestruktive Operationen bestehen nach bisherigem Kenntnisstand keine Einwände. Ob filtrierende Operationen, insbesondere nach Tumorregression, sinnvoll sind oder nicht, ist letztendlich noch unklar.

Intraokuläre Metastasen

■ Charakterisierung des Tumors

Intraokuläre Metastasen entstehen durch hämatogene Streuung von augenfernen Malignomen. Als Primärtumor dominieren das Mammakarzinom (40 bis 50% aller intraokulären Metastasen, 70 bis 85% aller intraokulären Metastasen bei der Frau) [**Abb. 10-11**]) und das Bronchialkarzinom (20 bis 30% aller intraokulären Metastasen [**Abb. 10-12**]). Es folgen gastrointestinale Karzinome, Karzinome der Niere und der Prostata, das maligne Melanom der Haut sowie Karzinoide (de Bustros et al. 1985, Daicker 1981, Ferry und Font 1974, Ferry und Font 1975, Lommatzsch 1999a, Rohrbach 1998b, JA Shields et al. 1995, Sobottka und Rohrbach 1998b, Stephens und JA Shields 1979).

Entsprechend der Primärtumormanifestation sind von intraokulären Metastasen vor allem Menschen im höheren Lebensalter betroffen. Intraokuläre Metastasen von Mammakarzinomen werden aber zunehmend häufig bei jüngeren Patientinnen beobachtet. Metastasen des Augeninneren im Kindesalter sind ausgesprochene Raritäten und vor allem beim Neuroblastom möglich (Daicker 1981, Ferry und Font 1974, JA Shields et al. 1995, Sobottka und Rohrbach 1998b, Stephens und JA Shields 1979).

Metastasen im Auge sind deutlich häufiger als solche in der Orbita oder gar der vorderen Adnexe (Lider und Bindehaut). Die intraokulären Tochtergeschwülste sind wiederum häufiger als Aderhautmelanome und damit die häufigste maligne Neoplasie des inneren Auges überhaupt, auch wenn sie bei vielen

Patienten im Finalstadium klinisch nicht mehr diagnostiziert werden. Klinischen und autoptischen Untersuchungen zufolge weisen 3 bis 10 % aller Patienten mit disseminierenden Karzinomen und etwa 20 % mit einem disseminierenden Hautmelanom uveale Metastasen auf. Intraokuläre Tumorabsiedelungen finden sich zu 80 bis 90 % in der Chorioidea, wobei die Häufigkeit nach posterior zunimmt (**Abb. 10-12**), zu etwa 10 % im Ziliarkörper und zu 5 bis 10 % an der Iris (**Abb. 10-11**). Metastasen der Retina oder der Papille kommen vor, sind aber abgesehen vielleicht vom streuenden kutanen Melanom selten (Ferry und Font 1974, Lommatzsch 1999a, CL Shields et al. 1987, JA Shields et al. 1995, Sobottka und Rohrbach 1998b, Stephens und JA Shields 1979).

Chorioidale Metastasen – diese sind zu 5 bis 30 % bilateral und zu 20 bis 30 % multifokal – werden vor allem durch einen schmerzlosen Visusverlust oder einen Gesichtsfeldausfall symptomatisch – beides durch den Tumor oder die in bis zu 90 % der Fälle auftretende exsudative Begleitablatio bedingt. Mitunter besteht ein uveitisartiges Bild, auch kann es zur Erweiterung episkleraler Gefäße kommen. Gelegentlich erfolgt die Entdeckung zufällig. Chorioidale Metastasen unterscheiden sich vom Aderhautmelanom durch ihr Wachstumsverhalten, indem sie vergleichsweise wenig exophytisch, sondern eher in der Aderhautebene expandieren (**Abb. 10-12**). Dementsprechend weisen sie nur sehr selten eine Pilzform auf. Das funduskopische Bild ist geprägt durch meist mäßig abgegrenzte, disziforme Prominenzen von gelblicher, gräulicher oder graurötlicher Farbe. Im Bereich der Tumoren finden sich nicht selten Sekundärveränderungen des retinalen Pigmentepithels (RPE) und Orangepigment. Blutungen sind eher ungewöhnlich. Die Diagnose kann vor allem durch Echographie und Indocyaningrün-Angiographie, in der sich typischerweise nur wenige tumoreigene Gefäße darstellen, erhärtet werden (Daicker 1981, Krause et al. 2002, Lommatzsch 1999a, Sobottka und Rohrbach 1998b, Stephens und JA Shields 1979).

Irismetastasen entstehen häufiger in der peripheren als in der zentralen Regenbogenhaut. Sie sind an der Spaltlampe weißlich oder fleischfarben und wenig vaskularisiert (**Abb. 10-11**). Eine Pigmentierung findet sich nur bei Absiedelungen eines Melanoms. Ausnahmsweise ist das Erscheinungsbild zystisch. Das Wachstum erfolgt vor allem vorderkammerwärts, kann aber auch infiltrativ in der Irisebene sowie mitunter ziliarkörperwärts erfolgen. Multifokalität kommt öfter vor, und bei bis zu 33 % aller Patienten finden sich zusätzliche Herde im Ziliarkörper oder in der Chorioidea. Bilateralität scheint seltener zu sein als bei den chorioidalen Metastasen. Mit dem Wachstum bilden sich, wahrscheinlich durch Disseminie-

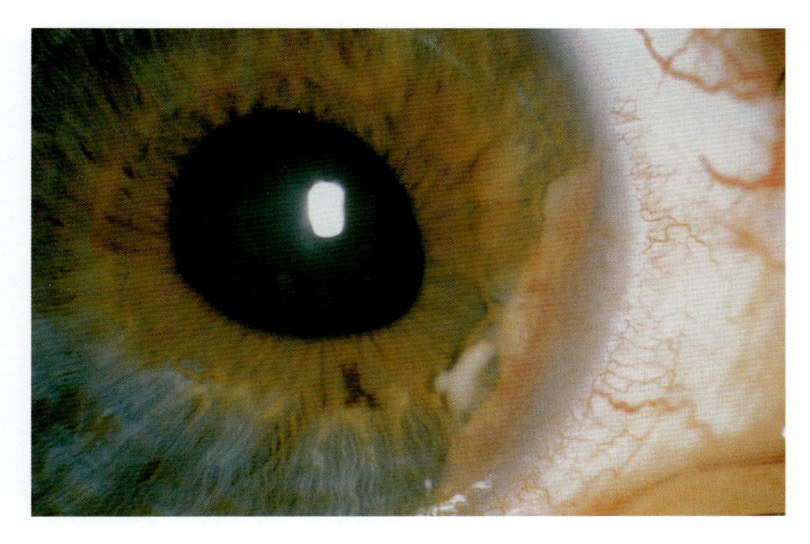

Abb. 10-11 Metastase eines Mammakarzinoms in der peripheren Iris mit typischem, fleischfarbenem Aspekt und Sekundärglaukom (Universitäts-Augenklinik Tübingen)

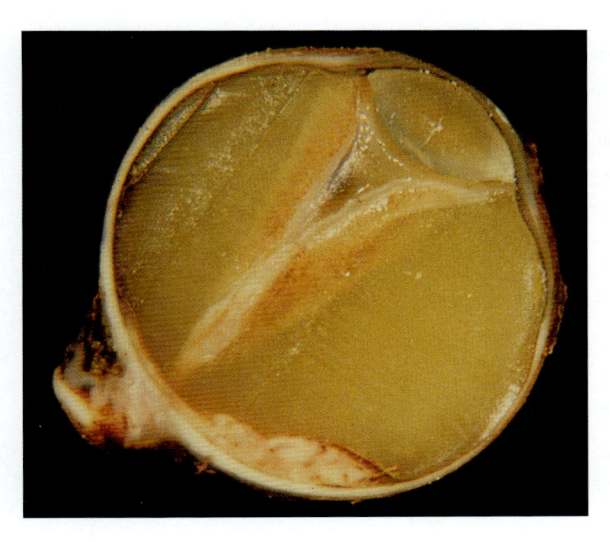

Abb. 10-12 Chorioidale Metastase eines Bronchialkarzinoms am hinteren Pol. Der unpigmentierte Tumor hat trotz seiner eher geringen Prominenz eine totale exsudative Ablatio und durch Vorwärtsverlagerung des Iris-Linsen-Diaphragmas einen Vorderkammerverlust erzeugt (Bild des lentikulären Pupillarblocks bzw. des ziliolentikulären Blocks). Aufgrund eines schmerzhaften Sekundärglaukoms musste das Auge enukleiert werden. (Universitäts-Augenklinik Tübingen; aus Sobottka und Rohrbach 1998b)

rung mit dem Kammerwasser, bei etwa jedem zweiten Patienten neue Tumoren auf der Irisvorderfläche. Schmerzen, „rotes Auge", Pupillenverziehung (**Abb. 10-11**), Hyphäma, Pseudoiritis und Pseudohypopyon – beide sollen bei Irismetastasen häufiger als bei Irismelanomen sein – können wie auch bei den Metastasen des Ziliarkörpers das klinische Bild ergänzen. Im Zweifelsfall kann eine bioptische Abklärung versucht werden. Bei etwa 80 % aller Patienten mit Irismetastasen lassen sich zusätzlich augenferne Metastasen nachweisen (Daicker 1981, Ferry und Font 1975, Morgan et al. 1970, Rohrbach 1998b, JA Shields et al. 1995).

Morphologisch entsprechen die intraokulären Metastasen normalerweise ihren Primärtumoren. Sie werden meist sechs bis 24 Monate nach Manifestation des Primärtumors diagnostiziert. Die zeitliche Latenz kann aber, insbesondere bei den Karzinomen der weiblichen Brust, viele Jahre betragen. Andererseits stellen die uvealen Metastasen recht oft die Erstmanifestation des Tumorleidens dar (etwa 10 bis 35 % aller Patienten mit intraokulären Metastasen). Dieses gilt vor allem für schnell streuende Primärtumoren (z. B. kleinzelliges Bronchialkarzinom oder kutanes Melanom). Bei ungefähr 10 % aller Patienten mit Aderhautmetastasen ist zu Beginn der okulären Symptomatik ein Primärtumor weder anamnestisch bekannt noch diagnostisch fassbar („okkultes Malignom") (Daicker 1981, Ferry und Font 1974, JA Shields et al. 1995, Sobottka und Rohrbach 1998b, Stephens und JA Shields 1979).

■ Häufigkeit des Glaukoms

Die Häufigkeit der sekundären Erhöhung des Augeninnendrucks wurde angegeben mit (de Bustros et al. 1985, Daicker 1981, Ferry und Font 1974, Ferry und Font 1975, CL Shields et al. 1987, JA Shields et al. 1995, Stephens und JA Shields 1979):
- etwa 40 bis 65 % für Irismetastasen
- etwa 65 % für Metastasen des Ziliarkörpers
- 1 % für chorioidale Metastasen
- etwa 5 % für alle intraokulären Metastasen zusammen
- 40 % für alle intraokulären Metastasen kutaner Melanome

Es liegen praktisch keine Daten darüber vor, ob intraokuläre Metastasen unterschiedlicher Primärtumoren mit unterschiedlicher Häufigkeit ein Sekundärglaukom verursachen.

■ Ätiopathogenese des Glaukoms

Die Pathomechanismen des Sekundärglaukoms hängen sehr stark von der Lokalisation der Metastase ab (Daicker 1981, Ferry und Font 1975, Rohrbach 1998b, CL Shields et al. 1987, JA Shields et al. 1995, Sobottka und Rohrbach 1998b).

- Für **Irismetastasen** ist die direkte Kammerwinkelinfiltration durch kontinuierliches Wachstum oder Ausschwemmung von Tumorzellen mit dem Kammerwasser in das Trabekelmaschenwerk von überragender Bedeutung (**Abb. 10-11**). Knapp 90 % aller Sekundärglaukome entstehen auf diese Weise. Andere Mechanismen wie eine Rubeosis iridis, ein Hyphäma oder eine Pseudoiritis spielen nur eine geringe Rolle.
- **Ziliarkörpermetastasen** verursachen das Glaukom durch Vorwärtsverlagerung der Iris mit sekundärem Winkelblock, einen Pupillarblock, eine Rubeosis iridis oder auch durch Perforation der Iriswurzel und nachfolgende direkte Kammerwinkelinvasion. Kasuistisch wurde über eine Erhöhung des Augeninnendrucks durch eine mukoepidermoide Ziliarkörpermetastase berichtet. Obwohl in diesem Fall auch der Kammerwinkel infiltriert war, könnte ein mukogenes Sekundärglaukom vorgelegen haben (Morgan et al. 1970).
- Das Sekundärglaukom bei **chorioidalen Metastasen** beruht überwiegend auf einer Vorwärtsverlagerung des Iris-Linsen-Diaphragmas mit Engwinkelsituation, unter Umständen durch einen lentogenen Pupillarblock (**Abb. 10-12**). Eine Rubeosis iridis scheint anders als bei Aderhautmelanom und Retinoblastom nur selten ursächlich zu sein.

■ Therapie

Wurde eine Chemo- oder Hormontherapie initiiert, wird ihr Effekt meist unter engmaschigerer Kontrolle abgewartet. Bei Progredienz kann mit guten Ergebnissen eine Strahlentherapie durchgeführt werden (Brachy- oder Teletherapie). Kleinere Metastasen sind eventuell einer Argon- oder Diodenlaser-Koagulation zuführbar. Absiedelungen in der Iris sind unter Umständen durch eine Iridektomie oder Blockexzision zu beseitigen. Eine Enukleation wird nur bei Schmerzhaftigkeit durchgeführt, die meist Folge eines Sekundärglaukoms ist. Die Prognose quoad vitam ist bei eingetretener intraokulärer Metastasierung ausgesprochen schlecht und liegt meist im Bereich von sechs bis zwölf Monaten, beim Mammakarzinom allerdings häufig (deutlich) darüber (de Bustros et al. 1985, Ferry und Font 1974, Ferry und Font 1975, Lommatzsch 1999a, Rohrbach 1998b, JA Shields et al. 1995, Sobottka und Rohrbach 1998b, Stephens und JA Shields 1979).

Die Behandlung des metastaseninduzierten Sekundärglaukoms ist nicht durch größere Untersuchungen validiert. Kommt es zur schmerzhaften Druckerhöhung bei chorioidaler Absiedelung dürfte nur die Enukleation in Betracht kommen (Sobottka und Rohrbach 1998b, Stephens und JA Shields 1979). Das Sekundärglaukom bei anterioren Metastasen könnte sich nach Therapie der Tumoren bessern. Wenn nicht, dann wird es mit Medikamenten, welche die Kammerwassersekretion senken, behandelt. Auch sind Zyklokryokoagulation und Zyklophotokoagulation akzeptierte Maßnahmen. Letztendlich ist, im Gegensatz zu den primär intraokulären Malignomen, sogar eine fistulierende Operation zu diskutieren, da das theoretisch erhöhte Metastasierungsrisiko bei ohnehin schon erfolgter Disseminierung nicht besonders ins Gewicht fallen dürfte.

Intraokuläre Manifestation von Leukämien

■ Charakterisierung des Tumors

Bei Leukämien handelt es sich um maligne Proliferationen von lymphozytären oder myelozytären Zellen. Sowohl bei der lymphatischen wie auch bei der myeloischen Leukämie wird eine akute von einer chronischen Verlaufsform abgegrenzt. Daneben gibt es Sonderformen. Hinsichtlich weiterer Einzelheiten muss auf die internistisch-onkologische Fachliteratur verwiesen werden.

30 bis 80% aller Patienten, die an einer akuten oder chronischen Leukämie sterben, lassen sich autoptisch extravasale leukämische Infiltrate innerhalb der Augen nachweisen. Dabei ist die Chorioidea überwiegend betroffen. Häufigkeit und Ausmaß der leukämischen Infiltration des Auges scheinen mit der prämortalen Anzahl der Leukämiezellen im peripheren Blut und dem Ausmaß der systemischen Organbeteiligung zu korrelieren (Leonardy et al. 1990).

Die intraokulären Veränderungen bei Patienten mit Leukämie beruhen zum Teil auf einer Infiltration des Gewebes durch Tumorzellen, aber auch auf Sekundärphänomenen wie z. B. einer Thrombozytopenie, Anämie oder einer erhöhten Blutviskosität. Ihre Häufigkeit wurde in verschiedenen Studien mit 10 bis 90% angegeben. Der Augenhintergrund ist am häufigsten betroffen. Es kann hier zu intraretinalen Blutungen, Cotton-wool-Herden, Neovaskularisationen, Mikroaneurysmen, Veränderungen des Pigmentepithels sowie typischen, wenngleich nicht pathognomonischen Blutungen mit weißem Zentrum (Roth-Flecke) kommen. Mitunter bestehen ein vitritisartiges Bild oder eine exsudative Begleitablatio. Am vorderen Augensegment sind Irisverdickung, Heterochromie, spontanes Hyphäma oder ein Hypopyon, das meist von graugelber Farbe ist, möglich. Mitunter überlagert ein Hyphäma ein Hypopyon Sandwich-artig (Johnston und Ware 1973, Lang et al. 1998, Leonardy et al. 1990, Read et al. 2002).

■ Häufigkeit des Glaukoms

Intraokuläre Manifestationen von Leukämien verursachen in knapp 10% der Fälle ein Sekundärglaukom (CL Shields et al. 1987). Bei leukämischer Irisinfiltration scheint die sekundäre Druckerhöhung fast immer aufzutreten (Johnston und Ware 1973).

■ Ätiopathogenese des Glaukoms

Die druckerhöhenden Mechanismen sind jenen beim intraokulären NHL ähnlich. In Betracht kommen (Johnston und Ware 1973, Kozlowski et al. 1987, Leonardy et al. 1990, Read et al. 2002, CL Shields et al. 1987, Wohlrab et al. 1995):
- Obstruktion des Trabekelmaschenwerks durch Tumorzellen
- Verlegung des Kammerwinkels durch infiltrative Irisverdickung
- Vorwölbung des Iris-Linsen-Diaphragmas mit Engwinkelsituation durch infiltrative Aderhautverdickung oder Massenblutung
- Hyphäma
- Okklusion episkleraler Venen
- Glucocorticosteroide

■ Therapie

Die heutzutage sehr differenzierte Therapie der Leukämien liegt in den Händen der internistischen Onkologen und soll an dieser Stelle nicht weiter dargelegt werden. Die Prognose hat sich insbesondere bei den akuten Verlaufsformen in den letzten Jahrzehnten entscheidend verbessert, sodass langes Überleben und Heilung bei vielen Patienten möglich geworden sind.

Das Sekundärglaukom bei intraokulärer Leukämie wird zunächst durch medikamentöse Senkung der Kammerwassersekretion, gegebenenfalls durch operative Zyklodestruktion behandelt. Bei sekundärem Winkelblock durch uveale Infiltration kommt eine Bestrahlung in Betracht. Über fistulierende Operationen sind keine Berichte bekannt.

Bilaterale diffuse uveale melanozytäre Proliferation

■ Charakterisierung des Tumors

Die bilaterale diffuse uveale melanozytäre Proliferation (BDUMP) manifestiert sich bevorzugt im mittleren und höheren Lebensalter mit einer Bevorzugung des weiblichen Geschlechts. Es handelt sich dabei um eine sehr seltene Tumorentität – bisher sind (bei unbekannter Dunkelziffer) wahrscheinlich weniger als 50 Patienten beschrieben worden –, die auf einer bilateralen, diffusen Proliferation uvealer Melanozyten beruht. Die Erkrankung ist mit bisher einer einzigen bekannten Ausnahme (Rohrbach et al. 1990a) stets mit einem extraokulären Malignom assoziiert, das üblicherweise im Bereich des Gastrointestinaltrakts (Kolon, Ösophagus, Pankreas, Gallenblase) oder der weiblichen Geschlechtsorgane (Mamma, Uterus, Ovarien) liegt (Rohrbach 1998g). Deshalb wird davon ausgegangen, dass die uveale Proliferation durch Wachstumsfaktoren oder Hormone des Primärtumors induziert wird, es sich also um ein paraneoplastisches Syndrom handelt. Möglicherweise können nur spezielle, nicht in jedem Auge vorhandene, embryonale Melanozyten zur Proliferation angeregt werden, was eine größere Häufigkeit des Leidens verhindert (Borruat et al. 1992).

Die BDUMP, die der Diagnose des Primärtumors recht häufig vorausgeht, bietet ein recht typisches klinisches Bild. Dieses umfasst vor allem bilaterale, multiple, flache, nävusartige Hyperpigmentierungen am Augenhintergrund, die im Verlauf an Größe und Zahl zunehmen. Diese „Nävi" können sich durch transsklerale Proliferation auch extraokulär entwickeln. Charakteristisch sind ferner eine Erweiterung der episkleralen Gefäße, eine (sekundäre) Uveitis, Zystenbildungen im Bereich von Iris und Ziliarkörper (**Abb. 10-13**), ein Makulaödem, eine exsudative Ablatio retinae sowie insbesondere eine sich beidseitig sehr schnell manifestierende Katarakt (Borruat et al. 1992, Gass et al. 1990, Read et al. 2002, Ritland et al. 2000, Rohrbach 1998g, Rohrbach et al. 1990a, Tsukahara et al. 1986). Die Patienten klagen über einen langsamen, mitunter auch schnellen Visusverlust und eine progrediente Gesichtsfeldeinengung. Echographie (Verdickung der Uvea), Fluoreszenzangiographie (Fensterdefekte des RPE), Elektroretinographie (Dysfunktion des Photorezeptors) und die Suche nach einem (evtl. noch unbekannten) Primärtumor runden die Diagnostik ab (Borruat et al. 1992, Rohrbach et al. 1990a, Tsukahara et al. 1986). Es wurde vermutet, dass die begleitende retinale Degeneration toxische oder autoimmunologische Ursachen hat (Gass et al. 1990).

Histopathologisch findet man eine diffuse Durchsetzung der gesamten Uvea, die an ein diffuses malignes Melanom erinnert. Der Prozess ist aber meist erstaunlich bilateral-symmetrisch und von zytologisch benigne wirkenden nävoiden Zellen mit fokalen Hyperpigmentierungen („Nävi") getragen (Rohrbach 1998g, Rohrbach et al. 1990a).

■ Häufigkeit des Glaukoms

Ein BDUMP-assoziiertes Glaukom wurde mehrfach beobachtet (Gass et al. 1990, Ritland et al. 2000, Rohrbach et al. 1990a, Tsukahara et al. 1986).

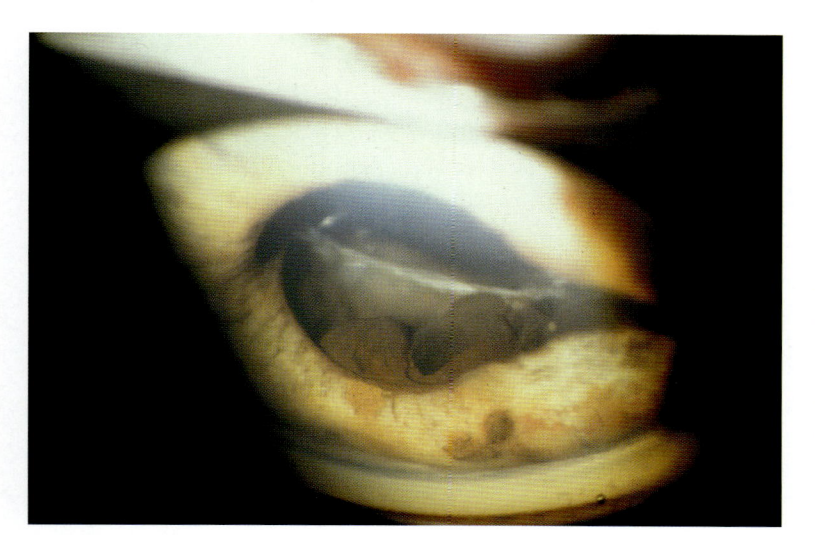

Abb. 10-13 Gonioskopie bei einer Patientin mit bilateraler diffuser uvealer melanozytärer Proliferation (BDUMP). Sekundärer Winkelblock aufgrund der Vorwölbung der (histologisch durch melanozytäre Proliferation erheblich verdickten) Iris bei ausgeprägter retroiridaler Zystenbildung. Pigmentflecken auf der Irisvorderfläche, diskrete Rubeosis iridis, Zustand nach Extraktion einer sich sehr schnell manifestierenden Katarakt. (Universitäts-Augenklinik Tübingen)

■ Ätiopathogenese des Glaukoms

Die Mechanismen, die bei der BDUMP den Augeninnendruck erhöhen, sind in erster Linie:
- eine erhebliche Verdickung der Iris durch Tumorinfiltration (**Abb. 10-13**)
- eine Vorverlagerung der Iris durch retroiridale Tumoranteile oder sekundäre Zysten des Iris-Ziliarkörper-Epithels (**Abb. 10-13**)
- eine Infiltration des Trabekelmaschenwerks durch Tumorzellen (Rohrbach et al. 1990a, Tsukahara et al. 1986).

■ Therapie

Die Katarakt kann extrahiert, das Sekundärglaukom konservativ mit Medikamenten behandelt werden, welche die Kammerwassersekretion senken. Über operative Eingriffe zur Drucksenkung bei der BDUMP existieren kaum Erfahrungen. In Betracht kommen zunächst zyklodestruktive Maßnahmen. Bei einer Patientin wurde eine Goniotrepanation durchgeführt, nachdem durch eine Sektoriridektomie und die Eröffnung retroiridaler Zysten mit dem Nd:YAG-Laser nur eine zeitweilige Drucksenkung herbeigeführt werden konnte (Rohrbach et al. 1990a).

Die Prognose der BDUMP ist sowohl quoad vitam wie auch quoad visum ausgesprochen schlecht. Die Mehrzahl der Patienten verstirbt an ihrem Primärtumor, wenngleich manchmal erst nach Jahren. Die okulären Veränderungen sind trotz aller Versuche therapeutisch praktisch nicht beeinflussbar und progredient, auch nach Behandlung des zu Grunde liegenden Malignoms, sodass bei unklarer Dignität oder auch therapierefraktärem Sekundärglaukom nicht selten die beidseitige Enukleation erforderlich ist (Rohrbach et al. 1990a, Tsukahara et al. 1986). Eine Metastasierung der BDUMP ist bisher nicht bekannt geworden (Rohrbach 1998g).

Okulodermale Melanozytose (Nävus Ota)

■ Charakterisierung des Tumors

Die okuläre Melanozytose kommt wahrscheinlich dadurch zu Stande, dass Melanozyten nicht vollständig von der Neuralleiste bis zu ihrem Ziel migrieren, sondern „auf halbem Wege" liegen bleiben und damit ektopisch sind. Die okulodermale Melanozytose kommt bei allen Rassen vor, ist aber bei Farbigen seltener und bei Asiaten häufiger. Die Prävalenz in Japan wurde mit 0,2 bis 0,5 % angegeben. Das weibliche Geschlecht ist häufiger betroffen, eine Assoziation mit der Neurofibromatose und Familiarität sind möglich (Liu und Ball 1991, Rohrbach 1998a, Teekhasaenee et al. 1990a, Teekhasaenee et al. 1990b).

Die okulodermale Melanozytose ist überwiegend angeboren, entwickelt sich mitunter aber auch erst später. Sie tritt zu etwa 90 % einseitig auf. Die melanozytären Hyperpigmentierungen finden sich vor allem im Ausbreitungsgebiet von N. ophthalmicus (N. trigeminus I) und N. maxillaris (N. trigeminus II) (Teekhasaenee et al. 1990b). Folgende Varianten der okulodermalen Melanozytose können unterschieden werden:
- das komplette Syndrom mit Haut- und Augenbeteiligung (etwa 60 % der Fälle)

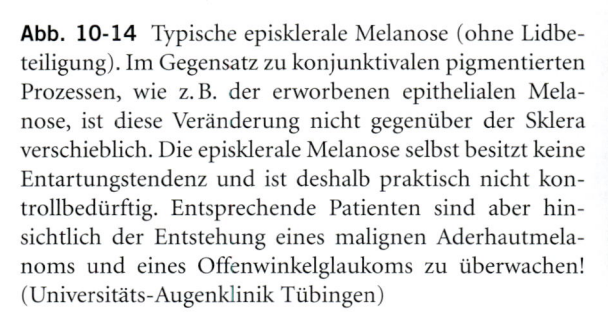

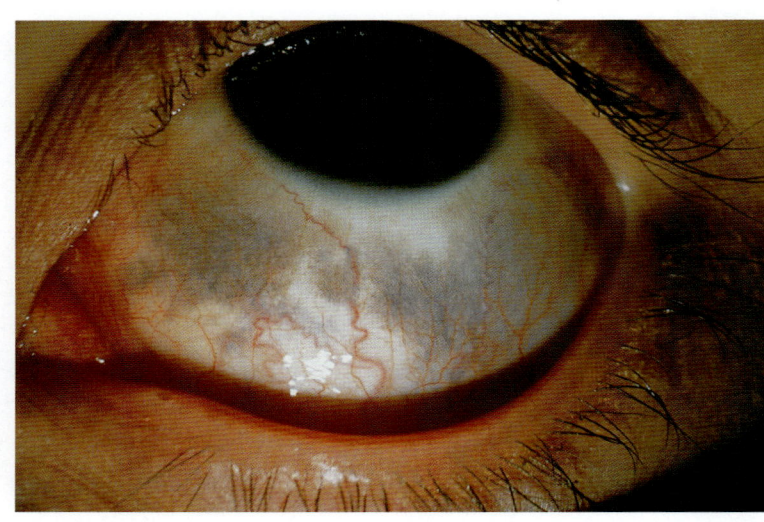

Abb. 10-14 Typische episklerale Melanose (ohne Lidbeteiligung). Im Gegensatz zu konjunktivalen pigmentierten Prozessen, wie z. B. der erworbenen epithelialen Melanose, ist diese Veränderung nicht gegenüber der Sklera verschieblich. Die episklerale Melanose selbst besitzt keine Entartungstendenz und ist deshalb praktisch nicht kontrollbedürftig. Entsprechende Patienten sind aber hinsichtlich der Entstehung eines malignen Aderhautmelanoms und eines Offenwinkelglaukoms zu überwachen! (Universitäts-Augenklinik Tübingen)

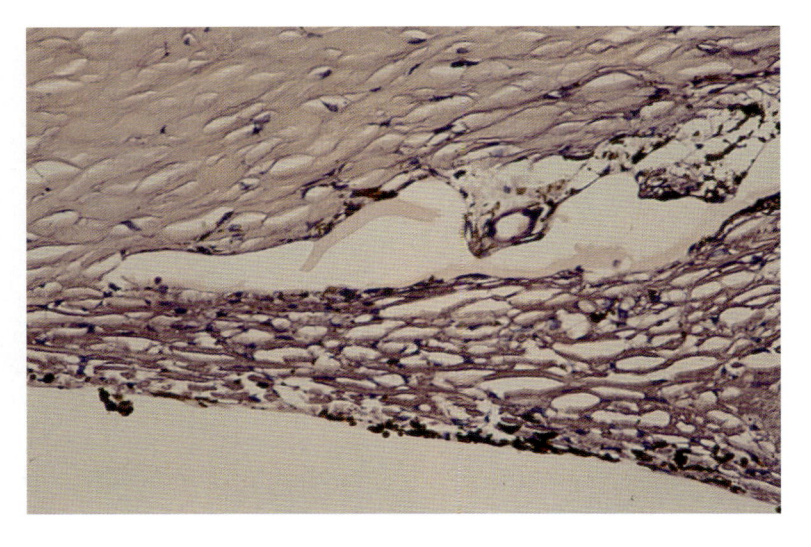

Abb. 10-15 Histologie des Kammerwinkels bei einem Patienten mit okulodermaler Melanozytose. Kräftige Pigmentierung vor allem des inneren Trabekelmaschenwerks. Das Auge wurde wegen eines malignen Aderhautmelanoms enukleiert. (Mit freundlicher Genehmigung von Herrn Dr. A. Viestenz, Universitäts-Augenklinik Erlangen-Nürnberg [Fallvorstellung DOP 2002])

- die Affektion der Lidhaut ohne Augenbeteiligung (Nävus Ota im engeren Sinn, etwa 35% der Fälle)
- Augenaffektion ohne Hautbeteiligung (okuläre Melanozytose bzw. Melanosis oculi, etwa 6% der Fälle) (Rohrbach 1998a, Teekhasaenee et al. 1990a, Teekhasaenee et al. 1990b).

Die Lidmanifestation imponiert durch eine im Durchschnitt meist 1 bis 10 cm große, bräunliche oder, bei tieferer Lage der Melanozyten, bläuliche Verfärbung der Haut. Die okuläre Manifestation umfasst Pigmentierungen von Kammerwinkel, Iris, Chorioidea und, am häufigsten, Episklera (**Abb. 10-14**). Seltener sind Retina, Papille, Linse, Kornea, Sklera oder Konjunktiva pigmentiert (Gonder et al. 1985, Liu und Ball 1991, Rohrbach 1998a, Teekhasaenee et al. 1990a, Teekhasaenee et al. 1990b).

Die Lidveränderungen neigen nur wenig zur malignen Entartung, die episkleralen Veränderungen soweit bisher bekannt gar nicht. Es besteht aber ein deutlich erhöhtes Risiko für die Entstehung eines malignen Aderhautmelanoms, das bei 97% aller Patienten auf derselben Seite wie die Lidveränderungen liegt (Gonder et al. 1985, Rohrbach 1998a). Patienten mit okulodermaler Melanozytose sollten deshalb nach Möglichkeit einmal jährlich in Mydriasis funduskopiert werden.

■ Häufigkeit des Glaukoms

In Asien entwickeln ungefähr 10% der Patienten mit okulodermaler Melanozytose einen erhöhten Augeninnendruck oder ein Glaukom, das mitunter kongenital ist oder in der frühen Kindheit auftritt. Es ist in aller Regel vom Offenwinkel-Typ und ipsilateral zu den Pigmentveränderungen an Haut und/oder Auge. Ausnahmsweise kommt es zum akuten Druckanstieg von bis zu 60 mm Hg bei offenem Kammerwinkel oder zum akuten Winkelblock (Teekhasaenee et al. 1990a, Teekhasaenee et al. 1990b). Bei Weißen dürfte eine deutliche geringere Glaukomhäufigkeit anzunehmen sein (Liu und Ball 1991).

■ Ätiopathogenese des Glaukoms

Als Ursache der Drucksteigerung wird eine Verminderung der Abflussleichtigkeit durch in das Trabekelmaschenwerk eingelagertes Pigment bzw. pigmentierte Zellen angenommen (**Abb. 10-15**) (Liu und Ball 1991, Teekhasaenee et al. 1990a, Teekhasaenee et al. 1990b). Allerdings scheint keine Korrelation zwischen dem Ausmaß der Pigmentierung und der Häufigkeit der okulären Hypertension bzw. des Glaukoms zu bestehen (Teekhasaenee et al. 1990a). Akute Drucksteigerungen im Rahmen der okulodermalen Melanozytose sind oft mit einer anterioren Uveitis vergesellschaftet (Teekhasaenee et al. 1990a, Teekhasaenee et al. 1990b).

■ Therapie

Die okulodermale Melanozytose wird, wenn überhaupt, vor allem aus kosmetischen Gründen therapiert. Die Behandlung des Glaukoms erfolgt analog dem primären Offenwinkelglaukom. Da es sich um ein gutartiges Geschehen handelt, sind fistulierende Operationen nicht grundsätzlich kontraindiziert.

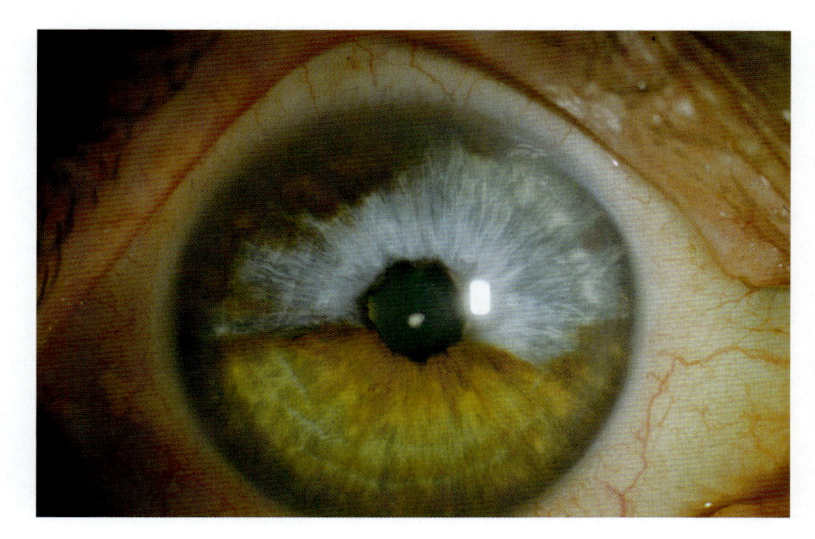

Abb. 10-16 Diffuser Nävus der Iris (Iris bicolor) mit Kammerwinkelbeteiligung über mehrere Stunden. Derartige Tumoren verursachen gelegentlich ein Sekundärglaukom. (Universitäts-Augenklinik Tübingen)

Irisnävus

■ Charakterisierung des Tumors

Irisnävi sind sehr häufig. Genaue Zahlen zur Inzidenz liegen allerdings nicht vor. Sie entstehen aus den Melanozyten der Regenbogenhaut und werden bevorzugt bei jüngeren und blauäugigen Menschen beobachtet. Die umschriebenen Irisnävi kommen im Bereich des Pupillarsaums, der mittleren Iris und der Iriswurzel vor, dabei bevorzugt in den beiden unteren Quadranten. Sie sind überwiegend deutlich pigmentiert, können aber auch amelanotisch sein. Prominente Tumorgefäße oder eine Dispersion von Tumorzellen ist üblicherweise nicht zu beobachten. Nicht selten kommt es zur Pupillenentrundung und zum Ectropium uveae. Seltener sind eher wenig prominente sektorielle und diffuse Nävi, die zum Bild der Iris bicolor oder der Heterochromie führen können (**Abb. 10-16**). Irisnävi bleiben in der Mehrzahl über viele Jahre stationär. Begrenztes Wachstum und Kammerwinkelinfiltration sprechen entgegen älterer Ansichten nach heutiger Auffassung nicht zwangsläufig für eine (prinzipiell mögliche) maligne Entartung (Jakobiec und Silbert 1981, Lieb und Münnich 1998a, Territo et al. 1988).

Das von manchen Autoren mit zu den Nävi gerechnete Melanozytom wird separat besprochen (s. S. 212).

■ Häufigkeit des Glaukoms

Die Häufigkeit des Sekundärglaukoms bei Irisnävi ist bisher nicht systematisch untersucht worden, sie dürfte sehr gering sein. Prinzipiell können Irisnävi den Augeninnendruck erhöhen, und zwar umso eher, je größer sie sind und je mehr sie den Kammerwinkel tangieren. Diffuse Irisnävi führen deshalb sehr wahrscheinlich eher zur Drucksteigerung als umschriebene. Damit ist eine Druckerhöhung im Rahmen eines melanozytären Irisprozesses vielleicht ein Indiz, aber kein Beweis für Malignität (Jakobiec und Silbert 1981, Nik et al. 1981, Territo et al. 1988). Ausnahmsweise kann ein als solcher nicht erkennbarer Irisnävus das Trabekelmaschenwerk diffus überwachsen und ein unilaterales „normales" Offenwinkelglaukom vortäuschen (Nik et al. 1981).

■ Ätiopathogenese des Glaukoms

Die Drucksteigerung resultiert fast ausschließlich aus einer Überlagerung des Trabekelmaschenwerks durch Anteile des Nävus. Eine diskrete Rubeosis iridis ist im Rahmen diffuser Irisnävi beschrieben worden, scheint aber für die Druckerhöhung keine oder nur eine sehr untergeordnete Rolle zu spielen (Jakobiec und Silbert 1981, Nik et al. 1981, Territo et al. 1988).

■ Therapie

Irisnävi werden üblicherweise fotodokumentiert und beobachtet („watchful waiting"), da selbst im Falle eines malignen Irismelanoms eine begrenzte, zeitliche Verzögerung der Therapie keine Rolle spielt. Bei wachsenden oder zweifelhaften Nävi ist die Exzision (durch Iridektomie) zu erwägen.

Ist es zur Erhöhung des Augeninnendrucks gekommen, werden zunächst Medikamente eingesetzt, die die Kammerwassersekretion senken. Auf die relative Kontraindikation von Prostaglandinderivate wie z. B. Latanoprost 0,005 % bei kontrollbedürftigen melanozytären Iristumoren (Fröhlich et al. 2003) wurde bereits hingewiesen. Reichen medikamentöse Maßnahmen nicht aus, wäre bei eindeutigen Nävi prinzipiell eine fistulierende Operation zulässig. Da diese Eindeutigkeit aber meist nicht gegeben ist, werden zyklodestruktiven Verfahren eher den Vorzug gegeben. Ob durch Resektion eines Irisnävus eine Besserung der Drucklage zu erzielen ist – analog den Verhältnissen beim Melanozytom (s. unten) –, wurde bisher nicht belegt, kann aber vermutet werden.

Anteriores Melanozytom

■ Charakterisierung des Tumors

Das eher seltene Melanozytom findet sich vor allem an der Papille und der angrenzenden Retina, kann sich aber auch in Chorioidea, Ziliarkörper und Iris, noch seltener in der Sklera und der Konjunktiva entwickeln. Der Tumor kommt bevorzugt im mittleren Lebensalter, bei Frauen und bei der farbigen Rasse vor. Er wird aufgebaut von großen, zytoplasmareichen Zellen mit kleinen Kernen (daher das Synonym „magnozellulärer Nävus"). Aufgrund des maximal erreichbaren Pigmentgehalts erscheinen Melanozytome funduskopisch bzw. spaltlampenmikroskopisch praktisch ausnahmslos tiefschwarz, während Nävi und Melanome mehrheitlich bräunlich oder gräulich sind. Wachstum und sogar Perforation der Sklera sind bei Melanozytomen im Bereich des vorderen Augensegments nicht ungewöhnlich. Ein Melanozytom des Ziliarkörpers kann sekundär die Iris infiltrieren und in den Kammerwinkel einbrechen. Das Melanozytom ist biologisch benigne. Maligne Entartung wurde nur sehr sporadisch beschrieben (Cialdini et al. 1989, Jakobiec und Silbert 1981, Rohrbach 1998i, Rummelt et al. 1994, Teichmann und Karcioglu 1995).

■ Häufigkeit des Glaukoms

Druckerhöhungen durch ein Melanozytom der Iris wurden wiederholt beschrieben (Nakazawa und Tamai 1984, CL Shields et al. 1987, JA Shields et al. 1977, Teichmann und Karcioglu 1995). Aufgrund der Seltenheit des Tumors im Bereich des vorderen Augensegments liegen genauere Zahlen zur Häufigkeit des Sekundärglaukoms allerdings nicht vor.

■ Ätiopathogenese des Glaukoms

Diskutierte Pathomechanismen für das melanozytominduzierte Sekundärglaukom sind:
- die Reduktion der Filtrationsfläche durch Wachstum des Tumors per continuitatem im Kammerwinkel (Nakazawa und Tamai 1984, Teichmann und Karcioglu 1995)
- die Ausschwemmung von Tumorzellen in das Trabekelmaschenwerk. Dabei wirkt die (elektronenmikroskopisch festgestellte) geringe Kohäsivität der Tumorzellen wahrscheinlich begünstigend (Teichmann und Karcioglu 1995).
- die Obstruktion des Trabekelmaschenwerks durch freigesetzte Pigmentgranula oder zellulären Debris (Cialdini et al. 1989, JA Shields et al. 1977, Teichmann und Karcioglu 1995)
- die Obstruktion des Trabekelmaschenwerks durch Melanophagen, die in größerer Zahl innerhalb von Melanozytomen anzutreffen sind (Cialdini et al. 1989, Jakobiec und Silbert 1981, Nakazawa und Tamai 1984, Teichmann und Karcioglu 1995)

■ Therapie

Aufgrund ihres in der Regel gutartigen Verhaltens können Melanozytome beobachtet werden. Ist keine Abgrenzung gegenüber einem malignen Melanom möglich, erfolgt die Entfernung des Tumors durch Iridektomie oder Iridozyklektomie (Blockexzision).

Es wurde wiederholt mitgeteilt, dass sich eine durch ein anteriores Melanozytom hervorgerufene Erhöhung des Augeninnendrucks nach Exzision des Tumors zurückbildete und sich das Trabekelmaschenwerk depigmentierte, was für ein „Auswaschen" von Melaningranula oder anderen Zellbestandteilen aus dem Trabekelmaschenwerk spricht (Cialdini et al. 1989, CL Shields et al. 1987, JA Shields et al. 1977, Teichmann und Karcioglu 1995). Ansonsten kommt eine medikamentöse oder operative Senkung der Kammerwassersekretion in Betracht. Über prinzipiell diskutable, fistulierende Eingriffe beim melanozytominduzierten Sekundärglaukom liegen keine Berichte vor. Bei einem Patienten wurde mit Erfolg eine Trabekulektomie durchgeführt, jedoch nicht angegeben, ob der Eingriff filtrierend oder nicht filtrierend vorgenommen wurde (Nakazawa und Tamai 1984).

Aderhauthämangiom

■ Charakterisierung des Tumors

Das eher seltene, fast immer unilaterale Hämangiom der Aderhaut wird im Allgemeinen als vaskuläres Hamartom aufgefasst. Es entwickelt sich vor allem in der Chorioidea und nur gelegentlich im Ziliarkörper. Hämangiome der Iris sind ausgesprochene Raritäten. Eine Geschlechtsdisposition scheint nicht zu bestehen. Histologisch sind die häufigeren kavernösen Formen (mit großen Gefäßen) von den seltenen kapillären Formen (mit kleinen Gefäßen) und den Mischformen differenzierbar (Jones und Cleasby 1959, MacLean und Maumenee 1960, Sobottka und Rohrbach 1998a, Witschel und Font 1976).

Klinisch werden folgende zwei Varianten unterschieden (Jones und Cleasby 1959, Madreperla et al. 1997, MacLean und Maumenee 1960, Sobottka und Rohrbach 1998a, Witschel und Font 1976):

- Das **umschriebene Hämangiom** stellt sich in aller Regel als solitärer Tumor dar und wird überwiegend im vierten und fünften Lebensjahrzehnt manifest. Es liegt fast ausnahmslos postäquatorial mit deutlicher Bevorzugung des hinteren Pols, wobei vor allem die Region temporal der Papille betroffen ist. Der Durchmesser liegt meist zwischen 3 und 18 mm. Die Prominenz beträgt meist nicht mehr als 3 mm, kann aber in Einzelfällen bis 7 mm betragen.
- Das **diffuse Hämangiom** kann mehr als 50% der gesamten Chorioidea durchsetzen und dabei auch prääquatoriale Chorioidea und den Ziliarkörper erfassen. Es wird deutlich früher, großenteils schon im ersten Lebensjahrzehnt, entdeckt und ist überwiegend mit dem Sturge-Weber-Syndrom (SWS) assoziiert. Dieses auch als enzephalo-okulo-faziale oder enzephalotrigeminale Angiomatose bezeichnete Syndrom ist durch episklerale, konjunktivale, faziale (Naevus flammeus) und meningeale Gefäßerweiterungen charakterisiert. Die intrakraniellen Veränderungen gehen öfter mit geistiger Retardierung und Krampfneigung einher (vgl. auch Kap. 16, S. 277).

Funduskopisch imponieren die überwiegend gut abgegrenzten Aderhauthämangiome durch ihren rötlichen oder orangefarbenen Aspekt. Die Diagnose kann in aller Regel durch Echographie, Fluoreszenz- und Indocyaningrün-Angiographie gesichert werden. Die Diaphanoskopie hilft nicht weiter, da über die Hälfte aller Hämangiome keine Verschattung hervorrufen. Nach Diagnose zeigen Hämangiome üblicherweise kein oder nur ein minimales Wachstum. Ausnahmen hiervon sind aber möglich. Ihre erhebliche klinische Relevanz liegt darin, dass sie sich, obwohl biologisch benigne, funktionell eher maligne verhalten. Über 80% aller Augen mit einem Hämangiom der Aderhaut erleiden eine exsudative Ablatio retinae, ein zystoides Makulaödem oder eine sekundäre Netzhautdegeneration mit entsprechenden Funktionsausfällen wie schleichendem, schmerzlosem Visusverlust, Metamorphopsien, Gesichtsfeldausfällen und Hyperopisierung (Barbazetto und Schmidt-Erfurth 2000, Jones und Cleasby 1959, MacLean und Maumenee 1960, Madreperla et al. 1997, Sobottka und Rohrbach 1998a, Witschel und Font 1976).

■ Häufigkeit des Glaukoms

Das umschriebene Hämangiom der Aderhaut ruft nur sehr selten eine Steigerung des Augeninnendrucks hervor, während die diffuse Variante aufgrund ihrer hohen Assoziation mit dem SWS sehr häufig ein Sekundärglaukom induziert. Etwa 30% aller Patienten mit SWS entwickeln ein ipsilateral zum Naevus flammeus gelegenes Glaukom, das kongenital sein kann. Dieses kann dann einen Hydrophthalmus verursachen. Es kann sich aber auch erst in der Kindheit oder im frühen Erwachsenenalter manifestieren. Bei etwa 10% der Patienten mit SWS findet sich ein bilaterales Glaukom (Budenz et al. 2000, Cibis et al. 1984, Iwach et al. 1990).

■ Ätiopathogenese des Glaukoms

Das umschriebene Hämangiom ist nicht mit primären Veränderungen des Kammerwasserabflusses vergesellschaftet. Sollte es zur Druckerhöhung kommen, beruht der Pathomechanismus auf einer sekundären Engwinkelsituation oder einer vorderen Synechierung aufgrund einer Vorwärtsverlagerung des Iris-Linsen-Diaphragmas, die durch die exsudative Netzhautablösung zu Stande kommt. Darüber hinaus entwickelt sich bei lange bestehender Ablatio retinae nicht selten ein neovaskuläres Sekundärglaukom (Jones und Cleasby 1959, Madreperla et al. 1997, Witschel und Font 1976).

Das mit diffusem Aderhauthämangiom und Sturge-Weber-Syndrom assoziierte Sekundärglaukom ist pathogenetisch noch nicht abschließend geklärt. Aufgrund klinischer und morphologischer Befunde sind verschiedene Pathomechanismen diskutiert worden. Bei Säuglingen und Kleinkindern scheint die Situation ähnlich wie beim „normalen" kongenitalen Glaukom mit einer anterioren Irisinsertion und einem undifferenzierten Trabekelmaschenwerk, das gelegentlich von einer „Barkan-Membran" überzogen ist. Bei älteren Kindern und jungen Erwachsenen hingegen gewinnen die vorzeitige Alterung des Trabekelmaschenwerks, das dann den Verhältnissen beim primären Offenwinkelglaukom ähnelt, sowie die intra- und episkleralen, vaskulären Faktoren deutlich an Bedeutung. Daneben kommen eine Hypersekretion von Kammerwasser und die Mechanismen in Betracht, die oben für das umschriebene Hämangiom genannt wurden (Sekundärveränderungen durch die exsudative Ablatio retinae) (Cibis et al. 1984, Iwach et al. 1990, Witschel und Font 1976).

■ Therapie

Asymptomatische Hämangiome der Chorioidea können unter Umständen beobachtet werden. Bei Minderung der Funktion (durch die begleitende Ablatio retinae) kommen Photokoagulation, die allerdings kaum zur Regression des Tumors führt, Brachytherapie und externe Bestrahlung in Betracht. Zunehmend setzt sich die photodynamische Therapie (PDT) als primäre Behandlungsmaßnahme durch. Die anatomischen Erfolge (Rückbildung der Ablatio retinae) sind besser als die funktionellen. Immerhin kann bei bis zu 40% der Patienten ein Anstieg des Visus erreicht werden (Barbazetto und Schmidt-Erfurth 2000, Madreperla et al. 1997, Sobottka und Rohrbach 1998a).

Die Behandlung des Sekundärglaukoms bei Sturge-Weber-Syndrom ist nach überwiegender Auffassung undankbar und deutlich weniger erfolgreich als beim primären Offenwinkelglaukom. Die Frage nach der besten Erstmaßnahme ist noch nicht endgültig beantwortet. Eingesetzt wurden Medikamente, die die Kammerwassersekretion senken, Argonlaser-Trabekuloplastik, Goniotomie, Trabekulotomie und Trabekulektomie oder Goniotrepanation. Bulbuseröffnende Operationen bringen teilweise recht gute Ergebnisse hinsichtlich der Druckregulation, sind aber mit einem nicht unerheblichen Risiko von intraokulären (chorioidalen) Blutungen und serösen Aderhautabhebungen behaftet. Auch Baerveldt- oder Ahmed-Implantate können, zumindest über einige Jahre, erfolgreich sein (Budenz et al. 2000, Hamush et al. 1999). Zyklodestruktive Verfahren haben ebenfalls ihre Berechtigung (Cibis et al. 1984, Iwach et al. 1990). Bei einem Patienten mit diffusem Hämangiom und Sekundärglaukom besserte sich die Drucklage nach externer Bestrahlung. Die Autoren diskutieren, ob sich die Bestrahlung günstig auf die episkleralen Gefäßveränderungen und damit den Kammerwasserabfluss ausgewirkt haben könnte (Madreperla et al. 1997).

Juveniles Xanthogranulom

Synonym: Nävoxanthoendotheliom

■ Charakterisierung des Tumors

Beim juvenilen Xanthogranulom (JXG) handelt es sich um einen entzündlichen Tumor, der von Histiozyten, Lymphozyten, eosinophilen Granulozyten und Touton-Riesenzellen aufgebaut wird. In den Histiozyten und Riesenzellen sind neutrale Lipide nachweisbar (de Barge et al. 1994, Read et al. 2002, Rohrbach 1998f, Wertz et al. 1982, Zimmerman 1965). Die Ätiologie ist ungeklärt. Manchmal besteht eine Assoziation mit der Neurofibromatose (Wertz et al. 1982). Das JXG ist durch seine Klinik und Morphologie von den systemischen Histiozytosen (z. B. Hand-Schüller-Christian-Krankheit) abgrenzbar (Wertz et al. 1982, Zimmerman 1965).

Das JXG wird vor allem bei Säuglingen, etwas seltener bei Kleinkindern bis zum vierten Lebensjahr beobachtet. Kongenitale und adulte Manifestation sind möglich. Der Tumor tritt vor allem in Form gelblicher Knötchen der Haut auf, bevorzugt an Stamm und Kopf. Diese Xanthogranulome bilden sich üblicherweise innerhalb von Wochen oder Mo-

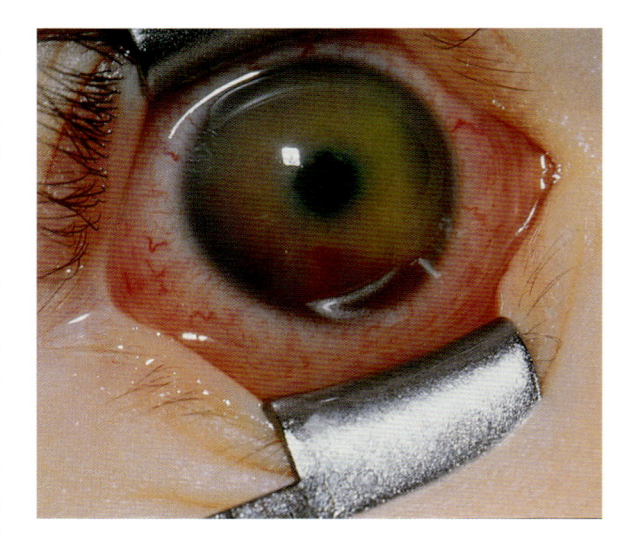

Abb. 10-17 Diffuses juveniles Xanthogranulom (JXG) der Iris mit Heterochromie (Iris am kontralateralen Auge blau) und typischem, spontanem Hyphäma bei einem sieben Monate altem Säugling. Hornhautödem durch Sekundärglaukom, das wahrscheinlich auf einer entzündlichen Infiltration des Trabekelmaschenwerks, der diffusen Irisverdickung und dem Hyphäma beruhte. Rückbildung der Heterochromie und Drucknormalisierung nach Therapie des JXG. (Universitäts-Augenklinik Tübingen; aus Rohrbach 1998f und Rohrbach et al. 1994)

naten spontan zurück. Nur ausnahmsweise kommt es zur Affektion innerer Organe und Strukturen wie Lunge, Eingeweide, Perikard, Hoden oder Knochen (Wertz et al. 1982).

Extraokulär können Lider, Konjunktiva, Episklera, Hornhaut, Orbita (dann u. U. Exophthalmus) und N. opticus vom JXG betroffen sein (Read et al. 2002, Rohrbach 1998f, Zimmerman 1965). Ophthalmologisch am bedeutsamsten sind die intraokulären Manifestationen, die, in absteigender Häufigkeit, an Ziliarkörper, Chorioidea, Retina und Papille möglich sind (de Barge et al. 1994, Wertz et al. 1982, Zimmerman 1965). Prädilektionsort des JXG im Auge ist die Iris. Hier imponiert der Tumor als ein-, selten beidseitiges (Hadden 1975), solitäres, gelbliches oder lachsfarbenes Knötchen oder Plaque. Bei diffuser Durchsetzung der Regenbogenhaut kann es zur Heterochromie kommen (**Abb. 10-17**) (de Barge et al. 1994, Rohrbach et al. 1994, Zimmerman 1965). Charakteristisch (wenngleich nicht pathognomonisch) für das JXG der Iris ist das durch die starke Tumorvaskularisation bedingte, spontane Hyphäma (**Abb. 10-17**) (Hadden 1975, Rohrbach et al. 1994, Zimmerman 1965). „Rotes Auge" und Pseudouveitis mit Beschlägen der Hornhautrückfläche können das klinische Bild abrunden.

Das JXG ist nicht selten, eine intraokuläre Manifestation wird aber auch an größeren Augenkliniken nur sehr sporadisch gesehen.

■ Häufigkeit des Glaukoms

Das JXG der Iris ruft sehr häufig, wahrscheinlich in mehr als 50 % der Fälle (Hadden 1975), ein (unilaterales) Sekundärglaukom hervor. Da überwiegend Säuglinge und Kleinkinder betroffen sind, kann dieses zum Hydrophthalmus führen (Hadden 1975, Rohrbach 1998f, Rohrbach et al. 1994, Zimmerman 1965).

■ Ätiopathogenese des Glaukoms

Das JXG-induzierte Sekundärglaukom kann folgende Ursachen haben (Rohrbach 1998f, Rohrbach et al. 1994, Wertz et al. 1982, Zimmerman 1965):
- entzündliche Infiltration des Trabekelmaschenwerks
- spontanes Hyphäma
- Verlegung des Kammerwinkels (sekundärer Winkelblock) durch entzündliche Irisverdickung
- Rubeosis iridis (nach Gefäßverschluss bei JXG am hinteren Pol).

■ Therapie

Die Therapie des Sekundärglaukoms basiert in erster Linie auf der Behandlung des Grundleidens. Das intraokuläre JXG zeigt mitunter eine Spontanremission, die aber nur ausnahmsweise abgewartet werden sollte. Der Tumor spricht gut auf systemische und lokale Glucocorticosteroide an. Solitäre Granulome können exzidiert werden. In therapierefraktären Fällen ist eine (mit einem sehr hohen Aufwand verbundene) Bestrahlung indiziert (de Barge et al. 1994, Hadden 1975, Rohrbach 1998f, Rohrbach et al. 1994, Zimmerman 1965).

Nach Beseitigung des JXG bestehen gute Chancen auf eine Normalisierung der Drucklage (Rohrbach et al. 1994). Übergangsweise können drucksenkende Medikamente verordnet werden, wobei zunächst auf solche, die die Kammerwassersekretion senken, zurückgegriffen werden sollte. Über operative Verfahren zur Senkung des Augeninnendrucks bei JXG liegen keine größeren Studien vor. Fistulierende Operationen haben nicht zuletzt aufgrund des jungen Alters der Patienten eine zweifelhafte Prognose, sodass sich eher Zyklophotokoagulation und Zyklokryokoagulation anbieten. Ein therapierefraktäres Sekundärglaukom bei JXG zwingt auch heute noch in einzelnen Fällen zur Enukleation.

Angesichts der hauptsächlich betroffenen Altersgruppe ist auf eine ausreichende Amblyopieprophylaxe zu achten!

Zysten des Iris- und Ziliarkörperepithels

■ Charakterisierung des Tumors

Primäre Zysten des Irispigmentepithels sowie des pigmentierten und nichtpigmentierten Ziliarepithels sind gewöhnliche Befunde. Genaue Zahlen zur Inzidenz liegen nicht vor. Bei normalen Augen lassen sich autoptisch in 75 % der Fälle Zysten des unpigmentierten Ziliarepithels nachweisen (Rohrbach et al. 1991).

Die Ätiologie bleibt meist unbekannt. Vermutet wird eine gestörte Fusion der beiden Blätter des Augenbechers. Auch wurde eine postentzündliche Genese diskutiert. Die (heutzutage weniger gebräuchliche) längerfristige Anwendung starker Miotika kann zu Pupillarsaumzysten führen, die nach Absetzen des Medikaments oft reversibel sind. Zysten des unpigmentierten Ziliarepithels beruhen möglicherweise auf traktiven Vorgängen, die im Rahmen der Akkommodation über das Zonulasystem vermittelt werden.

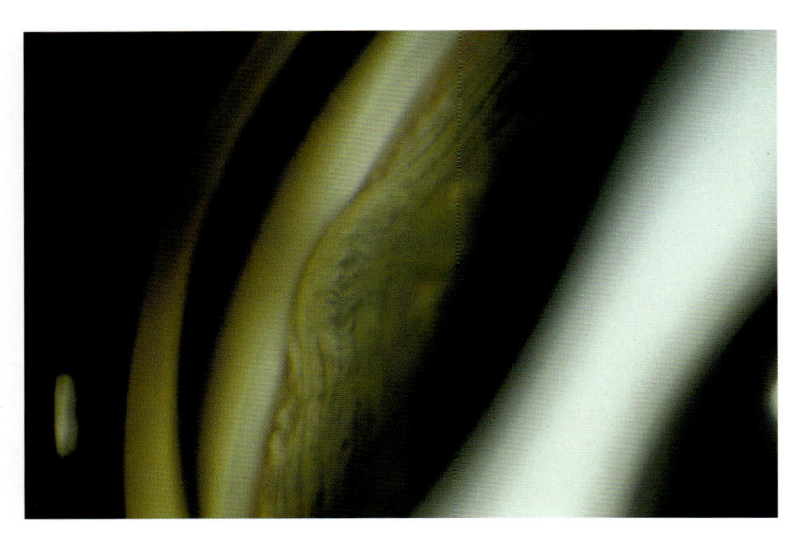

Abb. 10-18 Vorwölbung der peripheren Iris durch eine im Ultraschallbiomikroskop darstellbare Zyste des Irispigmentepithels, gonioskopisches Bild. Bei ausgeprägteren Befunden besteht die Gefahr eines akuten Winkelblockglaukoms ohne Pupillarblock. (Universitäts-Augenklinik Tübingen)

Heredität ist möglich (Rohrbach 1998c, Rohrbach et al. 1991, Vela et al. 1983).

Die Zysten des Iris- und Ziliarkörperepithels, die mit Flüssigkeit gefüllt sind, werden in jedem, bevorzugt aber im mittleren Lebensalter durch Zufall oder wegen einer Irisprominenz (**Abb. 10-18**) entdeckt. Sie sind wahrscheinlich bei Frauen häufiger als bei Männern. Mehrere Zysten in einem Auge und Bilateralität kommen sehr oft vor (Küper et al. 1999, Rohrbach 1998c).

Die klinische Bedeutung der überwiegend stationär bleibenden Zysten von Iris und Ziliarkörper liegt darin, dass sie ausnahmsweise zu einer Verlegung der optischen Achse, einer Katarakt oder durch Abschnürung zu freien Vorderkammer- oder Glaskörperzysten führen können. Darüber hinaus müssen sie mitunter gegen ein malignes Melanom abgegrenzt werden, was aber in der Regel durch eine genaue Verlaufsbeobachtung und eine Ultraschallbiomikroskopie (UBM) gut gelingt (Küper et al. 1999, Reese 1950, Rohrbach 1998c, Roters und Krieglstein 2001, Viestenz et al. 2000).

■ Häufigkeit des Glaukoms

Genaue Daten zur Häufigkeit des zysteninduzierten Sekundärglaukoms liegen nicht vor. Es handelt sich hierbei aber um ein seltenes Ereignis. So wurde in einer größeren Studie über Iris- und Ziliarepithelzysten kein einziges Auge mit erhöhtem Druck beobachtet (JA Shields et al. 1984). Insbesondere große oder multiple Zysten sind aber sehr wohl in der Lage, ein Sekundärglaukom auszulösen (Reese 1950, Vela et al. 1983, Viestenz et al. 2000).

■ Ätiopathogenese des Glaukoms

Das zysteninduzierte Sekundärglaukom hat üblicherweise den Charakter eines akuten Winkelblockglaukoms, das durch eine Verlegung des Kammerwinkels durch Vorwölbung der peripheren Iris zu Stande kommt. Selten wird durch die Zysten eine vordere Synechierung provoziert, die dann unter Umständen zu einer chronischen Druckerhöhung führt (Küper et al. 1999, Reese 1950, Vela et al. 1983, Viestenz et al. 2000).

■ Therapie

Die primären Zysten der Iris und des Ziliarkörpers bedürfen in der Regel keiner Therapie. Im Falle eines Winkelblockglaukoms können sie durch Argon- und Nd:YAG-Laser oder chirurgisch eröffnet und damit zum Kollaps gebracht werden. Eventuell sind Miotika zur Drucknormalisierung ausreichend. Iridektomie und Iridotomie sind meist nicht wirksam, da kein Pupillarblock vorliegt (Küper et al. 1999, Vela et al. 1983, Viestenz et al. 2000).

Medulloepitheliom

■ Charakterisierung des Tumors

Das Medulloepitheliom (ältere Bezeichnung Diktyom) ist deutlich seltener als das Retinoblastom und wird daher auch an großen Augenkliniken nur sehr sporadisch beobachtet. Das Manifestationsalter liegt zumeist unter acht Jahren (Mittelwert: 5 Jahre). Selten tritt der Tumor kongenital oder im höheren Lebensalter auf. Eine geschlechtliche oder rassische Disposition besteht nicht. Ausnahmsweise ist das Medulloepitheliom mit einem persistierenden hyperplastischen primären Glaskörper (PHPV) assoziiert (Andersen 1962, Broughton und Zimmerman 1978, Carillo und Streeten 1979, Kivelä und Tarkkanen 1988, Rohrbach und Sobottka 1998a, JA Shields et al. 1996a).

Die ätiologisch ungeklärte Neubildung leitet sich vorwiegend vom unpigmentierten Ziliarepithel ab, kann sich aber ausnahmsweise auch an Retina und Papille entwickeln. Das meist langsam und überwiegend nach anterior wachsende Medulloepitheliom wird durch Schmerzen, eine Visusminderung, einen Strabismus, eine Leukokorie oder ein Hyphäma symptomatisch. Katarakt, Linseneinkerbung und -subluxation, Pseudoiritis, Netzhautablösung und Exophthalmus (bei orbitaler Invasion) sind möglich. Spaltlampenmikroskopisch erkennt man einen unpigmentierten, gelblich, gräulich oder weißlich erscheinenden, zystisch wirkenden Tumor an Ziliarkörper, Iris oder in der Vorderkammer (Andersen 1962, Broughton und Zimmerman 1978, Kivelä und Tarkkanen 1988, Rohrbach und Sobottka 1998a, JA Shields et al. 1996a). Eher selten findet sich eine starke Vaskularisation (Davidorf et al. 2002).

Klinisch und morphologisch ähnelt das Medulloepitheliom dem Retinoblastom, sodass eine Abgrenzung mitunter schwierig ist. Das Medulloepitheliom ist aber fast immer unifokal, unilateral, nicht hereditär und nur selten kalzifiziert (Rohrbach und Sobottka 1998a, JA Shields et al. 1996a).

Nach histologischen Kriterien wird das Medulloepitheliom mitunter etwas willkürlich in eine benigne und – mit etwa 66 bis 90 % der Fälle häufiger – eine maligne Variante unterteilt. Beide Formen können neben den neuroepithelialen Proliferationen (u. U. mit retinoblastomähnlichen Rosetten) auch heterotopes Gewebe wie Knorpel-, Hirn- oder Muskelgewebe enthalten (teratoides Medulloepitheliom). Maligne Medulloepitheliome können die Sklera perforieren und in die Orbita eindringen. Eine vor allem lymphogen erfolgende Fernmetastasierung ist selten (Andersen 1962, Broughton und Zimmerman 1978, Kivelä und Tarkkanen 1988, Rohrbach und Sobottka 1998a, JA Shields et al. 1996a).

■ Häufigkeit des Glaukoms

Medulloepitheliome führen sehr häufig zum Sekundärglaukom, nach einer Studie sogar bei mehr als 50 % der Patienten. Da vorwiegend Kinder von diesem Tumor betroffen sind, kann es zum Hydrophthalmus kommen (Andersen 1962, Broughton und Zimmerman 1978, CL Shields et al. 1987, JA Shields et al. 1996a).

■ Ätiopathogenese des Glaukoms

Das medulloepitheliominduzierte Sekundärglaukom beruht auf folgende Mechanismen:
- Ursächlich führend dürfte die Rubeosis iridis sein (Broughton und Zimmerman 1978, CL Shields et al. 1987, JA Shields et al. 1996a). Einige Autoren fanden diese bei 60 % der Patienten und mahnten deshalb an, dass jede einseitige Neovaskularisation der Iris im Kindesalter ohne erkennbare Ursache an ein (verstecktes) Medulloepitheliom denken lassen sollte (JA Shields et al. 1996a).
- Aufgrund der geringen Kohäsivität der Tumorzellen erfolgt die Druckerhöhung häufig über eine direkte Kammerwinkelinfiltration.
- Eine Vorwölbung des Iris-Linsen-Diaphragmas durch den Tumor kann zu einem Pupillarblock und zu vorderen Synechien führen.
- Eher selten kommen als Ursache der Druckerhöhung in Betracht:
  - entzündliche Begleitphänomene
  - eine Phakolyse nach Perforation der Linsenkapsel durch Tumorzellen (Carillo und Streeten 1979)
  - ein Hyphäma

■ Therapie

Die nur schlecht etablierte Behandlung des Sekundärglaukoms besteht zunächst in der Beseitigung des Tumors. Übergangsweise können Medikamente, welche die Kammerwassersekretion senken, appliziert werden. Lokal begrenzte Medulloepitheliome können durch Blockexzision entfernt oder mittels Brachytherapie zur Regression gebracht werden (Davidorf et al. 2002, Kivelä und Tarkkanen 1988, Rohrbach und Sobottka 1998a). Fortgeschrittene Tumoren bedürfen der Enukleation, bei Invasion der Augenhöhle ist die Exenteratio orbitae erforderlich. Durch kontinuierliches Wachstum, seltener durch Metastasierung, kann der Tumor ausnahmsweise zum Tode führen.

Wahrscheinlich kann eine erhöhte Drucklage durch vollständige Eradikation des Tumors gebessert werden. Die Kryokoagulation des Tumors hat in einzelnen Fällen zur Normalisierung des Augeninnendrucks geführt (Jakobiec et al. 1975). Da Medulloepitheliome invasiv wachsen und häufiger rezidivieren, kommen fistulierende Operationen (nach Tumorbehandlung) eher nicht in Betracht, sodass zyklodestruktiven Verfahren der Vorzug zu geben ist.

Intraokuläres Epithelwachstum

■ Charakterisierung des Tumors

Es handelt sich um eine Proliferation konjunktivalen, limbalen oder kornealen Epithels innerhalb des Auges (**Abb. 10-19**) (Zusammenfassende Darstellung

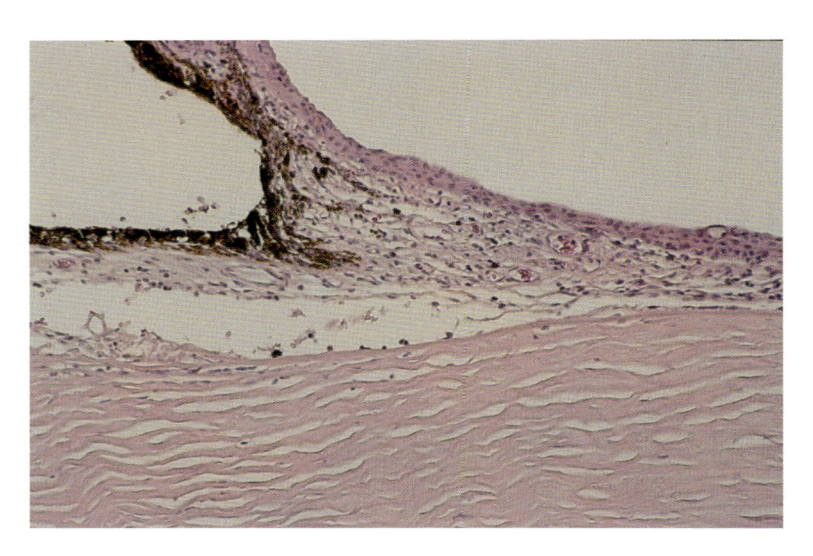

Abb. 10-19 Histologie des intraokulären Epithelwachstums. Das normal geschichtete Epithel überzieht die Rückfläche der Hornhaut (unterer Bildrand) und die Iris. Dadurch ist der Zugang zum Trabekelmaschenwerk (Mitte des linken Bildrands) im Sinne eines sekundären Winkelblocks verlegt. Hämatoxylin-Eosin-Färbung. (Universitäts-Augenklinik Tübingen)

des Krankheitsbilds bei Rohrbach 1998d und Rohrbach 2001). Das Epithel, das in 10 bis 65 % der Fälle Becherzellen enthält (Küchle und Green 1996, Rummelt und Naumann 1997), kann dabei per continuitatem, z. B. durch eine Fistel sowie entlang inkarzerierten Gewebes oder eines Fadens, in das Auge eindringen (Epithelinvasion) oder aber als isolierter Fetzen in das Auge verschleppt werden (Epithelimplantation) (Maumenee 1964). Nicht ganz selten ist das intraokuläre Epithelwachstum mit einer intraokulären, fibrösen Proliferation („fibrous ingrowth") kombiniert (Bettman JW 1969, Rohrbach 2001, Weiner et al. 1989).

Die Mehrzahl der intraokulären Epithelproliferationen ist Folge intraokulärer Operationen, wobei insbesondere die Kataraktextraktion, aber auch Keratoplastik, Iridektomie oder fistulierende Glaukomoperationen von Bedeutung sind. Ursächlich etwas weniger häufig sind penetrierende Bulbusverletzungen, die aber gegenüber den Operationen mit einem relativ deutlich höheren Risiko für das Epithelwachstum im Auge behaftet sind (Küchle und Green 1996, Rohrbach 2001, Weiner et al. 1989, Zagorski 1988). Das Risiko der Epithelproliferation im Auge nach traumatischer Bulbuseröffnung wurde mit 0,06 % angegeben (Terry et al. 1939). Bis in die 60er-Jahre des 20. Jahrhunderts hinein war das intraokuläre Epithelwachstum nach dem Glaukom bei Aphakie und noch vor der Endophthalmitis der häufigste Anlass für eine Enukleation nach Kataraktextraktion (Blodi 1965).

Das posttraumatische intraokuläre Epithelwachstum betrifft überwiegend jüngere Männer, die postoperative Variante hingegen eher ältere Menschen beiderlei Geschlechts. Die zeitliche Latenz zwischen Operation bzw. Trauma und Manifestation des intraokulären Epithelwachstums ist sehr variabel. Sie liegt zwischen wenigen Tagen und mehreren Jahrzehnten (Küchle und Green 1996, Rohrbach 2001, Rummelt und Naumann 1997). Ungefähr 30 bis 50 % der intraokulären Epithelproliferationen werden innerhalb des ersten Jahres nach dem ursächlichen Ereignis diagnostiziert (Rohrbach 1998d, Weiner et al. 1989). Augen, die nach penetrierender Verletzung enukleiert werden müssen, weisen in 1 bis 2 % der Fälle ein (okkultes) intraokuläres Epithelwachstum auf (Zagorski et al. 1988). Intraokuläre Epithelzysten können auch auf einem okkulten Trauma wie z. B. einer intrauterinen Amniozentese beruhen, oder ohne erkennbare Ursache auftreten, wobei dann eine „Reaktivierung" von mit der Linsenabschnürung in das Auge gelangtem Oberflächenepithel vermutet wird (Rohrbach 2001, Rohrbach et al. 1993a).

Das intraokuläre Epithelwachstum manifestiert sich in drei klinisch und histologisch abgrenzbaren, sich aber mitunter überlappenden Wachstumsformen, die praktisch immer die Iris in irgendeiner Art und Weise tangieren (Rohrbach 1998d, Rohrbach 2001). Dieses sind

- das **zystische Wachstum** („zystische Epithelimplantation"). Dieses tritt bevorzugt nach penetrierendem Trauma auf, verläuft eher langsam und ist durch transluzide Zysten charakterisiert (**Abb. 10-20**).
- das **rasenförmige, diffuse Wachstum**. Diese mit etwa 80 % häufigste Wachstumsform ist durch eine unscharf begrenzte, flächenhafte Epithelproliferation gekennzeichnet, das als häufig nur schwer sichtbares Häutchen imponiert. Sie tritt bevorzugt nach intraokulärer Chirurgie auf (Küchle und Green 1996, Zagorski 1988). An der Hornhautrückfläche kann es zum Bild einer retrokornealen Membran oder, nach Keratoplastik,

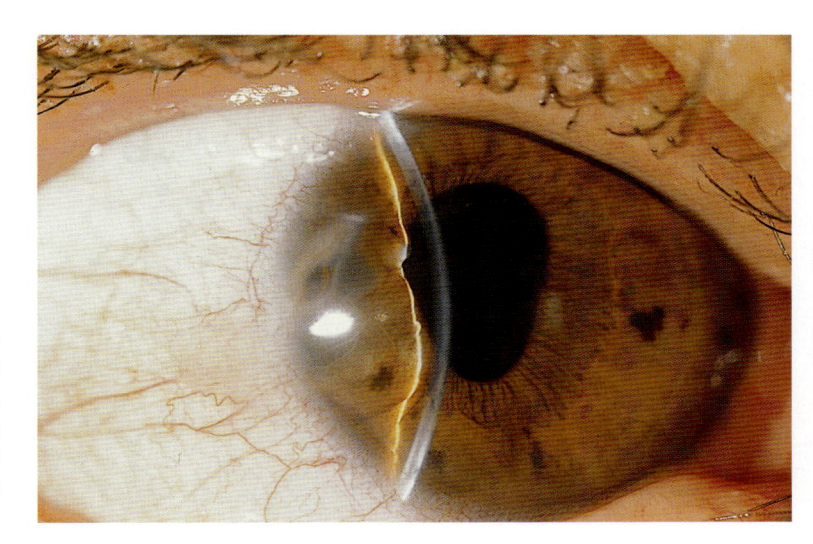

Abb. 10-20 Intraokuläres Epithelwachstum mit zystischer Wachstumsform („zystische Epithelimplantation") 37 Jahre nach perforierender Limbusverletzung bei 9 Uhr. Glasige, transluzide Zyste auf der Irisvorderfläche, die den Kammerwinkel partiell überzieht. Ein Sekundärglaukom bestand nicht. (Universitäts-Augenklinik Tübingen; aus Rohrbach 2001)

zum Aspekt einer immunologischen Transplantatreaktion kommen (Feder und Krachmer 1985). Wie bei der zystischen Wachstumsform ist auch ein Überwachsen von Kammerwinkel, Ziliarkörper, Linse, Glaskörper und Netzhaut möglich (Küchle und Green 1996, Maumenee 1964, Rohrbach 2001).

- die **Perlenzysten** („pearl cysts"). Diese sind sehr selten und entstehen wahrscheinlich nur aus dem Wurzelscheidenepithel der Zilien, also nur, wenn Wimpern (im Rahmen eines Traumas) in das Auge gelangen. Sie imponieren als weißliche oder gelbliche, gut abgegrenzte Epithelkugeln auf der Irisvorderfläche und zeigen in der Regel den gutartigsten Verlauf (Sitchevska und Payne 1951).

Das intraokuläre Epithelwachstum geht häufig mit einer Pseudouveitis, gelegentlich mit einer bullösen Keratopathie, einer Katarakt oder einer Ablatio retinae einher. Die Diagnose ergibt sich aus Anamnese und klinischem Bild. Zur Feststellung der Ausdehnung können eine Diaphanoskopie, Ultraschallbiomikroskopie und eine Argonlaser-Koagulation, die nur in Bereichen vorhandenen Epithels zur Weißfärbung führt, hilfreich sein. Mitunter wird die Diagnose erst histopathologisch gestellt (Feder und Krachmer 1985, Küchle und Green 1996, Rohrbach 2001, Zagorski et al. 1988).

■ Häufigkeit des Glaukoms

Das intraokuläre Epithelwachstum ruft weitgehend unabhängig von seiner (postoperativen oder posttraumatischen) Entstehungsweise in etwa 43 bis 53 % der Fälle ein Sekundärglaukom hervor (Küchle und Green 1996, Weiner et al. 1989, Zagorski et al. 1988). Es dürfte damit von allen proliferativen Prozessen im Auge neben dem juvenilen Xanthogranulom (JXG) derjenige mit der größten „glaukomatogenen" Potenz überhaupt sein. Das sekundäre Glaukom, das bei allen drei Wachstumsformen vorkommt, ist die häufigste Komplikation bei intraokulärem Epithelwachstum und stellt die Hauptursache für eine Enukleation bei diesem Krankheitsgeschehen dar (Weiner et al. 1989). Andererseits ist aber auch eine hypotone Drucklage möglich.

■ Ätiopathogenese des Glaukoms

Die intraokuläre Drucksteigerung wird durch folgende Pathomechanismen hervorgerufen (Küchle und Green 1996, Maumenee 1964, Rohrbach 2001, Weiner et al. 1989, Zagorski et al. 1988):

- die pathogenetisch führende, totale oder partielle Überwucherung des Kammerwinkels durch Epithel (**Abb. 10-19**)
- einen Pupillarblock
- vordere Synechierungen
- Verlegung des Kammerwinkels durch Schleim, der von intraokulären, der Konjunktiva stammenden Becherzellen gebildet wird („mukogenes Glaukom"), durch Entzündungszellen oder zellulären Debris. Entzündung und Debris waren wahrscheinlich verantwortlich für die akute Drucksteigerung, die nach Spontanruptur einer traumatischen, epithelialen Iriszyste beobachtet und kasuistisch mitgeteilt wurde (Werblin et al. 1983).

■ Therapie

Da das intraokuläre Epithelwachstum sistieren kann, es also nicht zwangsläufig zur Progredienz kommen muss (Werblin et al. 1983), können „ruhige" Prozesse unter engmaschiger, genauer Kontrolle beobachtet werden, auch wenn andere Autoren (Rummelt und Naumann 1997) grundsätzlich zur zügigen Operation raten. Die chirurgische Exzision des intraokulären Epithels erfolgt unter Mitnahme aller betroffenen Gewebselemente (Blockexzision). Die Eröffnung einer Zyste ohne vollständige Entfernung derselben sollte unterbleiben, da hierdurch ein Übergang in die klinisch maligne, diffuse Wachstumsform hervorgerufen werden kann (Küchle und Green 1996). Bestrahlung, Kryotherapie und Argon- oder Diodenlaser-Photokoagulation haben sich nicht allgemein durchgesetzt und bleiben meist Einzelfällen vorbehalten (Rohrbach 2001). Kasuistisch wurde über eine vollständige Regression eines nach Trauma und perforierender Keratoplastik entstandenen, diffusen intraokulären Epithelwachstums nach zweimaliger Injektion von jeweils 500 μg 5-Fluorouracil in die Vorderkammer berichtet (Lai und Haller 2002). Die funktionelle Prognose nach Blockexzision ist auf längere Sicht nicht besonders günstig, es kommt aber nach vollständiger Entfernung des Epithels nicht zu Rezidiven (Rummelt und Naumann 1997).

Das Sekundärglaukom bei intraokulärem Epithelwachstum kann für begrenzte Zeit medikamentös behandelt werden, stellt im Allgemeinen aber eine Indikation zur operativen Entfernung des intraokulären Epithels dar. Postoperativ scheint es häufig, wenngleich nicht immer zur Besserung der Drucklage zu kommen. Bei inkurablen Situationen können zyklodestruktive Verfahren angewendet werden. Fistulierende Operationen haben beim intraokulären Epithelwachstum bisher keinen erkennbaren Stellenwert.

Varia

Der sehr seltene, bei einer Patientin (wahrscheinlich zufällig) mit einer Pseudoexfoliatio lentis assoziierte Varixknoten der Iris ist durch rezidivierende, spontane Hyphämata gekennzeichnet. Obwohl die bisher beschriebenen Patienten offenbar keine Erhöhung des Intraokulardrucks entwickelten, dürfte bei längerem Verlauf die Gefahr eines hämosiderotischen Sekundärglaukoms bestehen (Andersen und Öther 1975, Küchle und Naumann 1992, Rohrbach 1998e, Rohrbach et al. 1995).

Leiomyome der Iris sowie Adenome des Iris- oder Ziliarkörperepithels scheinen nur ausnahmsweise ein Sekundärglaukom hervorzurufen (CL Shields et al. 1987, JA Shields et al. 1996b).

Kapilläre Hämangiome der Retina treten sporadisch oder im Rahmen eines von-Hippel-Lindau-(VHL-)Syndroms auf. Die oft progredient verlaufenden Tumoren verursachen häufiger eine exsudative Netzhautablösung und rezidivierende Glaskörperblutungen, die über eine Einengung des Kammerwinkels oder durch „Geisterzellen" (degenerierte Erythrozyten) ein Sekundärglaukom auslösen können. Darüber hinaus kann es zum neovaskulären Glaukom kommen (Schmidt-Erfurth et al. 2002).

Extraokuläre Tumoren

Durch extraokuläre Tumoren induzierte Sekundärglaukome sind ungewöhnlich (vgl. **Tab. 10-1** und **10-2**). Limbale Bindehautmelanome und -karzinome können den Limbus perforieren, den Kammerwinkel infiltrieren und so unter Umständen einen „sekundären Winkelblock ab externo" verursachen. Die Mehrzahl der betroffenen Augen ist aufgrund der limbalen bzw. skleralen Perforation allerdings eher hypoton. Bei großflächigen Neoplasien der Bindehaut ist eine Kompression der Kammerwasservenen mit konsekutivem Sekundärglaukom denkbar. Kasuistisch wurde über ein ausgedehntes Karzinom der Nasenscheidewand berichtet, das episklerale Gefäße und sogar den Schlemm-Kanal durch retrograde intravasale Invasion okkludierte und ein bilaterales Glaukom verursachte (Johnson 1983).

Tumoren des Sehnervs wie Optikusgliome oder Optikusscheidenmeningeome kompromittieren mitunter die retinale Gefäßversorgung und führen dann unter Umständen zum neovaskulären Glaukom (Buchanan und Hoyt 1982, Rohrbach et al. 1993b, Wilhelm und Rohrbach 1998b, Wilhelm und Rohrbach 1998c). Ausgedehnte Tumoren der Orbita können den Augeninnendruck durch Bulbuskompression oder Beeinträchtigung des venösen Abflusses erhöhen.

Zusammenfassung und Zukunftsperspektiven

Tumoren des Augeninneren rufen häufig – bei manchen Tumorentitäten bei mehr als 50 % der betroffenen Augen – ein Sekundärglaukom hervor. Die potenziell zur Druckerhöhung führenden Pathomechanismen sind zahlreich, lassen sich aber auf folgende vier wesentliche Mechanismen reduzieren, die in Abhängigkeit von Tumorlokalisation, -größe und -dignität wirksam werden: die direkte Kammerwinkelinvasion durch den Tumor, die Rubeosis iridis, die

Überfrachtung des Trabekelmaschenwerks mit „losen" Zellen (Tumorzellen, Entzündungszellen, Erythrozyten) oder Zellbestandteilen (z. B. Pigmentgranula) und schließlich die Verlegung des Kammerwinkels durch Vorwölbung der Iris (z. B. durch Tumor oder begleitende Ablatio retinae).

Zur Therapie und Prognose der tumorinduzierten Glaukome liegen bisher kaum größere Untersuchungen vor. Dieses mag daran liegen, dass das Leben des Patienten und unmittelbarer Funktionserhalt im Vordergrund stehen und das Glaukom im Rahmen von malignen Neubildungen daher als eher zweitrangiges Problem angesehen wird. Hinzu kommt, dass nicht wenige Patienten nur eine begrenzte Lebenserwartung haben (z. B. bei intraokulären Metastasen oder okulozerebralem NHL), sodass sie zum großen Teil keine glaukomatöse Optikusatrophie mehr entwickeln. Bei alledem sollte aber nicht übersehen werden, dass gar nicht selten erst das tumorinduzierte, therapierefraktäre, schmerzhafte Sekundärglaukom zur Enukleation zwingt und damit die ohnehin schon schwer betroffenen Patienten weiter belastet. Patienten mit intraokulären Tumoren werden richtigerweise primär dem ophthalmologischen Onkologen vorgestellt, der insbesondere im angloamerikanischen Raum aber meist kein Glaukomspezialist ist. So wird es bei den tumorinduzierten Glaukomen zukünftig darauf ankommen, onkologische und glaukomatologische Kompetenz noch mehr als bisher zusammenzuführen.

Die Behandlung tumorinduzierter Glaukome beschränkt sich – größtenteils aus guten Gründen – fast ausnahmslos auf die medikamentöse Senkung der Kammerwassersekretion und die Zyklodestruktion. Ob bestimmte Medikamente bei diesen Glaukomen Vorteile gegenüber anderen haben, und ob Zyklophotokoagulation und Zyklokryokoagulation äquivalent sind oder nicht, ist weitgehend unklar. Fast genauso wenig ist über den Stellenwert fistulierender Operationen bekannt, die zumindest bei gutartigen Tumoren in Betracht kommen. Auch weiß man bisher kaum etwas darüber, wie sich die zunehmend bulbuserhaltenden Therapiestrategien langfristig auf die Drucklage auswirken. Ebenso wenig ist klar, ob sich die Sehnervenschädigung bei tumorbedingter Druckerhöhung genauso schnell, schneller oder vielleicht sogar langsamer vollzieht als beim primären Offenwinkelglaukom und anderen Sekundärglaukomen.

Viele Tumoren, wie z. B. Irismelanom und -metastasen, Medulloepitheliom, JXG, intraokuläres Epithelwachstum oder BDUMP, werden selbst in großen Augenkliniken selten oder extrem selten gesehen, sodass die in der Behandlung des Sekundärglaukoms bei diesen Tumoren gemachten Erfahrungen nur exemplarischen, nicht aber allgemein verbindlichen Charakter haben können. Insofern werden sich zahlreiche Fragestellungen, die mit der Therapie und Prognose tumorinduzierter Sekundärglaukome verknüpft sind, nur über (schwer durchführbare) multizentrische Studien beantworten lassen.

Es wird noch erheblicher Anstrengungen bedürfen, bis die tumorinduzierten Sekundärglaukome durch eine noch frühere Erkennung der Neubildungen, eine noch effektivere Therapie derselben und eine noch wirksamere, der jeweiligen Situation noch besser angepasste drucksenkende Behandlung vielleicht eines Tages nachhaltig an Bedeutung verloren haben werden.

Literatur

Abramson DH, Ellsworth RM, Kitchin FD, Tung G. Second non-ocular tumors in retinoblastoma survivors. Ophthalmology 1984; 91: 1351–5.

Albert DM, Lahav M, Troczynski E, Bahr R. Black hypopyon: report of two cases. Graefes Arch Clin Exp Ophthalmol 1975; 193: 81–94.

Andersen SR. Medulloepithelioma of the retina. Int Ophthalmol Clin 1962; 2: 483–506.

Andersen SR, Öther A. Varix of the iris. Arch Ophthalmol 1975; 93: 32–3.

Austermann-Schmidt P, Kuba GB, Kroll P. Verlaufsbeobachtung einer Proliferation des juxtapapillären retinalen Pigmentepithels. Ophthalmologe 2002; 99: 642–4.

Aylward GW, Chang TS, Pautler SE, Gass JDM. A long-term follow-up of choroidal osteoma. Arch Ophthalmol 1998; 116: 1337–41.

Barbazetto I, Schmidt-Erfurth U. Photodynamic therapy of choroidal hemangioma: two case reports. Graefes Arch Clin Exp Ophthalmol 2000; 238: 214–21.

Barge LR de, Chan C-C, Greenberg SC, McLean IW, Yannuzzi LA, Nussenblatt RB. Chorioretinal, iris, and ciliary body infiltration by juvenile xanthogranuloma masquerading as uveitis. Surv Ophthalmol 1994; 39: 65–71.

Barr CC, McLean IW, Zimmerman LE. Uveal melanoma in children and adolescents. Arch Ophthalmol 1981; 99: 2133–6.

Bergman L, Seregard S, Nilsson B, Ringborg U, Lundell G, Ragnarsson-Olding B. Incidence of uveal melanoma in Sweden from 1960 to 1998. Invest Ophthalmol Vis Sci 2002; 43: 2579–83.

Bettman JW jr. Pathology of complications of intraocular surgery. Am J Ophthalmol 1969; 68: 1037–50.

Blodi FC. Causes and frequency of enucleation after cataract extraction. Int Ophthalmol Clin 1965; 5: 257–69.

Bornfeld N, Lommatzsch PK, Havers W, Schüler A. Retinoblastom. In: Lommatzsch PK (Hrsg). Ophthalmologische Onkologie. Stuttgart: Enke 1999; 329–61.

Borruat F-X, Othenin-Girard P, Uffer S, Othenin-Girard B, Regli F, Hurlimann J. Natural history of diffuse uveal melanocytic proliferation. Ophthalmology 1992; 99: 1698–704.

Broughton WL, Zimmerman LE. A clinicopathologic study of 56 cases of intraocular medulloepitheliomas. Am J Ophthalmol 1978; 85: 407–18.

Brown D, Boniuk M, Font RL. Diffuse malignant melanoma of iris with metastases. Surv Ophthalmol 1990; 34: 357–64.

Buchanan TAS, Hoyt WF. Optic nerve glioma and neovascular glaucoma: report of a case. Br J Ophthalmol 1982; 66: 96–8.

Budenz DL, Sakamoto D, Elezer R, Varma R, Heuer DK. Two-staged Baerveldt glaucoma implant for childhood glaucoma associated with Sturge-Weber syndrome. Ophthalmology 2000; 107: 2105–10.

Bujara K. Necrotic malignant melanomas of the choroid and ciliary body. A clinicopathological and statistical study. Graefes Arch Clin Exp Ophthalmol 1982; 219: 40–3.

de Bustros S, Augsburger JJ, Shields JA, Shakin EP, Pryor CC 2nd. Intraocular metastases from cutaneous malignant melanoma. Arch Ophthalmol 1985; 103: 937–40.

Callanan DG, Lewis ML, Byrne SF, Gass JDM. Choroidal neovascularization associated with choroidal nevi. Arch Ophthalmol 1993; 111: 789–94.

Carillo R, Streeten BW. Malignant teratoid medulloepithelioma in an adult. Arch Ophthalmol 1979; 97: 695–9.

Char DH. Retinoblastoma diagnosis. In: Char DH (ed). Clinical Ocular Oncology. New York: Churchchill Livingstone 1988; 1–17.

Char DH, Crawford JB, Kroll S. Iris melanomas. Diagnostic problems. Ophthalmology 1996; 103: 251–5.

Cialdini AP, Sahel JA, Jalkh AE, Weiter JJ, Zakka K, Albert DM. Malignant transformation of an iris melanocytoma. Graefes Arch Clin Exp Ophthalmol 1989; 227: 348–54.

Cibis GW, Tripathi RC, Tripathi BJ. Glaucoma in Sturge-Weber syndrome. Ophthalmology 1984; 91: 1061–71.

Cook T, Grostern RJ, Barney NP, Mills MD, Judd R, Albert DM. Posttransplantation lymphoproliferative disorder initially seen as iris mass and uveitis. Arch Ophthalmol 2001; 119: 768–70.

Crawford JB, Char DH. Histopathology of uveal melanomas treated with charged particle radiation. Ophthalmology 1987; 94: 639–43.

de la Cruz PO jr., Specht CS, McLean IW. Lymphocytic infiltration in uveal malignant melanoma. Cancer 1990; 65: 112–5.

Daicker B. Metastatische Tumoren in der Uvea. Klin Monatsbl Augenheilkd 1981; 178: 329–36.

Davidorf FH, Craig E, Birnbaum L, Wakely P jr. Management of medulloepithelioma of the ciliary body with brachytherapy. Am J Ophthalmol 2002; 133: 841–3.

Demirci H, Shields CL, Shields JA, Eagle RC jr., Honavar S. Diffuse iris melanoma. Ophthalmology 2002; 109: 1553–60.

Diters RW, Dubielzig RR, Aguirre GD, Acland GM. Primary ocular melanoma in dogs. Vet Pathol 1983; 20: 379–95.

Durie FH, Campbell AM, Lee WR, Damato BE. Analysis of lymphocytic infiltration in uveal melanoma. Invest Ophthalmol Vis Sci 1990; 31: 2106–10.

Egan KM, Gragoudas ES, Seddon JM, Glynn RJ, Munzenreider JE, Goitein M, Verhey L, Urie M, Koehler A. The risk of enucleation after proton beam irradiation of uveal melanoma. Ophthalmology 1989; 96: 1377–83.

Eibl KH, Mueller AJ, Ulbig MW. Diagnose und Differenzialdiagnose des kombinierten Hamartoms der Retina und des retinalen Pigmentepithels. Klin Monatsbl Augenheilkd 2001; 218: 697–701.

Feder RS, Krachmer JH. The diagnosis of epithelial downgrowth after keratoplasty. Am J Ophthalmol 1985; 99: 697–703.

Ferry AP, Font RL. Carcinoma metastatic to the eye and orbit. I. A clinicopathologic study of 227 cases. Arch Ophthalmol 1974; 92: 276–86.

Ferry AP, Font RL. Carcinoma metastatic to the eye and orbit. II. A clinicopathological study of 26 patients with carcinoma metastatic to the anterior segment of the eye. Arch Ophthalmol 1975; 93: 472–82.

Finger PT. Radiation therapy for choroidal melanoma. Surv Ophthalmol 1997; 42: 215–32.

Finger PT, Harbour JW, Karcioglu ZA. Risk factors for metastasis in retinoblastoma. Surv Ophthalmol 2002; 47: 1–16.

Font RL, Reynolds AM jr., Zimmerman LE. Diffuse malignant melanoma of the iris in the nevus of Ota. Arch Ophthalmol 1967; 77: 513–8.

Foulds WS, Lee WR. The significance of glaucoma in the management of melanomas of the anterior segment. Trans Ophthalmol Soc U K 1983; 103: 59–63.

Fraser DJ jr., Font RL. Ocular inflammation and hemorrhage as initial manifestations of uveal malignant melanoma. Arch Ophthalmol 1979; 97: 1311–4.

Freeman LN, Schachat AP, Knox DL, Michels RG, Green WR. Clinical features, laboratory investigations, and survival in ocular reticulum cell sarcoma. Ophthalmology 1987; 94: 1631–9.

Fröhlich SJ, Mueller AJ, Kampik A. Relative Kontraindikation von Latanoprost bei Iristumor mit Sekundärglaukom. Ophthalmologe 2003; 100: 633–8.

Gass JDM, Gieser RG, Wilkinson CP, Beahm DE, Pautler SE. Bilateral diffuse uveal melanocytic proliferation in patients with occult carcinoma. Arch Ophthalmol 1990; 108: 527–33.

Gonder JR, Nichol J, Augsburger JJ, Shields JA. Ocular and oculodermal melanocytosis. Can J Ophthalmol 1985; 20: 176–8.

von Graefe A. Zusätze über intraoculare Tumoren. Graefes Arch Ophthalmol 1868; 14: 103–44.

Hadden OB. Bilateral juvenile xanthogranuloma of the iris. Br J Ophthalmol 1975; 59: 699–702.

Hamush NG, Coleman AL, Wilson MR. Ahmed glaucoma valve implant for management of glaucoma in Sturge-Weber syndrome. Am J Ophthalmol 1999; 128: 758–60.

Heilmann P. Das Retinoblastom. Eine Auswertung von 330 Fällen aus der ehemaligen DDR. Aktuelle Augenheilkd 1994; 19: 160–3.

Henke V, Naumann GOH. Zur „Biozytologie" diffuser maligner Melanome der vorderen Uvea. Klin Monatsbl Augenheilkd 1988; 192: 289–95.

Iwach AG, Hoskins HD jr., Hetherington J jr., Shaffer RN. Analysis of surgical and medical management of glaucoma in Sturge-Weber syndrome. Ophthalmology 1990; 97: 904–9.

Jakobiec FA, Silbert G. Are most iris „melanomas" really nevi? Arch Ophthalmol 1981; 99: 2117–32.

Jakobiec FA, Howard GM, Ellsworth RM, Rosen M. Electron microscopic diagnosis of medulloepithelioma. Am J Ophthalmol 1975; 79: 321–9.

Johnson BL. Bilateral glaucoma caused by nasal carcinoma obstructing Schlemm's canal. Am J Ophthalmol 1983; 96: 550–2.

Johnston SS, Ware CF. Iris involvement in leukaemia. Br J Ophthalmol 1973; 57: 320–4.

Jones IS, Cleasby GW. Hemangioma of the choroid: a clinicopathologic analysis. Am J Ophthalmol 1959; 48: 612–28.

Kim EW, Zakov ZN, Albert DM, Smith TR, Craft JL. Intraocular reticulum cell sarcoma: a case report and literature review. Graefes Arch Clin Exp Ophthalmol 1979; 209: 167–78.

Kivelä T, Tarkkanen A. Recurrent medulloepithelioma of the ciliary body. Ophthalmology 1988; 95: 1565–75.

Kozlowski IMD, Hirose T, Jalkh AE. Massive subretinal hemorrhage with acute angle-closure glaucoma in chronic myelocytic leukemia. Am J Ophthalmol 1987; 103: 837–8.

Krause L, Bechrakis NE, Kreusel K-M, Servetopoulou F, Heinrich S, Foerster MH. Indocyaningrün-Angiographie bei Aderhautmetastasen. Ophthalmologe 2002; 99: 617–9.

Küchle M, Green WR. Epithelial ingrowth: a study of 207 histopathologically proven cases. Ger J Ophthalmol 1996; 5: 211–23.

Küchle M, Naumann GOH. Varixknoten der Iris mit Spontan-Regression. Klin Monatsbl Augenheilkd 1992; 200: 233–6.

Küchle M, Nguyen NX, Naumann GOH. Aqueous flare in eyes with choroidal malignant melanoma. Am J Ophthalmol 1992; 113: 207–8.

Küper KDB, Stübiger N, Rohrbach JM. Primäre Pigmentepithelzysten der Iris. Klin Monatsbl Augenheilkd 1999; 214: 183–4.

Lai MM, Haller JA. Resolution of epithelial ingrowth in a patient treated with 5-Fluorouracil. Am J Ophthalmol 2002; 133: 562–4.

Lang GE, Spraul CW, Lang GK. Okuläre Veränderungen bei hämatologischen Grunderkrankungen. Klin Monatsbl Augenheilkd 1998; 212: 419–27.

Leonardy NJ, Rupani M, Dent G, Klintworth GK. Analysis of 135 autopsy eyes for ocular involvement in leukemia. Am J Ophthalmol 1990; 109: 436–44.

Lieb WE, Münnich S. Nävus (der Iris). In: Rohrbach JM, Lieb WE (Hrsg). Tumoren des Auges und seiner Adnexe. Stuttgart, New York: Schattauer 1998a; 101–3.

Lieb WE, Münnich S. Non-Hodgkin-Lymphom. In: Rohrbach JM, Lieb WE (Hrsg). Tumoren des Auges und seiner Adnexe. Stuttgart, New York: Schattauer 1998b; 151–3.

Lieb WE, Pfennigsdorf S. Malignes Melanom (der Iris). In: Rohrbach JM, Lieb WE (Hrsg). Tumoren des Auges und seiner Adnexe. Stuttgart, New York: Schattauer 1998; 103–7.

Liszauer AD, Brownstein S, Corriveau C, Deschênes J. A clinicopathological study of seven globes enucleated after primary radiation therapy for malignant melanoma of the choroid or ciliary body. Can J Ophthalmol 1990; 25: 340–4.

Liu JC, Ball SF. Nevus of Ota with glaucoma: report of three cases. Ann Ophthalmol 1991; 23: 286–9.

Lommatzsch AP. Metastatische Tumoren der Aderhaut und Netzhaut. In: Lommatzsch PK (Hrsg). Ophthalmologische Onkologie. Stuttgart: Enke 1999a; 374–80.

Lommatzsch PK. Operative Verfahren zur Behandlung des Aderhautmelanoms. In: Lommatzsch PK (Hrsg). Ophthalmologische Onkologie. Stuttgart: Enke 1999b; 295–308.

Lommatzsch PK (Hrsg). Ophthalmologische Onkologie. Stuttgart: Enke 1999c.

MacLean AL, Maumenee AE. Hemangioma of the choroid. Am J Ophthalmol 1960; 50: 3–11.

Madreperla SA, Hungerford JL, Plowman PN, Laganowski HC, Gregory PTS. Choroidal hemangiomas. Ophthalmology 1997; 104: 1773–9.

Makley TA jr., Teed RW. Unsuspected intraocular malignant melanomas. Arch Ophthalmol 1958; 60: 475–8.

Margo C, Hidayat A, Kopelman J, Zimmerman LE. Retinocytoma. A benign variant of retinoblastoma. Arch Ophthalmol 1983; 101: 1519–31.

Maumenee AE. Treatment of epithelial downgrowth and intraocular fistula following cataract extraction. Trans Am Ophthalmol Soc 1964; 62: 153–66.

McMenamin PG, Lee WR. Ultrastructural pathology of melanomalytic glaucoma. Br J Ophthalmol 1986; 70: 895–906.

Morgan G. Diffuse infiltrating retinoblastoma. Br J Ophthalmol 1971; 55: 600–6.

Morgan WE 3rd, Malmgren RA, Albert DM. Metastatic carcinoma of the ciliary body simulating uveitis. Arch Ophthalmol 1970; 83: 54–8.

Nakazawa M, Tamai M. Iris melanocytoma with secondary glaucoma. Am J Ophthalmol 1984; 97: 797–9.

Nik NA, Hidayat A, Zimmerman LE, Fine BS. Diffuse iris nevus manifested by unilateral open angle glaucoma. Arch Ophthalmol 1981; 99: 125–7.

Puig JJ, Arrondo E, García-Arumí J, Gil JJ, Huguet P, Calatayud M. Multiple anterior chamber cystic lesions as the first sign of advanced retinoblastoma. Arch Ophthalmol 2002; 120: 1385–8.

Read RW, Zamir E, Rao NA. Neoplastic masquerade syndromes. Surv Ophthalmol 2002; 47: 81–124.

Reese AB. Spontaneous cysts of the ciliary body simulating neoplasms. Am J Ophthalmol 1950; 33: 1738–46.

Reese AB, Mund ML, Iwamoto T. Tapioca melanoma of the iris. Am J Ophthalmol 1972; 74: 840–50.

Ritland JS, Eide N, Tausjö J. Bilateral diffuse uveal melanocytic proliferation and uterine cancer. A case report. Acta Ophthalmol Scand 2000; 78: 366–8.

Rohrbach JM. Okulodermale Melanozytose. In: Rohrbach JM, Lieb WE (Hrsg). Tumoren des Auges und seiner Adnexe. Stuttgart, New York: Schattauer 1998a; 41–3.

Rohrbach JM. Metastasen (der Iris). In: Rohrbach JM, Lieb WE (Hrsg). Tumoren des Auges und seiner Adnexe. Stuttgart, New York: Schattauer 1998b; 107–8.

Rohrbach JM. Pigmentepithelzyste (der Iris). In: Rohrbach JM, Lieb WE (Hrsg). Tumoren des Auges und seiner Adnexe. Stuttgart, New York: Schattauer 1998c; 108–9.

Rohrbach JM. Epitheliale Iriszyste/zystische Epithelimplantation. In: Rohrbach JM, Lieb WE (Hrsg). Tumoren des Auges und seiner Adnexe. Stuttgart, New York: Schattauer 1998d; 109–12.

Rohrbach JM. Varixknoten (der Iris). In: Rohrbach JM, Lieb WE (Hrsg). Tumoren des Auges und seiner Adnexe. Stuttgart, New York: Schattauer 1998e; 112.

Rohrbach JM. Juveniles Xanthogranulom (JXG). In: Rohrbach JM, Lieb WE (Hrsg). Tumoren des Auges und seiner Adnexe. Stuttgart, New York: Schattauer 1998f; 113–4.

Rohrbach JM. Bilaterale uveale Hyperplasie. In: Rohrbach JM, Lieb WE (Hrsg). Tumoren des Auges und seiner Adnexe. Stuttgart, New York: Schattauer 1998g; 136–40.

Rohrbach JM. Kongenitale Hypertrophie des retinalen Pigmentepithels (CHRPE). In: Rohrbach JM, Lieb WE (Hrsg). Tumoren des Auges und seiner Adnexe. Stuttgart, New York: Schattauer 1998h; 158–61.

Rohrbach JM. Melanozytom (der Papille). In: Rohrbach JM, Lieb WE (Hrsg). Tumoren des Auges und seiner Adnexe. Stuttgart, New York: Schattauer 1998i; 163–4.

Rohrbach JM. Intraokulares Epithelwachstum. In: Rohrbach JM, Steuhl K-P, Knorr M, Kirchhof B (Hrsg). Ophthalmologische Traumatologie. Stuttgart, New York: Schattauer 2001; 336–43.

Rohrbach JM, Lieb WE (Hrsg). Tumoren des Auges und seiner Adnexe. Stuttgart, New York: Schattauer 1998.

Rohrbach JM, Sobottka B. Medulloepitheliom. In: Rohrbach JM, Lieb WE (Hrsg). Tumoren des Auges und seiner Adnexe. Stuttgart, New York: Schattauer 1998a; 115–7.

Rohrbach JM, Sobottka B. Malignes Melanom. In: Rohrbach JM, Lieb WE (Hrsg). Tumoren des Auges und seiner Adnexe. Stuttgart, New York: Schattauer 1998b; 121–9.

Rohrbach JM, Sobottka B. Retinoblastom. In: Rohrbach JM, Lieb WE (Hrsg). Tumoren des Auges und seiner Adnexe. Stuttgart, New York: Schattauer 1998c; 143–51.

Rohrbach JM, Zierhut M. Intraokuläres (okulozerebrales) Non-Hodgkin-Lymphom. Ophthalmologe 2001; 98: 495–507.

Rohrbach JM, Steuhl K-P, Thiel H-J. Das Aderhautmelanom-induzierte Sekundärglaukom unter besonderer Berücksichtigung histologischer Befunde. Fortschr Ophthalmol 1988; 85: 723–5.

Rohrbach JM, Roggendorf W, Thanos S, Steuhl K-P, Thiel H-J. Simultaneous bilateral diffuse melanocytic uveal hyperplasia. Am J Ophthalmol 1990a; 110: 49–56.

Rohrbach JM, Steuhl KP, Kreissig I, Thiel H-J. Epidemiologie, Invasion und Wachstum nicht-iridaler Aderhautmelanome und assoziierte intraokulare Veränderungen: Histologische Untersuchung von 223 Augen. Klin Monatsbl Augenheilkd 1990b; 197: 455–65.

Rohrbach JM, Steuhl KP, Thiel H-J. Zysten und Fuchssche Adenome der Pars plicata corporis ciliaris – Degenerationsprodukte als Ausdruck verschiedener Ziliarkörperleistungen? Klin Monatsbl Augenheilkd 1991; 198: 195–200.

Rohrbach JM, Steuhl K-P, Erb C. Stromale Iriszyste. Klin Monatsbl Augenheilkd 1993a; 203: 146–7.

Rohrbach JM, Wilhelm H, Eichhorn M, Ioannakis K, Zimmermann-Burg B, Wakat J-P. Optikusscheidenmeningeom mit ausgeprägtem intraokularem Wachstum. Klin Monatsbl Augenheilkd 1993b; 203: 423–9.

Rohrbach JM, Stübiger N, Küper K, Dopfer R. Diffuses Xanthogranulom als Ursache einer infantilen Heterochromie. Klin Monatsbl Augenheilkd 1994; 205: 47–9.

Rohrbach JM, Eckstein A, Schuster I. Varixknoten der Iris. Klin Monatsbl Augenheilkd 1995; 207: 206–7.

Rohrbach JM, Kröber SM, Teufel T, Kortmann R-D, Zierhut M. EBV-induced polymorphic lymphoproliferative disorder of the iris after heart transplantation. Graefes Arch Clin Exp Ophthalmol 2004; 242: 44–50.

Rones B, Zimmerman LE. The prognosis of primary tumors of the iris treated by iridectomy. Arch Ophthalmol 1958; 60: 193–205.

Roters S, Krieglstein GK. Atlas der Ultraschall-Biomikroskopie. Berlin, Heidelberg, New York: Springer 2001.

Rummelt V, Naumann GOH. Blockexzision mit tektonischer Korneoskleralplastik wegen zystischer und/oder diffuser Epithelinvasion des vorderen Augenabschnitts. Bericht über 51 konsekutive Patienten (1980–1996). Klin Monatsbl Augenheilkd 1997; 211: 312–23.

Rummelt V, Naumann GOH, Folberg R, Weingeist TA. Surgical management of melanocytoma of the ciliary body with extrascleral extension. Am J Ophthalmol 1994; 117: 169–76.

Sassani JW, Weinstein JM, Graham WP. Massively invasive diffuse choroidal melanoma. Arch Ophthalmol 1985; 103: 945–8.

Schmidt-Erfurth UM, Kusserow C, Barbazetto IA, Laqua H. Benefits and complications of photodynamic therapy of papillary capillary hemangiomas. Ophthalmology 2002; 109: 1256–66.

Shields CL, Shields JA, Shields MB, Augsburger JJ. Prevalence and mechanisms of secondary intraocular pressure elevation in eyes with intraocular tumors. Ophthalmology 1987; 94: 839–46.

Shields CL, Shields JA, Karlsson U, Markoe AM, Brady LW. Reasons for enucleation after plaque radiotherapy for posterior uveal melanoma. Ophthalmology 1989; 96: 919–24.

Shields CL, Shields JA, Shah P. Retinoblastoma in older children. Ophthalmology 1991; 98: 395–9.

Shields CL, Materin MA, Shields JA, Gershenbaum E, Singh AD, Smith A. Factors associated with elevated intraocular pressure in eyes with iris melanoma. Br J Ophthalmol 2001a; 85: 666–9.

Shields CL, Shields JA, Materin M, Gershenbaum E, Singh AD, Smith A. Iris melanoma. Risk factors for metastasis in 169 consecutive patients. Ophthalmology 2001b; 108: 172–8.

Shields CL, Shields JA, Cater J, Othmane I, Singh AD, Micaily B. Plaque radiotherapy for retinoblastoma. Long-term tumor control and treatment complications in 208 tumors. Ophthalmology 2001c; 108: 2116–21.

Shields JA, Annesley WH jr., Spaeth GL. Necrotic melanocytoma of iris with secondary glaucoma. Am J Ophthalmol 1977; 84: 826–9.

Shields JA, Kline MW, Augsburger JJ. Primary iris cysts: a review of the literature and report of 62 cases. Br J Ophthalmol 1984; 68: 152–66.

Shields JA, Shields CL, Kiratli H, DePotter P. Metastatic tumors to the iris in 40 patients. Am J Ophthalmol 1995; 119: 422–30.

Shields JA, Eagle RC jr., Shields CL, de Potter P. Congenital neoplasms of the nonpigmented ciliary epithelium (medulloepithelioma). Ophthalmology 1996a; 103: 1998–2006.

Shields JA, Eagle RC jr., Shields CL, de Potter P. Acquired neoplasms of the nonpigmented ciliary epithelium (adenoma and adenocarcinoma). Ophthalmology 1996b; 103: 2007–16.

Shields JA, Shields CL, Materin M. Diffuse infiltrating retinoblastoma presenting as a spontaneous hyphema. J Pediatr Ophthalmol Strabismus 2000; 37: 311–2.

Shields MB, Klintworth GK. Anterior uveal melanomas and intraocular pressure. Ophthalmology 1980; 87: 503–17.

Shields MB, Krieglstein GK. Glaukom bei intraokularen Tumoren. In: Shields MB, Krieglstein GK (Hrsg). Glaukom. Berlin; Heidelberg, New York: Springer 1993; 322–40.

Shields MB, Proia AD. Neovascular glaucoma associated with an iris melanoma. Arch Ophthalmol 1987; 195: 672–4.

Sitchevska O, Payne BF. Pearl cysts of the iris. Am J Ophthalmol 1951; 34: 833–40.

Sobottka B, Rohrbach JM. Hämangiom (der Aderhaut). In: Rohrbach JM, Lieb WE (Hrsg). Tumoren des Auges und seiner Adnexe. Stuttgart, New York: Schattauer 1998a; 129–32.

Sobottka B, Rohrbach JM. Metastasen (der Aderhaut). In: Rohrbach JM, Lieb WE (Hrsg). Tumoren des Auges und seiner Adnexe. Stuttgart, New York: Schattauer 1998b; 134–6.

Stafford WR, Yanoff M, Parnell BL. Retinoblastomas initially misdiagnosed as primary ocular inflammations. Arch Ophthalmol 1969; 82: 771–3.

Stein H, Hiddemann W. Die neue WHO-Klassifikation der malignen Lymphome. Dtsch Ärztebl 1999; 96: B 2550–7.

Stephens RF, Shields JA. Diagnosis and management of cancer metastatic to the uvea: a study of 70 cases. Ophthalmology 1979; 86: 1336–49.

Sumich P, Mitchell P, Wang JJ. Choroidal nevi in a white population. Arch Ophthalmol 1998; 116: 645–50.

Teekhasaenee C, Ritch R, Rutnin U, Leelawongs N. Glaucoma in oculodermal melanocytosis. Ophthalmology 1990a; 97: 562–70.

Teekhasaenee C, Ritch R, Rutnin U, Leelawongs N. Ocular findings in oculodermal melanocytosis. Arch Ophthalmol 1990b; 108: 1114–20.

Teichmann KD, Karcioglu ZA. Melanocytoma of the iris with rapidly developing secondary glaucoma. Surv Ophthalmol 1995; 40: 136–44.

Territo C, Shields CL, Shields JA, Augsburger JJ, Schroeder RP. Natural course of melanocytic tumors of the iris. Ophthalmology 1988; 95: 1251–5.

Terry TL, Chisholm JF jr., Schonberg AL. Studies on surface-epithelium invasion of the anterior segment of the eye. Am J Ophthalmol 1939; 22: 1083–110.

Tsukahara S, Wakui K, Ohzeki S. Simultaneous bilateral primary diffuse malignant uveal melanoma: case report with pathological examination. Br J Ophthalmol 1986; 70: 33–8.

Vela A, Rieser JC, Campbell DG. The heredity and treatment of angle-closure glaucoma secondary to iris and ciliary body cysts. Ophthalmology 1983; 91: 332–7.

Velez G, de Smet MD, Whitcup SM, Robinson M, Nussenblatt RB, Chan C-C. Iris involvement in primary intraocular lymphoma: report of two cases and review of the literature. Surv Ophthalmol 2000; 44: 518–26.

Viestenz A, Bergua A, Mardin CY, Küchle M. Bilaterales akutes Winkelblockglaukom bei multiplen Epithelzysten der Pars plicata corporis ciliaris – Korrelation mit dem Ultraschall-Biomikroskop. Klin Monatsbl Augenheilkd 2000; 217: 127–9.

Völcker HE, Naumann GOH. Klinisch unerwartete maligne Melanome der hinteren Uvea. Klin Monatsbl Augenheilkd 1976; 168: 311–7.

Vogt A. Gliom unter dem Bilde der Iridozyklitis mit verschieblichen Kugelpräzipitaten. Klin Monatsbl Augenheilkd 1940; 104: 309–11.

Weiner MJ, Trentacoste J, Pon DM, Albert DM. Epithelial downgrowth: a 30-year clinicopathological review. Br J Ophthalmol 1989; 73: 6–11.

Werblin TP, Green WR, Topping T. Acute glaucoma with spontaneous rupture of an epithelial cyst of the iris. J Ocul Ther Surg 1983; 2: 299–304.

Wertz FD, Zimmerman LE, McKeown CA, Croxatto JO, Whitmore PV, LaPiana FG. Juvenile xanthogranuloma of the optic nerve, disc, retina, and choroid. Ophthalmology 1982; 89: 1331–5.

Wilhelm H, Rohrbach JM. Astrozytom (der Retina). In: Rohrbach JM, Lieb WE (Hrsg). Tumoren des Auges und seiner Adnexe. Stuttgart, New York: Schattauer 1998a; 153–5.

Wilhelm H, Rohrbach JM. Optikusgliom. In: Rohrbach JM, Lieb WE (Hrsg). Tumoren des Auges und seiner Adnexe. Stuttgart, New York: Schattauer 1998b; 183–5.

Wilhelm H, Rohrbach JM. Optikusscheidenmeningeom. In: Rohrbach JM, Lieb WE (Hrsg). Tumoren des Auges und seiner Adnexe. Stuttgart, New York: Schattauer 1998c; 185–7.

Witschel H, Font RL. Hemangioma of the choroid. A clinicopathologic study of 71 cases and a review of the literature. Surv Ophthalmol 1976; 20: 415–31.

Wohlrab T-M, Pleyer U, Rohrbach JM, Erb C, Partsch M. Sudden increase in intraocular pressure as an initial manifestation of myelodysplastic syndrome. Am J Ophthalmol 1995; 119: 370–2.

Yanoff M. Glaucoma mechanisms in ocular malignant melanomas. Am J Ophthalmol 1970; 70: 898–904.

Yanoff M. Mechanisms of glaucoma in eyes with uveal malignant melanomas. Int Ophthalmol Clin 1972; 12: 51–62.

Yoshizumi MO, Thomas JV, Smith TR. Glaucoma-inducing mechanisms in eyes with retinoblastoma. Arch Ophthalmol 1978; 96: 105–10.

Zagorski Z, Shresta HG, Lang GK, Naumann GOH. Sekundärglaukome durch intraokulare Epithelinvasion. Eine klinisch-pathologische Studie von 30 Patienten. Klin Monatsbl Augenheilkd 1988; 193: 16–20.

Zimmerman LE. Ocular lesions of juvenile xanthogranuloma. Trans Am Acad Ophthalmol Otolaryngol 1965; 69: 412–42.

11 Glaukom bei vitreoretinalen Erkrankungen

Peter Szurman

Einleitung und Definition

Glaukome finden sich bei Patienten mit vitreoretinalen Erkrankungen deutlich häufiger im Vergleich zu einer alterskorrelierten Normalpopulation. Da sie jedoch selten im Vordergrund der Beschwerden stehen, werden sie gelegentlich übersehen oder der zu Grunde liegenden Netzhauterkrankung untergeordnet. In diesen kranken und ohnehin für pathologische Einflüsse empfänglichen Augen können Druckspitzen aber einen wesentlichen Teil des Visusverlusts verantworten, sodass diese nicht in der diagnostischen und therapeutischen Aufmerksamkeit vernachlässigt werden dürfen.

Sekundärglaukome bei vitreoretinalen Erkrankungen bilden eine sehr heterogene Gruppe, die nur aufgrund der gemeinsamen topografischen Assoziation zusammengefasst sind, denen aber unterschiedliche Pathomechanismen zu Grunde liegen. Nur das detaillierte Verständnis der kausalen Zusammenhänge zwischen Grunderkrankung und dem assoziierten Glaukom öffnet den Weg zur gezielten Therapie. Hierzu sind in **Tabelle 11-1** jene vitreoretinalen Erkrankungen synoptisch zusammengestellt, die mit Glaukomen in klinisch relevanter Assoziation stehen. Um eine sinnvolle Struktur vorzugeben und redundante Beschreibungen zu vermeiden, werden im Folgenden nur die Krankheitsbilder ausführlich besprochen, die nicht in anderen Kapiteln beschrieben sind.

So unterliegen retinale Gefäßerkrankungen zwar multifaktoriellen Mechanismen in der Glaukomentstehung, werden aber bei den neovaskulären Glaukomen besprochen (s. Kap. 12, S. 237), da hier der pathologische Schwerpunkt liegt. Aus denselben Gründen sind entzündungsbedingte (s. Kap. 5.2, S. 135) und tumorinduzierte Glaukome (s. Kap. 10, S. 191) ausgenommen. Auch Glaukome infolge von vitreoretinalen Eingriffen (s. Kap. 3.3, S. 47) bilden als iatrogene Komplikation eine eigenständige Entität und werden separat vorgestellt.

Schwartz-Matsuo-Syndrom

■ Epidemiologie

Aus großen Studien ist seit langem bekannt, dass die Inzidenz eines primären Offenwinkelglaukoms bei Patienten mit rhegmatogener Amotio um den Faktor 4 bis 6 höher ist als in der Normalbevölkerung. Dies schließt auch vorbestehende, aber bis dahin nicht diagnostizierte, primäre Offenwinkelglaukome am Partnerauge ein. In 2,2 % aller Augen mit rhegmatogener Netzhautablösung entwickelt sich das Glaukom jedoch erst nach der Netzhautablösung und unilateral, wobei die Ursache häufig unklar bleibt (Phelps und Burton 1977). Schwartz (1973) fand in einer Serie über elf Patienten mit länger bestehender, rhegmatogener Netzhautablösung eine einseitige Druckerhöhung (Werte zwischen 29 und 55 mm Hg) und interpretierte dies erstmals als eigenständiges Krankheitsbild, ohne den zu Grunde liegenden Pathomechanismus einordnen zu können.

Tab. 11-1 Vitreoretinale Erkrankungen mit assoziiertem Sekundärglaukom

- rhegmatogene Netzhautablösung (Schwartz-Matsuo-Syndrom)
- retinale Gefäßverschlüsse (s. Kap. 12, S. 237)
- Diabetes mellitus (s. Kap. 12, S. 237)
- vitreoretinale Syndrome (Stickler-Syndrom)
- Retinopathia pigmentosa
- intraokuläre Entzündungen (s. Kap. 5.2, S. 135)
- Tumoren (s. Kap. 10, S. 191)
- persistierender hyperplastischer primärer Glaskörper (PHPV)
- Frühgeborenen-Retinopathie

■ Ätiopathogenese

Infolge einer rhegmatogenen Netzhautablösung ist der Augeninnendruck häufig eher erniedrigt als erhöht. Dies wird zurückgeführt auf den verstärkten uveoskleralen Abfluss über das Netzhautloch, wobei das Ausmaß der Drucksenkung direkt proportional zur Ausdehnung der Ablösung ist (Dobbie 1980).

Das Schwartz-Matsuo-Syndrom beschreibt dagegen eine unilaterale Druckerhöhung, die ursächlich mit einer rhegmatogenen Netzhautablösung assoziiert ist. Neuere Arbeiten vermuten eine Kompromittierung der trabekulären Fazilität durch Überfrachtung mit Photorezeptoren-Außensegmenten (Matsuo et al. 1986). Dabei werden degenerierte Außensegmente über den Netzhautdefekt aus dem Subretinalraum ausgeschwemmt und können elektronenmikroskopisch nachgewiesen werden (Majo et al. 1998). Die Freisetzung von Pigmentgranula erfolgt analog und trägt mit zur Obstruktion des Trabekelmaschenwerks bei. Oft deuten Entzündungszellen und ein Tyndall-Effekt in der Vorderkammer auf eine meist milde Iridozyklitis hin, die durch die Netzhautablösung induziert wurde (Matsuo 1994).

Warum jedoch nur vergleichsweise wenige Patienten mit Netzhautablösung solche teilweise dramatischen Druckspitzen entwickeln, bleibt unklar. Hier wird am ehesten eine multifaktorielle Genese vermutet mit allgemein herabgesetzter Fazilität des Trabekelmaschenwerks, die erst bei Auftreten einer Überfrachtungssituation dekompensiert. Tatsächlich ist in vielen Augen ein trabekulärer Vorschaden nachweisbar. So fand sich in einer Studie von Schwartz (1973) bei fünf von elf Patienten anamnestisch ein Trauma. In einer anderen Studie war sogar in sechs von 18 Augen ein Kammerwinkelrezessus nachweisbar, wobei sich in allen Fällen das Glaukom erst infolge der Netzhautablösung entwickelte. Als weiteren Risikofaktor fand sich in einer kleineren Studie eine ungewöhnlich hohe Zahl an Steroid-Respondern (Armaly 1967), sodass eine veränderte trabekuläre Mikroarchitektur tatsächlich eine gewisse Anfälligkeit für pathologische Zustände begründen könnte.

■ Diagnose und Differenzialdiagnose

Auch wenn das Schwartz-Matsuo-Syndrom eine seltene Komplikation ist, so sollte nicht vergessen werden, dass bei allen nicht medikamentös beherrschbaren, einseitigen Glaukomen funduskopisch eine Netzhautablösung auszuschließen ist, insbesondere wenn dem Druckanstieg eine hypotone Phase vorausging.

> Besteht die Netzhautablösung länger, so ist eine milde Iridozyklitis mit wenigen Zellen und Pigmentdispersion in der Vorderkammer spaltlampenmikroskopisch oft richtungsweisend. Deshalb kann ein Schwartz-Matsuo-Syndrom initial als uveitisches Sekundärglaukom fehlinterpretiert werden!

Gonioskopisch ist der Kammerwinkel bei diesen Patienten oft deutlich pigmentiert, ansonsten aber offen und makroskopisch normal konfiguriert. Allerdings muss auch gezielt nach Traumafolgen wie einem Kammerwinkelrezessus gesucht werden. Bei lange bestehender Pathologie können sich zusätzlich anteriore Synechien ausbilden. Der Fundus muss nach medikamentöser Mydriasis gewissenhaft untersucht werden. Findet sich keine rhegmatogene Netzhautablösung, muss auch ein Aderhautmelanom im Sinne eines Maskerade-Syndroms ausgeschlossen werden (s. Kap. 10, S. 195).

Eine Vorderkammerpunktion zur Diagnosesicherung ist prinzipiell möglich, aber aufwändig und nur sinnvoll bei nachweisbaren Vorderkammerzellen. Das gewonnene Punktat kann in 1 : 1-Verdünnung mit einem Standardfixans für die Transmissionselektronenmikroskopie prozessiert werden (Majo et al. 1998).

■ Therapie

Nach chirurgischer Wiederanlage der Netzhaut kommt es in den meisten Fällen zu einer raschen Normalisierung des Intraokulardrucks innerhalb von Tagen bis wenigen Wochen. In diesen Augen ist eine Vitrektomie im Vergleich zu eindellenden Operationen sinnvoll, da neben der Abdichtung der Dispersionsquelle auch der Glaskörper und damit das Reservoir für Außensegmente und Pigment entfernt wird, sodass die Überfrachtungssituation schneller entlastet wird. Zwischenzeitlich empfehlen einige Autoren neben antiglaukomatöser Lokaltherapie auch systemische Kammerwassersuppressoren, die gut wirksam sind. Grundsätzlich gilt jedoch, dass bei Überfrachtungsglaukomen durch eine verminderte Kammerwasserproduktion das Ausschwemmen von korpuskulären Anteilen allgemein verzögert wird.

> Miotika sollten in diesen Augen wegen des erhöhten Risikos für weitere Netzhautablösungen vermieden werden!

Bedacht werden muss im Rahmen der postoperativen Nachsorge auch die erhöhte Rate an Steroid-Respondern.

Vitreoretinale Syndrome (z. B. Stickler-Syndrom)

■ Epidemiologie

Trotz der recht heterogenen Ausprägung von okulären und systemischen Malformationen, die unter dem Begriff Stickler-Syndrom eingeordnet werden, findet sich eine konstant hohe Rate an Offenwinkelglaukomen. Eine Studie mit 39 Patienten mit Stickler-Syndrom wies bei 10% eine okuläre Hypertension nach (Spallone 1987). Parma et al. (2002) fanden in einer Längsschnittstudie über acht Generationen in einer Familie mit vorwiegend okulärer Manifestation bei Stickler-Syndrom sogar eine Glaukom-Rate von 18%. Auch bei rein okulären Formen wurde die Glaukominzidenz mit 18% in der gesamten Familie und sogar 36% bei nachweisbarer vitreoretinaler Degeneration beschrieben (Graemiger et al. 1995).

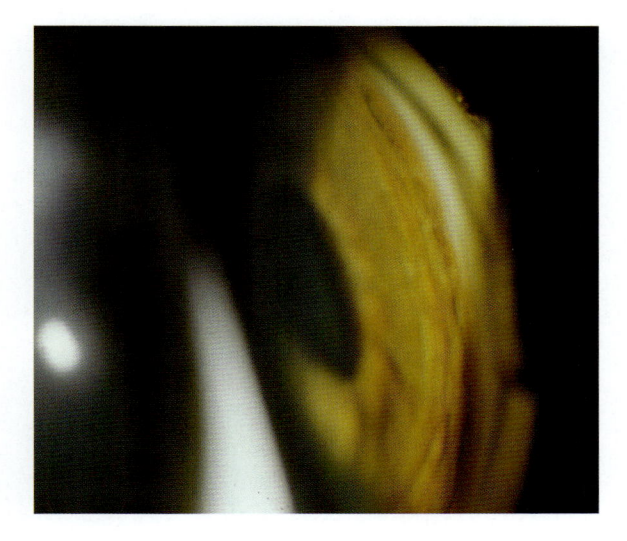

Abb. 11-1 Dysgenetischer Kammerwinkel bei Stickler-Syndrom. Breite Irisausläufer mit anteriorem Ansatz. (Universitäts-Augenklinik Tübingen)

■ Ätiopathogenese

Das Stickler-Syndrom ist eine autosomal dominante, progressive Arthroophthalmopathie mit zahlreichen okulären und systemischen Manifestationen von großer Variabilität. Okuläre Devianten umfassen vorwiegend eine vitreoretinale Degeneration mit einem hohen Risiko für eine Netzhautablösung (81%) und progressive Myopie (81%), darüber hinaus präsenile Katarakt und in vielen Fällen auch ein Offenwinkelglaukom (Blair et al. 1979).

Der Pathomechanismus der Glaukomentwicklung im Rahmen des Stickler-Syndroms ist noch weitgehend unklar. Da es sich um eine generalisierte Bindegewebserkrankung handelt, wird die Störung der Fazilität auf mikrozellulärer Ebene im Trabekelmaschenwerk vermutet. So ist der Kammerwinkel offen und häufig ohne makroskopisch sichtbare Malformation. Viele Glaukome werden erst später im Erwachsenenalter diagnostiziert. Es finden sich aber auch juvenile und kongenitale Varianten, wobei dann eine Goniodysgenesie (**Abb. 11-1**) nachweisbar sein kann (Schlote et al. 1997). In einigen Fällen beinhaltet das Glaukom auch eine neovaskuläre Komponente mit prätrabekulärer Überwachsung des Kammerwinkels (Young et al. 1979). Allerdings ist dies meist sekundäre Folge von mehrfachen Operationen, die in diesen Augen aufgrund von präretinalen Traktionen und Netzhautablösungen häufig notwendig werden (Graemiger et al. 1995).

■ Diagnose und Differenzialdiagnose

Obwohl das Stickler-Syndrom eine der häufigsten systemischen Bindegewebserkrankungen ist, ist seine Relevanz in der Ophthalmologie nur wenig bekannt. Systemische Abnormalitäten umfassen orofaziale Veränderungen wie mandibuläre Hypoplasie und Gaumenspalten, außerdem neurosensorische Schwerhörigkeit und marfanoide Skelettmalformationen mit degenerativen Arthropathien (Nielsen 1981). Insgesamt besteht eine hohe Variabilität der pathologischen Manifestation. Während Kinder mit offensichtlichen Skelettdeformationen meist frühzeitig identifiziert werden, ist die Diagnosestellung bei milderen Verläufen häufig verzögert.

Degenerative Arthropathien sind dabei richtungsweisend, entwickeln sich jedoch erst mit fortschreitendem Alter, sodass okuläre Manifestationen des Stickler-Syndroms nicht immer von einer Wagner-Krankheit abzugrenzen sind. Da die meisten Patienten mit zunächst rein vitreoretinalen Degenerationen im Langzeitverlauf doch Arthropathien entwickeln, ordnen viele Autoren diese Erkrankung mit in den Stickler-Syndromkomplex ein. Neuere molekulargenetische Untersuchungen helfen allerdings bei der Abgrenzung gegenüber der Wagner-Krankheit anhand einer Mutation des Prokollagen-II-Gens (Brown et al. 1992).

Bei Vorliegen einer hohen Myopie in der Kindheit muss ein kongenitales oder juveniles Glaukom im Rahmen eines Stickler-Syndroms bedacht und ausgeschlossen werden (Ziakas et al. 1998). Meist liegt eine milde bis mittlere Erhöhung des Augeninnendrucks vor. Einige Patienten zeigen einen glaukomatösen Sehnervenschaden, wobei die Beurteilung erschwert wird durch die früh einsetzende Kataraktbildung, die hohe Myopie und einen schrägen Sehnerveneintritt. Die Netzhautdegeneration kann glaukomatöse Gesichtsfeldausfälle imitieren oder maskieren, sodass in solchen Fällen nur die applanatorische Druckmessung als einzig valides Kriterium zur Verlaufskontrolle verbleibt.

Auffällig sind insbesondere die vitreoretinalen Degenerationen mit optisch freier Glaskörperstrecke, eventuell durchzogen von einzelnen avaskulären Strängen, präretinale Membranen vornehmlich am Äquator, einzelne Gefäßeinscheidungen, radiäre perivaskuläre gittrige Degenerationen und Pigmentverklumpungen. Mit fortschreitendem Lebensalter zeigt sich eine präsenile axiale Katarakt.

■ Therapie

Die medikamentöse Behandlung des Glaukoms bei Stickler-Syndrom ist meist ausreichend, denn die recht hohen Augendrücke sprechen gut auf die antiglaukomatöse Therapie an.

> Miotika sollten im Hinblick auf die Visusreduktion bei Vorliegen von axialen Linsentrübungen und die Potenz zur Induktion einer Netzhautablösung in diesen hochgefährdeten Augen vermieden werden!

Retinopathia pigmentosa

■ Epidemiologie

Ein Zusammenhang zwischen Retinopathia pigmentosa und Glaukom wurde von vielen Autoren nachgewiesen und reicht zurück auf die Erstbeschreibung von Galezowski aus dem Jahre 1862. Die Prävalenz eines Offenwinkelglaukoms bei Patienten mit Retinopathia pigmentosa wird mit 2 bis 12% angegeben (Kogbe und Follmann 1975). Zusätzlich entwickeln etwa 1% aller Patienten über 40 Jahre einen Winkelblock (Badeeb et al. 1993). Ein gänzlich anderes Verhältnis berichtet eine große Studie über 1400 asiatische Patienten. Hier dominierte die Winkelblocksituation, die bei 30 der 32 Patienten mit Glaukom nachweisbar war (Peng et al. 1990). Eine weitere Aufschlüsselung der Glaukominzidenz bezogen auf den Erbgang der Erkrankung reicht über Einzelfallbeschreibungen nicht hinaus.

■ Ätiopathogenese

Klinisch ist gelegentlich eine vermehrte Pigmentansammlung im Kammerwinkel sichtbar. Eine ursprünglich vermutete trabekuläre Obstruktion durch eine Pigmentüberfrachtung konnte histopathologisch aber nicht nachgewiesen werden. Auch ergaben sich keine Hinweise auf degenerative Veränderungen des Trabekelmaschenwerks (Peng et al. 1990). Eventuell ist ein Teil der Glaukome im Zusammenhang mit der häufig assoziierten Myopie einzuordnen, für die eine Glaukom-Rate bis zu 4,4% beschrieben ist (Mitchell et al. 1999).

Dem Winkelblock liegt meist ein Pupillarblockmechanismus zu Grunde, hervorgerufen durch einen ultrasonographisch nachweisbaren anterioren Linsenansatz sowie ein Missverhältnis zwischen Achsenlänge und Linsendicke. Das vorausgehende axiale Linsenwachstum kann in Zusammenhang stehen mit der hohen Kataraktprävalenz unter den Betroffenen (Badeeb et al. 1993).

■ Diagnose und Differenzialdiagnose

Hinweise auf das Vorliegen eines Glaukoms sind häufig symptomatisch überlagert, wodurch die Diagnosestellung erschwert ist. So können Pigmentosa-artige Syndrome glaukomtypische Gesichtsfeldausfälle imitieren, andererseits durch die konzentrische Einengung auch maskieren. Gerade bei „sine pigmento"-Formen kann dies irreführend sein.

Gleichzeitig ist eine glaukomatöse Papillenexkavation innerhalb der wachsgelben Papille nicht immer gut abgrenzbar und begünstigt unzutreffende Beurteilungen der neuroretinalen Randsaumreserve. Eine oft ausgeprägte subkapsuläre Katarakt schränkt die Papillendiagnostik zusätzlich ein. Ein entscheidender diagnostischer Hinweis ist der disproportionale periphere Gesichtsfeldverlust im Vergleich zur Papillenexkavation. Bei glaukomverdächtigen Patienten mit atypischem Gesichtsfeldverfall trotz minimaler Exkavation sollte deshalb auch eine koexistente Retinopathia pigmentosa bedacht und ein Elektroretinogramm mit in die diagnostische Kaskade eingebunden werden. Anamnestisch ist auch eine Nachtblindheit richtungsweisend.

Eine wesentliche klinische Relevanz hat die differenzialdiagnostische Abgrenzung zu Erkrankungen mit Pigmentosa-ähnlichem Phänotyp. So finden sich „Knochenbälckchen"-artige Pigmentumschichtungen am Fundus mit gleichzeitig erhöhtem Glaukomrisiko auch bei der posttraumatischen Retinopathia sclopetaria oder bei postinflammatorischen Netzhautprozessen.

Therapie

Aufgrund der erschwerten und nicht immer eindeutigen Diagnosestellung besteht die Tendenz, Augen mit glaukomverdächtigen Veränderungen früh zu therapieren. Dabei steht die topische Therapie im Vordergrund.

> Miotika können wegen der frühzeitigen Entwicklung einer subkapsulären Katarakt zu einer Verstärkung der Sehstörungen führen und sollten deshalb nicht eingesetzt werden!

Nachdem die Indikation zu einer Kataraktextraktion früher restriktiver gesehen wurde, wirkt sich heute die Tendenz zur frühzeitigen Operation günstig auf das Risiko eines Engwinkelglaukoms aus.

Persistierender hyperplastischer primärer Glaskörper

Epidemiologie

Bereits frühzeitig wurde der persistierende hyperplastische primäre Glaskörper (PHPV) als klinische Entität beschrieben (Reese 1955). Eine gesicherte Epidemiologie zum Sekundärglaukom bei PHPV fehlt jedoch und wird erschwert durch das heterogene Risikoprofil für anteriore und posteriore Formen. Darüber hinaus führte die langjährige Erfahrung mit dem fatalen Verlauf unbehandelter PHPV dazu, dass die meisten Augen heute frühzeitig operiert werden. Nach einer Lentektomie vermischt sich jedoch das ursprüngliche, krankheitsassoziierte Glaukomrisiko mit der hohen Zahl von kindlichen Glaukomen bei Aphakie und bewirkt eine unscharfe Abgrenzung der Pathomechanismen (s. Kap. 3.1, S. 19).

Neben der Phthisis ist das Winkelblockglaukom die am meisten gefürchtete Komplikation eines unbehandelten PHPV. In einer kleinen Fallserie von neun Augen mit relevantem anteriorem PHPV und nicht operierter kongenitaler Katarakt entwickelte sich in zwei Augen ein rasch progredientes Engwinkelglaukom (Mori et al. 1997). Beschrieben sind aber auch Offenwinkelglaukome. Hier unterliegen bei anterioren Formen das kontralaterale, nicht betroffene Auge und bei posteriorem PHPV beide Augen einem erhöhten Risiko (Pruett und Schepens 1970).

Ätiopathogenese

Bei der anterioren Form liegt häufig ein Mikrophthalmus mit beengten Vorderkammerverhältnissen vor. Bereits in den ersten Lebensmonaten kann in diesen prädisponierten Augen ein Pupillarblock entstehen, wenn mit dem Einwachsen der Tunica vasculosa lentis durch die hintere Kapsel eine rasch progrediente Linsenquellung induziert wird und das axiale Volumen zunimmt.

Aber auch im jungen Erwachsenenalter entwickelt sich häufiger ein akutes Winkelblockglaukom mit oder ohne Linsenquellung. Dabei kann die fortschreitende Kontraktion der retrolentalen fibrösen Membran das Iris-Linsen-Diaphragma mechanisch nach vorne drücken und somit eine Abflachung der Vorderkammer mit Winkelblock bewirken. Als Reaktion auf den chronischen Reizzustand kann dies durch eine chorioidale Kongestion mit Anterotation des Ziliarkörpers begleitet werden, wodurch die Winkelblocksymptomatik noch verstärkt wird (Sawada et al. 2001).

Bleibt ein Winkelblock aus, so bewirkt die beschriebene Kontraktion der retrolentalen Masse eine chronische Traktion auf den Ziliarkörper. Typisch sind maximal elongierte Ziliarkörperzotten als Ausdruck der langjährigen Zugwirkung. Letztlich führt dies zur Ziliarkörperinsuffizienz und Phthisis, wodurch viele unbehandelte Augen verloren gehen.

Bei der posterioren Form des PHPV finden sich dagegen vermehrt Offenwinkelglaukome, die weniger dramatisch verlaufen, deshalb aber auch seltener erkannt werden. Als Mechanismen werden ein narbiger Umbau im Trabekelmaschenwerk durch den chronischen Reizzustand sowie eine Kammerwinkeldysgenesie in diesen unreifen Augen diskutiert (Pruett und Schepens 1970).

Diagnose und Differenzialdiagnose

Grundsätzlich muss bei jedem einseitigen hinteren Polstar bzw. jeder einseitigen kongenitalen Katarakt und Mikrophthalmus an ein PHPV-Syndrom gedacht werden. Entwickelt sich der ungewöhnliche Fall eines spontanen, einseitigen Winkelblocks bei Kindern oder jungen Erwachsenen, so liegt dem in 6% der Fälle ein persistierender hyperplastischer primärer Glaskörper zu Grunde und sollte in differenzialdiagnostisch unklaren Fällen bedacht werden (Chang et al. 2002).

Das klassische Krankheitsbild umfasst die anteriore Form mit Leukokorie, Mikrophthalmus und flacher Vorderkammer. Die zunächst häufig klare Linse zeigt im weiteren Verlauf eine variable Kataraktentwicklung (Pruett und Schepens 1970). Mit der Ultraschallbiomikroskopie sind lang ausgezogene Ziliarkörperfortsätze erkennbar, die mit der retrolentalen Masse verbunden sind und unter Traktion stehen. Als Ausdruck der chronischen Traktion ist gelegentlich eine subziliare Flüssigkeitsansammlung, eventuell mit Anterotation des Ziliarkörpers, gut darstellbar. Als indirekte Zeichen für eine solche Kongestion können auch gestaute Irisgefäße interpretiert werden (Sawada et al. 2001).

Gonioskopisch stellt sich der Kammerwinkel häufig dysgenetisch dar. Bei der rein posterioren Form fehlen die Leukokorie und meist auch die Kataraktbildung. Als Pathologie finden sich eine Mikrokornea, vitreale Membranen und Netzhautfalten bis hin zu einer traktiven Netzhautablösung. In 71% der Fälle liegen allerdings Mischformen vor (Dass und Trese 1999).

Trotz der überwiegenden Einseitigkeit bedarf auch das nicht betroffene Partnerauge einer gewissenhaften Nachbeobachtung mit applanatorischer Druckkontrolle, da es einem erhöhten Risiko für ein Offenwinkelglaukom unterliegt. Auch sollte nicht vergessen werden, dass die Malformationen in 2 bis 10% der Fälle bilateral nachweisbar sind (Pollard 1997).

■ Therapie

Unbehandelte Fälle zeigen im Langzeitverlauf eine deletäre Entwicklung mit rekurrenter Glaskörperblutung, Winkelblockglaukom und Phthisis (Dass und Trese 1999). Eine frühzeitige Linsenabsaugung kann nach Meinung vieler Autoren eine Winkelblocksituation verhindern. Durch eine vordere Vitrektomie und Entfernung der retrolentalen Membranen kann die Traktion auf den Ziliarkörper entlastet und die Gefahr einer Phthisis verringert werden (Stark et al. 1983). In einer größeren Studie über den Langzeitverlauf von 83 chirurgisch behandelten Augen mit PHPV entwickelten nur zwei Patienten postoperativ eine unkontrollierbare Drucklage (Pollard 1997).

Andere Autoren bestätigen zwar die vorbeugende Wirkung auf einen Winkelblock und den Bulbuserhalt, verweisen jedoch bei Kindern auf die nachfolgend hohe Rate von Glaukomen bei Aphakie. So entwickelten in einer Serie mit 25 Augen nach Aphakisierung aufgrund eines PHPV immerhin 32% innerhalb von fünf Jahren ein Sekundärglaukom vom Offenwinkeltyp (Johnson und Keech 1996). Das Entstehungsrisiko eines kindlichen Glaukoms bei Aphakie nach PHPV liegt damit auf gleichem Niveau wie nach Operationen von kongenitalen Katarakten anderer Ursache. Aufgrund der ernüchternden Rate von Reoperation und postoperativem Glaukom nach Aphakisierung empfahlen Dass und Trese (1999) die operative Therapie nur in solchen Fällen, in denen gute Aussichten auf eine funktionelle Besserung bestehen.

Deshalb favorisieren neuere Studien einen kornealen Zugang mit Phakoemulsifikation, hinterer Kapsulorhexis und Implantation einer Kunstlinse in den Kapselsack, wodurch die Glaukom-Rate im Vergleich zu aphaken Kindern signifikant reduziert wird. Eine ausgiebige anteriore Vitrektomie verringert zusätzlich die Rate der Reoperationen (O'Keefe et al. 2001).

Frühgeborenen-Retinopathie

■ Epidemiologie

Sekundärglaukome als Folge einer Frühgeborenen-Retinopathie (Retinopathia praematurorum, „retinopathy of prematurity" [ROP]) sind eine oft unterschätzte, aber potenziell visusbedrohende Komplikation. Je nach Schweregrad wird eine Inzidenz von 16 bis 30% beschrieben (Kwitko 1978). Hartnett et al. (1990) fanden in 12% aller Augen mit fortgeschrittener Retinopathie einen klinisch relevanten Winkelblock von mehr als 180°. War zur Stabilisierung der Netzhautsituation ein invasives Vorgehen mit Vitrektomie oder eindellender Operation notwendig, so stieg die Glaukomentstehung auf 50% (Hartnett et al. 1993).

In einer Studie, die 15 Patienten mit sekundärem Winkelblock bei narbiger retrolentaler Fibroplasie einschloss, war der Befund bei elf Patienten bilateral, in vier Fällen folgte das Partnerauge innerhalb von nur einem Monat. Einen akuten Verlauf zeigten acht Patienten, bei sieben bestand ein chronisches Engwinkelglaukom. Immerhin drei von 15 Augen entwickelten die Winkelblocksymptomatik innerhalb der ersten zwei Lebensjahre (Pollard 1984). Die Gefahr eines Winkelblockglaukoms bei fortgeschrittenen Stadien der ROP bleibt aber bis ins Erwachsenenalter bestehen. So entwickelte sich bei zehn Patienten ein symptomatischer Winkelblock im Alter zwischen zwölf und 45 Jahren (Michael et al. 1991).

■ Ätiopathogenese

Die Glaukommechanismen in diesen schwerkranken Augen sind heterogen und teilweise multifaktoriell. Analog zum persistierenden hyperplastischen primären Glaskörper entwickelt sich in fortgeschrittenen Fällen häufig ein Winkelblock über die Kontraktion der retrolentalen Membran. Organisiert sich diese fibrovaskuläre Masse, bewirkt dies eine Elongation der Ziliarkörperfortsätze und Vorwärtsverlagerung des Iris-Linsen-Diaphragmas (Smith und Shivitz 1984). Trotz der typischerweise begleitenden Myopie bestehen häufig enge Raumverhältnisse aufgrund einer dysgenetischen Vorderkammerarchitektur, sodass zusätzlich ein Pupillarblock (Pollard 1984) oder seltener auch ein Ziliarblock (Kushner 1982) zusätzlich wirken können. Je nach Mechanismus kommt es somit zu einer progressiven Abflachung der peripheren oder auch der zentralen Vorderkammer.

Unabhängig vom Winkelblockmechanismus finden sich häufig Aspekte einer Goniodysgenesie, sodass die Fazilität auch aufgrund einer generellen Entwicklungshemmung des Kammerwinkels vermindert ist (Hartnett et al. 1993). Die deutlich erhöhte Glaukom-Rate bei voroperierten Augen deutet auf weitere Pathomechanismen hin. So entwickelt sich eine postoperative Druckdekompensation aufgrund von peripheren anterioren Synechien oder einer ausgeprägten Fibrinreaktion, die ein Zeichen der unreifen Irisvaskularisation ist. Eine Zyklokongestion mit malignem Glaukom kann sich durch eine exzessive Argonlaser-Photokoagulation ergeben (Lee et al. 1998). Im Langzeitverlauf werden auch vereinzelt neovaskuläre Glaukome beschrieben (Dhillon et al. 1992).

■ Diagnose und Differenzialdiagnose

Durch Fortschritte in der Behandlung der Netzhautveränderungen kann in vielen Fällen eine brauchbare Sehkraft erhalten werden. Diese kranken Augen zeigen eine besondere Anfälligkeit gegenüber Druckspitzen, sodass die frühzeitige Entdeckung eines beginnenden Glaukoms für die weitere Visusentwicklung wichtig ist. Häufig führt bei Kindern mit stabilem Narbenstadium erst ein Visusabfall zur Diagnose eines assoziierten Sekundärglaukoms (Hartnett et al. 1993).

In 10% aller Winkelblocksituationen bei Kindern und jungen Erwachsenen ist eine ROP ursächlich (Chang et al. 2002). Deshalb sollte grundsätzlich bei anamnestisch bekannter ROP und nachweisbarer Abflachung der Vorderkammer an einen assoziierten Winkelblock gedacht und ein erhöhter Augeninnendruck ausgeschlossen werden.

Spaltlampenmikroskopisch finden sich häufig strukturelle Deviationen im vorderen Augenabschnittssegment. Hinweise sind eine prominente Schwalbe-Linie (15%), deutliche Iriskonvexität (58%), Hypopigmentation der Iriswurzel (73%), hintere Synechien (62%), gestaute Irisgefäße (46%) und eine unregelmäßige Pigmentierung im Kammerwinkel (Hartnett et al. 1990). Typisch ist in diesen Augen eine sehr früh auftretende Myopie von mehr als 6 dpt.

Mit einem Sekundärglaukom muss bereits im Alter von drei bis sechs Monaten gerechnet werden. Später auftretende Komplikationen machen aber eine Nachbeobachtung bis ins Erwachsenenalter notwendig (Hittner et al. 1979). Dabei dominieren Augen mit milderem ROP-Verlauf und häufig noch erhaltener Sehkraft (Smith und Shivitz 1984).

■ Therapie

Mit der Kryotherapie, die bis zur Publikation der Ergebnisse der „Cryotherapy for Retinopathy of Prematurity Cooperative Group" (1988) sehr umstritten war, konnte eine etwa 50%ige Reduktion der Häufigkeit schwerster Endstadien erreicht werden. In jüngster Zeit hat sich die Lasertherapie über das indirekte Ophthalmoskop als schonende Alternative etabliert (Seiberth et al. 1995). Diese reduziert über die Induktion eines stabilen Narbenstadiums das Risiko schwerer Komplikationen einschließlich des Sekundärglaukoms.

Treten Winkelblocksituationen im frühen Kindesalter auf, so können die engen Raumverhältnisse (Crowding) im vorderen Augenabschnitt mit einer Linsenabsaugung entlastet werden. Pollard (1984) konnte in allen 15 so behandelten Augen einen nachhaltigen Behandlungserfolg erreichen, ohne dass eine zusätzliche Vitrektomie benötigt wurde. Smith und Shivitz (1984) empfehlen bei Erwachsenen nach medikamentöser Durchbrechung der Winkelblocksituation eine chirurgische periphere Iridektomie oder eine Nd:YAG-Laser-Iridotomie.

Allerdings liegt nicht immer eine Pupillarblockkomponente vor, sodass in vielen Fällen ein individuelles Vorgehen notwendig wird. Dies umfasst verschiedene Behandlungsmöglichkeiten von zyklodestruktiven Eingriffen über Implantate bis hin zur Enukleation bei schmerzhafter Erblindung. Therapieresistente Fälle finden sich häufig bei voroperierten Augen, sodass die Zyklophotokoagulation als wertvolle Alternative häufig bevorzugt wird (Michael et al. 1991).

Zusammenfassung und Zukunftsperspektiven

Sekundärglaukome bei vitreoretinalen Erkrankungen erfordern in ihrer Heterogenität komplexe Überlegungen, die nur über ein fundiertes Verständnis der oft multifaktoriellen Zusammenhänge die richtige

Wahl unter den therapeutischen Möglichkeiten erlauben. Teilweise führen die richtigen differenzialdiagnostischen Erwägungen bereits zur effektiven Therapie. So ergibt sich beim Schwartz-Matsuo-Syndrom eine effektive Druckregulation über die Behandlung der zu Grunde liegenden Netzhauterkrankung.

Gerade Glaukome bei kongenitalen Netzhauterkrankungen bleiben aber eine große Herausforderung ohne einheitliche Therapiestandards. Zu berücksichtigen ist, dass die Architektur des vorderen Augenabschnitts häufig dysgenetisch verändert ist und klassische drucksenkende Operationen zumeist versagen. Hier kann dem pathologischen Prozess aber durch das Verständnis der oft beengten Vorderkammerverhältnisse in diesen kindlichen Augen adäquat begegnet werden. Erschwert wird die Situation in voroperierten Augen, die eine prognostisch ungünstigere Ausgangssituation darstellen. Minimalinvasive Glaukomoperationen wie die Zyklophotokoagulation sind hier eine wertvolle Alternative. Andererseits sinkt durch neue mikrochirurgische Verfahren die Zahl der schweren Folgezustände, sodass auch Glaukome seltener werden. Für hereditäre Erkrankungen wie die Retinopathia pigmentosa zeichnen sich trotz molekularbiologischer Fortschritte keine therapeutischen Optionen in der nahen Zukunft ab. Hier liegt die Herausforderung eher in der Glaukomdiagnostik, während die medikamentöse Therapie dann meist unproblematisch ist.

Letztlich bleiben individuelle Abwägungen die Grundlage für Interpretation und Behandlung dieser komplizierten Fälle. Der Erhalt der durch die Grunderkrankung kompromittierten Restsehkraft stellt dabei das primäre Ziel der therapeutischen Strategie dar.

Literatur

Armaly MF. Inheritance of dexamethasone hypertension and glaucoma. Arch Ophthalmol 1967; 77: 747–51.
Badeeb O, Trope G, Musarella M. Primary angle closure glaucoma and retinitis pigmentosa. Acta Ophthalmol Scand 1993; 71: 727–32.
Blair NP, Albert DM, Liberfarb RM, Hirose T. Hereditary progressive arthro-ophthalmopathy of Stickler. Am J Ophthalmol 1979; 88: 876–88.
Brown DM, Nichols BE, Weingeist TA, Sheffield VC, Kimura AE, Stone EM. Procollagen II gene mutation in Stickler syndrome. Arch Ophthalmol 1992; 110: 1589–93.
Chang BM, Liebmann JM, Ritch R. Angle closure in younger patients. Trans Am Ophthalmol Soc 2002; 100: 201–14.
Cryotherapy for Retinopathy of Prematurity Cooperative Group. Multicenter trial of cryotherapy for retinopathy of prematurity. Preliminary results. Arch Ophthalmol 1988; 106: 471–9.
Dass AB, Trese MT. Surgical results of persistent hyperplastic primary vitreous. Ophthalmology 1999; 106: 280–4.
Dhillon B, Butt Z, Fleck B. Rubeotic glaucoma and retinopathy of prematurity: a case report. J Pediatr Ophthalmol Strabismus 1992; 29: 123–5.
Dobbie JG. Circulatory changes in the eye associated with retinal detachment and its repair. Trans Am Ophthalmol Soc 1980; 78: 503–66.
Galezowski X. Glaucome aigu dans un cas d'atrophie progressive de la rétine (retinite pigmentaire des auteurs). Ann Ocul 1862; 48: 269–72.
Graemiger RA, Niemeyer G, Schneeberger SA, Messmer EP. Wagner vitreoretinal degeneration. Follow-up of the original pedigree. Ophthalmology 1995; 102: 1830–9.
Hartnett ME, Gilbert MM, Richardson TM, Krug JH jr., Hirose T. Anterior segment evaluation of infants with retinopathy of prematurity. Ophthalmology 1990; 97: 122–30.
Hartnett ME, Gilbert MM, Hirose T, Richardson TM, Katsumi O. Glaucoma as a cause of poor vision in severe retinopathy of prematurity. Graefes Arch Clin Exp Ophthalmol 1993; 231: 433–8.
Hittner HM, Rhodes LM, McPherson AR. Anterior segment abnormalities in cicatricial retinopathy of prematurity. Ophthalmology 1979; 86: 803–16.
Johnson CP, Keech RV. Prevalence of glaucoma after surgery for PHPV and infantile cataracts. J Pediatr Ophthalmol Strabismus 1996; 33: 14–7.
Kogbe OI, Follmann P. Investigations into the aqueous humour dynamics in primary pigmentary degeneration of the retina. Ophthalmologica 1975; 171: 165–75.
Kushner BJ. Ciliary block glaucoma in retinopathy of prematurity. Arch Ophthalmol 1982; 100: 1078–9.
Kwitko ML. Secondary glaucoma in infants and children. Trans Ophthalmol Soc U K 1978; 98: 105–10.
Lee GA, Lee LR, Gole GA. Angle-closure glaucoma after laser treatment for retinopathy of prematurity. J AAPOS 1998; 2: 383–4.
Majo F, Delbosc B, Montard M, Monnot PH, Kantelip B. Décollement de rétine rhegmatogène et hypertonie: penser au syndrome de Schwartz-Matsuo. J Fr Ophtalmol 1998; 21: 707–11.
Matsuo T. Photoreceptor outer segments in aqueous humor: key to understanding a new syndrome. Surv Ophthalmol 1994; 39: 211–33.
Matsuo N, Takabatake M, Ueno H, Nakayama T, Matsuo T. Photoreceptor outer segments in the aqueous humor in rhegmatogenous retinal detachment. Am J Ophthalmol 1986; 101: 673–9.
Michael AJ, Pesin SR, Katz LJ, Tasman WS. Management of late-onset angle-closure glaucoma associated with retinopathy of prematurity. Ophthalmology 1991; 98: 1093–8.
Mitchell P, Hourihan F, Sandbach J, Wang JJ. The relationship between glaucoma and myopia: The Blue Mountains Eye Study. Ophthalmology 1999; 106: 2010–5.
Mori M, Keech RV, Scott WE. Glaucoma and ocular hypertension in pediatric patients with cataracts. J AAPOS 1997; 1: 98–101.
Nielsen CE. Stickler's syndrome. Acta Ophthalmol Scand 1981; 59: 286–95.
O'Keefe M, Fenton S, Lanigan B. Visual outcomes and complications of posterior chamber intraocular lens implantation in the first year of life. J Cataract Refract Surg 2001; 27: 2006–11.
Parma ES, Korkko J, Hagler WS, Ala-Kokko L. Radial perivascular retinal degeneration: a key to the clinical diagnosis of an ocular variant of Stickler syndrome with minimal or no systemic manifestations. Am J Ophthalmol 2002; 134: 728–34.
Peng T, Wu L, Zhou W. Retinitis pigmentosa associated with glaucoma – clinical analysis. Yan Ke Xue Bao 1990; 6: 17–9.
Phelps CD, Burton TC. Glaucoma and retinal detachment. Arch Ophthalmol 1977; 95: 418–22.

Pollard ZF. Lensectomy for secondary angle-closure glaucoma in advanced cicatricial retrolental fibroplasia. Ophthalmology 1984; 91: 395–8.

Pollard ZF. Persistent hyperplastic primary vitreous: diagnosis, treatment and results. Trans Am Ophthalmol Soc 1997; 95: 487–549.

Pruett RC, Schepens CL. Posterior hyperplastic primary vitreous. Am J Ophthalmol 1970; 69: 534–43.

Reese AB. Persistent hyperplastic primary vitreous. The Jackson Memorial Lecture. Am J Ophthalmol 1955; 40: 317–31.

Sawada H, Fukuchi T, Ohta A, Suda K, Togano T, Nakatsue T, Funaki S, Hara H, Shirakashi M, Abe H. Persistent hyperplastic primary vitreous – a case report of adult onset acute angle-closure glaucoma. Nippon Ganka Gakkai Zasshi 2001; 105: 711–5.

Schlote T, Volker M, Knorr M, Thiel HJ. Linsenkolobom und Linsendislokation beim Stickler (Marshall) Syndrom. Klin Monatsbl Augenheilkd 1997; 210: 227–8.

Schwartz A. Chronic open-angle glaucoma secondary to rhegmatogenous retinal detachment. Am J Ophthalmol 1973; 75: 205–11.

Seiberth V, Linderkamp O, Vardarli I, Knorz MC, Liesenhoff H. Diode laser photocoagulation for stage 3+ retinopathy of prematurity. Graefes Arch Clin Exp Ophthalmol 1995; 233: 489–93.

Smith J, Shivitz I. Angle-closure glaucoma in adults with cicatricial retinopathy of prematurity. Arch Ophthalmol 1984; 102: 371–2.

Spallone A. Stickler's syndrome: a study of 12 families. Br J Ophthalmol 1987; 71: 504–9.

Stark WJ, Lindsey PS, Fagadau WR, Michels RG. Persistent hyperplastic primary vitreous. Surgical treatment. Ophthalmology 1983; 90: 452–7.

Young NJ, Hitchings RA, Sehmi K, Bird AC. Stickler's syndrome and neovascular glaucoma. Br J Ophthalmol 1979; 63: 826–31.

Ziakas NG, Ramsay AS, Lynch SA, Clarke MP. Stickler's syndrome associated with congenital glaucoma. Ophthalmic Genet 1998; 19: 55–8.

12 Neovaskuläres Glaukom

Hansjürgen Agostini und Jens Funk

■ Einleitung

Entstehen im Auge neue Gefäße, kann dies prinzipiell zu beiden Extremen der Druckentgleisung führen, das heißt sowohl zur Hypertonie als auch zur Hypotonie. Zur Hypertonie kommt es, wenn der Abflusswiderstand steigt, weil der Kammerwinkel als Folge der Neovaskularisation verlegt ist. Ziehen dagegen Traktionsmembranen den Ziliarkörper von seiner Unterlage ab, sinkt seine Kammerwasserproduktion und mit ihr der Augeninnendruck. Im Verlauf einer angioproliferativen Netzhauterkrankung können beide Zustände früh entstehen. Die Hypotonie ist jedoch seltener und, wenn sie auftritt, eher Zeichen einer beginnenden Phthisis bulbi in der Endphase einer schweren Augenerkrankung. In diesem Kapitel wird neben den klinischen Aspekten auch auf die molekularen Mechanismen eingegangen, die nach einer Schädigung der Netzhaut zur Rubeosis iridis (**Abb. 12-1**) und zum neovaskulären Glaukom führen.

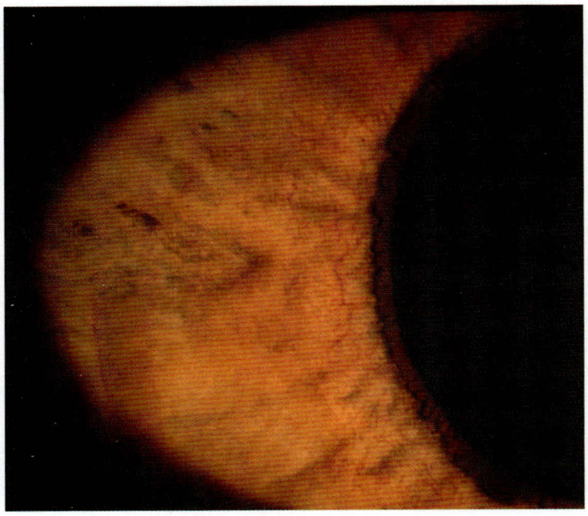

Gefäßentstehung. Wachsen neue Gefäße, müssen Zellproliferation und Zellmigration aufeinander abgestimmt werden, damit aus sich vermehrenden Endothelzellen und rekrutierten Zellen der Gefäßwand funktionierende Gefäßschläuche entstehen. Folgende Arten der Gefäßentstehung gibt es: Vaskulogenese, Angiogenese, Arteriogenese und Lymphangiogenese.

Unter **Vaskulogenese** versteht man die Neubildung von Gefäßstrukturen aus Vorläuferzellen. Auf der Netzhaut findet Vaskulogenese ausgehend von der Papille ab der 14. bis zur 20. Schwangerschaftswoche statt. Aus diesen primitiven Gefäßschläuchen entstehen ab der 15. Schwangerschaftswoche durch Angiogenese ganze Gefäßnetze. Unter **Angiogenese** sind all die molekularen Abläufe zusammengefasst, bei denen neue Gefäße aus bereits bestehenden aussprossen. Bis zur Geburt ist die Vaskularisierung der menschlichen Netzhaut abgeschlossen. Auch im übrigen Körper findet physiologische Angiogenese beim Erwachsenen nur selten statt: bei der Frau zyklusabhängig im Corpus rubrum des Ovars oder bei extremem Krafttraining im Muskelgewebe. **Arteriogenese** wurde erst in den letzten Jahren als selbstständiger Mechanismus der Gefäßentstehung erkannt und spielt bei der Entstehung von Umgehungskreisläufen aus bestehenden Kapillaren eine Rolle. Klinisch relevant kann Arteriogenese als Selbstheilungsmechanismus bei Patienten mit ausgeprägter koronarer Herzerkrankung sein. Am Auge wurde dieser Mechanismus der Gefäßentstehung bisher nicht nachgewiesen. Die Entstehung von Blutgefäßen bei der Angiogenese und die von Lymphgefäßen im Rahmen der **Lymphangiogenese** folgt zwar ähnlichen Prinzipien, zum Teil wirken dabei Wachstumsfaktoren aus der gleichen Familie mit, dennoch steht die Erforschung der Lymphangiogenese noch am Anfang.

Angiogenese ist beim gesunden Erwachsenen selten. Unter pathologischen Bedingungen hingegen trägt sie wesentlich zur Ausprägung vieler Erkran-

Abb. 12-1 Angiogenese der Iris. Die Rubeosis iridis entsteht häufig im Bereich des Pupillarsaums. Die neu gebildeten Gefäße sind typischerweise bogenförmig zum Pupillenrand angeordnet. (Universitäts-Augenklinik Freiburg)

kungen bei. Kein solider Tumor wächst über eine bestimmte Größe hinaus, wenn parallel zum Wachstum des Primärtumors oder einer Metastase nicht auch das Gefäßwachstum durch Tumorzellen angeregt wird. Schon vor über 30 Jahren führte diese Erkenntnis zu der Idee, neoplastische Erkrankungen mit antiangiogenen Substanzen zu behandeln (Folkman 1971). Treten bei der Regulierung von Angiogenese Gendefekte auf, können daraus Gefäßtumoren entstehen. Ein Beispiel sind retinale Angiome oder zerebelläre Hämangioblastome beim von-Hippel-Lindau-Syndrom. Bei dieser autosomal dominant vererbten Erkrankung sind Defekte eines Gens beschrieben, dessen Wegfall zur Proliferation von Endothelzellen führt, die nicht mehr von der Sauerstoffversorgung des Gewebes abhängt (Maxwell et al. 1999). Unser Gefäßsystem ist also kein starres System. Um es aufrechtzuerhalten, sind konstante Steuerimpulse aus der Umgebung notwendig. Wie schnell es auf Änderungen der Gewebshomöostase reagieren kann, wird z. B. beim Einsprossen von Kapillaren in Granulationsgewebe bei der Wundheilung deutlich. Die angioproliferative Retinopathie nach Schädigungen der Netzhaut ist nichts anderes als ein Reparaturversuch mit nachfolgendem Funktionsverlust.

Abgesehen von übergeordneten Steuerungssystemen (z. B. Zentralnervensystem) müssen die verschiedenen Gewebe eines Organs untereinander kommunizieren, um den Gewebsverband aufrechtzuerhalten oder um auf Störungen funktions- oder gewebserhaltend reagieren zu können. Die Kommunikation findet bei direktem Kontakt über spezifische Oberflächenproteine (z. B. Integrine) statt. Für größere Entfernungen stehen lösliche Botenstoffe zur Verfügung. Die Idee, dass lösliche Faktoren auch bei der Angiogenese für die Proliferation von Endothelzellen verantwortlich sind, wurde bereits vor über 50 Jahren von Michaelson, einem Ophthalmologen, geäußert. Michaelson beobachtete, dass Patienten nach einem Gefäßverschluss der Netzhaut neben der retinalen auch eine Gefäßproliferation der Iris entwickelten und postulierte, dass Faktoren dafür verantwortlich sein müssen, die von der geschädigten Netzhaut freigesetzt werden und über das Kammerwasser in die vorderen Augenabschnitte gelangen. Inzwischen ist mit dem „vascular permeability factor", der später in „vascular endothelial growth factor" (VEGF) umbenannt wurde, einer der hauptverantwortlichen Botenstoffe für die Entstehung einer Rubeosis iridis entdeckt. Es wird noch Jahre dauern, bis seine Funktion und Interaktion mit anderen Zytokinen weitgehend verstanden werden. Je mehr molekulare Mechanismen der Angiogenese erfasst werden, umso eher wird es möglich sein, Erkrankungen medikamentös zu beeinflussen, die mit Gefäßwachstum einhergehen.

Angiogene Wachstumsfaktoren und ihre Rezeptoren. Die Spezifität eines über freie Wachstumsfaktoren vermittelten Signals hängt davon ab, ob die Zielzelle über entsprechende Rezeptoren verfügt. Bindet ein Botenstoff an verschiedene Rezeptoren, kann über deren Expression an der Zelloberfläche die Zellantwort zusätzlich modifiziert werden. Die mögliche Vielfalt der Zell-Zell-Interaktion wird dadurch gesteigert, dass sich während der Evolution ganze Familien von Botenstoffen entwickelten, die von unterschiedlichen Genen codiert und deren Gentranskription (DNA zu Boten-RNA, mRNA) unterschiedlich reguliert werden. Die mRNA kann zusätzlich modifiziert werden. Beim „splicing" wird die mRNA so umgebaut, dass nach der Translation (mRNA zu Protein) verschiedene Produkte eines Gens für einen Botenstoff entstehen, die sich durch unterschiedliche Affinität zu ihren Rezeptoren auszeichnen.

Die Vorstellung, dass es sich beim „vascular endothelial growth factor" (VEGF) um nur einen Faktor handelt, täuscht. VEGF existiert in verschiedenen Homologen, VEGF-A, -B, -C, -D, -E. Neben seiner Beteiligung an der Vaskulogenese und physiologischen Angiogenese ist VEGF-A einer der am besten untersuchten Vertreter der angiogenen Wachstumsfaktoren. Ischämie ist der wichtigste Stimulus, um die Transkription des *VEGF-A*-Gens zu aktivieren. VEGF-B bis -E sind nicht durch Hypoxie induzierbar (Goldberg und Schneider 1994). VEGF-C und -D wirken auf vaskuläre und lymphatische Endothelzellen proliferationsfördernd. Im Gegensatz zu VEGF-A bis -D wurde VEGF-E bisher nur bei dem Orf-Virus aus der Familie der pockenähnlichen Viren nachgewiesen (Meyer et al. 1999). Die Wirkungsweise des VEGF-E ist der des VEGF-A am ähnlichsten. PlGF („placenta growth factor") ist ein VEGF-Homolog, das ebenso wie VEGF-B nur an den VEGF-R1 bindet und für die Aktivierung und Differenzierung von Monozyten mitverantwortlich ist.

Wie viel und welches VEGF von einer Zelle hergestellt wird, hängt nicht nur davon ab, mit welcher Rate das Gen in Boten-RNA (mRNA) übersetzt wird. Von VEGF-A gibt es fünf verschiedene Splice-Varianten, die unterschiedlich stark an Heparin-Rezeptoren und den VEGF-Korezeptor Neuropilin-1 binden. Das kleinste VEGF-A-Protein ist aus 121 Aminosäuren aufgebaut, das größte aus 206 Aminosäuren. VEGF-A mit 165 Aminosäuren ist wahrscheinlich biologisch am wirksamsten (Clauss 2000). Im Primatenmodell ist es möglich, ein neovaskuläres Glaukom mit Ectropium uveae allein durch intravitreale Injektion von VEGF-A_{165} zu induzieren (Tolentino et al. 1996).

Angiogenese beschreibt nicht nur die Proliferation von Endothelzellen, wie sie durch VEGF induziert wird. Um stabile Gefäße zu erhalten, müssen perivaskuläre Zellen rekrutiert und die Endothelzellverbände stabilisiert werden. Gut verstandene Partner des VEGF bei der Angiogenese kommen aus der Familie der Angiopoietine (Ang). Ang-1 und -2 binden beide an den endothelzellgebundenen Rezeptor Tie-2. Obwohl sich die beiden Liganden in nur wenigen Aminosäuren unterscheiden, wirken sie nach Bindung an ihren Rezeptor antagonistisch: Ang-1 aktiviert, Ang-2 hemmt den Rezeptor. Ang-1 führt über Tie-2 zu einer Stabilisierung des Endothelzell- und Gefäßverbandes, Ang-2 lockert ihn auf. Durch Hypoxie wird die Expressionsrate von Ang-2 erhöht und die Stabilität der Ang-1-mRNA gleichzeitig reduziert. Ohne diese Destabilisierung des Verbandes aus Endothelzellen, perivaskulären Zellen und der umgebenden Matrix wäre es für Endothelzellen nicht möglich zu migrieren und zu proliferieren (Hanahan 1997). Endothelzellen sind in der Lage, Matrixmetalloproteinasen (MMP) zu produzieren. Diese Enzyme verdauen die unmittelbare Umgebung der Zellen und verschaffen ihnen Raum für Bewegung. Die natürlich vorkommenden Gegenspieler sind Gewebs-MMP-Inhibitoren („tissue inhibitors of matrix metalloproteases" [TIMP]) (Das et al. 1999, Plantner et al. 1998).

$VEGF\text{-}A_{165}$ ist einer der wichtigsten, aber nicht der einzige angiogene Faktor, der zu Gefäßneubildungen im Bereich der vorderen Augenabschnitte beiträgt. Andere bekannte Botenstoffe sind der „basic fibroblast growth factor" (bFGF), der „platelet-derived growth factor" (PDGF), „placental growth factor" (PlGF), Interleukin-6 und -8 oder auch die Varianten des „insulin-like growth factor" (IGF-1 und -2) (Meyer-Schwickerath et al. 1993). In klinischen Studien wurde für verschiedene VEGF-Typen gezeigt, dass die Konzentration von VEGF und PlGF im Glaskörper bei Patienten mit proliferativen Netzhauterkrankungen signifikant erhöht ist (Aiello et al. 1994, Khaliq et al. 1998).

Um den Stoffwechsel einer Zielzelle zu beeinflussen, muss der Botenstoff in der Regel an einen spezifischen Rezeptor binden. Für die Homologen des VEGF stehen drei Hauptrezeptoren zur Verfügung: VEGF-R1, -R2 und -R3, die nicht nur auf Endothelzellen, sondern auch auf unterschiedlichen anderen Zelltypen nachweisbar sind (VEGF-R1: Trophoblasten, Monozyten, Mesangiumzellen; VEGF-R2: hämatopoetische Stammzellen, Megakaryozyten; VEGF-R3: Lymphendothelzellen). Bindet z. B. $VEGF\text{-}A_{165}$ an den membranständigen VEGF-R2, dimerisieren zwei dieser Moleküle und aktivieren sich gegenseitig durch Phosphorylierung (Rezeptortyrosinkinase). Dies ist der erste Schritt der intrazellulären Signalkette, bei der es wie bei der „Flüsterpost" zu einer Folge von Enzymreaktionen kommt, bis das Signal sein Ziel in der Zelle erreicht und im Fall von VEGF-A/VEGF-R2 zur Proliferation einer Endothelzelle führt. Darüber hinaus verändert VEGF-A die interzelluläre Adhäsion und trägt dadurch zur Hyperpermeabilität der retinalen Blut-Hirn-Schranke bei. Besonders beeindruckend ist dies beim Makulaödem nach Venenverschluss oder bei der diabetischen Retinopathie zu sehen.

Angiogene Faktoren können sich in ihrer Wirkung gegenseitig beeinflussen, weil die intrazelluläre Signalübertragung verschiedener Liganden nicht isoliert voneinander abläuft. Das Zusammenwirken von IGF-1 und VEGF-A ist dafür ein gutes Beispiel. IGF ist bei Diabetikern als Somatomedin des Wachstumshormons bei wechselndem Blutzuckergehalt oder schneller Blutzuckereinstellung erhöht (Smith et al. 1999). Auch im Glaskörper ist die Konzentration der verschiedenen IGF-Isoformen bei Patienten mit proliferativer diabetischer Retinopathie erhöht (Meyer-Schwickerath et al. 1993). Binden IGF-1 und VEGF-A gleichzeitig an eine Endothelzelle führt dies zu einer Signalverstärkung des VEGF-A und zu einer gesteigerten Endothelzellproliferation (**Abb. 12-2**).

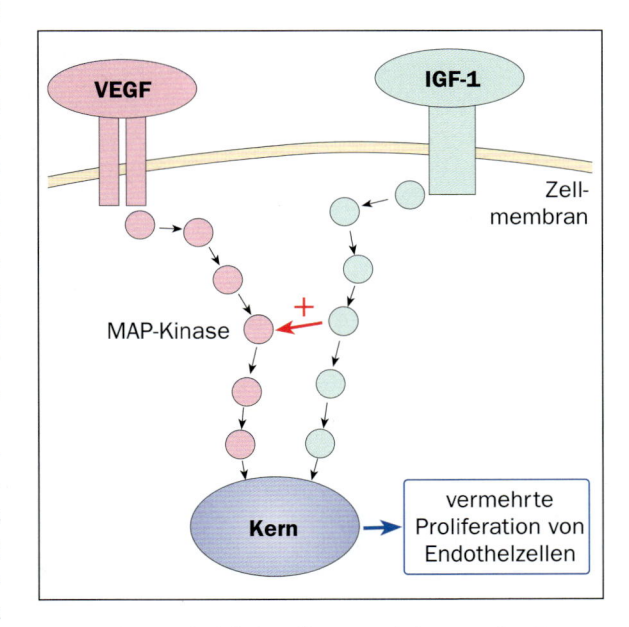

Abb. 12-2 Beispiel für die Interaktion zweier Botenstoffe. „Vascular endothelial growth factor" (VEGF) und „insulin-like growth factor"-(IGF-)1 haben spezifische membrangebundene Rezeptoren, an die sie binden. Es wird eine intrazelluläre Kaskade von Enzymreaktionen ausgelöst, die das Signal in den Kern überträgt. Einer der Signalwege für das VEGF ist der mitogenaktivierte Protein-(MAP-)Kinase-Weg. Dieser kann durch das IGF verstärkt werden. Die Darstellung ist stark vereinfacht. Die Interaktion der beiden Botenstoffe auf zellulärer Ebene beschränkt sich nicht nur auf die Zellproliferation, sondern schließt auch Apoptose und Zellmigration mit ein.

■ Epidemiologie

12 bis 15 % aller Enukleationen erfolgen wegen eines neovaskulären Glaukoms. Die Inzidenz des neovaskulären Sekundärglaukoms nach Zentralvenenverschluss liegt bei 12 bis 30 % und steigt mit dem Alter des Patienten. Für ischämische Zentralvenenverschlüsse erhöht sich diese Zahl auf 50 bis 60 %. Bei Diabetikern tritt das neovaskuläre Glaukom in der Regel erst nach Jahren auf; das Komplikationsrisiko steigt mit der Dauer der Grunderkrankung. Rubeosis iridis wird bei Patienten mit beginnender proliferativer Retinopathie in knapp 3 % der Fälle beobachtet. Die Häufigkeit steigt auf bis zu zwei Drittel der Fälle mit fortgeschrittener retinaler Neovaskularisation. Insgesamt wird die Häufigkeit des neovaskulären Glaukoms bei diesen Patienten mit 5 bis 8 % angegeben (zusammengefasst in Lee et al. 1998).

■ Ätiopathogenese

Netzhaut, retinales Pigmentepithel (RPE) und Aderhaut bilden am hinteren Augenpol eine aufeinander abgestimmte Funktionseinheit. Die Aufrechterhaltung der Homöostase ist ein aktiver Vorgang. Auf eine Störung des Gleichgewichts reagieren die Gewebe mit Zelluntergang, Proliferation oder Transdifferenzierung. Verlust von Pigmentepithel führt z. B. nicht nur zu einer Funktionsminderung der Photorezeptoren, sondern auch zur Atrophie der angrenzenden Choriokapillaris. Wird die Netzhaut verletzt, kommt das RPE in unphysiologischen Kontakt mit dem Glaskörper. Als Folge kann das RPE in proliferierende, fibroblastäre Zellen transdifferenzieren und Membranen ausbilden, wie sie für die proliferative Vitreoretinopathie (PVR) typisch sind. Auch das retinale Gefäßsystem wird durch ein Gleichgewicht angiogener und antiangiogener Faktoren, wie dem „pigment epithelium derived factor" (PEDF) aufrechterhalten. Für das Entstehen einer angioproliferativen Retinopathie mit neovaskulärem Glaukom spielt Trauma als Störfaktor eine untergeordnete Rolle – wichtiger sind Ischämie, Entzündungen oder Tumoren der Uvea und Retina.

Ischämie. Bei der Entwicklung der Netzhaut sind Ischämie und Hypoxie physiologische Reize für das sich entwickelnde retinale Gefäßsystem (Agostini und Hansen 2003). Die reifenden neuronalen Zellen setzen unter anderem VEGF frei, um ihren erhöhten Bedarf an Sauerstoff zu signalisieren. In der ausgereiften Netzhaut halten sich angiogene und antiangiogene Signale die Waage. Jede Störung der Versorgung mit Sauerstoff verschiebt dieses Gleichgewicht jedoch wieder in Richtung Angiogenese. Nur etwa 3 % aller Grunderkrankungen, die zu einem neovaskulären Glaukom führen, haben keine eindeutige ischämische Ursache (Brown et al. 1984).

Alle kernhaltigen Zellen des menschlichen Körpers sind in der Lage auf Hypoxie (oder Ischämie) zu reagieren. In der Netzhaut sind es vor allem die Neurone und Gliazellen, die bei Hypoxie vermehrt angiogene Faktoren ausschütten. Im Fall des VEGF ist die Expression eng mit der Wirkung des Hypoxie-induzierbaren Faktors (HIF) gekoppelt. HIF-1 ist ein Transkriptionsfaktor der innerhalb von zwei Minuten nach Eintreten einer Hypoxie das *VEGF-A*-Gen „einschaltet". HIF-1 selbst besteht aus zwei Anteilen, einer α- und einer β-Einheit, die wiederum in jeweils drei Homologen vorkommt (HIF-1, -2, -3). HIF-1 kann im Gegensatz zu HIF-2 und HIF-3 von nahezu allen menschlichen Geweben produziert werden (Semenza 2000). Die Regulation der HIF-Aktivität erfolgt über die HIF-1α-Einheit. Sie wird bei Bedarf vom Zytoplasma in den Kern transportiert, wo die wirksamen Heterodimere gebildet werden. Unter hypoxischen Bedingungen ist die HIF-1α-Einheit vor dem Abbau durch Proteasomen geschützt. Fällt dieser Schutz weg, ist es bereits nach 30 Minuten nicht mehr im Kern nachweisbar (Jewell et al. 2001). Mit dem „inhibitory PAS (Per/Arnt/Sim) domain protein" (IPAS) wurde ein Protein entdeckt, das HIF-1α vor dem Abbau schützt. IPAS ist eng mit HIF-3α verwandt. Es kann mit HIF-1α Heterodimere bilden, die vor dem Zugriff der Proteasomen schützen ohne das HIF-1α zur Wirkung kommen zu lassen, wirkt also als negativ dominanter Faktor (Makino et al. 2002).

Entzündungen. Entzündliche Erkrankungen des Augenhintergrunds können im Fall einer Vaskulitis (z. B. Eales-, Behçet-Krankheit) aufgrund der sekundären Gefäßverschlüsse direkt zu einer Ischämie und zu Gefäßproliferationen führen (s. auch **Tab. 12-1**) (Perentes et al. 2002). Zusätzlich wurde das neovaskuläre Glaukom jedoch auch bei chronischen intraokulären Entzündungen ohne offensichtliche Gefäßbeteiligung beobachtet. Dies ist insofern von Interesse, als dass auch bei der diabetischen Retinopathie eine entzündliche Komponente als wesentlicher Faktor auf dem Weg zu proliferativen Veränderungen diskutiert wird. Im Tiermodell konnte gezeigt werden, dass eine Änderung der Leukozytenadhäsion in den Kapillaren zu Mikroverschlüssen führen kann und somit die Ischämie des entsprechenden Versorgungsgebiets verstärkt (Joussen et al. 2001). Da VEGF unter anderem die Migration von Monozyten, die Expression von Leukozytenadhäsionsfaktoren und Integrinen beeinflusst, ist ein synergistischer Effekt von Ischämie und Entzündung bei der Induktion von Angiogenese theoretisch denkbar. Die molekularen Grundlagen dieser Wechselbeziehung werden derzeit intensiv untersucht.

Tumoren. Tumoren sind wie jedes wachsende Gewebe von einer ausreichenden Gefäßversorgung abhängig. Die angiogene Aktivität verschiedener Tumoren unterscheidet sich. So sind in einem Glioblastom mehr proliferierende Kapillaren zu finden als in einem Prostatakarzinom (Eberhard et al. 2000). Bei schnell wachsenden Tumoren wie dem Retinoblastom, kann das Nachwachsen der Gefäße zum limitierenden Faktor für die Ausdehnung eines Tumorzapfens mit nachfolgender Nekrose von Tumorgewebe sein. Im Randbereich dieser Tumorzapfen ist die VEGF-Expression erhöht (Pe'er et al. 1997). Entsprechend steigt das Risiko, dass sich eine Rubeosis iridis mit neovaskulärem Glaukom entwickelt. Wird ein okulärer Tumor bestrahlt, wird das Risiko für eine tumorinduzierte proliferative Retinopathie durch eine mögliche strahleninduzierte Retinopathie zusätzlich erhöht. Abhängig von der Art der Bestrahlung liegt die Inzidenz eines neovaskulären Glaukoms zwischen einem Drittel und der Hälfte der behandelten Patienten mit einem Aderhautmelanom (Haas et al. 2002, Linstadt et al. 1990).

■ Histologie

Das histologische Korrelat des neovaskulären Glaukoms ist der verschlossene Kammerwinkel mit der klinisch relevanten Erhöhung des Abflusswiderstands. Im Gegensatz zum funktionellen Pupillarblock bei flacher Vorderkammer kommt es bei dieser Form des Sekundärglaukoms zu einem gewebigen Verschluss des Trabekelmaschenwerks. Ein ähnlicher Mechanismus findet sich bei den iridokornealen endothelialen Syndromen (Chandler-Syndrom, Cogan-Reese-Syndrom, essenzielle Irisatrophie), bei denen das Hornhautendothel langsam auf die Iris vorwächst und dabei Basalmembran über dem Kammerwinkel ablegt. Die Endothelialisierung der Vorderkammer kann auch beim neovaskulären Glaukom die Endphase der Erkrankung einleiten. Primär sind es jedoch die Endothelzellen der Irisgefäße, die durch lösliche angiogene Wachstumsfaktoren der Retina zur Zellteilung angeregt werden, perivaskuläre Zellen rekrutieren und Bindegewebe induzieren. Das Spektrum der Gewebsneubildung reicht von dünnen Gefäßen bis hin zu dicken Membranen (Anderson et al. 1971). Entstehen fibrovaskuläre Membranen sind diese in der Lage zu kontrahieren. In **Abbildung 12-3** wird diese Eigenschaft nicht nur durch den nach zentral verlagerten falschen Kammerwinkel sichtbar, sondern auch an dem Ektropium des pigmentierten Irisepithels an der Pupille. Bei Anstieg des intraokulären Drucks auf Werte bis über 50 mm Hg dekompensiert das Hornhautendothel. Es bildet sich ein zunehmendes Ödem des Hornhautstromas sowie der basalen Zellschichten des Hornhautepithels, was zur Bildung kleiner Zysten oder größerer epithelialer Blasen und dem Vollbild der bullösen Keratopathie führen kann.

Nicht selten sind das Trabekelmaschenwerk und der Schlemm-Kanal mit Erythrozyten gefüllt (**Abb. 12-3**), da es aus den neu gebildeten Gefäßen ebenso wie aus den fragilen, retinalen Proliferationen leicht bluten kann. Elektronenmikroskopisch findet man in diesen Fällen eine dünne Gefäßendothelzellschicht, die das Trabekelmaschenwerk und den Schlemm-Kanal auskleidet (Kubota et al. 1996). Ein ausgeprägtes Hyphäma ist in der Frühphase des neovaskulären Glaukoms eher selten. Es kann jedoch bei mangelnder Resorption zu einem zusätzlichen Druckanstieg führen, wenn die Verformbarkeit der roten Blutkörperchen im Trabekelmaschenwerk nach einigen Tagen abnimmt („ghost cells") oder die Blutung durch einwandernde Makrophagen und Fibroblasten in der Vorderkammer organisiert wird.

■ Diagnose und Differenzialdiagnose

Keine andere Form des Sekundärglaukoms wird durch eine ähnliche Vielfalt von Grunderkrankungen verursacht wie das neovaskuläre Glaukom. Der wichtigste Schritt bei der Ursachenklärung ist daher eine ausführliche Anamnese, ergänzt durch die funduskopische und gegebenenfalls fluoreszenzangiographische Untersuchung. **Tabelle 12-1** gibt eine Übersicht über die möglichen zu Grunde liegenden Erkrankungen. In 97 % der Fälle sind ischämische Netzhautveränderungen die Ursache für die Gefäßneubildung. Die Liste wird angeführt von der proliferativen diabetischen Retinopathie, dem Zentralvenenverschluss, dem Venenastverschluss und der Stenose der A. carotis (ischämische Ophthalmopathie). Auch beim Zentralarterienverschluss kann eine Rubeosis iridis vorkommen. Das Ausmaß der Angiogenese hängt davon ab, wie viel des geschädigten Gewebes überlebt und ob andere Grunderkrankungen wie Diabetes mellitus und Hypertonie bestehen (Mizener et al. 1997). Da die äußeren Netzhautschichten über die Aderhaut und das retinale Pigmentepithel ernährt werden, führt auch jede länger andauernde Netzhautablösung dazu, dass angiogene Faktoren freigesetzt werden. Operationen, welche die Zirkulation von Kammerwasser aus den hinteren in die vorderen Augenabschnitte begünstigen, können die Entstehung der

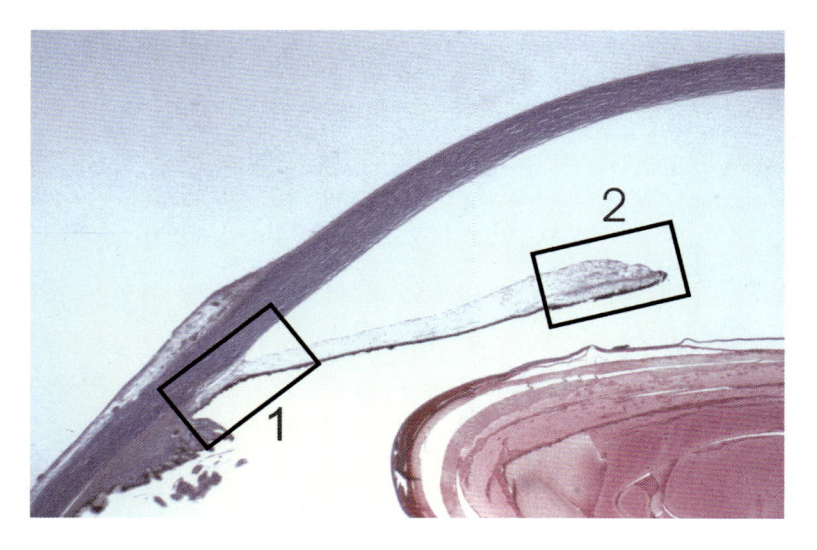

Abb. 12-3 Histologie des Kammerwinkels bei neovaskulärem Glaukom (Universitäts-Augenklinik Freiburg)
In der Übersicht (Trichrom) sind bereits der Verschluss des Kammerwinkels (**1**) sowie das Ectropium uveae (**2**) zu sehen.

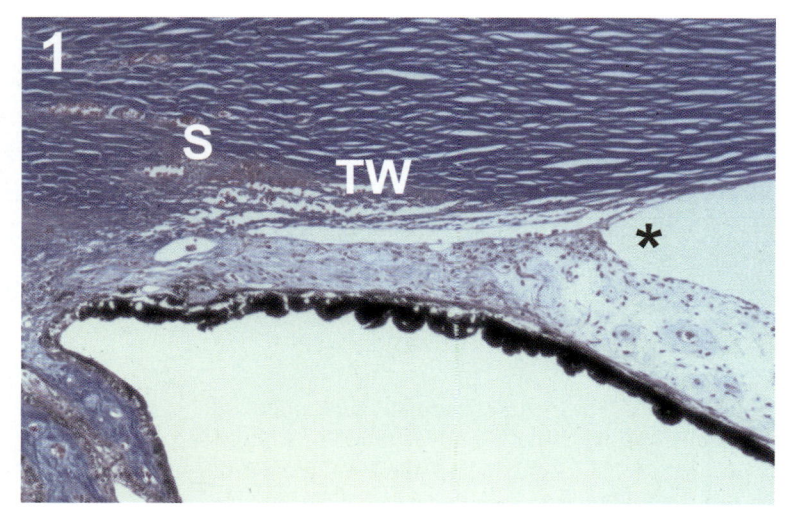

Bei höherer Vergrößerung (**1**) zeigt sich, dass das Trabekelmaschenwerk (TW) und der angrenzende Schlemm-Kanal (S) durch eine fibrovaskuläre Membran (*) von der Vorderkammer getrennt werden. Das Trabekelmaschenwerk ist teilweise mit Erythrozyten gefüllt.

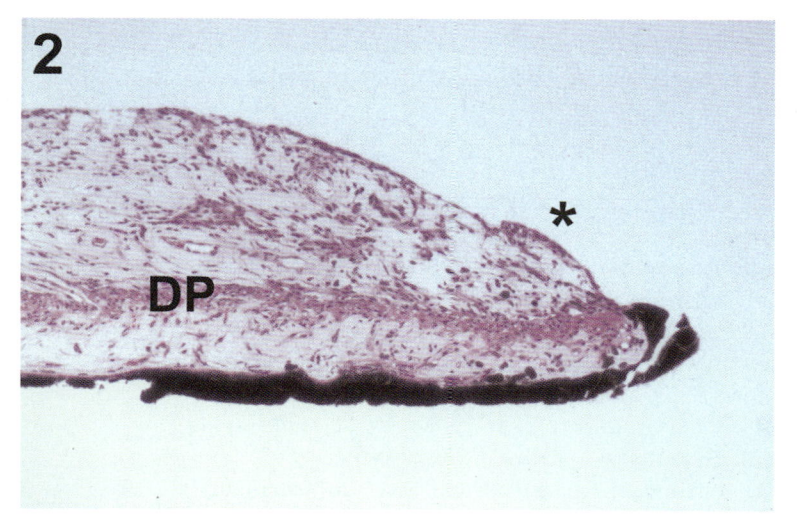

Die Membran zieht kaum sichtbar über die gesamte Irisvorderfläche und führt zu einer Verlagerung des pigmentierten Irisepithels in Richtung Vorderkammer.
DP = M. dilatator pupillae.

Tab. 12-1 Mögliche Grunderkrankungen bei Rubeosis iridis und neovaskulärem Glaukom

Erkrankung	Ursache für Gefäßneubildung der Iris		
	Häufig	Gelegentlich	Selten
Ischämisch	• Diabetes mellitus • Zentralvenenverschluss • Zentralarterienverschluss • Venenastverschluss • ischämische Ophthalmopathie (speziell: Stenose der A. carotis) • Amotio	• Frühgeborenen-Retinopathie (Retinopathia praematurorum, „retinopathy of prematurity" [ROP]) • persistierender hyperplastischer primärer Glaskörper (PHPV) • Sichelzellretinopathie	• Carotis-Sinus-cavernosus-Fistel
Neoplastisch	• Retinoblastom • Metastasen • Aderhautmelanom – Ringmelanom des Ziliarkörpers	• Lymphom • Irismelanom	
Entzündlich oder infektiös	• sympathische Ophthalmie	• Heterochromie-Zyklitis Fuchs • Endophthalmitis • Uveitis	• Behçet-Krankheit • Eales-Krankheit • Vogt-Koyanagi-Syndrom • Lupus erythematodes • Riesenzellarteriitis • Takayasu-Aortitis • Syphilis
Iatrogen	• strahleninduzierte Retinopathie	• Lentektomie (s. Text)	• „String"-Syndrom
Idiopathisch bzw. genetisch		• von-Hippel-Lindau-Syndrom	• Leber-Miliaraneurysmen • Coats-Krankheit • juvenile Retinoschisis • Norrie-Krankheit • Stickler-Syndrom

Zusammengestellt nach (Lee et al. 1998, Lucke und Bopp 1998, Sivak-Callcott et al. 2001). Wie hoch die Inzidenz des neovaskulären Glaukoms bei der jeweiligen Erkrankung liegt, ist nur für die häufigeren systematisch untersucht worden.

Rubeosis iridis bei entsprechender Vorerkrankung fördern. Dazu gehören die Lentektomie ohne Linsenimplantation (Rice et al. 1983) und die Nd:YAG-Kapsulotomie.

Sind fluoreszenzangiographisch nachweisbare Kapillarverschlussgebiete (**Abb. 12-4**) von mehr als zehn Papillenflächen vorhanden, kann von einer relevanten Ischämie ausgegangen werden. Die Indikation zur Therapie (s. unten) sollte jedoch nicht ausschließlich davon oder vom Auftreten von Proliferationen abhängig gemacht werden. Gerade bei retinalen Venenverschlüssen ist die Aufklärung des Patienten über die möglichen Spätfolgen wichtig, um die Mitarbeit bei regelmäßigen Kontrollen in den ersten Monaten sicherzustellen. In Abhängigkeit von der retinalen Minderperfusion steht die Rubeosis iridis mit Druckanstieg für das Spätstadium dieser Erkrankungen. Bei Venenverschlüssen tritt sie erst ein bis sechs Monate nach dem plötzlichen Sehverlust auf, wobei zeitlich versetzte Mehrfachverschlüsse zu berücksichtigen sind.

Patienten mit einem neovaskulären Glaukom berichten meist über eine zusätzliche Sehverschlechterung an einem vorgeschädigten Auge. Eine erhöhte Blendungsempfindlichkeit lässt sich auf das zunehmende Hornhautödem oder die Linsentrübung zurückführen. Letztere kann durch eine Ischämie der vorderen Augenabschnitte verstärkt werden. Steigt der intraokuläre Druck weiter an, führt dies zu Schmerzen, die auch stechenden Charakter annehmen, wenn es zu wiederkehrenden Aufbrüchen des Hornhautepithels bei ausgeprägter bullöser Keratopathie kommt.

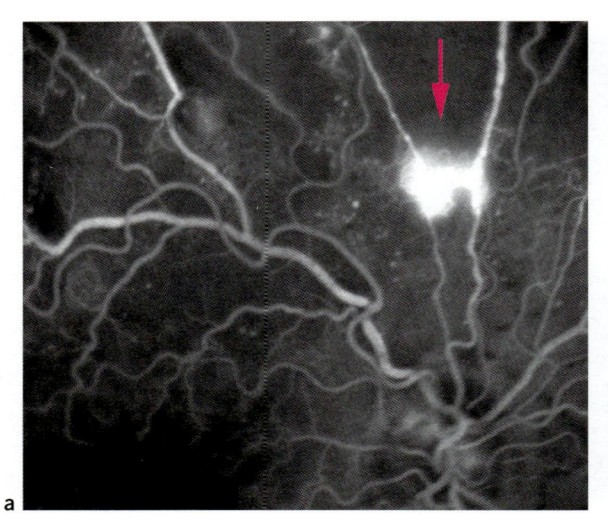

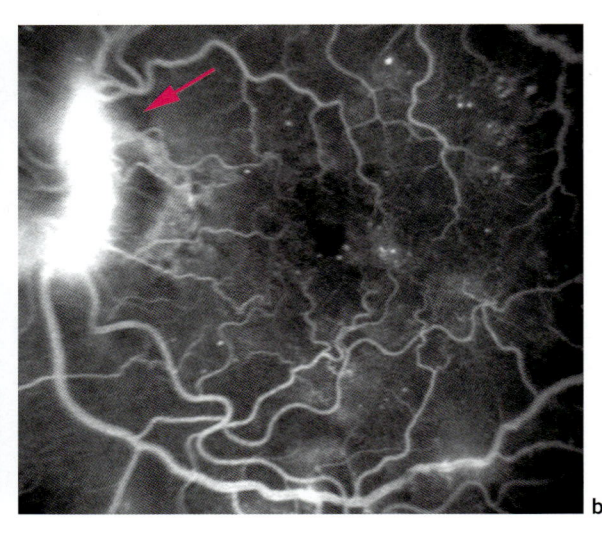

Abb. 12-4 Fluoreszenzangiographie bei proliferativer diabetischer Retinopathie (**a** und **b**). Nach Verlust großer Teile des retinalen Kapillarbetts entwickelten sich bei diesem 67-jährigen Diabetiker zahlreiche neue Gefäße, aus denen schon während der frühen Aufnahmen Fluorescein austritt (Pfeile). (Universitäts-Augenklinik Freiburg)

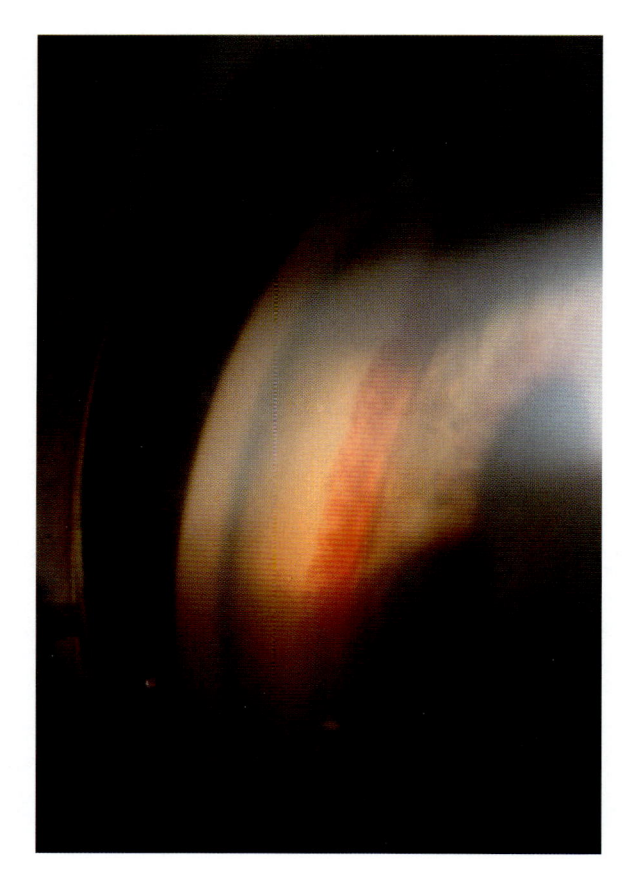

Abb. 12-5 Rubeosis iridis des Kammerwinkels. Nicht jede Gefäßneubildung der Iris ist mit der Spaltlampe direkt zu erkennen. Ein neovaskuläres Glaukom kann erst nach gonioskopischer Untersuchung ausgeschlossen werden. (Universitäts-Augenklinik Freiburg)

Der ausschlaggebende Befund bei der Diagnose des neovaskulären Glaukoms ist die Rubeosis iridis. Sie ist abzugrenzen von der Irishyperämie, bei der die radiär verlaufenden Gefäße des Circulus arteriosus iridis minor et major bzw. deren Anastomosen bei entzündlichen Veränderungen dilatiert sind. Die normalen Irisgefäße werden ebenso wie die retinalen Gefäße durch „ungefenstertes" Endothel ausgekleidet und bilden die Blut-Kammerwasser-Schranke. Neu gebildete Gefäße verlieren diese Eigenschaft, was zu einem vermehrten Austritt intravasaler Proteine und klinisch zum Bild der Pseudouveitis mit ausgeprägtem Tyndall-Effekt führt. In einer Untersuchung an 105 Augen mit Zentralvenenverschluss wurde gezeigt, dass von den 34 Augen, die Gefäßneubildungen in den vorderen Augenabschnitten über die nächsten zwei Jahre entwickelten, in 12 % keine Rubeosis iridis am Pupillarsaum, sondern ausschließlich im Kammerwinkel zu sehen war (Browning et al. 1998). Ohne Gonioskopie kann ein neovaskuläres Glaukom also nicht ausgeschlossen werden.

Die Rubeosis iridis (**Abb. 12-5**) kann ein geeigneter Parameter sein, um die Aktivität und den Verlauf einer proliferativen Erkrankung zu erfassen. Tauber schlug hierzu ein einfaches System vor, das es erlaubt, das Ausmaß der Gefäßneubildung auf der Iris und im Kammerwinkel bei der klinischen Untersuchung zu quantifizieren (Tauber et al. 1987). Es ist für klinische Studien geeignet und erlaubt die detaillierte Übermittlung von Untersuchungsergebnissen im klinischen Alltag. Die Buchstaben A bis C stehen für die Lokalisation der Neovaskularisation vom Pupillenrand (A) über das mittlere Irisstroma (B) bis zur Irisbasis (C). Bestehen bereits vordere Synechien wird der Buchstabe D hinzugefügt. Die Anzahl der betroffenen Quadranten für die jeweilige Zone wird mit 1 bis 4 bewertet. Wenn der Augeninnendruck über 21 mm Hg angestiegen ist, wird dem Schema ein Pluszeichen hinzugefügt. Eine Rubeosis iridis mit erhöhtem Druck, die sich am Pupillarsaum zwischen 90° und 180° und im Kammerwinkel unter 90° erstreckt, würde somit mit A2B0C1D0+ bewertet.

Mithilfe der Fluorescein- oder Indocyaningrün-Angiographie von Iris und Kammerwinkel ist es möglich, klinisch nicht sichtbare Gefäßneubildungen zu entdecken. Dennoch kommt diese Methode wegen des erheblichen technischen Aufwands nur bei spezieller Fragestellung zum Einsatz. Das Elektroretinogramm ist ein funktioneller Test, um retinale Schäden weitgehend auszuschließen oder besonders schwere Schäden nachzuweisen. Inwiefern es sich bei Zentralvenenverschlüssen oder anderen flächigen Erkrankungen der Netzhaut eignet, um das Risiko für die Entstehung einer proliferativen Erkrankung abzuschätzen ist nicht endgültig geklärt (zusammengefasst in Sivak-Callcott et al. 2001).

■ Therapie

Das Ziel bei der Behandlung der in **Tabelle 12-1** aufgeführten Grunderkrankungen muss es sein, die pathologische Angiogenese im Bereich der Netzhaut und der vorderen Augenabschnitte zu verhindern. Für die beiden wichtigsten Vertreter, diabetische Retinopathie und Venenverschlüsse, kommt es vor allem darauf an, rechtzeitig mit der Netzhautkoagulation zu beginnen. Bei der proliferativen diabetischen Retinopathie konnte nachgewiesen werden, dass die VEGF-Konzentration im Glaskörper nach Laserkoagulation der Netzhaut tatsächlich sinkt (Aiello et al. 1994). Die wichtigsten Eckpunkte für die Behandlung der diabetischen Retinopathie wurden in folgenden großen Studien erarbeitet: „Diabetic Retinopathy Study" (DRS), „Early Treatment of Diabetic Retinopathy Study" (ETDRS), „United Kingdom Prospective Diabetes Study Group" (UKPDS) und „Diabetes Control and Complications Trial" (DCCT). Für Erkrankungen des venösen Gefäßsystems wird primär die isovolämische Hämodilution über sechs Wochen empfohlen, wenn keine Kontraindikation von internistischer Seite besteht (Hansen et al. 1989, Chen et al. 1998). Die Studiengemeinschaft „Central Retinal Vein Occlusion" (CRVO) erarbeitete Richtlinien für die Koagulationsbehandlung der Netzhaut bei ischämischen und nichtischämischen Gefäßverschlüssen. Eine gering ausgeprägte Neovaskularisation der Iris ist noch umkehrbar, wenn die Homöostase des retinalen Gewebes durch Laser- oder Kryokoagulation ischämischer Netzhautareale wieder hergestellt werden kann und der bis dahin entstandene Schaden gering ist. Je später die effektive Behandlung einsetzt, umso schwieriger wird es sein, eine brauchbare Sehkraft zu erhalten. Die detaillierte Beschreibung der Therapiemöglichkeiten bei den verschiedenen Grunderkrankungen, die zu einem Sekundärglaukom führen können, würde den Rahmen dieses Kapitels sprengen. Die nachfolgenden Empfehlungen werden sich auf die Therapie des manifesten neovaskulären Glaukoms beschränken.

Konservativ. Die konservative Therapie des neovaskulären Glaukoms ist symptomatisch. Dabei stehen der erhöhte Augeninnendruck und die daraus resultierenden Schmerzen des Patienten im Vordergrund. Die lokale medikamentöse Drucksenkung sollte darauf abzielen, die Kammerwasserproduktion zu senken, da der Abfluss in der Regel durch fibrovaskuläre Membranen irreversibel verlegt ist. Hierfür eignen sich β-Rezeptoren-Blocker, α_2-Agonisten oder Hemmer der Carboanhydrase. Letztere können bei unkontrollierbarem Druck mittelfristig auch systemisch gegeben werden (Funk und Grehn 1993). Prostaglandine sind beim neovaskulären Glaukom eine mögliche Alternative, ihre Wirkung sollte in den ersten Tagen jedoch kontrolliert werden. Wenig effektiv sind Parasympathomimetika, die außerdem das Risiko für eine hintere Synechierung bei enger Pupille erhöhen. Da das akute neovaskuläre Glaukom häufig mit einer Störung der Blut-Kammerwasser-Schranke und Entzündung der vorderen Augenabschnitte einhergeht, profitieren viele Patienten von lokal verabreichten Steroiden zusammen mit Atropin zur Zykloplegie. Steht die schmerzhafte bullöse Keratopathie im Vordergrund, unterstützt die lokale Anwendung von 5%iger NaCl-Lösung die Pumpfunktion des Endothels, indem die Hornhaut entlang eines osmotischen Gradienten entwässert wird. Bei rezidivierenden Epithelaufbrüchen kann eine therapeutische Kontaktlinse Linderung verschaffen.

Chirurgisch. Bei der Therapie des beginnenden neovaskulären Sekundärglaukoms steht die Behandlung der Grunderkrankung im Mittelpunkt. Die Koagulation peripherer Netzhautanteile bei angioproliferativer Retinopathie kann nicht nur die Rubeosis iridis zurückdrängen, sondern führt auch zu einer effektiven Drucksenkung, wenn der Kammerwinkel noch nicht komplett verschlossen ist. Das Verfahren hängt von der Güte des Funduseinblicks ab. Die Laserkoagulation (Argon- oder Diodenlaser über Kopfspiegel) ist Mittel der Wahl, setzt jedoch ein klares brechendes System voraus (Ohnishi et al. 1994, Striga und Ivanisevic 1993). Eine effektive Alternative bei schlechtem Einblick ist die transsklerale periphere Kryokoagulation der Netzhaut (Schildwachter und Witschel 1988) oder die Diodenlaser-Retinopexie. Letztere kann mit einer Zyklophotokoagulation kombiniert werden (Flaxel et al. 1997).

Ist die Ischämie der Netzhaut durch eine Amotio bedingt, führt eine Vitrektomie gegebenenfalls mit epiretinalem Peeling zu einer Verbesserung des neovaskulären Glaukoms (Scuderi et al. 1982). Auch der Verlauf der Rubeosis iridis bei diabetischer Retinopathie kann durch eine Vitrektomie günstig beeinflusst werden (Helbig et al. 1998). Psichias et al. (1999) berichteten über die Kombination von Vitrektomie, Linsenentfernung, Endolaser-Koagulation, Endozyklophotokoagulation und Silikonöl-Tamponade als antiproliferative Therapie bei Patienten mit Rubeosis iridis und Glaskörperblutung nach Zentralvenenverschluss oder bei fortgeschrittener diabetischer Retinopathie. Der Eingriff wurde in einigen Fällen zu einem späteren Zeitpunkt durch eine Retinektomie ergänzt, um eine innere, drucksenkende Fistel über die Aderhaut anzulegen – ein Verfahren, das erstmals von Kirchhof (1994) vorgeschlagen wurde. Es gelang den Augeninnendruck mit diesem Maximaleingriff in über zwei Dritteln der Fälle in den Normbereich zu senken. 12% der so behandelten Augen wurden hypoton. Eine Phthisis bulbi entwickelte sich in 6%, Schmerzen wurden nach drei Jahren noch von 9% der Patienten angegeben.

Wenn es nur darum geht, den Augeninnendruck zu senken, hat die transsklerale Zyklophotokoagulation mit dem Dioden- oder dem Nd:YAG-Laser die Zyklokryokoagulation weitgehend ersetzt. Die Behandlung kann mehrfach wiederholt werden. Als Richtwert für die maximale Gesamtzahl bei mehrfacher Anwendung gelten sechzig Zyklophotokoagulationseffekte, die über alle vier Quadranten verteilt werden. Obwohl die Vereisung des Ziliarkörpers in jedem zweiten Fall zu einer ausreichenden Drucksenkung führt, ist die Langzeitprognose, was die Sehfähigkeit des betroffenen Auges angeht, schlechter als nach Zyklophotokoagulation. Die postoperative Fibrinreaktionen in der Vorderkammer tritt nach einer Zyklokryokoagulation häufiger auf. Andere zyklodestruktive Verfahren wie die chirurgische Entfernung von Teilen des Ziliarkörpers (Sautter und Demeler 1984) haben sich wegen der hohen Komplikationsrate nicht durchgesetzt.

Die Störung der Blut-Kammerwasser-Schranke sowie die entzündliche Komponente des neovaskulären Glaukoms verringern die Erfolgsaussichten, mit einer filtrierenden Operation eine andauernde Drucksenkung zu erreichen. Versuche der Proliferation von Fibroblasten entgegenzuwirken, indem das Wundbett während und nach der Operation mit Mitomycin C oder 5-Fluorouracil behandelt wird, sind nur vorübergehend wirksam. Je jünger die Patienten sind, umso häufiger kommt es zu vorzeitigen Verwachsungen (Katz et al. 1995). Ähnliche Probleme treten bei Versuchen auf, den Kammerwasserabfluss mithilfe von Drainage-Systemen aus Kunststoff zu erleichtern. In den ersten ein bis zwei Jahren nach Einsetzen eines Molteno- oder Baerveldt-Implantats sind in 60 bis 80% der Augen mit fortgeschrittenem Sekundärglaukom Drucksenkungen auf unter 21 mm Hg erreicht worden (Mermoud et al. 1993, Sidoti et al. 1995). Der Effekt ist nach fünf Jahren nur noch bei weniger als 10% der Patienten nachweisbar. Eine Weiterentwicklung dieser Technik ist die Kombination von Vitrektomie und Implantation eines Drainage-Röhrchens (Molteno). Trotz der Drucksenkung, die mit der bei alleiniger Drainage-Operation vergleichbar ist, werden vermehrte postoperative Komplikationen beschrieben (Scott et al. 2000). Bei Vitrektomien mit Silikonöl-Endotamponade sollte auf die Implantation eines Drainage-Röhrchens verzichtet werden.

■ Zusammenfassung und Zukunftsperspektiven

Das neovaskuläre Glaukom steht in aller Regel für das fortgeschrittene Stadium einer angioproliferativen Retinopathie. Obwohl die möglichen Grunderkrankungen vielfältig sind, ist in 97% der Fälle eine retinale Ischämie der Störfaktor, der die lokale Homöostase verschiebt und eine pathologische Angiogenese induziert. Auf molekularer Ebene ist der Hypoxie-induzierte Faktor (HIF) ein wesentlicher Transkriptionsfaktor, der bei Minderversorgung mit Sauerstoff die Expression angiogener Faktoren wie den VEGF-A „anschaltet". Lösliche angiogene Faktoren erreichen auch die vorderen Augenabschnitte und induzieren die Gefäßneubildung auf der Iris und im Kammerwinkel. Verschließen fibrovaskuläre Membranen das Trabekelmaschenwerk, kommt es zum schmerzhaften Druckanstieg. Da sich die neuen Gefäße auch ausschließlich im Kammerwinkel bilden können, ist die Gonioskopie für die Diagnose des neovaskulären Glaukoms wichtig. Die kausale Therapie steht bei den frühen Stadien des neovaskulären Glaukoms im Vordergrund. Hierzu zählen insbesondere die Laser- oder Kryokoagulation der Netzhaut, die ergänzt werden können durch Vitrektomie mit Endolaser-Koagulation. Eine zusätzliche Drucksenkung kann medikamentös durch Senkung der Kammerwasserproduktion oder operativ erreicht werden. Mittel der Wahl ist hierbei die Zyklophotokoagulation, die gegebenenfalls mehrfach wiederholt werden kann. Fistulierende Operationen sind ebenso wie die Implantation von Drainage-Röhrchen nur mittelfristig wirksam. Inwieweit netzhautchirurgische Techniken wie die Retinektomie oder kombinierte Verfahren zu einer langfristigen Drucksenkung beim neovaskulären Glaukom beitragen, bleibt abzuwarten.

Ausgehend von der Tumortherapie werden zunehmend Medikamente entwickelt, die die Angiogenese spezifisch hemmen (Augustin 2003). Bei der altersabhängigen Makuladegeneration sind VEGF-spezifische Antikörper ebenso in der ersten Phase klinischer Versuche wie Aptamere, also Oligonucleotide, die spezifisch mit VEGF interagieren und damit dessen Wirkung hemmen. Die intrazelluläre Signalkette des VEGF kann unter anderem durch Substanzen unterbrochen werden, die die Proteinase K hemmen. Auch Steroide sind in der Lage die proliferative und die permeabilitätssteigernde Wirkung des VEGF zu reduzieren. Spezifische Inhibitoren der Rezeptortyrosinkinase der VEGF-Rezeptoren sind im Tiermodell effektiv und werden sich in naher Zukunft hoffentlich auch bei der Therapie des neovaskulären Sekundärglaukoms als nützlich erweisen.

Literatur

Agostini HT, Hansen LL. Angioproliferative Netzhauterkrankungen bei Ischämie. Ophthalmologe 2003; 100: 371–7.

Augustin HG. Angiogeneseforschung – Quo vadis? Ophthalmologe 2003; 100: 104–10.

Aiello LP, Avery RL, Arrigg PG, Keyt BA, Jampel HD, Shah ST, Pasquale LR, Thieme H, Iwamoto MA, Park JE et al. Vascular endothelial growth factor in ocular fluid of patients with diabetic retinopathy and other retinal disorders. N Engl J Med 1994; 331: 1480–7.

Anderson DM, Morin JD, Hunter WS. Rubeosis iridis. Can J Ophthalmol 1971; 6: 183–8.

Brown GC, Magargal LE, Schachat A, Shah H. Neovascular glaucoma. Etiologic considerations. Ophthalmology 1984; 91: 315–20.

Browning DJ, Scott AQ, Peterson CB, Warnock J, Zhang Z. The risk of missing angle neovascularization by omitting screening gonioscopy in acute central retinal vein occlusion. Ophthalmology 1998; 105: 776–84.

Chen HC, Wiek J, Gupta A, Luckie A, Kohner EM. Effect of isovolaemic haemodilution on visual outcome in branch retinal vein occlusion. Br J Ophthalmol 1998; 82: 162–7.

Clauss M. Molecular biology of the VEGF and the VEGF receptor family. Semin Thromb Hemost 2000; 26: 561–9.

Das A, McLamore A, Song W, McGuire PG. Retinal neovascularization is suppressed with a matrix metalloproteinase inhibitor. Arch Ophthalmol 1999; 117: 498–503.

Eberhard A, Kahlert S, Goede V, Hemmerlein B, Plate KH, Augustin HG. Heterogeneity of angiogenesis and blood vessel maturation in human tumors: implications for antiangiogenic tumor therapies (published erratum appears in Cancer Res 2000; 60: 3668). Cancer Res 2000; 60: 1388–93.

Flaxel CJ, Larkin GB, Broadway DB, Allen PJ, Leaver PK. Peripheral transscleral retinal diode laser for rubeosis iridis. Retina 1997; 17: 421–9.

Folkman J. Tumor angiogenesis: therapeutic implications. N Engl J Med 1971; 285: 1182–6.

Funk J, Grehn F. Therapiekonzepte bei Sekundärglaukomen. Ophthalmologe 1993; 90: 781–90.

Goldberg MA, Schneider TJ. Similarities between the oxygen-sensing mechanisms regulating the expression of vascular endothelial growth factor and erythropoietin. J Biol Chem 1994; 269: 4355–9.

Haas A, Pinter O, Papaefthymiou G, Weger M, Berghold A, Schrottner O, Mullner K, Pendl G, Langmann G. Incidence of radiation retinopathy after high-dosage single-fraction gamma knife radiosurgery for choroidal melanoma. Ophthalmology 2002; 109: 909–13.

Hanahan D. Signaling vascular morphogenesis and maintenance. Science 1997; 277: 48–50.

Hansen LL, Wiek J, Wiederholt M. A randomised prospective study of treatment of non-ischaemic central retinal vein occlusion by isovolaemic haemodilution. Br J Ophthalmol 1989; 73: 895–9.

Helbig H, Kellner U, Bornfeld N, Foerster MH. Rubeosis iridis after vitrectomy for diabetic retinopathy. Graefes Arch Clin Exp Ophthalmol 1998; 236: 730–3.

Jewell UR, Kvietikova I, Scheid A, Bauer C, Wenger RH, Gassmann M. Induction of HIF-1alpha in response to hypoxia is instantaneous. FASEB J 2001; 15: 1312–4.

Joussen AM, Murata T, Tsujikawa A, Kirchhof B, Bursell SE, Adamis AP. Leukocyte-mediated endothelial cell injury and death in the diabetic retina. Am J Pathol 2001; 158: 147–52.

Katz GJ, Higginbotham EJ, Lichter PR, Skuta GL, Musch DC, Bergstrom TJ, Johnson AT. Mitomycin C versus 5-fluorouracil in high-risk glaucoma filtering surgery. Extended follow-up. Ophthalmology 1995; 102: 1263–9.

Khaliq A, Foreman D, Ahmed A, Weich H, Gregor Z, McLeod D, Boulton M. Increased expression of placenta growth factor in proliferative diabetic retinopathy. Lab Invest 1998; 78: 109–16.

Kirchhof B. Retinectomy lowers intraocular pressure in otherwise intractable glaucoma: preliminary results. Ophthalmic Surg 1994; 25: 262–7.

Kubota T, Tawara A, Hata Y, Khalil A, Inomata H. Neovascular tissue in the intertrabecular spaces in eyes with neovascular glaucoma. Br J Ophthalmol 1996; 80: 750–4.

Lee P, Wang CC, Adamis AP. Ocular neovascularization: an epidemiologic review. Surv Ophthalmol 1998a; 43: 245–69.

Linstadt D, Castro J, Char D, Decker M, Ahn D, Petti P, Nowakowski V, Quivey J, Phillips TL. Long-term results of helium ion irradiation of uveal melanoma. Int J Radiat Oncol Biol Phys 1990; 19: 613–8.

Lucke K, Bopp S. Intraokulare Eingriffe bei Augen mit Rubeosis iridis und Neovaskularisationsglaukom. Ophthalmologe 1998; 95: 514–28.

Makino Y, Kanopka A, Wilson WJ, Tanaka H, Poellinger L. Inhibitory PAS domain protein (IPAS) is a hypoxia-inducible splicing variant of the hypoxia-inducible factor-3alpha locus. J Biol Chem 2002; 277: 32405–8.

Maxwell PH, Wiesener MS, Chang GW, Clifford SC, Vaux EC, Cockman ME, Wykoff CC, Pugh CW, Maher ER, Ratcliffe PJ. The tumour suppressor protein VHL targets hypoxia-inducible factors for oxygen-dependent proteolysis. Nature 1999; 399: 271–5.

Mermoud A, Salmon JF, Alexander P, Straker C, Murray AD. Molteno tube implantation for neovascular glaucoma. Long-term results and factors influencing the outcome. Ophthalmology 1993; 100: 897–902.

Meyer M, Clauss M, Lepple-Wienhues A, Waltenberger J, Augustin HG, Ziche M, Lanz C, Büttner M, Rziha HJ, Dehio C. A novel vascular endothelial growth factor encoded by Orf virus, VEGF-E, mediates angiogenesis via signalling through VEGFR-2 (KDR) but not VEGFR-1 (Flt-1) receptor tyrosine kinases. EMBO J 1999; 18: 363–74.

Meyer-Schwickerath R, Pfeiffer A, Blum WF, Freyberger H, Klein M, Losche C, Rollmann R, Schatz H. Vitreous levels of the insulin-like growth factors I and II, and the insulin-like growth factor binding proteins 2 and 3, increase in neovascular eye disease. Studies in nondiabetic and diabetic subjects. J Clin Invest 1993; 92: 2620–5.

Mizener JB, Podhajsky P, Hayreh SS. Ocular ischemic syndrome. Ophthalmology 1997; 104: 859–64.

Ohnishi Y, Ishibashi T, Sagawa T. Fluorescein gonioangiography in diabetic neovascularisation. Graefes Arch Clin Exp Ophthalmol 1994; 232: 199–204.

Pe'er J, Neufeld M, Baras M, Gnessin H, Itin A, Keshet E. Rubeosis iridis in retinoblastoma. Histologic findings and the possible role of vascular endothelial growth factor in its induction. Ophthalmology 1997; 104: 1251–8.

Perentes Y, Chan CC, Bovey E, Uffer S, Herbort CP. Massive Expression von Vascular Endothelium Growth Factor (VEGF) in einem Fall von Eales' Krankheit. Klin Monatsbl Augenheilkd 2002; 219: 311–4.

Plantner JJ, Smine A, Quinn TA. Matrix metalloproteinases and metalloproteinase inhibitors in human interphotoreceptor matrix and vitreous. Curr Eye Res 1998; 17: 132–40.

Psichias A, Bartz-Schmidt KU, Thumann G, Krieglstein GK, Heimann K. Vitreoretinale Chirurgie in der Behandlung des neovaskulären Glaukoms. Klin Monatsbl Augenheilkd 1999; 214: 61–70.

Rice TA, Michels RG, Maguire MG, Rice EF. The effect of lensectomy on the incidence of iris neovascularization and neovascular glaucoma after vitrectomy for diabetic retinopathy. Am J Ophthalmol 1983; 95: 1–11.

Sautter H, Demeler U. Antiglaucomatous ciliary body excision. Am J Ophthalmol 1984; 98: 344–8.

Schildwachter A, Witschel H. Netzhautkryokoagulation bei Rubeosis iridis. Klin Monatsbl Augenheilkd 1988; 193: 146–51.

Scott IU, Alexandrakis G, Flynn HW jr., Smiddy WE, Murray TG, Schiffman J, Gedde SJ, Budenz DL, Fantes F, Parrish RK. Combined pars plana vitrectomy and glaucoma drainage implant placement for refractory glaucoma. Am J Ophthalmol 2000; 129: 334–41.

Scuderi JJ, Blumenkranz MS, Blankenship G. Regression of diabetic rubeosis iridis following successful surgical reattachment of the retina by vitrectomy. Retina 1982; 2: 193–6.

Semenza GL. HIF-1: mediator of physiological and pathophysiological responses to hypoxia. J Appl Physiol 2000; 88: 1474–80.

Sidoti PA, Dunphy TR, Baerveldt G, LaBree L, Minckler DS, Lee PP, Heuer DK. Experience with the Baerveldt glaucoma implant in treating neovascular glaucoma. Ophthalmology 1995; 102: 1107–18.

Sivak-Callcott JA, O'Day DM, Gass JD, Tsai JC. Evidence-based recommendations for the diagnosis and treatment of neovascular glaucoma. Ophthalmology 2001; 108: 1767–76.

Smith LE, Shen W, Perruzzi C, Soker S, Kinose F, Xu X, Robinson G, Driver S, Bischoff J, Zhang B, Schaeffer JM, Senger DR. Regulation of vascular endothelial growth factor-dependent retinal neovascularization by insulin-like growth factor-1 receptor. Nat Med 1999; 5: 1390–5.

Striga M, Ivanisevic M. Comparison between efficacy of full- and mild-scatter (panretinal) photocoagulation on the course of diabetic rubeosis iridis. Ophthalmologica 1993; 207: 144–7.

Tauber J, Lahav M, Erzurum SA. New clinical classification for iris neovascularization. Ophthalmology 1987; 94: 542–4.

Tolentino MJ, Miller JW, Gragoudas ES, Jakobiec FA, Flynn E, Chatzistefanou K, Ferrara N, Adamis AP. Intravitreous injections of vascular endothelial growth factor produce retinal ischemia and microangiopathy in an adult primate. Ophthalmology 1996; 103: 1820–8.

13 Vitreoretinale Behandlungskonzepte des therapierefraktären neovaskulären Glaukoms

Karl Ulrich Bartz-Schmidt und Aristidis Psichias

Einleitung

Das gemeinsame Merkmal aller neovaskulären Glaukome ist die retinale Ischämie. Durch Hypoxie werden die Netzhautzellen, insbesondere die Müller-Stützzellen (Hirata et al. 1997, Stone et al. 1995) und retinale Pigmentepithelzellen (Dorey et al. 1996, Ishibashi et al. 1997) dazu angeregt, Wachstumsfaktoren zu bilden. Per Diffusion verteilen sich diese im gesamten Auge und führen zu Neovaskularisationen auf allen Strukturen.

Vorübergehend wird durch die Leitstruktur Linse die Ausbreitung in das vordere Augensegment gebremst. Langfristig kommt es aber auch auf der Iris zur Ausbildung von Gefäßneubildungen. Diese erstrecken sich vom Pupillarsaum bis in den Kammerwinkel. Im weiteren Verlauf wird durch Kontraktion des fibrovaskulären Gewebes der Kammerwinkel völlig verlegt. Aufgrund der Abflussbehinderung kommt es zur intraokulären Drucksteigerung. Die Drucksteigerung verschlechtert weiter die retinale Perfusion. Dieser Prozess mündet so in einen sich selbst verstärkenden Kreislauf. Erst nach Überwachsen der Ziliarkörperzotten mit fibrovaskulären Membranen kommt es schließlich zur persistierenden Hypotonie und letztlich zur Phthisis bulbi.

Derzeit besteht das Behandlungskonzept in der Umwandlung der relativen Hypoxie in eine absolute Anoxie. Durch eine panretinale Laserkoagulation werden große Flächen des Netzhautgewebes und des retinalen Pigmentepithels zerstört. Diese Anteile können zum einen keine aktiven Faktoren mehr bilden, zum anderen steht so der mit der retinalen Perfusion bereitgestellte Sauerstoff, den verbleibenden Gewebeanteilen zur Verfügung (Ernest und Archer 1979, Pournaras et al. 1985, Stefansson et al. 1992).

In fortgeschrittenen Stadien ist häufig aufgrund von Trübungen im Bereich der Hornhaut und Linse oder durch eine dichte Glaskörperblutung eine panretinale Koagulationsbehandlung nicht mehr möglich. Für diese Augen war bisher die Kryokoagulationsbehandlung des Ziliarkörpers die Methode der Wahl zur Senkung des Augeninnendrucks (Benson und Nelson 1990, Rehak und Vymazal 1994, Vest et al. 1992). Durch die Senkung des intraokulären Drucks wird zwar die retinale Perfusion verbessert, allerdings ändert diese Behandlung nichts an der zu Grunde liegenden Pathologie. Aus diesem Grunde ist die Versagerrate hoch (Benson und Nelson 1990, Bohnke und Sayar 1990). Denn, solange die retinale Ischämie weiter besteht, kommt es zur erneuten Neovaskularisation, die schließlich mit Überwachsung des Ziliarkörpers zur persistierenden Hypotonie und zur Phthisis bulbi führt. In der Zukunft steht durch die Entwicklung neuer aktiver Substanzen die Hoffnung eine mehr kausale Therapie der retinalen Ischämie medikamentös, z. B. durch intravitreale Applikation, vornehmen zu können.

Vitreoretinale Operationsverfahren

Der dieser Arbeit zu Grunde liegende Ansatz beruht darauf, in Augen mit neovaskulärem Glaukom und Trübungen im Bereich der optischen Medien (Hornhaut, Linse, Glaskörper) eine panretinale Laserbehandlung durch eine Vitrektomie mit anschließender Silikonöl-Tamponade, gegebenenfalls mit Hornhautabrasio und Lentektomie, zu erzwingen, um so langfristig die Neovaskularisationstendenz zu unterbinden. Gleichzeitig erfolgte die gezielte Koagulation der Ziliarkörperzotten, um den intraokulären Druck rasch zu senken und so die retinale Perfusion zu verbessern.

Zur Entwicklung eines neovaskulären Glaukoms kommt es am häufigsten nach Zentralvenenverschluss oder bei fortgeschrittener diabetischer Augenerkrankung. Zahlreiche andere, seltenere, primäre oder sekundäre okuläre Erkrankungen führen ebenfalls zur Ausbildung dieses Krankheitsbilds. Die von uns verfolgten Patienten weisen ein neovaskuläres Glaukom immer mit Trübungen im Bereich der optischen Medien (Hornhaut, Linse, Glaskörper) auf. Aus diesem Grunde wurde eine **Vitrektomie** mit anschließender **Silikonöl-Tamponade** und **Endozyklophotokoagulation** angewendet, um eine panretinale Laserbehandlung zu ermöglichen (Bartz-Schmidt et al. 1999). Im Falle eines Therapieversagens wurde eine Retinektomie als weitere Möglichkeit zur internen Fistulation unseren Patienten angeboten (Kirchhof 1994).

Der günstige Einfluss der panretinalen Photokoagulation auf die Entwicklung des neovaskulären Glaukoms lässt sich durch zahlreiche experimentelle Studien erklären. So bestimmten Stefansson et al. (1992) den Sauerstoffdruck im präretinalen Glaskörper von Patienten, die wegen proliferativer diabetischer Vitreoretinopathie vitrektomiert wurden. Sie fanden einen bedeutend höheren Sauerstoffdruck über Netzhautarealen nach panretinaler Photokoagulationsbehandlung im Vergleich zu unbehandelten Arealen derselben Netzhaut. Die panretinale Photokoagulationsbehandlung muss somit zu einer Verbesserung der Oxygenierung der inneren Netzhautschicht beitragen.

Das Ziel in der Behandlung des neovaskulären Glaukoms besteht heute darin, ein Verfahren zu finden, das maximalen Komfort (Schmerzfreiheit) bei guter Kosmetik und bestmöglichen funktionellen Ergebnissen im Langzeitverlauf miteinander vereint. Allerdings stellt die Quantifizierung der Behandlungsergebnisse in der Behandlung des neovaskulären Glaukoms eine erhebliche Schwierigkeit dar. Anders als bei den chronischen nicht proliferativen Glaukomen handelt es sich bei dieser Patientengruppe um Augen mit initial erheblich reduziertem oder nicht mehr möglichem Einblick auf den Augenhintergrund. Naturgemäß sind in dieser Situation Gesichtsfelduntersuchungen und Papillentopometrien nicht mehr durchführbar. Somit bleiben als Erfolgskriterien die Kontrolle des Augeninnendrucks und die Vermeidung einer Erblindung oder Phthisis bulbi. Dabei ist der Vergleich mit den Ergebnissen anderer Behandlungsverfahren (zyklodestruktive Eingriffe, Drainage-Implantate, filtrierende Eingriffe unter Zuhilfenahme von Antimetaboliten oder kombinierte Eingriffe) häufig problematisch. Denn, in den meisten Publikationen sind die Patientengruppen zu klein (Bohnke und Sayar 1990, Haicl und Boguszakova 1991, Lloyd et al. 1991) oder zu heterogen (Airaksinen et al. 1990, Uva et al. 1994) oder die Nachbeobachtung ist zu kurz und/oder nicht synchronisiert (Eid et al. 1997).

Da bei fortgeschrittenem neovaskulärem Glaukom der Kammerwinkel meist vollständig okkludiert ist, kann durch die alleinige panretinale Photokoagulationsbehandlung auch bei zufriedenstellender Regression der Rubeosis iridis nur in wenigen Fällen eine ausreichende Druckregulation erreicht werden. Dennoch ist der Wert der zyklodestruktiven Therapie in der Behandlung des neovaskulären Glaukoms umstritten. Der Grund hierfür ist die Häufigkeit der Phthisis bulbi insbesondere nach Zyklokryokoagulation (Benson und Nelson 1990). Bei der externen Zyklokryodestruktion wird die innerste Struktur des Ziliarkörpers, das kammerwassersezernierende nichtpigmentierte Ziliarkörperepithel zuletzt erreicht (**Abb. 13-1**). Infolgedessen wird nicht nur das Epithel als Zielgewebe, sondern auch der gesamte Ziliarmuskel verödet. Zwar hat die Behandlung zumindest temporär einen drucksenkenden Effekt, allerdings ändert die alleinige Zyklodestruktion wenig an der zu Grunde liegenden Pathologie. Im Vergleich hierzu bietet die Endozyklophotokoagulation im Rahmen der Vitrektomie den Vorteil, gezielt unter visueller Kontrolle die Ziliarkörperzotten unter weitestgehender Schonung des Ziliarmuskelgewebes direkt zu behandeln. Dies mag ein Grund für die niedrige Phthisis-bulbi-Rate auch in unserer Patientengruppe sein (Bartz-Schmidt et al. 1999).

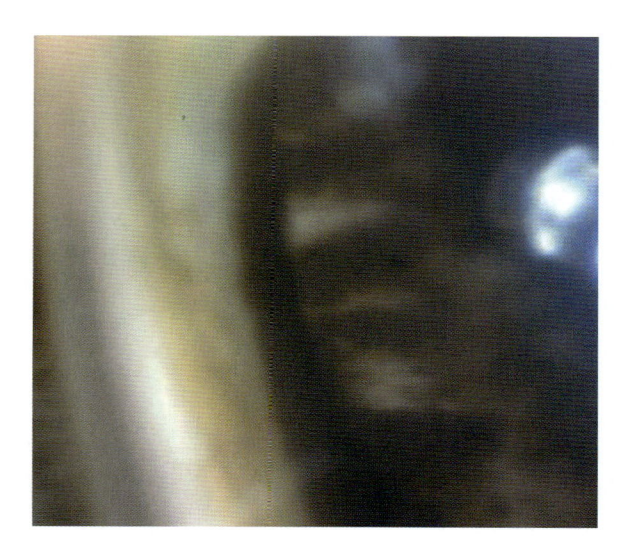

Abb. 13-1 Darstellung der Ziliarkörperzotten bei Zustand nach Zyklokryokoagulation während Vitrektomie durch Indentation. Es zeigen sich neben kryobedingt atrophischen Ziliarkörperanteilen unbehandelte Ziliarkörperzotten. (Universitäts-Augenklinik Tübingen)

So können z. B. auch durch den Einsatz eines Endoskops über die Pars plana die Ziliarkörperzotten und visueller Kontrolle direkt koaguliert werden (**Abb. 13-1**). Uram (1992) erzielte so bei zehn Patienten mit neovaskulärem Glaukom eine mittlere Drucksenkung von 65 %. In unserer Patientengruppe betrug der mittlere intraokuläre Druck vor Behandlungsbeginn 45,5 ± 13,2 mm Hg und nach einem Jahr 17,0 ± 8,7 mm Hg, was einer absoluten Drucksenkung um 28,5 mm Hg oder 63 % entspricht und die Ergebnisse von Uram (1992) auch an einer größeren Patientengruppe bestätigt.

Konventionelle filtrierende Operationen bei neovaskulärem Glaukom sind ohne Sanierung der retinalen Pathologie letztlich zum Scheitern verurteilt. Denn durch die aktiven Faktoren, die über das Kammerwasser in das Filterkissen und die umgebende Bindehaut gelangen, kommt es zur Proliferationsförderung und damit unweigerlich zum Verschluss des künstlich angelegten Abflusswegs. Allerdings wurde mithilfe von Antimetaboliten (5-Fluorouracil) versucht, die Situation günstig zu beeinflussen. In einer prospektiven Untersuchung von Tsai et al. (1995) zeigte die Kaplan-Meier-Überlebensstatistik bei 34 Patienten über einen Zeitraum von fünf Jahren Erfolgsraten von 71 % nach einem Jahr, 67 % nach zwei Jahren, 61 % nach drei Jahren, 41 % nach vier Jahren und 28 % nach fünf Jahren. Zwölf Augen (35 %) erblindeten und acht Augen (24 %) entwickelten eine Phthisis bulbi. Langfristig konnte somit auch mit dem Einsatz von Antimetaboliten keine befriedigende Lösung geschaffen werden.

Außer dem neovaskulären Glaukom gibt es eine Reihe anderer, konventioneller Maßnahmen nicht zugänglicher Glaukome, zu deren Behandlung bereits Mitte der 70er-Jahre erste Drainage-Implantate eingesetzt wurden (Molteno et al. 1977). Mermoud hatte 1993 seine Langzeitergebnisse nach Implantation eines solchen Tube-Shunts in einer prospektiven konsekutiven Studie bei 60 Augen mit neovaskulärem Glaukom veröffentlicht. Als Erfolg definierte er intraokuläre Druckwerte von 21 mm Hg oder darunter bei erhaltener Lichtscheinwahrnehmung. Nach einem Jahr hatte er eine Erfolgsrate von 62,1 %, nach zwei Jahren von 52,9 %, nach drei Jahren von 43,1 %, nach vier Jahren 30,8 % und nach fünf Jahren von 10,3 %. Die Erfolgsrate unseres antiproliferativen Vorgehens liegt unter Berücksichtigung der gleichen Kriterien für Erfolg mit 56 % nach einem Jahr etwa im gleichen Bereich. Welche Entwicklung sich im Langzeitverlauf in unserer Patientengruppe ergeben wird, muss abgewartet werden. Als Hauptgründe für den Misserfolg bei Mermoud waren der Verlust der Lichtscheinwahrnehmung mit 48 % (31 % in unserer Patientengruppe, wobei 6 von 10 Patienten mit Verlust der Lichtscheinwahrnehmung regulierte intraokuläre Druckwerte aufwiesen), die Progression zur Phthisis in 18 % (6 % in unserer Patientengruppe) und die Einkapselung des Filterkissens in 10 %. Auch fand Mermoud eine signifikant bessere Prognose bei Augen mit diabetischer Grunderkrankung im Vergleich zu Augen mit einem Zustand nach Zentralvenenverschluss. Dies deckt sich mit unserer Beobachtung (von den 10 im Verlauf erblindeten Augen unserer Patientengruppe hatten ebenfalls 7 Patienten einen Zustand nach Zentralvenenverschluss) (Bartz-Schmidt et al. 1999).

In einer anderen Studie berichteten Lloyd et al. (1991) über Ihre Ergebnisse nach Einsetzen eines Molteno-Implantats in Kombination mit der Pars-plana-Vitrektomie bei neovaskulärem Glaukom unterschiedlicher Genese. Von den insgesamt zehn Patienten konnten nur vier Augen erfolgreich behandelt werden. In den anderen sechs Augen traten postoperative Komplikationen, wie erneute Einblutungen in den Glaskörperraum und Netzhautablösung (jeweils 3 Patienten), Hyphäma (2 Patienten), Tube-Shunt-Blockierung, massive Fibrinreaktion, epiretinale Membranbildung und totale Netzhautnekrose (jeweils 1 Patient) auf. Diese Operationsfolgen sind aufgrund der primär bereits erheblich gestörten Blut-Kammerwasser-Schranke zu erwarten. Aus diesem Grunde haben wir bei unserem extensiven Vorgehen, primär eine Silikonöl-Endotamponade vorgenommen. Die positiven Effekte einer Silikonöl-Tamponade bestehen in der Verhinderung bzw. Begrenzung von Nachblutungen, der Vermeidung der Anreicherung von aktiven Faktoren im Glaskörperraum sowie der Begrenzung einer möglichen Netzhautablösung. Daneben hat die Silikonöl-Tamponade für den Patienten den Vorteil einer schnellen visuellen Rehabilitation. Allerdings ist eine Silikonöl-Endotamponade mit der Implantation eines Drainage-Shunts nicht vereinbar. Durch den freien Abfluss des Kammerwassers über den Tube-Shunt würde es zwangsläufig zu einem Silikonöl-Prolaps in die vordere Augenkammer mit dauerhaftem Silikonöl-Endothel-Kontakt kommen. Ferner könnte Silikonöl über die Tube in die Drainage-Platte eindringen und den Abfluss des Kammerwassers somit vollständig blockieren. Ähnliche Probleme würden sich auch nach einer kombinierten filtrierenden Operation ergeben. Zur Senkung des intraokulären Drucks in unserem Ansatz gab es somit nur zwei Möglichkeiten: Zum einen zyklodestruktiv vorzugehen und die Kammerwasserproduktion zu senken, oder durch die Anlage einer inneren Fistel (**Retinektomie**) den Abfluss zu verbessern (Kirchhof 1994, Joussen et al. 2003) (**Abb. 13-2 und 13-3**).

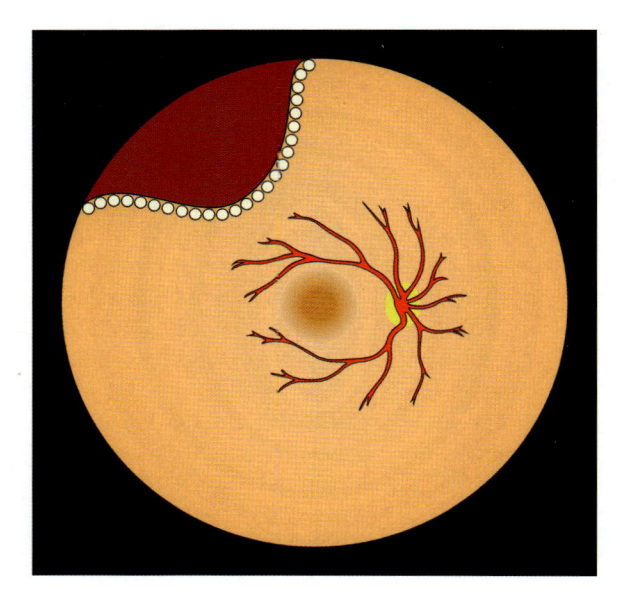

Abb. 13-2 Schematische Darstellung der Retinektomie am rechten Auge. Diese wird in der Regel im temporal oberen Quadranten peripher bei Erhalt des retinalen Pigmentepithels angelegt (rote Fläche), wobei der Netzhautrand durch Endolaser-Behandlung und eine zeitweise Silikonöl-Tamponade gesichert wird. Das dadurch hervorgerufene Skotom entspricht dem physiologischerweise vorhandenen Nasenskotom und führt so nicht zu einem weiteren Verlust an Gesichtsfeld. (Grafik: Regina Hofer, Universitäts-Augenklinik Tübingen)

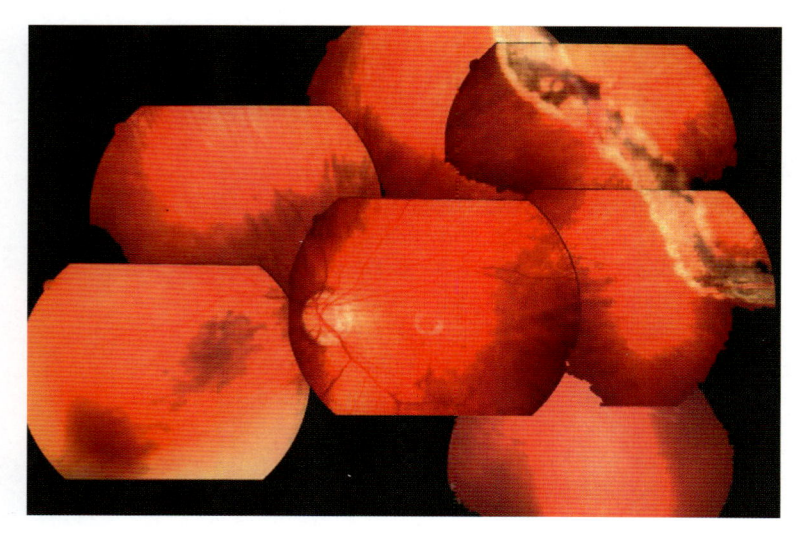

Abb. 13-3 Zustand nach Retinektomie: Glaukom bei Aphakie des linken Auges zum Zeitpunkt der Silikonöl-Entfernung. Sichtbar ist der vernarbte Laserkoagulationsbereich am Übergang zwischen Retina (zentral) und freiliegendem retinalen Pigmentepithel (peripher). (Universitäts-Augenklinik Tübingen)

Aufgrund unserer bisherigen Erfahrungen mit der Retinektomie bei Augen mit aktivem neovaskulärem Glaukom haben wir uns zu einem zweistufigen Vorgehen entschlossen. Zuerst wurde im Rahmen der Vitrektomie mit Silikonöl-Endotamponade eine panretinale Laserkoagulation und eine kontinuierliche Laserkoagulation der Ziliarkörperzotten über 180° bis 270° vorgenommen. Bei hierunter im Verlauf nicht zufriedenstellender Druckkontrolle erfolgte nach Regression der aktiven neovaskulären Komponente in einem Folgeeingriff zusammen mit der Silikonöl-Ablassung eine Retinektomie mit Gastamponade bei drei Patienten (Kirchhof 1994). Nach diesem zweiten Eingriff war die intraokuläre Drucksituation bei zwei Patienten im hyponormalen Bereich kontrolliert, ohne dass sich bei diesen Patienten eine Phthisis bulbi im weiteren Verlauf entwickelte.

Zusammenfassung und Zukunftsperspektiven

Fasst man zusammen, so wird über die Vitrektomie eine panretinale Laserkoagulationsbehandlung bei Augen mit neovaskulärem Glaukom und Trübung der optischen Medien ermöglicht, sodass eine kausale Behandlung der zu Grunde liegenden Pathologie gelingt. Dabei kann während des operativen Vorgehens zur raschen Drucksenkung gleichzeitig eine gezielte Zyklodestruktion durch die direkte Koagulation der Ziliarkörperzotten unter skleraler Indentation durchgeführt werden. Zur Vermeidung postoperativer vitreoretinaler Komplikationen und zur schnellen Regression der aktiven Rubeosis iridis erfolgt die Silikonöl-Endotamponade. Ist die Druckkontrolle im Verlauf unbefriedigend, dann kann die Silikonöl-Ablassung später noch mit einer Retinektomie kombiniert werden. Hiermit kann wir nicht nur eine sichere Druckreduktion erreicht werden, sondern auch der langfristige Erhalt des Augapfels mit einer gewissen Restfunktion und einer Einsparung insbesondere an systemischer Medikation erzielt werden.

Literatur

Airaksinen PJ, Aisala P, Tuulonen A. Molteno implant surgery in uncontrolled glaucoma. Acta Ophthalmol Scand 1990; 68: 690–4.

Bartz-Schmidt KU, Thumann G, Psichias A, Krieglstein GK, Heimann K. Pars plana vitrectomy, endolaser coagulation of the retina and the ciliary body combined with silicone oil endotamponade in the treatment of uncontrolled neovascular glaucoma. Graefes Arch Clin Exp Ophthalmol 1999; 237: 969–75.

Benson MT, Nelson ME. Cyclocryotherapy: a review of cases over a 10-year period. Br J Ophthalmol 1990; 74: 103–5.

Bohnke M, Sayar RB. Clinical results following cyclo-cryocoagulation with a nitrogen cooled probe. Fortschr Ophthalmol 1990; 87: 134–7.

Dorey CK, Aouididi S, Reynaud X, Dvorak HF, Brown LF. Correlation of vascular permeability factor/vascular endothelial growth factor with extraretinal neovascularization in the rat. Arch Ophthalmol 1996; 114: 1210–7.

Eid TE, Katz LJ, Spaeth GL, Augsburger JJ. Tube-shunt surgery versus neodymium:YAG cyclophotocoagulation in the management of neovascular glaucoma. Ophthalmology 1997; 104: 1692–700.

Ernest JT, Archer DB. Vitreous body oxygen tension following experimental branch retinal vein obstruction. Invest Ophthalmol Vis Sci 1979; 18: 1025–9.

Haicl P, Boguszakova J. Cryotherapy of neovascular glaucoma in diabetics. Cesk Oftalmol 1991; 47: 241–5.

Hirata C, Nakano K, Nakamura N, Kitagawa Y, Shigeta H, Hasegawa G, Ogata M, Ikeda T, Sawa H, Nakamura K, Ienaga K, Obayashi H, Kondo M. Advanced glycation end products induce expression of vascular endothelial growth factor by retinal Muller cells. Biochem Biophys Res Commun 1997; 236: 712–5.

Ishibashi T, Hata Y, Yoshikawa H, Nakagawa K, Sueishi K, Inomata H. Expression of vascular endothelial growth factor in experimental choroidal neovascularization. Graefes Arch Clin Exp Ophthalmol 1997; 235: 159–67.

Joussen AM, Walter P, Jonescu-Cuypers CP, Koizumi K, Poulaki V, Bartz-Schmidt KU, Krieglstein GK, Kirchhof B. Retinectomy for treatment of intractable glaucoma: long term results. Br J Ophthalmol 2003; 87:1094–102.

Kirchhof B. Retinectomy lowers intraocular pressure in otherwise intractable glaucoma: preliminary results. Ophthalmic Surg 1994; 25: 262–7.

Lloyd MA, Heuer DK, Baerveldt G, Minckler DS, Martone JF, Lean JS, Liggett PE. Combined Molteno implantation and pars plana vitrectomy for neovascular glaucomas. Ophthalmology 1991; 98: 1401–5.

Mermoud A, Salmon JF, Alexander P, Straker C, Murray AD. Molteno tube implantation for neovascular glaucoma. Long-term results and factors influencing the outcome. Ophthalmology 1993; 100: 897–902.

Molteno AC, Van RM, Bartholomew RS. Implants for draining neovascular glaucoma. Br J Ophthalmol 1977; 61: 120–5.

Pournaras CJ, Ilic J, Gilodi N, Tsacopoulos M, Leuenberger MP. Thrombose veinouse expérimentale: PO_2 prérétinienne avant et après photocoagulation. Klin Monatsbl Augenheilkd 1985; 186: 500–1.

Rehak J, Vymazal M. Kryotherapie zur Behandlung der neovaskulären Glaukome mit verschlossenem Kammerwinkel. Klin Monatsbl Augenheilkd 1994; 204: 20–3.

Stefansson E, Machemer R, de JEJ, McCuen BW II, Peterson J. Retinal oxygenation and laser treatment in patients with diabetic retinopathy. Am J Ophthalmol 1992; 113: 36–8.

Stone J, Itin A, Alon T, Pe'er J, Gnessin H, Chan-Ling T, Keshet E. Development of retinal vasculature is mediated by hypoxia-induced vascular endothelial growth factor (VEGF) expression by neuroglia. J Neurosci 1995; 15: 4738–47.

Tsai JC, Feuer WJ, Parrish RK2, Grajewski AL. 5-Fluorouracil filtering surgery and neovascular glaucoma. Long-term follow-up of the original pilot study. Ophthalmology 1995; 102: 887–92; discussion 892–3.

Uram M. Ophthalmic laser microendoscope ciliary process ablation in the management of neovascular glaucoma. Ophthalmology 1992; 99: 1823–8.

Uva MG, Gagliano C, Ott JP, Ferrigno G, Sciacca S, Reibaldi A. Erfahrungen mit der Sklerostomie mit dem Holmium-Laser. Ophthalmologe 1994; 91: 592–4.

Vest E, Rong-Guang W, Raitta C. Transillumination guided cyclocryotherapy in the treatment of secondary glaucoma. Eur J Ophthalmol 1992; 2: 190–5.

14 Glaukome ohne Hochdruck bei Minderperfusion, Hypoxie oder Kompression des N. opticus

Torsten Schlote

■ Einleitung und Definition

Die Glaukome ohne Hochdruck – auch als „Normaldruckglaukome" bezeichnet – sind in den letzten Jahren vermehrt in den Blickpunkt des Interesses geraten, da sie einen beachtlichen Teil der Glaukomerkrankungen ausmachen. Wesentliches Merkmal der Glaukome ohne Hochdruck ist das Vorhandensein einer typischen glaukomatösen Optikusneuropathie und glaukomadäquater Gesichtsfeldausfälle bei im statistischen Normbereich (also unterhalb von 21 bzw. 22 mm Hg) liegendem Augeninnendruck, offenem Kammerwinkel und Fehlen der bekannten sekundären Ursachen einer Glaukomentstehung (Kamal und Hitchings 1998). Ein allgemeiner Konsens über den für die Diagnose eines Glaukom ohne Hochdruck zu akzeptierenden oberen Grenzwert des Intraokulardrucks existiert allerdings nicht. Die Glaukome ohne Hochdruck haben die heutige, moderne Definition der Glaukomerkrankungen, die lange Zeit auf der Basis der druckabhängigen Hypothese der Glaukomentstehung basierte, geprägt, selbst wenn der Augeninnendruck selbst noch namensgebend für diese Erkrankungen ist (s. Kap. 1, S. 1). Das der Augeninnendruck in der Pathogenese der Glaukome ohne Hochdruck trotzdem nicht ohne Bedeutung ist, haben die Untersuchungen von Shigeeda et al. (2002) gezeigt: Sie beobachteten, dass eine drucksenkende Therapie dieser Glaukome einen positiven Effekt erzielt (Shigeeda et al. 2002).

Obwohl noch vieles unverstanden ist, weist die Vielzahl unterschiedlicher, neuer Erkenntnisse einschließlich genetischer Aspekte darauf hin, dass die Bezeichnung Glaukome ohne Hochdruck bzw. Normaldruckglaukome eher als Sammelbegriff für eine heterogene, multifaktoriell bedingte Gruppe von Optikusneuropathien zu verstehen ist, und insofern auch im Plural von diesen Glaukomen gesprochen werden sollte (**Abb. 14-1**). Damit ist möglicherweise zukünftig stärker im Sinne der ätiologisch-pathogenetischen Klassifikation zwischen primären (genetisch determinierten) Offenwinkelglaukomen ohne Hochdruck (dem „klassischen" Glaukom ohne Hochdruck) und Glaukomen ohne Hochdruck, die sich von der erst genannten Gruppe ätiologisch und pathogenetisch unterscheiden, zu differenzieren.

Dieses Kapitel möchte nicht eine allgemeine Abhandlung zum Thema der Glaukome ohne Hochdruck bieten (dies würde auch dem Titel dieses Bu-

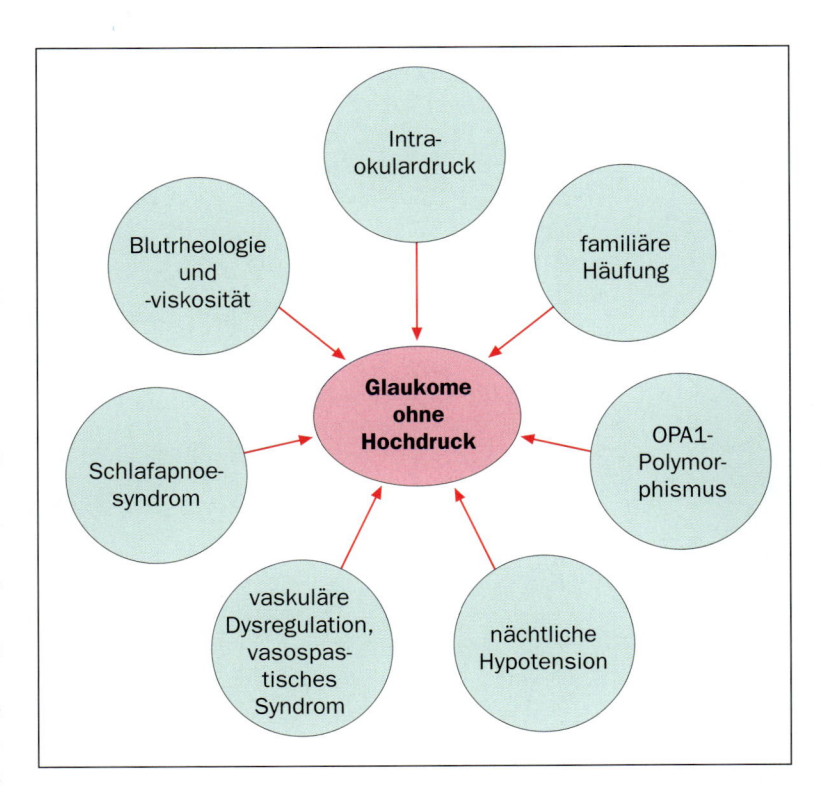

Abb. 14-1 Risikofaktoren in der Ätiologie und Pathogenese der Glaukome ohne Hochdruck

ches nicht entsprechen), sondern sich einigen Risikofaktoren widmen, die als nicht primär glaukomatöse okuläre und systemische Veränderungen imponieren. Die damit in Zusammenhang stehenden Glaukome ohne Hochdruck dürfen deshalb durchaus auch im Sinne der sekundären Glaukome besprochen werden. Diese Glaukome werden hier als Glaukome ohne Hochdruck bei Minderperfusion, Hypoxie und Kompression des N. opticus bezeichnet. Der derzeitige Erkenntnisstand erlaubt dabei aber zumeist noch nicht eine gesicherte Einordnung einzelner Risikofaktoren bezüglich ihrer Bedeutung in der Ätiologie oder Pathogenese. Gelegentlich ist die Grenze zwischen Glaukom und Nichtglaukom bzw. „Pseudoglaukom" nur schwerlich zu ziehen.

■ Epidemiologie

Immerhin bis zu 50 % der Patienten mit primär chronischem Offenwinkelglaukom zeigen zum Zeitpunkt der Diagnosestellung keinen über dem statistisch definierten Normbereich liegenden Augeninnendruck (Sommer et al. 1991). Zu ähnlichen Erkenntnissen sind eine Reihe weiterer Autoren epidemiologischer Studien gelangt, die die herausragende Bedeutung der Glaukome ohne Hochdruck unterstreichen. Die 1998 publizierte Egna-Neumarkt-Studie, die auf der Untersuchung einer italienischen Allgemeinbevölkerung über 40 Jahre basiert, berichtete über eine Prävalenz der Glaukome ohne Hochdruck von 0,6 % (im Vergleich: primär chronisches Offenwinkelglaukom einschließlich Pseudoexfoliationsglaukom 1,4 %) (Bonomi et al. 1998). Geografische und ethnische Aspekte scheinen die Prävalenz zusätzlich erheblich zu beeinflussen. In Japan erwiesen sich die Glaukome ohne Hochdruck als die weit häufigste Glaukomform überhaupt. Shiose et al. (1991) berichteten in einer japanischen Allgemeinbevölkerung über 40 Jahre von einer Prävalenz der Glaukome ohne Hochdruck von 2,04 %, während das primär chronische Offenwinkelglaukom als zweithäufigste Glaukomform eine vergleichsweise deutlich geringere Prävalenz von 0,58 % aufwies (Shiose et al. 1991).

■ Ätiopathogenese

Die zunehmende Möglichkeit umfassender genetischer Analysen führt zu einer allmählichen Herauskristallisierung verschiedener Subformen von bislang einheitlich betrachteten Glaukomen wie dem primär chronischen Offenwinkelglaukom. Erstes Beispiel hierfür ist das durch Mutationen des Myocilin-codierenden Gens (*MYOC/TIGR*) hervorgerufene autosomal dominant vererbte juvenile Offenwinkelglaukom sowie einige primäre Offenwinkelglaukome des höheren Lebensalters. Mutationen des *Myocilin*-Gens scheinen bei den Glaukomen ohne Hochdruck keine wesentliche Rolle zu spielen (Mabuchi et al. 2001). Im Gegensatz dazu sind die Glaukome ohne Hochdruck vermehrt mit Mutationen des *OPA1*-Gens assoziiert, das vor allem für die autosomal dominante Optikusatrophie verantwortlich ist (Aung et al. 2002a). Der bei Patienten mit Glaukom ohne Hochdruck vermehrt nachweisbare Polymorphismus des *OPA1*-Gens (Genotyp IVS8+4 C/T; +32T/C) ließ sich wiederum bei Patienten mit Glaukom mit Hochdruck nur selten nachweisen (Aung et al. 2002b). Die genetische Forschung wird damit sicher in näherer Zukunft für einen Teil der Glaukome ohne Hochdruck eine Zuordnung zu genetischen Veränderungen erlauben, die aber ebenso vorhandene Heterogenität der Glaukome ohne Hochdruck bestätigen. Der Einfluss einer Reihe so genannter Risikofaktoren, deren genaue Positionierung in Ätiologie und Pathogenese oft noch unzureichend bekannt ist, darf hierbei nicht unterschätzt werden. Auf einige dieser Risikofaktoren wird im Folgenden eingegangen.

Kompression des N. opticus durch die A. carotis interna. 1993 wurde über die konsekutive Untersuchung von 62 Patienten mit einem Glaukom ohne Hochdruck mittels Computertomographie unter besonderer Berücksichtigung des intrakavernösen Verlaufs der A. carotis interna in Beziehung zur intrakraniellen Öffnung des Canalis opticus berichtet (Gutman et al. 1993). Die Untersuchung ergab bei rund 90 % der Patienten pathologische Veränderungen der Karotis im Bereich des Optikuseintritts, die hauptsächlich in Verkalkungen der Karotis, Dilatationen, Kombinationen aus Dilatation und Verkalkung und seltener in einer Karotisektasie in den Optikuskanal hinein bestanden. Bei 45 % dieser Patienten mit deutlicher Asymmetrie in der Papillenexkavation ließ sich diese mit dem Schweregrad der Karotispathologie korrelieren. In einer Kontrollgruppe aus 24 augengesunden Patienten fanden sich dagegen in nur rund 21 % ähnliche Verkalkungen der Karotis, bei einem Patienten eine intrakavernöse Ektasie.

Weitere Arbeiten konnten diese Ergebnisse allerdings nicht bestätigen. Stroman et al. (1995) bedienten sich der Magnetresonanztomographie (MRT) und beobachteten bei 20 konsekutiven Patienten mit Glaukom ohne Hochdruck im Vergleich zu einer augengesunden Kontrollgruppe keine Unterschiede hinsichtlich des N. opticus, der A. carotis interna oder des Abstands zwischen beiden, berichteten aber über stärkere ischämische Veränderungen kleinerer Gehirngefäße bei den Patienten mit Glaukom ohne Hochdruck (Stroman et al. 1995).

Tatsächlich scheint relativ häufig ein direkter anatomischer Kontakt zwischen A. carotis interna und N. opticus zu bestehen. Bei Patienten ohne Sehnervenerkrankung ließ sich in der MRT in 70 % ein direkter Kontakt eines oder beider N. optici zu den Karotiden beobachten, wobei weitere 12 % der Patienten eine beidseitige Kompression des N. opticus und 5 % eine einseitige Kompression durch die Karotis aufwiesen (Jacobson et al. 1997). Bei Patienten mit einseitiger Optikusatrophie unklarer Genese ließ sich im MRT eine vergleichsweise verminderte Distanz zwischen N. opticus und A. carotis interna nachweisen, ohne dass die Karotis selbst pathologische Veränderungen aufwies (Golnik et al. 1996).

Weiterhin zeigte eine vergleichende Untersuchung von 16 Patienten mit Glaukom ohne Hochdruck und 16 Patienten mit Glaukom mit Hochdruck mittels MRT bei Fehlen sonstiger intrakranieller Anomalien bei 75 % (24 von 32) der Nn. optici von Patienten mit Glaukom ohne Hochdruck eine Kompression durch eine nicht pathologisch veränderte A. carotis (Umihara et al. 1999). In der Gruppe der Glaukome mit Hochdruck war dies in deutlich geringerem Maße (37,5 %) der Fall.

Damit kann möglicherweise nicht nur eine pathologisch veränderte A. carotis im Sinne arteriosklerotischer und aneurysmaler Veränderungen, sondern auch eine anatomisch normale A. carotis eine Kompression des N. opticus mit glaukomtypischen Gesichtsfeldausfällen induzieren. Die bislang vorliegenden, doch insgesamt nicht eindeutigen Ergebnisse erlauben aber derzeit keine weiter gehenden Schlussfolgerungen.

Vaskuläre Dysregulation. Es besteht wenig Zweifel daran, dass in der Glaukompathogenese neben der druckbedingten mechanischen Schädigung und sekundären Effekten auf die Blutversorgung eine primär existente vaskuläre Komponente zumindest bei einem Teil der Glaukome beteiligt ist. Diese ist naturgemäß umso mehr von Interesse, je weniger das Krankheitsbild von einem hohen Intraokulardruck geprägt ist. Veränderungen des okulären, aber auch extraokulären Blutflusses konnten für verschiedene Glaukomformen einschließlich der Glaukome ohne Hochdruck nachgewiesen werden (Flammer et al. 2002). Die Reduktion des okulären Blutflusses zeigte sich dabei in der Regel bei Glaukomen ohne Hochdruck in stärkerem Maße ausgeprägt als bei den Glaukomen mit Hochdruck. Eine Reduktion des Blutflusses ließ sich bei Glaukompatienten auch in extraokulären Geweben (Nagelfalzkapillaren, Mikrozirkulation der Haut) beobachten und erwies sich auch hier bei Patienten mit Glaukomen ohne Hochdruck als am ausgeprägtesten.

Gefäßveränderungen im Sinne der Arteriosklerose scheinen aber nicht hauptsächlich für eine Minderung des okulären Blutflusses verantwortlich zu sein und stellen auch nicht wesentliche Risikofaktoren für eine glaukomatöse Optikusneuropathie dar (Carter et al. 1990). Der Begriff der vaskulären Dysregulation schließt dagegen Veränderungen des Perfusionsdrucks und der Autoregulation ein und scheint ein Schlüsselfaktor im Verständnis der glaukomatösen Optikusneuropathie darzustellen (Flammer et al. 2002). Die vaskuläre Dysregulation scheint dabei bei verschiedenen Glaukomformen (also nicht unbedingt abhängig von der Höhe des Intraokulardrucks) in Zusammenhang mit einem allgemeinen vasospastischen Syndrom zu stehen, das mit einer okulären Beteiligung einhergehen kann (Broadway und Drance 1998). Dass Glaukompatienten häufiger zu Vasospasmen neigen als gesunde Kontrollpersonen, ist belegt, ebenso wie Vasospasmen mit einer Progression der glaukomatösen Optikusneuropathie assoziiert sind (Gherghel et al. 2000). Glaukompatienten zeigen häufig erhöhte Plasmaspiegel an Endothelin-1, das gefäßkonstriktorisch wirkt. Das vermehrte Auftreten vasospastischer Erkrankungen wie Migräne und Raynaud-Phänomen in Zusammenhang mit Glaukomen ohne Hochdruck sind seit längerem bekannt. Migräne-artige Kopfschmerzen konnten bei bis zu 45 bis 85 % von Patienten mit Glaukomen ohne Hochdruck nachgewiesen werden (Corbett et al. 1985, Phelps und Corbett 1985). Auf der anderen Seite ergaben Gesichtsfelduntersuchungen von 77 Migränepatienten ohne bislang bekanntes Glaukom bei 48 Patienten (62,3 %) glaukomadäquate Gesichtsfeldausfälle (Comoglu et al. 2003). Keiner dieser Patienten zeigte einen erhöhten Intraokulardruck.

Vieles spricht dafür, dass eine als vasospastisches Syndrom bezeichnete allgemeine vaskuläre Dysregulation zumindest einer der Hauptfaktoren in der Pathogenese der Glaukome ohne Hochdruck darstellt und über einen niedrigen Blutdruck und damit niedrigen Perfusionsdruck einerseits, und einer gestörten Autoregulation mit der Unfähigkeit zur Anpassung an einen erhöhten Augeninnendruck oder verminderten Perfusionsdruck andererseits zu chronisch intermittierenden Ischämien führen kann, die wiederum selbst Auslöser weiterer pathogenetisch wirksamer Schädigungsmechanismen sind. Neben der intermittierenden Ischämie ist aber wahrscheinlich auch die damit verbundene Reperfusion am pathogenetischen Geschehen beteiligt, da es zur Freisetzung freier Radikale und damit zur Auslösung von oxidativem Stress kommt.

Arterielle Hyper- und Hypotonie. Eine Assoziation zwischen Glaukom und arterieller Hyper- oder Hypotonie ist wiederholt beschrieben worden. Eine arterielle Hypertonie ließ sich häufiger bei Patienten mit primär chronischem Offenwinkelglaukom und bei Patienten mit progredientem Glaukom ohne Hochdruck nachweisen als bei Patienten mit Glaukomen ohne Hochdruck und ohne Progression (Rouhiainen und Terasvirta 1990).

Ein wesentlicher Aspekt ist weiterhin im Ausmaß des nächtlichen Blutdruckabfalls zu sehen. Graham und Drance (1999) fanden bei Patienten mit primär chronischem Offenwinkelglaukom und Glaukomen ohne Hochdruck keinen statistisch signifikanten Unterschied in der mittleren Blutdruckhöhe während einer 24-Stunden-Blutdruckmessung zwischen beiden Gruppen und im Vergleich zu mittleren Blutdruckwerten gesunder Individuen (Graham und Drance 1999). Allerdings zeigte sich ein statistisch hoch signifikant stärkerer nächtlicher Blutdruckabfall – insbesondere des systolischen Werts – bei Patienten mit progressiven Gesichtsfeldausfällen trotz regulierten Intraokulardrucks. Das vermehrte Auftreten eines überdurchschnittlich starken nächtlichen Blutdruckabfalls ist insbesondere für die Glaukome ohne Hochdruck, teilweise ebenfalls in Assoziation mit einer Progredienz der Gesichtsfeldausfälle, auch durch andere Autoren bestätigt worden (Hayreh et al. 1994, Meyer et al. 1996).

Es ist deshalb davon auszugehen, dass sowohl die arterielle Hypertonie als auch Hypotonie eine Rolle beim Glaukom und dessen Verlauf spielen. Eine lange bestehende Hypertonie mag Schädigungen im kapillären Gefäßbett erzeugen, während insbesondere ein stärkerer nächtlicher Blutdruckabfall zu einer Verringerung der lokalen Perfusion und möglicherweise auch zu begrenzten ischämischen Insulten im Bereich des Optikus führen mag.

Gegenwärtig ist keine wirklich effektive Therapie zur Verringerung eines nächtlichen Blutdruckabfalls verfügbar. Auf der anderen Seite sollte bei Glaukompatienten mit antihypertensiver Therapie eine abendliche bzw. nächtliche Einnahme dieser Medikamente zurückhaltend erfolgen, um das Problem eines stärkeren nächtlichen Blutdruckabfalls nicht zusätzlich zu verstärken. Die Verwendung von lokalen β-Rezeptoren-Blockern bewirkt ebenfalls eine signifikante Abnahme des mittleren diastolischen Blutdrucks in der Nacht (Hayreh et al. 1999). Tatsächlich zeigten Patienten mit Glaukom ohne Hochdruck, die β-Rezeptoren-Blocker lokal erhielten, häufiger eine Progredienz der Gesichtsfeldausfälle als solche Patienten, denen diese Medikamente nicht verabreicht wurden.

Obstruktives Schlafapnoesyndrom. Die Hinweise auf einen Zusammenhang zwischen obstruktivem Schlafapnoesyndrom und Glaukom haben in jüngster Zeit deutlich zugenommen. Das obstruktive Schlafapnoesyndrom ist häufig und betrifft vor allem übergewichtige Männer im Alter von 40 bis 60 Jahren, die seit langer Zeit stark schnarchen. Ursache ist eine intermittierende partielle und komplette Verlegung des oberen Respirationstrakts als Folge einer Erschlaffung der bukkalen und pharyngealen Muskulatur während des Schlafs. Solche Ereignisse können bis zu mehrere Hundert Mal in einer Nacht auftreten und so zu schweren Schlafstörungen und ausgeprägter Müdigkeit während des Tages führen. Die dadurch bedingte Hypoxie, Beeinträchtigung der Atemwege und abnormale Steigerung des Sympathikotonus können langfristig eine Reihe kardiovaskulärer und zerebraler Veränderungen nach sich ziehen: pulmonale und arterielle Hypertonie, Cor pulmonale, Herzrhythmusstörungen, Myokardinfarkt, Polyzytämie und zerebral ischämische Ereignisse mit gesteigertem Schlaganfallrisiko. Daneben existieren eine Reihe okulärer Veränderungen, die in Zusammenhang mit dem obstruktiven Schlafapnoesyndrom auftreten können: „floppy eyelid"-Syndrom, Keratokonus, Papillenödem und Optikusneuropathie.

Hinsichtlich des Zusammenhangs zwischen Glaukom und obstruktivem Schlafapnoesyndrom liegen mittlerweile eine Reihe von Publikationen vor. So fand sich bei Patienten mit primärem Offenwinkelglaukom eine Prävalenz des obstruktiven Schlafapnoesyndroms von 20% (Mojon et al. 2000). Bei Patienten mit Glaukom ohne Hochdruck ließ sich ein Schlafapnoesyndrom und -hypopnoesyndrom sogar bei 30 bis 50% der Patienten feststellen und trat mit zunehmendem Lebensalter auch deutlich häufiger auf (Markus et al. 2001, Mojon et al. 2002). In einer Studie ließ sich bei Patienten mit Schlafapnoesyndrom eine gegenüber der Normalbevölkerung deutlich erhöhte Prävalenz des primär chronischen Offenwinkelglaukoms und Glaukoms ohne Hochdruck (7,2 versus 2%) beobachten (Mojon et al. 1999). In einer jüngst veröffentlichten Studie an 228 Patienten mit Schlafapnoesyndrom betrug die Prävalenz des Offenwinkelglaukoms 2% und erwies sich damit im Vergleich zur Normalbevölkerung als nicht erhöht (Geyer et al. 2003).

Über den Stellenwert des obstruktiven Schlafapnoesyndroms in der Ätiologie und Pathogenese der mit diesem Syndrom möglicherweise assoziierten Glaukome (primär chronisches Offenwinkelglaukom, Glaukome ohne Hochdruck) besteht ebenfalls noch Unklarheit. Die Schädigung des N. opticus resultiert möglicherweise aus mehreren Faktoren, wobei eine Beeinträchtigung der Autoregulation in der

Blutversorgung des Sehnervenkopfs, die vaskuläre Dysregulation als Folge von Arteriosklerose und arterieller Hypertonie, das lokale Ungleichgewicht zwischen gefäßerweiternden (NO) und -verengenden (Endothelin) Faktoren, das Auftreten lokaler thrombembolischer Ereignisse oder die direkte hypoxische Schädigung der Sehnervenaxone während der Apnoephasen diskutiert werden (Mojon et al. 1999).

Die bisherigen Erkenntnisse legen nahe, bei Erstvorstellung von Patienten mit Glaukom ohne Hochdruck oder primär chronischem Offenwinkelglaukom gezielt nach längerfristig bestehenden schweren Schlafstörungen zu fahnden. Besteht eine positive Anamnese, ist insbesondere auf das Vorliegen weiterer möglicher Assoziationen wie Hypertonie, Herzrhythmusstörungen und Zustand nach Schlaganfall zu achten. Eine zügige Kontaktaufnahme mit dem Hausarzt sollte dann in der Veranlassung einer Polysomnographie (Schlaflabor) münden. Ein Schlafapnoesyndrom wird in der Regel bei Auftreten von zehn oder mehr Apnoe-Hypopnoe-Episoden pro Stunde (Apnoe-Hypopnoe-Index) diagnostiziert.

Therapie der Wahl des obstruktiven Schlafapnoesyndroms ist die nasale Überdruckbeatmung (nCPAP = „nasal continuous positive airway pressure") mithilfe einer Maske, die während des Schlafs getragen werden muss. Viele der kardiovaskulären und zerebralen Störungen lassen sich so häufig deutlich bessern. Vereinzelt ist auch über einen positiven Effekt dieser Behandlung im Sinne einer verminderten Progredienz des Glaukoms berichtet worden (Kremmer et al. 2001). Größere Studien liegen aber hierzu nicht vor.

Veränderungen der Blutrheologie, -viskosität und -koagulabilität. Einige Autoren haben über eine Reihe von Veränderungen der Blutrheologie, -viskosität und -koagulationseigenschaften bei Glaukompatienten berichtet, während andere Autoren diese Ergebnisse nicht bestätigen konnten (Carter et al. 1990). Unter anderem wurden eine relative Aktivierung der Koagulationskaskade und Fibrinolyse bei Patienten mit primär chronischem Offenwinkelglaukom oder Glaukom ohne Hochdruck, eine verminderte Verformbarkeit der Erythrozyten, Hyperaggregabilität der Erythrozyten und erhöhte Neigung zur Thrombozytenaggregation beobachtet (Drance 1972, O'Brien et al. 1997). Die Signifikanz dieser Befunde für die Entwicklung oder das Fortschreiten einer glaukomatösen Optikusneuropathie ist unklar. Das es sich um für Glaukome ohne Hochdruck charakteristische Befunde handelt, erscheint aber unwahrscheinlich.

Immunologische Veränderungen. Eine Reihe immunologischer Veränderungen sind nicht nur für die Glaukome ohne Hochdruck, sondern auch andere Glaukomformen beschrieben worden. Patienten mit primär chronischem Offenwinkelglaukom oder Glaukom ohne Hochdruck haben ein erhöhtes Risiko für die Entwicklung von Autoimmunerkrankungen (Yamamoto et al. 1999, Wax 2000). Unter anderem konnte bei Patienten mit Glaukom ohne Hochdruck eine im Vergleich zu Patienten mit primär chronischen Offenwinkelglaukomen und normalen Kontrollpersonen deutlich erhöhte Konzentration an Phosphatidylserin-Antikörpern (Subspezies der Antiphospholipid-Antikörper) nachgewiesen werden (Kremmer et al. 2001). Andere Autoren berichteten über den vermehrten Nachweis von Antikörpern gegen neuronenspezifische Enolase bei Glaukomen mit und ohne Hochdruck, vermehrten Nachweis von Serumantikörpern gegen retinale Proteine, Ablagerung von Immunglobulinen in retinalen Ganglienzellen und erhöhte Serumtiter von Antikörpern gegen Glykosaminoglykane des Sehnervenkopfs bei Glaukomen ohne Hochdruck (Ikeda et al. 2002, Tomita 2000). Der Stellenwert dieser Phänomene in der Pathogenese der Glaukome ist unklar (primäre und sekundäre Phänomene?). Abseits dessen gehen Autoimmunerkrankungen mit einer vermehrten Produktion von Endothelin-1 einher, sodass über die Auslösung eines sekundären vasospastischen Syndroms Veränderungen des okulären Blutflusses zur Auslösung einer glaukomatösen Optikusneuropathie beitragen könnten (Flammer et al. 2002).

■ Diagnose und Differenzialdiagnose

Die Diagnose eines Glaukoms ohne Hochdruck ist primär eine Ausschlussdiagnose. Das diagnostische Vorgehen bei Verdacht auf ein Glaukom ohne Hochdruck wird sich zunächst an der allgemeinen Glaukomdiagnostik orientieren, was die sorgfältige Anamnese (familiäre Häufung von Glaukomen?), Messung des Intraokulardrucks, Vorderabschnitts- und Kammerwinkelbefund, Papillenmorphologie und Gesichtsfeldbefund beinhaltet. Die Durchführung eines Tagesdruckprofils ist hierbei unerlässlich, da insbesondere auf das Vorhandensein möglicher Druckspitzen zu achten ist. Die für ein Glaukom ohne Hochdruck akzeptierte obere Grenze des Intraokulardrucks wird in Klinik und Studien unterschiedlich gehandhabt und liegt zumeist bei 21 bis 22 mm Hg, wobei einzelne Werte bis zu 24 mm Hg teilweise toleriert werden.

Die Erhebung der Anamnese sollte auch immer die Frage nach möglichen schweren Schlafstörungen (**Schlafapnoesyndrom**) und einer früheren, längeren oder wiederholten Einnahme von Glucocorticosteroiden in jeder Form beinhalten. Die Wirkstoffe sämtlich eingenommener Medikamente müssen deshalb auch tatsächlich identifiziert werden (s. auch Kap. 3.5, S. 74). Eine frühere Glucocorticosteroid-Einnahme kann mit einem bislang nicht entdeckten steroidinduzierten Glaukom assoziiert gewesen sein. Wegen der nach Beendigung der Glucocorticosteroid-Therapie meist eintretenden spontanen Normalisierung des Intraokulardrucks kann dann später das bereits manifeste Glaukom als Glaukom ohne Hochdruck imponieren, wird aber wegen der eingetretenen Drucknormalisierung zumeist keine Progression mehr zeigen.

Der ungewöhnliche Einzelfallbericht eines Patienten, der durch jahrelanges intensives Reiben der Augen eine progrediente Optikusneuropathie („eye-rubbing optic neuropathy") mit dem klinischen Bild eines Glaukoms ohne Hochdruck entwickelte, zeigt die Schwierigkeiten einer exakten Einordnung eines möglichen Glaukoms ohne Hochdruck in der Praxis (Pecora und Carrasco 2002).

Differenzialdiagnostisch ist natürlich auch an das Vorliegen von **Papillenanomalien** zu denken, wobei hier eine Abgrenzung zum Glaukom ohne Hochdruck ohne Gesichtsfelddefekte nicht selten nur über die Verlaufskontrolle gelingt. Wegen der familiären Häufung von Papillenanomalien kann die Untersuchung von Angehörigen in der Abklärung hilfreich sein. Letzten Endes sollte in die Differenzialdiagnose die ganze Palette der **Optikusneuropathien anderer Genese** mit eingeschlossen werden.

Der Sehnervenkopf zeigt bei Glaukomen ohne Hochdruck in der Regel die typischen Charakteristika der glaukomatösen Optikusneuropathie. Papillenrandblutungen und eine peripapilläre Atrophie sollen bei Glaukomen ohne Hochdruck häufiger auftreten als bei Glaukomen mit Hochdruck, sind aber nicht spezifisch. Papillenrandblutungen sind als Zeichen einer drohenden Gesichtsfeldverschlechterung aufzufassen (Kamal und Hitchings 1998).

Ähnlich wie bei der Papillenexkavation sind auch die Charakteristika der Gesichtsfelddefekte im Vergleich zu Glaukomen mit Hochdruck ausführlich diskutiert worden. Während einige Autoren Unterschiede feststellten (bei Glaukomen ohne Hochdruck initiale Gesichtsfeldausfälle näher am Zentrum und häufiger in der oberen Hemisphäre), fanden andere keine.

Eine sicher häufig diskutierte Frage ist die nach der Indikation zu bildgebenden Verfahren wie CT und MRT zum Ausschluss intrakranieller Pathologien bei Patienten mit Verdacht auf Glaukom ohne Hochdruck. Eine Durchführung dieser Untersuchungen bei allen Patienten mit Verdacht auf Glaukom ohne Hochdruck wird nicht generell befürwortet, da Studien keine erhöhte Inzidenz intrakranieller Erkrankungen bei Patienten mit Glaukom ohne Hochdruck gegenüber der Allgemeinbevölkerung belegen konnten (Kamal und Hitchings 1998). Eine neurologisch bildgebende Diagnostik ist aber dann angezeigt, wenn Differenzen im Verhältnis Papillenveränderung zu Gesichtsfelddefekt, diffuse Abblassung der Papille, glaukomuntypische Gesichtsfelddefekte (z. B. homonyme Gesichtsfelddefekte mit Respektierung der vertikalen Mittellinie) oder glaukomuntypische Symptome und Beschwerden geäußert werden.

■ Therapie

Nicht jeder Patient mit einem Glaukom ohne Hochdruck bedarf einer Therapie. Ist initial eine ausreichende Dokumentation erfolgt (Schwellenperimetrie, Dokumentation des Papillenbefunds), wird im Folgenden nach Zeichen einer Progression gefahndet. Zu diesem Zwecke wird die Durchführung einer Schwellenperimetrie zwei bis dreimal pro Jahr empfohlen (Kamal und Hitchings 1998). Die Indikation zur Therapie stellt sich bei Zeichen der Progression. Bei beidseitig stark fortgeschrittenem Befund sollte aber auch ohne das Abwarten einer weiteren Progression über den primären Beginn einer Therapie nachgedacht werden.

Es lassen sich einige therapeutisch diagnostische Richtlinien zusammenfassen:
- Eine Senkung des Augeninnendrucks um mindestens 30% des Ausgangswerts führt zu einer Verlangsamung der Progression des Glaukoms ohne Hochdruck bei vielen Patienten (Anderson et al. 2003, Collaborative Normal Tension Glaucoma Study Group 1998, Heijl et al. 2002). Anhand der Druckwerte vor Therapiebeginn sollte so ein individueller Zieldruck formuliert werden.
- Die Senkung des Augeninnendrucks ist auch bei den Glaukomen ohne Hochdruck als Therapie der Wahl anzusehen. Infrage kommen lokale Antiglaukomatosa. Kann die lokale Therapie nicht effektiv umgesetzt werden oder ist eine Progression des Glaukomschadens zu verzeichnen, kann eine effektive Druckregulierung und eine Verlangsamung der Progression mittels Durchführung einer Trabekulektomie mit Antimetaboliten erreicht werden (Shigeeda et al. 2002).
- Ein Fortschreiten des Glaukomschadens trotz effektiver Drucksenkung sollte an einen starken nächtlichen Blutdruckabfall denken lassen und in Zusammenarbeit mit dem Hausarzt eine ambulante 24-Stunden-Blutdruckmessung durchgeführt werden. Besteht ein starker nächtlicher Blutdruckabfall und liegt eine antihypertensive Thera-

pie vor, sollte eine spät abendliche Gabe der Medikamente vermieden werden und eine möglichst effektive Senkung des Augeninnendrucks über Nacht erfolgen. Prostaglandinderivate sind hierfür geeignet.
- Lokale β-Rezeptoren-Blocker sind vermindert wirksam, wenn bereits eine systemische Gabe von β-Rezeptoren-Blockern erfolgt. Gleichzeitig verstärken lokal eingesetzte β-Rezeptoren-Blocker die Tendenz eines stärkeren nächtlichen Blutdruckabfalls und scheinen das Risiko einer Progredienz der Gesichtsfeldausfälle insbesondere bei Patienten mit Glaukom ohne Hochdruck zu verstärken (Hayreh et al. 1999). Ihr Einsatz bei Glaukomen ohne Hochdruck sollte deshalb eher zurückhaltend erfolgen (evtl. Ausnahme Betaxolol).
- Mit Ausnahme der β-Rezeptoren-Blocker sind alle lokalen Antiglaukomatosa wie Prostaglandinderivate, Brimonidin oder Carboanhydrasehemmer für die Therapie geeignet und effektiv. Eine Monotherapie wird zum Erreichen einer Drucksenkung über 30% meist nicht ausreichen. Möglicherweise bewirkt Latanoprost neben der Senkung des Augeninnendrucks auch eine Zunahme der Sehnervenperfusion (Liu et al. 2002).
- Ergeben sich nachhaltige Hinweise auf das Vorliegen eines vasospastischen Syndroms, so kann bei milderen Formen eine systemische Therapie mit Magnesium, bei stärkeren Formen mit niedrig dosierten Calciumkanalblockern erfolgen. Eine Zusammenarbeit mit dem betreuenden Hausarzt bzw. Internisten ist hierbei auf jeden Fall anzuraten.

■ Zusammenfassung und Zukunftsperspektiven

Die Glaukome ohne Hochdruck sind eine heterogene Gruppe von Glaukomen und gehören zu den häufigsten Glaukomformen überhaupt. Zahlreiche Risikofaktoren können die Entstehung und den Verlauf von Glaukomen ohne Hochdruck beeinflussen. Für einen Teil der Glaukome ohne Hochdruck kristallisieren sich zunehmend genetische Zusammenhänge heraus, die auch eine bessere Abgrenzung zum primär chronischen Offenwinkelglaukom erlauben. Eine differenziertere Betrachtung dieser Glaukome wird deshalb zunehmend erforderlich.

Zukünftige Schwerpunkte liegen in der weiteren Evaluierung von bestimmten Risikofaktoren und von deren möglicher therapeutischer Beeinflussung, wie dies für den Komplex der vaskulären Dysregulation oder z. B. für das obstruktive Schlafapnoesyndrom gilt.

Der Augeninnendruck spielt im pathogenetischen Geschehen der Glaukome ohne Hochdruck durchaus eine Rolle. Eine Drucksenkung um 30% und mehr kann eine weitere Progression des Krankheitsgeschehens verhindern oder zumindest verlangsamen. Neue Therapiestrategien sind trotzdem gefragt und zielen im Wesentlichen auf eine mögliche Beeinflussung der okulären Durchblutung und die Neuroprotektion. Harte Daten liegen für diese Therapieformen zwar bislang nicht vor, werden aber höchstwahrscheinlich in Zukunft das therapeutische Konzept erweitern.

Literatur

Anderson DR; Normal Tension Glaucoma Study. Collaborative normal tension glaucoma study. Curr Opin Ophthalmol 2003; 14: 86–90.

Aung T, Ocaka L, Ebenezer ND, Morris AG, Krawczak M, Thiselton DL, Alexander C, Votruba M, Brice G, Child AH, Francis PJ, Hitchings RA, Lehmann OJ, Bhattacharya SS. A major marker for normal tension glaucoma: association with polymorphisms in the OPA1 gene. Hum Genet 2002a; 110: 52–6.

Aung T, Ocaka L, Ebenezer ND, Morris AG, Brice G, Child AH, Hitchings RA, Lehmann OJ, Bhattacharya SS. Investigating the association between OPA1 polymorphisms and glaucoma: comparison between normal tension and high tension primary open angle glaucoma. Hum Genet 2002b; 110: 513–4.

Bonomi L, Marchini G, Marraffa M, Bernardi P, De Franco I, Perfetti S, Varotto A, Tenna V. Prevalence of glaucoma and intraocular pressure distribution in a defined population. The Egna-Neumarkt Study. Ophthalmology 1998; 105: 209–15.

Broadway DC, Drance S. Glaucoma and vasospasm. Br J Ophthalmol 1998; 82: 862–70.

Carter CJ, Brooks DE, Doyle DL, Drance SM. Investigations into a vascular etiology for low-tension glaucoma. Ophthalmology 1990; 97: 49–55.

Collaborative Normal Tension Glaucoma Study Group. Comparison of glaucomatous progression between untreated patients with normal tension glaucoma and patients with therapeutically reduced intraocular pressure. Am J Ophthalmol 1998; 126: 487–97.

Comoglu S, Yarangumeli A, Gurbuz Koz O, Halil Elhan A, Kural G. Glaucomatous visual field defects in patients with migraine. J Neurol 2003; 250: 201–6.

Corbett JJ, Phelps CD, Eslinger P, Montague PR. The neurologic evaluation of patients with low-tension glaucoma. Invest Ophthalmol Vis Sci 1985; 26: 1101–4.

Drance SM. Some factors in the production of low tension glaucoma. Br J Ophthalmol 1972; 56: 229–42.

Flammer J, Orgül S, Costa VP, Orzalesi N, Krieglstein GK, Metzner Serra L, Renard J-P, Stafansson E. The impact of ocular blood flow in glaucoma. Prog Retin Eye Res 2002; 21: 359–93.

Geyer O, Cohen N, Segev E, Rath EZ, Melamud L, Peled R, Lavie P. The prevalence of glaucoma in patients with sleep apnea syndrome: same as in the general population. Am J Ophthalmol 2003; 136: 1093–6.

Gherghel D, Orgül S, Gugleta K, Gekkieva M, Flammer J. Relationship between ocular perfusion pressure and retrobulbar blood flow in patients with glaucoma with progressive damage. Am J Ophthalmol 2000; 130: 597–605.

Golnik KC, Hund PW 3rd, Stroman GA, Stewart WC. Magnetic resonance imaging in patients with unexplained optic neuropathy. Ophthalmology 1996; 103: 515–20.

Graham SL, Drance SM. Nocturnal hypotension: role in glaucoma progression. Surv Ophthalmol 1999; 43 (Suppl 1): 10–6.

Gutman I, Melamed S, Ashkenazi I, Blumenthal M. Optic nerve compression by carotic arteries in low-tension glaucoma. Graefes Arch Clin Exp Ophthalmol 1993; 231: 711–7.

Hayreh S, Zimmerman M, Podhajski B, Alward W. Nocturnal arterial hypotension and its role in optic nerve head ischemic disorders. Am J Ophthalmol 1994; 117: 603–24.

Hayreh SS, Podhajski P, Zimmerman MB. Beta-blocker eyedrops and nocturnal arterial hypotension. Am J Ophthalmol 1999; 128: 301–9.

Heijl A, Leske C, Bengtsson B, Hyman L, Bengtsson B, Hussein M. Reduction of intraocular pressure and glaucoma progression: results from the Early Manifest Glaucoma Trial. Arch Ophthalmol 2002; 120: 1268–79.

Ikeda Y, Maruyama I, Nakazawa M, Ohguro H. Clinical significance of serum antibody against neuron-specific enolase in glaucoma patients. Jpn J Ophthalmol 2002; 46: 13–7.

Jacobson DM, Warner JJ, Broste SK. Optic nerve contact and compression by the carotid artery in asymptomatic patients. Am J Ophthalmol 1997; 123: 677–83.

Kamal D, Hitchings R. Normal tension glaucoma – a practical approach. Br J Ophthalmol 1998; 82: 835–40.

Kremmer S, Selbach JM, Ayertey HD, Steuhl K-P. Normaldruckglaukom, Schlaf-Apnoe-Syndrom und nasale Überdruckbeatmung – Kasuistik mit Literaturübersicht. Klin Monatsbl Augenheilkd 2001; 218: 262–8.

Liu CJ, Ko YC, Cheng CY, Chiu AW, Chou JC, Hsu WM, Liu JH. Changes in intraocular pressure and ocular perfusion pressure after latanoprost 0.005 % or brimonidine tartrate 0,2 % in normal tension glaucoma patients. Ophthalmology 2002; 109: 2241–7.

Mabuchi F, Yamagata Z, Kashiwagi K, Tang S, Iijima H, Tsukahara S. Analysis of myocilin gene mutations in Japanese patients with normal tension glaucoma and primary open-angle glaucoma. Clin Genet 2001; 59: 263–8.

Markus DM, Costarides AP, Gokhale P, Papastergiou G, Miller JJ, Johnson MH, Chadhary BA. Sleep disorders: a risk factor for normal tension glaucoma? J Glaucoma 2001; 10: 177–83.

Meyer JH, Brandi-Dohrn J, Funk J. Twenty-four hour blood pressure monitoring in normal tension glaucoma. Br J Ophthalmol 1996; 80: 864–7.

Mojon DS, Hess CW, Goldblum D, Fleischhauer J, Koerner F, Bassetti C, Mathis J. High prevalence of glaucoma in patients with sleep apnea syndrome. Ophthalmology 1999; 106: 1009–12.

Mojon DS, Hess CW, Goldblum D, Boehnke M, Koerner F, Mathis J. Primary open angle glaucoma is associated with sleep apnea syndrome. Ophthalmologica 2000; 214: 115–8.

Mojon DS, Hess CW, Goldblum D, Boehnke M, Koerner F, Gugger M, Bassetti C, Mathis J. Normal-tension glaucoma is associated with sleep apnea syndrome. Ophthalmologica 2002; 216: 180–4.

O'Brien C, Butt Z, Ludlam C, Detkova P. Activation of the coagulation cascade in untreated primary open-angle glaucoma. Ophthalmology 1997; 104: 725–30.

Pecora L, Carrasco M. Eye-rubbing optic neuropathy. Am J Ophthalmol 2002; 134: 460–1.

Phelps CD, Corbett JJ. Migraine and low-tension glaucoma. A case-control study. Invest Ophthalmol Vis Sci 1985; 26: 1105–8.

Rouhiainen HJ, Terasvirta ME. Haemodynamic variables in progressive and non-progressive low tension glaucoma. Acta Ophthalmol Scand 1990; 68: 34–6.

Shigeeda T, Tomidokoro A, Araie M, Koseki N, Yamamoto S. Long-term follow-up of visual field progression after trabeculectomy in progressive normal-tension glaucoma. Ophthalmology 2002; 109: 766–70.

Shiose Y, Kitazawa Y, Tsukahara S, Akamatsu T, Mizikami K, Futa R, Katsushima H, Kosaki H. Epidemiology of glaucoma in Japan – a nationwide glaucoma survey. Jpn J Ophthalmol 1991; 35: 133–55.

Sommer A, Tielsch JM, Katz J, Quigley HA, Gottsch JD, Javitt J, Singh K. Relationship between intraocular pressure and primary open angle glaucoma among white and black Americans. The Baltimore Eye Survey. Arch Ophthalmol 1991; 109: 1090–5.

Stroman GA, Stewart WC, Golnik KC, Cure JK, Olinger RE. Magnetic resonance imaging in patients with low-tension glaucoma. Arch Ophthalmol 1995; 113: 168–72.

Tomita G. The optic nerve head in normal-tension glaucoma. Curr Opin Ophthalmol 2000; 11: 116–20.

Umihara J, Oguchi K, Kurimoto Y, Matsuno K, Fukasaku K, Yoshimura N. Optic nerve compression by the internal carotid artery in patients with normal tension and high tension glaucoma. Br J Ophthalmol 1999; 83: 1307–8.

Wax MB. Is there a role for the immune system in glaucomatous optic neuropathy? Curr Opin Ophthalmol 2000; 11: 145–50.

Yamamoto T, Maeda M, Sawada A, Sugiyama K, Taniguchi T, Kitaza Y, Oyama Z, Ichihashi N, Tkagi H, Kitajima Y. Prevalence of normal tension-glaucoma and primary open-angle glaucoma in patients with collagen diseases. Jpn J Ophthalmol 1999; 43: 539–42.

15 Glaukome bei erhöhtem episkleralem Venendruck

Ulrich Schiefer, Ulrike Ernemann und Torsten Schlote

■ Einleitung und Definition

Die in diesem Kapitel vorgestellte Form der Sekundärglaukome wird durch posttrabekuläre und somit extraokulär gelegene pathologische Prozesse gekennzeichnet, die zu einer Steigerung des episkleralen Venendrucks führen; die hieraus resultierende Abflussbehinderung des Kammerwassers führt über einen intraokulären Druckanstieg zu einem Glaukomschaden.

Eine konsequente Anwendung des Ohmschen Gesetzes auf die Verhältnisse im Bereich der vorderen Augenabschnitte stellt eine direkte Proportionalität zwischen dem Augeninnendruck und dem Produkt aus Kammerwasserfluss(-produktion) und (Abfluss-)Widerstand her. Goldmann hat in der nach ihm benannten Gleichung (Goldmann 1949) zum Ausdruck gebracht, dass der episklerale Venendruck als additive Größe zum Augeninnendruck beiträgt, weil er – zusätzlich zum vorgenannten Abflusswiderstand – dem Kammerwasserabstrom entgegenwirkt (**Abb. 15-1**).

Das Kammerwasser verlässt das Auge über 20 bis 30 Sammelröhrchen, mündet in die Episkleralvenen und von dort über nachgeschaltete Orbitalvenen in die ableitenden venösen Hirnsinus ein. Wie alle venösen intrazerebralen Blutleiter sind sämtliche vorgenannte Strukturen klappenlos. Dies hat zur Folge, dass sich ein Abflusshindernis oder gar eine Strömungsumkehr in diesem Strombahngebiet unmittelbar und ungedämpft auf den Augeninnendruck auswirkt (**Abb. 15-2**). Der weitere Abfluss erfolgt dann über Jugularvenen, V. cava superior, rechten Vorhof und rechte Herzkammer in den Lungenkreislauf. Strömungshindernisse oder Drucksteigerungen in diesem ausgedehnten Abflussgebiet (von der Halsvenenkompression über Rechtsherzinsuffizienz, Pulmonalarterienstenose bis hin zum Valsalva-Manöver) können – sozusagen als Fernwirkung – zum Teil beträchtliche Steigerungen des Augeninnendrucks zur Folge haben und sich bei längerfristigem Bestehen schließlich als Sekundärglaukom manifestieren (**Abb. 15-3**).

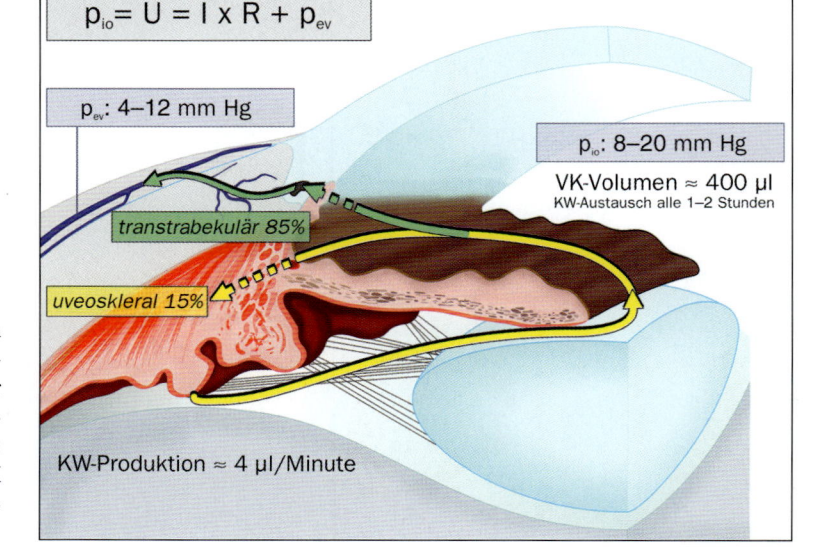

Abb. 15-1 Darstellung des Zusammenhangs zwischen Kammerwasser-(KW-)Fluss (I; d.h.: Kammerwasserproduktion bzw. -einstrom), Widerstand (R) im Bereich der trabekulären und uveoskleralen Abflusswege sowie episkleralem Venendruck (p_{ev}) und Augeninnendruck (p_{io}) in Gestalt der Goldmann-Gleichung. U = Spannung; VK = Vorderkammer. (Grafik: Regina Hofer, Universitäts-Augenklinik Tübingen)

$$p_{io} = U = I \times R + p_{ev}$$

p_{ev}: 4–12 mm Hg

p_{io}: 8–20 mm Hg

VK-Volumen ≈ 400 μl
KW-Austausch alle 1–2 Stunden

transtrabekulär 85%
uveoskleral 15%

KW-Produktion ≈ 4 μl/Minute

Die Ursachen der Drucksteigerungen im episkleralen Venensystem liegen somit häufig im Verborgenen (intraorbital, intrakraniell oder gar intrathorakal) und/oder fern vom Auge. Gerade protrahierte Verläufe sind besonders folgenreich, weil hier ein diagnoseweisender rascher Symptomeintritt fehlt und sich nicht selten bereits ein fortgeschrittener, irreversibler (Glaukom-)Schaden manifestiert hat, bevor überhaupt ein Arzt aufgesucht bzw. die korrekte Diagnose gestellt wird.

Die Ursachen der Drucksteigerungen im episkleralen Venensystem, ihre Symptomatik und Diagnostik sowie Therapiemöglichkeiten werden in diesem Kapitel komprimiert dargestellt.

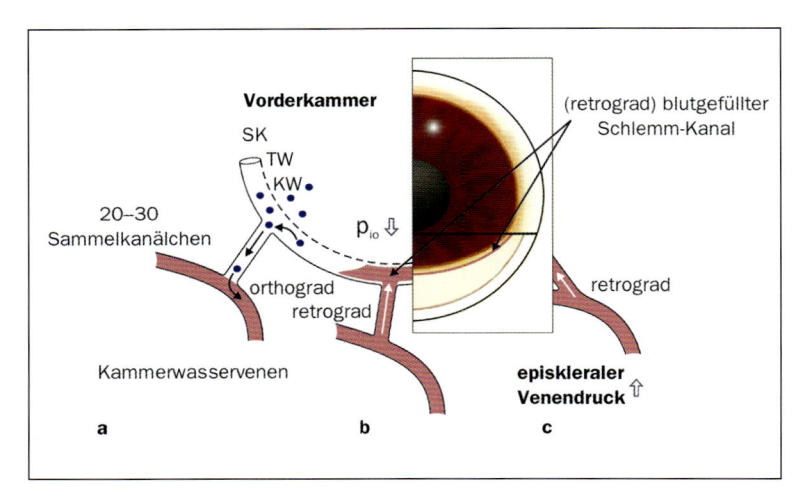

Abb. 15-2
a Schematische Darstellung des Kammerwasser-(KW-)Einstroms über das Trabekelmaschenwerk (TW) in das episklerale Venensystem durch (20–30 klappenlose) Sammelkanälchen.
b Eine artifizielle Senkung des Intraokulardrucks (p_{io}), z. B. bei der Gonioskopie mit dem Dreispiegel-Kontaktglas, senkt den Augeninnendruck (→ „Tonographie-Effekt") vorübergehend unter den episkleralen Venendruck und führt somit zu einem identischen gonioskopischen Bild. (modifiziert nach Moses und Hart 1987)
c Eine Steigerung des episkleralen Venendrucks führt zu einer retrograden Blutfüllung der Sammelkanälchen und des Schlemm-Kanals (SK).
(Grafik: Regina Hofer, Universitäts-Augenklinik Tübingen)

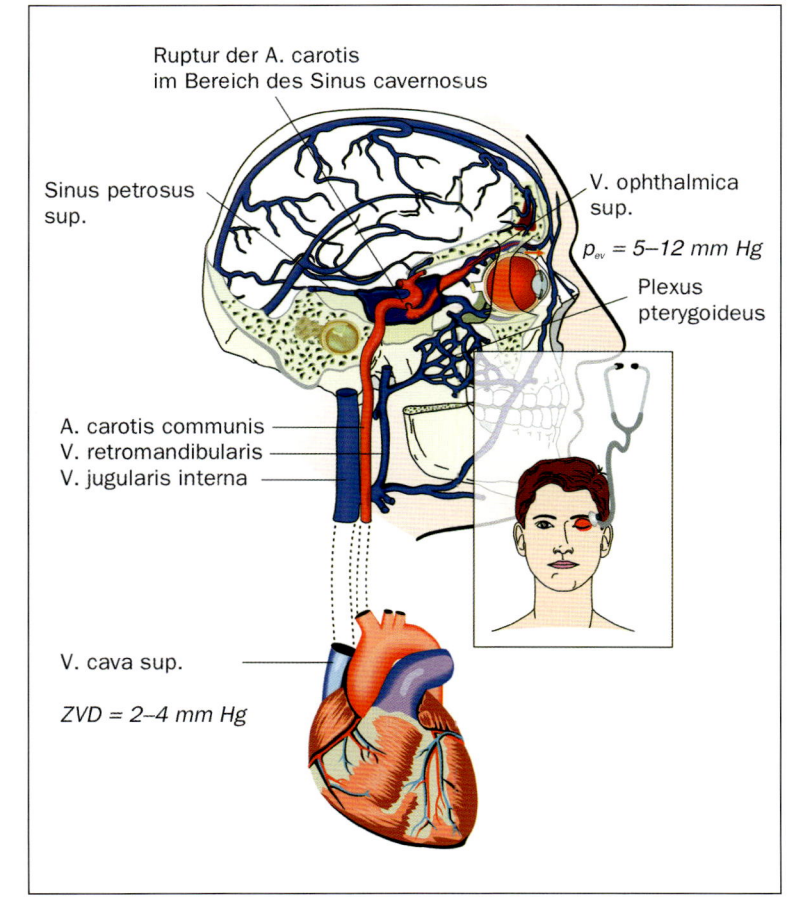

Abb. 15-3 Bild einer Carotis-Sinus-cavernosus-Fistel: (Doppler-sonographisch nachweisbare) → Strömungsumkehr in der V. ophthalmica superior. Man beachte auch die enge Nachbarschaft zu Strukturen des Hörorgans (→ Wahrnehmung eines pulsynchronen „Maschinengeräuschs" im Falle einer Carotis-Sinus-cavernosus-Fistel). **Kleiner Kasten:** Auskultation der Orbita mit gegebenenfalls hörbarem Shunt-Geräusch. Kompletter, weiterer Abflussweg des episkleralen Venenbluts über orbitale Venen, venöse Hirnsinus, V. jugularis, V. cava superior in den rechten Herzvorhof und die rechte Herzkammer unter Angabe typischer Druckwerte. p_{ev} = episkleraler Venendruck; ZVD = zentraler Venendruck. (Grafik: Regina Hofer, Universitäts-Augenklinik Tübingen)

■ Epidemiologie

Glaukome mit erhöhtem episkleralem Venendruck sind selten. Präzise Angaben zu ihrer Prävalenz liegen nicht vor, wie dies auch bei vielen anderen Sekundärglaukomen der Fall ist (s. Kap. 1, S. 5). Es ist wahrscheinlich, dass Glaukome mit erhöhtem episkleralem Venendruck deutlich weniger als 1 % aller Glaukome ausmachen (Olander 2001). Ihr Anteil an den Sekundärglaukomen im Erwachsenenalter dürfte ebenfalls sehr gering sein. Dagegen ist das Sekundärglaukom bei Sturge-Weber-Syndrom für rund 10 % aller kongenitalen Glaukome und Glaukome im Kindesalter verantwortlich und gehört damit zu den häufigeren Formen des Sekundärglaukoms in dieser Altersgruppe (Azuma 1984, Barsoum-Homsy und Chevrette 1986, Taylor et al. 1999).

Eine Untergliederung der einzelnen Subtypen nebst zugehörigen relativen Häufigkeitsangaben findet sich in **Abbildung 15-9**.

■ Ätiopathogenese

Generell lassen sich die Ursachen in verschiedene Formen aufschlüsseln (**Tab. 15-1** und **15-2**) (Shields und Krieglstein 1993):

- **lokale intravasale Abflussbehinderung:** Die Störung kann unmittelbar und ausschließlich den venösen Abfluss aus den Episkleralvenen beeinträchtigen. Dies geschieht beispielsweise bei einer Skleritis, die (Jørgensen und Guthoff 1988) für etwa 6 % aller Fälle für die Drucksteigerungen im episkleralen Venendruck verantwortlich ist. Weitere Ursachen liegen in einer (teil-)thrombosierten orbitalen Varize oder einer Thrombose im Sinus cavernosus (→ Sepsis oder Gerinnungsstörungen) bzw. in anderen ableitenden venösen Hirnsinus (z. B. Sinus sagittalis superior, Sinus transversus, Sinus rectus).
- **venöse Abflussbehinderung durch Kompression:** Die endokrine Orbitopathie (in etwa 8 %, [Jørgensen und Guthoff 1988]), orbitale Raumforderungen (in etwa 19 %; Jørgensen und Guthoff 1988), unter Umständen große intrazerebrale

Tab. 15-1 Pathogenese (im Falle venöser Obstruktion), weiterführende diagnostische Maßnahmen und typische Zusatzsymptome bei Drucksteigerungen im episkleralen Venensystem (modifiziert nach Craven 1999).

Venöse Obstruktion	Zusatzdiagnostik	Zusatzsymptome
Sinus-cavernosus-Thrombose	Magnetresonanztomographie, Angiographie	Schmerz, Motilitätsstörung
Orbitale Raumforderung • endokrine Orbitopathie • Myositis, Pseudotumor orbitae • orbitaler Varixknoten • Tumor	Magnetresonanztomographie, Echographie	Exophthalmus
Obstruktion der Jugularvenen		Zyanose
Vena-cava-superior-Syndrom	Röntgenaufnahme des Thorax	Zyanose
Valsalva-Manöver		Anamnese, Lokalbefund
Sturge-Weber-Syndrom	Magnetresonanztomographie, Magnetresonanzangiographie, Angiographie	Haut, Retina

Tab. 15-2 Pathogenese (im Fall einer arteriovenösen Abnormalität), weiterführende diagnostische Maßnahmen und typische Zusatzsymptome bei Drucksteigerungen im episkleralen Venensystem (modifiziert nach Craven 1999).

Arteriovenöse Abnormalität	Zusatzdiagnostik	Zusatzsymptome
Direkte Carotis-Sinus-cavernosus-Fistel	Computertomographie, Angiographie	Schmerz, Motilitätsstörung, Ohrgeräusch
Indirekte Carotis-Sinus-cavernosus-Fistel	Magnetresonanztomographie, Angiographie	Schmerz, Motilitätsstörung, Ohrgeräusch

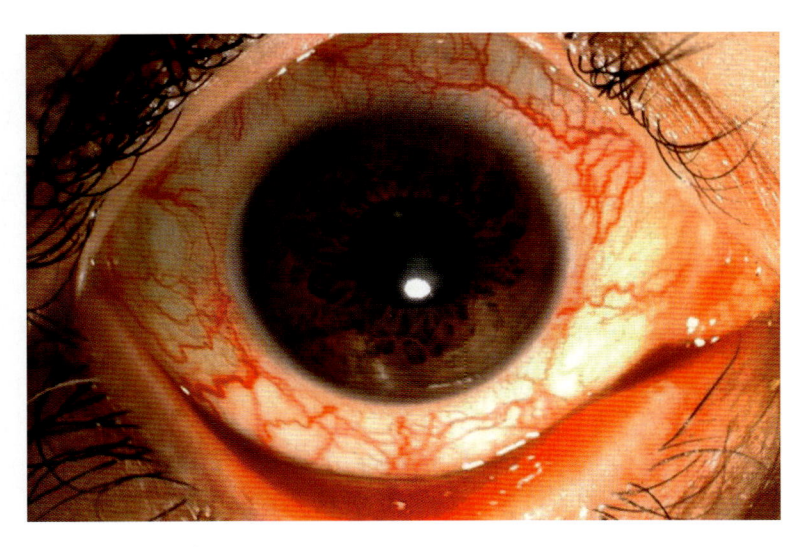

Abb. 15-4 Carotis-Sinus-cavernosus-Fistel: vermehrt geschlängelte, mit hellem, „karminrotem" (arterialisiertem) Blut gefüllte Episkleralvenen (als Unterschied zur klassischen konjunktivalen Injektion) (Universitäts-Augenklinik Tübingen)

Raumforderungen an kritischen Lokalisationen, aber auch chronische Kompressionen der Halsvenen sowie eine Einflussstauung durch Verformung oder Verlagerung der Vena cava superior wirken ebenfalls einem ungestörten Abstrom über die Episkleralvenen entgegen (siehe auch **Abb. 15-3**). In diese Gruppe gehören auch Steigerungen des zentralen Venendrucks durch Störungen im Pulmonalkreislauf (z.B. Herzklappenfehler, pulmonale Hypertonie, obstruktive Lungenerkrankungen) (Bettelheim 1969). Derselbe Mechanismus kommt auch bei jedem Valsalva-Manöver – z.B. beim Luftanhalten, Husten, Niesen, Pressen, Heben schwerer Lasten – zum Tragen: Hierbei sind kurzfristig durchaus Steigerungen des Augeninnendrucks auf Werte jenseits von 60 mm Hg möglich (Dickerman et al. 1999, Leydhecker 1985); im Falle bereits vorgeschädigter Sehnerven könnten wiederholte Belastungen dieser Art ein Fortschreiten der Optikusneuropathie zur Folge haben.

- **arteriovenöse Shunts:** Kurzschlüsse zwischen dem arteriellen und venösen Gefäßsystem (ursächlich für etwa ein Drittel der Fälle von Drucksteigerungen im episkleralen Venensystem [Jørgensen und Guthoff 1988]), führen neben einer Drucksteigerung in diesem Strombahngebiet auch zu einer Strömungsumkehr (s. Abschn. „Diagnose und Differenzialdiagnose", S. 269 f.) und Arterialisierung im Bereich der venösen Blutleiter; im Gegensatz zur üblichen konjunktivalen Injektion sind hierbei insbesondere die episkleralen Gefäße erweitert, vermehrt geschlängelt und mit eher hellem, „karminrotem" Blut gefüllt (**Abb. 15-4**). Als weitere – sehr ernst zu nehmende – Konsequenzen kann ein solcher Shunt durch Arterialisierung kortikaler Venen eine zerebrale Hypertension (Cognard et al. 1995), die mit dem Risiko einer intrazerebralen Blutung verbunden ist, sowie eine zerebrale Minderperfusion verursachen (s. auch **Abb. 15-12**).

Arteriovenöse Fisteln im Bereich des Sinus cavernosus werden nach der Art der durch Shunts verbundenen Gefäßprovinzen und nach dem Flussvolumen klassifiziert (Barrow et al. 1985). Direkte Fisteln stellen unmittelbare Verbindungen zwischen der A. carotis interna und dem Sinus cavernosus dar und zeichnen sich infolge der erheblichen Druckdifferenz zwischen beiden Gefäßsystemen durch ein hohes Flussvolumen („high flow"-Verbindung) aus. Bei der angiographischen Gefäßdarstellung imponiert hier eine rasche Füllung der drainierenden Venen (**Abb. 15-5**). Indirekte Fisteln am Sinus cavernosus sind Shunt-Verbindungen, bei denen die arteriellen Zuflüsse aus Ästen der A. carotis interna oder externa stammen, die physiologischerweise die Meningen und die im Sinus cavernosus verlaufenden Hirnnerven mit Blut versorgen. Da der arterielle Druck in diesen kleinen, duralen Arterien niedrig ist, liegt hier ein geringes Shunt-Volumen („low flow"-Verbindung) vor. Die drainierenden Venen sind hier weniger stark dilatiert als bei den direkten Fisteln (**Abb. 15-6**), entsprechend ist das klinische Bild häufig durch einen langsam progredienten Verlauf gekennzeichnet.

Der venöse Abstrom erfolgt bei beiden Fisteltypen über die Venen, die in den Sinus cavernosus einmünden bzw. ihn drainieren (**Abb. 15-7**). In seinem vorderen Anteil münden die V. ophthalmica inferior und superior ein, von kranial drainieren kortikale Venen den Sinus cavernosus. Nach dorsal strömt das Blut über den Sinus petrosus superior und inferior zur Jugularvene, nach kaudal fließt es zum Plexus pterygoideus ab. Das Ausmaß der Arterialisierung dieser venösen Blutleiter bestimmt die klinische Symptomatik (s. Abschn. „Symptomatik und Klinik", S. 268 f.).

Die häufigste Ursache direkter Fisteln ist ein Schädel-Hirn-Trauma im Rahmen eines Verkehrsunfalls; hier sind insbesondere junge, männliche Patienten als Motorradfahrer betroffen. Die A. carotis interna ist in ihrem Verlauf zwischen Foramen lacerum und vorderem Klinoidfortsatz durch durale Anheftungen fixiert. Die Scherkräfte, die im Rahmen eines schweren Schädel-Hirn-Traumas

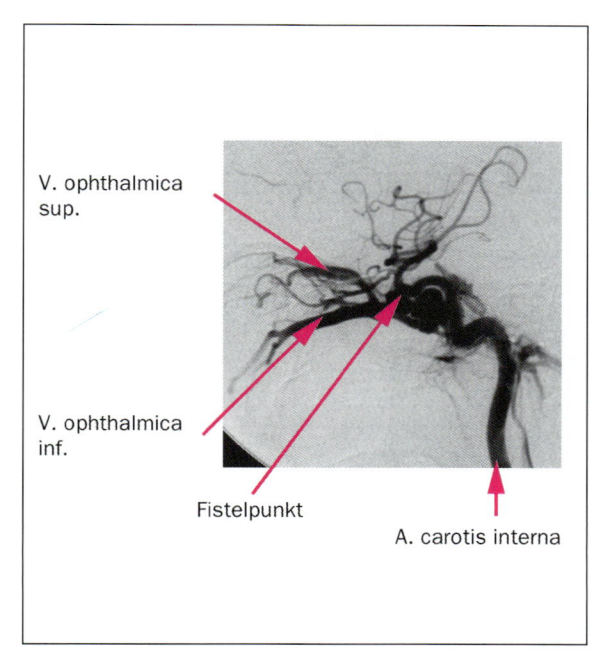

Abb. 15-5 Angiogramm der A. carotis interna (ACI) im seitlichen Strahlengang zur Darstellung einer direkten Fistel. Der Fistelpunkt ist im kavernösen Segment der ACI lokalisiert. Die Fistel drainiert hauptsächlich nach rostral in die ophthalmischen Venen. (Abteilung für Neuroradiologie der Universität Tübingen)

Abb. 15-7 Darstellung der venösen Drainage-Wege einer Carotis-Sinus-cavernosus-Fistel: nach rostral in die V. ophthalmica, nach kranial in kortikale Venen und nach dorsal in den Sinus petrosus superior und inferior. (Abteilung für Neuroradiologie der Universität Tübingen)

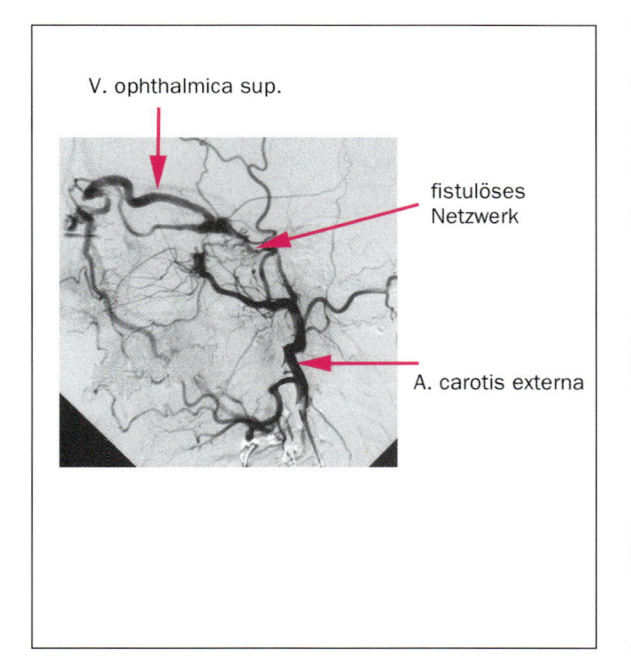

Abb. 15-6 Angiogramm der A. carotis externa (ACE) im seitlichen Strahlengang zur Darstellung einer indirekten Fistel. Die Fistel wird aus schmalkalibrigen Ästen der ACE gespeist und drainiert in die V. ophthalmica superior. (Abteilung für Neuroradiologie der Universität Tübingen)

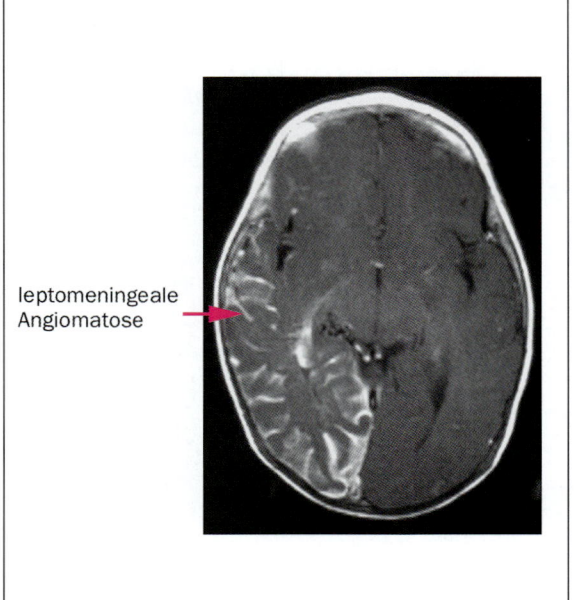

Abb. 15-8 Bei einem Sturge-Weber-Syndrom (enzephalotrigeminale Angiomatose) zeigt die MRT die kontrastmittelaufnehmende, im Subarachnoidalraum gelegene Angiomatose der betroffenen Hemisphäre. (Abteilung für Neuroradiologie der Universität Tübingen)

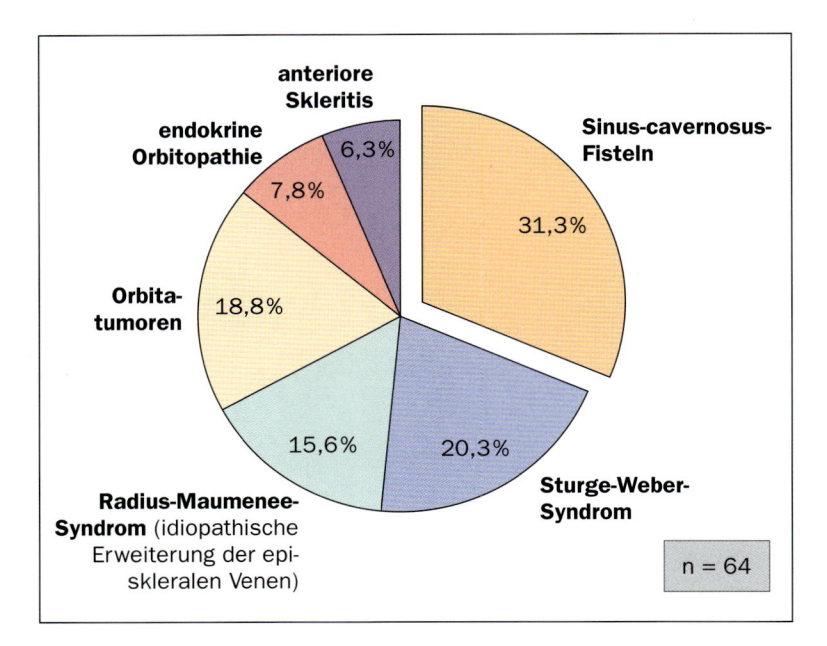

Abb. 15-9 Prozentuale Häufigkeitsverteilung (Sektordiagramm) zu Grunde liegender Erkrankungen bei Patienten mit erweiterten episkleralen Venen und Offenwinkelglaukom (modifiziert nach Jørgensen und Guthoff 1988).

auf das Gefäß einwirken, können zusammen mit penetrierenden Verletzungen durch Knochenfragmente zu Lazerationen der A. carotis zwischen den duralen Anheftungsstellen führen (Connors und Wojak 1999).

Als weitere, seltenere Ursachen einer direkten Fistel sind die Ruptur eines intrakavernösen Karotisaneurysmas, Kollagenosen, wie das Ehlers-Danlos-Syndrom, die fibromuskuläre Dysplasie und eine Gefäßverletzung im Rahmen eines chirurgischen Eingriffs zu nennen (Osborn 1994).

Indirekte Fisteln im Bereich des Sinus cavernosus, die nach dem Versorgungsgebiet der arteriellen Zuflüsse auch als durale Fisteln bezeichnet werden, treten gehäuft bei Patientinnen im mittleren und höheren Lebensalter auf. Als Pathomechanismus bei der Entstehung dieser Fisteln spielt die Rekanalisation einer klinisch möglicherweise inapparent abgelaufenen Thrombose des Sinus cavernosus durch Einsprossung duraler Arterien eine Rolle (Osborn 1994). Weitere Faktoren sind Entzündungen und hormonelle Umstellungen (Connors und Wojak 1999).

- **Phakomatosen und Gefäßanomalien:** Klassisches Beispiel für diese Gruppe ist das Sturge-Weber-Syndrom, das für etwa 20% aller Drucksteigerungen im episkleralen Venensystem verantwortlich ist (Jørgensen und Guthoff 1988). Bei dieser sporadisch auftretenden Phakomatose kommt es typischerweise zu einer einseitigen, durch die vertikale Gesichtsmittellinie begrenzten Gefäßmissbildung (s. „Naevus flammeus"), die dem Versorgungsgebiet des Trigeminus zugeordnet werden kann (Osborn 1994). Es ist wichtig zu wissen, dass sich diese Veränderungen nicht nur auf die Gesichtshaut beschränken, sondern über eine Steigerung des episkleralen Venendrucks Auswirkungen auf den Kammerwasserabfluss nehmen können.

Den zerebralen Veränderungen beim Sturge-Weber-Syndrom liegt eine Fehlentwicklung der kortikalen Venen zu Grunde. Deren verminderte Drainage-Leistung führt über eine venöse Stase zu einer Kongestion der betroffenen, zerebralen Hemisphäre, in der infolge der Hypoxie eine Atrophie und kortikale Verkalkungen entstehen. Die kontrastmittelaufnehmende, leptomeningeale Angiomatose, die im MRT zu sehen ist (**Abb. 15-8**), entspricht einem Plexus teleangiektatischer Kapillaren und Venen, die im Subarachnoidalraum liegen.

Das Radius-Maumenee-Syndrom – eine idiopathische Erweiterung episkleraler Venen – tritt in etwa 16% aller Fälle mit Kongestion der episkleralen Venen auf (Osborn 1994, Radius und Maumenee 1978).

Abbildung 15-9 gibt einen Anhalt über die Häufigkeitsverteilung der vorgenannten Krankheitsbilder (Jørgensen und Guthoff 1988).

■ Symptomatik und Klinik

Die auslösende Ursache und deren Manifestationsgeschwindigkeit spielt natürlich für die vom Patienten wahrnehmbare Symptomatik eine wesentliche Rolle.

Bedingt durch die venöse Abflussbehinderung steht in vielen Fällen eine eher unspezifische Stauung bzw. Kongestion im Vordergrund, wobei das Ausmaß sehr unterschiedlich sein kann: Ausgehend von einer Stauung und vermehrten Schlängelung episkleraler (und auch konjunktivaler) Venen kann es im fortgeschrittenen Stadium zur Einbeziehung retinaler Venen bis zum Bild einer Venöse-Stase-Retinopathie oder gar zur Zentralvenenthrombose kommen. Typische Vorderabschnittsbefunde in fortgeschritteneren Stadien sind Chemosis, Lidschwellung und Exophthalmus.

Beruht das Krankheitsbild auf einer arteriovenösen Fistel, so kommen entsprechende „Pulsationsphänomene" hinzu: Aufgrund der engen Lagebeziehung zwischen Sinus cavernosus und Innenohrstrukturen (< 15 mm) nimmt der Patient über Knochenleitung häufig ein pulssynchrones „Maschinengeräusch" wahr (s. **Abb. 15-3**); bei ausgeprägten Bildern kann es zu einem pulsierenden Exophthalmus mit entsprechendem auskultierbarem oder gar tastbarem, pulssynchronem Phänomen kommen.

Abbildung 15-10 zeigt die enge Lagebeziehung von neuroophthalmologisch bedeutsamen Strukturen im Bereich des Sinus cavernosus an: Bis auf den N. abducens, der nach intrakavernös „aus der Reihe tanzt", verlaufen sämtliche, für die Okulomotorik verantwortlichen Hirnnerven in der lateralen Sinuswand; dort finden sich auch die ersten beiden Trigeminusäste (der dritte biegt schon vor dem Erreichen des Sinus cavernosus nach kaudal ab). Die intrakavernös verlaufende A. carotis interna ist von Sympathikusfasern „umsponnen".

Auf die typischen Stigmata des Sturge-Weber-Syndroms wurde bereits eingegangen.

■ **Diagnose und Differenzialdiagnose**

Klinische ophthalmologische Diagnostik. Bei der **morphologischen Untersuchung** ist spaltlampenmikroskopisch besonders auf Füllung, Schlängelung und Färbung der episkleralen Venen zu achten. Mit dieser Methodik ist auch eine beginnende Chemosis gut nachweisbar. Schwellung und die (unter Umständen pulsierende) Protrusio bulbi sind schon makroskopisch sichtbar; letztere kann durch die Exophthalmometrie quantifiziert werden. Mit dem auf die Orbita aufgesetzten Stethoskop können im Fall eines arteriovenösen Shunts deutliche pulssynchrone Strömungsgeräusche nachgewiesen werden. Im Extremfall ist sogar palpatorisch ein „Schwirren" zu erfassen. Im Falle einer deutlichen venösen Kongestion ist die Redressierbarkeit des Bulbus eingeschränkt.

Funduskopisch wird man besonders auf Papillenveränderungen (kompressive oder glaukomatöse Optikusneuropathie, Optikusatrophie) sowie auf Zeichen einer venösen Stase zu achten haben. In der Gonioskopie ist bei stark erhöhtem episkleralem Venendruck schon in der Anfangsphase der Untersuchung ein zirkulär retrograd blutgefüllter Schlemm-Kanal zu erwarten; *artifiziell* kann dieses Phänomen andererseits auch durch einen retrograden Bluteinstrom aufgrund einer starken Senkung des Augeninnendrucks durch ein lang und mit vergleichsweise hohem Anpressdruck aufgesetztes Kontaktglas (Tonographie-Effekt) hervorgerufen werden (s. **Abb. 15-2**).

Die enge Lagebeziehung sämtlicher für die Okulomotorik verantwortlicher Hirnnerven im Sinus cavernosus und auch im Bereich der Orbitaspitze erklärt die Notwendigkeit einer exakten **Untersuchung von Pupillomotorik, Augenstellung** und insbesondere **-motilität** sowie das Auftreten komplexer, weil kombinierter Motilitätsstörungen (s. **Abb. 15-10**). Der N. abducens nimmt aufgrund seiner Besonderheit des intrakavernösen Verlaufs eine Sonderstellung ein: Er kann früher oder später befallen sein als die anderen okulomotorischen Hirnnerven. Die anatomische Lagebeziehung zu Sympathikusfasern unterstreicht die Notwendigkeit einer genauen Pupillendiagnostik (Anisokorie, peripheres Horner-Syndrom). In jedem Fall sollte auch die **trigeminusvermittelte Gesichtssensibilität** im Seitenvergleich getestet werden; bei dieser Gelegenheit dürfte auch ein Naevus flammeus, der sich am Trigeminusverlauf orientiert, auffallen (s. Sturge-Weber-Syndrom).

Die **Funktionsdiagnostik** umfasst neben der Untersuchung von Visus (und ggf. auch Akkommodationsnahpunkt), Gesichtsfeld, Farbwahrnehmung bzw. Farb-Entsättigung auch den „swinging flashlight"- (Pupillenwechselbeleuchtungs-)Test zum objektiven Nachweis eines relativen afferenten Pupillendefizits (RAPD).

Die (**Applanations-)Tonometrie** deckt intraokuläre Drucksteigerungen auf und legt bei stark pulssynchron schwankenden Halbringen den Verdacht auf das Vorliegen einer arteriovenösen Fistel nahe. Die eigentliche Ursache der intraokulären Drucker-

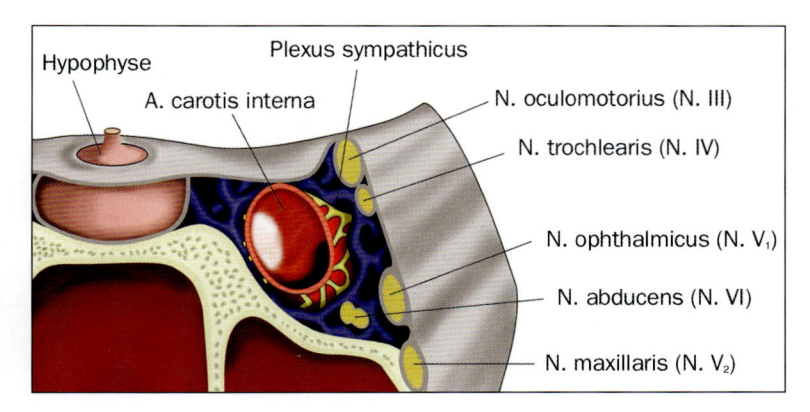

Abb. 15-10 Sinus cavernosus – anatomische Details: Man beachte den Verlauf der Hirnnerven (III, IV, V$_1$ und V$_2$) in der lateralen Sinuswand. Lediglich der N. abducens (N. VI) „tanzt aus der Reihe" und liegt intrakavernös; der dritte Trigeminusast taucht schon vor Erreichen des Sinus cavernosus nach kaudal ab. Von Bedeutung ist auch das „Sympathikus-Nervengeflecht" um den intrakavernösen Anteil der A. carotis interna: Läsionen in diesem Abschnitt können zu einem (peripheren, ipsilateralen) Horner-Syndrom führen. Eine Untersuchung der okulären Motilität sowie der Gesichtssensibilität (erster und zweiter Trigeminusast) sowie der Pupillomotorik ist somit bei Verdacht auf einen Sinus-cavernosus-Prozess obligatorisch. (Grafik: Regina Hofer, Universitäts-Augenklinik Tübingen)

höhung aufgrund des behinderten venösen Abflusses lässt sich jedoch mit diesem Verfahren nicht nachweisen. Dieser kann mithilfe einer **„Venomanometrie"** im episkleralen Strombahngebiet untersucht werden: Dies geschieht entweder indirekt mithilfe eines modifizierten Applanationstonometers durch Steigerung des Anpressdrucks eines Rings bis zum nachweisbaren venösen Kollaps (Jørgensen und Guthoff 1988, Podos et al. 1968, Zeimer et al. 1983). Die erheblich aufwändigere direkte Methodik besteht in der intravasalen Druckmessung einer kanülierten Episkleralvene (Brubaker 1967, Gaasterland und Pederson 1983).

Der episklerale Venendruck liegt beim Gesunden im Bereich von 5 bis 12 mm Hg, er steigt im Liegen um 2 bis 3 mm Hg an und zeigt keine wesentliche tageszeitliche Abhängigkeit (Blondeau et al. 2001). Beim Sturge-Weber-Syndrom wurden Werte zwischen 14 und 38 mm Hg gemessen (Jørgensen und Guthoff 1987, Jørgensen und Guthoff 1988).

Weiterführende bildgebende Diagnostik. Die **Echographie** dient als nichtinvasives bildgebendes Verfahren dem Nachweis pathologischer Prozesse peribulbär und im vorderen bis mittleren Orbitabereich. **Doppler-sonographische Verfahren** erlauben darüber hinaus Aussagen über Flussparameter und -richtung in durchströmten Gefäßen: Hierdurch sind Shunt-Phänomene und beispielsweise eine Flussumkehr im Bereich der V. ophthalmica superior nachweisbar (s. auch **Abb. 15-3**).

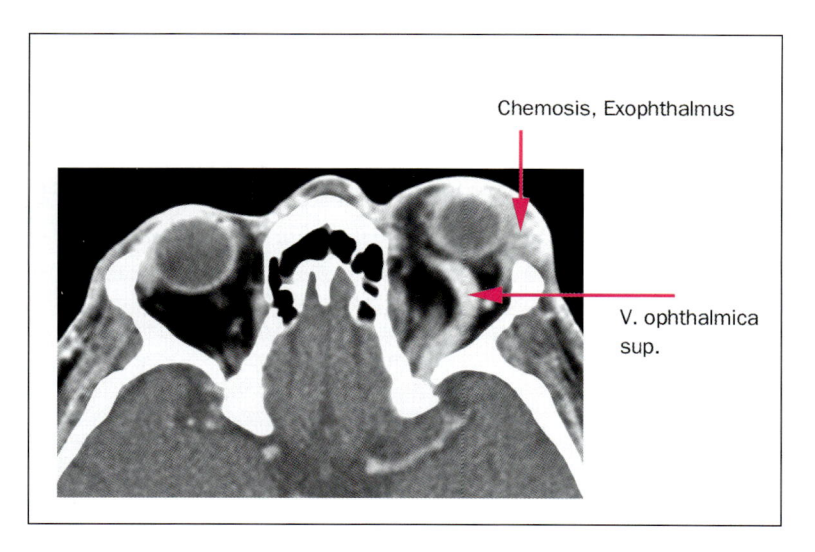

Abb. 15-11 Bei einer Carotis-Sinus-cavernosus-Fistel zeigt das CT der Orbita die dilatierte V. ophthalmica superior sowie den Exophthalmus mit Chemosis des betroffenen Auges. (Abteilung für Neuroradiologie der Universität Tübingen)

Für die Wahl der **neuroradiologisch-bildgebenden Untersuchungsverfahren** sind klinische und anamnestische Angaben ausschlaggebend. Beim Verdacht auf das Vorliegen einer intraorbitalen oder zerebralen Raumforderung sowie zur Abbildung der zerebralen Beteiligung bei einer Phakomatose (s. **Abb. 15-8**) ist die Magnetresonanztomographie (MRT) die Methode der Wahl. Im Vergleich zu der weniger zeitaufwändigen Computertomographie (CT) zeichnet sich die MRT durch die fehlende Strahlenbelastung, den erheblich besseren Weichteilkontrast sowie die Möglichkeit der multiplanaren Befunddarstellung aus (Osborn 1994). Bei einer Carotis-Sinus-cavernosus-Fistel mit Drainage über die V. ophthalmica ist deren Dilatation, die sowohl im CT als auch im MRT der Orbita gut zu diagnostizieren ist, wegweisend (**Abb. 15-11**) (Osborn 1994). Sofern die Anamnese Hinweise auf eine indirekte Fistel bietet (Patientin im mittleren Lebensalter, langsam progredienter Verlauf), ist zur Erfassung möglicher Thrombosen der ophthalmischen Venen oder des Sinus cavernosus die Durchführung einer MRT sinnvoll. Zur Abklärung verletzungsbedingter, direkter Fisteln ist die CT indiziert, mit der neben Weichteilveränderungen auch knöcherne Verletzungen der Schädelbasis, insbesondere am Optikuskanal und entlang des Verlaufs der A. carotis interna durch das Felsenbein untersucht werden können.

Das Vorliegen einer arteriovenösen Fistel mit Shunt und früher Venenfüllung kann mit **nichtinvasiven Techniken** der Gefäßdarstellung sowohl in der CT- als auch in der MR-Angiographie nachgewiesen werden. Aufgrund der begrenzten, räumlichen und zeitlichen Auflösung können beide Verfahren jedoch nicht die konventionelle, transarterielle Katheterangiographie ersetzen, die zur Untersuchung und Klassifikation einer Carotis-Sinus-cavernosus-Fistel nach wie vor das „Goldstandard"-Verfahren ist (Connors und Wojak 1999). Aufgaben der Angiographie, bei der nach Sondierung mit einem Katheter die A. carotis interna und externa beider Seiten getrennt dargestellt werden, sind die Identifizierung der fistelversorgenden, arteriellen Gefäße, die Lokalisation des Fistelpunkts, die Abbildung der drainierenden Venen sowie die Untersuchung der zerebralen Perfusion. Diese Informationen sind Voraussetzung zur Planung und Durchführung einer interventionell-neuroradiologischen Therapie.

■ Therapie

Behandlungsverfahren werden primär darauf abzielen, die zu Grunde liegende Ursache zu beseitigen: Falls möglich, werden raumfordernde Prozesse ope-

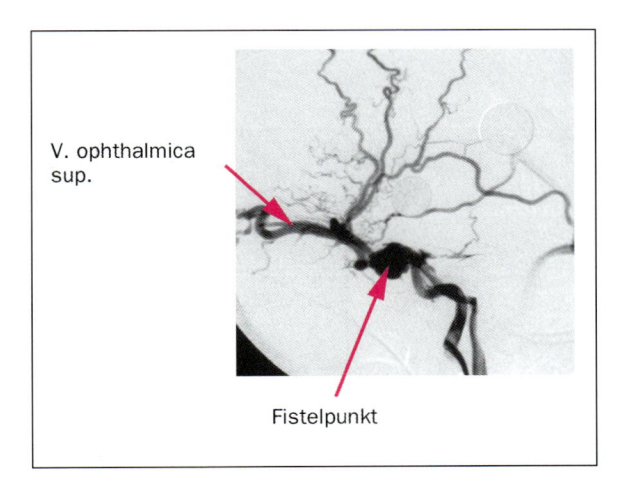

Abb. 15-12 Interventionelle Therapie einer direkten Fistel durch transarterielle Coil-Embolisation (Abteilung für Neuroradiologie der Universität Tübingen)
a Ausgangsbefund mit Drainage der Fistel in die ophthalmischen Venen und zerebraler Minderperfusion

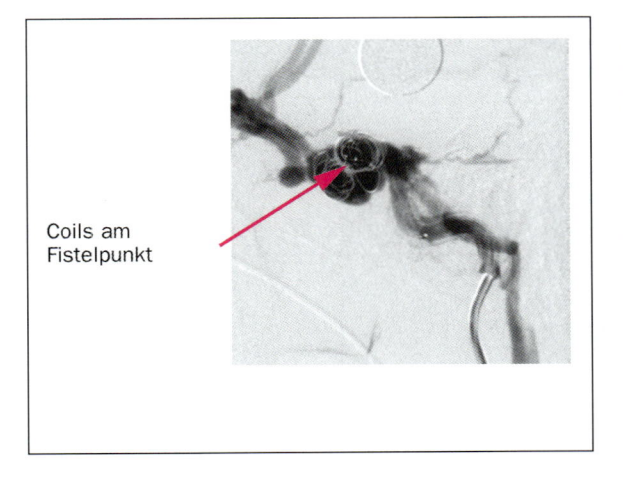

b Vergrößerungsaufnahme zur Darstellung der transarteriell eingebrachten Coils

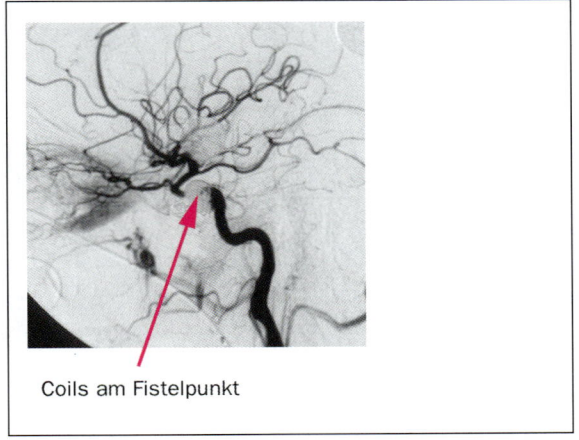

c Das Angiogramm der A. carotis interna nach Abschluss der Behandlung bestätigt die Ausschaltung der Fistel und Wiederherstellung der zeitgerechten Perfusion der zerebralen Hemisphäre.

rativ entfernt oder zumindest verkleinert. Beim Optikusscheidenmeningeom, zahlreichen anderen intrazerebralen Meningeomformen oder bei inoperablen Raumforderungen ist die stereotaktische Konformationsbestrahlung die Methode der Wahl. Bei metastasierenden Prozessen ist zu erwägen, ob chirurgisches Vorgehen, Bestrahlung, Chemotherapie oder eine geeignete Kombination der vorgenannten Möglichkeiten der beste Behandlungsweg ist.

Interventionell-neuroradiologische Therapiemöglichkeiten. Carotis-Sinus-cavernosus-Fisteln sind – da operativ nicht direkt angehbar – eine klassische Domäne der interventionell-neuroradiologischen Therapie. Die Vorgehensweise richtet sich dabei nach der Art der Fistel und der klinischen Symptomatik. Bei direkten Fisteln, die insbesondere junge Patienten betreffen, ist das Therapieziel die selektive Ausschaltung der Fistel bei Erhalt des orthograden Flusses in der A. carotis interna und Wiederherstellung der zeitgerechten Perfusion der zerebralen Hemisphäre (**Abb. 15-12**). Der Zugang erfolgt dabei über einen im zervikalen Segment der A. carotis interna platzierten Führungskatheter. Über diesen kann dann ein Mikrokatheter mit dem entsprechenden Embolisationsmaterial bis an den Fistelpunkt vorgeführt werden. Als Embolisationsmaterialien stehen sowohl ablösbare Ballons als auch Coils zur Verfügung. Ein Ballon wird flussgesteuert durch die Fistelöffnung zur venösen Seite navigiert, dort soweit aufgeblasen, bis der Fistelfluss sistiert und dann vom Führungskatheter abgelöst, das heißt abgetrennt (Debrun et al. 1988). Das modernere Verfahren ist die **Embolisation mit Platinspiralen,** den so genannten Coils. Auch diese wer-

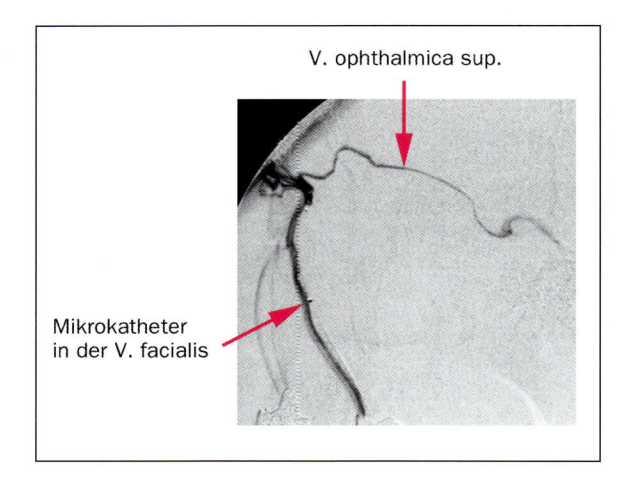

Abb. 15-13 Interventionelle Therapie einer indirekten Fistel durch transvenöse Coil-Embolisation (Abteilung für Neuroradiologie der Universität Tübingen)
a Ausgangsbefund mit Drainage der Fistel in die V. ophthalmica superior

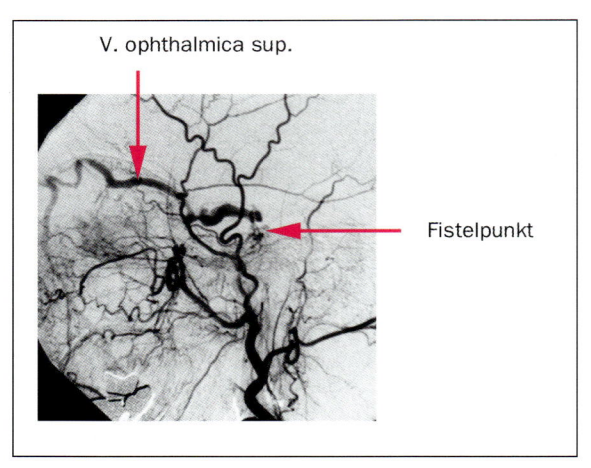

b Retrograder, transvenöser Zugang über die V. ophthalmica superior

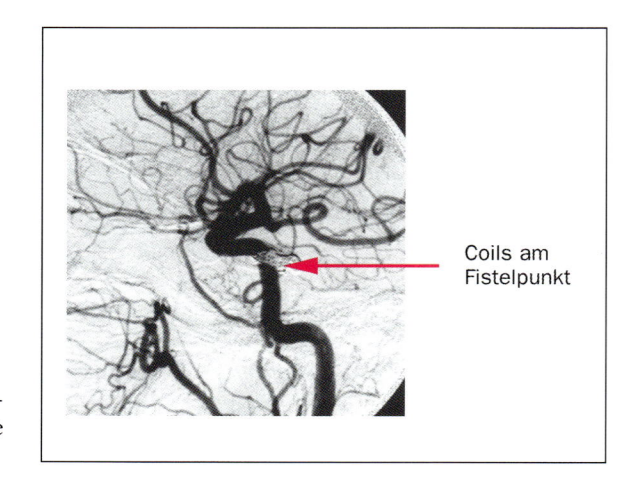

c Das Angiogramm der A. carotis communis nach Abschluss der Behandlung dokumentiert die vollständige Ausschaltung der Fistel

den über einen Mikrokatheter in das venöse Kompartiment der Fistel vorgeführt, wo sie durch Induktion einer Thrombose den Fistelfluss unterbinden (**Abb. 15-12**).

Das Therapieziel der selektiven Fistelausschaltung gilt prinzipiell auch bei indirekten Fisteln. Bei milder Symptomatik und geringem Shunt-Volumen kann hier ein Therapieversuch mit dem **Karotis-Kompressionsmanöver** durchgeführt werden. Ziel dieses Verfahrens ist es, durch passagere Unterbrechung des Fistelflusses eine Thrombose auf der venösen Seite zu induzieren und damit den Fistelverschluss zu erreichen. Der Patient wird angehalten, die A. carotis der fisteltragenden Seite alle 30 Minuten für eine Dauer von ein bis drei Minuten mit der kontralateralen Hand zu komprimieren.

> Die kontralaterale Hand wird unter der Vorstellung eingesetzt, dass beim Auftreten einer zerebralen Ischämie durch die Schwäche der Hand das Kompressionsmanöver beendet wird. Dieser Therapieversuch ist bei Fisteln mit kortikalvenöser Drainage (Blutungsrisiko) sowie bei Patienten mit Karotisstenosen (Emboliegefahr) kontraindiziert!

Wegen des schmalen Kalibers der zuführenden, duralen Arterien ist der Fistelpunkt einer indirekten Fistel auf arteriellem Wege in der Regel nicht erreichbar. Deshalb wird hier zur Embolisation der retrograde Weg über die drainierenden Venen gewählt, sofern diese ausreichend dilatiert sind, um die Passage eines Mikrokatheters zu gestatten (**Abb. 15-13**) (Quinones et al. 1997, Roy und Raymond 1997). Die transvenöse

Embolisation ist bei duralen Fisteln das einzige interventionelle Verfahren, mit dem eine kurative Therapie durchgeführt werden kann. Sofern diese Behandlung, die technisch aufwändig ist und in Narkose durchgeführt wird, nicht eingesetzt werden soll, besteht die Möglichkeit, über eine Reduktion des Shunt-Volumens eine (passagere) Symptomlinderung zu erreichen. Dazu kann durch eine Partikelembolisation unter Verwendung löslicher Polyvinylalkohol-Partikel der Fluss in den fistelversorgenden, duralen Arterien gedrosselt werden.

> Generell ist zu berücksichtigen, dass ein lange bestehender erhöhter episkleraler Venendruck offensichtlich irreversible Veränderungen in dem abführenden Kammerwassersystem zur Folge hat, die dann – trotz erfolgreicher Senkung des episkleralen Venendrucks – nicht mehr mit einer Normalisierung des Augeninnendrucks einhergehen.

Medikamentöse Augeninnendrucksenkung. Natürlich wird man schon früh darauf achten, pathologische Augeninnendruckwerte zu senken – dies gilt insbesondere bei bereits manifester Optikusneuropathie und/oder bestehenden visuellen Funktionsausfällen. Bezüglich der medikamentösen Senkung des Augeninnendrucks sind prinzipiell alle Therapeutika einsetzbar. Die Erfahrung zeigt, dass eine Monotherapie in der Regel keine ausreichende Senkung des Augeninnendrucks bewirkt. Vom eingangs geschilderten Pathomechanismus dürften Substanzen, die zu einer Reduktion der Kammerwasserproduktion führen, besser wirken als Medikamente, die primär abflussverbessernd wirken. Insofern mag es nicht erstaunen, dass das Prostaglandinderivat Latanoprost, dessen drucksenkende Wirkung sich über die Verstärkung des uveoskleralen Abflusses entfaltet, in kleineren Fallstudien beim Sturge-Weber-Syndrom keine überzeugende Wirksamkeit zeigte (Altuna et al. 1999, Yang et al. 1998). Ähnliches ist für andere Prostaglandinderivate anzunehmen. Kritisch ist zudem der Einzelfallbericht einer ziliochorioidalen Effusion unter Latanoprost bei einem Patienten mit Sturge-Weber-Syndrom zu sehen (Sakai et al. 2002).

Operative Augeninnendrucksenkung. Bei unzureichender medikamentöser Wirkung sind eine Reihe operativer Verfahren (zyklodestruktive Verfahren, Drainage-Implantate, fistulierende Operation) in Erwägung zu ziehen, wobei hier größere Studien wegen der zahlenmäßig kleinen Gruppe von Patienten für keinen operativen Eingriff vorliegen. Die persönliche Erfahrung eines Operateurs ist deshalb nach wie vor bei der Auswahl eines operativen Verfahrens unverzichtbar. Die meisten Eingriffe beziehen sich auf die Behandlung von Patienten mit Sturge-Weber-Syndrom. Dabei scheint auch die Anwendung fistulierender Verfahren (mit oder ohne Antimetaboliten, teilweise kombiniert mit Zyklokryokoagulation oder Trabekulotomie) durchaus Erfolg versprechend (Irkec et al. 1999, Snir et al. 2000, Wagner et al. 1988). Allerdings besteht bei Patienten mit erhöhtem episkleralem Venendruck ein erhöhtes Risiko einer intra- oder postoperativen expulsiven chorioidalen Effusion, sodass dieses Verfahren aus unserer Sicht nicht als operatives Verfahren der ersten Wahl bei diesen Patienten infrage kommt (Bellows et al. 1979, Theodossiadis et al. 1985).

Nichtfistulierende Verfahren wie die tiefe Sklerektomie dürften nicht mit diesem Risiko der chorioidalen Effusion assoziiert sein. In Einzelfällen ist über die erfolgreiche Durchführung eines solchen Eingriffs bei Patienten mit erhöhtem episkleralem Venendruck berichtet worden: Hier zeichnet sich möglicherweise eine neue Behandlungsoption ab (Guven et al. 2002, Rebolleda und Munoz-Negrete 2001).

Alternativ bieten sich **zyklodestruktive Verfahren** an, und zwar vor allem die Zyklophotokoagulation. Vorteil dieser Methode ist das insgesamt niedrige Risiko schwerer Komplikationen, sodass diese Methode für komplizierte Glaukome mit erhöhtem episkleralen Venendruck gut geeignet scheint. Erfahrungsberichte über eine erfolgreiche Anwendung der Zyklokryokoagulation und Zyklophotokoagulation bei diesen Glaukomen liegen vor (Kirwan et al. 2002, van Emelen et al. 2000). Gerade im Kindesalter wird man aber sehr häufig nur eine transiente Senkung des Augeninnendrucks erreichen, sodass wiederholte Eingriffe erforderlich sind, um eine dauerhafte Senkung des Intraokulardrucks zu erreichen.

Letztendlich bietet sich die Möglichkeit der Implantation eines Drainage-Röhrchens über die Vorderkammer an, wobei Erfahrungen mit dem Baerveldt-Implantat und Ahmed-Implantat bei Patienten mit Sturge-Weber-Syndrom in der Literatur dokumentiert sind (Budenz et al. 2000, Hamush et al. 1999). Nach Implantation eines Ahmed-Implantats wurde über eine kumulative Erfolgsrate von 79% berichtet, allerdings betrug die Erfolgsrate nach 60 Monaten nur noch 30% (Hamush et al. 1999).

■ Zusammenfassung und Zukunftsperspektiven

(Sekundär-)Glaukome, die auf einen erhöhten episkleralen Venendruck zurückzuführen sind, machen deutlich weniger als 1% aller Glaukomformen aus: Hierbei stellen Sinus-cavernosus-Fisteln, das Sturge-

Weber- und das Radius-Maumenee-Syndrom (idiopathische Erweiterung der episkleralen Venen) sowie Orbitatumoren die häufigste Ursache dar.

Es ist zu erwarten, dass bei den gefäßbedingten Krankheitsbildern eine Fortentwicklung interventionell neuroradiologischer Techniken zu einer Ausweitung der Behandlungsindikationen und zu einer weiteren Steigerung der Erfolgsrate führen wird.

Literatur

Altuna JC, Greenfield DS, Wand M, Liebmann JM, Taglia DP, Kaufman PL, Cioffi GA, Lee DA, Robin AL, Crichton A, Costa VP, Ritch R. Latanoprost in glaucoma associated with Sturge-Weber syndrome: benefits and side-effects. J Glaucoma 1999; 8: 199–203.

Azuma I. Ein Bericht zum kongenitalen Glaukom. Klin Monatsbl Augenheilkd 1984; 184: 287–9.

Barrow DL, Spector RH, Braun IF, Landman JA, Tindall SC, Tindall GT. Classification and treatment of spontaneous carotid-cavernous sinus fistulas. J Neurosurg 1985; 62: 248–56.

Barsoum-Homsy M, Chevrette L. Incidence and prognosis of childhood glaucoma. A study of 63 cases. Ophthalmology 1986; 93: 1323–7.

Bellows AR, Chylack LT jr., Epstein DL, Hutchinson BT. Choroidal effusion during glaucoma surgery in patients with prominent episcleral vessels. Arch Ophthalmol 1979; 97: 493–7.

Bettelheim H. Der episklerale Venendruck bei pulmonaler Hypertension. – Ein Beitrag zur Frage des kardiogenen Glaukoms. Albrecht von Graefes Arch Klin Exp Ophthalmol 1969; 177: 108–15.

Blondeau P, Tétrault JP, Papamarkakis C. Diurnal variation of episcleral venous pressure in healthy patients: a pilot study. J Glaucoma 2001; 10: 18–24.

Brubaker RF. Determination of episcleral venous pressure in the eye. A comparison of three methods. Arch Ophthalmol 1967; 77: 110–4.

Budenz DL, Sakamoto D, Elezer R, Varma R, Heuer DK. Two-staged Baerveldt glaucoma implant for childhood glaucoma associated with Sturge-Weber syndrome. Ophthalmology 2000; 107: 2105–10.

Cognard C, Gobin YP, Pierot L, Bailly AL, Houdart E, Casasco A, Chiras J, Merland JJ. Cerebral dural arteriovenous fistulas: clinical and angiographic correlation with a revised classification of venous drainage. Radiology 1995; 194: 671–80.

Connors JJ, Wojak JC. Interventional neuroradiology. Strategies and practical techniques. Philadelphia, London, Toronto: Saunders 1999.

Craven ER. Specific types of glaucoma – Raised episcleral venous pressure. In: Yanoff M, Duker JS (eds). Ophthalmology. St. Louis: Mosby 1999; 1–2.

Debrun GM, Vinuela F, Fox AJ, Davis KR, Ahn HS. Indications for treatment and classification of 132 carotid-cavernous fistulas. Neurosurgery 1988; 22: 285–9.

Dickerman RD, Smith GH, Langham-Roof L, McConathy WJ, East JW, Smith AB. Intra-ocular pressure changes during maximal isometric contraction: does this reflect intra-cranial pressure or retinal venous pressure? Neurol Res 1999; 21: 243–6.

van Emelen C, Goethals M, Dralands L, Casteels I. Treatment of glaucoma in children with Sturge-Weber syndrome. J Pediatr Ophthalmol Strabismus 2000; 37: 29–34.

Gaasterland DE, Pederson JE. Episcleral venous pressure: a comparison of invasive and noninvasive measurements. Invest Ophthalmol Vis Sci 1983; 24: 1417–22.

Goldmann H. Die Kammerwasservenen und das Poiseuille'sche Gesetz. Ophthamologica 1949; 118: 496–519.

Guven D, Karakurt A, Ziraman I, Hasiripi H. Non-penetrating deep sclerectomy in unilateral open-angle glaucoma secondary to idiopathic dilated episcleral veins. Eur J Ophthalmol 2002; 12: 66–8.

Hamush NG, Coleman AL, Wilson MR. Ahmed glaucoma valve implant for management of glaucoma in Sturge-Weber syndrome. Am J Ophthalmol 1999; 128: 758–60.

Irkec M, Kiratli H, Bilgic S. Results of trabeculotomy and guarded filtration procedure for glaucoma associated with Sturge-Weber syndrome. Eur J Ophthalmol 1999; 9: 99–102.

Jørgensen JS, Guthoff R. Sturge-Weber-Syndrom: Glaucom mit erhöhtem episkleralen Venendruck. Klin Monatsbl Augenheilkd 1987; 191: 275–8.

Jørgensen JS, Guthoff R. Die Rolle des episkleralen Venendrucks bei der Entstehung von Sekundärglaukomen. Klin Monatsbl Augenheilkd 1988; 193: 471–5.

Kirwan JF, Shah P, Khaw PT. Diode laser cyclophotocoagulation: role in the management of refractory pediatric glaucomas. Ophthalmology 2002; 109: 316–23.

Leydhecker W. Die Glaukome in der Praxis. Berlin, Heidelberg, New York: Springer 1985.

Moses RA, Hart WM. Adler's Physiology of the Eye – Clinical Application. 8th ed. St. Louis: Mosby 1987.

Olander KW. Glaucoma associated with raised episcleral venous pressure: the „red eye" glaucomas. In: Zimmerman TJ, Kooner KS (eds). Clinical Pathways in Glaucoma. New York: Thieme Medical Publishers 2001; 107–28.

Osborn AG. Diagnostic Neuroradiology. St. Louis: Mosby 1994.

Podos SM, Minas TF, Macri FJ. A new instrument to measure episcleral venous pressure. Comparison of normal eyes and eyes with primary open-angle glaucoma. Arch Ophthalmol 1968; 80: 209–13.

Quinones D, Duckwiler G, Gobin PY, Goldberg RA, Vinuela F. Embolization of dural cavernous fistulas via superior ophthalmic vein approach. Am J Neuroradiol 1997; 18: 921–8.

Radius RL, Maumenee AE. Dilated episcleral vessels and open-angle glaucoma. Am J Ophthalmol 1978; 86: 31–5.

Rebolleda G, Munoz-Negrete FJ. Nonpenetrating deep sclerectomy for Sturge-Weber syndrome. Ophthalmology 2001; 108: 2152–3.

Roy D, Raymond J. The role of transvenous embolization in the treatment of intracranial dural arteriovenous fistulas. Neurosurgery 1997; 40: 1133–41.

Sakai H, Sakima N, Nakamura Y, Nakamura Y, Hayakawa K, Sawaguchi S. Ciliochoroidal effusion induced by topical latanoprost in a patient with Sturge-Weber syndrome. Jpn J Ophthalmol 2002; 46: 553–5.

Shields MB, Krieglstein GK. Glaukom bei erhöhtem episkleralen Venendruck. Glaukom – Grundlagen, Differentialdiagnose, Therapie. Berlin, Heidelberg, New York: Springer 1993; 315–21.

Snir M, Lusky M, Shalev B, Gaton D, Weinberger D. Mitomycin C and 5-fluorouracil antimetabolite therapy for pediatric glaucoma filtration surgery. Ophthalmic Surg Lasers 2000; 31: 31–7.

Taylor RH, Ainsworth JR, Evans AR, Levin AV. The epidemiology of pediatric glaucoma: the Toronto experience. J AAPOS 1999; 3: 308–15.

Theodossiadis G, Damanakis A, Koutsandrea C. Choroidale Effusion während einer antiglaukomatösen Operation bei einem Kind mit Sturge-Weber-Syndrom. Klin Monatsbl Augenheilkd 1985; 186: 300–2.

Wagner RS, Caputo AR, Del Negro RG, Neigel J. Trabeculectomy with cyclocryotherapy for infantile glaucoma in the Sturge-Weber syndrome. Ann Ophthalmol 1988; 20: 289–91.

Yang CB, Freedman SF, Myers JS, Buckley EG, Herndon LW, Allingham RR. Use of latanoprost in the treatment of glaucoma associated with Sturge-Weber syndrome. Am J Ophthalmol 1998; 126: 600–2.

Zeimer RC, Gieser DK, Wilensky JT, Noth JM, Mori MM, Odunukwe EE. A practical venomanometer. Measurement of episcleral venous pressure and assessment of the normal range. Arch Ophthalmol 1983; 101: 1447–9.

16 Dysgenetische Glaukome

Dorothea Besch

Einleitung

Embryologie und Wachstum des Auges

Die Strukturen des Kammerwinkels, der „Kammerbucht", sowie Teile der Iris und der Hornhaut entwickeln sich aus einem Zellverband des kranialen Neuralrohrs mit ektodermalem Ursprung. Dieses Gewebe löst sich in der sechsten Schwangerschaftswoche vom neuralen Ektoderm des primären Augenbechers auf Höhe des Linsenäquators ab. Da aus diesem Zellverband auch Descemet-Membran, Hornhautendothel und Irisstroma entstehen, erklärt sich die Koinzidenz von Korneo- und Irisdysgenesien mit Differenzierungsstörungen des Kammerwinkels (z.B. Rieger-Anomalie oder Peters-Anomalie) (Krieglstein und Kirchhof 1992).

Im Frühstadium geht das uveale Gerüst der Kammerbucht ohne Abgrenzung in das Stroma der Iriswurzel und in das Bindegewebe der Ziliarfortsätze über. Im Laufe der Entwicklung des Kammerwinkels inseriert die Irisbasis im fünften Schwangerschaftsmonat noch deutlich anterior vor dem embryonalen Trabekelmaschenwerk, und zwar etwa im Bereich der Schwalbe-Linie, sodass uveales Gewebe das primitive Trabekelmaschenwerk überlagert. Zu diesem Zeitpunkt sind Iris, Trabekelmaschenwerk und der angelegte Schlemm-Kanal von einer Endothelschicht bedeckt, die sich dem Hornhautendothel anschließt. Diese Endothelschicht zieht sich während der weiteren Entwicklung zunehmend von der Pupillarmembran und der Irisoberfläche zurück und bildet im Kammerwinkel kleine Fensterungen. Zusätzlich verlagert sich der Ansatz der Irisbasis während des letzten Schwangerschaftsdrittels zunehmend nach posterior und liegt zum Zeitpunkt der Geburt etwa in Höhe des Skleralsporns. Gleichzeitig mit diesen Entwicklungen reifen die Trabekelstrukturen, beginnend mit den inneren, posterioren Anteilen des embryonalen Trabekelmaschenwerks und sich dann in Richtung Schwalbe-Linie und Schlemm-Kanal ausdehnend. Die Ausformung des Kammerwinkels, die endgültige Differenzierung der drei Anteile des Trabekelmaschenwerks, dem iridialen bzw. uvealen (innersten) Teil, dem korneoskleralen Teil und dem juxtakanikulären Maschenwerk sowie die Entwicklung des Gleichgewichts aus Kammerwasserproduktion und -abfluss sind mit der Geburt noch nicht abgeschlossen und setzen sich noch bis in das erste Lebensjahr fort (**Abb. 16-1a**) (Anderson 1981, Funk et al. 1997, Remé und Lavile d'Epinary 1981, Krieglstein und Kirchhof 1992).

Wird diese Entwicklung der Kammerwasserabflussstrukturen zu irgendeinem Zeitpunkt unterbrochen, so kann je nach Differenzierungsstörung ein dysgenetisches Glaukom in der Kindheit, in der Jugend oder im frühen Erwachsenenalter entstehen.

Einteilung der Glaukome

Eine Einteilung der dysgenetischen, entwicklungsbedingten und kongenitalen Glaukome kann nach morphologischen oder syndromatologischen Gesichtspunkten erfolgen.

Die Benennung und Klassifikation der anatomisch veränderten Strukturen ist eine wichtige Voraussetzung für das Verständnis der jeweiligen Glaukomentstehung. Zusätzlich kann die Einschätzung des morphologischen Ausmaßes der Fehlbildung von entscheidender Bedeutung sein hinsichtlich der adäquaten Therapie oder der prognostischen Faktoren.

Die Syndromklassifikation orientiert sich neben den isolierten Goniodysgenesien an den **entwicklungsbedingten** Glaukomen mit weiteren okulären und/oder allgemeinen Fehlbildungen. Das frühzeitige Erkennen der assoziierten okulären und systemischen Veränderungen kann hilfreich sein für eine diagnostische Einordnung der Erkrankung, für eine weitere fachübergreifende Abklärung und Behandlung oder auch insbesondere bei der genetischen Beratung.

Einige Autoren vertreten auch eine Einteilung und Trennung der entwicklungsbedingten und kongenitalen Glaukome nach ihrem Manifestationszeitpunkt. Dabei werden als „infantile" Glaukome alle Glaukome bezeichnet, die innerhalb der ersten drei Le-

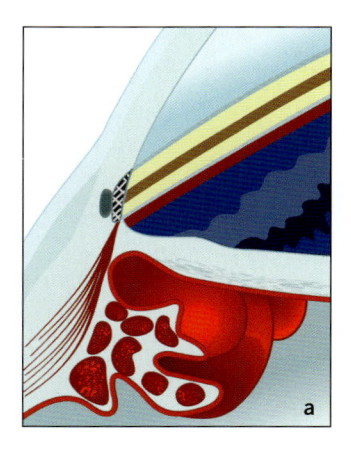

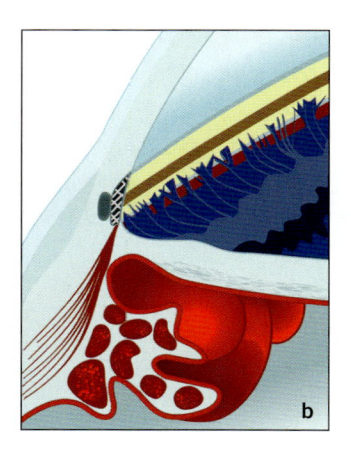

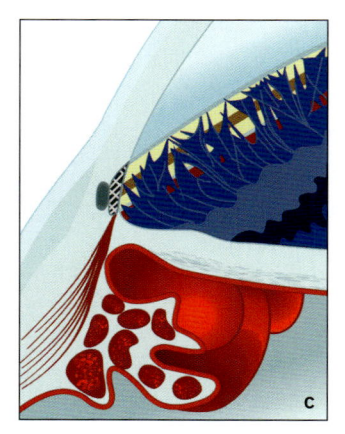

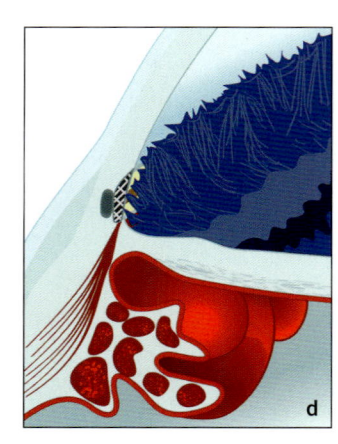

Abb. 16-1 Schematische Darstellung der Formen der isolierten Trabekulodysgenesie (modifiziert nach Krieglstein und Kirchhoff 1992). (Grafik: Regina Hofer, Universitäts-Augenklinik Tübingen)
a Physiologisch ausdifferenzierter Kammerwinkel
b Posteriore Irisinsertion. Periphere Irisstroma-Ausläufer überbrücken das Ziliarkörperband und inserieren im posterioren Trabekelmaschenwerk.
c Anteriore Irisinsertion. Periphere Irisstroma-Ausläufer inserieren im anterioren Trabekelmaschenwerk.
d Konkave Irisinsertion. Gesamte Kammerwinkelbucht ist bis zur Schwalbe-Linie von Irisstroma ausgekleidet, sodass Trabekelmaschenwerk und Ziliarkörperband bedeckt sind.

bensjahre auftreten, da sich bis zu diesem Zeitpunkt ein Buphthalmus entwickeln kann. Dem gegenüber werden unter dem Begriff „juveniles Glaukom" alle Glaukomformen zusammengefasst, die in der späteren Kindheit (> 3 Jahre) oder in der Jugend auftreten (Shields 1998).

Syndromklassifikation nach Shaffer und Weiss (1970; **Tab. 16-1**):
- **primäres kongenitales bzw. juveniles Glaukom:** Aufgrund einer Entwicklungsstörung der Kammerwinkelregion Behinderung des Kammerwasserabflusses ohne zusätzliche okuläre und systemische Anomalien.
- **entwicklungsbedingte Glaukome mit weiteren kongenitalen Anomalien:** Neben einer Entwicklungsstörung der Kammerwinkelregion bestehen andere okuläre und/oder systemische Fehlbildungen (Syndrome).
- **sekundäre Glaukome der Kindheit:** Störungen des Kammerwasserabflusses aufgrund anderer, erworbener Erkrankungen, ohne dass eine primäre Fehlentwicklung der Kammerwinkelstrukturen vorliegt.

Anatomische Klassifikation nach Hoskins et al. (**Tab. 16-2**) (Hoskins et al. 1984):
- **isolierte Trabekulodysgenesie:** Bei etwa 50 % der Glaukome im Kindes-, Jugend- und frühen Erwachsenenalter existieren isolierte dysgenetische Veränderungen im Kammerwinkel mit variabler Ausprägung. Es bestehen keine primären Entwicklungsstörungen der Iris oder der Kornea, abgesehen von einer anomalen Irisinsertion im Kammerwinkel. Im letzten Schwangerschaftsdrittel kommt es offenbar zu einer Unterbrechung der Entwicklung der Trabekelmaschenwerksstrukturen mit inkompletter Regression des embryonalen Irisstromas (Shields 1987). Der Schlemm-Kanal selbst scheint nach histologischen und klinischen Untersuchungen offen (Broughton et al. 1980). Typisch ist vor allem der hohe bzw. vordere Ansatz der Irisbasis im Vergleich zur Schwalbe-Linie. Unterschieden werden folgende Kammerwinkelformationen (Hoskins et al. 1984, Krieglstein und Kirchhof 1992):
  - **posteriore Irisinsertion:** Irisstroma überbrückt in Form feiner peripherer Ausläufer oder breiter Gewebebrücken das Ziliarkörperband und inseriert im posterioren Trabekelmaschenwerk (**Abb. 16-1b**).
  - **anteriore Irisinsertion:** Irisstroma-Ausläufer inserieren im anterioren Trabekelmaschenwerk und reichen näher an die Schwalbe-Linie heran (**Abb. 16-1c** und **Abb. 16-2**).
  - **konkave Irisinsertion:** Die gesamte Kammerwinkelbucht ist bis zur Schwalbe-Linie von Irisstroma überlagert, sodass Trabekelmaschenwerk und Ziliarkörperband bedeckt sind. Gonioskopisch kann die Schwalbe-Linie als Pigmentierungslinie nach anterior verlagert oder auch nur stellenweise sichtbar sein (**Abb. 16-1d**).

Tab. 16-1 Syndromklassifikation nach Shaffer und Weiss

Primäres kongenitales bzw. juveniles Glaukom

Entwicklungsbedingte Glaukome mit weiteren kongenitalen Anomalien

- bei okulären Fehlbildungen:
    - familiäre Irishypoplasie
    - Lochbildungen, Iriskolobom
    - Aniridie
    - Ectropium uveae
    - Axenfeld-Rieger-Syndrom
        - Axenfeld-Anomalie
        - Rieger-Anomalie
    - Peters-Anomalie, Peters-Plus-Syndrom
- im Rahmen anderer systemischer Fehlbildungen und Syndrome:
    - Phakomatosen
        - Sturge-Weber-Syndrom
        - Neurofibromatose Recklinghausen Typ 1
    - Marfan-Syndrom
    - Robin-Syndrom
    - Stoffwechselerkrankungen
        - Lowe-Syndrom (okulo-zerebro-renales Syndrom)
        - Homocystinurie
    - rötelnbedingte Embryopathie
    - Chromosomenaberrationen
        - Trisomien (u. a. 21, 13, 18, 2q)
        - Turner Syndrom (X0)

Sekundäre Glaukome der Kindheit

- persistierender hyperplastischer primärer Glaskörper (PHPV)
- Frühgeborenen-Retinopathie (Retinopathia praematurorum, „retinopathy of prematurity" [ROP])
- Tumoren (z. B. Retinoblastom, juveniles Xanthogranulom)
- Entzündungen (z. B. Uveitis)
- Trauma
- Linsenveränderungen (z. B. kongenitale Katarakt, Linsensubluxation)

Tab. 16-2 Anatomische Klassifikation nach Hoskins

Isolierte Trabekulodysgenesie (posteriore, anteriore oder konkave Insertion)

- primär kongenitales bzw. juveniles Glaukom
- im Rahmen anderer systemischer Fehlbildungen und Syndrome
  (z. B. Sturge-Weber-Syndrom, Neurofibromatose Recklinghausen Typ 1, Lowe-Syndrom)

Iridotrabekulodysgenesie

Trabekulodysgenesie mit Irisfehlbildungen:
- mit vorderem Irisstromadefekt (Irishypoplasie)
- mit anomalen Irisgefäßen (u. a. persistierende Tunica vasculosa lentis)
- mit durchgreifenden strukturellen Irisanomalien (Löcher, Kolobome, Aniridie)

Iridokorneotrabekulodysgenesie

Trabekulodysgenesie assoziiert mit Fehlbildungen im Kammerwinkel, in der Iris und an der Hornhaut (peripher, mittelperipher, zentral):
- Axenfeld-Rieger-Syndrom
    - Axenfeld-Anomalie
    - Rieger-Anomalie
- Peters-Anomalie, Peters-Plus-Syndrom

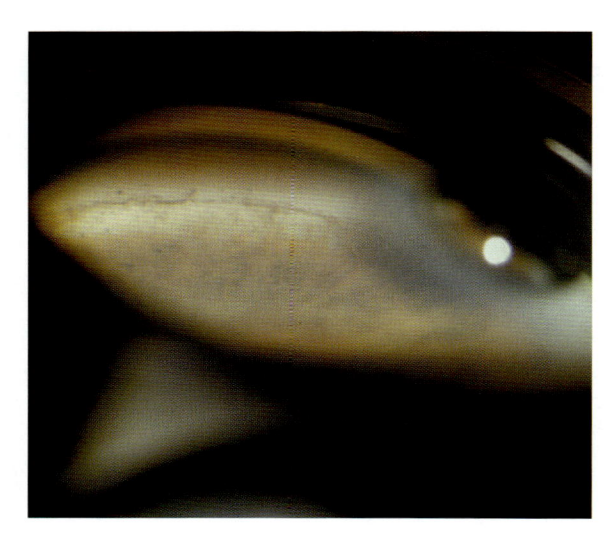

Abb. 16-2 Trabekulodysgenesie mit anteriorer Irisinsertion (Universitäts-Augenklinik Tübingen)

Je nach dem Ausprägungsgrad dieser Fehlbildungen ist der Kammerwasserabfluss zum Schlemm-Kanal unterschiedlich stark blockiert.

- **Iridotrabekulodysgenesie:** Trabekulodysgenesie mit Irisfehlbildungen
- **Iridokorneotrabekulodysgenesie:** stärkstes Ausmaß der Fehlbildungen mit dysgenetischen Veränderungen im Kammerwinkel, in der Iris und an der Hornhaut. Eine Korneodysgenesie ist sehr selten zu beobachten, da gewöhnlich gleichzeitige Dysgenesien der Iris und des Kammerwinkels vorliegen.

Schwerpunkt dieses Kapitels sind die dysgenetischen Glaukome
- bei weiteren okulären Fehlbildungen (Iridotrabekulodysgenesien, Iridokorneotrabekulodysgenesien) und
- im Rahmen systemischer Fehlbildungen und Syndrome (Trabekulodysgenesien, Iridotrabekulodysgenesien und Iridokorneotrabekulodysgenesien).

Das in sich sehr umfassende Thema des primären kongenitalen oder juvenilen Glaukoms kann in diesem Kapitel nicht in seiner gesamten Ausführlichkeit abgehandelt werden und beschränkt sich deshalb auf eine für den Leser relevante Übersicht unter Berücksichtigung neuerer epidemiologischer bzw. genetischer Daten. Die Sekundärglaukome im Kindesalter, die als Folge erworbener Erkrankungen (z. B. tumorös, entzündlich, posttraumatisch) zu sehen sind, werden in den jeweiligen Kapiteln abgehandelt.

Die Rolle der Entwicklungsgene bei der Glaukomentstehung

Die Rolle der Entwicklungsgene bei der Entstehung des dysgenetischen Glaukoms wird am Beispiel des *PAX6*-Gens beschrieben.

Das *PAX6*-Gen (Genlocus: 11p13) spielt neben dem *PITX2*-Gen (Genlocus: 4q25, „pituitary homebox") und dem *FOXC1*-Gen (Genlocus: 6p25, „forkhead transcription factor gene", früher: *FKHL7*-Gen) eine wichtige Rolle bei der fetalen Entwicklung des vorderen Augenabschnitts. Störungen in den Entwicklungsgenen werden für ein großes Spektrum unterschiedlicher Phänotypen mit Fehlbildungen des vorderen Augenabschnitts und entwicklungsbedingtem Glaukom verantwortlich gemacht (Dysgenesiesyndrome des vorderen Augenabschnitts) (**Tab. 16-3**).

Das *PAX6*-Gen gehört zu der Familie der „pairedbox"-Gene, einer Gruppe von Entwicklungsgenen, die DNA-bindende Proteine zur Regulierung der Transkription codieren. Untersuchungen haben gezeigt, dass das *PAX6*-Gen-Produkt hauptsächlich als Induktionssignal in den okulären Strukturen wirkt, wo es neben dem ZNS exprimiert wird. Das *PAX6*-Gen soll die Migration und Differenzierung neuronaler Zellen im Gehirn und bei der Entwicklung des Auges steuern (Strachan und Read 1994).

Nachdem Mannens et al. (1989) aufgrund von Kopplungsanalysen das verantwortliche Gen für die familiäre Aniridie auf dem kurzen Arm des Chromosoms 11 lokalisiert hatten, klonierten Ton et al. 1991 das Kandidaten-Gen (Genlocus: 11p13). Das humane *PAX6*-Gen auf Chromosom 11 zeigt Homologie zum porcinen *PAX6*-Gen auf Chromosom 2, das im mutierten Zustand das Bild eines „kleinen Auges" („small eye") aufweist. Sey-Mäuse, bei denen beide *PAX6*-Gen-Kopien mutiert sind (homozygot Sey/Sey), zeigen einen Anophthalmus, schwere kraniofaziale Fehlbildungen und sterben kurz nach der Geburt. Sey-Mäuse, die eine mutierte Kopie und einen *PAX6*-Gen-Wildtyp haben (hemizygot Sey/+), weisen einen Mikrophthalmus und ein breites Spektrum an Veränderungen des vorderen Augensegments, unter anderem Iriskolobome, Irishypoplasie und korneo-irido-lentikuläre Verklebungen, auf (Hill et al. 1991). Diese Mäuse wurden neuropathologisch untersucht: Eine verzögerte Migration neuronaler Zellen mit Störung des Wachstums und der Differenzierung der Axone wurde dabei festgestellt.

PAX6 wird exprimiert im fetalen Auge, im Frontalhirn, Kleinhirn und im olfaktorischen System (Ton et al. 1991). Im Auge wird es zuerst im optischen Trichter, danach im Augenbläschen, in der Linse, in

Tab. 16-3 Spektrum der Genveränderungen für die isolierten Dysgenesiesyndrome des vorderen Augenabschnitts

Genlocus	Gen	Phänotyp
11p13	PAX6	• Aniridie • Peters-Anomalie • vorderer Polstar
4q25	PITX2	• Axenfeld-Rieger-Syndrom (RIEG1) • Iridogoniodysgenesie-Syndrom (IRID2) • Irishypoplasie mit frühem Glaukom (IGHA) • Peters-Anomalie
6p25	FOXC1	• Axenfeld-Rieger-Syndrom (RIEG3) • Iridogoniodysgenesie-Anomalie (IRID1)
10q25	PITX3	• anteriores Segment mesenchymale Dysgenesie (ASMD) • vorderer Polstar
1p32	FOXE3	• anteriores Segment mesenchymale Dysgenesie (ASMD) • vorderer Polstar
6p25	nicht identifiziert	• Glaukom und Iridogoniodysplasie • Iridogoniodysgenesie-Anomalie (IRID1)
13q14	nicht identifiziert	• Axenfeld-Rieger-Syndrom

der Retina und zuletzt in der Kornea exprimiert. Defekte im *PAX6*-Gen können damit bei der Entwicklung des Auges zu Störungen der Verdickung der Linsenplakode führen, sodass eine Ausbildung des optischen Trichters nicht stattfindet. Baulmann et al. (2002) beobachteten bei heterozygoten *PAX6*-Mutanten (Pax6[lacZ/+]-Mäuse) eine inkomplette Abtrennung der Linse von der Kornea, ein Ausbleiben der Differenzierung des Trabekelmaschenwerks und eine Aplasie des Schlemm-Kanals, was zu einem weiten Spektrum von Fehlbildungen des vorderen Augenabschnitts führte (Irishypoplasie, Hornhauttrübungen, iridokorneale Verklebungen, atypische Kolobome und Peters-Anomalie).

Inzwischen konnten zahlreiche Mutationen im *PAX6*-Gen für familiäre und sporadische Aniridie identifiziert werden. Axton et al. berichteten 1997, dass sie bei 90% der Patienten mit Aniridie Mutationen im *PAX6*-Gen nachweisen konnten. Die meisten Mutationen erzeugen dabei eine vorzeitige Beendigung der Translation mit gestörter Proteinfunktion. Die ursächliche Assoziation von Aniridie mit einer Deletion auf Chromosom 11p (del 11p/aniridia) und Wilms-Tumor (WAGR-Syndrom) wurde erstmals 1974 beschrieben (Ladda et al. 1974, Turleau et al. 1984) und weist eine große Deletion der Chromosomenregion 11p unter Einbeziehung des *PAX6*-Gens auf. Veränderungen im *PAX6*-Gen wurden auch für verschiedene andere Fehlbildungen des vorderen Augenabschnitts gefunden. So besteht Allelie mit der autosomal dominant vererbten Keratitis, die vor allem die Hornhaut betrifft, sich aber in Teilsymptomen mit der Aniridie überschneidet (Mirzayans et al. 1995). Allelie erscheint weiterhin mit einer Form der angeborenen Katarakt, der isolierten Hypoplasie der Fovea centralis, der Axenfeld- und der Peters-Anomalie (Azuma et al. 1996, Azuma et al. 1999, Hanson et al. 1994) zu bestehen.

Definition

Die dysgenetischen oder entwicklungsbedingten Glaukome sind gekennzeichnet durch Fehlentwicklungen der Kammerwasserabflussstrukturen, häufig verbunden mit Iris- und/oder Hornhautveränderungen. Bedingt werden sie durch Differenzierungsstörungen eines Zellverbands des kranialen Neuralrohrs während der Embryonalzeit. Glaukome im Kindesalter treten mit Häufigkeit von einem Fall auf 10 000 Einwohner auf. Ausprägungsgrad und Manifestationsalter sind verschieden. Die überwiegende Mehrzahl dieser Glaukome wird im ersten Lebensjahr oder in der frühen Kindheit manifest, jedoch ist auch eine spätere Manifestation in der Jugend oder im frühen Erwachsenenalter nicht ungewöhnlich. Zusätzlich sind die dysgenetischen Glaukome häufig mit weiteren okulären und systemischen Fehlbildungen verbunden.

Glaukome mit weiteren okulären Fehlbildungen

Iridotrabekulodysgenesien

Die neben der Trabekulodysgenesie bestehenden dysgenetischen Irisveränderungen erklären sich aus dem gemeinsamen Ursprung in einem Zellverband des kranialen Neuralrohrs, aus dem nicht nur die Kammerwasserabflusswege, sondern auch Teile der Iris entstehen (Krieglstein und Kirchhof 1992).

Dysgenetische Befunde der Iris können sich als Irisstromahypoplasie, ein Persistieren der Pupillarmembran, eine Irishyperplasie (u. a. Ectropium uveae), pathologische Irisgefäße (irreguläre oberflächliche Irisgefäße, Persistenz der Tunica vasculosa lentis), als Lochbildungen, Iriskolobome oder als Aniridie darstellen.

Familiäre Irishypoplasie

■ Definition, Epidemiologie und Ätiopathogenese

Die familiäre Irishypoplasie entsteht aus unterentwickelten ektodermal-mesodermalen Neuralleistenbestandteilen, gekennzeichnet durch eine Hypoplasie des vorderen Irisstromas, einem prominenten Sphincter pupillae und einer Trabekulodysgenesie. Das dysgenetische Glaukom tritt irgendwann zwischen Geburt und Erwachsenenalter auf, wobei ein Glaukom in fast 100 % zu erwarten ist (Weatherhill und Hart 1969).

■ Diagnose und Differenzialdiagnose

Typische dysgenetische Befunde der Iris sind entweder eine pupillarsaumnahe Irisstromahypoplasie, wobei teilweise das Pigmentblatt der Iris erkennbar ist, oder eine Hypoplasie des gesamten Irisstromas mit Demarkierung der Sphinkterregion (**Abb. 16-3**).

■ Genetik

Es handelt sich um eine heterogene Vererbung mit autosomal dominantem Erbgang und variabler Expression.

Iridogoniodysgenesis Typ I (IRID1, 6p25). Für die familiäre Irishypoplasie mit dysgenetischem Glaukom konnten ursächliche Veränderungen auf dem kurzen Arm des Chromosoms 6 im *FOXC1*-Gen („forkhead transcription factor gene", früher: *FKHL7*-Gen) identifiziert werden (Jordan et al. 1997). *FOXC1* ist ein Gen, das eine wichtige Rolle in der Entwicklung des vorderen Augenabschnitts einnimmt (Mears et al. 1996). Für eine ganze Gruppe von Erkrankungen mit dysgenetischen Befunden des vorderen Augenabschnitts und Glaukom, wie der Axenfeld-Anomalie, der Rieger-Anomalie, dem Axenfeld-Rieger-Syndrom oder der familiären Irishypoplasie konnten Veränderungen (Mutationen, Duplikationen und Deletionen) in diesem Genbereich gefunden werden, sodass es sich um allelische Erkrankungen oder um eine Aneinanderreihung von eng miteinander verknüpften Genen handeln könnte. Die vorliegenden Daten implizieren, dass sowohl ein insuffizienter *FOXC1*-Gen-Bereich (z. B. aufgrund von Mutationen, Deletionen) als auch ein vergrößerter *FOXC1*-Gen-Bereich (z. B. aufgrund von Duplikationen) verantwortlich sein können für Entwicklungsstörungen des vorderen Augenabschnitts mit dysgenetischem Glaukom (Jordan et al. 1997, Lehmann et al. 2002, Mirzayans et al. 2000).

Iridogoniodysgenesis Typ 2 (IRID2, 4q25). Von der isolierten Iridodysgenesie (IRID1) wird ein syndromatologischer Typ unterschieden, der neben der Irishypoplasie mit zusätzlichen systemischen Anomalien assoziiert ist. Veränderungen bei IRID2 finden sich auf dem langen Arm des Chromosoms 4 (4q25) im *PITX2*-Gen. Es handelt sich dabei um dasselbe Gen, das für das Axenfeld-Rieger-Syndrom verantwortlich

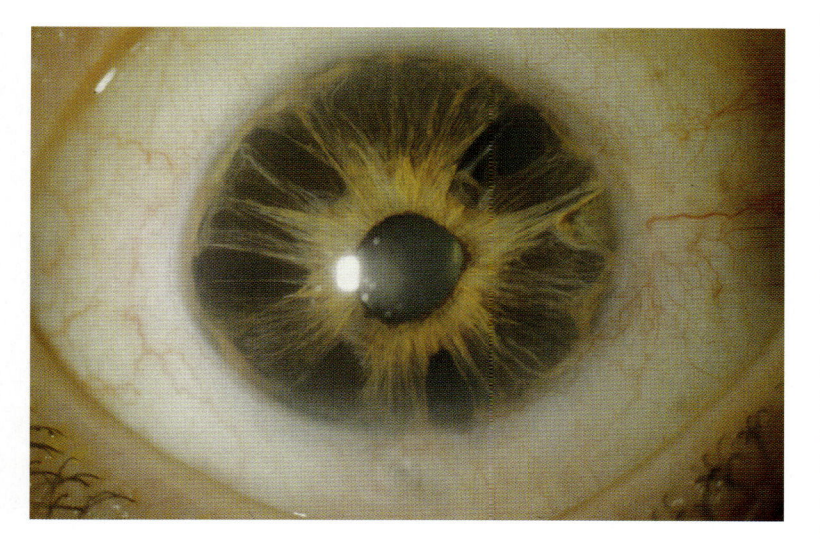

Abb. 16-3 Familiäre Irishypoplasie (Universitäts-Augenklinik Tübingen)

ist, sodass eine mögliche Allelie zu diesem Syndrom besteht (Alward et al. 1998, Heon et al. 1995).

X-chromosomale Irishypoplasie mit Glaukom. 1925 beschrieb Frank-Kamenetzki in zwei russischen Familien ein sekundäres Glaukom bei Irishyperplasie mit offensichtlich X-chromosomalem Erbgang.

Lochbildungen, Iriskolobom

■ Definition, Epidemiologie und Ätiopathogenese

Mehrere Familien mit zahlreichen Merkmalsträgern wurden beschrieben, meistens jedoch in Kombination mit anderen Fehlbildungen. Bei 6% der Fälle lässt sich eine CHARGE-Assoziation feststellen. Ein dysgenetisches Glaukom kann aufgrund von Kammerwinkelanomalien (Trabekulodysgenesien, persistierende Tunica vasculosa lentis) oder je nach Größe des Koloboms bei fehlenden Kammerwinkelstrukturen auftreten.

■ Diagnose und Differenzialdiagnose

Die Störungen im Verschluss der Augenbecherspalte (10. Schwangerschaftswoche) treten in typischer Form nasal und unten auf und verlaufen vom Pupillenrand zur Iriswurzel. Sie können von kleinen umschriebenen Iriskolobomen bis zu einer kompletten Kolobombildung von Iris bis Optikus reichen. Zusätzlich können andere okuläre Fehlbildungen wie ein Mikrophthalmus, eine Irisheterochromie sowie Anomalien der Hornhaut, Pupillarmembran und Linse bestehen. Die Iris außerhalb des Kolobombereichs weist meist normale anatomische Verhältnisse auf. Polykorien sind dagegen auf eine strangförmige Persistenz der Tunica vasculosa lentis zurückzuführen (Morrison et al. 2000).

Iriskolobome sind häufiger assoziiert mit anderen systemischen Veränderungen:
- Bei der **CHARGE-Assoziation** handelt es sich um ein kombiniertes Auftreten mehrerer Fehlbildungen unklarer Ätiologie: Kolobome (**c**oloboma) im Iris-Chorioidea-Bereich, angeborene **H**erzfehler unterschiedlicher Ausprägung, **A**tresie der Choanen, **R**etardierung der Entwicklung, **G**enitalhypoplasie, Ohr-("**e**ar"-)Anomalien mit Schwerhörigkeit, außerdem häufig Spaltbildungen im Lippen-Kiefer-Gaumen-Bereich, Mikrozephalus, Ösophagusanomalien und geringe Lebenserwartung (Edwards et al. 1995).
- **Cat-eye-Syndrom:** Genetisch bedingter sehr variabler Fehlbildungskomplex auf der Grundlage einer Chromosomenaberration des Chromosoms 22 (Duplikation 22q11) mit Iriskolobom, Analatresie, Präaurikuläranhänge, Fehlbildungen des Urogenitaltrakts und des Herzens (Rosias et al. 2001).
- **Iriskolobom** mit **Ptosis, Hypertelorismus** und **mentaler Retardierung** (Ramer et al. 1995)
- **kraniofaziale Dysmorphie** mit **Iriskolobom, fehlendem Corpus callosum** und **Dilatation** der **Aorta** (Chan et al. 2000, Temtamy et al. 1996)
- **Hirschsprung-Krankheit, Mikrozephalie** und **Iriskolobom** (Hurst et al. 1988)

■ Genetik

Die Mehrzahl der Kolobome erscheint sporadisch (> 50%) und tritt ein- oder doppelseitig auf. Autosomal dominant vererbte Kolobome sind in der Regel isolierte okuläre Fehlbildungen mit hoher (90%) Penetranz (= Manifestationswahrscheinlichkeit eines Gens, das heißt Anteil der Merkmalsträger bezogen auf die Gesamtzahl der Genträger), auch über Familien mit autosomal rezessivem Erbgang wurde berichtet.

Kolobome treten häufig bei Chromosomenaberrationen (z. B. Chromosom 22) und seltener bei Multisystemerkrankungen (z. B. Rubinstein-Taybi-Syndrom) auf (Morrison et al. 2002).

Das Risiko für Geschwister und Kinder von Merkmalsträgern wird generell empirisch mit 1 : 5–10 angegeben (Witkowski et al. 1999).

Aniridie

■ Definition und Epidemiologie

Die Häufigkeit beträgt etwa ein Fall auf 95 000 Einwohner (Shaw et al. 1960, Warburg et al. 1980). Es handelt sich um eine bilaterale kongenitale Fehlbildung der Iris, die familiär (autosomal dominant) oder sporadisch auftreten kann. Die Aniridie kann asymmetrisch, inter- und intrafamiliär sehr variabel ausgeprägt sein. Sie ist häufig mit zusätzlichen okulären Veränderungen assoziiert (Hittner et al. 1980), wobei manche bereits bei der Geburt vorhanden sind, andere sich aber erst in der Kindheit oder im frühen Erwachsenenalter entwickeln. In 50 bis 75% der Fälle tritt ein Glaukom im späteren Kindes- oder frühen Erwachsenenalter auf. Eine Kombination mit einem Nephroblastom (Wilms-Tumor) ist in etwa 20% der Fälle beschrieben.

■ Ätiopathogenese

Trabekulodysgenesie des anterioren Kammerwinkels. Nach histopathologischen Untersuchungen von Margo (1983) an Augen von Patienten mit Aniridie fanden sich eine Iris- und Ziliarkörperhypoplasie, ein dysgenetischer und nicht ausdifferenzierter Kammerwinkel sowie eine Ausdünnung der Bowman-Membran. Anders als bei den übrigen Glaukomtypen besteht auch nicht selten eine Aplasie des Schlemm-Kanals. Margo stellt den oben genannten kongenitalen Anomalien die „erworbenen" Augenveränderungen wie Hornhauttrübungen, periphere anteriore Synechien und Linsendegeneration gegenüber (Margo 1983). Die Trabekulodysgenesie bei Aniridie tritt häufiger bei Chromosomenstörungen auf und führt dann zu einem früheren Zeitpunkt des Kindesalters zum Glaukom.

Progressiver Verschluss des Kammerwinkels durch Synechien mit Heraufziehen des Irisstumpfs. In der Kindheit ist der Kammerwinkel meist offen und nicht verlegt, obwohl sich häufig bereits zu diesem Zeitpunkt feine Gewebebrücken zwischen der rudimentären peripheren Iris und der Vorderwand des Kammerwinkels finden lassen, die den Kammerwinkel überspannen und durch Kontraktur zu einem progressiven Kammerwinkelverschluss führen (**Abb. 16-4**) (Grant und Walton 1974). Das Ausmaß der Augeninnendrucksteigerung hängt auch entscheidend davon ab, ob der Kammerwinkel in seiner gesamten Zirkumferenz oder nur partiell verlegt ist.

■ Diagnose und Differenzialdiagnose

Die Bezeichnung Aniridie ist irreführend, da es sich tatsächlich um eine extreme Hypoplasie der Iris handelt. Biomikroskopisch fehlt zwar das gesamte Irisdiaphragma, gonioskopisch und histologisch findet man jedoch einen peripheren Irissaum mit rudimentärem M. sphincter pupillae (**Abb. 16-5**). Regelmäßige Messungen des Augeninnendrucks sollten auch jenseits der Kindheit durchgeführt werden, da es durch Kontraktur von Gewebebrücken im Kammerwinkel auch später noch zu einem Kammerwinkelverschluss mit Anstieg des Augeninnendrucks kommen kann.

Die Aniridie kann isoliert oder mit anderen okulären und/oder systemischen Veränderungen auftreten:
- isolierte Irisveränderungen mit relativ gutem Sehvermögen (Elsas et al. 1977)
- Aniridie verbunden mit weiteren okulären Veränderungen und reduziertem Sehvermögen: sekundäres Glaukom (50–75%), lokalisierte kongenitale Linsentrübungen (50–85%), seltener Linsenluxationen (18–35%), Linsenkolobome, persistierende Pupillarmembran (Nelson et al. 1984). Die Aniridie kann auch mit anderen Veränderungen des vorderen Augenabschnitts einhergehen, wie peripher beginnendem Hornhautpannus (aufgrund einer peripheren Limbusinsuffizienz), Mikrokornea oder Peters-Anomalie (David et al. 1978, Koster und van Balen 1985). Makroskopisch ist häufig eine Sehnerven- (etwa

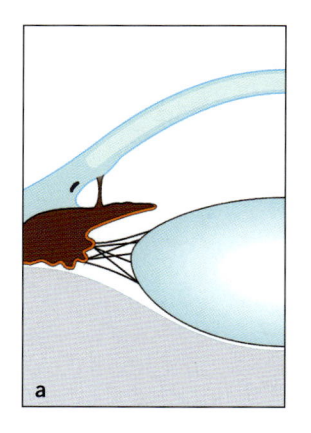

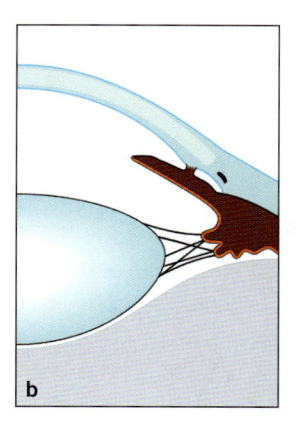

Abb. 16-4 Schematische Darstellung der Glaukomentstehung bei Aniridie mit rudimentärer Iris und feinen Gewebebrücken, die den Kammerwinkel überspannen (**a**). Durch die Kontraktur dieser Gewebebrücken kommt es zu einem zunehmenden Kammerwinkelverschluss (**b**) (modifiziert nach Shields 1998). (Grafik: Regina Hofer, Universitäts-Augenklinik Tübingen)

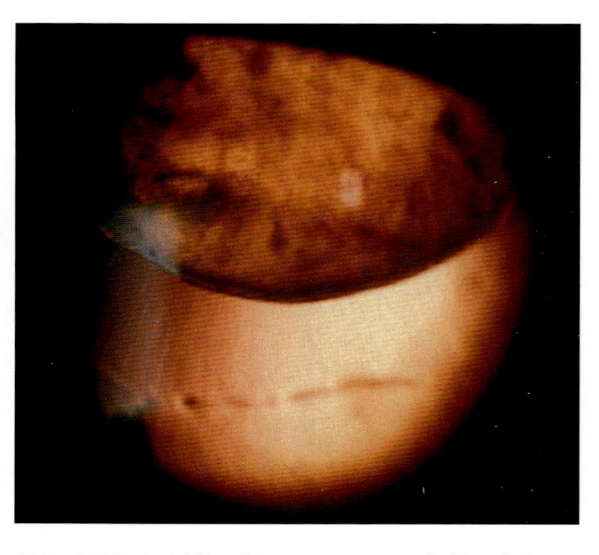

Abb. 16-5 Aniridie. Linsenäquator und Zonulafasern sind einsehbar. (Universitäts-Augenklinik Tübingen)

75%) und eine Foveahypoplasie zu erkennen (Layman et al. 1974). Histopathologisch zeigt sich bei fehlender Foveola-Grube in der Netzhautmitte eine durchgehende drei- bis sechsschichtige Lage von Ganglienzellen (identische Anomalie wie bei Albinismus) (Rummelt und Naumann 1997). Zusätzlich können ein Strabismus, eine Ptosis oder Kolobome auftreten (Grehn und Mackensen 1993). Photophobie, Visusreduktion, Nystagmus (85–92%) und Strabismus können in unterschiedlicher Ausprägung vorhanden sein (Traboulsi et al. 1998).

- Aniridie (meist sporadisch) verbunden mit Nephroblastom (Wilms-Tumor): **11p-Syndrom (Miller Syndrom, WAGR-Syndrom**, s. Abschn. „Genetik")
- Aniridie assoziiert mit Syndromen oder anderen systemischen Veränderungen bei:
  - **Gillespie-Syndrom:** partielle Aniridie, Ectopia lentis, Zahnstellungsanomalien, mentale Retardierung und nichtprogressive zerebelläre Ataxie (Gillespie 1965). Autosomal rezessive Vererbung. Ursächliche Veränderungen im *PAX6*-Gen konnten ausgeschlossen werden (Glaser et al. 1994).
  - **Aniridie, kongenitale Ptosis, Mikrokornea, Glaukom** (Cohen und Nelson 1988, Shields und Reed 1975)
  - **Aniridie, Ptosis** und **mentale Retardierung** (Hamming et al. 1986, Malandrini et al. 2001, Walker und Dyson 1974)
  - **Aniridie** und **Aplasie** der **Patella** (eine Familie) (Mirkinson und Mirkinson 1975)
  - **okulo-dento-digitales Syndrom:** Genetisch bedingter Fehlbildungskomplex, der autosomal dominant (Genlocus: 6q22-24), seltener auch autosomal rezessiv oder X-chromosomal, bedingt sein kann. Charakteristisch sind Augenveränderungen (Mikrophthalmie, Aniridie mit Glaukom, Optikusatrophie, chorioretinale Degeneration und Hornhautdystrophie) sowie Zahn- und Extremitätenanomalien (u. a. Syndaktylie, Aplasie der Mittelphalangen der Zehen II–V). Normale Lebenserwartung und Intelligenz.
  - **Hallermann-Streiff-Syndrom:** mandibulo-okulo-faziale Dysmorphie mit autosomal rezessivem Erbgang und unbekanntem Gendefekt. Augenbeteiligung mit Mikrophthalmie, Cataracta congenita, Sklerokornea bzw. Aniridie (Schanzlin et al. 1980).
  - **Chromosomenaberrationen:** Translokationen (Crolla et al. 1996), Ringchromosom 6 (Levin et al. 1986), Inversion Chromosom 9 (eine Familie; Gabriel et al. 1978), Trisomie 21 (Cela und BenEzra 2000).

Die Diagnosestellung ist in den meisten Fällen nicht schwierig, wenn große Anteile der Iris fehlen, ein Nystagmus und eine Foveahypoplasie vorliegen. Patienten mit größeren Irisstümpfen können jedoch auch als Rieger-Syndrom fehldiagnostiziert werden. Auch muss differenzialdiagnostisch bei Erwachsenen an eine essenzielle Irisatrophie (Chandler-Syndrom, vgl. Kap. 7, S. 159 und 162) gedacht werden. Seltener können Ektopien der Linse und Pupille bzw. traumatische oder iatrogene Iridektomien eine Aniridie nachahmen.

In die ophthalmologische Diagnostik sollte wegen des häufig familiären Auftretens der Aniridie die Untersuchung anderer Familienmitglieder einbezogen werden, da teilweise auch nur milde Veränderungen auftreten können.

Neben der ophthalmologischen Untersuchung bei Aniridie sollte frühzeitig eine Chromosomenanalyse und/oder eine molekulargenetische Analyse des *PAX6*-Gens initiiert werden, da Wilms-Tumoren mit sporadischer Aniridie und Deletionen im Chromosom 11 (bis 45%) assoziiert sind, während eine im *PAX6*-Gen nachgewiesene Mutation das Risiko für die Entwicklung eines Wilms-Tumors minimiert (Muto et al. 2002). Zusätzlich sollten bei allen Kindern mit sporadischer Aniridie regelmäßige internistische (sonographische) Untersuchungen auf Wilms-Tumor erfolgen, gegebenenfalls in jährlichem Abstand bis zum sechsten Lebensjahr.

■ Genetik

Die Veränderungen bei der Aniridie sind heterogen bedingt. ⅔ der Fälle sind familiär mit autosomal dominanter Vererbung mit 85- bis 90%iger Penetranz und variabler Expressivität (= Grad der Ausprägung eines erblichen Merkmals), ⅓ der Fälle zeigen sporadisches Auftreten (Grove et al 1961).

In etwa 90% der autosomal dominant vererbten und in etwa 65% der sporadisch auftretenden Aniridie ohne systemische Fehlbildungen finden sich Mutationen im *PAX6*-Gen auf dem Chromosom 11 (Genlocus: 11p13) (Axton et al. 1997, Gronskov et al. 2001, Ton et al. 1991, Wolf et al. 1998). Es besteht Allelie mit der autosomal dominanten Keratitis, die vor allem die Hornhaut betrifft, sich aber in Teilsymptomen mit denen der Aniridie überschneidet. Allelie weiterhin mit einer Form der angeborenen Katarakt, der isolierten Hypoplasie der Fovea centralis und vermutlich auch mit der Peters-Anomalie (s. S. 289 ff.). Bei Homozygotie (= beide Genkopien betroffen) treten schwere kraniofaziale Fehlbildungen und Anophthalmie auf. Patienten mit einer nachgewiesenen *PAX6*-Gen-Mutation haben im Gegensatz zu

Patienten mit einer nachgewiesenen Deletion in der 11p13-Region kein höheres Risiko für einen Wilms-Tumor.

Bei etwa 13 % der Patienten mit sporadischer Aniridie findet sich eine **Deletion im kurzen Arm des Chromosoms 11** (Genlocus: 11p13). In Einzelfällen wurden auch ursächliche Translokationen beschrieben (Pettenati et al. 1989, Simola et al. 1983). Häufig ist dabei klinisch die Aniridie mit anderen systemischen Fehlbildungen assoziiert. Ein gleichzeitiges Auftreten eines Wilms-Tumors – meist bis zum sechsten Lebensjahr – wird in der Literatur zwischen 15 und 35 % angegeben (11p-Syndrom) (Gronskov et al. 2001):
- **Miller-Syndrom:** sporadische Aniridie und Nephroblastom (Wilms-Tumor) (Miller et al. 1964)
- **WAGR-Syndrom** („**w**ilms tumor, **a**niridia, **g**enitourinary abnormalities, mental **r**etardation"): Der Symptomenkomplex besteht aus einer fazialen Dysmorphie, sporadischen Aniridie, Veränderungen im Urogenitaltrakt und der Entwicklung eines Wilms-Tumors, einem kindlichen malignen Nierentumor. Molekulargenetisch findet sich eine Deletion unterschiedlichen Umfangs im Chromosom 11 (Genlocus: 11p13), die benachbarte, den Bau der Iris (*PAX6*-Gen), der Niere und des Urogenitalsystems (*WT1*-Gen) sowie die geistige Leistungsfähigkeit beeinflussende Gene einschließt („contiguous gene syndrome").

Ectropium uveae

■ Definition, Epidemiologie und Ätiopathogenese

Beim kongenitalen Ectropium uveae handelt es sich um eine nichtprogrediente, seltene Fehlbildung, die einseitig oder beidseitig auftreten kann. Bei der relativ späten Störung der embryonalen Entwicklung des vorderen Augenabschnitts ist das Pigmentepithel der Iris von hinten über den Pupillarsaumrand auf die Irisvorderfläche gezogen und kann in unterschiedlichem Maß einen Teil der Vorderfläche bedecken. Differenzierungsstörungen des Kammerwinkels können in Form einer Iridotrabekulodysgenesie oder Trabekulodysgenesie (anteriore Insertion) vorliegen, sodass eine erhöhte Prädisposition zum dysgenetischen Glaukom in der frühen Kindheit bis zur Pubertät besteht.

■ Diagnose und Differenzialdiagnose

Bei der Untersuchung zeigt sich neben dem Ectropium uveae und den dysgenetischen Kammerwinkelveränderungen ein dünnes Irisstroma und seltener auch eine Blepharoptosis. Die Pupille ist in der Regel rund und reagiert auf Licht. Ein kongenitales Ectropium uveae wird häufiger mit Neurofibromatose, aber auch bei Rieger- oder Prader-Willi-Syndrom und bei Chromosom-15-Anomalien beobachtet (Dowling et al. 1985, Mandal 1999). Offen ist, ob das kongenitale Ectropium uveae eine eigene abgrenzbare Fehlbildung oder eine Variante des Axenfeld-Rieger-Komplexes sein könnte (Traboulsi 1998).

■ Genetik

Das Ectropium uveae tritt sowohl sporadisch als auch im Rahmen von systemischen Fehlbildungssyndromen auf.

Iridokorneotrabekulodysgenesien

Bei den Iridokorneotrabekulodysgenesien treten neben Fehlbildungen der Kammerwasserabflusswege auch gleichzeitig Anomalien der benachbarten Strukturen, der Iris und der Hornhaut, auf. Wie bei der Iridotrabekulodysgenesie erklären sich die zusätzlichen Hornhautanomalien aus dem gemeinsamen Ursprung in einem Zellverband des kranialen Neuralrohrs, aus dem sich der Kammerwinkel sowie Teile der Iris und Hornhaut differenzieren.

Bei den goniodysgenetischen Befunden mit Anomalien der Iris und der Kornea sowie einem entwicklungsbedingten Glaukom lassen sich folgende Formen unterscheiden:
- Axenfeld-Rieger-Syndrom
  - periphere Iridokorneotrabekulodysgenesie (Axenfeld-Anomalie)
  - mittelperiphere Iridokorneotrabekulodysgenesie (Rieger-Anomalie)
- zentrale Iridokorneotrabekulodysgenesie (Peters-Anomalie, Peters-Plus-Syndrom)

Axenfeld-Rieger-Syndrom

■ Definition und Epidemiologie

Da fließende Übergänge in der klinischen Ausprägung zwischen Axenfeld-Anomalie und Rieger-Anomalie bestehen und häufig auch beide dysgenetischen Veränderungen gemeinsam innerhalb einer Familie

Tab. 16-4 Spektrum extraokulärer Fehlbildungen beim Axenfeld-Rieger-Syndrom

- Zahnanomalien
  - Mikrodontie
  - Hypodontie
  - Oligodontie, Fehlen der oberen Schneidezähne
  - Zahnstellungsanomalien
- faziale Dysmorphien
  - Abflachung des Mittelgesichts
  - Telekanthus, breite Nasenwurzel
  - Hypoplasie der Maxilla
  - prominente Unterlippe
- Störung der Nabelinvolution
- Hypospadie
- Kleinwuchs, Mangel an Wachstumshormonen
- Empty-Sella-Syndrom
- kardiale Anomalien
- Analstenose
- milde Schwerhörigkeit
- leichte mentale Retardierung (selten)
- myotone Dystrophie

oder unterschiedlich ausgeprägt an beiden Augen desselben Patienten vorkommen, geht man heute davon aus, dass es sich um Varianten des gleichen Fehlbildungskomplexes handelt. Shields et al. (1985) empfahlen deshalb den Oberbegriff „Axenfeld-Rieger-Syndrom". Synonyme, die für den Fehlbildungskomplex im vorderen Augenabschnitt benutzt werden, umfassen unter anderem „Vorderkammer-Cleavage-Syndrom", „mesodermale Dysgenesie von Hornhaut und Iris" und Iridokorneogoniodysgenesie. Einige der Patienten mit Axenfeld-Rieger-Syndrom weisen zusätzliche extraokuläre Anomalien auf (**Tab. 16-4**). Das gemeinsame Auftreten der okulären und systemischen Fehlbildungen wird häufig in der Literatur auch als „Rieger-Syndrom" bezeichnet (Jørgenson et al. 1978).

Die Häufigkeit beträgt ungefähr ein Fall auf 200 000 Einwohner. Ein dysgenetisches Glaukom tritt in etwa 50 bis 60 % der Patienten mit Axenfeld-Rieger-Syndrom bis zum Alter von 20 Jahren und danach in 10 bis 15 % der Patienten pro Lebensjahrzehnt auf (Traboulsi 1998).

■ Varianten

Axenfeld-Anomalie.
Definition: Als Axenfeld-Anomalie bezeichnet man ein Embryotoxon posterius mit peripherer anteriorer Irisinsertion in Höhe der Schwalbe-Linie.

Ätiopathogenese: In etwa 50 % der Fälle mit Axenfeld-Anomalie tritt ein dysgenetisches Glaukom auf, wobei einige Autoren dann von einem Axenfeld-Syndrom sprechen (Holbach et al. 1997). Es kommt dabei zu einer zirkulären uvealen Brückenbildung zwischen Iriswurzelstroma und der Schwalbe-Linie. In ⅔ der Fälle wird das Glaukom schon in den ersten Lebensjahren manifest. Entwickelt sich kein Glaukom, so fällt die Axenfeld-Anomalie häufig erst als Zufallsbefund im Erwachsenenalter auf oder wenn bei Nachkommen oder Geschwistern Verdacht auf ein hereditäres Glaukom besteht (Grehn und Mackensen 1993).

Diagnose: Von Axenfeld-Anomalie wird gesprochen, wenn neben einem Embryotoxon posterius prominente Irisprozesse vorhanden sind, die vom vorderen peripheren Irisstroma zur Schwalbe-Linie ziehen und den Kammerwinkel ausfüllen (**Abb. 16-6**).

Als Embryotoxon posterius bezeichnet man eine prominente und nach anterior verlagerte Schwalbe-Linie. In der Spaltlampe ist sie als periphere weißliche Leiste am Ende der Descemet-Membran zu sehen, die zirkulär oder auch nur stellenweise zu beobachten ist. Histologisch erkennt man einen Ring kollagener und elastischer Fasern (Reticulin) am Rand der Descemet-Membran. Zur Vorderkammer hin liegt Endothel in Form einer Hyperplasie des vorderen Trabekelmaschenwerks. Eine segmental etwas prominente Schwalbe-Linie ohne ausgeprägte Gewebebrücken zur Iris findet sich auch in 15 bis 30 % aller normalen Augen (Holbach et al. 1997).

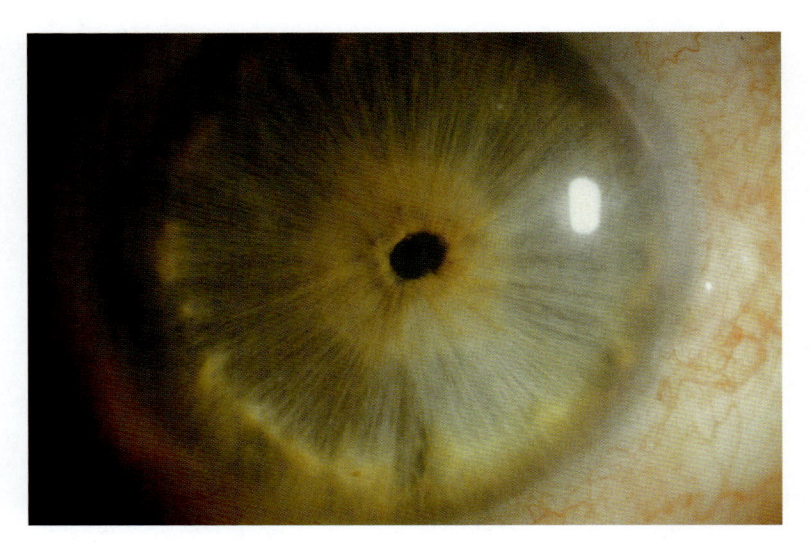

Abb. 16-6 Axenfeld-Anomalie (Universitäts-Augenklinik Tübingen)

Bei der Axenfeld-Anomalie kann die Irisinsertion in die periphere Hornhaut in Form von breiten Irisstromasträngen oder als dünnes Netzwerk embryonaler Irisreste vorliegen (Krieglstein und Kirchhof 1992). Typisch ist, dass sie häufig mit einem Glaukom verbunden ist.

Rieger-Anomalie.
Definition: Bei der Rieger-Anomalie sind neben dem Embryotoxon posterius mit anteriorer Irisinsertion multiple, mittelperiphere, vordere Synechien und eine Irisstromahypoplasie kennzeichnend.

Ätiopathogenese: Ein dysgenetisches Glaukom tritt bei etwa 50 % der Patienten auf, meist später als bei der Axenfeld-Anomalie. Nach Angaben von Shields korreliert das Ausmaß der Defektbildung an der Iris oder der iridokornealen Brücken nicht mit dem Auftreten oder dem Schweregrad des Glaukoms (Shields et al. 1985). Einzelne Autoren berichten auch über eine spontane Druckregulierung im späteren Leben (Grehn und Mackensen 1982).

Der Kammerwinkel erscheint bei der Rieger-Anomalie primär offen, wird aber von den unterschiedlich breiten Gewebebrücken überspannt. Unklar ist, warum es mit zunehmendem Lebensalter zu progressiven Irisstroma-Atrophien, Kammerwinkelveränderungen, Pupillenverlagerung und sekundärer Hornhautschädigung kommt (Gregor und Hitchings 1980). Histologisch fallen neben dem Embryotoxon posterius mit Irisfasersträngen im Kammerwinkel eine ausgeprägte Endothelformation auf der vorderen Irisfläche und eine Hypoplasie des Irisstromas auf. Es wird vermutet, dass sich dieses Gewebe kontrahieren kann, was durch das Augapfelwachstum noch verstärkt wird und so zu Pupillenanomalien führt, während die Entwicklung der Kammerwinkelstrukturen zurückbleibt (Holbach et al. 1997, Shields et al. 1985). Zusätzlich sind sekundäre Veränderungen des Hornhautstromas und -epithels (Vaskularisation, Vernarbung) als Folge einer glaukomatösen Endothelkompensation erkennbar.

Diagnose: Die meist bilaterale Rieger-Anomalie umfasst eine prominente und nach anterior verlagerte Schwalbe-Linie (Embryotoxon posterius) und prominente Irisfortsätze in Form mittelperipherer iridokornealer Verbindungen. Durch die Zugphänomene kommt es zu ausgedehnten Defekten der Iris. Korektopien (Pupillenanomalien, ektopische Pupille), Hornhautstromatrübungen und Glaukom können sich entwickeln (**Abb. 16-7**). Die zentralen Bereiche der Hornhaut sind bei Rieger-Anomalie regelrecht. In der Literatur sind weitere okuläre Fehlbildungen in einzelnen Familien beschrieben (s. Übersicht bei Shields 1998).

■ Differenzialdiagnose

Wichtig ist die Abgrenzung zur Iridoschisis und zum iridokornealen endothelialen (ICE) Syndrom (s. Kap. 7, S. 159). Unterscheidungsmerkmale sind hierbei vor allem die Heredität sowie die bilaterale und kongenitale Manifestation des Axenfeld-Rieger-Syndroms. Die Abgrenzung zur posterioren polymorphen Hornhautendotheldystrophie (PPD) (s. Kap. 7, S. 159) kann schwieriger sein, weil sie auch bilateral, autosomal dominant vererbt ist und mit Kammerwinkelveränderungen einhergeht, allerdings bestehen keine typischen Irisbrücken und seltener tritt ein Glaukom auf. Die Differenzierung erfolgt mithilfe der Mikroskopie des Hornhautendothels. Differenzialdiagnostisch kommen seltener noch eine Aniridie, eine familiäre Irishypoplasie, das kongenitale Ectropium uveae oder das okulo-dento-digitale Syndrom in Betracht.

■ Genetik

Das Axenfeld-Rieger-Syndrom wird autosomal dominant mit hoher Penetranz und variabler intra- und interfamiliärer Expression vererbt. Außerdem ist das Axenfeld-Rieger-Syndrom mit unterschiedlichen Chromosomenaberrationen assoziiert (u. a. Chromosom 4, 6, 9, 10, 13, 18 und 21) (Phillips et al. 1996, Stathacopoulos et al. 1987).

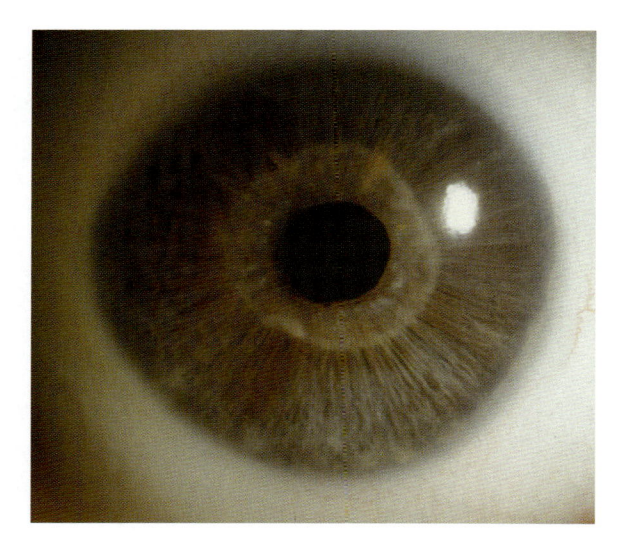

Abb. 16-7 Rieger-Anomalie (Universitäts-Augenklinik Tübingen)

Rieger-Syndrom I (RIEG1, 4q25). Veränderungen für das autosomal dominante Axenfeld-Rieger-Syndrom finden sich auf dem langen Arm des Chromosoms 4 (Genlocus: 4q25) im *PITX2*-Gen („pituitary homebox"). Das *PITX2*-Gen gehört (wie das *PAX6*-Gen) zu den so genannten Homebox-Genen, die als Transkriptionsfaktoren eine wichtige Rolle für die fetale Entwicklung spielen. Das PITX2-Protein wird im periokulären Mesenchym, in der Zahnleiste, Nabelschnur und im Kieferepithel embryonal exprimiert. Daraus erklärt sich auch die Koinzidenz und die Art der extraokulären Fehlbildungen, die zusätzlich beim Axenfeld-Rieger-Syndrom auftreten können (**Tab. 16-4,** S. 287). Es besteht eine mögliche Allelie zur familiären Irishypoplasie, für die auch Veränderungen in diesem Gen gefunden wurden (Perveen et al. 2000, Semina et al. 1996, Vaux et al. 1992).

Rieger-Syndrom II (RIEG2, 13q14). In drei Familien mit Axenfeld-Rieger-Syndrom und systemischen Anomalien wurden Deletionen in diesem Genbereich identifiziert (Phillips et al. 1996, Stathacopoulos et al. 1987).

Rieger-Syndrom III (RIEG3, 6p25). Das *FOXC1*-Gen („forkhead transcription factor gene", früher: *FKHL7*-Gen) ist ein Gen, das eine wichtige Rolle in der Entwicklung des vorderen Augenabschnitts einnimmt (Mears et al. 1996). Für eine ganze Gruppe von autosomal dominanten Erkrankungen mit dysgenetischen Befunden des vorderen Augenabschnitts und Glaukom, wie der Axenfeld-Anomalie, der Rieger-Anomalie, dem Axenfeld-Rieger-Syndrom oder der familiären Irishypoplasie konnten Veränderungen (Mutationen, Duplikationen und Deletionen) in diesem Genbereich gefunden werden, sodass es sich um allelische Erkrankungen oder um eine Aneinanderreihung von eng miteinander verknüpften Genen handeln könnte (Jordan et al. 1997).

SHORT-Syndrom. Dieses Syndrom ist gekennzeichnet durch Minderwuchs, Überstreckbarkeit der Gelenke, Hernien, okuläre Symptomatik, Rieger-Anomalie und Zahnanomalien. Es wird autosomal dominant vererbt (Stratton et al. 1989).

Axenfeld-Rieger-Syndrom mit teilweise fehlenden Augenmuskeln, fazialen Dysmorphien, Hydrozephalus und Skelettfehlbildungen (autosomal dominant vererbt) (Chitty et al. 1991, De Hauwere et al. 1973).

Peters-Anomalie, Peters-Plus-Syndrom

■ Definition und Epidemiologie

Die zentrale Form der kongenitalen Fehlbildung des vorderen Augenabschnitts wird als Peters-Anomalie bezeichnet. Es handelt sich um eine seltene Anomalie, die in 60 bis 80% bilateral auftritt. In etwa 50 bis 70% der Augen findet sich ein dysgenetisches Glaukom, das häufig bereits bei Geburt manifest ist (Kenyon 1975, Traboulsi und Maumenee 1992). Ein großes Spektrum systemischer kongenitaler Fehlbildungen ist in den letzten Jahren mit der Peters-Anomalie assoziiert und als Peters-Plus-Syndrom bezeichnet worden (**Tab. 16-5**) (Traboulsi und Maumenee 1992, van Schooneveld et al. 1984). Angaben über assoziierte systemische Anomalien und Entwicklungsverzögerung schwanken zwischen 35 und 60% der Patienten (Peters-Plus-Syndrom) unabhängig davon, ob uni- oder bilaterale Augenveränderungen vorliegen. Zusätzlich wird über eine höhere Inzidenz der Glaukommanifestation bei Peters-Plus-Syndrom als bei isolierter Peters-Anomalie berichtet (Ozeki et al. 2000, Traboulsi und Maumenee 1992).

■ Ätiopathogenese

Die zentralen Defektbildungen des vorderen Augenabschnitts entstehen im Gegensatz zur Rieger-Anomalie viel früher in der embryonalen Entwicklung und können daher eine schwere Fehldifferenzierung des Kammerwinkels nach sich ziehen mit ähnlichem Pathomechanismus des Glaukoms wie beim Axenfeld-Rieger-Syndrom.

Bei manchen Patienten mit Glaukom bei Peters-Anomalie erscheint jedoch biomikroskopisch der Kammerwinkel unauffällig, und es bestehen auch keine peripheren Irisadhäsionen, sodass der Pathomechanismus des Glaukoms in diesen Fällen noch nicht endgültig geklärt ist (Shields 1998).

Tab. 16-5 Spektrum extraokulärer Fehlbildungen bei der Peters-Anomalie (Peters-Plus-Syndrom)

- Lippen-Kiefer-Gaumen-Spalte
- Ohrdysplasien, Schwerhörigkeit
- Minderwuchs, kurze Extremitäten
- Urogenitalfehlbildungen
- kardiovaskuläre Anomalien
- mentale Retardierung und Entwicklungsverzögerung

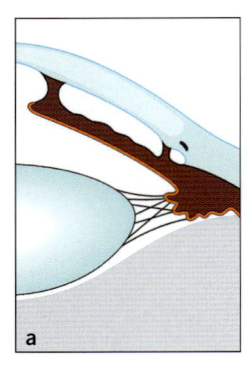

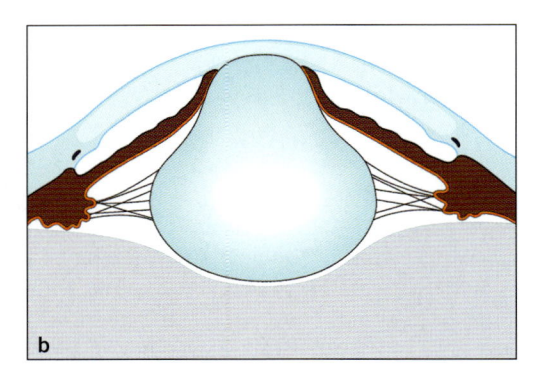

Abb. 16-8 Schematische Darstellung der Peters-Anomalie mit zentralen und peripheren Adhäsionen zwischen Hornhaut und Iris (**a**) und mit keratolentikulärem Kontakt und Katarakt (**b**) (modifiziert nach Shields 1998). (Grafik: Regina Hofer, Universitäts-Augenklinik Tübingen)

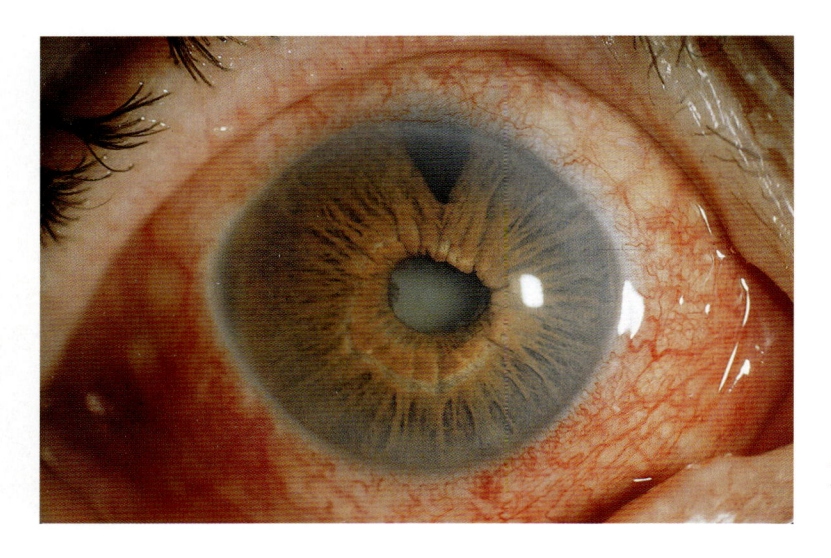

Abb. 16-9 Peters-Anomalie mit parazentraler, zirkulärer vorderer Irissynechierung. Die Hornhaut ist relativ klar. (Universitäts-Augenklinik Tübingen)

■ Diagnose und Differenzialdiagnose

Die dysgenetischen Veränderungen bei der Peters-Anomalie umfassen den zentralen vorderen Augenabschnitt mit Anheftung der Iris und der Linsenkapsel an der Hornhautrückfläche. Es resultieren Hornhaut- und Linsentrübungen unterschiedlichen Ausmaßes (**Abb. 16-8** und **16-9**).

In 80% findet sich eine Hornhauttrübung mit zentralem Defekt der Descemet-Membran und der Bowman-Membran sowie variable irido-lentikulokorneale Gewebebrücken (Fogle et al. 1978). Die periphere Hornhaut ist gewöhnlich klar und nicht vaskularisiert. Weitere okuläre Anomalien können Mikrophthalmus, Sklerokornea, Katarakt, Glaukom mit oder ohne Buphthalmus, Aniridie, kongenitale Aphakie, Kolobome und Fehlentwicklungen des Hyaloideasystems sein (Mayer 1992, Traboulsi 1998). Auch zentrale vordere Synechien von Iris und Linse können vorkommen. Ein Embryotoxon posterius fehlt in der Regel.

Bestehen nur iridokorneale Verbindungen, dann sind die übrigen okulären Strukturen meist regelrecht. Liegen zusätzliche korneolentikuläre Adhäsionen vor, so deuten diese auf tief greifendere Fehlbildungen im Kammerwinkel hin, und es kann infolge einer gestörten Abschnürung des Linsenbläschens vom Oberflächenepithel zu einer Katarakt kommen. Zusätzliche systemische Fehlbildungen sind häufiger zu beobachten, wenn lentokorneale Adhäsionen vorliegen (**Abb. 16-8**) (Holbach et al. 1997).

■ Genetik

Die familiäre isolierte Peters-Anomalie wird in den meisten Fällen autosomal rezessiv vererbt, vereinzelt wurden auch Familien mit autosomal dominanter Vererbung beschrieben. Über Peters-Anomalie mit multiplen kongenitalen Fehlbildungen wurde in Zusammenhang mit verschiedenen Chromosomenstörungen berichtet (u. a. Deletionen 4p, 11q, 18q; Ringchromosom 21; balancierte Translokation Chromosom 2 und 15). Hanson et al. beschrieben erstmals 1994 ein Kind mit Peters-Anomalie und Deletion im *PAX6*-Gen (Genlocus: 11p13). Vereinzelte Veränderungen für Peters-Anomalie wurden außerdem im *PITX2*-Gen (Genlocus: 4q25) und im *CYP1B1*-Gen (Genlocus: 2p22, Cytochrom P_{450}) für kongenitales Glaukom identifiziert (Vincent et al. 2001). Beim **Kivlin-Krause-Syndrom** handelt es sich um die Assoziation einer autosomal rezessiv vererbten Peters-Anomalie mit Kleinwuchs (Frydman et al. 1991).

Therapie

Medikamentöse Therapie

Die medikamentöse Therapie kann den Augeninnendruck zwar, insbesondere anfänglich, senken, beim Fortschreiten der Erkrankungen oder über einen längeren Zeitraum reicht sie jedoch nicht immer aus. Trotzdem sollte bei allen Kindern eine medikamentöse Behandlung zunächst versucht werden, wenn auch eventuell nur in Vorbereitung eines operativen Eingriffs. Bei einigen Kindern findet sich aber auch das Phänomen einer spontanen, allmählichen Drucknormalisierung im Sinne eines Nachreifens des Kammerwinkels. Primär senken die infrage kommenden Medikamente die Kammerwasserproduktion (z. B. β-Rezeptoren-Blocker, Carboanhydrasehemmer, α_2-Agonisten). Zu beachten ist, dass diese Präparate für Erwachsene zugelassen sind und es keine wissenschaftlichen Studien zum Einsatz der Augentropfen bei Kindern gibt. Auch sollten mögliche Nebenwirkungen der einzelnen Wirkstoffe vor der Anwendung bei Kindern in Betracht gezogen werden (Timolol-induzierte Apnoe und Bradykardie bei Kleinkindern) und eine Behandlung nur in Absprache mit dem behandelnden Kinderarzt durchgeführt werden (Freudenthaler 2001).

> Bei Kindern sollte immer eine möglichst niedrige Dosierung der Medikamente angestrebt werden. Gleichzeitig sollte auf das Auftreten möglicher systemischer Nebenwirkungen geachtet werden!

Operative Methoden

Die operative Behandlung, z.B. **Goniotomie** oder **Trabekulotomie**, sollte durch einen erfahrenen Operateur erfolgen (Harms und Dannheim 1969). Ziel der operativen Verfahren ist es, einen Abfluss des Kammerwassers zum Schlemm-Kanal durch Einschneiden oder Aufreißen unausgereifter Trabekelstrukturen zu schaffen. Wenn periphere Hornhauttrübungen bestehen oder der Schlemm-Kanal nicht eindeutig zu identifizieren ist, dann kann eine Goniotomie bzw. Trabekulotomie nicht durchführbar sein in Fällen mit Trabekulodysgenesien. Je nach operativer Erfahrung mit den verschiedenen Verfahren oder nach bereits erfolglos durchgeführter Goniotomie bzw. Trabekulotomie kann auch eine filtrierende Operation, eine **Trabekulektomie**, indiziert sein (Mandal et al. 2002, Mullaney et al. 1999). Die Trabekulektomie zeigt jedoch im Kindesalter, mehr als im Erwachsenenalter, die Tendenz der überschießenden Wundheilung und Narbenbildung, sodass ein Therapieerfolg bei Kindern häufig ausbleibt. Der zusätzliche intraoperative Einsatz von **Antimetaboliten (5-Fluorouracil, Mitomycin C)** wird deshalb von einigen Autoren diskutiert (Al-Hazmi et al. 1998, Zalish et al. 1992). Auch **zyklodestruktive Maßnahmen**, wie Zyklophotokoagulation oder Zyklokryokoagulation (Cave: postoperative Schmerzen), werden eingesetzt, wobei sich häufig jedoch nur eine vorübergehende Drucksenkung erzielen lässt (Kirwan et al. 2002, Wagle et al. 1998). Für therapierefraktäre kindliche Glaukome wurden außerdem verschiedene Modelle von **Drainage-Implantaten** entwickelt, die von manchen Chirurgen, insbesondere in den USA, mit unterschiedlichem längerfristigem Erfolg eingesetzt wurden (Djodeyre et al. 2001, Mills et al. 1996).

Auch nach gelungener Druckeinstellung im Kindesalter sind lebenslange augenärztliche Kontrollen erforderlich, da sich mit zunehmendem Lebensalter erworbene degenerative Veränderungen des Trabekelmaschenwerks auf den Augeninnendruck auswirken können und erneute Maßnahmen notwendig werden. Bei der Beobachtung des Erkrankungsverlaufs sollte jedoch auch berücksichtigt werden, dass nach operativem Eingriff am Trabekelmaschenwerk über eine spontane Nachreifung der Kammerwinkelstrukturen in Einzelfällen berichtet wurde, sodass eine weitere Behandlung nicht mehr notwendig war (Grehn und Mackensen 1982).

Spezielle Aspekte der Glaukombehandlung bei Aniridie

Nach Erfahrungen von Grant und Walton (1974) ist bei fortgeschrittenen Erkrankungsfällen mit sekundärem Glaukom bei Aniridie die Goniotomie ineffektiv. Auch Filtrationsoperationen oder zyklodestruktive Eingriffe (Zyklodialyse, Zyklokryokoagulation) werden hinsichtlich ihrer längerfristigen Erfolgsaussichten in der Literatur unterschiedlich beurteilt (Wagle et al. 1998). Langfristige Erfahrungen weisen darauf hin, dass bei Patienten mit Aniridie ohne Glaukom eine sehr frühe Goniotomie mit Durchtrennung der Gewebebrücken zwischen Iris und Trabekelmaschenwerk die Progression zu einem Winkelblockglaukom verlangsamen kann (Chen und Walton 1999, Grant und Walton 1974). Chen und Walton empfehlen deshalb bei Aniridie eine „prophylaktische" Goniotomie, um einer möglichen progressiven Verklebung der peripheren Rest-Iris mit dem Trabekelmaschenwerk und damit einem Glaukom vorzubeugen. Sie fanden nach einem mittleren Beobachtungszeitraum von 9½ Jahren (zwischen 8 Monaten und 24 Jahren) in 89% der Augen (55 Augen von 33 Patienten) einen Augeninnendruck von < 22 mm Hg ohne zusätzliche Medikation und in 11% einen Augeninnendruck von ≤ 22 mm Hg unter zweifacher antiglaukomatöser lokaler Therapie. Das mittlere Alter bei der ersten Operation war 36,6 Monate. Während Grant und Walton 1974 die „prophylaktische Goniotomie" zunächst nur bei solchen Patienten empfahlen, die progressive Veränderungen des Kammerwinkels und damit ein erhöhtes Glaukomrisiko aufwiesen, schlugen Chen und Walton 1999 die Durchführung einer prophylaktischen Goniotomie bei allen Patienten mit Aniridie ohne Glaukom vor. Die Autoren gehen davon aus, dass durch die prophylaktische Goniotomie in ungefähr 50% der Fälle ein Glaukom bei Aniridie längerfristig verhindert werden könnte.

Glaukome im Rahmen systemischer Fehlbildungen und Syndrome

Phakomatosen

Bei den Phakomatosen handelt es sich um neurokutane Syndrome, gekennzeichnet durch unvollständige bzw. abnorme (tumorartige) Gewebedifferenzierung (Hamartome) und kongenitale Gefäßveränderungen im Bereich der Haut, des Nervensystems (ZNS) und der Augen, meist auf der Basis einer autosomal dominanten Genmutation mit unterschiedlicher Ausprägung. Unter den Phakomatosen tritt ein dysgenetisches Glaukom am häufigsten bei dem Sturge-Weber-Syndrom und seltener bei der Neurofibromatose Recklinghausen Typ 1 auf.

Sturge-Weber-Syndrom

■ **Epidemiologie**

In Europa wird die Häufigkeit des voll ausgeprägten Syndroms auf etwa einen Fall pro 230 000 Einwohner geschätzt. Ein Glaukom tritt in 40 bis 60% der Fälle beim Sturge-Weber-Syndrom auf.

■ **Ätiopathogenese**

Ein Glaukom ist häufig dann vorhanden, wenn die Lider, der Tarsus und die Konjunktiva durch angiomatöse Veränderungen beteiligt sind (**Abb. 16-10**). In diesen Fällen handelt es sich meistens um kongenitale Glaukome mit (60%) oder ohne Buphthalmus (40%), der Augeninnendruck kann aber auch später noch ansteigen. Kongenitale Glaukome sind fast immer verbunden mit Veränderungen beider Lider.

Das kombinierte Auftreten einer Kammerwasserabflussstörung durch eine isolierte Trabekulodysgenesie und durch einen erhöhten episkleralen Venendruck ist am ehesten für die Entstehung des Glaukoms bei Sturge-Weber-Syndrom verantwortlich (**Abb. 16-11**). Seltener können auch ein sekundärer Kammerwinkelblock durch ein chorioidales Hämangiom, eine Ablatio retinae oder ein neovaskuläres Glaukom, eine Hypersekretion des Kammerwassers, eine erhöhte Permeabilität der Gefäße von chorioidalen Hämangiomen oder ein Offenwinkelglaukom im Erwachsenenalter zu einem Anstieg des Augeninnendrucks führen (Phelps 1978, Ragge und Traboulsi 1998) (vgl. auch Kap. 15, S. 263).

■ **Diagnose**

Charakteristisch sind Gefäßfehlbildungen des Gesichts, des ZNS und der Augen. Im Gesichtsbereich besteht ein meist einseitiger Naevus flammeus (Hämangiom) im Bereich des 1. (und 2.) Trigeminusasts. Im ZNS können Angiome mit Verkalkungen, Epilepsie (80%), eventuell mit kontralateraler Hemiparese, mentaler Retardierung und/oder hirnorganischem Psychosyndrom auftreten. Am Auge finden sich typischerweise episklerale Hämangiome (60%), ipsilateral chorioidale Hämangiome (40%), seltener Irisheterochromie oder Irisangiome.

■ **Genetik**

Das Sturge-Weber-Syndrom tritt sporadisch auf, familiäre Fälle wurden nicht beschrieben. Ein gesicherter ursächlicher Genlocus konnte bisher nicht identifiziert werden (9p21?).

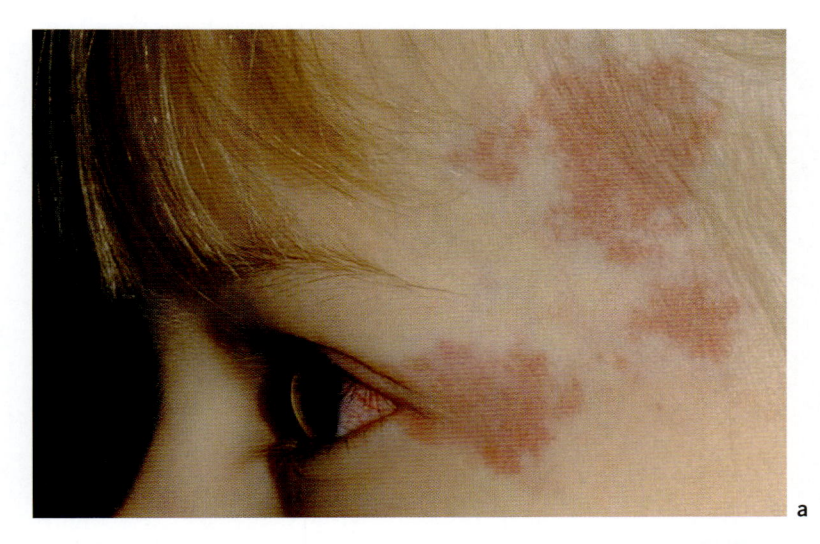

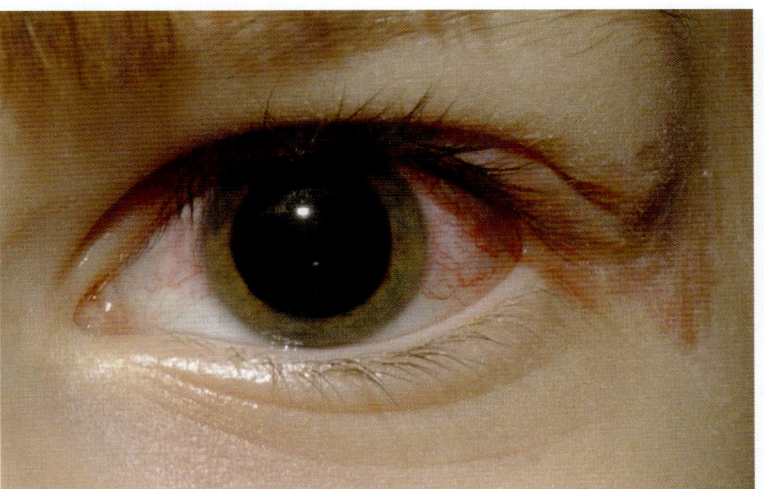

Glaukome im Rahmen systemischer Fehlbildungen und Syndrome — 293

Abb. 16-10 Sturge-Weber-Syndrom: Naevus flammeus im Bereich des linken N. trigeminus (**a**) unter Einbeziehung des Lides und der Konjunktiva (**b**) (Universitäts-Augenklinik Tübingen)

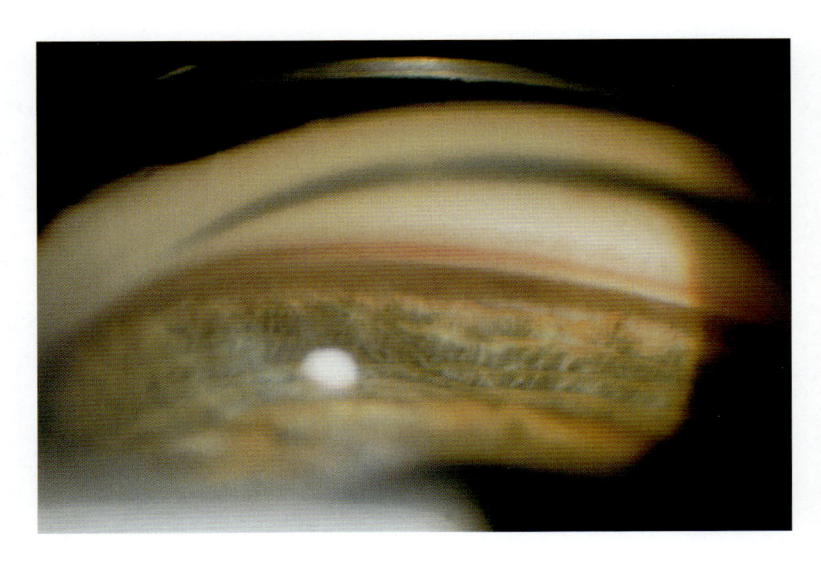

Abb. 16-11 Sturge-Weber-Syndrom: dysgenetischer Kammerwinkel (Universitäts-Augenklinik Tübingen)

Neurofibromatose Recklinghausen Typ 1

Epidemiologie

Die Prävalenz der Neurofibromatose Recklinghausen Typ 1 (NF1) wird mit einem Fall pro 3000 Einwohner beschrieben. Bei etwa 50 % der Fälle zeigt sich eine unauffällige Familienanamnese.

Ätiopathogenese

Ein Glaukom ist selten bei der Neurofibromatose. In etwa 1 % der Fälle tritt ein kongenitales einseitiges Glaukom (isolierte Trabekulodysgenesie) auf. Durch ein plexiformes Neurofibrom kann es auch zur Oberlid-, Kammerwinkel- und Ziliarkörperinfiltration oder durch eine Verdickung des Ziliarkörpers mit Synechien zu einem Kammerwinkelverschluss mit sekundärem Glaukom kommen. Die meisten Patienten mit kongenitalem Glaukom bei Neurofibromatose weisen plexiforme Neurofibrome des ipsilateralen (Ober-)Lides auf. Wenn plexiforme Neurinome des Lides vorhanden sind, tritt ein ipsilaterales kongenitales Glaukom in etwa 50 % der Fälle auf (Grant und Walton 1968).

Diagnose

Mindestens zwei der folgenden Hauptkriterien der Neurofibromatose Recklinghausen Typ 1 müssen für eine gesicherte Diagnose der Erkrankung vorliegen:
- mindestens sechs Café-au-lait-Flecken (95 %) (**Abb. 16-12**)
- zwei kutane Neurofibrome oder ein plexiformes Neurofibrom (90 %, Pubertät)
- axilläres und inguinales „Freckling" (Pigmentierung)
- Optikusgliom (etwa 15 %)
- mindestens zwei Irishamartome (Lisch-Knötchen, können erst später sichtbar sein, treten bis zum 20. Lebensjahr auf) (**Abb. 16-13**)
- ossäre Läsion (z. B. Keilbeinflügeldysplasie, Tibiapseudoarthrose)
- Verwandter ersten Grades mit gesicherter NF-1

Selten (1–2 %) können zusätzliche Veränderungen wie schwere Skoliose, Epilepsie, Hypertonie, Hydrozephalus, Phäochromozytom oder Leukämie auftreten. Malignome bzw. Entartung von Neurofibromen

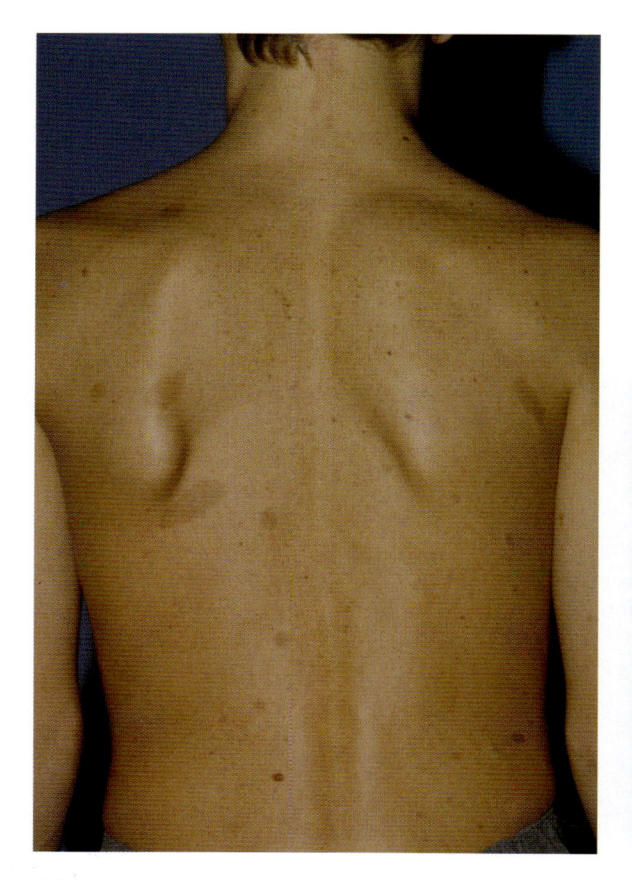

Abb. 16-12 Neurofibromatose Recklinghausen Typ 1: Café-au-lait-Flecken und vereinzelte Neurofibrome im Bereich des Rumpfes (Universitäts-Augenklinik Tübingen)

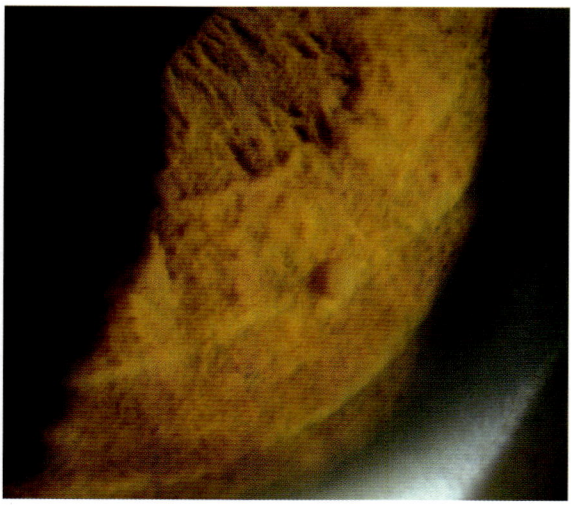

Abb. 16-13 Neurofibromatose Recklinghausen Typ 1: Irisknötchen (Lisch-Knötchen) (Universitäts-Augenklinik Tübingen)

werden insgesamt kaum beobachtet (etwa 3–4%). Zusätzliche Augenbefunde können sein: orbitale, periorbitale (5%) oder chorioidale Neurofibrome sowie Exophthalmus, Stauungspapille oder Optikusatrophie bestehen. Ein häufiges Auftreten von Lernstörungen bei Kindern (etwa 50%) wurde beschrieben, seltener eine mentale Retardierung (10%) oder ein Minderwuchs (Ragge und Traboulsi 1998).

■ Genetik

NF1 wird mit hoher Penetranz und variabler Expressivität autosomal dominant vererbt. Ursächlich verantwortlich für die NF1 sind Veränderungen im *NF1*-Gen (70%), das auf dem langen Arm des Chromosoms 17 identifiziert wurde (Genlocus: 17q11.2) und zu der Familie der Tumorsuppressor-Gene gezählt wird. Es besteht eine hohe (50%) Neumutationsrate, wahrscheinlich infolge der Größe des *NF1*-Gens.

Marfan-Syndrom

■ Epidemiologie

Die Häufigkeit des Marfan-Syndroms beträgt etwa einen Fall auf 15 000 bis 25 000 Personen.

■ Ätiopathogenese des Glaukoms

Die Prävalenz des Glaukoms beträgt etwa 8% beim Marfan-Syndrom, verursacht durch eine isolierte Trabekulodysgenesie, einen Pupillarblock durch Linsensubluxation (selten) oder durch ein phakolytisches Glaukom (Klüppel et al. 1997) (vgl. auch Kap. 6, S. 151).

■ Diagnose

Beim Marfan-Syndrom handelt es sich um eine Bindegewebserkrankung mit primär okulären, kardiovaskulären und skelettalen Systemveränderungen. Als diagnostische Kriterien gelten Veränderungen des Skeletts und jeweils Veränderungen in zwei anderen (okulären und kardiovaskulären) Systemen oder eine positive Familienanamnese und Veränderungen in zwei Organsystemen:
- **Skelett:** Arachnodaktylie, Skoliose, Überstreckbarkeit der Gelenke, Hypotonie der Muskulatur
- **Herz:** Aorten- und Mitralklappeninsuffizienz, Dilatation der Aortenwurzel (echographisch sichtbar)
- **Auge:** Ectopia lentis, typischerweise nach oben, Mikrophakie, Myopie, Megalokornea, Hypoplasie des Irisstromas, Ablatio retinae, Glaukom. Die Zonulafasern sind häufig lang und rarefiziert.

Bei milden Veränderungen kann die klinische Diagnose schwierig sein.

■ Genetik

Das Marfan-Syndrom wird mit hoher Penetranz und sehr variabler Expressivität autosomal dominant vererbt, die auf unterschiedlichen Punktmutationen oder Deletionen des sehr großen *Fibrillin-1*-Gens (Genlocus: 15q21.1) beruhen. Das Genprodukt Fibrillin ist ein Hauptanteil der peripheren und äquatorialen Linsenkapselanteile und der Zonulafasern.

Die Existenz einer seltenen autosomal rezessiven Form ist umstritten, wahrscheinlich handelt es sich eher um eine verminderte Merkmalsausprägung in der Elterngeneration oder um klinisch ähnliche Entitäten mit marfanoidem Habitus. Neumutationen werden in etwa 25% der Fälle beschrieben.

(Pierre-)Robin-Syndrom

Beim (Pierre-)Robin-Syndrom (Synonym: Robin-Sequenz, Robin-Komplex, Robin-Anomalie) handelt es sich um einen seltenen Fehlbildungskomplex mit Anomalien des Mittelgesichts. Im Vordergrund stehen eine Hypoplasie der Mandibula, eine Gaumenspalte, Glossoptosis, tief stehende Ohren, Klumpfuß, Syndaktylie, ein Herzfehler und eventuell neurologische Veränderungen (Mikro-, Hydrozephalus). Augenfehlbildungen zeigen sich in Form von Katarakt, Myopia magna, Netzhautablösung und kindlichem Glaukom mit Trabekulodysgenesie (Perkins 1970, Shaffer und Weiss 1970). Das Syndrom tritt sporadisch auf, dominante bzw. rezessive Fälle sind aber auch beschrieben.

Stoffwechselerkrankungen

Lowe-Syndrom

Der seltene Basisdefekt des Lowe-Syndroms (Synonym: okulo-zerebro-renales Syndroms) besteht in einer verminderten Aktivität der Phosphatidylinositol-4,5-biphosphat-5-Phosphatase (OCRL1) mit Störung des Proteintransports durch die Membran des Golgi-Apparats und generalisiertem renalem Aminosäureverlust. Seit der Erstbeschreibung 1952 sind über 100 männliche Patienten bekannt. Die Erkrankung wird X-chromosomal vererbt (Genlocus: Xq26.1). Die klinische Manifestation der Krankheit zeigt sich in den ersten Lebensmonaten mit Oligophrenie, Skelettveränderungen, Muskelhypotonie und schweren Sehstörungen durch Katarakt und kongenitalem Glaukom mit Buphthalmus (isolierte Trabekulodysgenesie) (Giannakopoulos et al. 1990). Ein Glaukom tritt in 50% der Patienten auf, meist um das sechste Lebensjahr (Cibis et al. 1990). Die meisten Patienten sterben im ersten Lebensjahr an Niereninsuffizienz.

Homocystinurie

Das Auftreten der Homocystinurie wird mit einem Fall pro 50 000 bis 150 000 Einwohner geschätzt. Die Homocystinurie ist eine autosomal rezessiv vererbte Stoffwechselerkrankung. Durch eine verminderte Aktivität des Enzyms Cystathionin-β-Synthetase wird der Homocystin-Stoffwechsel gedrosselt. Dadurch entsteht ein Rückstau von Homocystein, Homocystin, Homocystinsäure und Methionin im Körper.

Bei etwa ⅔ der Merkmalsträger treten eine Intelligenzminderung bis zur Oligophrenie, neurologische Störungen, Thromboseneigung, Skelettdysplasien (marfanoider Habitus) und Augenveränderungen mit Linsenluxation, Katarakt oder Optikusatrophie auf. Ein sekundäres Glaukom ist häufig und wird durch eine subluxierte Linse (normalerweise nach unten dezentriert) verursacht, wenn sie sich nach vorne bewegt und einen Pupillarblock bewirkt. Harrison et al. (1998) fanden in 12% der Fälle einen solchen Pupillarblock mit Druckanstieg bei Ectopia lentis. Nicht selten ist auch die vollständige Luxation in die Vorderkammer (vgl. auch Kap. 6, S. 145).

Rötelnbedingte Embryopathie

Bei einer Infektion zwischen dem ersten und zweiten Schwangerschaftstrimenon kann es im Rahmen der rötelnbedingten Embryopathie (etwa 0,4/100 000) zu okulären und systemischen Defekten kommen. Allgemein treten postnatal charakteristische Anomalien auf wie Schwerhörigkeit oder Taubheit, mentale Retardierung, Herzfehler und Veränderungen anderer Organe (z. B. Lunge oder Genitale), ein Diabetes mellitus und eine Schilddrüsendysfunktion. Am Auge beobachtete O'Neill (1998) eine Katarakt (85%, davon 63% bilateral), einen Mikrophthalmus (82%, davon 65% bilateral) und in 29% ein Glaukom. Von den elf Glaukommanifestationen waren vier durch den Mikrophthalmus bedingt, sechs traten als postoperatives Glaukom bei Aphakie nach Kataraktoperation auf, ein Kind hatte ein kongenitales Glaukom mit Buphthalmus (O'Neill 1998). Ein kindliches Glaukom bei rötelnbedingter Embryopathie kann sich auch aufgrund einer embryonalen Entwicklungsstörung bei Irishypoplasie, Persistenz der Pupillarmembran oder einer Kammerwinkeldysgenesie (isolierte Trabekulodysgenesie) manifestieren. Sekundär kann ein Glaukom aber auch im Rahmen einer Iridozyklitis entstehen.

Chromosomenaberrationen

Trisomie 21, Trisomie 13–15, Trisomie 17–18, Turner-Syndrom, partielle Trisomie 1q und 3q, Trisomie 2q, Trisomie 7q sowie Translokationen können neben anderen systemischen und okulären Fehlbildungen mit einem Glaukom assoziiert sein. Es handelt sich dabei jedoch in der Literatur meist um Einzelberichte (Kato et al. 2001, Traboulsi et al. 1988), die ein kongenitales Glaukom mit Buphthalmus, seltener ein juveniles Glaukom beschrieben.

- **Trisomie 21 (Down-Syndrom):** etwa 11 000 Neugeborene pro Jahr; hypotones Neugeborenes, mongoloide Lidspalte, kurze, flache Nase, Makroglossie bei kleinem Mund, 40% kongenitaler Herzfehler, Duodenalatresie, Vierfingerfurche, Sandalenlücke, Brushfield-Irisflecken, Katarakt, Glaukom, Keratokonus
- **Trisomie 13 (Pätau-Syndrom):** Lippen-Kiefer-Gaumen-Spalte, Mikrozephalie, Mikroophthalmie, Polydaktylie, Genitalfehlbildungen, kardiale, renale und ZNS-Fehlbildungen; 45% sterben im ersten Lebensmonat, 85% im ersten Lebensjahr.
- **Trisomie 18 (Edwards-Syndrom):** Prävalenz beträgt ein Fall pro 5000 Lebendgeburten; großer Hinterkopf, kleines Kinn, Lippen-Kiefer-Gaumen-Spalte, Herzfehler und andere Organfehler; 90% sterben vor dem Ende des ersten Lebensjahres
- **Ullrich-Turner-Syndrom (X0):** Prävalenz beträgt etwa ein Fall pro 3000 weibliche Neugeborene; Kleinwuchs, großer Mamillenabstand, Hypogonadismus: Amenorrhö, Infertilität

Zusammenfassung und Zukunftsperspektiven

Die dysgenetischen Glaukome entstehen auf der Basis von Entwicklungsstörungen des Kammerwinkels. Sie sind häufig assoziiert mit okulären und systemischen Fehlbildungen. Ausprägungsgrad und Manifestationsalter sind verschieden, sodass die Einschätzung des morphologischen Ausmaßes der Fehlbildung und das Manifestationsalter von entscheidender Bedeutung sind für die adäquate Behandlung und die Prognose. Zusätzlich kann das frühzeitige Erkennen assoziierter okulärer und systemischer Veränderungen hilfreich sein für die diagnostische Einordnung der Erkrankung, für eine weitere fachübergreifende Abklärung bzw. Behandlung oder auch insbesondere für die genetische Beratung.

Dysgenetische Glaukome können durch zahlreiche Veränderungen auf unterschiedlichen Genen hervorgerufen werden. Umgekehrt können Veränderungen auf ein und demselben Gen (z. B. *PAX6*, *PITX2* usw., vgl. **Tab. 16-3**, S. 281) verantwortlich sein für verschiedene Entwicklungsstörungen des vorderen Augenabschnittes. In einigen Fällen ist es heute möglich, Patienten und ihren Familien gezielt eine molekulargenetische Diagnostik, das heißt eine Genanalyse der Veränderungen in ihrer eigenen Familie, anzubieten. Obwohl inzwischen einige ursächliche Gene bekannt sind, die an der Entstehung der dysgenetischen Glaukome beteiligt sind, ist jedoch für viele Formen der genetische Modus noch ungeklärt. Es ist aber zu erwarten, dass in den nächsten Jahren die Erkenntnisse auf diesem Gebiet rasch anwachsen werden.

In den letzten Jahren haben zudem Experimente an verschiedenen Tiermodellen und histologische Untersuchungen menschlicher Kammerwinkel ein besseres Verständnis für die Veränderungen bei entwicklungsbedingten Glaukomen gebracht. Unter diesem Aspekt gewinnen weiterführende Studien zur Identifizierung der ursächlichen genetischen Veränderungen, zur Aufklärung der Mechanismen, die zu den Entwicklungsstörungen des Kammerwinkels führen, sowie aktivierender bzw. hemmender Stoffe wesentliches Gewicht für zukünftige Therapieansätze. So werden derzeitig international experimentelle Studien zum Einsatz von **Wachstumsfaktoren** bzw. **neuroprotektiven Substanzen** (z. B. „brain derived neurotrophic factor" [BDNF], „ciliary neurotrophic factor" [CNTF]) und zur somatischen **Gentherapie** durchgeführt. Das Einschleusen genetischer Information ist in entsprechenden gentherapeutischen Ansätzen bei Tiermodellen bereits erfolgreich durchgeführt worden. Durch einen solchen Gentransfer und/oder das Einbringen körpereigener Wachstumsfaktoren in den vorderen oder hinteren Augenabschnitt konnte in verschiedenen Tiermodellen bereits eine Modulierung des Kammerwasserabflusses und eine Stabilisierung der retinalen Ganglienzellen nachgewiesen werden (Übersicht: Borras et al. 2002).

Literatur

Al-Hazmi A, Zwaan J, Awad A, al-Mesfer S, Mullaney PB, Wheeler DT. Effectiveness and complications of mitomycin C use during pediatric glaucoma surgery. Ophthalmology 1998; 105: 1915–20.

Alward WL, Semina EV, Kalenak JW, Heon E, Sheth BP, Stone EM, Murray JC. Autosomal dominant iris hypoplasia is caused by a mutation in the Rieger syndrome (RIEG/PITX2) gene. Am J Ophthalmol 1998; 125: 98–100.

Anderson DR. The development of the trabecular meshwork and its abnormality in primary infantile glaucoma. Am J Ophthalmol Soc 1981; 79: 458–85.

Axton R, Hanson I, Danes S, Sellar G, van Heyningen V, Prosser J. The incidence of PAX6 mutation in patients with simple aniridia: an evaluation of mutation detection in 12 cases. J Med Genet 1997; 34: 279–86.

Azuma N, Nishina S, Yanagisawa H, Okuyama T, Yamada M. PAX6 missense mutation in isolated foveal hypoplasia. Nat Genet 1996; 13: 141–2.

Azuma N, Yamaguchi Y, Handa H, Hayakawa M, Kanai A, Yamada M. Missense mutation in the alternative splice region of the PAX6 gene in eye anomalies. Am J Hum Genet 1999; 65: 656–63.

Baulmann DC, Ohlmann A, Flugel-Koch C, Goswami S, Cvekl A, Tamm ER. Pax6 heterozygous eyes show defects in chamber angle differentiation that are associated with a wide spectrum of other anterior eye segment abnormalities. Mech Dev 2002; 118: 3–17.

Borras T, Brandt CR, Nickells R, Ritch R. Gene therapy for glaucoma: treating a multifaceted, chronic disease. Invest Ophthalmol Vis Sci 2002; 43: 2513–8.

Broughton WL, Fine BS, Zimmermann LE. A histologic study of congenital glaucoma associated with a glaucoma defect. Ophthalmology 1980; 87: 96–9.

Cela E, BenEzra D. Aniridia and Down syndrome. J Pediatr Ophthalmol Strabismus 2000; 37: 369–70.

Chan AK, Levin AV, Teebi AS. Craniofacial dysmorphism, agenesis of the corpus callosum and ocular colobomas: Temtamy syndrome? Clin Dysmorphol 2000; 9: 223–6.

Chen TC, Walton DS. Goniosurgery for prevention of aniridic glaucoma. Arch Ophthalmol 1999; 117: 1144–8.

Chitty LS, McCrimmon R, Temple IK, Russell-Eggitt IM, Baraitser M. Dominantly inherited syndrome comprising partially absent eye muscles, hydrocephaly, skeletal abnormalities, and a distinctive facial phenotype. Am J Med Genet 1991; 40: 417–20.

Cibis GW, Tripathi RC, Tripathi BJ. Lowe's syndrome. In: The eye in systemic disease. Gold DH, Weingeist TA (eds). Philadelphia: Lippincott 1990; 505.

Cohen SM, Nelson LB. Aniridia with congenital ptosis and glaucoma: a family study. Ann Ophthalmol 1988; 20: 53–7.

Crolla JA, Cross I, Atkey N, Wright M, Oley CA. FISH studies in a patient with sporadic aniridia and t(7;11) (q31.2;p13). J Med Genet 1996; 33: 66–8.

David R, MacBeath L, Jenkins T. Aniridia associated with microcornea and subluxated lenses. Br J Ophthalmol 1978; 62: 118–21.

De Hauwere RC, Leroy JG, Adriaenssens K, Van Heule R. Iris dysplasia, orbital hypertelorism, and psychomotor retardation: a dominantly inherited developmental syndrome. J Pediatr 1973; 82: 679–81.

Djodeyre MR, Peralta Calvo J, Abelairas Gomez J. Clinical evaluation and risk factors of time to failure of Ahmed Glaucoma Valve implant in pediatric patients. Ophthalmology 2001; 108: 614–20.

Dowling JL jr., Albert DM, Nelson LB, Walton DS. Primary glaucoma associated with iridotrabecular dysgenesis and ectropion uveae. Ophthalmology 1985; 92: 912–21.

Edwards BM, Van Riper LA, Kileny PR. Clinical manifestations of CHARGE association. Int J Petriatr Otorhinolaryngol 1995; 33: 23–42.

Elsas FJ, Maumenee IH, Kenyon KR, Yoder F. Familial aniridia with preserved ocular function. Am J Ophthalmol 1977; 83: 718–24.

Fogle JA, Green WR, Kenyon KR, Naquin S, Gadol J. Peripheral Peters' anomaly: a histopathologic case report. J Pediatr Ophthalmol Strabismus 1978; 15: 71–6.

Frank-Kamenetzki SG. Eine eigenartige hereditäre Glaukomform mit Mangel des Irisstromas und geschlechtsgebundener Vererbung. Klin Monatsbl Augenheilkd 1925; 74: 133–50.

Freudenthaler S. Ophthalmika. In: Schlote T, Freudenthaler S, Stübiger N, Zierhut M (Hrsg). Medikamentöse Nebenwirkungen am Auge. Stuttgart, New York: Thieme 2001; 129–30.

Frydman M, Weinstock AL, Cohen HA, Savir H, Varsano I. Autosomal recessive Peters anomaly, typical facial appearance, failure to thrive, hydrocephalus, and other anomalies: further delineation of the Krause-Kivlin syndrome. Am J Med Genet 1991; 40: 34–40.

Funk RHW, Apple DJ, Naumann GOH. Embryologie, Anatomie und Untersuchungstechnik. In: Naumann GOH (Hrsg). Pathologie des Auges. Berlin, Heidelberg, New York: Springer 1997; 30–8.

Gabriel K, Savir H, Shabtai F. Chromosome 9 pericentric inversion in familial aniridia. Metab Ophthalmol 1978; 2: 213–4.

Giannakopoulos P, Bouras C, Vallet P, Constantinidis J. Lowe syndrome: clinical and neuropathological studies of an adult case. J Ment Defic Res 1990; 34: 491–500.

Gillespie FD. Aniridia, cerebellar ataxia and oligophrenia in siblings. Arch Ophthalmol 1965; 73: 338–41.

Glaser T, Ton CC, Mueller R, Petzl-Erler ML, Oliver C, Nevin NC, Housman DE, Maas RL. Absence of PAX6 gene mutations in Gillespie syndrome (partial aniridia, cerebellar ataxia, and mental retardation). Genomics 1994; 19: 145–8.

Grant WM, Walton DS. Distinctive gonioscopic findings in glaucoma due to neurofibromatosis. Arch Ophthalmol 1968; 79: 127–34.

Grant WM, Walton DS. Progressive changes in the angle in congenital aniridia, with development of glaucoma. Am J Ophthalmol 1974; 78: 842–7.

Gregor Z, Hitchings RA. Rieger's anomaly: a 42-year follow-up. Br J Ophthalmol 1980; 64: 56–8.

Grehn F, Mackensen G. Riegersche Anomalie mit Hydrophthalmiezeichen und spontaner Druckregulierung. Klin Monatsbl Augenheilkd 1982; 181: 197–201.

Grehn F, Mackensen G. Klinik der Glaukome. Kap. 5. In: Die Glaukome. Stuttgart: Kohlhammer 1993; 187–203.

Gronskov K, Olsen JH, Sand A, Pedersen W, Carlsen N, Bak Jylling AM, Lyngbye T, Brondum-Nielsen K, Rosenberg T. Population-based risk estimates of Wilms tumor in sporadic aniridia. A comprehensive mutation screening procedure of PAX6 identifies 80% of mutations in aniridia. Hum Genet 2001; 109: 11–8.

Grove J, Shaw M, Bourque G. A family study of aniridia. Arch Ophthalmol 1961; 65: 81–94.

Hamming NA, Miller MT, Rabb M. Unusual variant of familial aniridia. J Pediatr Ophthalmol Strabismus 1986; 23: 195–200.

Hanson IM, Fletcher JM, Jordan T, Brown A, Taylor D, Adams RJ, Punnett HH, van Heyningen V. Mutations at the PAX6 locus are found in heterogeneous anterior segment malformations including Peters' anomaly. Nat Genet 1994; 6: 168–73.

Harms H, Dannheim R. Erfahrungen mit der externen Trabeculotomie bei kongenitalem Glaukom. Ber Zusammenkunft Dtsch Ophthalmol Ges 1969; 69: 272–6.

Harrison DA, Mullaney PB, Mesfer SA, Awad AH, Dhindsa H. Management of ophthalmic complications of homocystinuria. Ophthalmology 1998; 105: 1886–90.

Heon E, Sheth BP, Kalenak JW, Sunden SL, Streb LM, Taylor CM, Alward WL, Sheffield VC, Stone EM. Linkage of autosomal dominant iris hypoplasia to the region of the Rieger syndrome locus (4q25). Hum Mol Genet 1995; 4: 1435–9.

Hill RE, Favor J, Hogan BL, Ton CC, Saunders GF, Hanson IM, Prosser J, Jordan T, Hastie ND, van Heyningen V. Mouse small eye results from mutations in a paired-like homeobox-containing gene. Nature 1991; 354: 522–5.

Hittner HM, Riccardi VM, Ferrell RE, Borda RR, Justice J jr. Variable expressivity in autosomal dominant aniridia by clinical, electrophysiologic, and angiographic criteria. Am J Ophthalmol 1980; 89: 531–9.

Holbach LM, Hinzpeter EN, Naumann GOH. Kornea und Sklera. In: Naumann GOH (Hrsg). Pathologie des Auges. Berlin, Heidelberg, New York: Springer 1997; 507–692.

Hoskins HD, Shaffer RN, Hetherington J. Anatomical classification of the developmental glaucomas. Arch Ophthalmol 1984; 102: 1331.

Hurst JA, Markiewicz M, Kumar D, Brett EM. Unknown syndrome: Hirschsprung's disease, microcephaly, and iris coloboma: a new syndrome of defective neuronal migration. J Med Genet 1988; 25: 494–7.

Jordan T, Ebenezer N, Manners R, McGill J, Bhattacharya S. Familial glaucoma iridogoniodysplasia maps to a 6p25 region implicated in primary congenital glaucoma and iridogoniodysgenesis anomaly. Am J Hum Genet 1997; 61: 882–8.

Jørgenson RJ, Levin LS, Cross HE, Yoder F, Kelly TE. The Rieger syndrome. Am J Med Genet 1978; 2: 307–18.

Kato R, Kishibayashi J, Shimokawa O, Harada N, Niikawa N, Matsumoto N. Congenital glaucoma and Silver-Russell phenotype associated with partial trisomy 7q and monosomy 15q. Am J Med Genet 2001; 104: 319–22.

Kenyon KR. Mesenchymal dysgenesis in Peter's anomaly, sclerocornea and congenital endothelial dystrophy. Exp Eye Res 1975; 21: 125–42.

Kirwan JF, Shah P, Khaw PT. Diode laser cyclophotocoagulation: role in the management of refractory pediatric glaucomas. Ophthalmology 2002; 109: 316–23.

Klüppel M, Sundmacher R, Althaus C. Operative Versorgung Marfan-assoziierter und idiopathischer Linsensubluxationen. Ophthalmologe 1997; 94: 739–44.

Koster R, van Balen AT. Congenital corneal opacity (Peters' anomaly) combined with buphthalmos and aniridia. Ophthalmic Paediatr Genet 1985; 6: 241–6.

Krieglstein GK, Kirchhof B. Die dysgenetischen Glaukome. Z Prakt Augenheilkd 1992; 13: 497–514.

Ladda R, Atkins L, Littlefield J, Neurath P, Marimuthu KM. Computer-assisted analysis of chromosomal abnormalities: detection of a deletion in aniridia-Wilms' tumor syndrome. Science 1974; 185: 784–7.

Layman PR, Anderson RA, Flynn JT. Frequent occurrence of hypoplastic optic disks in patients with aniridia. Am J Ophthalmol 1974; 77: 513.

Lehmann OJ, Ebenezer ND, Ekong R, Ocaka L, Mungall AJ, Fraser S, McGill JI, Hitchings RA, Khaw PT, Sowden JC, Povey S, Walter MA, Bhattacharya SS, Jordan T. Ocular developmental abnormalities and glaucoma associated with interstitial 6p25 duplications and deletions. Invest Ophthalmol Vis Sci 2002; 43: 1843–9.

Levin H, Ritch R, Barathur R, Dunn MW, Teekhasaenee C, Margolis S. Aniridia, congenital glaucoma, and hydrocephalus in a male infant with ring chromosome 6. Am J Med Genet 1986; 25: 281–7.

Malandrini A, Mari F, Palmeri S, Gambelli S, Berti G, Bruttini M, Bardelli AM, Williamson K, van Heyningen V, Renieri A. PAX6 mutation in a family with aniridia, congenital ptosis, and mental retardation. Clin Genet 2001; 60: 151–4.

Mandal AK. Late-onset unilateral primary developmental glaucoma associated with iridotrabecular dysgenesis, congenital ectropion uveae and thickened corneal nerves: a new neural crest syndrome? Ophthalmic Surg Lasers 1999; 30: 567–70.

Mandal AK, Bhatia PG, Gothwal VK, Reddy VM, Sriramulu P, Prasad MS, John RK, Nutheti R, Shamanna BR. Safety and efficacy of simultaneous bilateral primary combined trabeculotomy-trabeculectomy for developmental glaucoma. Indian J Ophthalmol 2002; 50: 13–9.

Mannens M, Bleeker-Wagemakers EM, Bliek J, Hoovers J, Mandjes I, van Tol S, Frants RR, Heyting C, Westerveld A, Slater RM. Autosomal dominant aniridia linked to the chromosome 11p13 markers catalase and D11S151 in a large Dutch family. Cytogenet Cell Genet 1989; 52: 32–6.

Margo CE. Congenital aniridia: a histopathologic study of the anterior segment in children. Pediatr Ophthalmol Strabismus 1983; 20: 192–8.

Mayer UM. Peters' anomaly and combination with other malformations (series of 16 patients). J Ophthalmic Paediatr Genet 1992; 13: 131–5.

Mears AJ, Mirzayans F, Gould DB, Pearce WG, Walter MA. Autosomal dominant iridogoniodysgenesis anomaly maps to 6p25. Am J Hum Genet 1996; 59: 1321–7.

Miller R, Fraumeni J, Manning M. Association of Wilms' tumor with aniridia hemihypertrophy and other congenital malformations. N Engl J Med 1964; 270: 922.

Mills RP, Reynolds A, Emond MJ, Barlow WE, Leen MM. Long-term survival of Molteno glaucoma drainage devices. Ophthalmology 1996; 103: 299–305.

Mirkinson AE, Mirkinson NK. A familial syndrome of aniridia and absence of the patella. Birth Defects Orig Artic Ser 1975; 11: 129–31.

Mirzayans F, Pearce WG, MacDonald IM, Walter MA. Mutation of the PAX6 gene in patients with autosomal dominant keratitis. Am J Hum Genet 1995; 57: 539–48.

Mirzayans F, Gould DB, Heon E, Billingsley GD, Cheung JC, Mears AJ, Walter MA. Axenfeld-Rieger syndrome resulting from mutation of the FKHL7 gene on chromosome 6p25. Eur J Hum Genet 2000; 8: 71–4.

Morrison DA, FitzPatrick DR, Fleck BW. Iris coloboma with iris heterochromia: a common association. Arch Ophthalmol 2000; 118: 1590–1.

Morrison DA, FitzPatrick DR, Fleck BW. Iris coloboma and a microdeletion of chromosome 22: del(22)(q11.22). Br J Ophthalmol 2002; 86: 1316.

Mullaney PB, Selleck C, Al-Awad A, Al-Mesfer S, Zwaan J. Combined trabeculotomy and trabeculectomy as an initial procedure in uncomplicated congenital glaucoma. Arch Ophthalmol 1999; 117: 457–60.

Muto R, Yamamori S, Ohashi H, Osawa M. Prediction by FISH analysis of the occurrence of Wilms tumor in aniridia patients. Am J Med Genet 2002; 108: 285–9.

Nelson LB, Spaeth GL, Nowinski TS, Margo CE, Jackson L. Aniridia. A review. Surv Ophthalmol 1984; 28: 621–42.

O'Neill JF. The ocular manifestations of congenital infection: a study of the early effect and long-term outcome of maternally transmitted rubella and toxoplasmosis. Trans Am Ophthalmol Soc 1998; 96: 813–79.

Ozeki H, Shirai S, Nozaki M, Sakurai E, Mizuno S, Ashikari M, Matsunaga N, Ogura Y. Ocular and systemic features of Peters' anomaly. Graefes Arch Clin Exp Ophthalmol 2000; 238: 833–9.

Perkins T. Pierre Robin syndrome. Trans Ophthalmol Soc U K 1970; 90: 179–80.

Perveen R, Lloyd IC, Clayton-Smith J, Churchill A, van Heyningen V, Hanson I, Taylor D, McKeown C, Super M, Kerr B, Winter R, Black GC. Phenotypic variability and asymmetry of Rieger syndrome associated with PITX2 mutations. Invest Ophthalmol Vis Sci 2000; 41: 2456–60.

Pettenati MJ, Weaver RG, Burton BK. Translocation t(5;11)(q13.1;p13) associated with familial isolated aniridia. Am J Med Genet 1989; 34: 230–2.

Phelps CD. The pathogenesis of glaucoma in Sturge-Weber syndrome. Ophthalmology 1978; 85: 276–86.

Phillips JC, del Bono EA, Haines JL, Pralea AM, Cohen JS, Greff LJ, Wiggs JL. A second locus for Rieger syndrome maps to chromosome 13q14. Am J Hum Genet 1996; 59: 613–9.

Ragge NK, Traboulsi EI. The Phakomatoses. In: Genetic diseases of the eye. Traboulsi EI (ed). New York, Oxford: Oxford University Press 1998; 733–75.

Ramer JC, Lin AE, Dobyns WB, Winter R, Ayme S, Pallotta R, Ladda RL. Previously apparently undescribed syndrome: shallow orbits, ptosis, coloboma, trigonocephaly, gyral malformations, and mental and growth retardation. Am J Med Genet 1995; 57: 403–9.

Remé C, Lavile d'Epinary S. Periods of development of the normal human chamber angle. Doc Ophthalmol 1981; 51: 241.

Rosias PR, Sijstermans JM, Theunissen PM, Pulles-Heintzberger CF, De Die-Smulders CE, Engelen JJ, Van Der Meer SB. Phenotypic variability of the cat eye syndrome. Case report and review of the literature. Genet Couns 2001; 12: 273–82.

Rummelt V, Naumann GOH. Uvea. In: Naumann GOH (Hrsg). Pathologie des Auges. Berlin, Heidelberg, New York: Springer 1997; 693–843.

Schanzlin DJ, Goldberg DB, Brown SI. Hallermann-Streiff syndrome associated with sclerocornea, aniridia, and a chromosomal abnormality. Am J Ophthalmol 1980; 90: 411–5.

Semina EV, Reiter R, Leysens NJ, Alward WL, Small KW, Datson NA, Siegel-Bartelt J, Bierke-Nelson D, Bitoun P, Zabel BU, Carey JC, Murray JC. Cloning and characterization of a novel bicoid-related homeobox transcription factor gene, RIEG, involved in Rieger syndrome. Nat Genet 1996; 14: 392–9.

Shaffer RN, Weiss DI. Congenital and Pediatric Glaucomas. St. Louis: Mosby 1970.

Shaw M, Falls H, Neel J. Congenital aniridia. Am J Hum Genet 1960; 12: 389–415.

Shields MB. A common pathway for developmental glaucomas. Trans Ophthalmol Soc 1987; 85: 222–37.

Shields MB. Developmental glaucomas with associated anomalies. In: Textbook of Glaucoma. 4th ed. Baltimore: Williams & Williams 1998; 207–25.

Shields MB, Reed JW. Aniridia and congenital ptosis. Ophthalmology 1975; 7: 203–5.

Shields MB, Buckley E, Klintworth GK, Thresher R. Axenfeld-Rieger syndrome. A spectrum of developmental disorders. Surv Ophthalmol 1985; 29: 387–409.

Simola KO, Knuutila S, Kaitila I, Pirkola A, Pohja P. Familial aniridia and translocation t(4;11)(q22;p13) without Wilms' tumor. Hum Genet 1983; 63: 158–61.

Stathacopoulos RA, Bateman JB, Sparkes RS, Hepler RS. The Rieger syndrome and a chromosome 13 deletion. J Pediatr Ophthalmol Strabismus 1987; 24: 198–203.

Strachan T, Read AP. PAX genes. Curr Opin Genet Dev 1994; 4: 427–38.

Stratton RF, Parker MW, McKeown CA, Johnson CP. Sibs with growth deficiency, delayed bone age, congenital hip dislocation, and iridocorneal abnormalities with glaucoma. Am J Med Genet 1989; 32: 330–2.

Temtamy SA, Salam MA, Aboul-Ezz EH, Hussein HA, Helmy SA, Shalash BA. New autosomal recessive multiple congenital abnormalities/mental retardation syndrome with craniofacial dysmorphism absent corpus callosum, iris colobomas and connective tissue dysplasia. Clin Dysmorphol 1996; 5: 231–40.

Ton CC, Hirvonen H, Miwa H, Weil MM, Monaghan P, Jordan T, van Heyningen V, Hastie ND, Meijers-Heijboer H, Drechsler M. Positional cloning and characterization of a paired box- and homeobox-containing gene from the aniridia region. Cell 1991; 67: 1059–74.

Traboulsi EI. Malformations of the anterior segment of the eye. In: Traboulsi EI (ed). Genetic Diseases of the Eye. New Xork, Oxford: Oxford University Press 1998; 81–98.

Traboulsi EI, Maumenee IH. Peters' anomaly and associated congenital malformations. Arch Ophthalmol 1992; 110: 1739–42.

Traboulsi EI, Levine E, Mets MB, Parelhoff ES, O'Neill JF, Gaasterland DE. Infantile glaucoma in Down's syndrome (trisomy 21). Am J Ophthalmol 1988; 105: 389–94.

Traboulsi EI, Zhu D, Maumenee I. Aniridia. In: Traboulsi EI (ed). Genetic Diseases of the Eye. New Xork, Oxford: Oxford University Press 1998; 99–114.

Turleau C, de Grouchy J, Tournade MF, Gagnadoux MF, Junien C. Del 11p/aniridia complex. Report of three patients and review of 37 observations from the literature. Clin Genet 1984; 26: 356–62.

Van Schooneveld MJ, Delleman JW, Beemer FA, Bleeker-Wagemakers EM. Peters'-plus: a new syndrome. Ophthalmic Paediatr Genet 1984; 4: 141–5.

Vaux C, Sheffield L, Keith CG, Voullaire L. Evidence that Rieger syndrome maps to 4q25 or 4q27. J Med Genet 1992; 29: 256–8.

Vincent A, Billingsley G, Priston M, Williams-Lyn D, Sutherland J, Glaser T, Oliver E, Walter MA, Heathcote G, Levin A, Heon E. Phenotypic heterogeneity of CYP1B1: mutations in a patient with Peters' anomaly. J Med Genet 2001; 38: 324–6.

Wagle NS, Freedman SF, Buckley EG, Davis JS, Biglan AW. Long-term outcome of cyclocryotherapy for refractory pediatric glaucoma. Ophthalmology 1998; 105: 1921–6.

Walker FA, Dyson C. Dominantly inherited aniridia associated with mental retardation and other eye abnormalities. Birth Defects Orig Artic Ser 1974; 10: 147–9.

Warburg M, Mikkelsen M, Andersen SR, Geertinger P, Larsen HW, Vestermark S, Parving A. Aniridia and interstitial deletion of the short arm of chromosome 11. Metab Pediatr Ophthalmol 1980; 4: 97–102.

Weatherhill JR, Hart CT. Familial hypoplasia of the iris stroma associated with glaucoma. Br J Ophthalmol 1969; 53: 433.

Witkowski R, Prokop O, Ullrich E. Lexikon der Syndrome und Fehlbildungen: Ursachen, Genetik und Risiken. 6. Aufl. Berlin, Heidelberg, New York: Springer 1999.

Wolf M, Zabel B, Lorenz B, Blankenagel A, Ghorbani MB, Schwenn O, Wildhardt G. Molekulargenetische Untersuchung des PAX6-Gens bei Aniridie-Patienten. Ophthalmologe 1998; 95: 828–30.

Zalish M, Leiba H, Oliver M. Subconjunctival injection of 5-fluorouracil following trabeculectomy for congenital and infantile glaucoma. Ophthalmic Surg 1992; 23: 203–5.

17 Das schmerzhafte, blinde Glaukomauge

Torsten Schlote

■ Einleitung und Definition

Das schmerzhafte, blinde Glaukomauge bezeichnet im engeren Sinne zunächst ein Auge mit einem irreversiblen, vollständigen Verlust des Sehvermögens und Schmerzhaftigkeit als unmittelbare Folge einer Glaukomerkrankung. In der Praxis schließt der Begriff des schmerzhaften, blinden Glaukomauges aber sehr häufig Augen mit einer weitgehend erloschenen, praktisch nicht mehr nutzbaren Sehfunktion (zumeist Handbewegungen oder weniger) ein.

Zu beachten ist, dass sich hinter dieser Zustandsbeschreibung eines Auges auch ein anderer, zur Erblindung und/oder Schmerzhaftigkeit führender Krankheitsprozess verbergen kann, der mit der Entwicklung eines Sekundärglaukoms einhergeht oder auch unabhängig von einer gleichzeitig vorliegenden Glaukomerkrankung abläuft. Hinter dem Begriff „schmerzhaftes, blindes Glaukomauge" können sich demnach unterschiedliche Gründe für die Schmerzhaftigkeit oder Erblindung eines Auges verbergen.

■ Epidemiologie

Untersuchungen der Weltgesundheitsorganisation (WHO) gehen von etwa 38 Millionen erblindeten Menschen und etwa 110 Millionen Menschen mit niedrigem Sehvermögen und hohem Risiko der Erblindung weltweit aus (Thylefors et al. 1995). Genaue Daten zur Prävalenz der glaukombedingten erblindeten Augen sind schon aus Gründen einer nicht einheitlich gültigen Definition des Glaukoms und seiner Einzelformen schwierig zu gewinnen. Schätzungen belaufen sich auf etwa fünf bis sieben Millionen Menschen, die gegenwärtig infolge eines Glaukoms beidseitig erblindet sind (Quigley 1996, Thylefors und Negrel 1994). Die Prävalenz der einseitigen, glaukombedingten Erblindung ist unbekannt.

Die glaukombedingte Erblindung ist bei älteren Patienten überwiegend mit dem primär chronischen Offenwinkelglaukom assoziiert. Es bestehen zumeist ein reizarmer Befund und Schmerzfreiheit. Bei jüngeren Patienten ist die Glaukomanamnese dagegen kurz, es handelt sich häufig um rasch progrediente Sekundärglaukome, die von Schmerzen und entzündlichen Veränderungen geprägt sind.

Rein epidemiologische Daten zur Häufigkeit des schmerzhaften, blinden Glaukomauges liegen nicht vor. Histopathologische Studien haben aber zeigen können, dass therapierefraktäre, schmerzhafte Sekundärglaukome unmittelbarer klinischer Anlass für rund 32 bis 41 % aller Enukleationen in den westlichen Industrieländern sind (de Gottrau et al. 1994, Gaßler und Lommatzsch 1995, Naumann und Portwich 1976). Es handelt sich dabei überwiegend um sekundäre Winkelblockglaukome, am häufigsten neovaskuläre Glaukome.

■ Ätiopathogenese

Die sensible Versorgung des Augapfels erfolgt über den N. ophthalmicus (V/I), dem ersten Ast des N. trigeminus. Iris und Ziliarkörper enthalten ein besonders ausgeprägtes Geflecht sensibler Fasern und Rezeptoren.

Schmerzen, die bei einem blinden Glaukomauge auftreten, können auf folgende Ursachen zurückgeführt werden (**Abb. 17-1**):
- **erhöhter Intraokulardruck:** Dort, wo erhöhte Augeninnendruckwerte messbar sind, ist nicht nur deren absolute Höhe, sondern auch der direkte Vergleich mit Vormessungen für die Beurteilung wesentlich. Der Grad der aktuellen Erhöhung des Augeninnendrucks korreliert wesentlich besser mit der Schmerzwahrnehmung als der absolute Wert. So können neu aufgetretene, moderate Druckerhöhungen bereits zu deutlichen Schmerzen führen. Andererseits können hohe Augeninnendruckwerte über 40 mm Hg, die sich über einen langen Zeitraum entwickelt haben, mit völliger Schmerzfreiheit einhergehen. Diese Un-

terschiede sind für das therapeutische Vorgehen wesentlich.

- **entzündungsbedingte Schmerzen:** Nicht wenige Sekundärglaukome gehen wegen einer alterierten Blut-Kammerwasser-Schranke (posttraumatisch, Zustand nach multiplen Operationen, Neovaskularisationen, Uveitis) mit einer erhöhten intraokulären Entzündungsneigung einher, die über die zusätzliche Hemmung des Kammerwasserabflusses sehr hohe Augeninnendruckwerte und den begleitenden Ziliarkörperspasmus starke Schmerzen verursachen kann. Der Ziliarkörperspasmus wird unabhängig von der Stärke des intraokulären Reizes bei jüngeren Patienten stärker ausfallen als bei älteren Patienten. Da sehr viele, blinde Glaukomaugen voroperiert sind, ist auch an Plombeninfektionen nach Buckelchirurgie, beginnende Endophthalmitis oder Skleritis zu denken.

- **Oberflächenprobleme:** Die zumeist langjährige Applikation von Antiglaukomatosa wird bei vielen Patienten zu Sicca-Beschwerden (v. a. β-Rezeptoren-Blocker, Konservierungsmittel) und Unverträglichkeiten gegenüber verschiedenen Substanzen führen (Stübiger 2001). Eine chronisch follikuläre Konjunktivitis ist bei vielen Patienten zu beobachten. Sicher wird das Problem einer zunehmend schlechteren Oberflächenbefeuchtung bei diesen Patienten unterschätzt.

Zu achten ist weiterhin insbesondere auf Veränderungen der Hornhaut wie Hornhautdekompensation mit Epithelödem, Bullae und Erosionen, noduläre (Salzmann) oder bandförmige Degeneration und akut entzündliche Veränderungen wie Hornhautinfiltrate und -ulzera. Eine Hornhautdekompensation ist vor allem im Zusammenhang mit stark erhöhten intraokulären Druckwerten zu

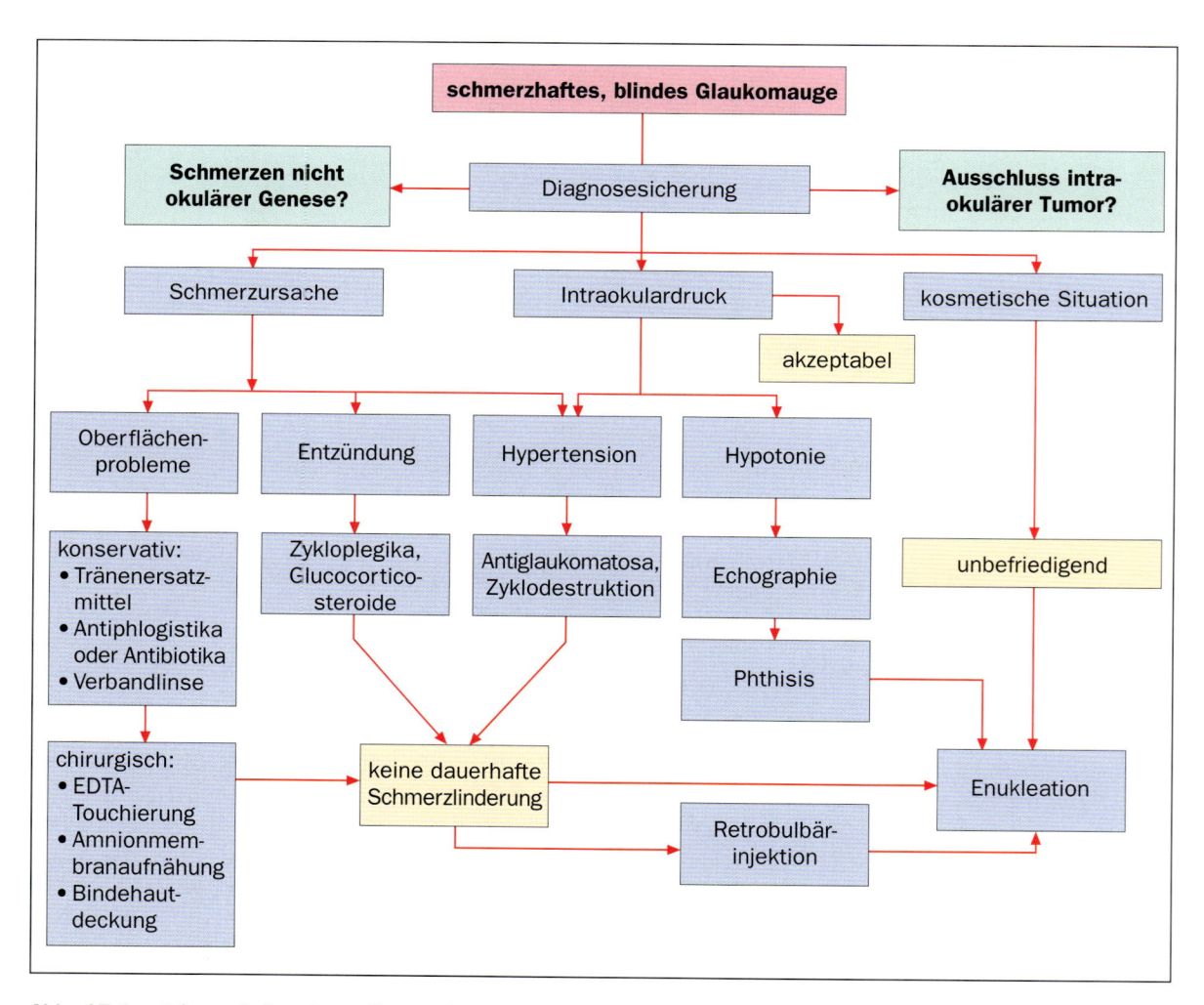

Abb. 17-1 Schematische Darstellung diagnostischer und therapeutischer Schritte bei der Behandlung eines schmerzhaften, blinden Glaukomauges. EDTA = Ethylendiamintetraacetat.

beobachten, kann aber auch Folge einer Endothelinsuffizienz nach mehrfacher Voroperation (Kataraktchirurgie) oder Teilaspekt der Glaukomerkrankung (ICE Syndrom) sein.
- **Phthisis:** Eine beginnende oder bereits eindeutig bestehende Phthisis bulbi geht relativ häufig mit einer Schmerzsymptomatik einher, die wahrscheinlich auf den häufig vorliegenden Intraokularreiz zurückzuführen ist.
- **Schmerzen nichtokulärer Ursache:** Schmerzen nichtokulärer Ursache (z. B. Migräne, Spannungskopfschmerz, Arteriitis temporalis) müssen bedacht und bei entsprechenden Hinweisen auch ausgeschlossen werden.

Diagnose und Differenzialdiagnose

Das diagnostische Vorgehen zielt auf die Klärung folgender Fragestellungen:
- Liegt eine irreversible Erblindung des Auges vor?
- Welche Form des Glaukoms liegt vor und begründet sie die vorliegende Erblindung?
- Was verursacht die Schmerzhaftigkeit des Auges?
- Ergeben sich Hinweise auf nicht glaukombedingte Ursachen für Erblindung und Schmerzhaftigkeit?
- Wie stark fühlt sich der Patient beeinträchtigt?

Eine sorgfältige Anamnese sollte sich auf die Erfragung der durchschnittlichen letzten Intraokulardrücke, der zumeist mehrfach durchgeführten operativen Eingriffe (Pseudophakie, Glaukomchirurgie, Ablatiochirurgie), der gegenwärtig und in der Vergangenheit angewendeten Glaukommedikation einschließlich Unverträglichkeiten, der Dauer der Erblindung und den Schmerzcharakter richten. Art der Schmerzen, ihr zeitliches Auftreten sowie bislang durchgeführte Behandlungsmaßnahmen zur Beseitigung dieser können bereits wertvolle Hinweise auf die Schmerzursache geben. Das Ausmaß der individuell wahrgenommenen Beeinträchtigung aufgrund von Schmerzen, Sehverlust und kosmetischer Entstellung ist letztendlich für die zu wählende Therapie entscheidend.

Eine Visusprüfung ist bei Erstvorstellung auf jeden Fall am Anfang der Untersuchung vorzunehmen, um das Ausmaß einer möglicherweise noch vorhandenen Restfunktion zu erfassen. Bei entsprechend stark eingetrübten optischen Medien (Hornhautnarben, mature Katarakt) ist die Prüfung der Lichtscheinprojektion oder von Phänomenen wie der Aderhautfigur nach Purkinje für die Beurteilung des retinalen Funktionszustands durchzuführen.

Die Inspektion kann bereits deutliche Hinweise auf eine Phthisis ergeben. Während der Spaltlampenmikroskopie ist auf Veränderungen der Lidstellung (Trichiasis), Zustand der Bindehaut (Narben, Sickerkissen, Injektion, Symblephara) und Hornhaut (bullöse Keratopathie, Epithelödem, Ulzera, bandförmige Degeneration, Stippung, Rückflächenbeschläge) und auf intraokuläre Veränderungen (Vorderkammerreiz, Rubeosis iridis, vordere und hintere Synechierung, Aphakie bzw. Pseudophakie, Katarakt) zu achten (**Abb. 17-2** und **17-3**).

Bei nicht wenigen blinden Glaukomaugen wird ein direkter Einblick auf die Netzhaut nicht möglich sein. Die Durchführung einer Ultraschalluntersuchung ist hier unerlässlich und dient vor allem dem Ausschluss eines intraokulären Tumorgeschehens, Nachweis einer Ablatio retinae, Ausschluss entzündlicher Prozesse wie Skleritis posterior und nicht zuletzt der Verifizierung einer Phthisis bulbi.

> Die Messung des Intraokulardrucks ist wie bei allen Glaukompatienten zwingend, die gemessenen Werte sind aber häufig nicht verwertbar wegen mehr oder minder stark ausgeprägter Hornhautveränderungen (Narben, bullöse Keratopathie).

Im Zweifel muss auf die nicht sehr genaue palpatorische Druckmessung zurückgegriffen werden, um eine grobe Einschätzung des vorliegenden Druckniveaus vornehmen zu können. Eine intraokuläre Druckmessung ist bei blinden Augen nicht indiziert.

Therapie

> Das primäre Ziel einer Therapie des schmerzhaften, blinden Glaukomauges ist die Beschwerdefreiheit des Patienten bei akzeptablen kosmetischen Verhältnissen (**Abb. 17-1**).

Die doch häufig sehr lange, in ihrer Konsequenz unbefriedigende Krankheitsgeschichte erfordert einen sensiblen Umgang mit diesen Patienten und seinen Angehörigen. Einzelne Therapiemöglichkeiten sollten im Zusammenhang dargestellt werden und Teil eines Therapiefahrplans sein.

Erhöhter Intraokulardruck. Schmerzen, die auf einen Anstieg des Intraokulardrucks zurückgeführt werden können, richten sich natürlich auch primär auf die Senkung dieser Druckerhöhung. Bei den meisten dieser Patienten werden die Möglichkeiten einer medikamentösen Drucksenkung weitgehend erschöpft sein. Eine bereits bestehende Kombinationstherapie noch zu ergänzen, wird häufig wegen der belasteten Bindehaut und/oder Hornhaut von fraglichem Wert sein.

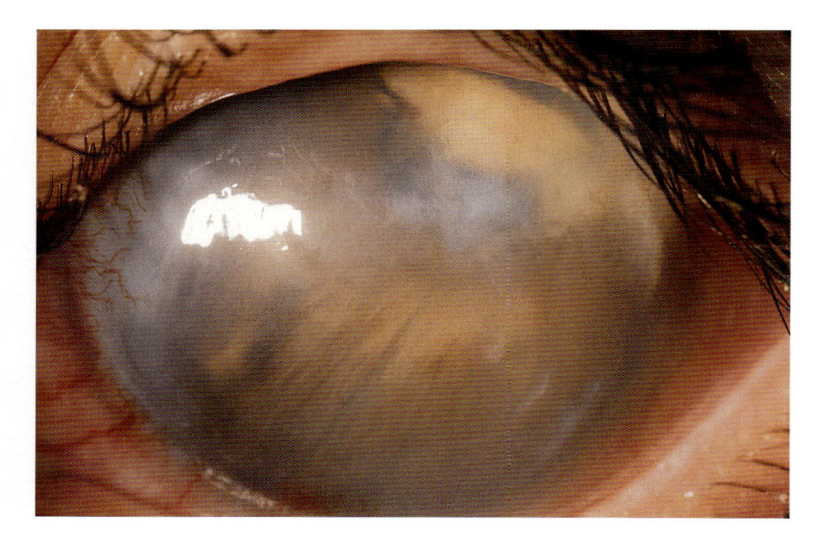

Abb. 17-2 Kongenitales, absolutes Glaukom mit Schmerzhaftigkeit bei fehlendem Funduseinblick, flacher Vorderkammer, verzogener Iris und dekompensierter Hornhaut. Die Schmerzen sind auf einen entgleisten Augeninnendruck und die beginnende bullöse Keratopathie zurückzuführen. (Universitäts-Augenklinik Tübingen)

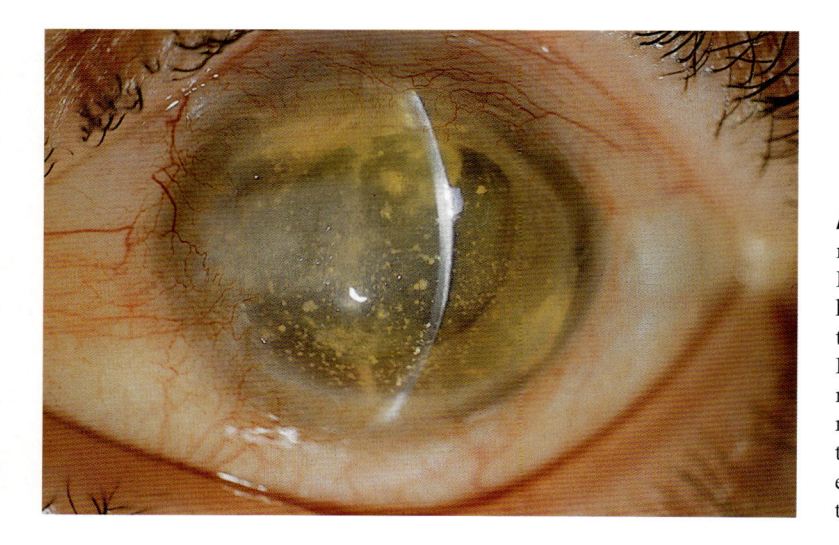

Abb. 17-3 Blindes, schmerzhaftes Auge bei neovaskulärem Glaukom infolge einer proliferativen diabetischen Retinopathie, Zustand nach Vitrektomie und extrakapsuläre Kataraktextraktion mit Hinterkammerlinsenimplantation, bandförmige Hornhautdegeneration, pigmentierte Rückflächenbeschläge und massive Fibrose im Pupillarbereich als Ausdruck eines chronischen Reizzustandes bei massiv alterierter Blut-Kammerwasser-Schranke. Persistierend hoher Intraokulardruck bei totaler, vorderer Synechierung (sekundäres Winkelblockglaukom). (Universitäts-Augenklinik Tübingen)

Eine Dauertherapie mit systemischen Carboanhydrasehemmern sollte in Hinblick auf die möglichen Nebenwirkungen (z. B. Hypokaliämie, Parästhesien, Nephrolithiasis) nicht angestrebt werden!

Bei noch bestehendem Restsehvermögen und druckbedingter Schmerzhaftigkeit eines Auges dient das Ziel der Behandlung auch der Erhaltung dieses Restsehvermögens, sodass hier die ganze Palette operativer Möglichkeiten zur Druckregulation je nach individueller Situation eingesetzt werden kann.

> Bei vollständiger Erblindung sind intraokuläre Eingriffe wegen des Risikos einer sympathischen Ophthalmie kontraindiziert! Insofern bleibt die operativ drucksenkende Therapie bei diesen Augen auf den Einsatz transskleraler, zyklodestruktiver Verfahren beschränkt.

Eine Enukleation wird dann zu erwägen sein, wenn bereits wiederholt zyklodestruktive Verfahren ohne effektive Schmerzbeseitigung eingesetzt wurden und eine für den Patienten kosmetisch unbefriedigende Situation bei vollständiger Erblindung vorliegt.

Die Zyklokryokoagulation und Zyklophotokoagulation sind prinzipiell beide für eine effektive Drucksenkung und Schmerzbeseitigung geeignet, in ihrem jeweils drucksenkenden Effekt aber nicht vorhersagbar.

Zyklokryotherapie: Die einmalige Durchführung der Zyklokryotherapie führt häufig nicht zu einer dauerhaften Drucksenkung. Bei bis zu 50 % der Patienten ist eine wiederholte Kryotherapie erforderlich (Brindley und Shields 1986, Nicaeus et al. 1999). Dies betrifft insbesondere das neovaskuläre Glaukom, das hinsichtlich einer erfolgreichen Druckregulierung die schlechtesten Ergebnisse zeigt (Brindley und Shields 1986, Nicaeus et al. 1999). Da die Zyklokryotherapie zudem mit einer deutlichen Alteration der Blut-Kammerwasser-Schranke einhergeht, stellt sie nicht das zu bevorzugende zyklodestruktive Verfahren für die Behandlung des neovaskulären Glaukoms dar. Eine Schmerzbeseitigung oder -reduktion lässt sich mit einer deutlich höheren Erfolgsrate erreichen als die Druckkontrolle. So wird über eine erfolgreiche Schmerzminderung bei bis zu 70 % der Patienten berichtet (Benson und Nelson 1990). Der Effekt der Zyklokryotherapie kann unter Nutzung von Transilluminationseffekten zur Lokalisierung des Ziliarkörperbandes (gerade bei morphologisch veränderten Augen, z. B. nach Trauma) und bei wiederholter Kryobehandlung zur Darstellung bereits atrophischer Areale verbessert werden (Vesti et al. 1992). Limitierend für den Einsatz der Zyklokryokoagulation ist die relativ hohe Komplikationsrate (**Tab. 17-1**). Im Langzeitverlauf entwickeln bis zu 12 % der Patienten eine Phthisis, wobei aber auch der Spontanverlauf der Erkrankung zu berücksichtigen ist (Benson und Nelson 1990, Brindley und Shields 1986). Die Enukleation erweist sich trotz Zyklokryokoagulation bei etwa 6 bis 12 % der Augen in den ersten Monaten nach Kryobehandlung als erforderlich.

Zyklophotokoagulation: Die transsklerale Zyklophotokoagulation im Kontaktverfahren mit Nd:YAG- oder Diodenlaser ist wegen der spezifischeren Wirkweise (Energieabsorption durch das pigmentierte Ziliarkörperepithel) und insbesondere bei Nutzung des Diodenlasers ($\lambda = 810$ nm) auch wegen einer insgesamt geringeren Komplikationsrate gegenüber der Zyklokryokoagulation im Vorteil (**Tab. 17-1**). Je nach Definition sind Erfolgsraten zwischen 50 und 85 % beschrieben worden. Ähnlich wie bei der Zyklokryokoagulation muss die Behandlung aber bei 30 bis 60 % der Patienten mehr als einmal durchgeführt werden (Schlote et al. 2001). Im Unterschied zur Zyklokryokoagulation scheint die Zyklophotokoagulation mit Diodenlaser oder Nd:YAG-Laser beim neovaskulären Glaukom zu einem deutlich besseren drucksenkenden Effekt zu führen und sollte deshalb bevorzugt eingesetzt werden (Schlote et al. 2001, Shields und Shields 1994). Die Diodenlaser-Zyklophotokoagulation hat sich zudem bei der Behandlung des entzündungsbedingten Glaukoms (Uveitis, Trabekulitis, Skleritis) als effektiv und sicher erwiesen (Schlote et al. 2000). Diese Behandlung kann ohne Einschränkung bei Augen mit Sekundärglaukom nach dauerhafter Silikonöl-Instillation bei komplizierten Ablationes durchgeführt werden (Han et al. 1999). Eine gewisse Altersabhängigkeit scheint bei der Wirksamkeit der Zyklophotokoagulation zu bestehen, sodass gerade bei Patienten unter 50 Jahren häufig nur eine zeitweise Drucksenkung gelingt. Ähnlich wie bei der Zyklokryokoagulation kann bei über 80 % der Patienten eine deutliche Schmerzreduktion erreicht werden, die wie bei der Zyklokryokoagulation auf einer Destruktion der sensiblen Versorgung beruhen dürfte (Schlote et al. 2001). In einer Studie zur Diodenlaser-Zyklophotokoagulation bei schmerzhaften, blinden Glaukomaugen mit erhöhtem Augeninnendruck ließ sich Schmerzfreiheit bei über 95 % der Patienten erzielen, wobei dies vor allem mit einer Drucksenkung über 30 % des Ausgangswerts korrelierte (Martin und Broadway 2001).

Für alle zyklodestruktiven Verfahren sind Einzelfälle neurotropher Hornhautdefekte als Komplikation der Behandlung beschrieben (Johnson 1998).

Retrobulbärinjektion: Die Retrobulbärinjektion schmerzlindernder Substanzen stellt eine mögliche, wenn auch nicht weit verbreitete Behandlungsmöglichkeit bei persistierender Schmerzsymptomatik

Tab. 17-1 Komplikationen nach zyklodestruktiven Verfahren

Zyklokryokoagulation
• Uveitis anterior (100 %)
• früh postoperativer Druckanstieg
• Bulbushypotonie (bis zu 10 %)
• Phthisis bulbi (3–12 %)
• Visusverschlechterung (30–60 %)
• postoperativ persistierende Schmerzsymptomatik
• intraokuläre Blutungen
• zystoides Makulaödem (bis zu 10 %)
• Transplantatversagen nach früherer Keratoplastik (0–6 %)
• Aderhautabhebung, Ziliarkörperabhebung
• Ischämie des vorderen Augenabschnitts
• Netzhautablösung (exsudativ)
• neuroparalytisches Ulcus corneae

Zyklophotokoagulation (Diodenlaser im Kontaktverfahren)
• Uveitis anterior (50 %)
• früh postoperativer Druckanstieg
• Bulbushypotonie (1–15 %)
• Phthisis bulbi (0,5–2 %)
• Visusverschlechterung (20–40 %)
• intraokuläre Blutungen
• konjunktivale Gewebedefekte
• Transplantatversagen nach früherer Keratoplastik
• Skleraperforation (Einzelfall)
• Pupillenverziehung
• Aderhautabhebung
• neuroparalytisches Ulcus corneae

blinder Augen dar. Die größten Erfahrungen liegen mit der retrobulbären Applikation von Ethanol vor, wobei die Schmerzlinderung auf eine neurolytische Wirkung zurückzuführen ist. Die Injektion selbst ist sehr schmerzhaft. In der Literatur sind Erfolgsraten von etwa 80 % beschrieben worden, wobei die Dauer des eintretenden schmerzlindernden Effekts zwischen wenigen Wochen bis (seltener) Jahren liegen kann (al-Faran und al-Omar 1990).

Für dieses Verfahren sind folgende Komplikationen beschrieben: Zentralarterienverschluss, Optikusläsion, externe Ophthalmoplegie, neurotrophe Hornhautulzera und transiente Blepharoptosis.

Alternativ können auch Phenol oder Chlorpromazin (keine neurolytische, sondern membranstabilisierende Wirkung auf das Ganglion ciliare) mit einer vergleichbaren Erfolgsrate eingesetzt werden, wenngleich die hierzu in der Literatur publizierten Erfahrungen begrenzt sind (Estafanous et al. 2000, Fiore et al. 1980). Chen et al. (2002) berichteten über die Retrobulbärinjektion von 1 bis 2 ml Chlorpromazin (25 mg/ml) bei 20 Patienten. 80 % gaben eine deutliche Schmerzreduktion an und bedurften innerhalb von drei Monaten keiner Reinjektion oder Enukleation. 50 % der Patienten erfuhren sogar über mehr als einem Jahr eine deutliche Schmerzreduktion.

> In der Summe ist die Retrobulbärinjektion schmerzlindernder Substanzen sicher eine im Einzelfall zu prüfende Behandlungsalternative, wobei gerade Substanzen wie Chlorpromazin die Nachteile des Verfahrens mindern können.

Wegen der oftmals doch auf wenige Monate begrenzten Wirksamkeit und Komplikationsrate ist dieses Verfahren gegenwärtig aber nur bei blinden, schmerzhaften Augen einzusetzen, wenn zyklodestruktive Verfahren gescheitert sind, ein schlechter Allgemeinzustand des Patienten die Enukleation nicht erlaubt oder operative Maßnahmen zur Schmerzbeseitigung abgelehnt werden.

Enukleation: Vor Durchführung einer Enukleation sollte mit dem Patienten ausführlich über die Operation und postoperative Situation gesprochen werden. Sehr häufig bestehen ausgeprägte Ängste vor einem postoperativ unbefriedigenden kosmetischen Resultat oder dem Umgang mit Prothesen. Eine Orbitaplombe mit daran oder darüber zu befestigenden extraokulären Muskeln ist zwar in den meisten Fällen wegen des besseren kosmetischen Resultats zu empfehlen. Sofern die anatomischen Verhältnisse dies nicht zulassen, ein geringer kosmetischer Anspruch oder ein erheblich reduzierter Allgemeinzustand (Plombenabstoßung mit Notwendigkeit der Revision) vorliegen, sollte aber darauf verzichtet werden.

> Die Enukleation schmerzhafter, blinder Augen führt bei über 90 % der Patienten zu einem vollständigen Verschwinden der Beschwerden (Custer und Reistad 2000, Shah-Desai et al. 2000). Wenige Patienten werden aber auch nach einer Enukleation über Beschwerden klagen.

Abseits möglicher intraoperativer und frühpostoperativer Komplikationen, die vor allem entzündlicher und hämorrhagischer Natur sind, können insbesondere spätere postoperative Komplikationen den Erfolg einer Enukleation mit Prothesenversorgung gefährden und eine Schmerzsymptomatik hervorrufen. Hierzu gehört vor allem die Plombenabstoßung und/oder Wunddehiszenz, die eine Plombenexplantation erfordern kann, konjunktivale Zysten, prothesenbedingte Beschwerden und konjunktivale Reizungen (Shah-Desai et al. 2000). Kosmetisch nachteilig wirken sich insbesondere Enophthalmus, Ptosis und Deformierung des oberen Sulcus aus, die Folge des orbitalen Volumenverlusts, einer postoperativ einsetzenden orbitalen Fettatrophie und Bindegewebsrelaxierung sind (Moshfeghi et al. 2000). Nicht wenige Patienten erfahren visuelle Halluzinationen nach Enukleation, die zwar überwiegend verschwinden, vereinzelt jedoch lebenslang erhalten bleiben können.

Entzündungsbedingte Schmerzen. Entzündungsbedingte Schmerzen müssen im Sinne einer Schmerzreduktion auch primär antientzündlich behandelt werden. Bei Vorliegen eines intraokulären Reizzustands werden primär lokale Glucocorticosteroide und Zykloplegika eingesetzt, sofern sich kein Hinweis auf eine infektiöse Genese ergibt. Nichtinfektiöse Skleritiden und stärkere intraokuläre Reizzustände können auch einer systemischen Therapie mit Glucocorticosteroiden bedürfen. Bei Endophthalmitis eines blinden Glaukomauges ist die Enukleation zu empfehlen.

Oberflächenprobleme. Da viele Patienten unter Sicca-Beschwerden und einer ständigen oder häufigen Rötung des Auges leiden, sollten konservierungsmittelfreie Tränenersatzmittel und Antiglaukomatosa großzügig verordnet werden. Nicht selten kann dadurch die Verträglichkeit von Antiglaukomatosa und das kosmetische Resultat deutlich verbessert werden.

Eine druckbedingte bullöse Keratopathie kann letztlich nur über die Reduktion des Intraokulardrucks effektiv behandelt werden. Oberflächenprobleme, die durch Kalkeinlagerungen in die Hornhaut

(z. B. bandförmige Hornhautdegeneration) hervorgerufen werden, können durch eine Ethylendiamintetraacetat-(EDTA-)Touchierung beseitigt werden.

Eine nicht druckbedingte, chronische Hornhautdekompensation sowie trophische Hornhautulzera sind sicherlich unter der Maßgabe des Bulbuserhalts außerordentlich schwierig zu behandeln. Unter Umständen kann hier die Situation durch Tränenersatzmittel, Verbandlinsen, Aufnähung der Amnionmembran oder auch die Bindehautdeckung der Hornhaut stabilisiert werden.

■ Zusammenfassung und Zukunftsperspektiven

Das schmerzhafte, blinde Glaukomauge ist eine der größten Herausforderungen im Bereich der Glaukomtherapie, die vor allem auf eine zunehmend bessere Vermeidung dieses Zustands gerichtet ist. Trotz aller Bemühungen ist das schmerzhafte, blinde Glaukomauge nach wie vor häufigster, unmittelbarer Anlass zur Enukleation. Zu beachten sind zahlreiche unterschiedliche Ursachen, die zur Schmerzhaftigkeit eines solchen Auges führen können, wobei neben der Druckproblematik entzündliche Veränderungen, Oberflächenprobleme und die Phthisis zu nennen sind. Eine differenzierte Diagnostik wird deshalb zu unterschiedlichen Therapieansätzen führen. Primäres Ziel der Therapie ist die Beschwerdefreiheit des Patienten bei akzeptablen kosmetischen Verhältnissen.

Wie der Alltag immer wieder beweist, stoßen aber viele der zur Verfügung stehenden Therapiemöglichkeiten an Grenzen. Die teilweise berichteten, hohen Erfolgszahlen einzelner Verfahren zur Schmerzbeseitigung können über deren zeitlich oft begrenzte Wirksamkeit nicht hinwegtäuschen. Direkte Vergleiche der Effektivität und Sicherheit einzelner Verfahren mit gleichem Indikationsbereich in entsprechend strukturierten Studien liegen nicht vor. Diese Wissenslücke zu schließen, sollte unmittelbares Anliegen zukünftiger Untersuchungen sein.

Literatur

al-Faran MF, al-Omar OM. Retrobulbar alcohol injection in blind painful eyes. Ann Ophthalmol 1990; 22: 460–2.

Benson MT, Nelson ME. Cyclocryotherapy: a review of cases over a 10-year period. Br J Ophthalmol 1990; 74: 103–5.

Brindley G, Shields MB. Value and limitations of cyclocryotherapy. Graefes Arch Clin Exp Ophthalmol 1986; 224: 545–8.

Chen TC, Ahn Yuen SJ, Sangalang MA, Fernando RE, Leuenberger EU. Retrobulbar chlorpromazine injections for the management of blind and seeing painful eyes. J Glaucoma 2002; 11: 209–13.

Custer PL, Reistad CE. Enucleation of blind, painful eyes. Ophthalmic Plast Reconstr Surg 2000; 16: 326–9.

Estafanous MF, Kaiser PK, Baerveldt G. Retrobulbar chlorpromazine in blind and seeing painful eyes. Retina 2000; 20: 555–8.

Fiore C, Lupidi G, Santoni G. Retrobulbar injection of chlorpromazine in the absolute glaucoma. J Fr Ophtalmol 1980; 3: 397–9.

Gaßler N, Lommatzsch PK. Klinisch-pathologische Studie an 817 Enukleationen. Klin Monatsbl Augenheilkd 1995; 207: 295–301.

de Gottrau P, Holbach LM, Naumann GOH. Clinicopathological review of 1 146 enucleations (1980–90). Br J Ophthalmol 1994; 78: 260–5.

Han SK, Park KH, Kim DM, Chang BL. Effect of diode laser transscleral cyclophotocoagulation in the management of glaucoma after intravitreal silicone oil injection for complicated retinal detachments. Br J Ophthalmol 1999; 83: 713–7.

Johnson SM. Neurotrophic corneal defects after diode laser cycloablation. Am J Ophthalmol 1998; 126: 725–7.

Martin KR, Broadway DC. Cyclodiode laser therapy for painful, blind glaucomatous eyes. Br J Ophthalmol 2001; 85: 474–6.

Moshfeghi DM, Moshfeghi AA, Finger PT. Enucleation. Surv Ophthalmol 2000; 44: 277–301.

Naumann GOH, Portwich E. Ätiologie und letzter Anlaß zu 1 000 Enukleationen (Eine klinisch-ophthalmologische Studie). Klin Monatsbl Augenheilkd 1976; 168: 622–30.

Nicaeus T, Derse M, Schlote T, Erb C, Rohrbach JM, Thiel H-J. Die Zyklokryokoagulation in der Behandlung therapierefraktärer Glaukome: Eine retrospektive Analyse von 185 Zyklokryokoagulationen. Klin Monatsbl Augenheilkd 1999; 214: 224–30.

Quigley HA. Number of people with glaucoma worldwide. Br J Ophthalmol 1996; 80: 389–93.

Schlote T, Derse M, Zierhut M. Transscleral diode laser cyclophotocoagulation for the treatment of refractory glaucoma secondary to inflammatory eye diseases. Br J Ophthalmol 2000; 84: 999–1003.

Schlote T, Derse M, Rassmann K, Nicaeus T, Dietz K, Thiel H-J. Efficacy and safety of contact transscleral diode laser cyclophotocoagulation for advanced glaucoma. J Glaucoma 2001; 10: 294–301.

Shah-Desai SD, Tyers AG, Manners RM. Painful blind eye: efficacy of enucleation and evisceration in resolving ocular pain. Br J Ophthalmol 2000; 84: 437–8.

Shields MB, Shields SE. Noncontact transscleral Nd:YAG cyclophotocoagulation: a long-term follow up of 500 patients. Trans Am Ophthalmol Soc 1994; 92: 271–87.

Stübiger N. Keratoconjunctivitis sicca. In: Schlote T, Freudenthaler SM, Stübiger N, Zierhut M (Hrsg). Medikamentöse Nebenwirkungen am Auge. Stuttgart, New York: Thieme 2001; 7–8.

Thylefors B, Negrel AD. The global impact of glaucoma. Bull World Health Organ 1994; 72: 323–6.

Thylefors B, Negrel AD, Pararajasasegaram R, Dadzie KY. Global data on blindness. Bull World Health Organ 1995; 73: 115–21.

Vesti E, Rong-Guang W, Raitta C. Transillumination guided cyclocryotherapy in the treatment of secondary glaucoma. Eur J Ophthalmol 1992; 2: 190–5.

18 Sekundärglaukome in Entwicklungsländern

Markus Schulze Schwering

■ Einleitung und Definition

Die Sekundärglaukome in den Entwicklungsländern unterscheiden sich nicht prinzipiell von denen in den Industrieländern, auf eine Definition des Begriffs kann deshalb an dieser Stelle verzichtet werden. Auf der anderen Seite gibt es gravierende Unterschiede, was z. B. die Häufigkeit insgesamt sowie bestimmter Sekundärglaukome betrifft, wobei die lentogenen Glaukome, Sekundärglaukome bei bestimmten Formen der intraokulären Entzündung (z. B. im Rahmen der Lepra), das Pseudoexfoliationsglaukom und die traumatischen Glaukome sicher eine herausragende Rolle spielen.

Hinzu kommen die zumeist deutlich unterentwickelten bzw. kaum vorhandenen Möglichkeiten einer adäquaten Glaukomdiagnostik, zu denen sich ein eingeschränktes therapeutisches Spektrum gesellt. Die Prognose sekundärer Glaukome dürfte deshalb um einiges schlechter sein, als dies in den Industrieländern der Fall ist. Dieses Kapitel geht auf Aspekte der Epidemiologie, Diagnostik und Therapie von Sekundärglaukomen in den Entwicklungsländern ein und weist auf mögliche Lösungsansätze in diesen Bereichen hin.

■ Epidemiologie

Der Erkenntnisstand zur Häufigkeit von Sekundärglaukomen ist selbst in den Industrieländern eher gering, da epidemiologische Studien zum Glaukom in der Regel an der adäquaten Erfassung von Daten zum primären Engwinkel- und Offenwinkelglaukom ausgerichtet werden (s. Kap. 1, S. 5). In den so genannten Entwicklungsländern fehlt eine solide Datenbasis umso mehr.

Die Schätzungen und Angaben zur Prävalenz unterliegen wegen dieser ungesicherten Datenbasis großen Schwankungen: Thylefors und Negrel (1995), die für die WHO-Datenbank verantwortlich zeichnen, schätzten die Prävalenz des Sekundärglaukoms im Jahr 1994 auf 2,7 Millionen weltweit. Quigley hingegen wertete 1996 111 Publikationen aus, in denen das Glaukom entweder aufgrund der Sehnervuntersuchung und/oder durch einen Gesichtsfeldbefund gesichert war. Neben über 66 Millionen errechneten primären Glaukomen für das Jahr 2000 ging er zudem von etwa sechs Millionen Menschen aus, die an einem Sekundärglaukom erkrankt sein dürften. Er errechnete aus acht europäischen, asiatischen und afrikanischen Studien eine mittlere Prävalenz des Sekundärglaukoms von 0,44 % (entspricht rund 18 % der mittleren Prävalenz des europäischen Offenwinkelglaukoms). Die errechnete Anzahl der an allen Formen des Glaukoms erblindeten Menschen lag bei 6,7 Millionen. Damit ist das Glaukom die zweithäufigste Erblindungsursache auf der Welt.

In Afrika unterhalb der Sahara, wo etwa 20 % der weltweit erblindeten Menschen leben, ist das Glaukom nach Katarakt und Trachom die dritthäufigste Erblindungsursache (Lewallen und Courtright 2001). Bei der Klassifikation der Erblindungsursachen in den Entwicklungsländern ordneten Lewallen und Courtright in ihrer Analyse das Glaukom der dritten Kategorie von drei Kategorien zu: Ein zu wenig definiertes Krankheitsbild für das derzeit weder eine kostengünstige Screening-Methode noch eine effektive Therapie für arme Menschen zur Verfügung stehen.

Die in **Tabelle 18-1** dargestellten epidemiologischen Studien sind in ihrer Daten- und Definitionsbasis heterogen, wobei insbesondere ältere Arbeiten heutigem Standard nicht entsprechen. Der Grund für ein Sekundärglaukom wird zudem nicht immer ersichtlich. So berichteten Buhrmann et al. (2000) zwar über die Prävalenz von Glaukomen in der ländlichen Bevölkerung Tansanias, wobei neben der Prävalenz von primärem Offenwinkelglaukom und Engwinkelglaukom für alle übrigen Glaukome eine Prävalenz von 0,49 % angegeben wird. Eine weitere Differenzierung dieser Glaukome erfolgt aber leider nicht. Mehr Informationen bieten dagegen die publizierten Untersuchungsergebnisse aus Südafrika, die aus der

Tab. 18-1 Epidemiologische Studien mit Daten zur Prävalenz des Sekundärglaukoms in Entwicklungsländern

Rotchford et al. (2003)

- Population: n = 839, Alter > 40 Jahre, Südafrika (schwarze Bevölkerung in Temba)
- Diagnosekriterien nach der „International Society of Geographical and Epidemiological Ophthalmology" (s. **Tab. 18-2**)
- Prävalenz: POWG 2,9 %, Sekundärglaukome 2,0 % (37,7 % aller Glaukome)

Bourne et al. (2003)

- Population: n = 790, Alter > 50 Jahre, Thailand
- Diagnosekriterien nach der „International Society of Geographical and Epidemiological Ophthalmology" (s. **Tab. 18-2**)
- Prävalenz: POWG 2,3 %, PEWG 0,9 %, Sekundärglaukome 0,7 % (12 % aller Glaukome)

Rotchford et al. (2002)

- Population: n = 1 005, Alter > 40 Jahre, Südafrika (ländliche Bevölkerung der Zulu)
- Diagnosekriterien: Gesichtsfelddefekte (Schwellenperimetrie) und Zeichen einer glaukomatösen ONP
- POWG 2,7 %, Sekundärglaukome 1,7 % (41,2 % aller Glaukome)

Buhrmann et al. (2000)

- Population: 3 268, Alter 40 Jahre, Tansania (ländliche Bevölkerung)
- Diagnosekriterien: Gesichtsfelddefekte, glaukomatöse ONP
- POWG 3,1 %, PEWG 0,59 %, andere Glaukomformen 0,49 % (sekundäres OWG 0,06 %, sekundäres EWG 0,09 %) (11,8 % aller Glaukome)

Wallace und Lovell (1969)

- Population: n = 574, Alter 35–74 Jahre, Jamaika
- Diagnosekriterien: für OWG IOD > 21 mm Hg, Gesichtsfelddefekte, glaukomatöse ONP, für Sekundärglaukome IOD > 21 mm Hg und morphologische Veränderungen
- OWG und NDG 1,4 %, Sekundärglaukome 0,35 % (20 % aller Glaukome)

Neumann und Zauberman (1965)

- Population: n = 2 048, Alter > 30 Jahre, Liberia
- Diagnosekriterien: Schiötz-Tonometrie, bei > 22 mm Hg Funduskopie, Glaukom bei IOD > 25,8 mm Hg oder bei IOD zwischen 21,9 und 25,8 mm Hg und glaukomatöser Optikusneuropathie
- primäres Glaukom 2,25 %, Sekundärglaukome 0,78 % (25,8 % aller Glaukome)

IOD = Intraokulardruck; NDG = Glaukom ohne Hochdruck; ONP = glaukomatöse Optikusneuropathie; PEWG = primäres Engwinkelglaukom; POWG = primäres Offenwinkelglaukom

Untersuchung der ländlichen Bevölkerung der Zulu gewonnen wurden (Rotchford und Johnson 2002). Rund 41 % aller Glaukome erwiesen sich als Sekundärglaukome, wobei es sich am häufigsten um das Pseudoexfoliationsglaukom und Glaukom bei Aphakie handelte. Waren bereits 41 % der Augen mit primärem Glaukom zum Untersuchungszeitraum erblindet, waren es bei den Sekundärglaukomen sogar 75 %. Rotchford et al. (2003) konnten epidemiologische Daten zum Glaukom vorlegen, die an der schwarzen Bevölkerung Südafrikas gewonnen wurden. Dabei erwies sich die Prävalenz der Sekundärglaukome mit rund 38 % aller Glaukome erneut als hoch. Das Pseudoexfoliationsglaukom war mit einem Anteil von 16 % aller Glaukome das häufigste Sekundärglaukom. Rund 58 % aller Glaukompatienten waren zumindest an einem Auge bereits erblindet. Diese Studie basiert auf Empfehlungen von Mitarbeitern der International Society for Geographical and Epidemiological Ophthalmology zur Durchführung epidemiologischer Studien zum Glaukom. Die darin vorgeschlagenen Kategorien zur Diagnose eines Glaukoms sind für die Durchführung epidemiologischer Studien in Entwicklungsländern geeignet und sollten als Grundlage für die ohne Frage weiterhin erforderlichen Untersuchungen dienen (**Tab. 18-2**). Will man mehr Daten über die Prävalenz von Sekundärglaukomen gewinnen, und dies scheint angesichts der Häufigkeit von Sekundärglaukomen in Entwicklungsländern dringend erforderlich, so ist zumindest in diesen Ländern die mit Blick auf die Altersabhängigkeit des primären Offenwinkelglaukoms gewählte

Tab. 18-2 Abgestufte Diagnosekategorien für das Glaukom für Querschnittstudien zur Epidemiologie nach Vorschlägen von Mitgliedern der „International Society for Geographical and Epidemiological Ophthalmology" (Foster et al. 2002)

Diagnosekategorie I

= Nachweis struktureller und funktioneller Glaukomschäden
- Augen mit einer CDR oder CDR-Asymmetrie oberhalb der 97,5. Perzentile innerhalb einer normalen Population, *oder*
- Augen mit einem neuroretinalen Randsaum von ≤ 0,1 CDR (von 11.00–1.00 Uhr und 5.00–7.00 Uhr), die gleichzeitig glaukomtypische Gesichtsfelddefekte aufweisen.
- Gleichzeitig fehlen Hinweise auf Papillen- und Gesichtsfeldveränderungen anderer Genese.

Diagnosekategorie II

= Nachweis eines fortgeschrittenen strukturellen (Papillen-)Schadens ohne Prüfung des Gesichtsfelds
- Bei Personen, bei denen eine Gesichtsfelduntersuchung nicht befriedigend durchgeführt werden kann, erfolgt die Diagnose Glaukom auf der strukturellen Basis einer CDR oder CDR-Asymmetrie oberhalb der 97,5. Perzentile der normalen Bevölkerung.
- Gleichzeitig fehlen Hinweise auf Papillenveränderungen anderer Genese.

Diagnosekategorie III

= die Papille ist nicht sichtbar, eine Gesichtsfelduntersuchung nicht möglich
- Ist die Untersuchung der Papille nicht möglich, wird die Diagnose Glaukom gestellt, wenn
  - der Visus < 0,05 und der IOD > 99,5. Perzentile liegt, oder
  - der Visus < 0,05 und das Auge Zeichen einer vorangegangenen Glaukomchirurgie zeigt, oder
  - verfügbare Krankenakten die glaukomatöse Genese der Visusverschlechterung bestätigen.

CDR = Cup Disk Ratio; IOD = Intraokulardruck

Altersgrenze über 40 Jahren infrage zu stellen. Traumatische und entzündungsbedingte Glaukome sind wegen dieser Altersgrenze in den bisherigen Studien sicher unterrepräsentiert.

■ Diagnose und Differenzialdiagnose

Grundsätzlich beruhen Sekundärglaukome in Entwicklungs- und Industrieländern auf denselben Pathomechanismen. Es finden sich vor allem lentogene, postentzündliche (insbesondere bei Lepra oder Onchozerkose), posttraumatische Sekundärglaukome, das Pseudoexfoliationssyndrom und Glaukom bei Aphakie. Das klinische Bild dieser Krankheitsbilder ist in den entsprechenden Kapiteln beschrieben. Die Therapie einer zu Grunde liegenden Grunderkrankung oder der okulären Folgen findet aber in Entwicklungsländern häufig nicht statt. Der typische Befund wird deshalb der eines weit fortgeschrittenen Sekundärglaukoms sein, das zum Zeitpunkt seiner Diagnose in der Mehrzahl der Augen bereits zur Erblindung geführt haben dürfte. Hinzu kommt ein ausgesprochener Mangel an Untersuchungsgeräten und geschultem Personal, sodass eine adäquate Glaukomdiagnostik für weite Teile der Bevölkerung von Entwicklungsländern derzeit nicht zur Verfügung steht.

Hinsichtlich der entzündlichen Ursachen von Sekundärglaukomen stehen natürlich andere Erkrankungen als sie im westeuropäischen Raum vorkommen im Vordergrund. Leider fehlen bis heute valide Daten selbst für die häufigen ophthalmologischen Erkrankungen in den Tropen. Es sei deshalb nur kurz auf zwei der wichtigsten Erkrankungen verwiesen:

- Die so genannte **Flussblindheit** (Onchozerkose) tritt klinisch unter drei verschiedenen Krankheitsbildern auf: Knotenbildung, Haut- und Augenveränderungen. In Afrika findet man die Onchozerkose 15 Grad nördlich und südlich des Äquators. Über 20 Millionen Menschen sind infiziert und weitere 100 Millionen sind stetig einer Infektion ausgesetzt. Annähernd 500 000 Menschen sind erblindet. Bedingt durch die Latenz zwischen Infektion und Ausbildung von adulten Würmern treten die Augenveränderungen meist erst zwei bis fünf Jahre nach Infektion auf. Okuläre Veränderungen treten unbehandelt in verschiedenen Stadien auf: Konjunktivitis, Pseudopterygium gefolgt von einer sklerosierenden Keratitis, die durch das Eindringen von Mikrofilarien in die Hornhaut hervorgerufen wird. Lebende Mikrofilarien sind dann als so genanntes „Paternoster-Phänomen" innerhalb der Vorderkammer spaltlampenmikroskopisch zu beobachten. Folgen sind häufig eine milde nichtgranulomatöse Iritis, die sich bis zur

Tab. 18-3 Okuläre Manifestationen der Lepra

**Tuberkuloide Form
(Vorkommen: Zentralafrika)**

- Lagophthalmus mit Expositionskeratitis
- Augenbrauenverlust
- Madarosis
- stromale Keratitis
- Keratitis neuroparalytica
- Hornhautnarben
- verdickte Hornhautnarben

**Lepromatöse Form
(Vorkommen: Asien, Südamerika, Nordindien, Nepal)**

- Iridozyklitis mit Hypopyon
- Synechien
- Irisatrophie mit Miosis („pinpoint pupil")
- Irisknötchen und Sekundärglaukom
- Episkleritis
- Skleritis, Sklerastaphylom

→ Blindheit

schweren granulomatösen Entzündung des Ziliarkörpers ausweiten kann und schließlich im Sekundärglaukom mit konsekutiver Atrophie des N. opticus mündet. Abgesehen von der spezifischen okulären Therapie ist Mectizan das Mittel der Wahl im Kampf gegen die Flussblindheit.

- Aus Gründen der Übersichtlichkeit sei an dieser Stelle ausschließlich auf die okuläre Symptomatik der **Lepra** eingegangen (**Tab. 18-3**). Vereinfacht kann gesagt werden, dass die paucibazilläre, tuberkuloide Form der Lepra primär das äußere Auge betrifft, wohingegen die multibazilläre, lepromatöse Form eher das innere Auge befällt. Zwei Hauptursachen führen zur Sehbehinderung bzw. Erblindung: Hornhautnarben (primär paucibazillär) und eine chronische Uveitis (primär multibazillär). Hieraus wird ersichtlich, dass insbesondere die zweite Form der Manifestation mit einem entzündungsbedingten Sekundärglaukom vergesellschaftet sein kann, genaues Zahlenmaterial steht dazu aber nicht zur Verfügung.

■ Therapie

Eine langfristige medikamentöse Glaukombehandlung von Patienten in Entwicklungsländern steht für die überwiegend arme Bevölkerung nicht zur Verfügung.

Ohne die genaue Anzahl der lentogenen Sekundärglaukome zu kennen, lässt sich ohne weiteres sagen, dass allein eine konsequente **Kataraktchirurgie** das Auftreten von Sekundärglaukomen in Entwicklungsländern deutlich reduzieren könnte. Die Kataraktchirurgie kann aber nur einen durchschlagenden Erfolg haben, wenn die so genannte „Cataract Surgical Rate" (CSR = Anzahl der Operationen pro eine Million Menschen pro Jahr) in den Entwicklungsländern deutlich gesteigert wird (**Abb. 18-1**). Eine qualitativ gute Kataraktchirurgie fördert zudem das Vertrauen der Bevölkerung in die moderne Medizin und ist die Basis für eine weitere Zusammenarbeit – auch auf dem Gebiet der aufwändigen Glaukomdiagnostik und -therapie. Sekundärglaukome infolge intumeszenter, seniler Linsentrübungen sind dabei wahrscheinlich am effektivsten mit einer zeitgleich durchgeführten kombinierten Glaukom- und Kataraktchirurgie (Iridektomie oder Trabekulektomie mit extrakapsulärer Kataraktextraktion und Implantation einer Intraokularlinse) zu versorgen (Zhang et al. 2001).

Bei der Auswahl chirurgischer Verfahren zur Drucksenkung sind vor allem die begrenzten Möglichkeiten der Nachkontrolle dieser Patienten und die häufig schlechten hygienischen Verhältnisse sowie möglicherweise auch die unterschiedliche Wirksamkeit von Therapiemethoden in Abhängigkeit von der zu behandelnden ethnischen Gruppe zu berücksichtigen. Die Ergebnisse verschiedener Therapieformen bei weißen und schwarzen Patienten wurden z. B. in der so genannten „The Advanced Glaucoma Intervention Study" (AGIS) erarbeitet: Nach gescheiterter medikamentöser Therapie scheint danach eine Trabekulektomie bei weißen Patienten erfolgreicher zu

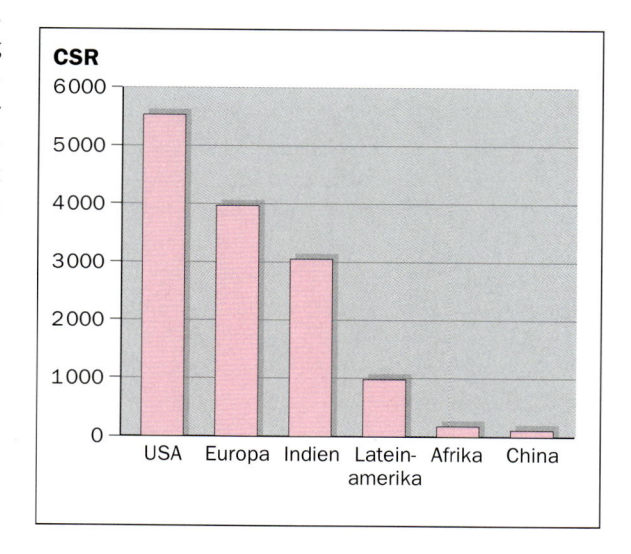

Abb. 18-1 Anzahl der Kataraktoperationen pro eine Million Einwohner pro Jahr. CSR = „Cataract Surgical Rate".

sein als bei schwarzen Patienten, während die Verhältnisse bei der Argonlaser-Trabekuloplastik (ALTP) möglicherweise genau entgegengesetzt sind (AGIS Investigators 2001). Trotzdem scheint die Trabekulektomie gerade für das fortgeschrittene primäre Offenwinkelglaukom auch in Entwicklungsländern geeignet. Quigley et al. (2000) konnten 19 Augen schwarzer Patienten in Ostafrika durchschnittlich drei Jahre nach Durchführung einer isolierten oder mit Kataraktextraktion kombiniert durchgeführten **Trabekulektomie** (meist mit Mitomycin C) nachuntersuchen und in rund 90 % eine Druckreduktion um mehr als 25 % des präoperativen Werts beobachten. Allerdings hatte ein Drittel der Augen inzwischen eine signifikante Katarakt entwickelt. Bei keinem Auge war es postoperativ zu einer Endophthalmitis gekommen. Agbeja-Baiyeroju et al. (2002) berichteten über eine Erfolgsrate (definiert als IOD < 21 mm Hg ohne zusätzliche Glaukommedikation) der Trabekulektomie bei jungen Nigerianern unter 30 Jahren von rund 56 %. Mit zusätzlicher Glaukommedikation betrug die Erfolgsrate sogar 91 %, wobei die Sekundärglaukome mit einer Erfolgsrate von 33 % am schlechtesten abschnitten.

Für die Sekundärglaukome, bei denen oft aufgrund anatomischer Veränderungen eine Trabekulektomie nicht durchführbar ist, stände mit der **Zyklophotokoagulation** prinzipiell eine effektive, sichere (da nicht bulbuseröffnende) und einfach durchzuführende Methode zur Verfügung, wie sie für den Einsatz in Entwicklungsländern in geradezu idealer Weise zu fordern wäre. Die transsklerale Diodenlaser-Zyklophotokoagulation (TDLC) wird neben dem Einsatz bei verschiedenen Sekundärglaukomformen inzwischen auch als Ersttherapie der Wahl beim primären Offenwinkelglaukom diskutiert und käme natürlich gerade aus den genannten Vorteilen heraus für die Länder der Dritten Welt infrage (Kramp et al. 2002). Für die Sekundärglaukome sind gute drucksenkende Ergebnisse mit der TDLC in einer Reihe von Studien demonstriert worden (z. B. Wong et al. 1997). Jedoch sind auch für die TDLC einige Einschränkungen zu berücksichtigen, was eine verminderte Dauer der Wirksamkeit bei jüngeren Patienten und eine häufig nicht befriedigende Effektivität bei traumatischen Glaukomen und beim Glaukom bei Aphakie betrifft (Schlote et al. 2001).

Die TDLC ist sehr gut geeignet für die Behandlung schmerzhafter, blinder Glaukomaugen mit erhöhtem Augeninnendruck (s. Kap. 17, S. 305), wobei ebenfalls auf eine effektive Senkung des Augeninnendrucks zu zielen ist (Martin und Broadway 2001). Da diese Augen einen großen Teil der Sekundärglaukome in Entwicklungsländern darstellen, bietet sich hier eine vorhandene Methode mit genannten Vorteilen als Lösungsansatz an.

■ Vision 2020

Damit es überhaupt gelingen kann, den weltweit Millionen Blinden mit potenziellem Sehvermögen zu einem besseren Sehvermögen zu verhelfen, startete am 18. Februar 1999 nach eingehenden Beratungen von Experten der „International Agency for the Prevention of Blindness" (IAPB), der Weltgesundheitsorganisation (WHO), der „Christoffel Blinden Mission" (CBM) und anderen Organisationen die globale Initiative VISION 2020 (**Abb. 18-2**) mit einem öffentlichen Appell an Regierungen, nationale und internationale Organisationen sowie an Einzelpersonen um Mithilfe. Ziel der Kampagne ist es, die Anzahl der weltweit bestehenden Erblindungen zum Zeitpunkt des Jahres 1999 bis zum Jahr 2020 um die Hälfte zu reduzieren (blaue Kurve). Würden die ophthalmologischen Anstrengungen in dieser Zeit nicht verschärft, so erhöht sich die Anzahl der weltweit Erblindeten um das Doppelte (rote Kurve). Gleichermaßen als Wortspiel steht „twenty-twenty" (2020) in der amerikanischen Ophthalmologie für einen Visus von 1,0.

Der Vorteil dieser Initiative liegt darin, dass sie ein Programm ohne Programm ist, das heißt im Ziel zur Reduktion der Blindheit sind sich alle einig, jedoch muss es viele verschiedene Wege aufgrund der ethnischen und geografischen Besonderheiten in der Welt geben. Die Glaukome sind dabei ein wichtiger Angriffspunkt.

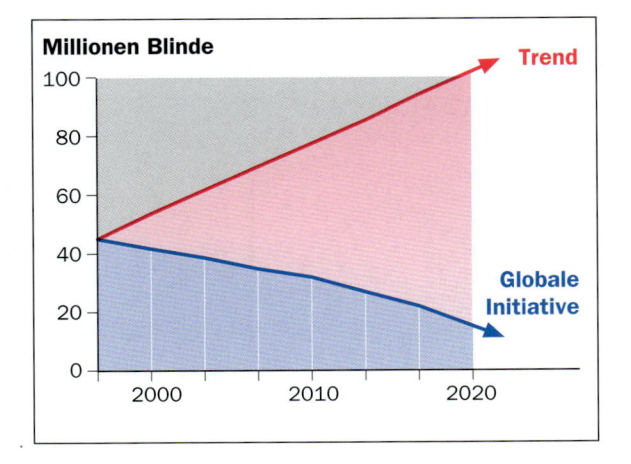

Abb. 18-2 Vision 2020 (WHO-Grafik), die eine deutliche Zunahme an erblindeten Menschen bis zum Jahr 2020 (rote Kurve) vorhersagt, sowie das Ziel der Initiative mit einer Reduktion der Erblindeten um die Hälfte (blaue Kurve)

■ Zusammenfassung und Zukunftsperspektiven

Wie die voran gegangenen Ausführungen deutlich machen sollten, gibt es derzeit essenzielle Defizite, was das Wissen um die Epidemiologie des Glaukoms und dessen Diagnostik und Therapie in Entwicklungsländern betrifft. Sekundärglaukome nehmen in Ländern der Dritten Welt einen wesentlich größeren Anteil an allen Glaukomen ein als in den Industrieländern, sie werden meist nicht behandelt und haben in der Mehrzahl der Augen zur Erblindung geführt.

Aus diesem Grund ist es dringend notwendig, international vergleichbare Kohortenstudien als Basis für die gezielte Ausrichtung von Diagnostik und Therapie durchzuführen. Diese Grundlagenarbeiten bleiben aber letztlich ohne substanzielle Wirkung, wenn nicht eine allgemein bessere sozioökonomische Entwicklung dieser Länder gelingt. Initiativen wie Vision 2020 können aber sensibilisieren und für die Entwicklung von Strategien wichtige Vorarbeiten leisten.

Effektive Therapieansätze (Trabekulektomie, Zyklophotokoagulation) stehen zwar prinzipiell auch für Patienten mit Sekundärglaukom in Entwicklungsländern zur Verfügung, kommen aber wegen mangelnder technischer und personeller Voraussetzungen nicht zur breiten Anwendung. Hier ist die Initiative ophthalmologischer Organisationen gefragt.

Literatur

Agbeja-Baiyeroju AM, Owoaje ET, Omoruyi M. Trabeculectomy in young Nigerian patients. Afr J Med Med Sci 2002; 31: 33–5.

AGIS Investigators. The advanced glaucoma intervention study (AGIS). 9. Comparison of glaucoma outcomes in black and white patients within treatment groups. Am J Ophthalmol 2001; 132: 311–20.

Bourne RR, Sukudom P, Foster PJ, Tantisevi V, Jitapunkul S, Lee PS, Johnson GJ, Rojanapongpun P. Prevalence of glaucoma in Thailand: a population based survey in Rom Klao District, Bangkok. Br J Ophthalmol 2003; 87: 1069–74.

Buhrmann RR, Quigley HA, Barron Y, West SK, Oliva MS, Mmbaga BB. Prevalence of glaucoma in a rural East African population. Invest Ophthalmol Vis Sci 2000; 41: 40–8.

Foster PJ, Buhrmann R, Quigley HA, Johnson GJ. The definition and classification of glaucoma in prevalence surveys. Br J Ophthalmol 2002; 86: 238–42.

Kramp K, Vick HP, Guthoff R. Transscleral diode laser contact cyclophotocoagulation in the treatment of different glaucomas, also as primary surgery. Graefes Arch Clin Exp Ophthalmol 2002; 240: 698–703.

Lewallen S, Courtright P. Blindness in Africa: present situation and future needs. Br J Ophthalmol 2001; 85: 897–903.

Martin KR, Broadway DC. Cyclodiode laser therapy for painful, blind glaucomatous eyes. Br J Ophthalmol 2001; 85: 474–6.

Neumann E, Zauberman H. Glaucoma survey in Liberia. Am J Ophthalmol 1965; 59: 8–12.

Quigley HA. Number of people with glaucoma worldwide. Br J Ophthalmol 1996; 80: 389–93.

Quigley HA, Buhrmann RR, West SK, Isseme I, Scudder M, Oliva MS. Long term results of glaucoma surgery among participants in an east African population survey. Br J Ophthalmol 2000; 84: 860–4.

Rotchford AP, Johnson GJ. Glaucoma in Zulus. A population-based cross-sectional survey in a rural district in South Africa. Arch Ophthalmol 2002; 120: 471–8.

Rotchford AP, Kirwan JF, Muller MA, Johnson GJ, Roux P. Temba glaucoma study: a population-based cross-sectional survey in urban South Africa. Ophthalmology 2003; 110: 376–82.

Schlote T, Derse M, Rassmann K, Nicaeus T, Dietz K, Thiel HJ. Efficacy and safety of contact transscleral diode laser cyclophotocoagulation for advanced glaucoma. J Glaucoma 2001; 10: 294–301.

Thylefors B, Negrel AD, Pararajasegaram R, Dadzie KY. Global data on blindness. Bull World Health Organ 1995; 73: 115–21.

Wallace J, Lovell HG. Glaucoma and intraocular pressure in Jamaica. Am J Ophthalmol 1969; 67: 93–100.

Wong EYM, Chew PTK, Chee CKL, Wong JS. Diode laser contact transscleral cyclophotocoagulation for refractory glaucoma in asian patients. Am J Ophthalmol 1997; 124: 797–804.

Zangh J, Guo L, Wang L. A study on the treatment of secondary glaucoma due to intumescent senile cataract. Chung Hua Yen Ko Tsa Chih 2001; 37: 359–62.

Sachverzeichnis

A

Abflusswiderstand 263
Ablatio retinae (Netzhautablösung) 24 f., 66, 72, 114, 122, 172, 192, 217, 219, 227 ff., 251, 292
  exsudative 129, 194, 205, 207 f., 213
Acanthamöben 132
Aceclidin 81
Acetazolamid 83, 87, 106, 130
Acetylcholin 81
Acetylsalicylsäure 75 f., 86, 100
Achard-Syndrom 146
Aciclovir 133, 140
Adenom, Iris- und Ziliarkörperepithel 220
Aderhautamotio 63, 66
Aderhautfigur 303
Aderhautmelanom,
  malignes 15, 154, 194 ff., 210, 228, 241
Aderhautschwellung 54
Adie-Pupille 170
Adrenalin 84
Adrenergika 24, 106
Advanced Glaucoma Intervention Study (AGIS) 312 f.
Ätiologie, Sekundärglaukome 2
Afrika 309 ff.
α-Agonisten 64, 121, 291
Ahmed-Implantat 25, 107, 116, 122, 142, 214, 273
AIDS, Uveitis 137
Akkommodation 170, 173, 215
Akkommodationsparese 65
Akkommodationsspasmus 86
Albinismus 285
Alport-Syndrom 164
Alzheimer-Demenz 177
Amblyopie 150, 215
Ammoniak 121
Amnionmembran 307
Amyloid P 180
Amyloidose, primäre 187
Anämie 207
Anästhesie 88 f.
Anamnese 9

Anaphylaxie 153
Anastomosen, arteriovenöse 126
Ando-Iridektomie 54
Angiogenese 237 ff.
Angiom
  Iris 292
  retinales 238
Angiopoietine 239
Angiotensin-II-Antagonisten 62
angle recession 102, 147
angle recession glaucoma 106
Aniridie 146, 162, 281 ff., 290
Anisokorie 269
Anophthalmus 280
Anoxie 249
Anterotation, Ziliarkörper 47 f., 231 f.
Antidepressiva 84
Antifibrinolytika 108
Antihistaminika 85
Antikoagulation 87
Antikörper
  antinukleäre (ANA) 139
  Varicella-Zoster-Viren-spezifische 134
Antiphlogistika, nichtsteroidale 108
Aortenaneurysma 148, 177
Apert-Syndrom 146
Aphakie 54, 61, 66, 105, 114, 116, 231, 310
Aphakieglaukom 19 ff.
Applanationstonometer 13, 41, 128
Apraclonidin 83, 130, 140
aqueous misdirection 28
Arachnodaktylie 148, 295
Argonlaser-Iridoplastik 49
Argonlaser-Koagulation 26, 48, 65 f., 219, 233
Argonlaser-Trabekuloplastik (ALT) 24, 106, 174, 187, 214, 313
Arteria
  carotis interna 256 ff.
  centralis retinae 183
  ophthalmica 126, 183

Arteriae ciliares anteriores 126
Arteriitis temporalis 303
Arteriogenese 237
Arteriosklerose 88, 257
Arthritis, juvenile idiopathische 139
Arthroophthalmopathie 229
Ascorbinsäure 15, 109, 180
Astigmatismus 164
Ataxie, zerebelläre 285
Atresie, Choanen 283
Atrophie, peripapilläre 260
Atropin 67, 83, 245
Autoimmunerkrankungen 259
Autoimmunreaktionen 130
Autoregulation 257
Axenfeld-Rieger-Syndrom 146, 282 ff.
Axenfeld-Syndrom 287
Axonzahl, Nervus opticus 182
Azathioprin 130

B

Baerveldt-Implantat 25, 107, 116, 142, 214, 246, 273
Barkan-Membran 214
basic fibroblast growth factor (bFGF) 239
BDUMP (bilaterale, diffuse, uveale, melanozytäre Proliferation) 208 f.
Becherzellen 218
Behçet-Krankheit 138 ff., 240
Beratung, genetische 277
Berliner-Blau-Reaktion 113
Bestrahlung 192, 204, 206, 214 f., 220
Betamethason 71
Betaxolol 130
Bimatoprost 79, 130
Bindehautdeckung 307
Bindehautkarzinom 220
Bindehautmelanom 220
Binokulus 108
black-ball hyphema 104
Blepharoptosis 286
Blepharospasmus 74

Block
    vitreopupillärer 28
    ziliolentikulärer 59, 105
β-Blocker s. β-Rezeptoren-Blocker
Blockexzision 116, 198, 206, 212, 217, 220
Blut, Rheologie und Viskosität 259
Blutdruckabfall, nächtlicher 258
Blutdruckmessung, 24 Stunden 260
Blutfluss
    okulärer 257
    pulsatiler okulärer 183
Blut-Kammerwasser-Schranke 51, 53, 60, 75, 82, 130, 137, 177, 182, 187, 244, 251, 302
Blutung
    chorioidale 100
    expulsive chorioidale 273
    spontane 87
    suprachorioidale 62 f.
Botulinumtoxin 85
Bowman-Membran 284, 290
Brachytherapie 118, 214, 217
Brimonidin 130, 261
Brinzolamid 130, 140
Bronchialkarzinom 204
Bronze 114
Bruch-Membran 88
Brückengefäße 137
Brushfield-Flecken 162, 296
BSS (balanced salt solution) 78
Bulbusruptur 100, 128
Buphthalmus 74, 290, 292, 296

C

C_3F_8 52
Café-au-lait-Flecken 294
Calciumkanalblocker 261
Canalis opticus 256
Candy-Streifen-Zeichen 105
Carbachol 81
Carboanhydrasehemmer 34, 51, 64 f., 106, 109, 121, 130, 140, 155, 162, 245, 261, 291, 304
Carotis-Sinus-cavernosus-Fistel 264 ff.
Cataract Surgical Rate (CSR) 312
Cataracta congenita 285
Cat-eye-Syndrom 283
Cerclage 47, 62
Chalcosis
    bulbi 112, 114
    lentis 114
Chandler-Syndrom 159, 161 f., 241, 285
CHARGE-Assoziation 283 ff.
Chemoreduktion 201
Chemosis 268
Chemotaxis 130

Chemotherapie 204, 206, 271
Chinin 86 f.
Chirurgie, eindellende und vitreoretinale 47 ff.
Chlorpromazin 306
Chorioidea 60
Choriokapillaris 240
Christoffel Blinden Mission (CBM) 313
Chromosom
    2 280, 291
    4 289
    7 169
    11 281, 285 f.
    13 200
    15 286, 291
    17 295
    18 169
    20 164
Chromosomenaberration 288, 296
α-Chymotrypsin 32
Cimetidin 85
Circulus arteriosus iridis major 104, 126, 244
Clonidin 88
Cocain 84
Cogan-Reese-Syndrom 159 ff., 162, 241
Coils 271
Computertomographie (CT) 114, 195, 260, 270
Contusio bulbi 97 ff.
Cor pulmonale 258
Corpus callosum 283
Corticosteroide s. Glucocorticosteroide
Cortisol-Konzentration, Glaskörper 72
Co-trimoxazol 87
COX-2-Hemmer 130
cross-linked actin networks 71
Cushing-Syndrom 71
Cyclooxygenase 76
Cyclopentolat 83
CYP1B1-Gen 291
Cystathionin-B-Synthetase 148

D

Dapiprazol 174
Definition, Glaukom 1 ff.
Degeneration
    gittrige 230
    vitreoretinale 229 f.
Denffer-Implantat 122
Descemet-Membran 113, 161 ff., 277, 287, 290
Dexamethason 70 ff.
Diabetes Control and Complications Trial (DCCT) 245
Diabetes mellitus 71, 187, 296

Diabetic Retinopathy Study (DRS) 245
Diagnostik, Sekundärglaukome 9, 15
Diaphanoskopie 195, 213, 219
Diathermiekoagulation 48
Diktyom 216
Dipivefrin 130, 140
Disopyramid 85
Distickstoffmonoxid (N_2O) 53
Dopamin 89
Dopplersonographie 14
Dorzolamid 130, 140
Down-Syndrom 162, 296
Drainage-Implantate 42, 44, 49, 57, 116, 122, 156, 163, 233, 250, 273, 291
Dritte Welt 151
Druckanstieg, paradoxer 80
Druckmessung, intraokuläre 303
Drucksenkung, bei intraokulären Tumoren 193
Drucksensoren, intraokuläre 14
Dysgenesie, mesodermale 287
Dysregulation, vaskuläre 257
Dystrophie
    myotone 287
    posteriore polymorphe der Hornhaut (PPD) 164 ff., 288

E

Eales-Krankheit 240
Early Treatment of Diabetic Retinopathy Study (ETDRS) 245
Echographie 205, 208, 213, 270
Ectopia lentis 145 ff.
Ectropium uveae 159, 165, 194, 211, 238, 282, 286
EDTA-Touchierung 307
Edwards-Syndrom 296
Effusion
    uveale 48, 61
    ziliochorioidale 127, 130
Egna-Neumarkt-Studie 5 f., 256
Ehlers-Danlos-Syndrom 146, 268
Ektoderm 277
Elastin 71, 180
Elastose 180, 183
Elektrookulogramm 172
Elektroretinographie (ERG) 114, 208, 230, 245
Elektroschock 117
Elliott-Trepanation 59
Embolisationsmaterial 271
Embryopathie, rötelnbedingte 296
Embryotoxon posterius 287
Empty-Sella-Syndrom 287
Emulsifikationsglaukom 70, 79

Endolaser-Koagulation 51
Endophakoemulsifikation 151
Endophotokoagulation 26
Endophthalmitis 44, 62, 302, 306
    bakterielle 35
    infektiöse 155
    phakoanaphylaktische 151, 153 f., 156
Endoresektion 198
Endoskop 251
Endothel, Hornhaut 277
Endotheldystrophie Fuchs 162
Endothelialisierung 159
    Vorderkammer 241
Endotheliitis 133
Endothelin 15, 257, 259
Endotheliopathie, korneale 177
Endothelzellen, metaplastische 160 f.
Endoxan 130
Endozyklophotokoagulation 250
Enolase, neuronenspezifische 259
Entwicklungsgene 280
Entwicklungsländer 309 ff.
Entzündungen 27, 135 ff.
Enukleation 7, 15, 23, 111, 154, 195, 201, 206, 209, 215, 217, 233, 240, 301, 304 ff.
Ephedrin 83
Epidemiologie, Sekundärglaukome 5
Epilepsie 292
Episkleritis 125
Epithelimplantation 218
Epithelinvasion 218
Epithelwachstum, intraokuläres 36, 112 ff., 217 ff.
Epstein-Barr-Virus (EBV) 202
Erblindung 301 ff.
Erkrankungen, vitreoretinale 227 ff.
Erythrozyten 70
Ethanol 306
Excimerlaser-Trabekulotomie (ELT) 24
Exfoliation, Linsenkapsel 187
Exophthalmus 201, 217, 268 f., 295
Explantation, Kunstlinse 27, 30, 34
Extrazellulärmatrix 71, 80
eye rubbing optic neuropathy 260

F

Feinnadelbiopsie 154, 195
Fenoldopam 89
Fernmetastasierung 198
Fibrillin-1 180
Fibrillin-1-Gen 148, 295
Fibrillogenese 180
Fibrillopathie, degenerative 180

Fibrin 127, 132
Fibrinolyse 259
Fibrinreaktion 188, 251
Fibronectin 71, 188
Fibroplasie, retrolentale 232
fibrous ingrowth 36, 218
Fistel
    direkte und indirekte 266 ff.
    innere 251
Floppy-eyelid-Syndrom 258
Flugreise 53
Fluorescein 62
Fluoreszenzangiographie 129, 195, 208, 213
Fluorometholon 72, 106
Fluorophotometrie 182
5-Fluorouracil (5-FU) 20, 25, 107, 131, 142, 246, 251, 291
Fluoxetin 85
Flussblindheit 311
Flusssäure 121
FOXC1-Gen 280 ff., 289
Fremdkörper, intraokuläre 112
Frontalhirn 280
Frühgeborenen-Retinopathie (ROP) 62, 232 f.
Führungskatheter 271

G

gamma knife 119
Ganglion ciliare 306
Gase, expansible 52
Gastamponade 52 ff., 252
Gaumenspalte 229, 295
GDx-Gerät 11
Gefäßanomalien 268
Gefäße
    episklerale 126
    erweiterte episklerale 205, 208
Gefäßeinscheidung 230
Gefäßwandveränderungen, elastotische 183
Geisterzellen 220, 241
Geisterzellglaukom 31, 99 ff.
Gerinnungsfaktoren 76
Gesichtsfeldausfall 186, 257
Gewebeplasminogen-Aktivator, rekombinierter (rTPA) 51
Gillespie-Syndrom 285
Gillum-Anderson-Syndrom 146
Gitterdegeneration 172
Glaskörper 23, 240
Glaskörperabhebung, hintere 28
Glaskörperbiopsie 203
Glaskörperblutung 31, 198, 232, 246, 249
Glaskörpergrenzmembran 59, 171
Glaskörperprolaps 101
Glaskörperzyste 216

Glaucoma capsulare 177
Glaucoma chronicum simplex 1
Glaukom
    nach Bestrahlung 118 f.
    nach eindellender Chirurgie 47 ff.
    entzündungsbedingtes 125 ff.
    bei erhöhtem episkleralem Venendruck 263 ff.
    bei Erkrankung des Hornhautendothels 159 ff.
    erythrozytoklastisches 50
    nach Gastamponade 52
    hämolytisches 99 ff.
    hämosiderotisches 99, 113, 220
    ohne Hochdruck 255 ff.
    infantiles 277 ff.
    bei intraokulären Entzündungen 135 ff.
    juveniles 278 ff.
    durch Katarakt 151 ff.
    bei Keratoplastik 40 ff.
    korpuskuläres 30 ff.
    lentogenes 50
    bei Linsenerkrankungen 142 ff.
    Makrophagen-induziertes 55
    malignes 28, 30, 59 ff., 82, 233
    medikamentös induziertes 68 ff.
    melanomalytisches 198
    bei Minderperfusion 255
    mukogenes 112, 219
    neovaskuläres 7, 82, 118 f., 128, 233, 237 ff., 249 ff., 292, 301
    nach Pars-plana-Vitrektomie 49 ff.
    nach penetrierendem Trauma 111 ff.
    phakolytisches 147, 151, 153, 155, 295
    phakomorphes 147, 151 ff.
    pseudomalignes 50
    siderotisches 114
    nach Silikonöltamponade 54 ff.
    traumatisches 97 ff.
    tumorinduziertes 191 ff.
    nach Verätzung und Verbrennung 119 ff.
    bei vitreoretinalen Erkrankungen 227 ff.
    nach vitreoretinaler Chirurgie 47 ff.
Glaukomauge, schmerzhaftes und blindes 301 ff.
Glaukome
    dysgenetische 277 ff.
    iatrogene 19
    primäre 2

Glaukom-Uveitis-Neurologische-Symptome-(GUN-)Syndrom 203
Gliazellen 240
Glioblastom 241
Glossoptosis 295
Glucocorticoid-Rezeptor 71
Glucocorticosteroide 31 f., 34, 64 f., 70 ff., 100 ff., 105, 108, 129, 133, 137, 156, 204, 207, 215, 260, 306
Glycerol 106
Glykosaminoglykane 71, 259
Goldmann-Gleichung 127, 263
Golgi-Apparat 71, 295
Goltz-Gorlin-Syndrom 146
Goniocurettage 131
Goniodysgenesie 229, 233, 277
Gonioskopie 11, 116, 128, 137, 149, 185, 244, 264, 269
Goniotomie 142, 214, 291 f.
Goniotrepanation 15, 131, 133, 142, 202, 209, 214
Granulationsgewebe 238
Granulom, zonales 153
Granulozyten, eosinophile 214
Grönblad-Strandberg-Syndrom 146

H

Haab-Leisten 74
Hämangiom 213 f.
Hämatokornea 51, 105, 109
Hämatom, orbitales 87
Hämodilution 245
Hämoglobin 99
Hämosiderose 198
Hallermann-Streiff-Syndrom 285
Halluzinationen, visuelle 306
Halothan 83
Hamartom 292
Heidelberg-Retina-Tomograph (HRT) 11
Heinz-Körperchen 99
Heliumionen 118
Heparin 87, 238
Herpes-simplex-Virus (HSV) 132, 137, 161
Herpes zoster 133 f.
Herzfehler 283, 295 f.
Herzrhythmusstörungen 258
Heterochromie 114 f., 139, 194, 200, 207, 211, 215, 283, 292
Heterochromie-Zyklitis Fuchs 136 f., 138 ff., 187
Hinterkammerlinse 22, 108, 170
Hirnnerven 269
Hirschsprung-Krankheit 283
Histiozyten 154, 214
Histiozytose 214

Homatropin 83
Homocystinurie 146 ff., 296
Hormontherapie 206
Horner-Syndrom 269
Hornhautdegeneration, bandförmige und noduläre Salzmann'sche 302
Hornhautdekompensation 108, 114, 159, 302
Hornhautendothel 159 ff.
Hornhautödem 32, 183, 243
  paradoxes 55 f.
Hornhauttrübung 25
Hornhautulkus 61
Hyaloidotomie 51
Hyaluronidase 78
Hyaluronsäure 70
Hydrochlorothiazid 87
Hydrophthalmus 201, 217
Hydrozephalus 289, 295
Hyperhomocystinämie 177
Hyperlysinämie 146
Hyperoleon 56
Hyperopie 147
Hyperosmolarität, Gewebe 117
Hypertension, okuläre 2, 21, 229
Hypertonie, arterielle 258
Hyphäma 33, 50, 76, 97 ff., 105, 111, 137, 198, 201, 205, 207, 215, 217, 241, 251
Hypokaliämie 304
Hypoplasie
  Fovea 285
  Iris 284
  mandibuläre 229
  Ziliarkörper 284
Hypopyon 154, 207
  inverses 56
  schwarzes 198
Hypospadie 287
Hypothese, druckabhängige 1
Hypotonie
  arterielle 258
  Bulbus 25 f., 67, 107, 201, 249
Hypoxie 240, 249
  Vorderkammer 183
Hypoxie-induzierbarer Faktor (HIF) 240

I

ICE Syndrom s. Syndrom, iridokorneales endotheliales (ICE)
ICE Zellen 160 f.
Imipramin 84
Immunglobuline 259
Immunkomplexe 130, 153
Immunsuppressiva 130
Indentationsgonioskopie 11

Indocyaningrün-Angiographie 195, 205, 213, 245
Infertilität 296
Inkarzeration, Iris 27
insulin-like growth factor (IGF) 239
Integrine 238
Interferon α 139
Interferon γ 136
Interleukin 136, 203, 239
International Agency for the Prevention of Blindness (IAPB) 313
Intraokularlinse
  phake 38, 170
  sklerafixierte 150
Intubation, tracheale 89
Iridektomie 30, 49, 59, 61, 63, 82, 131, 136, 142, 150, 199, 206, 212, 216, 233
Iridodialyse 102
Iridodonesis 105
Iridokorneotrabekulodysgenesie 280
Iridoschisis 132, 162, 288
Iridotomie, Nd:YAG-Laser 14, 27, 30, 49, 51, 54, 59, 61, 64 f., 131, 142, 150, 155, 173, 216, 233
Iridotrabekulodysgenesie 280 ff.
Iridozyklektomie 199, 212
Iridozyklitis 228, 296
Iris
  bicolor 211
  bombata 29, 83, 112, 127, 131, 136, 148, 154
Irisatrophie, essentielle 159 ff., 162, 241, 285
Irisgefäße, gestaute 233
Irishypoplasie 280, 283
Irisinsertion
  anteriore 213, 278 ff.
  konkave 278 ff.
  posteriore 278 ff.
Irisklauenlinse 150
Iriskolobom 280, 282
Iriskrypten 159, 162
Iris-Linsen-Diaphragma, Vorverlagerung 60 ff.
Irismelanom 194 ff.
Iris-Nävus-Syndrom 159 ff.
Irisschlottern 101
Irisschwellung 51
Iriswurzel, Hypopigmentierung 233
Ischämie 238, 240, 257
  retinale 249

K

Kammerbucht 277
Kammerwasserabfluss, uveoskleraler 80, 228

Kammerwasservenen 126, 181
Kammerwinkeldysgenesie 147
Kammerwinkelinfiltration, durch Tumor 197 ff.
Kammerwinkelrezessus 100, 170, 228
— traumatischer 71, 105 ff.
Kapillarmikroskopie 14
Kapselphimose 21
Kapselsackkontraktion 22
Kapsulorhexis 20, 155, 232
Kapsulotomie, Nd:YAG-Laser 30, 34 ff., 243
Karotisaneurysma 268
Karotis-Kompressionsmanöver 272
Karzinoid 204
Katarakt 66, 120, 139, 151 ff., 187, 208, 216 f., 229 f., 295 f., 309
— kongenitale 22
— mature 151
— sektorielle 194
— traumatische 114
Kataraktchirurgie 76 f., 312
Kataraktextraktion 218
— intrakapsuläre 22, 150
Katheterangiographie 270
Kayser-Fleischer-Kornealring 114
Keilbeinflügeldysplasie 294
Keimbahnmutation 200
Keratitis 125, 285
— bakterielle 132
— sklerosierende 311
— virale 132 ff.
Keratokonus 164, 258, 296
Keratopathie
— bandförmige 114
— bullöse 219, 241, 306
Keratoplastik 40 ff., 78, 121, 163 f., 218
Keratopräzipitate 133
Keratoprothese 121
Keratouveitis
— herpetische 132 ff.
— virale 15
Kernexpression 20
Ketamin 83, 89
Kivlin-Krause-Syndrom 291
Klassifikation, Sekundärglaukome 2
Kleinhirn 280
Kleinschnittchirurgie 23
Klinefelter-Syndrom 146
Kohlendioxid 52
Kollagen
— Typ I 188
— Typ III 188
— Typ IV 71
Kollagenosen 268
Kollektorkanäle 126

Komplement 130
Kompression, Nervus opticus 255 ff.
Konformationsbestrahlung, stereotaktische 271
Konjunktivitis, follikuläre 302
Kontaktglas 269
Kontaktinhibition 161, 164
Kontaktlinse, therapeutische 245
Korektopie 288
Kraniosynostose 146
Krukenberg-Spindel 169 ff.
Krupin-Implantat 25
Kryokoagulation 220, 245
Kryotherapie 233
Kugelventil 170
Kupfer 113

L
Laboruntersuchungen, Sekundärglaukome 15
Lachgas 53
Lamina cribrosa 182 f.
Laminin 71
Langerhans-Zellen 130
Laryngoskopie 89
Laser Flare-Cell Meter 14, 170
Laserkoagulation, panretinale 62
Lasertyndallometrie 182
Latanoprost 79, 106, 130, 140, 187, 261, 273
Leiomyom, Iris 220
Lentektomie 66, 231, 243
Lepra 137, 311 f.
Leukämie 207, 294
Leukokorie 200, 217, 231
Leukoma adhaerens 114
Lichtscheinprojektion 303
Lidschlag 170
Lidschwellung 268
Lidspalte, mongoloide 296
Limbusinsuffizienz 120, 284
Linsenbläschen 290
Linsendicke 81, 86
Linsendislokation 100, 105
Linsenerkrankungen 145 ff.
Linsenkapsel 113, 151
Linsenluxation, Glaskörper 150
Linsenplakode 281
Linsenquellung 112
Linsensubluxation 177, 295
Linsenteilchenglaukom 112 ff., 151 f., 154 ff.
Lisch-Knötchen 162, 294
Lowe-Syndrom 295
Lues 132
Luftinjektion 66
Lymphangiogenese 237
Lymphozyten 127

M
Magnesium 261
Magnetresonanztomographie (MRT) 256, 260, 270
Makroglossie 296
Makrophagen 99, 113, 127, 151, 241
Makuladegeneration, altersabhängige (AMD) 87
Makulaödem 24, 106, 130, 140, 208, 213, 239
Makulopathie 25
— hypotone 44, 107
Malignom, okkultes 206
Mammakarzinom 89, 204 ff.
Mandibula, Hypoplasie 295
Mannitol 106
Maprotilin 84
Marfan-Syndrom 146 ff., 295
Maschinengeräusch 264, 268
Maskerade-Syndrom 198, 203
Mastzellen 127
Matrix, extrazelluläre 177
Matrixmetalloproteinasen 180, 239
Mechanismus, Glaukomentstehung 2
Mectizan 312
Medryson 73
Medulloepitheliom 216 f.
Melanindispersion 177, 182
Melaningranula 170
Melanom, malignes der Haut 204
Melanophagen 212
Melanosis oculi 210
Melanozyten 169
— uveale 194, 208
Melanozytom, anteriores 212
Melanozytose, okulodermale 209 ff.
melting holes 159
Membran
— präretinale 230
— zyklitische 112
Messing 114
Metastasen
— intraokuläre 204 ff.
— Iris 205 ff.
Methionin 296
Methotrexat 130
Metipranolol 140
MHC-Klasse-II-Moleküle 130
Mianserin 84
Migräne 257, 302
Mikrofibrillen 186
Mikrofilarien 311
Mikrokornea 232, 284
Mikrophthalmus 23, 231, 280, 290, 296

Mikrovilli 164
Mikrozirkulation, Haut 257
Minderwuchs 289
Minitrabekulektomie 107
Miotika 49, 59, 61, 63 f., 67, 75, 81 f., 130, 140, 150, 155, 173 f., 187, 215 f., 228, 230 f.
Mitomycin C (MMC) 25, 43, 89, 107, 116, 131, 142, 246, 291, 313
Mitralklappenprolaps 148
Molteno-Implantat 25, 107, 142, 246, 251
Monosomie 3 198
Morgagni-Katarakt, hypermature 153
MR-Angiographie 270
Müller-Zellen 249
Musculus
   dilatator pupillae 170
   sphincter pupillae 284
Muskelrelaxanzien 118
Mutationen 282 ff.
Mycophenolatmofetil (MMF) 130
Mydriasis 54, 106, 183
Mydriasisschwäche 177, 186
Mydriatika 51, 82 f., 106
Myocilin 71 f.
Myocilin-codierendes Gen (MYOC/TIGR) 256
Myokardinfarkt 177, 258
Myopie 54, 71, 86, 147, 169, 229 f., 233, 295
Myopisierung 82

N
Nachblutung 76, 97 ff.
Nachtblindheit 230
Nävus
   Iris 211 f.
   magnozellulärer 212
   Ota 209 ff.
Naevus flammeus 268, 292 f.
Nagelfalzkapillaren 257
Nanophthalmus 48, 50, 88
Narkose 89
nasal continuous positive airway pressure (nCPAP) 259
Natronlauge 121
Nekrose, Sklera 127, 131
Neostigmin 81
Nephroblastom 283
Nephrolithiasis 304
Nervenfaserdicke 11
Nervus
   abducens 269
   ophthalmicus 301
Netzhautfalte 232
Neuralrohr 277

Neuroblastom 204
Neurofibrom, plexiformes 294
Neurofibromatose 162, 209, 214, 286, 294 f.
Neuroleptika 85
Neurotransmitter 127
Neutrophile 127
Neutropilin-1 238
Niederdruckglaukom 74, 255
Nierenkarzinom 204
Non-Hodgkin-Lymphom (NHL), intraokuläres 202 ff.
Noradrenalin 84
Normaldruckglaukom 2
Nortriptylin 84
Nystagmus 285

O
Occlusio pupillae 28, 41
Offenwinkelglaukom, primär chronisches 1, 137, 177, 301
Ohmsches Gesetz 263
Oligophrenie 296
Onchozerkose 311
OPA1-Gen 256
Ophthalmie, sympathische 112, 138, 155, 304
Ophthalmopathie, ischämische 241
Ophthalmoplegie 306
Optikusatrophie 295 f.
Optikusgliom 220, 294
Optikusneuropathie, glaukomatöse 1, 21, 74, 255, 266
   traumatische 101
Optikusscheidenmeningeom 220, 271
Orangepigment 194, 205
Orbitaplombe 306
Orbitopathie, endokrine 265
Orf-Virus 238
Osmotika 51, 64 f., 106, 155
Osteogenesis imperfecta 146

P
Pätau-Syndrom 296
Palpation, Augendruck 13
Panuveitis, therapieresistente 203
Papille, wachsgelbe 230
Papillenanomalie 260
Papillenmorphologie 11
Papillenödem 258
Papillenrandblutung 11, 183, 260
Parasympatholytika 62, 82 ff.
Parasympathomimetika 23, 62, 81 f.
Parazentese 54
Paroxetin 85
Pars-plana-Vitrektomie 25, 30, 36, 49 ff., 52, 54, 61, 64, 66, 151, 155, 249 ff.

Paternoster-Phänomen 311
PAX6-Gen 280 ff., 291
PDT (photodynamische Therapie) 214
Peribulbäranästhesie 88
Perimetrie 11, 260
Periphlebitis 128
Perlenzysten 219
Perphenazin 85
Peters-Anomalie 146, 277 ff.
Peters-Plus-Syndrom 289 ff.
PEX-Glaukom 11, 16, 76, 137, 177 ff., 310
PEX-Material 177
Phäochromozytom 294
Phagozytose 71, 137
Phakodonesis 105, 177
Phakoemulsifikation 20, 155, 232
Phakolyse 217
Phakomatosen 268 ff., 292
Phenol 306
Phenprocoumon 76 f.
Phenylephrin 67, 83 f.
Phosphatidylserin-Antikörper 259
Photokoagulation 214
   panretinale 28, 131, 199, 249 ff.
Photorezeptoren 240
Photorezeptoren-Außensegmente 228
PHPV (persistierender hyperplastischer primärer Glaskörper) 22 f., 146, 216, 231 f.
Phthisis bulbi 42, 107, 114, 154, 201, 231, 237, 246, 249, 251, 303
Pierre-Robin-Syndrom 295
Pigment, Freisetzung 117
pigment epithelium derived factor (PEDF) 240
Pigmentdispersion 198
Pigmentdispersionsglaukom 16, 31, 169 ff.
Pigmentdispersionssyndrom 14, 187
Pigmentepithel, retinales 172, 249 ff.
Pigmentepitheldefekte, Iris 138
Pigmentglaukom 169 ff.
Pigmentgranula 30, 33, 212, 228
Pigmentierung, Kammerwinkel 169 ff.
Pilocarpin 81, 83, 106, 187
Pilzform 194, 205
Pinealoblastom 200
PITX2-Gen 280 ff., 289
placenta growth factor (PlGF) 238
Plaque 183
Plaque-Material 15
Plasmazellen 127, 154

platelet-derived growth factor (PDGF) 239
Platinspiralen 271
Plexus pterygoideus 266
Plombe 62
Plombeninfektion 302
Pneumotonometer 13
Pocket 129
Polarimetrie 11
Polykorie 283
Polymerasekettenreaktion (PCR) 133
Polysomnographie 259
Polyvinylalkohol-Partikel 273
Positronenemissionstomographie (PET) 195
Posner-Schlossman-Syndrom 136 ff.
posttransplantation lymphoproliferative disorder (PTLD) 202
Posttransplantations-NHL 202 f.
Prader-Willi-Syndrom 286
Prävalenz, Sekundärglaukome 5
Prokollagen-II-Gen 229
Promethazin 85
Propionibacterium acnes 155
Prostaglandinanaloga 79 f., 199, 212, 261
Prostaglandine 22, 42, 75, 121, 130, 136, 245
Prostatakarzinom 204, 241
Protein C 76
Protein S 76
Proteinkonzentration, Kammerwasser 182
Proteinsynthese 71
Protonen 118
Provokationstest, Dexamethason 71
Pseudoexfoliationsglaukom 5
Pseudoglaukom 256
Pseudohypopyon 200, 205
Pseudoiritis 205, 217
Pseudophakie 61, 65, 152, 303
 Glaukom bei 19 ff.
Pseudouveitis 215, 219, 244
Pseudoxanthoma elasticum 146
Psychosyndrom 292
11p-Syndrom 285
Ptosis 285
Pulmonalarterienstenose 263
Pupillarblock 27 ff., 41, 49 f., 52 ff., 56, 62, 70, 79 ff., 99, 106, 127, 132, 136, 147, 170 ff., 184, 198, 206, 219, 230 f., 233, 296
Pupillarmembran 277
 persistierende 149, 284
Pupillarsaumzysten 215
Pupillendefizit, relatives afferentes 269

Pupillenverziehung 159
Pupillomotorik 269

R
Radikale, freie 136, 257
Radius-Maumenee-Syndrom 268
Raynaud-Phänomen 257
Rechtsherzinsuffizienz 263
Redressierbarkeit, Bulbus 269
Reposition, Kunstlinse 27, 31, 34
Reticulin 287
Retikulum, endoplasmatisches 71
Retinanekrose 139, 251
Retinektomie 123, 246, 250
Retinoblastom 15, 200 ff., 217, 241
 trilaterales 200
Retinom 200
Retinopathia pigmentosa und sclopetaria 230 f.
Retinopathie
 diabetische 239
 strahleninduzierte 198
retinopathy of prematurity (ROP) 232
Retinopexie, pneumatische 53
Retinozytom 200
Retrobulbäranästhesie 88
Retrobulbärinjektion 305 f.
β-Rezeptoren-Blocker 42, 64 f., 106, 121, 130, 140, 155, 245, 258, 260, 291
Rezeptortyrosinkinase 239
Rieger-Anomalie 277 ff.
Rieger-Syndrom 162, 287
 I bis III 289
Rimexolon 72, 105, 140
Roth-Fleck 207
Rubeosis iridis 27, 48, 50, 184, 197 ff., 237 ff., 250
Rubinstein-Taybi-Syndrom 283
Ruthenium 118

S
Sammelkanäle 181, 263
Sampaolesi-Linie 182, 186
Sandwich-Hypopyon 207
Sarkoidose 136 f.
Sauerstoff 52, 240, 249
Scanning-Laser-Doppler-Flowmetrie 14
Schädel-Hirn-Trauma 266
Schiötz-Tonometer 13
Schlafapnoesyndrom, obstruktives 258 ff.
Schlaflabor 259
Schlafstörungen 258
Schlaganfall 177, 258
Schlemm-Kanal 113, 126, 181 ff., 241, 264, 269, 277 ff., 291

Aplasie 284
Schmerzen 161, 243, 301 ff.
Schocket-Implantat 25
Schwalbe-Linie 102, 182, 233, 277 ff., 287
Schwartz-Jampel-Syndrom 146
Schwartz-Matsuo-Syndrom 227 f.
Schwerhörigkeit 229, 296
Schwirren 269
Seckel-Syndrom 146
Seclusio pupillae 28, 112
Sekundärglaukom, traumatisches 7, 97 ff.
Serotonin 84
Serotoninwiederaufnahme-Hemmer 84
Sey-Maus 280
SF_6 52
SHORT-Syndrom 289
Shunt, arteriovenöser 266
Sicca-Beschwerden 302
Sichelzellanämie 33, 98 ff.
Sickerkisseninfektion 25
Siderosis bulbi 114 f.
Silikonöl 36, 54 ff., 70, 79
Silikonöl-Tamponade 246, 249 ff., 305
Silikonöl-Überfüllung 57
Silikonophagen 56
Sinus cavernosus 126, 265 ff.
Sinus sagittalis superior 265
Sklera 126 ff.
Skleralsporn 277
Sklerektomie, tiefe 24, 123, 131
Skleritis 48, 125, 265, 302
Sklerokornea 285, 290
Sklerotomie, hintere 66
Soemmering-Katarakt 156
Somatomedin 239
Sonnenblumenkatarakt 114
Spannungskopfschmerz 303
Spekularmikroskopie, Hornhautendothel 14
Sphärophakie 82
Sphinkterdefekt 100
splicing 238
Spontanremission 200
Sprengel-Anomalie 146
Staphylom, Sklera 128
Starkstrom 117
Steroidinduziertes Glaukom 51, 70 ff., 128
Steroid-Responder 32, 228
Stethoskop 269
Stickler-Marshall-Syndrom 146, 229 f.
Stickstoff 52
Strabismus 26, 200, 217, 285
Streptokinase 87

Stress, oxidativer 257
stretching holes 159
String-Syndrom 49
Strom, elektrischer 117
Sturge-Weber-Syndrom (SWS) 146, 213, 265 ff., 292 f.
Subluxatio lentis 100, 112
Substanz P 127
Succinylcholin 83, 89
Südafrika 310
Sulfitoxidase-Mangel 146
Sulfonamide 86
Suturolyse 61
Swan-Syndrom 32
swinging flashlight test 269
Sympathikolytika 174
Sympathikus 269
Sympathomimetika, direkte 84
Syndrom
- iridokorneales endotheliales (ICE) 159 ff., 162 f., 288
- okulo-dento-digitales 285
- paraneoplastisches 208
- vasospastisches 257
Synechien
- hintere 127, 132, 153, 185, 233
- vordere 27 ff., 41, 50, 112, 127, 136, 149, 153, 159 ff., 165, 228

T

Tagesdruckprofil 259
Tamoxifen 89
Tapioca-Melanom 195
Tenon-Kapsel 24
Thermotherapie, transpupilläre (TTT) 118, 198
Thromboembolie 148
Thrombolytika 87
Thrombose 272
Thrombozyten 76
Thrombozytenaggregation 259
Thrombozytopenie 87, 207
Thymoxamin 174
Timolol 130
tissue inhibitors of metalloproteinases (TIMP) 15, 239
T-Lymphozyten 136
Tobramycin 89
Tonofilamente 164
Tonographie-Effekt 264
Tonometrie 11, 269
TonoPen 13, 149
Touton-Riesenzellen 214
Trabekelaspiration 24, 31, 78, 155, 174, 188
Trabekelendothel, Zellzahl 183
Trabekelmaschenwerk 15, 113 ff., 126, 132, 136, 151 f., 169 f., 178, 181 ff., 229 f., 241, 277 ff.

Trabekulektomie 15, 42 f., 59, 122, 142, 155, 162, 166, 202, 212, 214, 260, 291, 313
Trabekulitis 113, 127, 132 f., 137, 147, 153, 305
Trabekulodysgenesie, isolierte 278 ff.
Trabekulotomie 202, 214, 273, 291
Trachom 309
Transdifferenzierung 240
transforming growth factor (TGF) β 15, 170, 188
Transilluminierbarkeit, Iris 169 ff.
Translation 238
Transmissionselektronenmikroskopie 228
Transplantatversagen 43, 45
Trauma, penetrierendes 62, 111 ff.
Travoprost 130
Treacher-Collins-Syndrom 146
Triamcinolon 73
Trisomie 296
Tropicamid 83
Tropoelastin 180
Tuberkulose 137
Tumoren 191 ff., 220
Tunica vasculosa lentis 231, 282
Turner-Syndrom 296
Tyndall-Effekt 153, 228, 244
T-Zellen 127

U

UBM (Ultraschallbiomikroskopie) 13, 27, 29, 33, 49, 62, 105, 129, 171, 186, 195, 216, 219, 232
Überdruckbeatmung 259
Überfrachtungsglaukom 30 ff., 55, 70, 75, 99, 228
UGH-(Uveitis-Glaukom-Hyphäma-)Syndrom 33
Ullrich-Turner-Syndrom 296
United Kingdom Prospective Diabetes Study Group (UKPDS) 245
Uveitis 30, 33, 40, 48, 80, 89, 114, 125, 136 ff., 302, 305, 312
- anteriore 138 ff., 187, 210
- granulomatöse 137, 153
- HLA-B27-assoziierte anteriore 138 ff.
- intermediäre 139
- linsenassoziierte 151, 153 f., 156
- posteriore 139
UV-Strahlung 180

V

Valsalva-Manöver 263, 266
Varicella-Zoster-Virus (VZV) 137
Varixknoten, Iris 220

vascular endothelial growth factor (VEGF) 197, 238 ff.
vascular permeability factor 238
Vaskulitis 128, 240
Vaskulogenese 237
Vaskulopathie, Iris 183
Vasospasmus 257 ff.
Vena ophthalmica 126, 264 ff.
Venendruck
- episkleraler 127, 130
- erhöhter episkleraler 14, 263 ff.
Venenverschluss, retinaler 183
Venöse-Stase-Retinopathie 268
Venomanometrie 270
Verätzung 119 ff.
Verbrennung 119 ff.
Verdickung, Iris 215
Verletzung, penetrierende 218
Vierfingerfurche 296
Virus-DNA 133
Vision 2020 313
Viskoelastika 31 f., 42, 77 f., 155
Viskokanalostomie 24, 131
Viskosität, Kammerwasser 182
Vitrektomie 35, 45, 246
- vordere 66, 232
Vitreoretinopathie, proliferative (PVR) 240
Vitritis 129, 203
Vitronectin 180
Vogt-Arkaden 126
Vogt-Koyanagi-Harada-Syndrom 137 ff.
von-Hippel-Lindau-(VHL-)Syndrom 220, 238
Vorderkammer-Cleavage-Syndrom 287
Vorderkammerlinse 22, 28
Vorderkammerspülung 78

W

Wachstum, extrabulbäres 195
Wagner-Krankheit 229
WAGR-Syndrom 281 ff.
Warfarin 76 f., 87
Weill-Marchesani-Syndrom 82, 146 ff.
Wildervanck-Syndrom 146
Wilms-Tumor 281 ff.
Wilson-Krankheit 113
Winkelblock 54
- sekundärer 28, 206
Winkelblockglaukom 47, 80 ff., 231
- akutes 192, 210, 216
- sekundäres 7, 64, 111, 116, 301
Wundheilung 15, 238

X
Xanthogranulom, juveniles (JXG) 214f.
Xeroderma pigmentosum 162

Z
Zahnanomalien 287
Zentralarterienverschluss 51
Zentralvenenthrombose 268
Zentralvenenverschluss 250
Ziliarblockglaukom 59 ff.
Ziliarkörperband 104
Ziliarkörperfortsätze 232 f.
Ziliarkörperinsuffizienz 192, 231
Ziliarkörperödem 86, 100
Ziliarkörperspasmus 61, 86, 302
Ziliarkörperzotten, Kompression 193
ZKK (Zyklokryokoagulation) 26, 42, 60, 66, 121, 131, 142, 199, 207, 273, 291, 304 f.
Zonulafasern 113, 169, 185, 295
Zonulolyse 105
Zoster ophthalmicus 132
ZPK (Zyklophotokoagulation) 26, 42, 57, 121, 131, 133, 207, 233, 246, 273, 291, 304 f., 313
Zulu 310
Zyklodialyse 26, 100, 102, 193
Zykloplegie 49, 245
Zykloplegika 59, 64 f., 87, 106, 130, 133, 155
Zysten, Iris- und Ziliarkörperepithel 208, 215 f.
Zytokine 44, 136

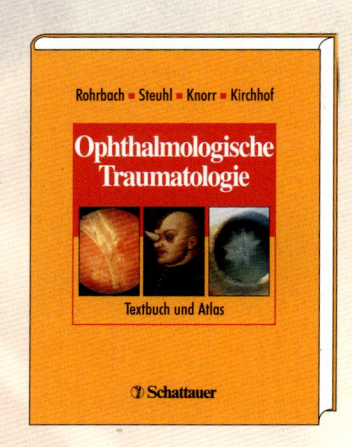

Rohrbach/Steuhl/Knorr/Kirchhof (Hrsg.)
Ophthalmologische Traumatologie
Textbuch und Atlas

Kaum ein Teilgebiet der Augenheilkunde ist derart facettenreich wie die Traumatologie. Zudem sind viele Verletzungen des Auges oder seiner Adnexe zum großen Teil von individuellem Charakter. Bislang fehlte eine aktuelle und zusammenfassende Darstellung dieses komplexen Gebiets im deutschsprachigen Raum. Die „Ophthalmologische Traumatologie" schließt diese Lücke und gibt wertvolle Hilfestellung für die Versorgung von Patienten mit Augenverletzungen.

In 41 Kapiteln behandeln 32 Experten sowohl die Traumatologie der speziellen okulären Struktur wie auch komplexe, verschiedene Strukturen erfassende Schädigungsmechanismen. Dabei werden Klinik, Diagnostik und Therapie stets in den Mittelpunkt der Betrachtungen gestellt und durch Informationen zu Epidemiologie, Schädigungsmechanismen, Sekundärkomplikationen und Prognose ergänzt.

Die Kapitel sind, wo sinnvoll, nach einheitlichen Stichworten gegliedert. Dies stellt den direkten, schnellen Zugriff auf benötigte Informationen sicher. Spezielle Abschnitte befassen sich z.B. mit traumatischen Folgezuständen, sozialmedizinischen Fragen oder Möglichkeiten der Prävention und beleuchten damit auch über rein praktisch-klinische Belange hinausgehende Randbereiche der ophthalmologischen Traumatologie.

„Niedergelassene Augenärzte, Kliniken, Assistenten in der Weiterbildung werden auf diese rezente Monografie nicht verzichten können."
Prof. Dr. med. K. W. Ruprecht, Homburg (Saar)

2002. 448 Seiten, 359 überwiegend mehrfarbige Abbildungen, 63 Tabellen, geb.
€ 229,–/CHF 346,– · ISBN 3-7945-2041-6

http://www.schattauer.de

Rohrbach/Lieb
Tumoren des Auges und seiner Adnexe
Textbuch und Atlas unter besonderer Berücksichtigung des klinischen und morphologischen Bildes

Außer dem Auge gibt es kaum ein Organ, an dem auf so engem Raum so viele verschiedene Neubildungen entstehen können. Hier bieten die Autoren mit ihrer knapp gehaltenen Darstellung einen umfassenden, systematischen und stets an der augenärztlichen Praxis orientierten Überblick.

Nach einer Einführung in den aktuellen Stand der tumorbiologischen Forschung mit besonderem Augenmerk auf den ophthalmologischen Bereich werden alle wichtigen Tumoren des Auges und seiner Umgebung behandelt. Die Tumoren sind didaktisch stringent gegliedert nach ihrer Lokalisation sowie den Gesichtspunkten Ätiologie/Histogenese, Epidemiologie, Klinik, Diagnostik, Differenzialdiagnosen, Morphologie und Dignität. Therapie und Prognose werden ausführlich beschrieben.

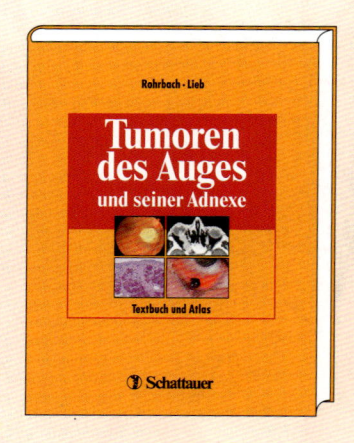

Klinisch-pathologische Korrelationen werden durch die konsequente Gegenüberstellung von klinischem und morphologischem Bild hergestellt und durch die zahlreichen, brillanten farbigen Abbildungen illustriert. Dies erleichtert das Verständnis des klinischen Erscheinungsbildes und erschließt die Charakteristika bildgebender Verfahren sowie der Erfolg versprechenden Behandlungsmodalitäten.

„Gerade im Hinblick auf die Blickdiagnose auch seltener Befunde sind die klinischen Beispiele von unschätzbarem Wert ... Besonders hervorgehoben werden muss die hohe Qualität der außerordentlich zahlreichen farbigen Abbildungen."
Klinische Monatsblätter für Augenheilkunde, Stuttgart

1998. 279 Seiten, 311 Abbildungen, davon 273 mehrfarbig, 12 Tabellen, geb.
€ 239,–/CHF 361,– · ISBN 3-7945-1807-1

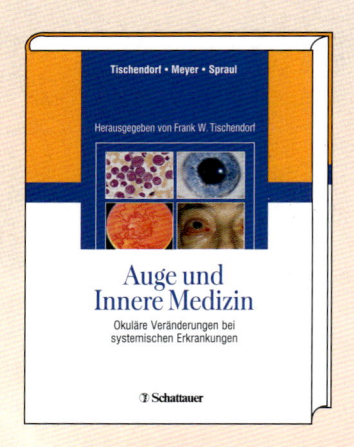

Tischendorf/Meyer/Spraul
Auge und Innere Medizin
Okuläre Veränderungen bei systemischen Erkrankungen

Herausgegeben von Frank W. Tischendorf

Erste und einzige Lehrbuch-Atlas-Kombination mit der Darstellung okulärer Veränderungen bei systemischen Erkrankungen

Manifestationen systemischer Erkrankungen am Auge können diagnostisch wegweisend sein. Die rasche und richtige Einschätzung der Veränderungen ermöglichen es, den Patienten einer frühzeitigen Medikation zuzuführen.

Frank W. Tischendorf nimmt unter Mitarbeit von zahlreichen Fachärzten der Inneren Medizin, Neurologie, Dermatologie und Augenheilkunde eine Bestandsaufnahme der bei systemischen Erkrankungen vorkommenden typischen – spezifischen wie unspezifischen – Augenveränderungen vor. Alle wichtigen Fachgebiete von allgemeinmedizinischer Relevanz werden abgehandelt.

Das Buch zeichnet sich durch eine didaktische Klarheit, die textliche Ausführlichkeit und die Fülle brillanter Farbabbildungen aus. Als Lehrbuch und Atlas dient es zugleich auch als Nachschlagewerk und bietet Internisten und Ophthalmologen, aber auch niedergelassenen Allgemeinärzten eine sichere diagnostische Hilfestellung.

„Eine besondere Stärke des Buches liegt in dem fantastischen, teilweise atemberaubenden Bildmaterial ... Das Werk kann als hervorragende Referenz dienen für den ophthalmologisch-internistischen Vorlesungsbetrieb, aber auch die Facharztausbildung – es gehört in jede Klinikbibliothek und die Anschaffung sei jedem Kollegen, der in der Praxis anderweitig konsilarisch regelmäßig mit internistischen Krankheitsbildern konfrontiert wird, ebenfalls empfohlen."
Klinische Monatsblätter für Augenheilkunde, Stuttgart

2004. 350 Seiten, 569 Abbildungen, davon 518 mehrfarbig, 109 Tabellen, geb.
€ 99,–/CHF 153,– · ISBN 3-7945-2240-0